U0900382

# 國醫年鑒

主管单位：国家中医药管理局机关服务局

承办单位：中和亚健康服务中心

中华中医药学会亚健康分会

富智中和（北京）健康科技有限公司

國醫年鑒出版紀念

中醫藥振興發展之實錄

路志正

壬辰冬月

史以记实　文以载道

国医年鉴　医家须读

赞国医年鉴梓行四周年

九六叟朱良春撰题

癸巳新春书

图书在版编目（CIP）数据

国医年鉴：2014卷/孙涛 .朱嵘.李俊德主编.--北京：中医古籍出版社，2014.4

ISBN 978-7-5152-0591-5

Ⅰ.①国…Ⅱ. ①孙…②朱…③李…Ⅲ.①中国医药学-2014-年鉴 Ⅳ.①R2-54

中国版本图书馆CIP数据核字（2014）第077315号

ISBN 978-7-5152-0591-5

《国医年鉴》2014卷

主　　编：孙　涛　朱　嵘　李俊德

责任编辑：杜杰慧

封面设计：张东东

出版发行：中医古籍出版社

社　　址：北京东直门内南小街16号（100700）

印　　刷：廊坊市万邦彩印有限公司

开　　本：889㎜×1194㎜　1/16

印　　张：43.75印张

字　　数：1020千字

版　　次：2014年4月第1版　　2014年4月第1次印刷

定　　价：365.00元

标准书号：ISBN 978-7-5152-0591-5

# 《国医年鉴》编撰委员会

（以姓氏笔画为序）


**顾　问：** 石学敏　邓铁涛　朱良春　路志正

**主　审：** 孙光荣　孟庆云　温长路

**主　编：** 孙　涛　朱　嵘　李俊德

**副主编：** 王　奕　朱　胆　刘　平　孙永章　杜杰慧　李劲松　肖　燕　何丽云　何清湖　曹正逵　曹东义　樊新荣

**委　员：** 丁丽仙　于天源　万　涛　马文杰　王　奕　王　超　王　松　王景安　王天芳　王利广　王英絮　王锡民　王　森　巨　锋　孔宪国　石学敏　龙国日　史亚文　付中原　冯　明　冯树军　冯德孔　冯锦满　曲维信　吕久东　朱　胆　朱　桂　朱　嵘　朱沁泉　朱夜明　朱忠慈　朱桂祯　任　荣　任开益　刘东波　刘兴烈　刘祖贞　刘朝圣　许世龙　许敬生　孙永章　孙瑞洁　孙德仁　孙志华　杜杰慧　李　晨　李亚晨　李桂英　李丽慧　李劲松　李国忠　李培润　李菁菁　杨　敏　杨瑾晔　肖　燕　吴永贵　吴浩恺　何丽云　何述金　何清湖　何渝煦　何鉴时　余东英　邹万生　汪　静　汪永忠　张玉英　张　炯　张书鹏　张正新　张　帆　张轩城　张现清　武　智　林振群　欧阳恭华　欧润生　罗　云　罗　仁　周筱慧　庞　军　庞　虹　庞国明　庞保珍　郑继兵　胡木明　胥永会　贺振泉　徐荣祥　徐晓峰　涂　波　曹东义　曹正逵　曹田梅　黄　辉　黄子恒　黄丹民　黄博明　董建国　彭　为　彭　辉　谢青云　廖利平　樊新荣　魏育林

**编委会办公室：** 史亚文　孙瑞洁

# 序

六年时间，可以让一个稚嫩的新生命成长为学龄，使生命发生质的变化。当《国医年鉴》第六卷辑成，她确实具有一种累积中显现的内质，略陈如下。

第一篇“政策法规”，选编精炼而实用，既能反映中医药工作年度的要点，又能展现某个领域未来的发展空间，如国务院关于促进健康服务业发展的若干意见、国家中医药管理局办公室“关于印发2013年中医医政工作要点的通知”、“关于印发《中医预防保健（治未病）服务科技创新纲要（2013-2020年）》的通知”。对具有开创意义的地方性法规也予以收录，践行了《年鉴》客观记史的功能。如“甘肃省关于印发《托幼机构开展中医治未病服务工作指导方案》的通知”。这一点也同样体现在第二篇“重大事件”中，如“中医学术流派传承基地成立”。

第四篇“世家传承”，首次出现了同一个省份超过10家3代以上的中医药世家。尤其令人感到欣慰的是，政府所颁布的有关中医药工作的法规也正在努力发掘、保护和弘扬我国中医药的文化遗产和文化精神，这说明《国医年鉴》当初的栏目设置是具有历史意义的。这一点也同样体现在“百家学说”栏目中。

第十二篇“百家学说”，这是《国医年鉴》用心良苦开设的一个专栏。中医药起源于生活，根植于民间，其最根本的使命是护佑苍生健康。有鉴于此，《国医年鉴》开设了这个没有学术藩篱、没有等第门槛的开放性学术平台。纳百川可成海之渊，淘万沙或得金之烁。几年来，这个栏目的文稿日渐增多，有中药工作者指出“中药学里，我们找不到一味药是补肺阳的药”，据此陈述“对朱丹溪滋阴学说的思考”；有个体行医者，在这个栏目中公开自己数十年的经验和方药；还有来自海外的“《针灸甲乙经□皇甫谧自序》真伪考”……

第十三篇“杏林故事”，比往年丰富而厚重。如“深刻反思非典，世人需要正确认识中医”、“刘维忠论甘肃医改的中医之路”、“就‘倪海清事件’，座谈民间中医问题”、中医药传统知识保护技术研究项目启动，等等。

限于篇幅，还有不少特色篇目无法在这里一一提及，所幸序言是为门扉，所谓“开卷有益”，2013 年中医药事业的精彩尽在史册——《国医年鉴》第六卷！

是以为序。

2014 年 4 月 15 日

# 编辑说明

1．编辑主体

《国医年鉴》编辑工作在国家中医药管理局指导下，由国家中医药管理局机关服务局组织，中和亚健康服务中心，富智中和（北京）健康科技有限公司和中华中医药学会亚健康分会负责承办。

2．编辑主旨

实录中医药行业年度法规、重大事件；记录中医药学术科研成果、教育文化和民间特色经验；编录中医药世家方药技艺传承发展脉络；中医药名人成长经历、医学感悟；辑录中医药年度人物重大影响，学术成就；选录国内外中医药文化史实、趣文。搭建一切有志、有成就中医药事业者的展示平台。

3．编辑原则

以传承、传播中医药文化为目标、摈弃门户之见，力求客观、真实、多元。

4．篇章结构

《国医年鉴》2014 卷设 15 个栏目：

一、政策法规选编

二、重大事件

三、年度人物

四、世家传承

五、中医药名人榜

六、中医药传人

七、中医药教育与文化

八、年度成果

九、特色医案

十、数字中医药

十一、治未病与亚健康

十二、百家学说

十三、杏林故事

十四、海外中医药

十五、警示台

附录

**5．组稿途径**

之一：年鉴编委[2013] 1 号文件——关于组织编纂《国医年鉴》2014 卷通知，下发各行政单位征稿；

之二：政府信息网站正式发布的资讯；

之三：行业主要媒体公开刊发的资讯；

之四：国家中医药管理局、各级中医药行政机构、一级学会、科研机构、医疗机构等评选出来的优秀人员征稿。

**《国医年鉴》编辑委员会**

## 生命与疾病

中医秉承了中华民族认识自然的天人合一思想，形成了对生命认识的整体观，运用阴阳平衡和五行生克制化的观念阐释生命的机理，采用比类取象、由表及里的方法把握生命与疾病的变化规律，创造了以藏象、经络、精气神等为核心的生命观。产生于两千年前的《黄帝内经》奠定了中医理论的基础，经过世代传承、创造和发展，相继产生了《伤寒杂病论》、《脉经》等经典文献。

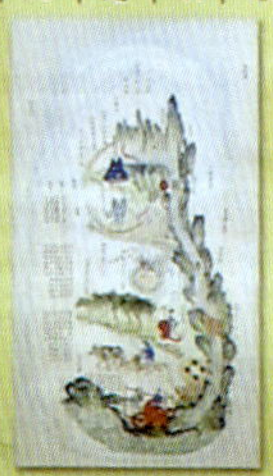

内景图

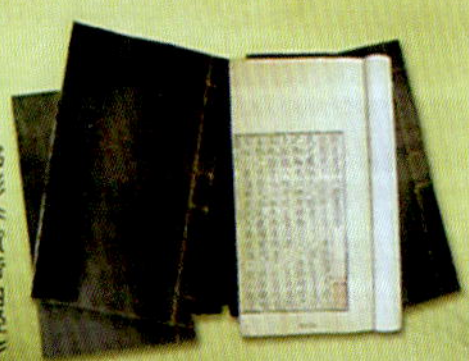

《黄帝内经》书影

# 目 录

# 一、政策法规选编

## 一、行政法规



## 二、地方法规



# 二、重大事件

## 三、年度人物



## 四、世家传承（按姓氏拼音字母排序）

## 五、中医药名人榜（按姓氏拼音字母排序）



## 六、中医药传人（按姓氏拼音字母排序）

# 七、中医药教育与文化

## 一、教育



## 二、文化



# 八、年度成果

## 一、规范

## 二、政策



## 三、科研



## 四、著作·论著



## 五、合作交流

# 九、特色医案



# 十、数字中医药

## 一、数字化技术在中医药领域的应用



## 二、网络优秀中医药文化资源

# 十一、治未病与亚健康

## 二、治未病健康技术展示

# 十二、百家学说

# 十三、杏林故事

## 十四、海外中医药

# 十五、警示台

2014

國醫年鑒

GUO YI NIAN JIAN

# 一 政策法规选编

## 一 行政法规

【法规名称】关于征求《三级中医医院以"以病人为中心，发挥中医药特色优势"为主题的持续改进活动方案实施细则（征求意见稿）》的通知
【发文单位】国家中医药管理局医政司
【发文字号】国中医药医政医管便函〔2013〕15号
【颁布时间】2013年2月7日
【实施时间】2013年2月7日
【效力属性】有效

# 关于征求《三级中医医院以"以病人为中心，发挥中医药特色优势"为主题的持续改进活动方案实施细则（征求意见稿）》的通知

国中医药医政医管便函〔2013〕15号

各省、自治区、直辖市中医药管理局，卫生厅局中医处，新疆生产建设兵团卫生局中医处：

为进一步加强中医医院内涵建设，突出中医药特色，发挥中医药优势，提高中医临床疗效，提高整体服务和管理水平，为人民群众提供更加优质的中医药服务，国家中医药管理局决定开展中医医院以"以病人为中心，发挥中医药特色优势提高中医临床疗效"为主题的持续改进活动，并制定印发了《中医医院以"以病人为中心，发挥中医药特色优势提高中医临床疗效"为主题的持续改进活动方案》。

为确保活动顺利实施，取得实效，我司组织制定了《三级中医医院以"以病人为中心，发挥中医药特色优势为主题"的持续改进活动方案实施细则（征求意见稿）》，现印发给你们，请组织辖区内的有关专家认真研究并提出修改意见，于2013年2月22日前将修改意见以书面和电子邮件形式反馈我司医疗管理处。

《三级中医医院以"以病人为中心，发挥中医药特色优势为主题"的持续改进活动方案实施细则（征求意见稿）》可从国家中医药管理局政府网站下载（www.satcm.gov.cn）。

联系人：医政司医疗管理处 何国浓 邴媛媛
电　话：010—59957687
传　真：010—59957684
电子邮箱：yiyuanpingshen010@126.com

三级中医医院以"以病人为中心，发挥中医药特色优势"为主题的持续改进活动方案实施细则（征求意见稿）（略）

国家中医药管理局医政司
2013年2月7日

【法规名称】国家中医药管理局关于印发《中医预防保健（治未病）服务科技创新纲要（2013-2020年）》的通知
【发文单位】国家中医药管理局
【发文字号】国中医药科技发〔2013〕12号
【颁布时间】2013年3月25日
【实施时间】2013年3月25日
【效力属性】有效

# 国家中医药管理局关于印发《中医预防保健（治未病）服务科技创新纲要（2013-2020年）》的通知

国中医药科技发〔2013〕12号

各有关省、自治区、直辖市卫生厅局、中医药管理局，中国中医科学院，北京中医药大学，广州中医药大学：

为贯彻落实《国务院关于扶持和促进中医药事业发展的若干意见》精神，加强中医预防保健（治未病）服务科技创新，支撑和引领中医预防保健（治未病）服务进一步科学规范和健康发展，我局组织制定了《中医预防保健（治未病）服务科技创新纲要（2013—2020年）》。现印发给你们，请结合实际情况，认真组织实施。

国家中医药管理局

2013年3月25日

## 中医预防保健（治未病）服务科技创新纲要（2013-2020年）

中医预防保健（治未病）是指在中医治未病为核心理念指导下预防疾病、养生保健的理论认识和技术方法，是中医药学的重要组成部分，也是中华民族独特的健康文化。

近年来，随着中医预防保健（治未病）工作逐步深入，中医预防保健（治未病）服务得到社会的认可和人民群众欢迎，中医预防保健（治未病）科学研究也取得了一批成果。但是，在快速发展的同时，也凸显出一些问题和不足，包括中医预防保健（治未病）理论构建尚不完善，技术方法的科学筛选与集成不够，技术标准和评价方法尚未系统建立，科技成果的转化应用缺乏有效机制，科技支撑的作用有待更好发挥等。为了进一步解决上述问题，特制定本《纲要》。

一、指导思想

以为人民健康服务和促进人民身心健康为目标，把满足人民群众对中医预防保健（治未病）服务的需求作为出发点和落脚点，把握中医理论的内涵和特点，突出中医预防保健（治未病）服务的优势和特色，以理论提升为基础，技术集成为核心，效果评价为抓手，服务应用为重点，案例示范为引导，机制创新为保障，为提高中医预防保健（治未病）学术水平和服务能力提供科技支撑。

二、基本原则

（一）坚持以民众健康需求为导向。发挥政府在战略规划、项目组织和标准制定等方面的统筹作用，面向民众对健康的多元化需求，结合经济社会发展，研发中医预防保健（治未病）服务技术、产品，不断完善服务内容，提高服务质量，拓展服务领域。

（二）坚持技术创新与服务模式创新并重。

在重视理论知识、技术、产品创新的同时，高度重视服务业态和服务模式创新，把科技支撑中医预防保健（治未病）服务发展放在重要位置，同步推进公共服务和市场化服务发展。

（三）坚持传承与创新并重。坚持传承中医药特色优势的同时，积极引进、消化吸收国内外有关最新成果，丰富中医预防保健（治未病）服务的内容、方法和手段，不断继承和发展中医预防保健（治未病）理论和实践。

（四）坚持有效整合资源，支持协同创新。强化产学研用紧密结合的机制，构建技术创新联盟，创新组织管理模式，推动创新成果向服务机构集聚，向现实服务转化。

三、目标

到2020年末，系统整理和诠释中医预防保健（治未病）理论，建立理论体系框架；优化集成一批效果明确、经济实用的中医预防保健方法和技术；建立相对系统的中医预防保健（治未病）服务标准和规范；完善中医预防保健（治未病）服务业态和服务模式；初步形成中医预防保健（治未病）服务科技创新体系。提升中医预防保健（治未病）学术水平和服务能力，为持续推动中医预防保健（治未病）服务发展提供有效的支撑，为提高全民健康水平做出更大贡献。

四、主要任务

（一）中医预防保健（治未病）理论研究。

1．系统整理中医治未病理论。

系统整理保存于民间、中医古籍、方志及各种典藏文献中的中医预防保健（治未病）理论和方法，梳理中医治未病基本理论。

2．阐释中医治未病理论科学内涵。

归纳总结既往的中医治未病相关理论研究成果与实践经验，阐释中医治未病概念、原理、观点、方法等基本理论要素和科学内涵。

3．探索建立中医治未病理论构架。

在全面继承中医治未病科学内涵和实践经验基础上，积极吸纳引入当代生命健康与预防保健领域的新成果，建立由中医预防保健（治未病）基本概念、基本原理和具体科学规律三个基本知识要素组成的完整理论构架，为中医预防保健（治未病）研究和应用提供理论指导。

（二）中医预防保健（治未病）服务技术、产品研究。

1．健康状态辨识技术方法研究。

（1）健康状态检测方法和辨识指标体系研究。采用多学科方法，从宏、中、微观三个层次分析健康状态构成要素，通过集成现代科学技术方法和工具，开展健康状态检测方法研究，制定主观和客观互参、定性和定量兼容的健康状态辨识指标体系，全面反映个体人整体健康状态。

（2）健康状态评估技术方法研究。开展健康状态评估技术方法研究，实现个体人健康状态量化评估及发病、传变、复发的风险预警，为制定个体化干预方案提供可靠依据。

2．健康状态干预技术方法研究。

开展药物、非药物、生活方式等健康状态干预技术方法研究。加强手法、拔罐、艾灸等具有中医特色优势的健康状态干预技术方法的熟化研究。筛选、评价一批中医预防保健（治未病）服务关键技术并开展这些技术的适用范围、方案优化和技术规范等系统研究，为干预技术的应用提供科学依据；收集整理和研究名老中医和长寿人群的养生经验。针对不同人群、不同时间、不同地域，开展心理、饮食、起居、运动、环境等适宜养生方法研究。梳理太极拳、八段锦、五禽戏等传统功法，开展养生、健身功法的研究和规范。

3．产品研发。

（1）健康状态辨识产品研发。开发研制检测健康状态宏、中、微三观指标和评估健康状态及风险预警的仪器设备、应用软件，提高健康状态辨识的可靠性和准确性。

（2）健康状态干预产品研发。加强以中医预防保健（治未病）理论指导的药品、功能性食品、保健食品和新型诊疗设备、用品的研制，拓展健康状态干预方法，为公众健康水平的提高提供一批健康产品。

（3）健康服务信息产品研发。研发健康状态检测、体质辨识、健康风险评估、评估信息处理系统，服务信息全程监测、收集、动态分析的信息产品，建立知识库平台，完成适用于中医预防保健（治未病）服务的健康物联网关键技术开发，提高服务的实时性与便捷性。

（4）健康宣教产品研制。设计、制作中医预防保健（治未病）服务宣教系列公益广告、视频、动漫、书籍等系列文化产品，加强中医预防保健（治未病）理念的普及，促进公众对中医预防保健（治未病）方法和产品的正确理解和应用。

（三）中医预防保健（治未病）服务标准研究。

1．中医预防保健（治未病）服务标准化共性技术研究。

根据中医药理论与实践特点，开展基于中医预防保健（治未病）理论的标准化原理、方法研究；开展基于系统科学理论方法的中医预防保健（治未病）服务标准化应用研究以及标准的运行与监管技术方法研究。

2．中医预防保健（治未病）服务标准体系的构建研究。

通过概念体系建立、分类学研究、标准体系表的构建与优化研究，结合现代服务业标准化成果，开展包括服务基础标准、服务保障标准和服务提供标准等的构建研究。

3．中医预防保健（治未病）服务标准的研制。

围绕中医预防保健（治未病）服务理念、服务流程、服务内容，按择重急需的原则，分批研制中医预防保健（治未病）服务标准，通过示范性推广应用、评价效用与持续改进，逐步上升为行业（组织）、国家、国际标准。

（四）中医预防保健（治未病）服务科技成果应用研究。

1．集约化服务形式研究。

针对不同健康状态的人群，系统集成、综合应用中医预防保健（治未病）服务技术方法研究成果，紧密链接服务业态和服务模式，探索包含各服务要素的干预方案，形成服务包，以集约化服务形式开展科技成果的应用示范，带动和引领科技成果在中医预防保健（治未病）不同服务领域的应用。

2．服务标准研制与推广。

基于中医预防保健（治未病）理论和实践经验的总结，结合现代服务业规范化特点，示范性研制中医预防保健（治未病）服务标准。通过示范性推广应用，持续改进。

3．服务效果评价方法研究。

根据中医预防保健（治未病）自身特点，借鉴当代方法学的研究成果和技术手段，通过应用示范，围绕技术效果和卫生经济学等指标，建立科学评价中医预防保健（治未病）服务效果的手段和方法。

4．主要领域应用示范研究。

发挥中医药特色和优势，在公共卫生服务中开展有关中医预防保健（治未病）服务项目的研究，优先在慢性非传染性疾病防控、健康保险服务、优质服务、特殊人群服务等领域进行技术集成和集约化服务的应用研究，建立应用示范基地，探索适宜不同领域和人群使用的中医预防保健（治未病）服务的内容和形式；对样本人群进行服务效果和卫生经济学评价，为相关管理部门制定中医预防保健（治未病）政策制定提供科学依据。

五、保障措施

（一）加强组织领导，统筹整体布局。

进一步提高认识，加强领导。注重调查研究，做好顶层设计与整体布局，编制实施中医预防保健（治未病）服务科技创新发展专项规划，明确重点任务，加强统筹协调，整合优势资源，不断优化政策环境，认真落实各项规划任务和措施，促进规划目标顺利实现。

（二）创新组织机制，产学研用结合。

针对中医预防保健（治未病）服务科技创新的特点，建立并实施能有效支撑其学术发展的组织机制。充分依靠科研和临床机构，发挥治未病试点单位、中医预防保健重点专科的作用，产学研用紧密结合，鼓励并推动建立以企业为主体的中医预防保健（治未病）服务业技术创新联盟，促进集成创新，完善技术创新链，保障科研与服务应用紧密衔接，促进科技成果向临床和现实服务转化。

（三）强化平台建设，促进开放共享。

适应中医预防保健（治未病）服务科技创新发展的需要，加强创新平台建设。根据各自基础和优势方向，以机制创新为切入点，建设一批支撑中医预防保健（治未病）服务科技创新发展基地，形成高水平、开放的临床研究平台、信息共享平台、成果转化推广平台、人才培养平台等支撑体系，促进中医预防保健（治未病）服务科技资源的共建共享。

（四）整合科技资源，加大研究投入。

要充分发挥政府部门引导作用，积极探索建立多渠道投入机制，完善科技经费保障机制。在制定有关科技规划时，充分重视中医预防保健（治未病）服务科技创新发展的需求，在国家科技计划项目中安排一定经费投入，支持重点的研究方向。同时，建立激励机制，鼓励地方、企业和民间资金等多种渠道对中医预防保健（治未病）服务科学研究的支持。

（五）提高人才素质，加强队伍建设。

根据中医预防保健（治未病）服务科学研究的需要，通过各种形式的培训，结合承担课题研究工作，建设一支多学科、专业化的高水平科研骨干队伍，尤其注重具有科学研究与企业管理双重知识结构复合型人才的培养，使之成为中医预防保健（治未病）服务科学研究、成果转化和产业化的骨干力量。

（六）借鉴国际经验，推动快速发展。

积极利用国际合作平台，不断拓展合作范围，加强与世界领先医疗科研机构、知名大学及国际医药产业界的交流与合作。充分运用国际资源，推动中医预防保健（治未病）服务学术进步、技术升级和效果评价体系的建立与完善，提高中医预防保健（治未病）服务科技创新发展的速度和效率。同时，积极推动中医药治未病“走出去”，扩大中医药服务贸易国际市场。

（七）重视科普宣传，加强环境建设。

建设科普知识宣传队伍和网络，拓展信息渠道，鼓励以多种形式传播中医预防保健（治未病）服务文化和知识，加强中医预防保健（治未病）服务科技创新成果的知识普及，提高行业内外对中医预防保健（治未病）服务科技创新发展重要性的认识。

3

【法规名称】国家中医药管理局办公室关于印发2013年中医医政工作要点的通知
【发文单位】国家中医药管理局办公室
【发文字号】国中医药办医政发〔2013〕8号
【颁布时间】2013年3月25日
【实施时间】2013年3月25日
【效力属性】有效

# 国家中医药管理局办公室<br>关于印发2013年中医医政工作要点的通知

国中医药办医政发〔2013〕8号

各省、自治区、直辖市及副省级市卫生厅局、中医药管理局，新疆生产建设兵团卫生局，局各直属单位，北京中医药大学：

根据2013年全国中医药工作会议精神和

《2013年中医药工作要点》，我局确定了《2013年中医医政工作要点》，现印发给你们。请结合本地区、本单位工作实际，认真贯彻落实，并及时将工作进展情况报我局医政司。

国家中医药管理局办公室

2013年3月25日

## 2013年中医医政工作要点

按照2013年全国中医药工作会议部署和2013年中医药工作要点，2013年中医医政工作的总体要求是深入贯彻落实党的十八大精神，在深化医改中进一步发挥中医药作用，继续完善中医医疗和预防保健服务体系，提升基层中医药服务能力，全面推进中医医政各项工作。

一、在深化医改中进一步发挥中医药作用

（一）积极推进公立中医医院改革。

继续推进县级公立中医医院综合改革试点工作，与国家发展改革委、财政部、国家卫生和计划生育委员会、人力资源社会保障部联合印发《关于在县级公立医院综合改革试点工作中充分发挥中医药特色优势的通知》并抓好落实；及时总结推广第一批311个试点县的改革经验，配合有关部门适时启动第二批改革试点。

继续加强对17个公立医院改革国家联系试点城市的调研督导；围绕调整中医医疗服务价格体系、改革医保支付方式、中医医疗联合体等改革重点开展政策研究，积极协调相关部门完善政策；开展公立中医医院院长职业化、专业化培训。

继续开展中医临床路径试点工作，进一步扩大实施临床路径的病种范围，增加病例数量。

加强中医远程医疗服务管理，开展中医远程医疗业务指导试点，探索建立中医远程医疗运行发展的长效机制，提升中医远程医疗服务整体能力。

继续开展“三好一满意”活动并做好三年总结，落实各项便民惠民措施，加强中医药文化建设。

（二）做好基本公共卫生服务中医药健康管理项目实施工作。

与国家卫生和计划生育委员会、财政部联合印发《关于进一步做好2013年国家基本公共卫生服务项目工作的通知》，将中医药健康管理项目纳入国家基本公共卫生服务项目，开展老年人中医体质辨识和儿童中医调养服务；与国家卫生和计划生育委员会联合印发《关于做好中医药健康管理服务工作的指导意见》和中医药健康管理服务规范及技术规范，并适时开展师资培训；会同国家卫生和计划生育委员会、财政部加强中医药健康管理服务项目绩效考核。

制定国家基本公共卫生服务健康教育中医药基本内容和中国公民中医药养生保健素养。

继续开展基本公共卫生服务中医药服务项目试点工作，扩大试点内容，并分批对试点地区相关人员进行培训。

（三）巩固完善基本药物制度。

配合国家卫生和计划生育委员会等部门完善基本药物目录和相关管理办法；推动并规范各地中成药药品增补；修订国家基本药物中成药临床应用指南，继续制作培训视频资料，加强医务人员中成药合理用药培训和考核；开展鼓励使用中药饮片的政策研究。

（四）继续完善医保中医药政策，参与推进基层综合改革。

继续协调相关部门完善相关政策，在健全全民医保体系中发挥中医药优势和作用；继续督促和协调各地将符合条件的中药（含中药饮片、中成药、中药制剂）和中医诊疗项目按规定纳入基本医疗保险基金支付范围，提高新农合中医药报销比例。

参与20种重大疾病医疗保障试点工作，做好中医药医疗救治工作，并以此为重点，加强县级中医医院基本功能建设，保障中医药特色优势发挥，提高医疗服务能力水平。

参与起草中国农村初级卫生保健发展纲要以及乡镇卫生院评审办法及标准、村卫生室管理规范性文件等，充分体现中医药内容和特点。

推进“万名医师支援农村卫生工程”，继续

组织东部9省（市）三级中医医院对口支援西部地区8省（区）县级中医医院；会同国家卫生和计划生育委员会共同组织开展“对口支援年”活动，创建城乡医院对口支援示范医院。

（五）配合国务院医改办等部门指导10个试点地区全科医生执业方式和服务模式改革工作，在全科医生服务中鼓励提供和使用中医药服务。

二、提升基层中医药服务能力

（六）加大基层中医药服务能力提升工程实施力度。

将提升工程主要内容和目标纳入国务院医改领导小组办公室与各省（区、市）医改领导小组、国家卫生和计划生育委员会与各省（区、市）卫生厅局签订的医改目标责任书中。加大对各地实施工作调研和督导力度，督促各省（区、市）尽快制定实施方案（意见），召开启动工作会议，推动各省（区、市）与市（地）、市（地）与县（市、区）签订提升工程目标责任书。适时开展阶段性检查评估工作，督促年内各省（区、市）至少要开展一次省级检查评估。

（七）积极争取财政支持各级基层中医药服务能力提升工程项目建设。

继续开展基层中医药适宜技术推广基地、农村医疗机构中医特色优势重点专科建设、乡镇卫生院和社区卫生服务中心中医药综合服务区建设以及村卫生室和社区卫生站中医诊疗设备配备，加强尚未设置中医医院的县（市、区）综合医院中医部中药房建设。

（八）继续开展全国基层中医药工作先进单位创建活动。

修订《全国基层中医药工作先进单位管理办法和建设标准》、《全国基层中医药工作先进单位检查评估方案和检查评估细则》以及专家评估手册等文件，并做好2013年期满复核工作和市（地）级以上地区创建工作。

三、持续加强中医医院中医药特色优势建设，提高中医临床疗效。

（九）进一步完善中医医院评审制度并组织开展评审工作。

开展二级中医医院评审工作，加强二级中医医院负责人和评审专家培训。

组织中医医院开展以“以病人为中心，发挥中医药特色优势提高中医临床疗效”为主题的持续改进活动，印发活动方案和检查评估细则等文件。

制订一级中医医院和中医专科医院评审标准和细则，开展一级中医医院、中医专科医院评审评价培训。

（十）加强中医重点专科建设。

做好优势病种中医诊疗方案的推广实施工作，认真做好资料收集整理和疗效评价，提高中医临床疗效。

开展中医优势病种诊疗协作中心试点；组织开展2013年国家临床重点专科（中医专业）的遴选评估工作。

组织制订《国家中医药管理局“十二五”重点专科项目建设目标与要求》，做好国家中医药管理局“十二五”重点专科建设工作。

（十一）加强中医护理工作。

印发《关于加强中医护理工作的意见》，继续组织制定优势病种中医护理方案，召开全国中医护理工作会议。

继续推进优质护理服务示范工程，扩大优质护理服务覆盖面，加强护理服务内涵建设，转变护理模式，提高护理水平，发挥中医药特色优势；大力推动中医医院实施护士岗位管理工作。

（十二）加强中医医疗机构药事管理。

结合中医医院评审及持续改进活动等加强中医医疗机构药事管理，保障药品质量。

继续推广使用小包装中药饮片和新型煎药机，探索提高中药饮片调剂速度的有效途径和手段。

（十三）实施中医诊疗设备促进工程。

组织中医诊疗设备提升、改造、开发项目按照要求开展相关工作。

组织制定《中医诊疗设备生产示范基地建设要求》，开展中医诊疗设备生产示范基地建设。

组织制定中医诊疗设备技术操作方案，指导医疗机构合理配备应用中医诊疗设备。

（十四）加强中医医疗技术管理。

完善中医医疗技术协作组组织，组织开展中医医疗技术临床验证和难点解决等工作；探索加强中医医疗技术准入管理。

制定印发中医医疗技术手册（普及版），推广应用中医医疗技术。

（十五）加强中医医院综合治疗工作。

印发《关于中医医院加强综合治疗提高中医临床疗效的通知》，规范中医综合治疗区（室）建设。

（十六）加强中医医院中医药文化建设。

制定《中医医院中医药核心价值读本编写指南》，印发《中医医院工作制度与人员岗位职责》，进一步规范中医医院人员行为。

（十七）深入推进以中医电子病历为核心的中医医院信息化建设工作，抓好《关于“十二五”期间推进以电子病历为核心医院信息化建设工作的指导意见》落实。

（十八）配合修订《医疗机构设置规划指导原则》，指导各地中医药管理部门配合制订医疗机构设置规划。

四、提高中医药应对突发公共卫生事件能力

（十九）贯彻落实全国中医药应急工作会议精神，进一步完善中医药应急和防治新发传染病工作机制。印发《关于加强突发公共事件中医药应急工作的意见》和《中医医院应对突发公共事件医疗救治应急预案》。

组织制定《国家中医药管理局中医药应急临床基地建设标准》和《国家中医药管理局中医、中西医结合防治传染病临床基地建设标准》，加强国家中医药管理局中医药应急临床基地和中医、中西医结合防治传染病临床基地建设。

（二十）开展传染病中医药防治工作。

继续做好新发突发传染病中医药防治工作。

继续开展中医药治疗艾滋病试点项目，开展技术培训工作，修订、完善中医药治疗艾滋病诊疗方案。

五、推进中医预防保健服务体系建设

（二十一）加强中医预防保健服务提供平台建设。

贯彻执行《中医医院“治未病”科建设与管理指南（试行）》，加强中医医院“治未病”科室建设。

以社区为中医预防保健服务网络的网底，在每个地级市所属的每个区选择1所社区卫生服务中心作为基层医疗机构“治未病”服务工作协作组成员单位，打造一批具有引领、示范、带动作用的社区卫生服务中心，探索基层“治未病”服务的有效途径和模式。

在全国每个市（地）各选择3—5所社会资本举办的独立中医养生保健机构作为中医养生保健服务机构协作组成员单位，规范服务行为、提高服务能力、探索服务模式，打造一批具有引领、示范、带动作用的社会独立养生保健服务机构。

（二十二）加强中医预防保健技术体系建设。

制定《常见疾病高危人群中医预防保健服务技术指南》并逐步推广应用；加强对膏方、穴位贴敷等中医技术的规范使用和管理。

（二十三）加强中医预防保健队伍建设。

修订中医预防保健服务人员资格认证标准，发布《中医预防保健服务人员考试大纲》，编写《中医预防保健服务人员培训教材》，制订培训基地标准，遴选一批培训基地，继续开展中医预防保健服务人员资格认证试点工作。

（二十四）完成“治未病”效果评价指标的制订，开展效果评价工作。

（二十五）在每个省选择1—2个市（地）开展区域中医预防保健服务体系建设试点，推动区域中医预防保健服务体系建设。

修订中医预防保健服务机构准入标准；积极与工商部门协调，以“中医药管理部门主导，工商部门参与，行业协会配合”为原则开展中医预防保健服务机构准入试点，探索社会独立养生保健服务机构管理的有效途径和模式。

六、做好中西医结合和民族医药工作

（二十六）开展二级中西医结合医院和民族医医院评审工作。印发中西医结合医院和民族医医院持续改进活动检查评估细则，推动中西医结合医院和民族医医院进一步突出特色、提高疗效、促进发展、深化改革、加强管理。制订一级民族医医院评审标准和细则。

（二十七）做好第三批重点中西医结合医院和第二批重点民族医医院项目建设，开展项目建设中期评估工作。

（二十八）做好“十二五”民族医重点专科（专病）建设工作，制订民族医优势病种诊疗方案和临床路径。做好民族医医疗技术的整理和规范，制定民族医医疗技术目录和操作方案。召开全国民族医药工作座谈会。开展基层民族医药服务与需求调查工作。

七、完善中医民族医执业医师准入制度

（二十九）做好2013年全国中医类别医师资格考试工作。与国家卫生和计划生育委员会联合印发《进一步贯彻落实〈传统医学师承和确有专长人员医师资格考核考试办法（卫生部令第52号）〉的通知》。与国家卫生和计划生育委员会共同做好乡村全科执业助理医师考试试点工作。完成民族医纳入国家医师资格考试的标准和程序，推动符合条件的民族医纳入国家医师资格考试体系。

八、加强综合医院中医药、民间医药和民营医疗机构工作

（三十）与国家卫生和计划生育委员会、总后勤部卫生部继续开展全国综合医院中医药工作示范单位创建活动。召开综合医院中医药工作经验交流会议，总结交流经验，部署下一阶段工作。

（三十一）推动各地继续贯彻落实《关于加强民间医药工作的意见》和《民间医药近期重点工作实施方案》。推动各省（区、市）建设省级中医药特色技术和方药筛选评价中心。推动各省（区、市）按照分级负责原则开展民间医药技术的收集整理工作，建立本地区民间医药技术信息数据库。

（三十二）推动各地进一步贯彻落实《关于进一步鼓励和引导社会资本举办医疗机构的意见》。对符合条件的民营中医（含中西医结合）医院进行等级医院评审，引导民营中医医院加强自身建设，规范管理。进一步抓好《中医坐堂医诊所管理办法》和基本标准贯彻落实。

（三十三）与国家卫生和计划生育委员会联合印发《关于做好中医药一技之长人员纳入乡村医生管理工作的通知》，推动各省（区、市）按照《乡村医生从业管理条例》第十二条规定和通知要求尽快制定本地区具体工作方案，并抓好落实。

4

【法规名称】关于印发《国家中医重点专科协作组2013年工作安排》和《国家中医重点专科协作组2013年工作绩效考核细则》的通知
【发文字号】国中医药医政医管便函〔2013〕60号
【颁布时间】2013年5月17日
【实施时间】2013年5月17日
【效力属性】有效

# 关于印发《国家中医重点专科协作组2013年工作安排》和《国家中医重点专科协作组2013年工作绩效考核细则》的通知

国中医药医政医管便函〔2013〕60号

各省、自治区、直辖市卫生厅局中医处、中医药管理局医政处，新疆生产建设兵团卫生局中医处，中国中医科学院，北京中医药大学：

按照国家中医重点专科建设工作总体部署，

为做好2013年国家中医重点专科协作组各项工作，确保2013年协作组各项工作取得预期成效，现将《国家中医重点专科协作组2013年工作安排》和《国家中医重点专科协作组2013年工作绩效考核细则》印发给你们，请遵照执行。

联系人：国家中医药管理局重点专科项目办公室 崔咏梅

电 话：010—64175388

联系人：国家中医药管理局医政司医疗管理处 董云龙

电 话：010—59957688 传 真：010—59957684

附件：1.《国家中医重点专科协作组2013年工作安排》

2.《国家中医重点专科协作组2013年工作绩效考核细则》

国家中医药管理局医政司

2013年5月17日

附件1

## 国家中医重点专科协作组2013年工作安排

按照国家中医药管理局重点专科建设总体工作部署，为做好2013年国家中医重点专科协作组各项工作，现将国家中医重点专科协作组2013年工作安排如下：

一、重点专科协作组组长工作任务

1. 完成本专科优势病种中医临床路径释义和诊疗方案解读。

完成时间：

第一、二批病种：6月底前上报国家中医药管理局重点专科项目办公室。

第三批病种：12月底前上报国家中医药管理局重点专科项目办公室。

2. 督促指导各协作组单位进行本专科优势病种中医诊疗方案疗效总结工作，完成各病种阶段总结报告。

完成时间：今年12月底前完成阶段性总结报告并上报国家中医药管理局重点专科项目办公室。

3. 进行中医治疗难点解决工作总结。

完成时间：

第一、二批病种：7月底前上报国家中医药管理局重点专科项目办公室。

第三批病种：12月底前上报国家中医药管理局重点专科项目办公室。

4. 督促各专科单位建设完成远程诊疗技术指导、设备安装及试运行。

二、优势病种协作组组长工作任务

1. 完成本优势病种中医临床路径释义和诊疗方案解读。

完成时间：

第一、二批病种：6月15日前上报重点专科协作组。

第三批病种：12月15日前上报重点专科协作组。

2. 进行本优势病种中医诊疗方案疗效总结工作，完成阶段总结报告。

完成时间：今年12月15日前完成阶段总结并上报重点专科协作组。

3. 进行中医治疗难点解决工作总结。

完成时间：

第一、二批病种：7月15日前上报重点专科协作组。

第三批病种：12月15日前上报重点专科协作组。

4. 开展远程诊疗技术指导、设备安装及试运行。

三、协作组成员单位工作任务

1. 参与本协作组和优势病种协作组各项工作。

按照重点专科协作组和优势病种协作组的工作要求和安排参与各项工作。

2. 完成304个优势病种中医临床路径和诊疗方案相关各项工作。

按照参与优势病种的不同，完成中医临床路径和诊疗方案的试点、疗效总结等各项工作。

附件2

# 国家中医重点专科协作组2013年工作绩效考核细则

一、重点专科协作组组长

| 考核内容 | 考核指标 | 考核细则 | 分值 |
|---|---|---|---|
| 1. 完成本专科优势病种中医临床路径释义和诊疗方案解读。 | 按照医政司要求审核、确定本专科内优势病种中医临床路径释义和诊疗方案解读，并按时报送重点专科项目办公室。 | 未完成任务不得分；达不到要求酌情扣1-10分；未按照规定时间报送酌情扣1-10分 | 20 |
| 2.本专科优势病种中医诊疗方案疗效总结 | 按照医政司要求督促、指导各协作组单位对本专科内试点的优势病种中医诊疗方案进行疗效分析总结，并按时报送重点专科项目办公室。 | 未进行疗效分析总结不得分；总结未达到要求酌情扣1-20分；未按照规定时间报送酌情扣1-10分 | 30 |
| 3.中医治疗难点解决工作总结 | 对本专科内优势病种中医治疗难点按照提出的解决措施进行解决，并有结果。 | 未进行难点解决和总结不得分；达不到要求酌情扣1-6分；未按照规定时间报送酌情扣1-4分 | 10 |
| 4.完成远程诊疗技术指导、设备安装、试运行 | 对本协作组内重点专科单位完成远程诊疗技术指导、设备安装、试运行工作。 | 未开展工作不得分；工作达不到要求酌情扣1-10分 | 10 |
| 5.转发各项文件、通知，传达重点专科会议精神 | 及时转发医政司和重点专科项目办公室的有关文件、通知，传达重点专科会议精神。 | 未及时转发文件、通知酌情扣1-5分；未传达重点专科会议精神酌情扣1-5分 | 10 |
| 6.协作组组长利用视频网络平台组织会议情况 | 组织本协作组全体成员单位加入视频网络平台，并组织召开视频会议。 | 本协作组成员单位未全部加入视频网络平台酌情扣1-5分；每年利用视频网络平台组织会议少于3次酌情扣1-5分 | 10 |
| 7.综合协调协作组各项工作 | 考核协作组组长组织管理及工作协调能力。 | 根据协作组组长组织协调、工作作风、团结协作、沟通交流、工作责任心、工作积极性等方面的情况酌情扣分 | 10 |

二、优势病种协作组组长

| 考核内容 | 考核指标 | 考核细则 | 分值 |
|---|---|---|---|
| 1.完成本优势病种临床路径释义和诊疗方案解读编写 | 按照医政司要求完成本优势病种中医临床路径释义和诊疗方案解读，并按时报送专科协作组组长。 | 未完成不得分；达不到要求酌情扣1-10分；未按照规定时间报送酌情扣1-10分 | 20 |
| 2.进行本优势病种中医诊疗方案疗效分析总结 | 按照要求对本优势病种中医诊疗方案进行疗效分析总结，并按时报送重点专科协作组组长。 | 未进行疗效分析总结不得分；总结未达到要求酌情扣1-20分；未按照规定时间报送酌情扣1-10分 | 30 |
| 3. 中医治疗难点解决工作总结 | 对本优势病种中医治疗难点按照提出的解决措施进行解决，并有结果。 | 未进行难点解决和总结不得分；达不到要求酌情扣1-6分；未按照规定时间报送酌情扣1-4分 | 10 |
| 4.完成远程诊疗设备安装、试运行 | 按照要求完成远程诊疗设备安装、试运行工作。 | 未按照要求开展工作酌情扣1-10分 | 10 |

| | | | |
|---|---|---|---|
| 5.转发各项文件、通知，传达重点专科会议精神 | 及时转发医政司、重点专科项目办公室及协作组有关文件、通知，传达重点专科会议精神。 | 未及时转发文件、通知酌情扣1–5分；不能按照要求传达会议精神酌情扣1–5分 | 10 |
| 6.优势病种协作组组长利用视频网络平台组织会议情况 | 组织本优势病种协作组全体成员单位加入视频网络平台，并组织召开视频会议。 | 本优势病种协作组成员单位未全部加入视频网络平台酌情扣1–5分；每年利用视频网络平台组织会议少于2次酌情扣1–5分 | 10 |
| 7. 综合协调协作组各项工作 | 考核优势病种协作组组长组织管理及工作协调能力。 | 根据优势病种协作组组长组织协调、工作作风、团结协作、沟通交流、工作责任心、工作积极性等方面的情况酌情扣分 | 10 |

三、重点专科协作组成员单位

| 考核内容 | 考核指标 | 考核细则 | 分值 |
|---|---|---|---|
| 1.参与优势病种中医临床路径释义和诊疗方案解读工作 | 根据优势病种协作组组长安排，参与优势病种临床路径释义和诊疗方案解读工作。 | 未参与不得分；未按照要求开展工作酌情扣1–20分 | 20 |
| 2.参与优势病种中医诊疗方案疗效分析总结工作 | 参与相关优势病种中医诊疗方案疗效分析总结工作。 | 未进行疗效分析总结不得分；总结未达到要求酌情扣1–20分；未按照规定时间报送酌情扣1–10分 | 30 |
| 3.参与中医治疗难点解决工作总结 | 参与相关优势病种中医治疗难点解决工作总结。 | 未进行难点解决和总结不得分；达不到要求酌情扣1–6分；未按照规定时间报送酌情扣1–4分 | 10 |
| 4.完成远程诊疗设备安装、试运行 | 按照要求完成远程诊疗设备安装、试运行工作。 | 未按照要求开展工作酌情扣1–10分 | 10 |
| 5.加入视频网络平台，参加视频网络会议 | 加入视频网络平台，并参加视频网络会议。 | 未加入视频网络平台不得分；未按照要求参加重点专科办公室及协作组、优势病种协作组组织召开的视频会议酌情扣1–15分 | 15 |
| 6.参与协作组其他工作情况 | 根据优势病种协作组组长安排，参与协作组各项工作，并按时上报各种材料。 | 未按照要求参与并完成协作组各项工作酌情扣1–15分 | 15 |

注：1．本细则根据重点专科协作组2013年工作安排制定。

2．对重点专科协作组组长工作的考核依据重点专科项目办公室对协作组日常工作的考核、所属优势病种协作组组长及本协作组成员单位的评价意见综合打分；对优势病种协作组组长工作的考核依据重点专科项目办公室对优势病种协作组日常工作的考核、重点专科协作组组长对优势病种协作组的考核及本优势病种协作组成员单位的评价意见综合打分；对重点专科项目单位、重点专科项目建设单位、重点专科项目培育单位、协作组成员单位的考核依据重点专科项目办公室对全体成员单位日常工作的考核及重点专科协作组组长、优势病种协作组组长的考核意见综合打分。

3．总分为100分，90分以上为优，75分以上为中，75分以下为差。

4．每项按表内所列分值扣分，扣分最多不超过单项总分值。

5．转发、上报文件和材料时间及要求每次由重点专科项目办公室具体通知。

5

【法规名称】国家中医药管理局医政司关于印发《中医医疗技术操作方案临床验证工作要求》和《中医医疗技术操作方案临床验证工作方案体例》的通知
【发文单位】国家中医药管理局医政司
【颁布时间】2013年7月17日
【实施时间】2013年7月17日
【效力属性】有效

# 国家中医药管理局医政司关于印发《中医医疗技术操作方案临床验证工作要求》和《中医医疗技术操作方案临床验证工作方案体例》的通知

根据《中医医疗技术协作组管理工作方案》（国中医药办医政发[2012]43号）和《中医医疗技术协作组2013年工作安排》（国中医药医政医管便函[2013]41号）的有关要求，为做好中医医疗技术操作方案临床验证工作，我司组织制定了《中医医疗技术操作方案临床验证工作方案体例》及《中医医疗技术操作方案临床验证工作要求》。现印发给你们，请按照有关要求认真做好中医医疗技术操作方案临床验证各项工作，并于2013年7月31日前将制定的验证工作方案报中医医疗技术协作组办公室备案，于2013年12月31日前提交阶段性验证报告。

验证过程中有何问题和建议，请及时与中医医疗技术协作组办公室联系。

联系人及联系电话：

国家中医药管理局医政司医疗管理处

联系人：王臣缘　董云龙

联系电话：010—59957689　59957688

中医医疗技术协作组办公室

联系人：陈 靖　董继开

联系电话：13911899974　64176177

国家中医药管理局医政司

2013年7月17日

## 中医医疗技术操作方案临床验证工作方案体例

一、验证目的

确定技术操作方案的临床疗效和安全性等。

二、验证内容

1.适应病种。验证本技术治疗哪些病种有效，验证的病种需技术协作组根据技术操作方案中的主治病种确定。

2.临床效果。验证本技术的临床疗效和具体疗效点，临床效果及评价方法需协作组成员单位协商确定。（疗效评价要包括总体评价、症状、体征、理化指标改善情况等）

3.操作方法。验证本技术的常用器具、操作方法、禁忌症、注意事项等是否适宜。

4.治疗难点和新的技术增长点。治疗难点是验证过程中发现的本技术难以解决的临床问题，新的技术增长点是验证中发现的本技术的新的疗效点。

三、参与验证单位。

参与每个操作方案的验证单位必须在3家以上。

四、验证方法。

根据不同技术以及前期工作基础，选择适合的验证方法：

1. 有条件的可采用随机对照等方法；

2. 采取非随机的平行对照、历史对照等方法，对实施技术操作方案后中医疗效的情况进行评估；

3. 采用临床病例报告的方法，对一定数量患者应用后的疗效情况进行病例总结和疗效评估。

验证前各技术协作组需制定病例报告表。

五、验证病例

确定每个验证单位承担的病例数（原则上每家单位不少于30例），确定验证病例的标准等。

六、验证时间

说明验证的具体时间安排。

七、其它

## 中医医疗技术操作方案临床验证工作要求

一、验证组织管理

国家中医药管理局医政司统一领导，国家中医药管理局中医医疗技术协作组办公室负责组织，各类别协作组、技术协作组具体实施。

验证过程中要充分发挥专家委员会和类别协作组牵头单位、技术协作组牵头单位的作用，充分调动各成员单位的积极性。

二、验证工作方案申报程序

1. 技术协作组牵头单位提出验证工作方案，听取各成员单位的意见后，报所属类别协作组。

2. 类别协作组牵头单位组织本组工作委员会和专家委员会，对报送的验证工作方案进行审核后，报国家中医药管理局中医医疗技术协作组办公室备案。

三、验证工作的实施

1. 各类别协作组负责本组内验证工作的组织协调和指导。

2. 各技术协作组组织本组成员单位对确定验证的每个方案进行验证。

3. 技术协作组组织对参与验证单位进行培训。

四、验证的质量管理

1. 验证参与单位负责人负责质量检查工作。

2. 各类别协作组、技术协作组成立检查小组，负责检查各成员单位的验证工作，并定期检查验证情况，记录备案。

3. 国家中医药管理局医政司会同各省中医药管理局不定期抽查验证工作。

五、时间进度安排

1. 2013年6月—2013年7月，验证工作方案制定阶段。各技术协作组按照要求制定验证工作方案并上报类别协作组审核。

2. 2013年8月—2014年6月，验证工作具体实施阶段。类别协作组审核后，各技术协作组组织实施，各参与单位负责人具体负责本单位的验证工作，保证按计划如期完成，并提交本单位的验证情况报告和数据。2013年12月底前提交阶段性报告。

6

【法规名称】关于做好2013年国家基本公共卫生服务项目工作的通知

【发文单位】国家卫生和计划生育委员会 财政部 国家中医药管理局

【发文字号】国家卫生和计划生育委员会发〔2013〕26号

【颁布时间】2013年6月5日

【实施时间】2013年6月5日

【效力属性】有效

# 关于做好2013年国家基本公共卫生服务项目工作的通知

国家卫生和计划生育委员会发〔2013〕26号

各省、自治区、直辖市卫生厅局（卫生计生委）、人口计生委、财政厅局、中医药管理局，新疆生产建设兵团卫生局、人口计生委、财务局：

为贯彻落实国务院《“十二五”期间深化医药卫生体制改革规划暨实施方案》有关精神，做好2013年国家基本公共卫生服务项目工作，现将有关事项通知如下：

一、提高人均基本公共卫生服务经费补助标准

2013年人均基本公共卫生服务经费补助标准由25元提高至30元。新增经费主要用于做实、做细、做深现有基本公共卫生服务，同时进一步扩大受益人群范围，强化基础性服务项目。一是用于扩大建立居民电子健康档案、高血压和糖尿病患者健康管理、老年人健康管理覆盖面；二是适当提高预防接种、重性精神疾病患者健康管理、传染病及突发公共卫生事件报告和处理、卫生监督协管等服务项目补助水平；三是将中医药健康管理服务纳入基本公共卫生服务范围。各地要结合本地区实际情况，科学测算各项服务的补偿水平，合理确定工作任务目标，要以提高基本公共卫生服务质量为重点，进一步健全项目管理制度，强化绩效考核，改进服务方式，提高服务水平，切实保障群众受益。

二、主要工作任务

（一）提高健康档案使用率。以慢性病患者、老年人、孕产妇、儿童以及基层医疗卫生机构就诊人群等为重点，扩大健康档案覆盖面，2013年居民健康档案全国总体建档率累计要达到80%以上，其中电子建档率要达到65%以上。要进一步规范健康档案信息采集，加大检查力度，保证档案信息真实完整。各地要加快基层医疗卫生机构信息系统建设，条件成熟的地区要同步推进居民健康卡发放和使用，促进健康档案与基层医疗卫生服务有效衔接，建立居民健康档案动态更新机制，提高健康档案使用率。

（二）丰富健康教育内容和形式。各地要树立健康优先、健康教育先行理念，将健康教育融入各项基本公共卫生服务中。丰富基层医疗卫生机构健康教育内容和形式，提高健康教育工作科学性和适用性，注重发挥中医药健康教育作用。结合爱国卫生工作和各种卫生主题宣传日，进一步利用网络、短信等形式，开展面向公众的健康教育。加强个体化健康指导，为重点人群制订适宜的健康教育方案，提高服务对象参与度和依从性。

（三）巩固和加强预防接种工作。2013年，各地以乡镇（街道）为单位，将适龄儿童（包括流动人口）国家免疫规划疫苗接种率保持在90%以上。要进一步改善接种服务环境，强化安全注射，有效处置疑似预防接种异常反应。要合理布设接种点，提高预防接种可及性。合理安排接种工作日，实行多种方式和分时段预约接种，将预防接种与儿童保健有机结合。加强预防接种信息管理，加大流动人口预防接种力度，定期开展漏种排查并及时补种。

（四）提高儿童健康管理水平。各地妇幼保健机构要及时汇总本地新生儿出生信息，并转至基层医疗卫生机构，方便其开展新生儿家庭访视。要按照《国家基本公共卫生服务规范（2011年版）》要求，在规定时间内，按照相应年龄，为辖区内7岁以下儿童提供体格检查、血常规检测、生长发育和心理行为评估、健康指导等服务。以县（区、市）为单位，2013年7岁以下儿童健康管理率要达到80%以上。

（五）加强孕产妇健康管理。各地要积极为基层医疗卫生机构创造条件开展孕产妇健康管理服务，按规范要求为孕产妇提供保健服务，保证孕产妇至少接受5次产前检查和2次产后访视服

务。暂不具备条件的地区，可由县级卫生行政部门通过购买服务方式由辖区内其他有资质医疗卫生机构提供孕产妇健康管理服务。以县（区、市）为单位，2013年孕产妇系统管理率要达到80%以上。

（六）做好老年人健康体检工作。基层医疗卫生机构要根据辖区65岁以上老年人数量和身体状况，制订年度计划，合理安排医务人员和工作时间，采取多种形式，有序做好老年人健康体检工作。要保证老年人必要的体格检查和实验室检查项目，并做好检查结果反馈工作，切实发挥体检在疾病筛查和健康指导中的作用，提高老年人健康保健意识。以县（区、市）为单位，2013年65岁以上老年人健康管理率要达到65%以上。

（七）提高慢性病管理率和控制率。通过日常门诊、健康体检、建立健康档案等途径，加大高血压、糖尿病患者筛查和发现力度，准确掌握患病情况，提高知晓率。要及时将发现的患者纳入健康管理，并规范提供服务，2013年，以县（区、市）为单位，高血压和糖尿病患者健康管理率要分别达到35%和20%以上，全国管理人数分别达到7000万人和2000万人以上。要将慢性病随访工作与基层医疗卫生机构门诊服务相结合，根据患者病情，加强生活方式和用药指导，提高患者依从性和血压、血糖控制率。

（八）加强重性精神疾病患者管理。地方各级卫生计生行政部门要加强与公安、民政、残联等有关部门协作，加强与街道（乡镇）、居（村）委会联系，建立日常筛查机制，及时发现重性精神疾病患者。要及时为新发现患者建立健康档案并及时更新，做到发现一例、管理一例。加强分类管理，根据患者病情相应增加随访次数，指导患者科学用药，提高病情稳定率。2013年，要按照“应管尽管”原则，将发现并登记在册的居家治疗重性精神疾病患者在知情同意的基础上全部纳入管理。

（九）做好传染病和突发公共卫生事件报告和处理工作。基层医疗卫生机构要按照规范要求，加强传染病疫情和突发公共卫生事件风险排查，做好发现、登记等工作，并按照相关时限及时上报。积极协助有关部门做好病人医疗救治、流行病学调查、疫点疫区处理、应急接种和预防性服药等工作。

（十）积极推进中医药健康管理服务。进一步发挥中医药在基本公共卫生服务中的作用，2013年起开展老年人中医体质辨识和儿童中医调养服务。2013年，各省（区、市）中医药健康管理服务目标人群覆盖率要达到30%。各地要加强基层医疗卫生机构中医药服务能力建设，合理配置中医人员，加强人员培训。国家卫生计生委、国家中医药局将另行制订中医药健康管理服务规范。

（十一）完善卫生监督协管服务。2013年以县（区、市）为单位，政府办基层医疗卫生机构开展卫生监督协管服务的比例要达到90%以上。完善卫生监督协管制度，规范工作流程。卫生监督机构要加强对基层医疗卫生机构的指导，提高其开展卫生监督协管工作的规范性和有效性，认真开展巡查、信息收集和报告等工作。

地方各级卫生计生部门要积极探索建立基本公共卫生服务和计划生育技术服务衔接机制，加强基层医疗卫生机构和计划生育技术服务机构分工合作，逐步将计划生育咨询指导、优生优育健康知识宣传等服务融入健康教育、孕产妇健康管理等服务中，进一步提高居民获得基本公共卫生服务和计划生育技术服务的可及性和方便性。

三、规范资金管理

2013年中央将继续对各地给予补助，地方各级财政部门要足额安排补助资金预算。省级财政部门要统筹使用中央补助资金，加大对困难地区支持力度。要完善资金拨付方式，采取“先预拨、后结算”等方式，进一步加快资金拨付进度，提高资金使用效率。加大资金监管力度，确保专款专用，严禁截留和挪用。县级卫生行政部门要会同财政部门合理测算确定各项服务成本补偿标准，并根据基层医疗卫生机构提供的服务数量、质量和绩效考核结果安排和拨付资金，不得简单地按照基层医疗卫生机构人员和支出水平核拨资金。

四、加强绩效考核和日常管理

各地要健全绩效考核机制，完善考核方案，细化考核内容，合理设定考核指标，开展基本公共卫生服务项目考核，并将考核结果与人员管理和资金分配挂钩。鼓励探索实行第三方考核。2013年，国家卫生计生委、财政部将对各省（区、市）2012年度基本公共卫生服务项目实施情况进行考核。地方各级卫生计生行政部门要加强对基本公共卫生服务项目的管理，进一步健全管理组织，完善系统内部各业务部门协作机制。要根据当地实际，合理分解各项任务，明确项目实施单位，加强项目日常管理和督导检查，确保各项服务规范开展和工作任务的落实。要加强服务工作量数据上报和管理，建立数据月报或季报制度，并以适当形式公布。要坚决制止虚报浮夸行为，一经发现，要通过通报批评、取消服务资格、扣减经费补助等方式予以严肃处理。各地要进一步加大宣传力度，通过报纸、广播、电视等，宣传基本公共卫生服务项目，提高居民知晓率。基层医疗卫生机构要在辖区显著位置以适当形式公示基本公共卫生服务项目免费政策、服务对象、服务内容、服务数量和服务方式等，接受居民和媒体监督。要及时发现并协调解决项目实施中的问题，深入总结经验，通过多种形式加强经验交流。

附件：国家基本公共卫生服务项目一览表（2013年）

国家卫生和计划生育委员会

财政部

国家中医药管理局

2013年6月5日

附件

## 国家基本公共卫生服务项目一览表（2013年）

| 序号 | 类别 | 服务对象 | 项目及内容 |
|---|---|---|---|
| 一 | 建立居民健康档案# | 辖区内常住居民，包括居住半年以上非户籍居民 | 1.建立健康档案 |
| | | | 2.健康档案维护管理 |
| 二 | 健康教育 | 辖区内居民 | 1.提供健康教育资料 |
| | | | 2.设置健康教育宣传栏 |
| | | | 3.开展公众健康咨询服务 |
| | | | 4.举办健康知识讲座 |
| | | | 5.开展个体化健康教育 |
| 三 | 预防接种★ | 辖区内0～6岁儿童和其他重点人群 | 1.预防接种管理 |
| | | | 2.预防接种 |
| | | | 3.疑似预防接种异常反应处理 |
| 四 | 儿童健康管理 | 辖区内居住的0～6岁儿童 | 1.新生儿家庭访视 |
| | | | 2.新生儿满月健康管理 |
| | | | 3.婴幼儿健康管理 |
| | | | 4.学龄前儿童健康管理 |
| 五 | 孕产妇健康管理 | 辖区内居住的孕产妇 | 1.孕早期健康管理 |
| | | | 2.孕中期健康管理 |
| | | | 3.孕晚期健康管理 |
| | | | 4.产后访视 |
| | | | 5.产后42天健康检查 |
| 六 | 老年人健康管理# | 辖区内65岁及以上常住居民 | 1.生活方式和健康状况评估 |
| | | | 2.体格检查 |
| | | | 3.辅助检查 |
| | | | 4.健康指导 |

| | | | |
|---|---|---|---|
| 七 | 慢性病患者健康管理（高血压）#<br>慢性病患者健康管理（2型糖尿病）# | 辖区内35岁及以上原发性高血压患者<br>辖区内35岁及以上2型糖尿病患者 | 1.筛查 |
| | | | 2.随访评估和分类干预 |
| | | | 3.健康体检 |
| | | | 1.筛查 |
| | | | 2.随访评估和分类干预 |
| | | | 3.健康体检 |
| 八 | 重性精神疾病患者管理★ | 辖区内诊断明确、在家居住的重性精神疾病患者 | 1.重性精神疾病患者信息管理 |
| | | | 2.随访评估和分类干预 |
| | | | 3.健康体检 |
| 九 | 传染病和突发公共卫生事件报告和处理★ | 辖区内服务人口 | 1.传染病疫情和突发公共卫生事件风险管理 |
| | | | 2.传染病和突发公共卫生事件的发现和登记 |
| | | | 3.传染病和突发公共卫生事件相关信息报告 |
| | | | 4.传染病和突发公共卫生事件的处理 |
| 十 | 中医药健康管理& | 辖区内65岁及以上常住居民和0～36个月儿童 | 1.老年人中医体质辨识 |
| | | | 2.儿童中医调养 |
| 十一 | 卫生监督协管★ | 辖区内居民 | 1.食品安全信息报告 |
| | | | 2.职业卫生咨询指导 |
| | | | 3.饮用水卫生安全巡查 |
| | | | 4.学校卫生服务 |
| | | | 5.非法行医和非法采供血信息报告 |

注：2013年起，人均基本公共卫生服务经费由25元增加到30元。#表示新增经费用于提高服务覆盖面的项目；*表示新增经费用于提高服务保障水平的项目；&表示新增加的服务类别。

7

【法规名称】国家中医药管理局办公室关于印发《国家中医重点专科建设要求（2013版）》的通知

【发文单位】国家中医药管理局办公室

【发文字号】国中医药办医政发〔2013〕31号

【颁布时间】2013年8月15日

【实施时间】2013年8月15日

【效力属性】有效

# 国家中医药管理局办公室关于印发《国家中医重点专科建设要求（2013版）》的通知

国中医药办医政发〔2013〕31号

各省、自治区、直辖市卫生厅局（卫生计生委）、中医药管理局，新疆生产建设兵团卫生局，中国中医科学院，北京中医药大学：

国家中医重点专科建设工作，规范国家中医重点专科建设管理，确保“十二五”期间国家中医重点专科建设工作取得切实成效，我局组织制定了《国家中医重点专科建设要求（2013版）》。现印发给你们，请遵照执行。

国家中医药管理局办公室
2013年8月15日

# 国家中医重点专科建设要求（2013版）

一、总则

第一条 为加强国家中医重点专科、国家中医重点专科建设项目、国家中医重点专科培育项目（以下简称“专科”）建设管理，充分发挥中医药特色优势，提高中医临床疗效，增强专科可持续发展能力，制定本要求。

第二条 本要求旨在指导专科开展建设与管理工作，并作为专科“十二五”中期评估和终末评审验收的依据。

第三条 专科建设应符合“中医医院临床科室建设与管理指南”的要求，并结合本要求进行建设和改进。

二、基本条件

第四条 专科科室名称符合《国家中医药管理局关于规范中医医院医院与临床科室名称的通知》（国中医药发〔2008〕12号）的有关规定。

第五条 专科病房床位数≥60张或高于本院临床科室平均床位数，并按照《国家中医药管理局关于中医医院加强中医综合治疗的通知》（国中医药医政发〔2013〕37号）的有关要求，设立中医综合治疗室。

第六条 专科诊疗设备配置符合《中医医院医疗设备配置标准》（国中医药医政发〔2012〕4号），并达到国内先进水平，中医诊疗设备配置能够满足临床业务工作的需要。

第七条 按照《中医医院中医药文化建设指南》（国中医药发〔2009〕23号）和《中医医院临床科室环境形象建设范例》的有关要求，结合本专科特点开展中医药文化建设。

三、人才队伍

第八条 专科中医类别执业医师占执业医师比例≥70%，具有高级专业技术职务任职资格人员比例≥30%，具有硕士研究生以上学历人员比例≥30%。

第九条 专科负责人临床专业方向与本专科优势病种一致，具有副高级专业技术职务任职资格3年以上或正高级专业技术职务任职资格，任省级相关专业学术组织委员以上职务，具备组织实施本专科优势病种诊疗方案并进行疗效总结的能力。

第十条 学术带头人从事专业与本专科一致，从事临床工作30年以上或具有正高级专业技术职务任职资格10年以上，任国家级相关专业学术组织委员以上职务，在国内该专业领域中具有较高的学术地位，具备指导本专科优势病种中医临床诊疗工作以及中医诊疗方案的制定、实施和临床疗效总结的能力。

第十一条 学术继承人从事本专业10年以上，具有高级专业技术职务任职资格或具有中级专业技术职务任职资格5年以上，具备全面继承本专科学术带头人的学术思想和专科优势病种诊疗经验的能力。

第十二条 技术骨干具有中级以上专业技术职务任职资格，熟练应用国家中医药管理局印发的优势病种中医临床路径和诊疗方案，能够承担本专科建设的主要工作。

四、医疗水平

第十三条 积极应用国家中医药管理局印发的优势病种中医诊疗方案，并结合医院本专科有效的中医技术和方法，对优势病种中医诊疗方案进行优化完善。

第十四条 按照国家中医药管理局《关于印发〈优势病种中医诊疗方案临床疗效总结分析报告〉体例和样稿的通知》要求，对本专科各优势病种进行临床疗效总结分析，按时完成总结分析报告。

第十五条 专科实施国家中医药管理局印发的优势病种中医临床路径，并定期对临床路径实施情况进行统计分析，不断完善和持续改进。

第十六条 根据《中医医疗技术手册（2013普及版）》（国中医药医政医管便函〔2013〕81号）的技术目录，积极应用中医药特色技术和疗法。

第十七条 专科病房开展中医综合治疗，中医综合治疗人次占专科总治疗人次的比例≥50%，适应症选择准确、技术操作规范、临床疗效明确。

第十八条 专科应用的医疗机构中药制剂≥3种，门诊中药（饮片、中成药、医院中药制剂）处方占处方总数的比例≥65%，门诊中药饮片处方占处方总数的比例≥35%。

第十九条 专科实施国家中医药管理局印发的优势病种中医护理方案，护理人员应掌握《中医护理常规技术操作规程》中本专科常见病多发病的中医护理技术，制定中医护理查房、会诊、病例讨论制度并组织落实。

第二十条 专科门诊中医治疗率≥75%，病房中医治疗率≥60%；专科优势病种中医辨证论治准确率≥95%，开展中医临床路径管理的优势病种中医治疗率达到100%。

第二十一条 上级医师能够正确指导下级医师开展中医临床诊疗工作，并及时进行病例讨论，提高优势病种中医诊疗水平。疑难急危重症收治比例、抢救成功率高于本区域中医类三级医院同专科水平。

第二十二条 科中医病历质量、中药处方格式及书写等方面的中医医疗质量控制指标符合三级中医医院评审相关要求，在建设周期内无医疗事故，医疗质量在全院处于领先水平。

五、服务能力

第二十三条 科门诊量高于本区域中医类三级医院同专科平均水平，并逐年增加，优势病种门诊量逐年提高。

第二十四条 科出院人数高于本区域中医类三级医院同专科平均水平，并逐年增加；优势病种出院人数占所在科室出院人数的比例≥60%；区域外患者比例≥30%。

第二十五条 科病床使用率≥90%，病床周转次数高于本区域中医类三级医院同专科的平均水平，平均住院日不高于本区域中医类三级医院同一病种的平均住院天数。

第二十六条 科通过国家中医重点专科视频网络平台开展中医远程技术指导。

第二十七条 科建设周期内至少对口支援2个单位的中医专科建设，并取得一定成效。

第二十八条 专科建设中，积极开展健康教育和康复指导，体现未病先防、已病防变、瘥后防复的“治未病”理念。

第二十九条 科建立随访制度，出院患者随访率≥30%。

第三十条 展中医临床路径管理的优势病种患者平均住院费用不高于本区域中医类三级医院同一病种平均住院费用，平均门诊人次费用不高于本区域中医类三级医院同一病种平均门诊人次费用。

六、科研教学

第三十一条专科建设周期内围绕提高优势病种中医临床疗效开展临床研究，承担或参与省部级以上科研课题≥2项，获得省部级以上科研成果或奖励≥1项。

第三十二条专科建设周期内每年度应有以提高优势病种中医临床疗效为主题的学术论文在国内核心期刊或国际刊物上发表，或出版专著。

第三十三条 科对优势病种中医诊疗方案中的治疗难点进行梳理分析，积极研究探索优势病种中医治疗难点的解决方案，并在临床进行验证、应用。

第三十四条 科承担临床教学工作；继续教育达到规定的要求；每年举办地市级以上以优势病种中医诊疗方案为主要内容的中医药继续教育项目专题培训班；开展名老中医经验传承工作。

第三十五条 科对护理人员开展中医药知识和技能岗位培训，系统接受培训的比例≥80%。

第三十六条 科建设周期内每年派出和接收一定数量的进修人员，进修内容应与本专科优势病种中医临床路径和诊疗方案相关。

七、组织管理

第三十七条 院制定以实施优势病种中医诊疗方案为主要内容，以提高中医临床疗效、发挥中医药特色优势为总体目标的专科建设年度工作计划和具体措施。

第三十八条 院管理体系、科室综合考核指标中将国家中医药管理局印发的优势病种中医临床路径和诊疗方案的实施作为重要指标，建立引导发挥中医药特色优势和提高中医临床疗效的考核和奖惩激励机制。

第三十九条 院制定专科人才队伍建设规划和计划，有重点专科学术带头人、学术继承人选拔与激励机制，并认真组织实施。

第四十条 院信息系统能够对国家中医药管理局印发的优势病种中医临床路径、诊疗方案等信息数据进行管理，满足中医诊疗方案临床疗效总结分析和中医远程技术指导等工作需要。

第四十一条 科按时向中医医院医疗质量监测中心报送《国家中医重点专科临床疗效评价监测指标》。

第四十二条 成重点专科协作组的各项工作任务，充分利用专科视频网络平台开展各项工作。

第四十三条 级中医药管理部门和专科所在医院应给予专科经费投入，专款专用。

八、附则

第四十四条 家中医临床药学、护理、“治未病”重点专科建设要求另行制定。

第四十五条 族医重点专科参照本要求进行建设和管理。

第四十六条 要求的实施细则另行制定。

8

【法规名称】国家中医药管理局关于中医药标准项目享有科研课题待遇的通知
【发文字号】国中医药法监发〔2013〕39号
【颁布时间】2013年7月16日
【实施时间】2013年7月16日
【效力属性】有效

# 国家中医药管理局关于中医药标准项目享有科研课题待遇的通知

国中医药法监发〔2013〕39号

各省、自治区、直辖市卫生厅局、中医药管理局，新疆生产建设兵团卫生局，各有关单位：

为贯彻落实《国家中医药管理局关于加强中医药标准化工作的指导意见》（国中医药法监发〔2012〕53号），进一步调动中医药相关单位及专业技术人员参与中医药标准研究制定的积极性，提升中医药标准质量和水平，加强中医药标准研制工作与中医药科研项目紧密结合，现将有关事项通知如下：

一、科学研究是技术标准研制的前提和基础，技术标准是科学研究的创新和升华，是科技成果转化的桥梁和纽带。要强化科学研究和技术标准研制的协同发展，以科技创新不断促进技术标准水平的提升，同时以技术标准研制不断推动科技创新，进一步促进科技成果转化应用。

二、中医药科研工作要将技术标准研制和标准化关键技术问题研究作为重点领域给予支持。中医药科研项目要明确技术标准研制的目标任务，将形成技术标准作为考核的重要指标之一，在立项过程中做好与中医药标准制定程序的衔接。各级中医药管理部门和各单位应当重视并鼓励有关人员积极申报，对承担或者参与中医药技术标准工作的人员予以支持，将技术标准制定任务作为科研课题对待，保障工作的顺利开展。

三、国家中医药管理局设立的中医药技术标准项目享有国家中医药管理局局级科研课题待遇，按照《中医药标准制定管理办法（试行）》和《国家中医药管理局科技项目管理暂行办法》

的要求组织实施，给予相应的政策待遇。主持或参与中医药技术标准项目人员，可依据其在项目中的作用和贡献度，作为工作量考核、科研成果评价和奖励、专业技术职称晋升等的依据。

四、中医药技术标准和标准化研究成果可按照科技成果登记有关规定进行登记，对于技术水平高、取得显著效益的项目，应当纳入国家、各级政府和行业团体的科技奖励范围。中医药技术标准项目申报中华中医药学会、中国中西医结合学会、中国针灸学会等行业团体奖励的，国家中医药管理局将酌情予以推荐。

国家中医药管理局

2013年7月16日

9

【法规名称】国务院关于促进健康服务业发展的若干意见

【发文单位】国务院

【发文字号】国发[2013]40号

【颁布时间】2013年9月28日

【实施时间】2013年9月28日

【效力属性】有效

# 国务院关于促进健康服务业发展的若干意见

国发〔2013〕40号

各省、自治区、直辖市人民政府，国务院各部委、各直属机构：

新一轮医药卫生体制改革实施以来，取得重大阶段性成效，全民医保基本实现，基本医疗卫生制度初步建立，人民群众得到明显实惠，也为加快发展健康服务业创造了良好条件。为实现人人享有基本医疗卫生服务的目标，满足人民群众不断增长的健康服务需求，要继续贯彻落实《中共中央　国务院关于深化医药卫生体制改革的意见》（中发〔2009〕6号），坚定不移地深化医药卫生体制改革，坚持把基本医疗卫生制度作为公共产品向全民提供的核心理念，按照保基本、强基层、建机制的基本原则，加快健全全民医保体系，巩固完善基本药物制度和基层运行新机制，积极推进公立医院改革，统筹推进基本公共卫生服务均等化等相关领域改革。同时，要广泛动员社会力量，多措并举发展健康服务业。

健康服务业以维护和促进人民群众身心健康为目标，主要包括医疗服务、健康管理与促进、健康保险以及相关服务，涉及药品、医疗器械、保健用品、保健食品、健身产品等支撑产业，覆盖面广，产业链长。加快发展健康服务业，是深化医改、改善民生、提升全民健康素质的必然要求，是进一步扩大内需、促进就业、转变经济发展方式的重要举措，对稳增长、调结构、促改革、惠民生，全面建成小康社会具有重要意义。为促进健康服务业发展，现提出以下意见：

一、总体要求

（一）指导思想。

以邓小平理论、“三个代表”重要思想、科学发展观为指导，在切实保障人民群众基本医疗卫生服务需求的基础上，转变政府职能，加强政策引导，充分调动社会力量的积极性和创造性，大力引入社会资本，着力扩大供给、创新服务模式、提高消费能力，不断满足人民群众多层次、多样化的健康服务需求，为经济社会转型发展注入新的动力，为促进人的全面发展创造必要条件。

（二）基本原则。

坚持以人为本、统筹推进。把提升全民健康素质和水平作为健康服务业发展的根本出发点、落脚点，切实维护人民群众健康权益。区分基本和非基本健康服务，实现两者协调发展。统筹城乡、区域健康服务资源配置，促进均衡发展。

坚持政府引导、市场驱动。强化政府在制度建设、规划和政策制定及监管等方面的职责。发挥市场在资源配置中的基础性作用，激发社会活力，不断增加健康服务供给，提高服务质量和效率。

坚持深化改革、创新发展。强化科技支撑，拓展服务范围，鼓励发展新型业态，提升健康服务规范化、专业化水平，建立符合国情、可持续发展的健康服务业体制机制。

（三）发展目标。

到2020年，基本建立覆盖全生命周期、内涵丰富、结构合理的健康服务业体系，打造一批知名品牌和良性循环的健康服务产业集群，并形成一定的国际竞争力，基本满足广大人民群众的健康服务需求。健康服务业总规模达到8万亿元以上，成为推动经济社会持续发展的重要力量。

——医疗服务能力大幅提升。医疗卫生服务体系更加完善，形成以非营利性医疗机构为主体、营利性医疗机构为补充，公立医疗机构为主导、非公立医疗机构共同发展的多元办医格局。康复、护理等服务业快速增长。各类医疗卫生机构服务质量进一步提升。

——健康管理与促进服务水平明显提高。中医医疗保健、健康养老以及健康体检、咨询管理、体质测定、体育健身、医疗保健旅游等多样化健康服务得到较大发展。

——健康保险服务进一步完善。商业健康保险产品更加丰富，参保人数大幅增加，商业健康保险支出占卫生总费用的比重大幅提高，形成较为完善的健康保险机制。

——健康服务相关支撑产业规模显著扩大。药品、医疗器械、康复辅助器具、保健用品、健身产品等研发制造技术水平有较大提升，具有自主知识产权产品的市场占有率大幅提升，相关流通行业有序发展。

——健康服务业发展环境不断优化。健康服务业政策和法规体系建立健全，行业规范、标准更加科学完善，行业管理和监督更加有效，人民群众健康意识和素养明显提高，形成全社会参与、支持健康服务业发展的良好环境。

二、主要任务

（一）大力发展医疗服务。

加快形成多元办医格局。切实落实政府办医责任，合理制定区域卫生规划和医疗机构设置规划，明确公立医疗机构的数量、规模和布局，坚持公立医疗机构面向城乡居民提供基本医疗服务的主导地位。同时，鼓励企业、慈善机构、基金会、商业保险机构等以出资新建、参与改制、托管、公办民营等多种形式投资医疗服务业。大力支持社会资本举办非营利性医疗机构、提供基本医疗卫生服务。进一步放宽中外合资、合作办医条件，逐步扩大具备条件的境外资本设立独资医疗机构试点。各地要清理取消不合理的规定，加快落实对非公立医疗机构和公立医疗机构在市场准入、社会保险定点、重点专科建设、职称评定、学术地位、等级评审、技术准入等方面同等对待的政策。对出资举办非营利性医疗机构的非公经济主体的上下游产业链项目，优先按相关产业政策给予扶持。鼓励地方加大改革创新力度，在社会办医方面先行先试，国家选择有条件的地区和重点项目作为推进社会办医联系点。

优化医疗服务资源配置。公立医院资源丰富的城市要加快推进国有企业所办医疗机构改制试点；国家确定部分地区进行公立医院改制试点。引导非公立医疗机构向高水平、规模化方向发展，鼓励发展专业性医院管理集团。二级以上医疗机构检验对所有医疗机构开放，推动医疗机构间检查结果互认。各级政府要继续采取完善体制机制、购买社会服务、加强设施建设、强化人才和信息化建设等措施，促进优质资源向贫困地区和农村延伸。各地要鼓励以城市二级医院转型、新建等多种方式，合理布局、积极发展康复医院、老年病医院、护理院、临终关怀医院等医疗机构。

推动发展专业、规范的护理服务。推进临床护理服务价格调整，更好地体现服务成本和护理人员技术劳动价值。强化临床护理岗位责任管理，完善质量评价机制，加强培训考核，提高护理质量，建立稳定护理人员队伍的长效机制。科学开展护理职称评定，评价标准侧重临床护理服务数量、质量、患者满意度及医德医风等。加大政策支持力度，鼓励发展康复护理、老年护理、家庭护理等适应不同人群需要的护理服务，提高规范化服务水平。

（二）加快发展健康养老服务。

推进医疗机构与养老机构等加强合作。在养老服务中充分融入健康理念，加强医疗卫生服务支撑。建立健全医疗机构与养老机构之间的业务协作机制，鼓励开通养老机构与医疗机构的预约就诊绿色通道，协同做好老年人慢性病管理和康复护理。增强医疗机构为老年人提供便捷、优先优惠医疗服务的能力。推动二级以上医院与老年病医院、老年护理院、康复疗养机构等之间的转诊与合作。各地要统筹医疗服务与养老服务资源，合理布局养老机构与老年病医院、老年护理院、康复疗养机构等，形成规模适宜、功能互补、安全便捷的健康养老服务网络。

发展社区健康养老服务。提高社区为老年人提供日常护理、慢性病管理、康复、健康教育和咨询、中医保健等服务的能力，鼓励医疗机构将护理服务延伸至居民家庭。鼓励发展日间照料、全托、半托等多种形式的老年人照料服务，逐步丰富和完善服务内容，做好上门巡诊等健康延伸服务。

（三）积极发展健康保险。

丰富商业健康保险产品。在完善基本医疗保障制度、稳步提高基本医疗保障水平的基础上，鼓励商业保险公司提供多样化、多层次、规范化的产品和服务。鼓励发展与基本医疗保险相衔接的商业健康保险，推进商业保险公司承办城乡居民大病保险，扩大人群覆盖面。积极开发长期护理商业险以及与健康管理、养老等服务相关的商业健康保险产品。推行医疗责任保险、医疗意外保险等多种形式医疗执业保险。

发展多样化健康保险服务。建立商业保险公司与医疗、体检、护理等机构合作的机制，加强对医疗行为的监督和对医疗费用的控制，促进医疗服务行为规范化，为参保人提供健康风险评估、健康风险干预等服务，并在此基础上探索健康管理组织等新型组织形式。鼓励以政府购买服务的方式委托具有资质的商业保险机构开展各类医疗保险经办服务。

（四）全面发展中医药医疗保健服务。

提升中医健康服务能力。充分发挥中医医疗预防保健特色优势，提升基层中医药服务能力，力争使所有社区卫生服务机构、乡镇卫生院和70%的村卫生室具备中医药服务能力。推动医疗机构开展中医医疗预防保健服务，鼓励零售药店提供中医坐堂诊疗服务。开发中医诊疗、中医药养生保健仪器设备。

推广科学规范的中医保健知识及产品。加强药食同用中药材的种植及产品研发与应用，开发适合当地环境和生活习惯的保健养生产品。宣传普及中医药养生保健知识，推广科学有效的中医药养生、保健服务，鼓励有资质的中医师在养生保健机构提供保健咨询和调理等服务。鼓励和扶持优秀的中医药机构到境外开办中医医院、连锁诊所等，培育国际知名的中医药品牌和服务机构。

（五）支持发展多样化健康服务。

发展健康体检、咨询等健康服务。引导体检机构提高服务水平，开展连锁经营。加快发展心理健康服务，培育专业化、规范化的心理咨询、辅导机构。规范发展母婴照料服务。推进全科医生服务模式和激励机制改革试点，探索面向居民家庭的签约服务。大力开展健康咨询和疾病预防，促进以治疗为主转向预防为主。

发展全民体育健身。进一步开展全民健身运动，宣传、普及科学健身知识，提高人民群众体育健身意识，引导体育健身消费。加强基层多功能群众健身设施建设，到2020年，80%以上的市（地）、县（市、区）建有“全民健身活动中心”，70%以上的街道（乡镇）、社区（行政村）建有便捷、实用的体育健身设施。采取措施推动体育场馆、学校体育设施等向社会开放。支持和引导社会力量参与体育场馆的建设和运营管理。

鼓励发展多种形式的体育健身俱乐部和体育健身组织，以及运动健身培训、健身指导咨询等服务。大力支持青少年、儿童体育健身，鼓励发展适合其成长特点的体育健身服务。

发展健康文化和旅游。支持健康知识传播机构发展，培育健康文化产业。鼓励有条件的地区面向国际国内市场，整合当地优势医疗资源、中医药等特色养生保健资源、绿色生态旅游资源，发展养生、体育和医疗健康旅游。

（六）培育健康服务业相关支撑产业。

支持自主知识产权药品、医疗器械和其他相关健康产品的研发制造和应用。继续通过相关科技、建设专项资金和产业基金，支持创新药物、医疗器械、新型生物医药材料研发和产业化，支持到期专利药品仿制，支持老年人、残疾人专用保健用品、康复辅助器具研发生产。支持数字化医疗产品和适用于个人及家庭的健康检测、监测与健康物联网等产品的研发。加大政策支持力度，提高具有自主知识产权的医学设备、材料、保健用品的国内市场占有率和国际竞争力。

大力发展第三方服务。引导发展专业的医学检验中心和影像中心。支持发展第三方的医疗服务评价、健康管理服务评价，以及健康市场调查和咨询服务。公平对待社会力量提供食品药品检测服务。鼓励药学研究、临床试验等生物医药研发服务外包。完善科技中介体系，大力发展专业化、市场化的医药科技成果转化服务。

支持发展健康服务产业集群。鼓励各地结合本地实际和特色优势，合理定位、科学规划，在土地规划、市政配套、机构准入、人才引进、执业环境等方面给予政策扶持和倾斜，打造健康服务产业集群，探索体制创新。要通过加大科技支撑、深化行政审批制度改革、产业政策引导等综合措施，培育一批医疗、药品、医疗器械、中医药等重点产业，打造一批具有国际影响力的知名品牌。

（七）健全人力资源保障机制。

加大人才培养和职业培训力度。支持高等院校和中等职业学校开设健康服务业相关学科专业，引导有关高校合理确定相关专业人才培养规模。鼓励社会资本举办职业院校，规范并加快培养护士、养老护理员、药剂师、营养师、育婴师、按摩师、康复治疗师、健康管理师、健身教练、社会体育指导员等从业人员。对参加相关职业培训和职业技能鉴定的人员，符合条件的按规定给予补贴。建立健全健康服务业从业人员继续教育制度。各地要把发展健康服务业与落实各项就业创业扶持政策紧密结合起来，充分发挥健康服务业吸纳就业的作用。

促进人才流动。加快推进规范的医师多点执业。鼓励地方探索建立区域性医疗卫生人才充分有序流动的机制。不断深化公立医院人事制度改革，推动医务人员保障社会化管理，逐步变身份管理为岗位管理。探索公立医疗机构与非公立医疗机构在技术和人才等方面的合作机制，对非公立医疗机构的人才培养、培训和进修等给予支持。在养老机构服务的具有执业资格的医护人员，在职称评定、专业技术培训和继续医学教育等方面，享有与医疗机构医护人员同等待遇。深入实施医药卫生领域人才项目，吸引高层次医疗卫生人才回国服务。

（八）夯实健康服务业发展基础。

推进健康服务信息化。制定相关信息数据标准，加强医院、医疗保障等信息管理系统建设，充分利用现有信息和网络设施，尽快实现医疗保障、医疗服务、健康管理等信息的共享。积极发展网上预约挂号、在线咨询、交流互动等健康服务。以面向基层、偏远和欠发达地区的远程影像诊断、远程会诊、远程监护指导、远程手术指导、远程教育等为主要内容，发展远程医疗。探索发展公开透明、规范运作、平等竞争的药品和医疗器械电子商务平台。支持研制、推广适应广大乡镇和农村地区需求的低成本数字化健康设备与信息系统。逐步扩大数字化医疗设备配备，探索发展便携式健康数据采集设备，与物联网、移动互联网融合，不断提升自动化、智能化健康信息服务水平。

加强诚信体系建设。引导企业、相关从业人员增强诚信意识，自觉开展诚信服务，加强行业自律和社会监督，加快建设诚信服务制度。充分发挥行业协会、学会在业内协调、行业发展、监测研究，以及标准制订、从业人员执业行为规范、行业信誉维护等方面的作用。建立健全不良执业记录制度、失信惩戒以及强制退出机制，将健康服务机构及其从业人员诚信经营和执业情况纳入统一信用信息平台。加强统计监测工作，加快完善健康服务业统计调查方法和指标体系，健全相关信息发布制度。

三、政策措施

（一）放宽市场准入。建立公开、透明、平等、规范的健康服务业准入制度，凡是法律法规没有明令禁入的领域，都要向社会资本开放，并不断扩大开放领域；凡是对本地资本开放的领域，都要向外地资本开放。民办非营利性机构享受与同行业公办机构同等待遇。对连锁经营的服务企业实行企业总部统一办理工商注册登记手续。各地要进一步规范、公开医疗机构设立的基本标准、审批程序，严控审批时限，下放审批权限，及时发布机构设置和规划布局调整等信息，鼓励有条件的地方采取招标等方式确定举办或运行主体。简化对康复医院、老年病医院、儿童医院、护理院等紧缺型医疗机构的立项、开办、执业资格、医保定点等审批手续。研究取消不合理的前置审批事项。放宽对营利性医院的数量、规模、布局以及大型医用设备配置的限制。

（二）加强规划布局和用地保障。各级政府要在土地利用总体规划和城乡规划中统筹考虑健康服务业发展需要，扩大健康服务业用地供给，优先保障非营利性机构用地。新建居住区和社区要按相关规定在公共服务设施中保障医疗卫生、文化体育、社区服务等健康服务业相关设施的配套。支持利用以划拨方式取得的存量房产和原有土地兴办健康服务业，土地用途和使用权人可暂不变更。连续经营1年以上、符合划拨用地目录的健康服务项目可按划拨土地办理用地手续；不符合划拨用地目录的，可采取协议出让方式办理用地手续。

（三）优化投融资引导政策。鼓励金融机构按照风险可控、商业可持续原则加大对健康服务业的支持力度，创新适合健康服务业特点的金融产品和服务方式，扩大业务规模。积极支持符合条件的健康服务企业上市融资和发行债券。鼓励各类创业投资机构和融资担保机构对健康服务领域创新型新业态、小微企业开展业务。政府引导、推动设立由金融和产业资本共同筹资的健康产业投资基金。创新健康服务业利用外资方式，有效利用境外直接投资、国际组织和外国政府优惠贷款、国际商业贷款。大力引进境外专业人才、管理技术和经营模式，提高健康服务业国际合作的知识和技术水平。

（四）完善财税价格政策。建立健全政府购买社会服务机制，由政府负责保障的健康服务类公共产品可通过购买服务的方式提供，逐步增加政府采购的类别和数量。创新财政资金使用方式，引导和鼓励融资性担保机构等支持健康服务业发展。将健康服务业纳入服务业发展引导资金支持范围并加大支持力度。符合条件、提供基本医疗卫生服务的非公立医疗机构，其专科建设、设备购置、人才队伍建设纳入财政专项资金支持范围。完善政府投资补助政策，通过公办民营、民办公助等方式，支持社会资本举办非营利性健康服务机构。经认定为高新技术企业的医药企业，依法享受高新技术企业税收优惠政策。企业、个人通过公益性社会团体或者县级以上人民政府及其部门向非营利性医疗机构的捐赠，按照税法及相关税收政策的规定在税前扣除。发挥价格在促进健康服务业发展中的作用。非公立医疗机构用水、用电、用气、用热实行与公立医疗机构同价政策。各地对非营利性医疗机构建设免予征收有关行政事业性收费，对营利性医疗机构建设减半征收有关行政事业性收费。清理和取消对健康服务机构不合法、不合理的行政事业性收费项目。纠正各地自行出台的歧视性价格政策。探索建立医药价格形成新机制。非公立医疗机构医疗服务价格实行市场调节价。

（五）引导和保障健康消费可持续增长。政府进一步加大对健康服务领域的投入，并向低收入群体倾斜。完善引导参保人员利用基层医疗服务、康复医疗服务的措施。着力建立健全工伤预防、补偿、康复相结合的工伤保险制度体系。鼓励地方结合实际探索对经济困难的高龄、独居、失能老年人补贴等直接补助群众健康消费的具体形式。企业根据国家有关政策规定为其员工支付的补充医疗保险费，按税收政策规定在企业所得税税前扣除。借鉴国外经验并结合我国国情，健全完善健康保险有关税收政策。

（六）完善健康服务法规标准和监管。推动制定、修订促进健康服务业发展的相关法律、行政法规。以规范服务行为、提高服务质量和提升服务水平为核心，健全服务标准体系，强化标准的实施，提高健康服务业标准化水平。在新兴的健康服务领域，鼓励龙头企业、地方和行业协会参与制订服务标准。在暂不能实行标准化的健康服务行业，广泛推行服务承诺、服务公约、服务规范等制度。完善监督机制，创新监管方式，推行属地化管理，依法规范健康服务机构从业行为，强化服务质量监管和市场日常监管，严肃查处违法经营行为。

（七）营造良好社会氛围。充分利用广播电视、平面媒体及互联网等新兴媒体深入宣传健康知识，鼓励开办专门的健康频道或节目栏目，倡导健康的生活方式，在全社会形成重视和促进健康的社会风气。通过广泛宣传和典型报道，不断提升健康服务业从业人员的社会地位。规范药品、保健食品、医疗机构等方面广告和相关信息发布行为，严厉打击虚假宣传和不实报道，积极营造良好的健康消费氛围。

各地区、各部门要高度重视，把发展健康服务业放在重要位置，加强沟通协调，密切协作配合，形成工作合力。各有关部门要根据本意见要求，各负其责，并按职责分工抓紧制定相关配套文件，确保各项任务措施落实到位。省级人民政府要结合实际制定具体方案、规划或专项行动计划，促进本地区健康服务业有序快速发展。发展改革委要会同有关部门对落实本意见的情况进行监督检查和跟踪分析，重大情况和问题及时向国务院报告。国务院将适时组织专项督查。

10

【法规名称】国家中医药管理局关于印发全国基层中医药工作先进单位评审命名管理办法和建设标准的通知

【发文字号】国中医药医政发〔2013〕49号

【颁布时间】2013年9月29日

【实施时间】2013年9月29日

【效力属性】有效

# 国家中医药管理局关于印发全国基层中医药工作先进单位评审命名管理办法和建设标准的通知

国中医药医政发〔2013〕49号

各省、自治区、直辖市卫生厅局（卫生计生委）、中医药管理局，新疆生产建设兵团卫生局：

为进一步做好全国基层中医药工作先进单位建设工作，根据国家有关评比达标表彰管理的精神和要求，在全国基层中医药工作先进单位管理办法和建设标准（2012年版）基础上，我局组织制定了《全国基层中医药工作先进单位评审命名管理办法》和《全国基层中医药工作先进单位建设标准（2013年版）》。现予以印发，请遵照执行。

国家中医药管理局

2013年9月29日

# 全国基层中医药工作先进单位评审命名管理办法

第一条　经国家表彰奖励办公室批准，国家中医药管理局开展全国基层中医药工作先进单位（以下简称先进单位）评审工作，对成绩突出、具有典型示范作用的地区基层中医药工作予以表彰。

第二条　为确保评审工作公开、公平、公正，进一步规范评审程序，特制订本办法。

第三条　先进单位评审每3年为1个周期。其中，周期内第1年为申报期（设区的市除第3年第4季度外均为申报期），第3年第3、4季度为集中命名期，其他时间均为评审期。

第四条　先进单位申报遵循自愿的原则。

（一）县（市、区）中医药管理部门对本地区基层中医药工作自评达到《全国基层中医药工作先进单位建设标准》后，经县（市、区）人民政府同意，逐级向设区的市、省级中医药管理部门申报。经省级中医药管理部门评估审核认为达到《全国基层中医药工作先进单位建设标准》后，向国家中医药管理局申报。

（二）设区的市所辖县（市、区）80%以上获得先进单位（包括原全国农村中医工作先进县、原全国中医药特色社区卫生服务示范区）荣誉称号后，设区的市中医药管理部门经同级人民政府同意，向省级中医药管理部门申报。省级中医药管理部门审核同意后向国家中医药管理局申报。

所辖县（市、区）超过13个的，获先进单位荣誉称号的比例为70%。

（三）申报材料包括：

1. 省级中医药管理部门申报文件；

2. 《全国基层中医药工作先进单位申报表》（见附表（略））；

3. 申报地区先进单位建设规划、实施方案及其落实情况；

4. 申报地区先进单位建设工作汇报；

5. 省级中医药管理部门评估报告。

第五条　评审工作由国家中医药管理局组织，包括资料审核、现场评估、实地考察、社会公示等程序。具体评审方案和细则另行制定。

第六条　评审结果分为合格、整改后复查、不合格3种。

（一）合格的，在所在地区省级中医药管理部门网站以及国家中医药管理局政府网站、中国中医药报进行为期1周的公示。公示无异议的，国家中医药管理局集中予以命名，授予“全国基层中医药工作先进单位”荣誉称号。

（二）整改后复查的，经至少3个月整改后申请再次评审。合格者，进入公示和命名程序。

（三）不合格的，本评审周期内不得再次申报评审。

第七条　先进单位（包括原全国农村中医工作先进县）每满3年复审一次。本办法颁布之前命名的先进单位（包括原全国中医药特色社区卫生服务示范区）期满后纳入复审。

（一）国家中医药管理局委托省级中医药管理部门于每年第1、2季度对在上一年度到期的先进单位进行复审。复审结果于当年6月底前报国家中医药管理局。复审标准和办法另行制定。

（二）国家中医药管理局对省级中医药管理部门上报的复审结果进行审核。审核合格的，予以重新确认；不合格的，暂缓确认，并限期6个月进行整改；如再次审核仍不合格，撤销先进单位荣誉称号。

（三）无特殊原因不参加复审的地区，撤销先进单位荣誉称号。

第八条　先进单位应当加强自身管理，巩固建设成果，不断总结经验，发挥示范作用，不断探索在基层卫生服务中充分发挥中医药作用的新思路、新方法、新机制。

省级和设区的市中医药管理部门应当按照分级管理的原则，加强对辖区内先进单位的日常管理。

国家中医药管理局组织专家不定期对先进单

位进行抽查，并将结果予以通报。

附表：《全国基层中医药工作先进单位申报表》（见附表（略））

# 全国基层中医药工作先进单位建设标准（2013年版）

一、基层中医药工作组织领导和管理

（一）将中医药工作纳入本县（市、区）经济社会发展规划、卫生事业发展规划和县（市、区）政府年度工作目标，建立县（市、区）乡（街）政府及相关部门共同推动基层中医药工作的协调机制，制定本县（市、区）中医药事业发展规划并组织实施。

（二）县（市、区）政府成立基层中医药工作先进单位创建领导小组，制定基层中医药工作先进单位创建工作实施方案，定期研究工作，纳入年度工作计划，并组织实施。

（三）县（市、区）卫生计生部门有分管中医药工作的领导，设立中医药工作管理机构，配备专职干部；分管领导和专职干部熟悉中医药政策、中医药管理知识和全县（市、区）中医药工作情况。

（四）中医药事业费近3年均占全县（市、区）政府卫生投入10%以上，或近3年均占全县(市、区)政府卫生投入8%以上且年均增长比例高于卫生事业费的增长比例；中医药事业费用于中医药基础条件建设、服务能力建设、人才培养等工作；除国家基本公共卫生服务项目经费之外，应有用于其他中医药健康管理服务项目的经费。

（五）认真贯彻落实基层中医药各项政策。

1．在健全全民医保体系中发挥中医药的优势和作用。

（1）将乡镇卫生院、社区卫生服务中心设立中医科和村卫生室、社区卫生服务站提供中医药服务作为纳入基本医疗保险或新农合定点医疗机构的必备条件。

（2）将中医药服务项目（包括针灸、治疗性推拿等中医非药物诊疗技术及中医药适宜技术、中药饮片、中成药、医疗机构中药制剂）纳入城乡居民基本医保补偿范围。有条件的地区将乡村中医药技术人员自种、自采、自用中草药纳入基本医疗保险或新农合补偿范围。

（3）制定降低中医药报销起付线、提高报销比例等鼓励中医药服务提供与使用的政策。在实行支付方式改革或门诊慢病统筹的地区，制定鼓励城乡居民在基层使用中医药的政策。

2．在巩固完善基本药物制度中体现中医药特点。

（1）按照基本药物制度的要求，所有基层医疗卫生机构（包括社区卫生服务中心（站）、乡镇卫生院、村卫生室，下同）配备中药饮片和中成药。

（2）中药饮片的基本药物管理执行国务院有关部门关于中药饮片定价、采购、配送、使用和基本医疗保险给付等政策规定。

（六）加强运行管理，建立以公益性和中医药特色为核心的中医医院监管制度；在县级公立医院综合改革中，落实政府对公立中医医院的投入倾斜政策，完善有利于中医药特色优势发挥的补偿机制。

积极开展对针灸、治疗性推拿等中医非药物治疗项目财政补贴试点工作，以补偿机制改革为切入点，推进县级公立中医医院体制机制综合改革。

（七）加强对辖区内各级各类中医医疗机构和其它医疗卫生机构中医药服务的管理，严格实施国家基本药物制度，严格中药饮片、中成药、医疗机构制剂的使用管理，严格执行中医药技术标准规范。

（八）建立县级医院以及基层医疗卫生机构中医药服务工作考核机制，并纳入其年度工作考核目标。

1．在县级中医医院、县级综合医院中医科的绩效考核中将中医门诊占总门诊人次比例、中药处方、中医非药物处方比例作为重要指标。

2．在乡镇卫生院、社区卫生服务机构绩效考核中，中医药内容分值占比不低于15%。

二、基层中医药服务网络建设

（九）县级医院中医药服务条件建设

1．县级中医医院达到二级甲等标准，中药房设置达到《医院中药房基本标准》要求，信息化建设达到《中医医院信息化建设基本规范》要求。

2．县级综合医院设置中医科、中药房，中医临床科室达到《综合医院中医临床科室基本标准》要求，中药房达到《医院中药房基本标准》要求，中药煎药室符合《医疗机构中药煎药室管理规范》要求。

（十）乡镇卫生院、社区卫生服务中心中医药服务条件建设

1．100%的社区卫生服务中心按照原卫生部、国家中医药管理局联合印发的《城市社区卫生服务机构管理办法》和《社区卫生服务中心基本标准》设置中医科、中药房，配备中医诊疗设备。

2．100%的乡镇卫生院按照原卫生部等5部门联合印发的《乡镇卫生院管理办法》，原卫生部、国家中医药管理局联合印发的《乡镇卫生院中医科基本标准》设置中医科、中药房，配备中医诊疗设备。

3．95%以上的社区卫生服务中心和乡镇卫生院建成中医临床科室集中设置、多种中医药方法和手段综合使用、中医药文化氛围浓郁并相对独立的中医药综合服务区。

4．中医临床诊室应配备针灸、火罐、刮痧板等基本器具，其他中医诊疗设备配备不少于4类。

5．规范设置中药房，配备中药饮片不少于300种；提供煎药服务。

（十一）社区卫生服务站、村卫生室中医药服务条件建设

1．80%以上的社区卫生服务站和75%以上的村卫生室配备针灸、火罐、刮痧板等基本器具以及TDP神灯等中医诊疗设备。

2．40%以上的村卫生室、社区卫生服务站配备中药饮片不少于100种，或者由乡镇卫生院、社区卫生服务中心统一配送；其它村卫生室、社区卫生服务站配备中成药不少于50种。

（十二）建立县级医院和城市大中型医院与基层医疗卫生机构中医药业务协作机制

县级中医医院和城市大中型中医医院应设置基层指导科，安排专人负责，采取接受进修、巡回医疗、轮流下派、技术培训等多种形式，对基层医疗卫生机构开展中医药业务指导，建立有效的双向转诊制度。与基层医疗卫生机构建立对口支援关系的县级综合医院和城市大中型综合医院，应将中医药作为技术帮扶的重要内容。

三、基层中医药人才队伍建设

（十三）95%以上的社区卫生服务中心、90%以上的乡镇卫生院中医类别医师（包括执业注册在社区卫生服务中心、乡镇卫生院执业的大中型医疗机构在职和退休中医人员）占本机构医师总数的比例达到20%以上；其中每个社区卫生服务中心至少有2名、每个乡镇卫生院至少有1名中级以上专业技术职务任职资格的中医类别医师。

（十四）80%以上的社区卫生服务站至少配备1名中医类别医师或能够提供中医药服务的临床类别医师；75%以上的村卫生室至少配备1名以中医药服务为主的乡村医生或能中会西的乡村医生。

（十五）基层医疗卫生机构的中医类别医师接受过省级以上中医药管理部门组织的中医类别全科医生岗位培训、转岗培训或规范化培训，并考核合格；中医类别全科医生占基层全科医生的比例达到20%以上，中医类别全科医生占基层中医类别医师比例达到50%以上。

（十六）开展基层在职在岗中医药人员参加中医药继续教育或专业学历教育，培训率达到100%。开展临床类别医师和乡村医生中医药知识与技能培训，培训率达到90%以上。

（十七）开展基层老中医药专家师带徒工作。

四、基层中医医疗服务

（十八）社区卫生服务中心、乡镇卫生院能够运用6种以上中医药技术方法治疗基层常见病、多发病。

（十九）社区卫生服务中心、乡镇卫生院门诊中医处方（包括中药饮片、中成药和中医非药物处方）数占处方总数比例不低于30%。其中，中药饮片处方数占处方总数不低于5%，中医非药物处方占处方总数不低于5%。

（二十）社区卫生服务站、村卫生室中医处方（包括中药饮片、中成药和中医非药物疗法）数占处方总数比例不低于30%。

（二十一）推广应用中医药适宜技术。

1．在县级中医医院设立基层常见病、多发病中医药适宜技术推广基地，有专门的示教室，配置视频会议会诊系统，并按照要求开展相关工作。

2．建立中医药适宜技术推广师资队伍，并以师资为主要成员成立中医药适宜技术推广专家指导组，建立长效的业务指导机制。

3．分层分类开展中医药适宜技术推广。推广以《基层中医药适宜技术手册》和国家中医药管理局通告的适宜技术目录为重点的中医药适宜技术。

4．每个社区卫生服务中心、乡镇卫生院至少能够开展10项中医药适宜技术，每个社区卫生服务站、村卫生室至少开展5项中医药适宜技术。

（二十二）每个社区卫生服务中心、乡镇卫生院能应用中医药康复手段提供康复治疗。

五、基层中医预防保健服务

（二十三）落实国家基本公共卫生服务中医药健康管理项目，按照《中医药健康管理服务规范》、《中医药健康管理服务技术规范》要求，开展老年人和儿童等人群的中医药健康管理，目标人群覆盖率要达到国家要求。

（二十四）在孕产妇、高血压及2型糖尿病患者等人群的健康管理中至少选择1项开展中医药健康管理试点工作，鼓励运用中医药探索开展其他公共卫生服务项目。

（二十五）开展中医药健康教育服务。在饮食、起居、情志调摄、食疗药膳、运动锻炼等方面，基层医疗卫生机构能够运用中医药理论知识，对城乡居民开展养生保健知识宣教等中医药健康教育，健康教育中医药内容不少于50%。

（二十六）各级医疗卫生机构均充分发挥中医药特色和优势，积极参与传染病的预防工作。

六、中医药服务满意率和知晓率

（二十七）城乡居民对县级医院和基层医疗卫生机构中医药服务满意率不低于85%。

（二十八）城乡居民中医药常识知晓率不低于90%，对县级医院和基层医疗卫生机构中医药服务内容知晓率不低于85%，县级医院和基层医疗卫生机构中医药人员对中医药相关政策知晓率不低于85%。

11

【法规名称】人力资源社会保障部 国家卫生计生委 国家中医药局关于评选第二届国医大师的通知

【发文单位】人力资源社会保障部　国家卫生计生委　国家中医药管理局

【颁布时间】2013年10月29日

【实施时间】2013年10月29日

【效力属性】有效

# 人力资源社会保障部 国家卫生计生委 国家中医药局关于评选第二届国医大师的通知

各省、自治区、直辖市人力资源社会保障厅（局）、卫生厅局（卫生计生委）、中医药局，新疆生产建设兵团人力资源社会保障局、卫生局：

近年来，全国中医药系统广大干部职工高举中国特色社会主义伟大旗帜，以邓小平理论、“三个代表”重要思想、科学发展观为指导，继承创新，开拓进取，中医药事业持续健康发展，形成了医疗、保健、科研、教育、产业、文化全面发展的工作格局。为进一步继承发扬中医药学，弘扬大医精诚的医德医风，大力营造名医辈出的良好氛围，激励广大中医药工作者为人民群众提供更加优质的中医医疗保健服务，人力资源社会保障部、国家卫生计生委、国家中医药局决定，年内组织开展第二届“国医大师”评选表彰工作。现将有关事项通知如下：

一、评选范围和表彰名额

评选范围：全国卫生和中医药医疗、教育、科研等机构从事中医中药工作的人员。

表彰名额：“国医大师”荣誉称号获得者30名（至少含民族医2名）。

推荐名额：130名（推荐名额分配表见附件2）。

二、评选条件

“国医大师”人选一般应为省级名中医或全国老中医药专家学术经验继承工作指导老师，同时应具备以下条件：

（一）热爱祖国，热爱人民，热爱中医药事业，品行端正，医德高尚；

（二）在全行业具有较大影响，为发展中医药事业做出突出贡献；

（三）坚持临床工作，经验丰富，技术精湛，深受群众赞誉；

（四）中医药理论造诣深厚，学术成就卓越，学术思想或技术经验有特色；

（五）无私传授学术思想和技术经验，积极培养传承人；

（六）从事中医临床或鉴别、炮制等中药临床使用相关工作50年以上（截止到2013年12月31日），具有主任医师、主任药师或同等专业技术职务；

（七）遵纪守法，廉洁自律，无违法违纪违规等问题。

三、评选程序及要求

（一）基本要求

1. 各省（自治区、直辖市）中医药部门会同省级卫生计生和人力资源社会保障部门负责本地区人选的组织推荐工作。中华中医药学会、中国中西医结合学会、中国针灸学会、中国民族医药学会和中国中药协会分别负责本社团人选的组织推荐工作。国家卫生计生委、国家中医药局负责所属单位人选的组织推荐工作。

2. 推荐工作坚持公开、公平、公正的原则，注重面向基层一线，采取自下而上、逐级推荐的方式进行，严格执行“两审三公示”制度，应经过必要的民主程序，广泛征求意见。

3. 推荐单位负责本地区（社团、单位）推荐程序的规范性和推荐人选材料的真实性。

（二）评审程序

1. 组织推荐。推荐人选由所在单位组织推荐并进行公示，公示内容包括推荐对象基本情况和主要事迹，公示时间为5个工作日。公示结束后逐级上报审核，由省级推荐单位按照分配名额提出预审推荐人选，并按照推荐的优先程度进行排序后报送“国医大师”评选表彰工作领导小组办公室。

2. 预审。“国医大师”评选表彰工作领导小组办公室对省级推荐单位报送的推荐材料进行预审，预审合格人员名单向推荐单位反馈。

省级推荐单位在本地区（社团、单位）范围内对预审合格人选进行公示，公示内容包括推荐单位名称、人员姓名和主要事迹，公示时间为5个工作日。公示结束后，将公示情况及处理意见报“国医大师”评选表彰工作领导小组办公室。

3. 复审。“国医大师”评选表彰工作领导小组办公室提出表彰建议人选名单，报请领导小组审议确定拟表彰对象，并在全国范围内进行公示，公示时间为5个工作日。

4. 确定表彰名单。根据推荐、评审和全国公示情况，由“国医大师”评选表彰工作领导小组研究确定正式表彰对象。

（三）评选及材料申报要求

1. 评选工作要严格按照评选推荐条件进行，坚持以政治表现、医德医风、技术经验、学术成就、群众公认作为衡量标准，推荐的候选人要具有代表性、先进性和引导性。

2. 推荐单位要严格履行规定程序，在下达名额内报送推荐对象有关材料，并按照干部管理权限征求纪检监察部门意见。报送材料包括：省级推荐单位评选推荐工作报告、《第二届“国医大师”推荐审批表》（附件3）、《第二届“国医大师”推荐对象汇总表》（附件4）。以上材料一式五份，随附推荐人选2寸免冠彩色近照5张，于2013年12月31日前报“国医大师”评选表彰工作领导小组办公室，同时将所有材料电子文本及照片电子版发至电子邮箱gydspxb2013@163.com，逾期不予受理（以邮戳日期为准）。

推荐审批表可从国家中医药管理局政府网站（www.satcm.gov.cn）“国医大师评选表彰”专栏或中华中医药学会网站（www.cacm.org.cn）下载。

3. 严肃评选纪律，对未严格按照评选条件和规定程序推荐的单位，经查实后取消其推荐资格。对评选工作中有严重失职、渎职或弄虚作假、借机谋取私利等违法违纪行为的，按有关规定予以严肃处理。

四、奖励办法

对评选出的人选授予“国医大师”荣誉称号，颁发奖章、证书，享受省部级先进工作者和劳动模范待遇。

五、组织领导

人力资源社会保障部、国家卫生计生委、国家中医药局联合成立第二届“国医大师”评选表彰工作领导小组（名单见附件1），负责本次评选表彰的组织领导。领导小组下设办公室，办公室设在国家中医药局人事教育司，负责评选表彰的日常工作。同时设立监督组，负责监督此次评选表彰工作。

各省级推荐单位应成立相应评选机构，负责本地区（社团、单位）的推荐评选工作，并随申报材料将评选机构成员名单、工作人员联系方式报“国医大师”评选表彰工作领导小组办公室。

联系人：国家中医药局人事教育司 曲慧勇
中华中医药学会 郭希勇 于宏伟

联系电话：（010）59957809 64274797 64271946

传　真：（010）64274797

电子邮箱：gydspxb2013@163.com

通讯地址：北京市朝阳区樱花园东街甲4号中华中医药学会

邮政编码：100029

国家表彰奖励办公室

联系电话：（010）84233475

传　真：（010）84233475

电子邮箱：biaozhang@mohrss.gov.cn

通讯地址：北京市东城区和平里东街3号

邮政编码：100013

附件：（略）

人力资源社会保障部
国家卫生计生委
国家中医药局
2013年10月29日

# 二 地方法规

【法规名称】山西省发展中医药条例
【发布单位】山西省人大常委会
【颁布时间】2013年9月29日
【实施时间】2013年10月11日
【效力属性】有效

## 山西省发展中医药条例

(2013年9月29日山西省第十二届人民代表大会常务委员会第五次会议通过)

第一章 总则

第一条 为了促进中医药事业发展，发挥中医药在医疗保健中的独特作用，提高公众健康水平，根据有关法律、行政法规的规定，结合本省实际，制定本条例。

第二条 发展中医药事业应当贯彻中西医并重的方针，坚持继承和创新相结合的原则，保持、发挥本省中医药特色和优势，运用现代科学技术，丰富、发展中医药理论和实践，促进中医药医疗、保健、科研、教育、产业、文化全面协调发展，建设中医药强省。

第三条 县级以上人民政府应当加强对中医药工作的领导，将中医药事业纳入国民经济和社会发展计划，建立健全中医药服务体系，建立完善中医药工作协调机制，并将发展中医药事业专项经费纳入财政预算，逐步增加对中医药事业的投入。

第四条 县级以上人民政府中医药行政主管部门负责本行政区域内的中医药管理工作，食品药品监督管理部门负责中药的监督管理工作，其他有关部门在各自的职责范围内负责中医药有关工作。

第五条 鼓励单位和个人通过投资、捐助、技术合作等多种方式参与举办中医医疗机构或者中药企业。

第二章 医疗机构与从业人员

第六条 县级以上人民政府应当在制定区域卫生规划时合理设置中医医疗机构，并按照下列规定建立完善中医医疗服务体系：

（一）按照国家规定标准设置中医医疗机构；

（二）在综合医院设置中医科、中药房，并按照国家规定标准设置中医病床；

（三）在乡（镇）卫生院和社区卫生服务中心设置中医科、中药房，配备具有资质的中医药从业人员；

（四）社区卫生服务机构和村卫生室（所）能够提供中医药服务。

县级以上人民政府举办的中医医疗机构合并、撤销或者改变性质，应当经省人民政府中医药行政主管部门同意。

第七条 县级以上人民政府应当保障政府举办的中医医疗机构的用地面积、业务用房和医疗设备、专业技术人员的配备等达到国家和省规定的基本标准。

中医医疗机构的建设用地，按照有关法律、法规的规定，依法以划拨方式取得。

第八条　鼓励社会资本举办各类中医医疗机构。社会资本举办的中医医疗机构按照国家有关规定，在医保定点、科研立项等方面与政府举办的中医医疗机构享受同等待遇。

第九条　中医医疗机构应当发挥中医药特色，吸收和运用现代医学诊疗技术，提高中医诊疗技术水平，提供优质的中医药服务。

第十条　具有中等以上中医专业学历的中医执业医师和执业助理医师，可以运用现代医学诊疗技术开展诊疗活动。

第十一条　中医药从业人员按照国家和省有关规定，在职称晋升、工资待遇等方面享受优惠政策。

鼓励中医执业医师到基层医疗卫生机构开展服务活动。

鼓励高等、中等中医药院校毕业生到基层医疗卫生机构工作。

第十二条　全科医师和乡村医生应当具备中医药基本知识以及运用中医药知识、技术处理常见病和多发病的基本技能。

注册在村卫生室（所）的中医执业医师、执业助理医师或者掌握中医药知识技能和中药材识别能力的乡村医生，按照国家有关规定可以自种、自采、自用中草药，并保证用药安全。

第十三条　省人民政府中医药行政主管部门应当建立完善中医院、中医重点专科和名中医评审制度。

第三章　中药与中药产业

第十四条　县级以上人民政府应当将中药产业作为新兴产业，按照有关规定在资金支持、税收优惠、金融服务等方面加大支持力度，延伸中药产业链，培育和发展中药特有品种和晋药品牌。

第十五条　县级以上人民政府有关部门应当加强药用野生动植物资源保护，支持开展药用野生、珍稀濒危动植物资源的繁育、人工种植养殖以及替代品的研究与开发。

第十六条　县级以上人民政府有关部门应当加强道地药材原产地保护和良种繁育，支持中药材生产基地建设，开展技术培训和示范推广，建立中药材交易信息平台，促进规模化生产经营，发展壮大中药材产业。

第十七条　县级以上人民政府中医药行政主管部门应当会同有关部门开展中药资源普查，建立中药信息库和特有、道地药材种质资源库。

第十八条　支持运用传统工艺炮制中药饮片、生产传统剂型中成药。

鼓励运用现代科学技术和方法研发安全、有效、简便的中药新药或者中药新剂型。

鼓励运用中医经典处方、中医经验方研制中药制剂。

第十九条　医疗机构配制中药制剂，应当依法取得《医疗机构制剂许可证》和制剂批准文号。未取得《医疗机构制剂许可证》的，经省人民政府食品药品监督管理部门批准，可以委托符合条件的医疗机构或者药品生产企业配制中药制剂。

医疗机构中药制剂经省人民政府食品药品监督管理部门批准可以在医疗机构之间调剂使用。

第二十条　县级以上人民政府有关部门应当加强对中药材种植、养殖、采集以及中药研制、生产、经营和使用的监督管理。

医疗机构应当规范中药进货渠道，严格验收中药质量，建立药品档案。禁止使用假药、劣药。

第四章　教育与科研

第二十一条　省人民政府应当加强中医药高等教育和重点学科建设，提高中医药教育和科研水平，培养中医药高级人才。

第二十二条　县级以上人民政府有关部门应当建立和完善中医药从业人员继续教育制度，加强对中医药学科带头人和中青年技术骨干的培养。

鼓励不具备相应学历的在职中医药从业人员参加学历教育。

第二十三条　县级以上人民政府中医药行政主管部门应当建立和完善中医药师承教育制度，支持具备条件的中医执业医师作为师承教育的指导老师带徒授业。

鼓励医疗机构培养、引进名中医药专家、中西医结合专家。

第二十四条　县级以上人民政府中医药行政主管部门应当在县级中医医疗机构，建立中医药适宜技术推广培训基地，并加强对基层医疗卫生机构从业人员的中医药基本知识和技能的培训。

中医医疗机构和具备条件的基层医疗卫生机构应当推广和运用中医药适宜技术，提供中医预防保健服务。

第二十五条　县级以上人民政府中医药行政主管部门应当采取措施，鼓励西医药从业人员学习中医、中医药从业人员学习西医，加强中西医结合人才培养。

第二十六条　县级以上人民政府应当将中医药科技工作纳入科技发展规划并设立中医药专项，加强中医药基础理论和临床研究，支持中医药产学研相结合，鼓励跨行业、跨学科中医药科学研究。

省人民政府中医药行政主管部门应当会同有关部门建立中医药科学技术研发体系和评价体系，完善中医药科技服务体系和科技成果转化机制，推广、应用中医药科技成果。

第二十七条　县级以上人民政府有关部门应当加强中医药科研机构建设，保障其业务用房、仪器装备、技术人员达到国家规定的标准。

第二十八条　鼓励运用现代科学技术，开展对疾病的中医药防治技术和方法研究，开发和应用中医药新技术、新成果。

第二十九条　鼓励申请中医药专利、注册商标、地理标志、药用植物新品种权和中医药著作权等知识产权。对不适宜公开的工艺和方法等，可以采取技术秘密的方式实施保护。

中医药秘方、经验方、专利技术和其他科研成果受法律保护，可以依法转让或者许可使用，也可以作价入股。

第三十条　开展中医药专业技术人员职称评审和中医药科研项目立项、评奖等活动时，应当成立中医药评审、鉴定组织，并吸收中医药专家参加。

第五章　保障与促进

第三十一条　县级以上人民政府应当制定扶持中医药事业发展的优惠政策。有关部门制定政策涉及中医药时，应当征求同级中医药行政主管部门的意见。

县级以上人民政府应当加强中医药管理机构建设，设区的市和县级卫生行政主管部门应当设置中医药管理机构或者配备中医药管理人员。

第三十二条　县级以上人民政府应当落实国家和省对中医医疗机构的优惠政策，制定有利于促进其发挥中医药特色服务的补偿办法，提高政府举办的中医医疗机构从业人员工资经费补贴标准。

第三十三条　实行政府指导价的中医类医疗服务价格，由省人民政府价格主管部门会同中医药行政主管部门制定。

医疗服务价格应当体现中医药服务成本和技术劳务价值。

第三十四条　县级以上人民政府应当完善中医药应急体系建设，加强中药储备，发挥中医药在突发事件卫生应急和重大传染病防治中的作用。

发生灾情、疫情等突发事件时，县级以上人民政府中医药行政主管部门可以组织中医药专家研究提出治疗方案。治疗方案确定的治疗用处方，由符合条件的中医医疗机构提出申请，经省人民政府食品药品监督管理部门批准后配制成医疗机构中药制剂。

第三十五条　县级以上人民政府应当加强对中医药文化遗产的保护，对中药老字号、驰名商标、著名商标、列入非物质文化遗产项目的中医药和确有疗效的民间诊疗技术，给予重点保护和扶持。

县级以上人民政府应当采取措施，总结和传承名中医药专家学术思想和实践经验，保障和改善其工作条件。具体办法由省人民政府制定。

第三十六条　有下列情形之一的，由县级以上人民政府给予表彰奖励：

（一）在中医药医疗、教育、科研、管理、交流以及促进中西医结合等方面成绩显著的；

（二）捐献或者发掘、整理、保护有价值的中医药学术文献以及有特效的处方、诊疗技术的；

（三）带徒授业成绩显著的；

（四）长期在基层医疗卫生机构从事中医药

工作成绩显著的；

（五）资助、捐助中医药事业有突出贡献的；

（六）对促进中医药事业发展有其他突出贡献的。

第三十七条　县级以上人民政府有关部门应当将符合条件的中医医疗机构纳入城镇职工基本医疗保险、城镇居民基本医疗保险、新型农村合作医疗、工伤保险和生育保险定点医疗机构范围，将符合规定的针灸、推拿等中医诊疗项目、中成药、中药饮片和定点医疗机构中药制剂纳入支付范围，并按照国家规定适当提高报销比例。

第三十八条　县级以上人民政府中医药行政主管部门和其他有关部门应当规范中医药服务行为，依法查处非法中医药活动。

县级以上人民政府有关部门应当依法保护中医药从业人员的合法权益，维护中医医疗机构的医疗秩序。

第三十九条　广播、电视、报刊、网络等大众传播媒体应当宣传普及中医药知识，弘扬中医药文化。

任何组织和个人不得以中医药名义从事有损社会公共利益的宣传活动。

第六章　法律责任

第四十条　违反本条例规定，县级以上人民政府有关部门的工作人员在中医药监督管理工作中滥用职权、玩忽职守、徇私舞弊的，依法给予处分；构成犯罪的，依法追究刑事责任。

第四十一条　违反本条例规定，未经省人民政府中医药行政主管部门同意，擅自合并、撤销政府举办的中医医疗机构或者改变其性质的，由上一级人民政府责令限期改正，并对直接负责的主管人员和其他直接责任人员依法给予处分。

第四十二条　违反本条例规定，以中医药名义从事有损社会公共利益的宣传活动，扰乱社会秩序或者骗取财物的，由有关部门给予批评教育，责令停止违法活动；违反治安管理规定的，由公安机关依法给予治安管理处罚；构成犯罪的，依法追究刑事责任。

第七章　附则

第四十三条　本条例自2013年10月11日起施行。2001年5月19日山西省第九届人民代表大会常务委员会第二十三次会议通过的《山西省发展中医条例》同时废止。

2

【法规名称】关于印发《托幼机构开展中医治未病服务工作指导方案》的通知

【发布单位】甘肃省卫生厅　甘肃省教育厅

【发文字号】甘卫中发〔2013〕336号

【颁布时间】2013年11月20日

【实施时间】2013年11月20日

【效力属性】有效

# 关于印发《托幼机构开展中医治未病服务工作指导方案》的通知

各市州卫生局、教育局：

根据国家卫生和计划生育委员会、财政部、国家中医药管理局《关于做好2013年国家基本公共卫生服务项目工作的通知》（卫计生发〔

2013〕26号）和省卫生厅《关于印发〈基本公共卫生服务项目实施方案〉的通知》（甘卫妇社发〔2012〕381号）的要求，为指导各地在托幼机构开展中医治未病服务，进一步充实幼儿健康管理服务的工作内容，省卫生厅、省教育厅组织制定了《托幼机构开展中医治未病服务工作指导方案》（以下简称《指导方案》），现印发给你们。

请各市州卫生、教育行政部门按照《指导方案》的要求，结合本地实际,采取先行试点逐步推广的方式制订实施方案，认真组织在托幼机构开展中医治未病服务工作，及时总结经验，提高效果，实施过程中有何意见建议请反馈到省卫生厅妇幼保健与社区卫生处、省教育厅体育卫生与艺术教育处、省中医药管理局。

联 系 人：省卫生厅妇幼保健与社区卫生处 陈建红

省教育厅体育卫生与艺术教育处 吴 迪

省中医药管理局 陈爱国

联系电话：（0931）4818165 8820590 4818133

甘肃省卫生厅 甘肃省教育厅

2013年11月20日

## 托幼机构开展中医治未病服务工作指导方案

为了贯彻落实国家卫生和计划生育委员会、财政部、国家中医药管理局《关于做好2013年国家基本公共卫生服务项目工作的通知》（卫计生发〔2013〕26号）和甘肃省卫生厅《关于印发〈基本公共卫生服务项目实施方案〉的通知》（甘卫妇社发〔2012〕381号），进一步推进国家基本公共卫生服务项目，充实幼儿健康管理服务的工作内容，在幼儿健康管理中充分发挥中医药作用，根据《托儿所幼儿园卫生保健管理办法》并结合实际，制定本指导方案。

一、工作意义

托幼机构卫生保健工作是公共卫生的重要组成部分，是儿童保健服务的主要工作之一。托幼机构是儿童集体生活场所，卫生保健工作涉及儿童营养、膳食管理、疾病防控、伤害预防等多项内容。中医药在儿童卫生保健中具有独特的作用和优势，在托幼机构开展中医治未病服务工作对集体儿童生长发育、疾病预防，全面提高儿童身心健康都具有重要意义。

二、工作原则

1. 加强领导，分工负责。各市州卫生和教育行政部门负责本辖区托幼机构开展中医治未病服务工作的组织领导，实行分工负责。教育部门负责托幼机构的选定和开展中医治未病服务场所的设置，卫生行政部门负责医护人员调配和中医治未病服务的开展。妇幼保健机构负责相关业务指导，并联系中医医疗机构定期对托幼机构内开展中医治未病服务的工作人员进行培训，相关中医医疗机构应积极支持配合。

2. 严格标准、分步实施。各市州卫生、教育行政部门按照《托儿所幼儿园卫生保健管理办法》筛选符合条件的托幼机构先行进行试点，制订符合实际的中医治未病服务工作制度和年度工作计划，定期检查各项制度的落实情况，在条件成熟时，在辖区托幼机构全面开展中医治未病服务。

三、工作目标

1. 2014年7月底前选择部分托幼机构开展中医治未病服务试点工作；

2. 2014年底前在所有公立托幼机构中开展中医治未病服务试点工作；

3. 2015年底前在所有托幼机构开展中医治未病服务工作。

四、主要内容

运用中医四诊合参方法对托幼机构儿童健康状态进行辨识，根据各年龄段儿童的生理、心理特点，开展适合儿童年龄特点的中医治未病服务；提供儿童饮食调养、起居活动等指导，传授足三里、涌泉等常用穴位按揉、腹部推拿、捏脊等适宜居民自行操作的中医技术；对各年龄段儿童常见疾病或潜在因素有针对性的提供中医干预方案；对提供的中医治未病服务记录在居民健康档案中。具体操作可参照国家中医药管理局印发的《0-36个月儿童中医药健康管理服务技术规范》。

五、职责分工

1.教育行政部门负责督促托幼机构根据规模、接收儿童数量等设立相应的卫生室或者保健室。

2.卫生行政部门负责审核托幼机构卫生室基本设施设备和人员资质，并颁发《医疗机构执业许可证》，确定托幼机构所在辖区中医药服务能力较强的社区卫生服务中心或乡镇卫生院承担中医治未病服务工作。

3.托幼机构要严格按照原卫生部、教育部《托儿所幼儿园卫生保健管理办法》配备包括医师、护士和保健员在内的卫生保健人员。

4.社区卫生服务中心和乡镇卫生院选派具有执业资格和丰富经验的中医药专业技术人员定期到托幼机构开展中医治未病服务工作，按照国家基本公共卫生服务相关要求做好健康档案运行记录，并对托幼机构卫生保健人员、幼儿家长开展常见中医适宜技术培训。

六、保障措施

1.各市州卫生、教育行政部门和相关单位要提高对此项工作重要性的认识，加强对在托幼机构开展中医治未病服务工作的组织领导，成立专门的组织领导机构，明确各部门的职责和任务，及时进行安排部署，确保工作任务的完成。

2.各市州要按照本方案要求，制定各自的实施方案，将各项任务和责任落实到相关部门。要加强对托幼机构开展中医治未病工作的检查指导，及时发现工作中存在的困难和问题。

3.卫生行政部门要将此项工作作为推进国家基本公共卫生服务项目，充实幼儿健康管理服务的重要内容，所需经费在基本公共卫生服务中医治未病项目补助经费中予以保障。

2014 國醫年鑒

GUOYI NIANJIAN

# 二 重大事件

重大事件 國醫年鑒

## 1、2013年中药资源普查试点工作要点

中药资源是中医药事业发展的物质基础，是国家重要的战略性资源。为贯彻《国务院关于扶持和促进中医药事业发展的若干意见》（国发〔2009〕22号）关于“开展全国中药资源普查，加强中药资源监测和信息网络建设”的工作要求，切实履行国家中医药管理局“组织开展中药资源普查，促进中药资源的保护、开发和合理利用”的职责，从2011年开始，我局组织开展了22个省份的中药资源普查试点工作。为保证中药资源普查试点工作的顺利进行，现印发2013年中药资源普查试点工作要点。

一、指导思想

按照国家中医药管理局关于中药资源普查试点工作部署，以中药资源普查组织管理和技术支撑体系建设为基础，以普查成果转化和承接为重点，以科学技术创新为驱动，不断总结完善普查试点工作，为第四次全国中药资源普查奠定坚实的基础。

二、工作要点

（一）积极推进中药资源普查试点工作

1、组织开展中药资源普查试点工作综合调研督导。

全面了解2011、2012年度中医药部门公共卫生专项“国家基本药物所需中药原料资源调查和监测项目”和2012年行业专项“我国代表性区域中药资源保护与利用项目”等项目的实施情况和经费执行情况，了解普查试点工作中存在的问题和困难，进一步推动中药资源普查试点工作各项任务的落实。

2、组织召开中药资源普查试点工作交流会。

全面推进2013年的中药资源普查试点工作，召开工作交流会，总结交流前期中药资源普查试点工作取得的经验，展示普查工作的成果，搭建各试点省之间组织开展中药资源普查试点相关工作的交流和学习平台。

3、推动尚未开展中药资源普查省份的试点工作。

前期尚未开展中药资源普查试点工作的省份，应积极争取本省人民政府的财政支持，按照我局中药资源普查试点工作的部署和制定的技术规范，适时启动本省普查试点工作。我局将积极协调有关试点工作，并争取相关经费的支持。具体工作由我局中药资源普查试点工作办公室衔接。

（二）加强中药资源科研和服务体系建设

1、建立国家中药资源科研体系。

以中国中医科学院中药资源中心为依托，筹备建立国家中药资源中心，构建国家级中药资源科研平台。通过与各省科研单位、大专院校以及中药资源动态监测和信息服务站建站单位的联动，形成稳定的科研组织架构和共建共享的合作与成果分享机制，对口合作，加强科研成果向中药材生产一线的转化应用。借鉴农业技术体系的模式，联合相关部委，多渠道争取中药资源领域的科研项目，建立中药资源研究的领域科学家、品种科学家及专业岗位科学家，加强基层中药资源技术人才的培养，逐步形成覆盖全国，比较系统、结构合理、由不同层次构成的中药资源科研体系。

积极参加与中药资源有关的国际标准研究制定工作，为ISO/TC249国际标准的制定提供保障，组建人参国际标准联盟等。

2、筹建全国中药资源普查大队。

以各试点省中药资源普查试点工作的技术

骨干单位为主体，吸收地方主要产区相关单位和人员筹建全国中药资源普查大队，加强基础条件建设，配置相应的装备，负责中药资源相关调查、收集和整理工作，逐步建立满足国家、各级政府和行业需要的常态化中药资源调查机制。

3、建立中药资源动态监测和信息服务体系。

加大支持力度，基本建成由中心平台、监测站和监测点组成的国家基本药物中药资源动态监测和信息服务体系，通过对区域内中药资源相关信息的收集和监测，分析中药资源动态变化趋势，提供中药材主要产区的产量、流通量、质量和价格等信息，开展与中药资源相关的检测检验等技术服务，逐步形成区域性、综合性服务平台。

（三）做好中药资源普查成果转化和承接工作

1、实施道地药材认证的试点工作。

以中药资源普查试点工作为基础，结合近年来我局开展的科技重大项目有关道地药材形成机理研究和标准制定所取得的成果，实施道地药材认证的试点工作，促进道地药材种植规范有序，产区发展科学合理。

2、制定下发中药材种子种苗繁育基地建设标准、建设一批示范基地。

结合中药资源普查试点工作任务，制定中药材种子种苗繁育基地建设标准。鼓励地方政府、工商农企业、大专院校、科研院所等，根据基地建设标准，在中药材的道地产区或主产区建设中药材种子种苗繁育基地，逐步建成国家名贵道地、大宗常用，以及稀缺濒危药材种子种苗规模化、规范化的繁育基地，正本清源，保证品质优良和有效供给。经专家的科学论证，我局将达到标准的基地作为“中药材种子种苗繁育科技示范基地”，给予相应的支持。

3、建立中药资源实物标本馆。

加强中药资源实物保存的基础条件建设，充分承接好中药资源普查成果，鼓励建立国家和省级中药资源实物标本馆（药材标本、腊叶标本、浸渍标本等），永久保存中药资源普查获得的标本实物；建立中药资源普查相关实物的展示场馆，为中药资源相关研究和教学提供实物材料。

（四）加强中药资源普查科技创新和支撑

1、开展一批与中药资源普查相关的科技项目。

重视与中药资源普查相关的关键问题和关键技术方面的科学研究，加强以中药材质量和指导县域中药材生产为目标的中药材生产区划研究；开展中药材的区域质量特征及商品规格研究；加强中药材种子种苗相关标准的研究；开展珍稀濒危中药资源的保护和功能基因挖掘研究；加强中药资源调查中具有创新性、简便实用技术等方面的研究；开展中国药用植物红皮书的编制工作。

2、组织开展中药资源普查培训。

组织开展国家、省级和县级的中药资源普查人员的培训，包括外业调查、内业整理、数据库使用等技术培训；开展中药材种子种苗繁育基地建设、中药资源动态监测和信息服务体系建设等的专题培训。丰富培训内容，强化培训质量，提升中药资源普查人员的业务水平和能力，通过理论学习和实践锻炼，建立一支稳定的、专业化的中药资源人才队伍。

3、充分发挥专家在中药资源普查试点工作中的作用。

进一步吸收行业内外的专家参与中药资源普查工作，完善国家中医药管理局中药资源普查试点工作专家指导组的组成，进一步健全专家指导组的指导、督查和评估工作机制。根据前期试点工作中标本鉴定存在的突出问题，更好的发挥中药资源分类鉴定等专业领域老专家的指导和把关作用，进一步提高一线年轻普查队员分类鉴定专业知识水平和实际工作能力，保证普查工作的质量。

国家中医药管理局办公室

2013年2月16日

## 2、王国强:支持安国中药都建设

2013年3月30日，卫生部副部长、国家中医药管理局局长王国强在会见河北省政府特邀咨询孙士彬时表示，国家中医药管理局将大力支持河北中医药事业振兴和发展，特别是做好总体规划，推进安国中药都建设。

王国强在听取河北省中医药工作情况汇报后，高度评价了该省中医药工作取得的成绩及河北省委、省政府对中医药工作的高度重视和关心。河北要全力以赴落实好省委、省政府振兴中医药事业大会精神以及出台的一系列文件，要把政府的重视和文件确定的政策转化为推动中医药事业发展实实在在的举措、服务和优势，让百姓感受到中医药发展带来的好处。

王国强提出，做好安国中药都建设的总体规划，邀请包括中医药专家在内的各方面专家参与规划的制定。要按照总体规划、分步实施、先急后缓、先易后难、由浅入深的原则，推进安国中药都建设。在招商引资方面，要提高企业的准入门槛，建立健全准入和退出机制。国家中医药管理局将全力关心、关注、支持河北省中医药事业发展，特别是在安国中药都建设上，国家局会发挥好职能作用，主动协调有关部委共同支持安国中药都建设，推动河北中医药工作“六位一体”全面发展。

国家中医药管理局有关司室负责人参加了会见，对河北省中医药工作提出了建设性意见。河北省政府办公厅、省卫生厅、省中医药管理局有关同志参加汇报。

## 3、世界中医药网络联盟成立 世界中医药网正式上线运行

核心提示：2013年6月2日，首届世界中医药互联网大会暨世界中医药网络联盟成立大会在京隆重举行。世界中医药网络联盟宣告成立，世界中医药网同时正式上线运行。

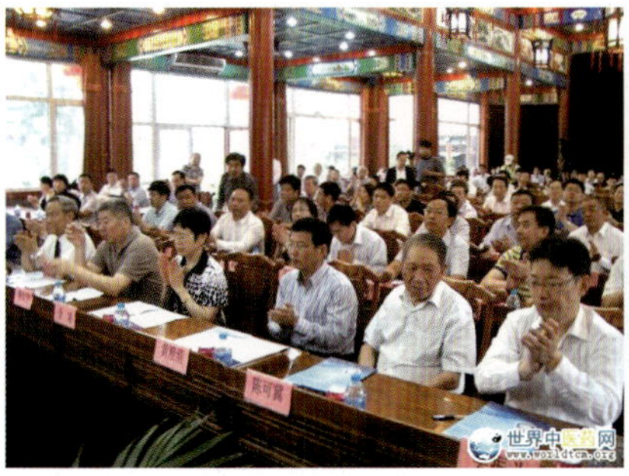

首届世界中医药互联网大会暨世界中医药网络联盟成立大会会场

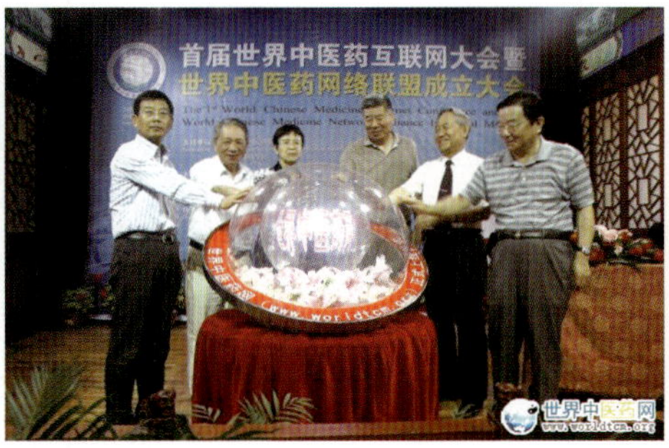


佘靖（左三）、李大宁（右三）、李振吉（右二）、黄澄清（左一）、陈可冀（左二）、房书亭（右一）共同启动世界中医药网正式上线运行

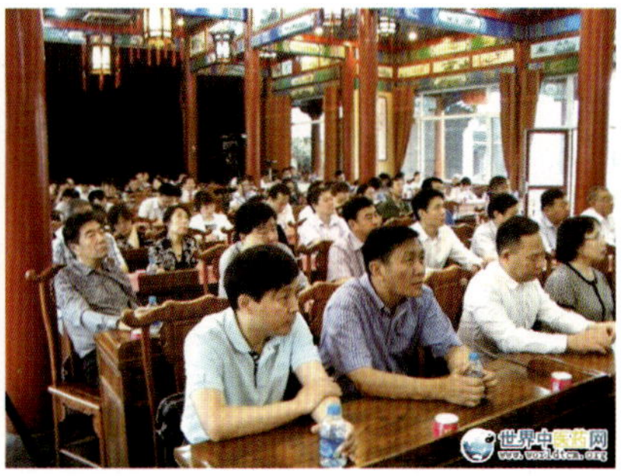

世界中医药互联网大会暨世界中医药网络联盟大会现场

2013年 6月2日，首届世界中医药互联网大会暨世界中医药网络联盟成立大会在京隆重举行。世界中医药网络联盟宣告成立，世界中医药网同时正式上线运行。

本届大会的主题是“传承传播资源共享，互联互动合作共赢”。世界中医药学会联合会主席

余靖出席大会并致辞。她代表世界中医药学会联合会，向出席会议的各位嘉宾以及新闻媒体的朋友表示热烈的欢迎！对中国国家中医药管理局李大宁副局长和中国互联网协会黄澄清副理事长亲临会议指导表示衷心的感谢！

余靖希望参加世界中医药网络联盟的各盟员单位，在世界中医药学会联合会的指导下，通过网站的互联互动，实现全球中医药信息资源共享，以增进世界各国（地区）中医药机构和学术团体之间的相互了解，加强与世界其他医药学之间的交流与合作，进一步推动中医药的国际传播与发展。她希望《世界中医药网》要以国际化和前瞻性的视角，秉持客观、公正的原则，通过这样一个快捷无线无限的网络平台，为中医药走向世界、服务世界、融入世界作出贡献。

中国国家中医药管理局副局长李大宁在讲话中指出，世界中医药网络联盟成立和世界中医药网正式上线运行，适应了互联网信息时代形势发展的要求，适应了中医药事业发展和走向世界的要求，适应了广大人民群众获取中医药服务的需求。他希望世界中医药网以国际化的视野整合信息资源，逐步办成世界中医药的信息交汇中心；提高时效性、真实性、科学性，坚决抵制虚假不实新闻；适应受众需求，突出服务功能。他希望世界中医药网络联盟发扬民主，增强团结，健全制度，规范运行。他希望全国和世界中医药界给予关注和支持，形成合力，使世界中医药网和世界中医药网络联盟尽快发展起来，为推动中医药国际传播与发展做出新贡献。

中国互联网协会副理事长黄澄清在大会上作了《现代互联网发展与传统医药的结合》特别演讲。中国科学院院士陈可冀在大会上发表讲话热情洋溢的讲话，对世界中医药网络联盟成立和世界中医药网上线运行表示祝贺并寄予厚望。余靖主席、李大宁副局长、李振吉副主席兼秘书长、黄澄清副理事长、陈可冀院士、中国中药协会会长房书亭，共同启动世界中医药网上线运行。世界中医药学会联合会副主席兼秘书长李振吉做了大会总结讲话，对世界中医药网络联盟和世界中医药网下一步的重点工作和努力方向提出了要求。

大会通过了《世界中医药网络联盟章程》和世界网络联盟第一届理事会组成单位名单。全体与会盟员代表一致达成共识，发表了《世界中医药网络联盟北京宣言》。

本次大会得到中国国家中医药管理局和中国互联网协会的大力支持，是由世界中医药学会联合会主办的。

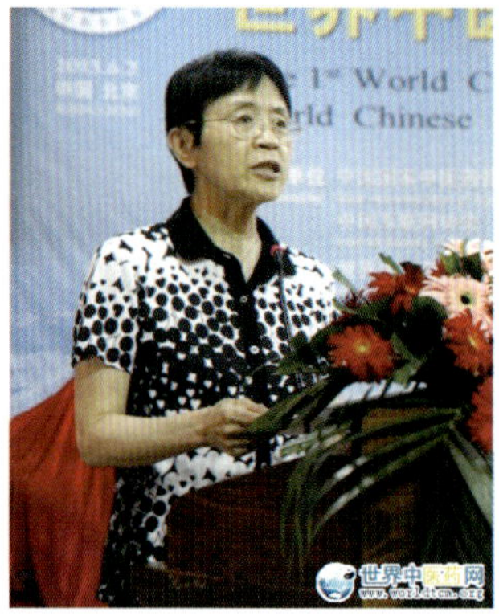

世界中医药学会联合会主席余靖致辞

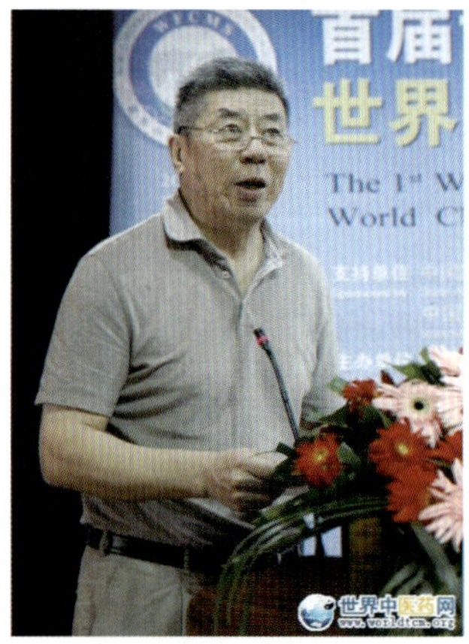

中国国家中医药管理局副局长李大宁讲话

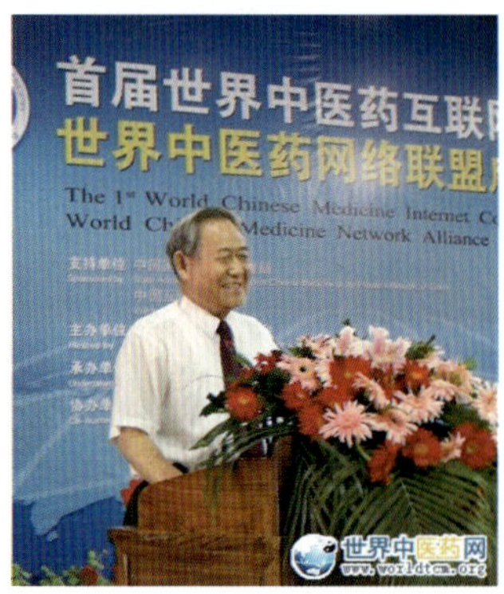

世界中医药学会联合会副主席兼秘书长
李振吉作总结讲话

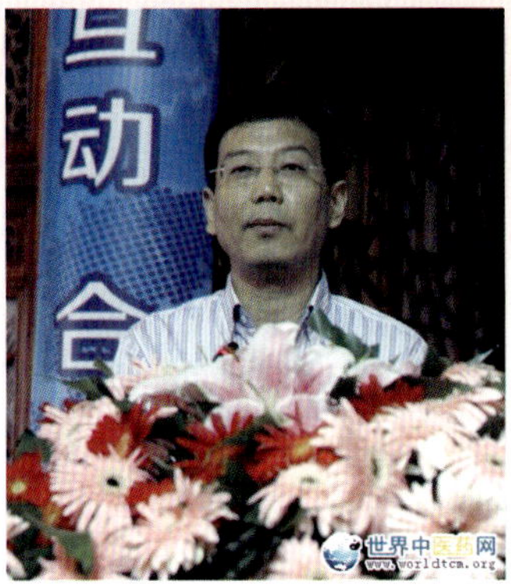


中国互联网协会副理事长黄澄清作大会特别演讲

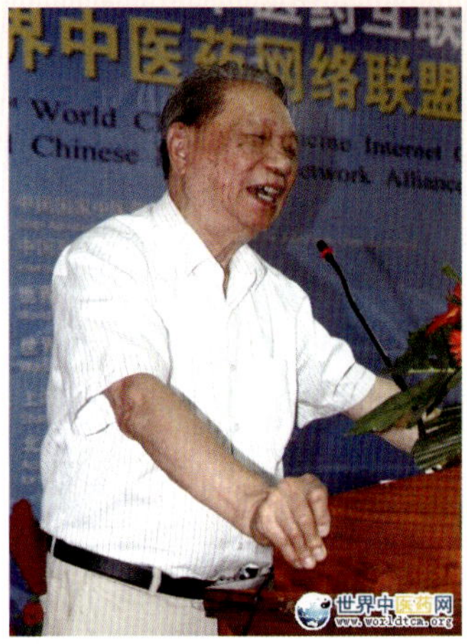


中国科学院院士陈可冀教授讲话

## 4、王国强谈学习贯彻十八大精神时强调：把中医药工作放到全局和大局中谋划

2013年1月10日，卫生部副部长、国家中医药管理局局长王国强在全国中医药工作会议上强调，要把学习贯彻十八大精神作为当前和今后一个时期的首要政治任务。紧紧抓住坚持和发展中国特色社会主义这条主线，把中医药工作放到坚持和发展中国特色社会主义全局、放到坚持和发展中国特色医药卫生事业大局中去谋划，以科学发展观统揽中医药工作，为坚持和发展中国特色社会主义、全面建成小康社会作出贡献。

“四个融入”为全面建成小康社会作贡献

融入经济建设大局，为加快转变经济发展方式、推动经济发展作贡献。中医药作为我国最具原始创新潜力的资源，有助于我国实施创新驱动发展战略，形成新的经济增长点。中医药是发展潜力巨大的重要战略性新兴产业，有助于推进经济结构调整，提升经济发展水平。中医药相关健康产业，具有涉及领域广、吸纳就业人数多、拉动消费作用大的特点；日益增长的国际中医药需求有助于提高开放型经济和服务贸易水平。

融入文化建设大局，为推进社会主义文化强国建设作贡献。中医药是中华民族优秀传统文化，正如习近平总书记所指出的，中医药学是中国古代科学的瑰宝，也是打开中华文明宝库的钥匙。中医药以人为本，崇尚和谐，注重人文关怀和心理疏导，倡导大医精诚的职业道德，深刻体现了中华民族的认知方式和价值取向，是我国文化软实力的重要体现。繁荣发展中医药文化，有助于构建中国特色医药卫生职业精神，促进职业道德的提升；有助于建立中国特色健康文化，培育积极向上、理性平和的社会心态，全面提高公民道德素质；有助于建设优秀传统文化传承体系，弘扬中华优秀传统文化；有助于增强中华文化国际影响力和竞争力，使中华文化得以传承、发扬和发展。

融入社会建设大局，为改善民生和社会建设作贡献。中医药作为我国重要的医药卫生资源，其特色优势符合基本医疗卫生服务的要求。发展中医药事业，发挥中医药特色优势，有助于提高医疗卫生服务可及性，维护和增进人民健康水平，控制医药费用过快上涨，建立政府承受得了、群众负担得起、财政可持续保障、中西医并重的中国特色医疗保障制度和医疗卫生发展模式，实现人人享有基本医疗卫生服务。

融入生态文明建设大局，为推进生态文明建设作贡献。中医药源于自然，资源消耗低，环境污染少，是典型的绿色产业、生态产业、节约型产业。加强中药资源保护和合理利用，有助于保护生物多样性，保护自然生态环境；推动中药材规范化、规模化种植，有助于生态修复、治理水土流失；发展中药产业，有助于推进绿色发展、低碳发展；发展中医非药物疗法，有助于减少药物带来的负面影响，节约资源，为人民创造良好生产生活环境。

“五个更加自觉”，为提高人民群众健康水平作贡献

必须更加自觉地把服务经济社会发展以及提高人民健康水平，作为推动中医药事业科学发展的第一要义。中医药工作要服从服务于经济建设这个中心，服从服务于卫生改革发展全局，服从服务于人民群众对中医药服务的需求。

争取将中医药纳入国家发展战略，加快形成符合中医药科学发展要求的发展方式和体制机制。要积极借鉴和吸取现代科技、现代医药的新理念、新经验、新成果，不断丰富和发展中医药理论和实践，在保持民族性、继承传统性、体现时代性、富有创造性中永葆生机和活力。

必须更加自觉地把以人为本，作为推动中医药事业科学发展的核心立场。把实现好、维护好、发展好人民群众的健康权益作为中医药事业的奋斗目标，始终把维护和增进人民群众健康水平作为中医药工作的检验标准，大力弘扬“大医精诚”、“仁心仁术”的医德医风，充分尊重和实现人民群众对中医药服务的知情权、选择权、参与权和获得权，努力形成以人为本的服务模式，保证人人享有包括中医药服务在内的基本医疗卫生服务。

必须更加自觉地把全面协调可持续，作为推动中医药事业科学发展的基本要求。推进中医药医疗、保健、科研、教育、产业、文化“六位一体”相互协调，相互促进。要大力推进继承与创新，保持和发挥中医药特色与优势，使中医药形成更广泛、更深厚的群众基础，获得更广阔的发展空间。要加强中药资源保护，实现好有限资源的可持续利用。要加强中医药传统知识和技能的保护与发掘，防止传统知识和技能的流失与消亡。

必须更加自觉地把统筹兼顾，为推动中医药事业科学发展的根本方法。统筹好中医药发展与卫生事业发展的关系；统筹好中医药、民族医药、中西医结合共同发展的关系；统筹好城乡、区域中医药发展的关系；统筹好国内中医药发展和中医药走向世界的关系。既要做到整体统筹兼顾，又要实现重点突破。

必须更加自觉地把解放思想、实事求是、与时俱进、改革创新作为推动中医药事业科学发展的精神实质。一要围绕深化改革成效，改进和创新发展理念。要加强中医药改革发展的宏观思考和顶层设计，注重改革的系统性、整体性、协调性和前瞻性。二要围绕提高发展质量，改进和创新发展方式。既重视医院发展，又注重门诊部、诊所等中医药服务的多种组织形态共同发展；在保持适度规模发展的同时，更加注重特色优势建设和服务功能完善；既注重政府投入，又注重多元投资机制。三要围绕满足服务需求，改进和创新诊疗模式。建设既重视疾病治疗，又重视预防保健、养生康复并融合一体的综合防治模式。注重中医重点专科和学科建设，注重综合诊疗和一体化服务模式，注重院内中药制剂研发和应用。四要围绕完善发展环境，改进和创新体制机制。坚持和完善在科学发展观指导下形成的“整体思维、系统运行、三观互动、六位一体、统筹协调、科学管理”的中医药工作系统及其运行机制。

# 5、王国强在中国中医科学院传承工作会议上要求：中医药传承工作须坚持七原则

## 坚持以中医药理论为指导 坚持研读经典 坚持师承学习 坚持以临床实践为中心 坚持悟性培养 坚持弘扬中医药文化 坚持传统与现代研究相结合

2013年1月21日，中国中医科学院举行传承工作会议。卫生部副部长、国家中医药管理局局长王国强在讲话中阐述了中医药传承工作必须坚持的七项基本原则。国家中医药管理局副局长李大宁，局党组成员、中国中医科学院党委书记王志勇，中国中医科学院院长张伯礼院士，国医大师张学文等出席。

王国强指出，在传承工作中，要始终坚持中医药学的原创思维，坚持传承与创新的辩证统一，创新不离宗，使中医药创新在传承基础上不断实现，使中医药传承在不断的推陈出新中发展。要始终坚持按照读经典、跟名师、多临床、有悟性、善思辨、医德好的要求来做好传承工作。

一是坚持以中医药理论为指导，把握中医药传承的根本。中医药以整体观念、系统论、辨证论治为核心，注重社会心理因素及生活方式对人体健康状况及疾病的发生、发展的影响。注重从人的整体功能状态来判断健康状况和疾病的发生发展；注重实施个体化的辨证论治；注重以人为本，而选择人性化的治疗方式；注重以未病先防、已病防变、愈后防复发的治未病理念为核心，强调个人的养生保健，这些都与转变了的现代医学模式相吻合，与调整了的医学目的相一致，完全符合当今医学发展的方向，也越来越显示出它独特的优势和旺盛的生命力。中医药传承要始终坚持以整体观、系统论、辨证论治，以及治未病等核心思想为指导，才能不偏离方向。

二是坚持研读经典，把握中医药传承的基础。中医经典是构成中医理论的核心内涵，是中医临床思维观点的源泉和源头。《黄帝内经》提出的整体观、伤寒杂病论提出的核心思维都是中医思维的核心观点。《伤寒杂病论》包含113种经方，《金匮要略》详载了260多种方剂，这些都为中医临床提供了宝贵的诊疗技术和经验。中医经典既是医学理论体系、临床规范、诊疗方法的代表，又体现了医、文、哲、史与自然科学知识体系的融合，熟读经典是夯实中医基本功、系统掌握中医理论和诊疗体系行之有效的方法，是加强中医药传承工作的基本内容和基本要求。

三是坚持师承学习，把握中医药传承的捷径。师承传授是追求中医药人才成长规律的重要的学习方式，以拜师授业、实践感悟、建树创新为特征，是传承和发展中医药的重要途径。名师指导，把中国古代文史哲的修养作为成才修业的基础，注重济世、活人、仁爱等高尚的道德修养，并根据学生个人素质，因材施教，通过朝夕临诊、耳濡目染、口传心授、启蒙解惑，指导学生在学习中不断观察、体验感受，增强悟性，提高理论水平和临床能力。通过师承学习，学生可以较快的领会和掌握指导老师的学术经验，少走弯路。

四是坚持以临床实践为中心，把握中医药传承的关键。中医药学作为一门源于临床实践的科学，其理论和诊疗技术都是从临床实践中总结形成，并不断的创新发展。临床实践既是创新发展的源泉，又是检验创新成果的试金石，对中医药的创新发展具有特别重要的意义。开展传承工作必须以临床实践为中心，以提高临床疗效为根本出发点，把科学研究的着力点放在临床研究上，

把体现中医药特色的优势放在首位，以临床带动科研，以科研促进临床。

五是坚持悟性培养，把握中医药传承的特质。中医讲究悟性培养，悟性在学习和运用中医药理论中具有十分重要的作用。悟性就是灵感，主要体现在中医的思辨能力，思辨能力的提高是以传统文化与中医药学的认知方式为基础，要借助于自身的传统文化功底，通过积累知识，反复实践，不断提高理论和临床思辨能力。悟性培养是中医药传承的特质，也是中医药发展、创新的需要。而且，悟性的培养本身就体现了学习中医的人对中医的感情。

六是坚持弘扬中医药文化，把握中医药传承的精髓。中医药是祖国优秀传统文化和社会主义先进文化的重要一部分，它蕴含着中华优秀传统文化的精髓，是我国文化软实力的重要体现，传承好、发展好中医药文化是时代赋予我们的重大责任。传承中医药文化精髓，要把大医精诚、医者仁心和医德医风融入到我们的行为准则当中，建立完善的中医药核心价值观，使中医药工作者能够修德敬业，真诚服务，淡泊名利，耐得住寂寞，为人类健康事业贡献自己的才智。

七是坚持传统与现代研究相结合，把握中医药传承的方法。中医药注重传承与创新相结合，既要认真传承中医药的特点和优势，又要积极引进和使用现代科学的理论、技术和方法。用以揭示中医药防病治病的机理，为人类防病治病提供新思路、新理论和新方法。要努力推动建立符合中医药实践特点的中医药科研方法学体系，丰富和发展生命科学的认识论和方法论，指导中医药各方面的实践。

王国强对中国中医科学院中医药传承工作进展给予充分肯定，并对该院进一步做好中医药传承工作提出明确要求，一是要加强名老中医药专家学术经验继承，二是要加强中医药传承人才培养，三是要加大对中医经典、文献和研究成果的传承和运用，四是要注重对民间特色疗法和方药的收集、整理和创新，五是要加强对中医药资源的普查和研究，六是要加强中医药文化的研究和传播，七是要建立中医药传承工作的激励机制。

会上，公布了国家中医药管理局确定的132名第一批全国中医药传承博士后导师名单，举行了中国中医科学院第五批全国老中医药专家学术经验继承工作导师及继承人、该院中医名家传承项目拜师仪式，表彰了马力等40名中国中医科学院中青年名中医，并向优秀研究生导师朴炳奎、房定亚、高健生、黄龙祥、薛伯寿颁发了2012年度中国中医科学院岐黄中医药基金会传承发展奖。

## 6、卫生部发布今年工作要点：推动《中医药法》制修订

卫生部2013年1月发布《2013年卫生工作要点》，指出要根据全国中医药工作会议精神，统筹安排中医药工作，继续推进中医药事业发展，同时推动《中医药法》的制修订工作。

在深化医药卫生体制改革方面，《要点》指出，一是要继续完善新农合制度，推进基层综合改革及基本卫生公共服务逐步均等化。全国新农合参合率继续保持在95%以上。提高新农合财政补助标准，人均筹资水平达到340元左右。优化统筹补偿方案，政策范围内住院费用报销比例达到75%，力争实际报销比同比提高5个百分点，最高支付限额不低于8万元，提高门诊报销水平，逐步降低个人自付费用比例。以省为单位全面推开儿童白血病等20种重大疾病医疗保障试点工作；人均基本公共卫生服务经费标准要达到30元，实施农村妇女“两癌”检查等重大公共卫生服务项目。二是巩固完善基本药物制度，保障基本用药。政府办基层医疗卫生机构全部配备使用、零差率销售基本药物，逐步向村卫生室、非政府办基层医疗卫生机构有序推进。推动其他医疗卫生机构全面配备并优先使用基本药物。逐步规范基本中药饮片管理。三是积极推进公立医院改革。深入推进县级公立医院综合改革试点，适时启动第二批改革试点，争取2013年年底前全国50%以上

的县（市）参与改革试点工作。

此外，《要点》提出，各地要做好卫生应急、疾病防控和妇幼卫生工作，加强医疗服务管理，保障医疗质量安全，依法加强食品安全工作，强化卫生监督，做好中医药工作及食品药品监管工作，加强人才、科技创新、卫生信息化工作，改进工作作风，加强惩防体系建设，并统筹做好各项卫生工作。

## 7、中医学术流派传承推广基地成立

全国中医学术流派传承工作室建设项目启动会将于2013年7月下旬在广州召开。

国家中医药管理局召开的这次会议内容包括：部署中医学术流派传承工作室建设思路和工作要求，成立国家中医药管理局中医学术流派传承推广基地及理事会，探索建立长效合作机制，交流中医学术流派传承发展经验等。上海市顾氏外科流派传承工作室、龙砂医学流派传承工作室、安徽新安王氏内科流派传承工作室和中医扶阳流派传承工作室代表将在会上作经验交流。

## 8、国务院印发深化医改今年主要工作安排：中医药系统参与十一项任务

2013年7月，国务院办公厅印发《深化医药卫生体制改革2013年主要工作安排》通知，强调继续加强组织领导，落实工作责任，持续深入推进改革。提出坚持中西医并重，实施基层中医药服务能力提升工程，老年人和儿童中医药健康管理目标人群覆盖率均达30%以上等工作任务。

《工作安排》提出今年26项医改任务，国家中医药管理局由去年只参与负责“完善国家基本药物目录”、“鼓励有条件的地方开展全科医生执业方式和服务模式改革试点”两项工作扩展到今年参与11项。

《工作安排》提出总结评估国家确定的第一批县级公立医院（含中医医院）综合改革试点工作经验，研究解决改革中出现的新问题，启动第二批县级公立医院综合改革试点工作；在持续提升基层服务能力中提出，实施基层中医药服务能力提升工程，要求85%以上的社区卫生服务中心、70%以上的乡镇卫生院、60%以上的社区卫生服务站和村卫生室能提供中医药服务；在继续实施国家基本公卫服务项目中，老年人和儿童中医药健康管理目标人群覆盖率均达30%以上；在创新卫生人才培养使用制度中提出，实施中医药传承与创新人才工程；在优化医疗卫生资源配置中提出，鼓励中医药和民族医药发展；在提升县级医院服务能力中提出，为县级医院培训不少于6000名骨干人才（含中医临床技术骨干）。

《工作安排》提出，要坚持保基本、强基层、建机制的医改基本原则，全面实施“十二五”医改规划，巩固已有成果，2013年要在重点领域和关键环节取得新突破。

《工作安排》强调各省（区、市）主要领导要对本地医改工作负总责、分管领导具体抓的工作机制；各级政府要加大投入力度，切实落实“政府卫生投入增长幅度高于经常性财政支出增长幅度，政府卫生投入占经常性财政支出的比重逐步提高”的要求，将年度医改任务所需资金纳入财政预算，并按时足额拨付到位；同时要加强绩效考核。

## 9、中国卫生信息学会成立中医药信息化专委会

2013年8月23日，中国卫生信息学会中医药信息化专业委员会成立大会暨中医药信息化工作座谈会在河北石家庄召开。国家中医药管理局规划财务司副司长武东当选为专委会首任主任委员，局办公室副巡视员陈伟当选为专委会秘书长。

中医药信息化专业委员会是中国卫生信息学会批准的全国首个跨系统的中医药信息化学术组织。

在成立大会上，国家中医药管理局副局长吴刚在讲话中表示，专委会的成立，对于整合、凝聚卫生计生与中医药信息化领域优势力量，充分发挥有关职能部门、相关领域专家，以及有关企业组织和社会力量作用，深入研究符合中医药信息化建设实际的新思路，积极探索解决问题的新办法，提出促进中医药信息化建设科学发展的新举措，加快推进中医药现代化发展，都具有重要意义。

国家卫生和计划生育委员会统计信息中心有关负责人指出，国务院近期发布文件提出发展促进信息消费，扩大内需，其中特别强调卫生和中医药信息化的具体工作项目。在有利形势下，专委会应充分集中有关技术、资金等各个领域的力量，推动中医药信息化工作发展。

在专委会第一次常委会上，各常委会委员审议了专委会管理办法，以及专委会下半年工作计划，并讨论了专委会内设部门组成及领导分工等内容。

中医药信息化工作座谈会同期举行，专委会委员代表就中医药信息化建设规划、标准规范、人才培养等热点问题展开探讨，北京、河北、福建、深圳等地专家委员进行了大会经验交流。

## 10、国家中医药管理局回应行业2013年热点问题实录

●所有经过国家药品监督管理机构严格审批上市的中药材、中药饮片、中成药等符合相应的法律法规。

●医疗气功有特定含义，操作人员必须是经过相应考核的中医医生，而且只能在医疗机构当中开展。

●国家中医药管理局与国家卫生和计划生育委员会联合开展整顿医疗机构行动，将协调有关部门严厉打击盗用或者借用中医名义来欺骗百姓的不法行为。

2013年8月27日，在国家中医药管理局举行的新闻发布会上，局新闻发言人、办公室主任王炼，医政司司长许志仁，科技司副司长李昱就近期行业内一些热点问题回答记者提问。局办公室副主任赵明主持发布会。

中国国际广播电台：我有两个问题，是关于中药的。请问王主任，今年6月份的时候，“绿色和平”组织发布了一个报告，称中国一些中药材检查出来农药残留，其中还涉及到同仁堂和云南白药。我们想问一下作为主管部门对此如何评价？目前中药材到底是什么样的情况？还存在哪些问题？我们会在哪些地方加强工作？另外，英国最近发布了一个警告说有一些中成药含有重金属成分，包括同仁堂的牛黄解毒片，此前香港和瑞典也发布过类似的报告，请问对此如何回应？

王炼：第一，中医、中药是中华民族数千年来在长期与疾病斗争中的经验积累，是中国整体观、哲学观指导下凝练出来的中国特色的医学科学。中医药为中华民族的繁衍昌盛做出了不可磨灭的贡献，也为世界医学的发展做出了重要的

贡献。在长期应用和中医理论指导下，历代的中医名医专家不断的经验总结与提炼，我们利用中医理论指导下的中药是安全的，是有效的，中医在捍卫健康、治疗疾病方面发挥了突出的历史作用。

第二，中国政府实行“中西医并重”的卫生工作方针，中医是我国医学体系的重要组成部分，中药既是我国医药体系的重要组成部分也是医药产业的重要组成部分。我认为，所有经过国家药品监督管理机构严格审批上市的中药材、中药饮片、中成药等都是符合相应的法律法规的，大家都知道国家有药品管理法等一系列法规，而且是得到有效监管的。

第三，国家中医药管理局，作为中医药行业的主管部门，我们认为中药的质量关乎中医的疗效，关乎中医药的生命力，关乎百姓的健康，我们是高度重视的，特别是推进中医药服务百姓健康行动中，提供优质的中医服务，包括优质的中医药服务产品和中药产品，中药的质量更加重要。我们有一系列的措施，一系列的做法和工作任务会去落实。

第四，随着当代科技的发展，包括生存环境，疾病谱、健康观念的变化，及高科技在中医药的研发、生产领域的应用，我们对中药的认识也在不断地深化。国家有关部门，包括国家中医药管理局投入大量的人力、物力、协同攻关，以组建平台，建设多学科研究队伍的形式，对中医药的有效性、安全性、质量加以控制。随着研究的不断深入，将会有更多的成果贡献给人类健康。

李昱：国家中医药管理局高度重视中药安全性和质量问题，包括农药残留、重金属、硫磺熏蒸、饮片炮制加工工艺等，都是我们科研工作的重点。我们最近加大了科研力度，构建中药安全性长期监测工作平台。去年开展的中药资源普查试点工作，专门有一项就是中药资源动态监测网络建设，这个动态监测网络包括了中药材的数量、产量、蕴藏量以及质量等内容。我们采取的这些措施，开展的这些工作，相信能对提高中药安全性作出积极贡献。

科技日报：随着近年来经济水平的提高，人民群众对养生保健的需求逐年提高，各种养生保健机构像雨后春笋一样破土而出，这些机构虽然数量众多，但是良莠不齐。最近被媒体炒得沸沸扬扬的“气功大师”王林从侧面反映出市场监管的不到位。我知道国家中医药管理局从2007年开始启动“治未病”健康工程，至今已经将近六年了，在这方面有没有探索出一套比较完善的养生机构的市场准入机制？如果没有的话下一步会通过什么样的措施来促进和完善？

许志仁：机构以中医的理念为指导，主要用中医的技术开展养生保健工作。对他们究竟怎么管理、怎么规范，我们要和地方工商部门一起开展工作。我们发布了一个试点标准，工商部门按照试点标准对这些机构实行管理。今年我们将再扩大试点到100多个，我们的思路是国家中医药管理局发布标准，工商部门按照标准实施准入，日常的监管按照各自的分工。按照这样一个框架开展试点，今后究竟对这部分机构怎么管理，结果还需要在试点之后才能知道。可能这套试点方法可行，也有可能还有更好的方法，我们先试点看看。

刚才提到王林的问题。气功分为两类，一类是保健气功，一类是医疗气功。王林这个我们认为不是医疗气功。医疗气功是有特定含义的，指功法针对某一个疾病，有明确指向；而保健气功只是健体方面的，没有明确指向。医疗气功的操作人员必须是中医医生，而且需经过医学气功的考核。医疗气功只能在医疗机构当中开展，不能在医疗机构之外。我们过去也出台过相应管理办法的，并经过中央批准。王林开展的这个不属于医疗气功范畴。

主持人 赵明：王林事件中提到的气功，权限并不在医疗气功范围内，今天利用这个机会再明确一下。

凤凰卫视：除了王林，最近还出现了很多“癌症大师”等等。不管是属于体育总局还是中医药局管理，但都打着中医的旗号，确实对中医有伤害。很多老百姓会问，这是不是说明监管不够到位？给百姓很多误导？今后有没有办法杜绝类似的骗局？

许志仁：只要是以中医名义的骗局，国家中医药管理局肯定会尽全力处理，但也是有分工的。在我们职责范围内的，我们肯定会积极地监管。比如之前的“最牛违建”主人张必清，北京市有关部门做了调查，我们也在医师库90多万中医医师里进行了搜寻，没有找到张必清的行医编号。北京市在乡村医生的系列里面也没有找到他的行医资格。所以他不属于医疗卫生技术人员了。对这部分本身不是医生，但又做着类似于医生工作的人，究竟怎么管？我们的态度是很坚决的，一定要严厉打击。我们现在正和国家卫生和计划生育委员会联合开展整顿医疗机构的行动，国家中医药管理局对这项工作高度重视，严厉打击，决不手软。特别是对非法行医，没有医师证就是非法行医，这是绝对不允许的。

主持人　赵明：刚才许司长做了很明确的阐述，我们各个部门的分工还是很细的，职能也是很清楚的。国家中医药管理局从执业医师、执业机构的角度来做相关的标准，相关的机构准入要求，相关的检查，我们会联合或者协调有关部门来完成。我们会协调有关部门严厉打击，盗用或者借用中医名义来欺骗百姓的不法行为。（中医药报记者　胡彬　整理）

## 11、亚健康调理机构“挂星”

*目前全国有2000余家星级机构，三星级以上100多家*

社会上中医保健养生馆等亚健康调理机构众多，如何规范管理一直是个难题。中和亚健康服务中心和中华中医药学会亚健康分会自去年年底起对亚健康专业调理机构进行星级划分，规范管理，以在健康服务产业中更好地发挥作用。

2013年9月21～22日，在京举行的第六届中和亚健康论坛暨2013年中华中医药学会亚健康分会年会上，中和亚健康服务中心主任、中华中医药学会亚健康分会主任委员孙涛透露，目前全国已有2000余家亚健康专业调理机构通过星级评定，达到三星级以上的有100多家，部分达到了五星级。国家中医药管理局副局长吴刚出席会议。

吴刚指出，21世纪医学正由治疗为主转向预防和健康促进为主，处于健康和疾病之间的亚健康成为健康医学的主题之一。中医药学有着极其丰富多样的防治方法，在长期临床实践中总结了调摄情志、适度劳逸、合理饮食、谨慎起居等养生调摄之术，形成了食疗、针灸、推拿、导引、心理、音乐、内服与外用药物治疗等多种防治方法。中医药“治未病”的理念可以在亚健康方面大有作为。对中医药与亚健康进行研究，符合世界医学发展趋势，对“积极发展中医预防保健服务”具有重要的促进作用。

孙涛表示，中华中医药学会亚健康分会制订和发布《亚健康专业调理机构服务水平星级评审标准（试行）》，与中和亚健康服务中心邀请了65位专家组成星级评定委员会，共同启动亚健康专业调理机构服务水平星级评定工作，推出“健康4S店”的新经营理念和模式。

亚健康专业调理机构是基于中医“治未病”及现代健康医学理论的亚健康学科体系为理论基础，通过专业的亚健康检测、干预设备、技术和方法，由专业人员对亚健康人群进行辨识、分类、评估、调理、咨询和管理的专业机构。星级评定主要根据其服务水平等级，并参考安全、效果、环境、卫生等，分为一星至五星5个等级，最高为五星级。

湖南中和亚健康服务中心主任涂波这次带了11个亚健康调理机构负责人来参会，他认为，通过星级评定不仅对养生保健机构进行了规范管理，同时还获得一些政府项目支持，亚健康调理机构的积极性很高，都在努力提升服务水平。

"这次我们有4家机构被评为五星级。"

孙涛透露，随着评定工作的开展，越来越多的养生保健机构要建设成亚健康专业调理星级机构，为此，中华中医药学会亚健康分会将建立亚健康专业调理机构星级网，把获评星级的机构信息对社会公布，并接受客户监督。

此次论坛主题为"新政策、新产业、新模式、新技术"，重点分析了新形势下亚健康产业面临的机遇与挑战，探讨如何创新养生保健机构、亚健康专业调理机构的运营模式及构建全国中医药预防保健服务体系技术支撑平台等问题。500多位国内外代表参加会议。

## 12、湖南中医药大学获批该省首个境外合作办学项目

湖南中医药大学与马来西亚林肯大学学院合作开展中医学专业本科境外教育项目日前获教育部审核批准，成为该省首个经教育部认可的境外合作办学项目。

该项目将于今年启动。湖南中医药大学将在马来西亚招收非中国籍本科生，采用3+2的教学模式，即在马来西亚林肯大学学院完成前3年理论课程，在湖南中医药大学完成后2年临床课程及实践课程。

为确保教学质量，湖南中医药大学将选派管理人员赴马来西亚办学，并对林肯大学学院实施的课程和教学进行严格管理和有效监督，实现课程对接、学分互认。部分专业核心课程还将由湖南中医药大学派人授课。

## 13、第二届"国医大师"评选启动

*放宽从业年限至50年，更注重面向基层和临床一线*

2013年11月12日，国家中医药管理局在京举行新闻发布会，宣布第二届"国医大师"评选启动。自今年11月起，在全国卫生和中医药医疗、教育、科研等机构从事中医中药工作的人员范围内，评选30名"国医大师"。较之首届"国医大师"评选，这次评选将更加注重面向基层和临床一线，并适当放宽了从业年限。计划2014年上半年完成表彰工作。

国家中医药管理局人事教育司司长卢国慧介绍，两届国医大师评选主要差别在于参评人员从业年限。上一届的条件是从医55年以上，这一届是50年以上，无论是50年还是55年都比较长，这是基于中医药人才成长的特点和规律。

上一届是建国以后第一次"国医大师"评选，建国前更多中医药的人才培养是通过"师带徒"，很多老专家都是十几岁开始就进行学徒，这样55年对于那一代人而言是比较适中的，随着院校教育的建立，中医药人才培养主要是通过学校来实现，他们的从业时间比较晚，如果再遵从55年的周期，在年限上会比较长。同时也考虑到希望"国医大师"获评之后仍然能够从事临床，年轻一些会让更多的患者从中受益。

国家中医药管理局办公室主任、新闻发言人王炼介绍，评选拟面向全国各省、自治区、直辖市、新疆生产建设兵团、有关单位、社会组织产生130名候选人，内蒙古、广西、西藏、宁夏、新疆分配的推荐名额均应含1名民族医。将评选出的30名"国医大师"中至少含民族医2名。推荐人选应为省级名中医或全国老中医药专家学术经验继承工作指导老师，从事中医临床或鉴别、炮制等

中药临床使用相关工作50年以上（截至2013年12月31日），具有主任医师、主任药师或同等专业技术职务，同时应能够坚持临床工作，无违法违纪违规等问题。

评选将坚持公开、公平、公正的原则，严格执行“两审三公示”制度，自下而上、逐级推荐，同时在全国遴选专家组成评审专家小组负责评审，最终由“国医大师”评选表彰工作领导小组研究确定表彰人选。

工作领导小组由国家卫生计生委副主任、国家中医药管理局局长王国强和人力资源社会保障部副部长、国家公务员局党组书记杨士秋担任组长。领导小组下设办公室，办公室设在国家中医药局人事教育司，负责评选表彰的日常工作。本次评选专门设立监督组，由纪检部门工作人员组成，负责监督此次评选表彰工作。

## 14、世界中医药学会联合会护理专委会成立

世界中医药学会联合会（世界中联）护理专业委员会成立大会暨首届中医护理学术国际研讨会11月9日在南京召开。推选南京中医药大学护理学院院长徐桂华担任首届护理专委会会长。世界中联主席佘靖，江苏省卫生厅副厅长、省中医药局局长陈亦江出席会议。

徐桂华表示，以“整体观念”、“辨证施护”、“注重人文关怀”为特点中医护理学，长期以来在临床实践中积累了大量丰富的经验，特别是近年来通过积极开展中医护理技术操作规范标准化研究，使中医护理技术更加规范、科学、安全、有效。中医护理的理念、方法和手段正得到越来越广泛的认可、接受和运用。她号召专委会全体会员以此为契机，加强各国中医护理工作者、专家和学者的交流与合作，不断提高中医护理业务水平，积极推动中医护理事业的国际化发展。

大会以“走向世界的中医护理”为主题，来自美国、加拿大、葡萄牙等19个国家与地区的中医护理界专家进行了学术研讨，并交流中医护理方面的经验。

## 15 2013年中国卫生计生十大新闻

一、国家卫生和计划生育委员会成立。2013年3月10日，国务院机构改革和职能转变方案提出，将卫生部的职责、国家人口和计划生育委员会的计划生育管理和服务职责整合，不再保留卫生部、国家人口和计划生育委员会，组建国家卫生和计划生育委员会。本次机构改革突出了职能转变，更加注重宏观管理、依法行政和综合监管，更加注重优化资源配置，体现了卫生和计划生育服务优势互补。

3月16日，十二届全国人大一次会议决定李斌同志为国家卫生计生委主任。3月17日，国家卫生计生委召开首次干部大会，刘延东副总理出席并作重要讲话，强调要贯彻党的十八届二中全会精神和十二届全国人大一次会议通过的决定，以转变职能为核心，扎实做好卫生计生机构改革各项工作。

6月18日，国家卫生计生委“三定”规定公布，明确国家卫生计生委主要职责、内设机构和人员编制，取消下放了10项审批、评比职责，整合加强了深化医药卫生体制改革等7项职责，增设体制改革司，承担国务院深化医药卫生体制改革领导小组办公室的具体工作。

二、党中央国务院对深化医改进行全面部署。2013年11月12日，党的十八届三中全会通过《中共中央关于全面深化改革若干重大问题的决定》，明确提出深化医药卫生体制改革，统筹推进医疗保障、医疗服务、公共卫生、药品供应、监管体制综合改革。深化基层医疗卫生机构综合改革，加快公立医院改革，取消以药补医，健全全民医保体系，鼓励社会办医等。

6月28日，全国医改工作电视电话会议召开，李克强总理作出重要批示，要求各地方、各有关部门一定要把推进医改作为保障和改善民生的重要任务，中共中央政治局委员、国务院副总理、国务院医改领导小组组长刘延东出席会议，强调要推动医改取得新突破。12月30日，国家卫生计生委、国家中医药局印发了《关于加快发展社会办医的若干意见》，对加快发展社会办医，提升服务能力，加强监管等做出了规定。

各地在党委、政府的领导下，积极推进深化医改各项工作，2013年全国共有900多个县开展了以取消以药补医机制为关键环节的综合改革，各地贯彻落实国办《关于巩固完善基本药物制度和基层运行新机制的意见》，以投入换机制的综合改革效果持续显现。基层现场调查结果表明，87%的患者表示在基层看病贵得到改善，80%基层医务人员反映工作积极性得到调动。

三、坚持计划生育基本国策，启动实施单独两孩政策。2013年11月12日，党的十八届三中全会通过的《中共中央关于全面深化改革若干重大问题的决定》全文公布，明确“坚持计划生育的基本国策，启动实施一方是独生子女的夫妇可生育两个孩子的政策，逐步调整完善生育政策，促进人口长期均衡发展”。

12月21日，中共中央、国务院印发了《关于调整完善生育政策的意见》，明确了调整完善生育政策的重要意义和总体思路，要求坚持计划生育基本国策，稳妥扎实有序推进各项工作，完善配套措施。12月23日，十二届全国人大常委会举行第六次会议，审议了国务院关于提请审议关于调整完善生育政策的决议草案等议案。

各地根据实际情况，确定启动实施单独两孩政策具体时间，通过省级人民代表大会或其常委会修订地方条例或作出规定，依法组织实施。12月18日，国家卫生计生委等五部委发出《关于进一步做好计划生育特殊困难家庭扶助工作的通知》，对计划生育特殊困难家庭加大经济扶助力度，广泛开展社会关怀活动。

四、妥善应对H7N9疫情等突发公共卫生事件。抗击“非典”取得伟大胜利10年来，卫生应急工作建立了从中央到地方的卫生应急管理体制、卫生计生委作为卫生应急牵头单位的部委间协作机制，以及一系列法规条例和工作制度预案。加快卫生应急指挥决策系统建设步伐，在响应速度、现场处置、信息管理和自我保障等方面得到了全面提升。

2013年3月，上海市和安徽省发现3例人感染H7N9禽流感病例，中国政府迅速启动部门间、区域间联防联控机制，加强疫情研判、传染源控制、早诊早治、疫情溯源工作。坚持公开透明，及时准确发布疫情和防控工作信息，加强国际合作，有效地控制了疫情发展，得到人民群众和国际社会的充分肯定，世界卫生组织称“中国的应对堪称典范”，调查显示，93.1%的群众认为政府有能力控制并应对好H7N9禽流感。

9月25日，国家卫生计生委举办“国家卫生应急演练活动”，展现了卫生应急队伍精湛的专业技术和良好的精神风貌。在四川芦山地震中，国家卫生计生委派出7支国家卫生应急队伍，在震后两小时即奔赴灾区，开展医学救援、卫生防疫、心理援助等工作。11月21日，中国政府应急医疗队赴菲律宾，开展“海燕”台风灾害医疗救援工作，两周内累计接诊患者2144人次，覆盖灾区20万人口，得到了国内外各界广泛好评。

五、进一步扩大卫生援外合作，中国援外医疗队派遣50周年系列纪念活动举办。2013年8月15日下午，全国卫生援外工作暨援外医疗队派遣50周年会议在北京召开。国家卫生计生委、人力资源社会保障部联合表彰了全国援外医疗工作中涌现出的30个先进集体和59名先进个人。

16日上午，习近平总书记在人民大会堂会见援外先进代表和非洲卫生部长。同日，中国-非洲部长级卫生合作发展会议召开，刘延东副总理出席开幕式并作主旨演讲，强调要切实加强中非卫生领域的互利合作，不断巩固和深化中非新型战略伙伴关系。会议签署并发布《中非卫生合作北京宣言》，决定采取共同开发卫生人力资源等一系列措施推动中非卫生领域合作深化发展，为中非协力，以可持续、长效的方案解决影响非洲的重点卫生难题制定了路线。

50年来，中国先后向亚、非、拉、欧和大洋洲的66个国家和地区累计派出医疗队员约2.3万人次。医疗队员发扬“不畏艰苦、甘于奉献、救死扶伤、大爱无疆”的中国医疗队精神，为增进与受援国人民的友谊，推动与受援国的友好合作，构建中国改革开放的良好国际环境发挥了不可替代的重要作用。

六、深入开展党的群众路线教育实践活动，“服务百姓健康行动”取得实效。按照中央的统一部署，2013年7月开始，国家卫生计生委启动党的群众路线教育实践活动，启动“基层大调研活动”，10个调研组先后深入到25个省份的100多个县市，掌握第一手材料。开展11场委领导主讲的“面对面大讲堂”活动。

着力推动解决群众反映强烈的突出问题，推出“服务百姓健康行动”，举行“全国大型义诊活动周”，全国共有2.3万家医疗机构、60万医护人员参加，诊疗1100万人次，受到基层群众广泛欢迎；联合公安部等6部门开展“进一步整顿医疗秩序打击非法行医专项行动”，查处一批案件，严厉打击损害人民群众切身利益的“黑诊所”、“医托”等违法犯罪行为，整顿和规范医疗秩序，切实保障人民群众健康权益；印发《关于加强医疗卫生行风建设“九不准”的通知》和《关于建立医药购销领域商业贿赂不良记录的规定的通知》，规范医疗行为，树立行业新风。

七、社会抚养费征收引发热议，国家卫生计生委要求各地规范管理。2013年7月11日，有律师向全国31个省级计生委、财政厅申请要求公开2012年度社会抚养费收支及审计情况，社会抚养费问题引发社会广泛关注。9月4日，国家卫生计生委新闻发言人表示，征收社会抚养费有法可依。社会抚养费纳入地方政府预算管理，不属于中央财政或卫生计生部门收入，也不允许与计划生育支出挂钩。各地卫生计生部门要在当地政府指导下，依法依规做好社会抚养费征收管理信息公开工作。

9月18日，国家审计署公布甘肃等9省市部分县社会抚养费审计有关情况，国家卫生计生委督促相关地方采取切实措施进一步规范社会抚养费征收管理。11月1日，国家卫生计生委公布14个省份社会抚养费行政复议案件依法审理结果，对超出法定期限答复的7个省份，作出确认不符合《中华人民共和国政府信息公开条例》的行政复议决定，对未作出政府信息公开答复的7个省份，作出责令限期答复的行政复议决定。

八、打击涉医违法犯罪，开展维护医疗秩序专项行动。2013年10月25日，浙江温岭第一人民医院发生恶性伤医事件，造成1名医生死亡，2名医生重伤。10月28日上午，数百名来自温岭的医护人员聚集在温岭市第一人民医院，要求对医疗暴力“零容忍”、维护正常医疗秩序。

11月7日，刘延东副总理主持会议，学习贯彻李克强总理重要批示，研究维护正常医疗秩序、建立和谐医患关系问题。会议强调，要坚决遏制涉医刑事案件频发、多发势头，并决定开展专项行动，实现医患良性互动，切实维护医务人员和人民群众生命安全。12月20日，国家卫生计生委、中央综治办等部门联合召开全国“平安医院”创建工作暨维护医疗秩序打击涉医违法犯罪专项行动会议，部署为期一年的专项行动，为广大患者和医务人员营造良好医疗环境，切实维护社会和谐稳定。

九、中国高度重视艾滋病防治工作。2013年世界艾滋病日前夕，习近平总书记就《中共北京市委关于艾滋病防治工作情况的报告》作出指示，强调坚持预防为主、防治结合、依法防治、科学防治，落实“四免一关怀”政策，动员社会力量积极参与，消除社会歧视。李克强总理致信北京佑安医院，向医务人员、基层工作者、社会组织和志愿者慰问致谢，为艾滋病患者加油鼓劲。

12月1日，刘延东副总理到佑安医院考察艾滋病防治工作，与艾滋病患者亲切交流，并接见了医疗卫生工作者代表。11月29日，国务院防治艾滋病工作委员会全体会议强调，要加大投入，完善体制机制，确保“十二五”防治艾滋病目标如期实现。11月30日，国家卫生计生委会同国家发展改革委、民政部、财政部、人力资源社会保障部、国务院扶贫办联合印发《关于进一步推进艾滋病防治工作的通知》，对进一步推进中国艾滋病防治工作提出了明确要求。各地进一步扩大了宣传教育、监测检测、综合干预、抗病毒治疗、预防母婴传播的覆盖面，艾滋病防治工作取得明显成效。

十、中办国办发出领导干部带头禁烟令，中国居民健康素养水平稳步提升。12月29日，中共中央办公厅、国务院办公厅联合印发了《关于领导干部带头在公共场所禁烟有关事项的通知》，明确要求各级领导干部要模范遵守公共场所禁烟规定，不得在学校、医院等禁止吸烟的公共场所吸烟，各级党政机关公务活动中严禁吸烟，把各级党政机关建成无烟机关，主动接受群众监督和舆论监督。国家卫生计生委将着力加大控烟宣传和健康教育力度，发挥示范带头作用，创建无烟卫生计生系统，推动创建无烟环境，提供戒烟服务，积极开展公共场所禁止吸烟立法研究。

11月10日，国家卫生计生委发布中国居民健康素养监测报告。报告显示，2012年中国城乡居民健康素养水平为8.80%，比2008年提高2.32个百分点。为进一步提高中国居民健康素养水平，国家继续实施中央补助地方健康素养促进行动项目，开展公益广告制作、健康巡讲、健康素养和烟草流行监测、创建健康促进医院、重点疾病和重点领域健康教育等工作。深入开展“健康中国行-全民健康素养促进活动”，2013年主题是“合理用药”，通过加强与媒体合作，在全国部分城市开展健康大讲堂、健康生活体验区和健康大巴进社区、学校合理用药宣传等活动，让健康知识走进社区、课堂和家庭。

## 16、2013年中医药十大新闻

1、《中共中央关于全面深化改革若干重大问题的决定》提出，要“完善中医药事业发展政策和机制”。

2013年11月党的十八届三中全会通过的《中共中央关于全面深化改革若干重大问题的决定》提出，要“完善中医药事业发展政策和机制”，反映了中央将中医药纳入全面深化改革的大局，为中医药改革发展指明了方向。

2、全面发展中医药医疗保健服务，成为国家发展健康服务业的重要内容。

《国务院关于促进健康服务业发展的若干意见》将“全面发展中医药医疗保健服务”列为八大主要任务之一，制定实施中医药健康服务发展规划，提升中医健康服务能力，推广科学规范的中医保健知识及产品，鼓励和扶持优秀的中医药机构到境外开办中医医院、连锁诊所等，培育国际知名的中医药品牌和服务机构。

甘肃省出台《关于促进中医药产业发展的意见》，提出5年建起较为完善的中医药产业链，发展中医药健康服务。

3、中医药在国家外交战略中的地位提升。

8月，习近平主席在会见世界卫生组织总干事陈冯富珍时，提出“促进中西医结合及中医药在海外发展”。9月，习近平主席在上海合作组织成员国元首理事会第13次会议上讲话中提出“传统医学是各方合作的新领域，中方愿意同各成员国合作建设中医医疗机构，充分利用传统医学资源为成员国人民健康服务”。

在习近平主席的见证下，《中华人民共和国国家中医药管理局与吉尔吉斯共和国卫生部关于中医药领域合作谅解备忘录》、《中华人民共和国国家中医药管理局与乌克兰卫生部关于中医药领域合作的谅解备忘录》分别于9月和12月签署。

4、成都老官山汉墓考古发现一批珍贵医简。

12月，成都市金牛区天回镇老官山汉墓考古队在清理一处西汉时期土坑木椁墓时，出土920支竹简，初步分析为9部医书，除《五色脉诊》之外都没有书名，经初步整理暂定名为《敝昔医论》、《脉死侯》、《六十病方》、《尺简》、《病源》、《经脉书》、《诸病症侯》、《脉数》等。另有184支(含残简)组成的内容为《医马书》，以及一个完整的人体经穴髹漆人像，用白色或红色描绘的经络线条和穴点清晰可见。

5、中医药参与深化医改取得新进展。

中医药健康管理首次纳入国家基本公共卫生服务项目，按照覆盖目标人群30%，对65岁及以上老年人和0～36个月儿童开展中医药健康管理服务。

藏、蒙、维等民族药首次列入《国家基本药物目录》。

国家发改委等五部门，要求在县级公立医院综合改革试点工作中充分发挥中医药特色优势，提出调整中医医疗服务项目和价格，在取消药品加成时区别对待中药饮片，在医保中鼓励使用中医药等措施。

国家中医药管理局与国家卫生计生委将农村具有中医药一技之长人员纳入乡村医生管理，已在全国18个省(区、市)实施。

6、中医药服务百姓健康推进行动深入基层惠及群众。

“中医药服务百姓健康推进行动”是中医药行业开展党的群众路线教育实践活动的重要载体，包含基层中医药服务能力提升工程、中医“治未病”健康工程和“中医中药中国行——进乡村•进社区•进家庭”活动三项工程。各地以此为主要内容创新服务模式，通过建设中医药综合服务区、构建中医预防保健服务体系、开展中医药文化科普活动等形式，推动中医药更加深入基层，惠及百姓。

7、首批134名中医药传承博士后进站。

12月，134名全国中医药传承博士后正式进站，为期两年。此举将老中医药专家学术经验继承工作与国家博士后制度相结合，充分发挥师承教育的传承优势和博士后教育的平台优势，成为培养中医药领军人才的新方法，是中医药人才培养机制的又一创新。

8、中医药标准体系框架初步形成。

目前已发布中医药国家标准27项，行业及行业组织标准470多项，相对独立的中医药标准体系框架初步构建。政府主导、行业参与、统筹规划、分工负责的中医药标准化管理体制和运行机制初步建立。

世界中医药学会联合会副主席兼秘书长李振吉荣获国家标准化管理委员会“2013年中国标准创新贡献奖”的突出贡献奖。

9、国家中医临床研究基地建设取得新进展，中医药科技取得新成果。

国家中医临床研究基地建立了符合中医药发展规律的临床科研新模式，初步验证了14种疾病中医药治疗的相对优势，显著带动了基地建设单位中医服务能力总体提升。

中国科学院上海药物研究所果德安教授带领完成的“中药复杂体系活性成分系统分析方法及其在质量标准中的应用研究”项目荣获国家自然科学二等奖；果德安教授还获得2013年度美国植物药委员会最高荣誉奖诺曼•法恩斯沃思(NormanFarnsworth)卓越研究奖，是获得该奖的唯一亚洲和华人学者。此外，云南省药物研究所完成的“低纬高原地区天然药物资源野外调查与研究开发”项目荣获国家科技进步一等奖。

10、中医药积极参与应对人感染H7N9禽流感。

在人感染H7N9禽流感防治过程中，中医药系统迅速参与救治，及时发布中医诊疗方案并根据疫情及时修订。专家系统总结中医药参与治疗的所有病例，达成中医药治疗人感染H7N9禽流感疗效确切的共识。

禽流感来袭，盲目购买板蓝根冲剂服用现象，折射出社会对中医药的期待，中医药知识的科学普及仍待加强。

# 2014 国医年鉴

GUOYI NIANJIAN

## 三 年度人物

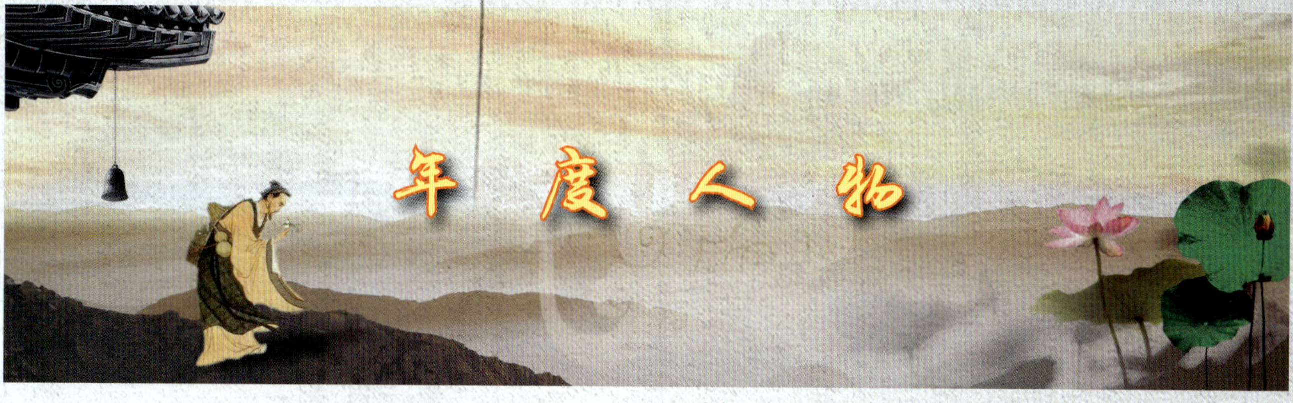


## 果德安

背景资料：当选中国中医药报社推选的2013年度中医药新闻人物

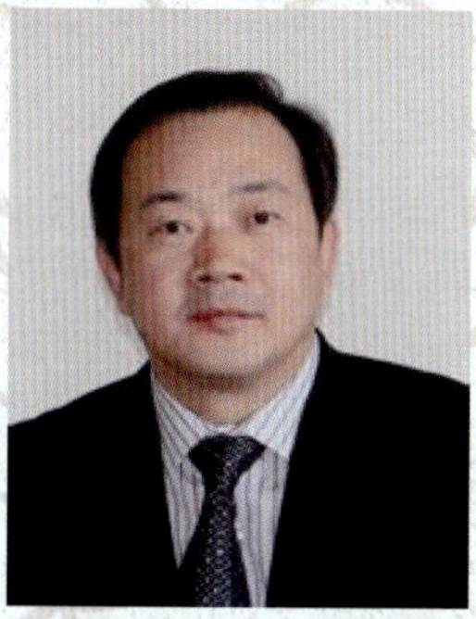

**人物简介**

果德安，男，1962年4月出生于山东郓城。1983年毕业于长春中医学院中药系，获学士学位，1987年毕业于华西医科大学药学院，获硕士学位，1990年毕业于北京医科大学药学院，获博士学位，1993-1996年在美国德州理工大学从事博士后研究。中药标准化技术国家工程实验室主任，中国科学院上海药物研究所上海中药现代化研究中心主任，兼任我国国家药典委员会委员、美国药典委员会委员、国际中医药规范研究学会候任会长。

第八届、第九届、第十届国家药典委员会委员（第十届执行委员），天然药物专业委员会主任委员；2010年版《中国药典》英文版主编，2005年版《中国药典》英文版副主编；美国药典委员会委员；《国际药用植物研究学会》（GA）理事，顾问专家（亚洲唯一人选）；美国植物学委员会顾问专家（American Botanical Council）；国家863专家组专家（1998-2006）；世界中医药学会联合会中药分析专业委员会会长；中国药学会中药与天然药物专业委员会副主任委员；中国植物学会植物化学与资源学专业委员会副主任委员等。

作为项目负责人在2008年经申请获得发改委批准筹建《中药标准化技术国家工程实验室》，现任实验室主任，工程实验室理事会副理事长。如今已经建成拥有2500平方米的实验室，仪器设备价值达4000多万元的从事中药质量标准研究的现代化实验室。2002年作为主要负责人成功组建《北京大学中医药现代研究中心》。2005年由一个人开始组建《上海中药现代化研究中心》，如今形成了一支有70多人，其中6名研究员、6名副研究员、博士、硕士组成的开展中药现代化研究的年青队伍。

现任14个国际杂志的副主编或编委，任多个国内杂志的副主编或编委，详细如下：

《Journal of Ethnopharmacology》Associate Editor

《Nat Prod Commun》Editor

《Phytomedicine》Editorial Board Member

《Planta Medica》Advisory Board Member

《Fitoterapia》Editorial Board Member

《Phytochemistry Letters》Editorial Board Member

《Acta Pharmacologica Sinica》Editorial Board Member

《J Integr Plant Biol》Editorial Board Member

《Journal of Asian Natural Products Research》Editorial Board Member

《Frontiers in Ethnopharmacology》Associate Editor

《Scientitia Pharmaceutica》Editorial Board Member

《Journal of Traditional and Complementary Medicine》Editorial Board Member

《Natural Products and Bioprospecting》Editorial Board Member

《ISRN Spectroscopy 》Editorial Board Member

《Acta Pharmaceutica Sinica》B, Associate Editor in Chief

《Chinese Journal of Natural Medicines》Associate Editor in Chief

《Chinese Herbal Medicines》Editorial Board Member

《世界科学技术-中医药现代化》副主编，《药学学报》、《中草药》、《中国中药杂志》等杂志编委。

受邀请在各种国际学术会议上作大会报告或邀请报告40余次，包括著名国际会议如国际药学大会、国际传统药物大会、美国生药学会年会、欧洲药用植物研究学会年会等，同时担任过数10个国际学术会议学术委员会的委员或分会主席。

从2008年作为发起者开始组织第一届“上海中药与天然药物国际大会”，至今已经成功举办了4届。邀请了国际上著名的中药和药用植物领域的专家参加会议并作大会报告，促进了中药研究的国际学术交流与合作。从2007年开始每年组织中国（包括香港和台湾）中药研究领域的杰出专家参加在美国密西西比召开的“Oxford国际植物药科学国际大会”，如今已经连续组织了5届，有60余名中国的知名专家学者参加了这个系列会议，并作大会报告或邀请报告。作为大会主席主办了2届“中药分析国际学术会议”系列会议。

**主要学术成果**

1、发表论文

共发表学术论文430余篇，其中SCI收录论文270篇（通讯作者论文220篇）。这些SCI论文共被SCI源期刊引用3000余次，单篇影响因子最高9.39。Hirsh指数为27；发表专著12部，其中主编6部。

2、获得奖励及人才基金

1997年获第四届吴阶平保罗杨森医药研究奖三等奖；1999年获中国药学发展基金会地奥药学科技奖三等奖；2002年获教育部自然科学二等奖，排名第五；2005年获得教育部提名国家自然科学奖一等奖，排名第一；2007年获得教育部高等学校自然科学一等奖，排名第一。1997年获得“霍英东教育基金会青年教师基金”；1998年获得国家教育部“跨世纪优秀人才基金”；1999年获得“国家杰出青年基金”；2013年获美国植物协会（ABC）“Farnsworth植物研究杰出成就”奖。

3、中药质量标准模式建立及新方法研究

在国内率先开展中药质量标准的系统研究工作，提出了多指标成分定量结合指纹图谱技术等多手段控制中药复杂体系质量的模式，体现了中医药的整体观和多靶点作用，建立了一套符合中药复杂体系特点的中药质量标准体系，并为这套体系纳入中国药典做出了重要贡献。提出了中药标准制定需要“深入研究，浅出标准”的基本理念。在国际高水平杂志上率先发表了一系列这方面的论文，已经被SCI引用1300次以上。是国内中药指纹图谱技术研究的先行者和实践者，是2000年国家药品监督管理局发布的“中药注射剂指纹图谱技术技术要求”的主要起草人。

4、蛋白质组学技术应用于中药作用机理研究

在国内外率先开展应用蛋白质组学技术阐明中药作用的分子机理研究，建立了研究平台体系，如今已经发表一系列高水平的学术论文，2008年发表在Mol Cell Proteomics上的论文影响因子达9.39。2011年又连续在Proteomics, PLoS One等国际知名杂志上连续发表3篇论文阐明中药丹参中的主要活性成分丹酚酸B的作用机理，受到广泛关注。

**年度聚焦**

果德安：潜心科研　解决中药质控难题

当选中国中医药报社推选的2013年度中医药新闻人物，理由：

果德安从事中药现代研究30年，在中药质量标准相关基础和应用研究及推动中药国际化方面带领团队通过艰苦卓绝的努力，为推进我国中药现代化作出卓越贡献。他创建中药复杂体系活性成分的系统分析方法学体系，解决了困扰中药标

准制定的分析方法学问题；他构建了中药整体质量控制标准体系，并应用于国家药典和国际药典中药标准中。

他提出用于中药复杂体系质量控制的多指标成分定量与指纹图谱技术相结合的模式，是中药注射剂指纹图谱技术要求的主要起草人，并参与制定了国家多个新药和已上市药物的规范化和标准提高等技术要求的起草工作。

针对中药复杂体系活性成分不清，缺乏系统分析方法这一制约中药产业发展和国际化的关键瓶颈问题，他率领团队开展了系统的中药分析研究，创新性地构建了中药复杂体系“化学分析-体内代谢分析-生物学分析”三位一体的系统分析方法学体系，并提出了“深入浅出”的研究指导思想。基于该指导思想，建立了中药整体质量控制模式，“中药复杂体系活性成分系统分析方法及其在质量标准中的应用研究”项目荣获2012年度国家自然科学奖二等奖，这是中医药研究项目首次获得该奖项，填补了中医药在此领域的空白。

2013年，果德安屡获殊荣，得到媒体的广泛关注。1月18日获国家领导人颁授国家自然科学奖二等奖（排名第一，是中医药领域的第一个国家自然科学奖）。3月7日获美国植物药委员会在美国加州颁授最高荣誉Norman R. Farnsworth卓越研究奖（是目前唯一的亚洲和华人获奖者）。11月获吴阶平基金会颁发的吴阶平医药创新奖（四位获奖者之一），他带领团队制定的中药丹参、灵芝和三七等9个质量标准被美国药典正式收载，是中国学者制定的首次进入美国药典的中药标准，所研制的创新中药“丹七通脉片”已顺利进入Ⅱ期临床研究。

## 王 琦

背景资料：当选中国中医药报社推选的2013年度中医药新闻人物

**人物简介**

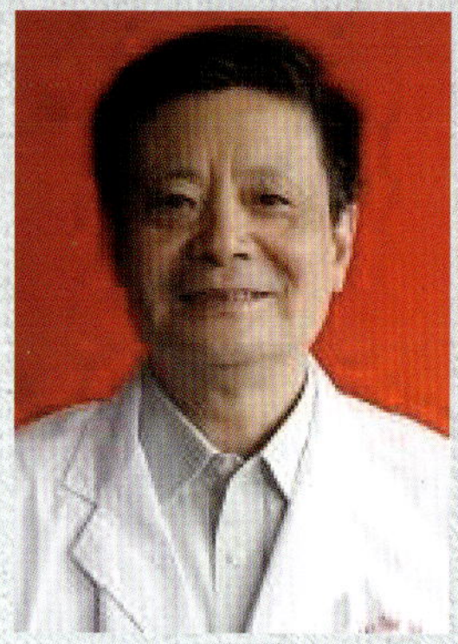

王琦，男，1943年2月生，江苏高邮人。毕业于中国中医研究院，医学硕士。国家级重点学科中医基础理论学科带头人，北京中医药大学博士生导师、北京中医药大学学术委员会委员、中医体质与生殖医学研究中心主任，享受国务院特殊津贴的有突出贡献专家，国家人事部、卫生部、中医药管理局遴选的全国第二、三批五百名著名老中医之一。现任《中国中医药报》社副社长兼副总编，《康乐世界》杂志社社长，中华国际医学交流基金会男性学基金委员会主任委员，中国性学会性医学专业委员会副主任委员，中国中医药学会临床药物专家评审委员会副主任委员，国家自然科学基金会评审专家，全国名词委中医名词委委员，国家自然科学基金会委员评审专家，中华医学会医疗事故技术鉴定专家库成员，中国医师协会理事，中华中医药学会常务理事，中华中医药学会体质分会主任委员，国际体质研究会主席，中华中医药学会临床药物评价专家委员会副主任委员，国家中医药管理局优秀中医临床人才研修项目专家指导委员会委员，中国性学会常务理事、《中国性科学》副主编等职。

擅长治疗过敏性疾病、脂肪肝、高脂血症、抑郁症、尿毒症、内分泌失调、糖尿病、胆石症、尿路系统结石症。对胆囊炎、慢性胃炎、偏头痛、顽固性失眠、不孕症、不育症、急慢性前列腺炎、前列腺增生症、对男性性功能障碍等疗效显著。

先后获各种奖项16项。多次应邀赴亚、欧、美洲等国家、地区讲学。中央电视台“东方之子”、《人民日报》、《新华社》等海内外50多家新闻媒体对其作了报道。

**主要学术成果**

1、理论建树

王琦教授为中医男科学创建人之一，奠定了该学科的理论和临床基础。他独树一帜地提出了“阳痿从肝论治“论点，使阳痿治疗发生了重大变革。治疗男性不育症的“优生宝胶囊”，经电镜观察证明，使人类精子发生过程的病理状态转为常态。在前列腺疾病及多种男科疾病方面亦均有较深的造诣。

还创建了中医体质学，主编出版了第一部中医体质学专著《中医体质学说》，对过敏体质与肥胖体质的研究达到了国内外先进水平。由王琦教授主持的研究中医腹诊的卫生部课题，挽救了我国濒临失传的宝贵诊疗方法--腹诊，在中日医学界产生巨大影响。其有关男科、体质、腹诊的研究成果均被载入新中国40年及50年中医药科技成就。还确立了中医藏象学这一中医基础理论的重要学术地位。

2、论文著作

王琦教授不仅是一位临床家，还是著名的中医理论学者，对中医学理论与实际的变革与整体发展发表了大量论述。发表学术论文500余篇，主编或与他人合作出版学术著作40余部，如《中医男科学》、《王琦男科学》、《中华中医男性学丛书》、《中医体质学》、《九种体质使用手册》、《中国腹诊》、《中医藏象学》等，多部翻译为英、日、朝版本。

**年度聚焦**

王琦：创立体质辨识法　让中医进入基本公卫

当选中国中医药报社推选的2013年度中医药新闻人物，理由：

王琦数十年研究中医基础理论，总结提炼中医体质学说，创立体质辨识法，使其成为中医养生实践的主要理论基础和可操作性依据，并推动中医健康管理进入基本公共卫生服务，让全国数亿人受益。

王琦在中医基础学科创新及转化医学应用方面作出重要贡献，并产生重要国际影响。制定我国首部《中医体质分类与判定》标准，所创立的体质辨识法被纳入《国家基本公共卫生服务规范》，实现了中医药首次进入国家公共卫生服务体系。其《中医体质量表》翻译成韩文、日文、英文版应用，《中医体质学》著作被日本、韩国翻译出版重印6次。他所构建的中医体质学已成为中医学二级学科和国家中医药管理局重点学科，从而奠定了在该领域的地位，该学说曾获得国家科技进步二等奖，已成为中医药养生科普的指导性理论和依据，推动中医治未病深入人心。

他还致力于为广大人民群众进行以辨体养生为主题的健康养生讲座，帮助大众树立了正确的养生理念。2010年获得全国中医药科学普及金话筒奖。

2013年，国家卫生计生委和国家中医药管理局联合发文在基本公共卫生服务中加入中医药健康管理服务，王琦带领学术团队起草的《老年人中医药健康管理服务技术规范》被纳入其中，全国所有65岁以上老人将根据体质得到中医药保健指导。同年，他获得何梁何利基金科技进步奖、全国优秀科技工作者和首都劳动模范荣誉称号。

## 李振吉

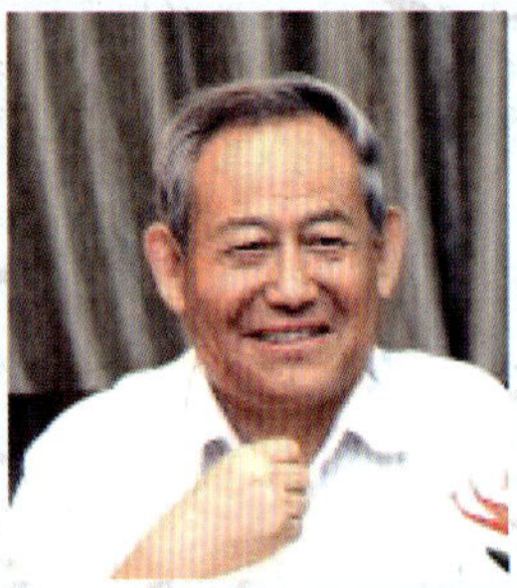

背景资料：当选中国中医药报社推选的2013年度中医药新闻人物

**人物简介**

李振吉，1944年9月生，山东昌乐人，教授，主任医师，世界中医药学会联合会副主席兼秘书长。曾任中国中医研究院副院长、国家中医药管理局副局长等职。1970年毕业于北京医学院（现北京大学医学部）。自1985年起，李振吉教授一直从事医院管理、科技管理、教育管理、外事管理等工作与研究。亲自参与了国家中医药现代化发展战略研究的全过程。在1995年启动的中药现代化发展战略研究中，李振吉教授首次就开发现代中药进行了系统的研究与分析，并提出"中药现代化科技产业行动计划"，获99年度国家科技进步二等奖。李振吉教授是中医药现代化多个重大课题的策划、组织及主要研究指导者，是中医高等院校规划教材编审委员会副主任；新世纪全国高等中医药规划教材专家指导委员会主任；国家中医药管理局对外交流与合作十年规划组织者、领导者、研究者，是“世界中医药学会联合会”主要创始人之一。

## 主要学术成果

1、学术见解

提出扩大中成药出口规模，是推动中医药产业国际发展的重要指标，减少和消除中成药国际贸易技术壁垒是关键。总结金砖国家与中医药相关的技术贸易壁垒措施，指出面对当前的技术性贸易壁垒，可以从中药注册和中医的市场准入两个方面来应对。要加强与其他金砖国家药典委员会的交流与合作，推动更多的中药标准进入对方国家药典之中；要善于借助国际贸易组织(WTO)的谈判机制、纠纷解决机制和贸易政策审议机制，加强中医国际标准的制定和推广，争取在国际组织如ISO认可中医服务标准；推动中医药教育的本土化发展，取得当地教育部门认可，促进中医人才本土化培养，然后由本土化中医人才推动本国立法，推动中医资格认可和学历承认，以此来减少中医服务的技术性贸易壁垒。

从国际服务贸易的视角重新审视中医药服务，用商品、价值、贸易、市场、销售、盈利等市场经济的理论，重新认识中医药服务贸易活动。提出了完善服务产品理论，创新服务产品是国际服务贸易发展的驱动力的观点。从商品的形态、商品的价值以及有形和无形产品的特点和关系的阐述，介绍了中医药国际服务贸易与服务产品的特点以及中医药服务产品商品化的基本要求。中医药服务产品商品化的方法包括服务项目单元化和构建服务包等方法。并且介绍了中医药服务产品商品化步骤，包括选项、命名、制定中医药服务产品的标准规范，明确产品的属性、确定服务产品的使用范围、中医药服务产品的市场准入和上市后评价等步骤。

2、出版著作

2001年9月，中医药出版社，《中医药常用名词术语辞典》；

2009年10月，人民卫生出版社，《中医药现代化发展战略研究》；

2012年9月。人民卫生出版社，《中医药国际标准化战略研究》；

2013年7月，人民卫生出版社，《中医药SCI论文写作与发表实用教材》等。

## 年度聚焦

李振吉：推动标准建设　中医药拥有国际话语权

当选中国中医药报社推选的2013年度中医药新闻人物，理由：

李振吉多年致力于中医药标准化工作，为推动中医药国际标准呕心沥血，在他组织下世界中联截至目前发布11项中医药国际标准。他不仅受到中医药行业尊敬，更得到了国家标准化管理委员会的肯定和国际标准化组织的认可。他让中医药在国际上拥有了更多话语权。

中医药走出国门的最大障碍是缺乏标准，而日韩等国家纷纷制定传统医学相应标准以期在国际上占领制高点、抢夺话语权。李振吉在国家中医药管理局和世界中联工作期间长期致力于中医药现代化、国际化、标准化研究和组织工作，还担任国家中医药管理局中医药标准化国际咨询委员会主任委员，先后主持完成“中医药标准体系构建研究”、“中医药国际标准化战略研究”，推动建立ISO/TC249（国际标准化组织中医药技术委员会，暂定名），组织策划世界中联11项标准的发布，并在世界各地的会员中推荐使用，在国内外产生了较大影响。世界中联成为国际标准化组织中医药技术委员会ISO/TC249的A级联络组织。

在2013年全国标准化工作会议上，李振吉荣获国家标准化管理委员会等部门颁发的“2013年中国标准创新突出贡献奖”，以表彰其为中医药标准化建设做出的突出贡献，这是中医药界人士首次在标准化工作领域获政府设立的个人奖项。国际标准化组织ISO秘书长罗博•斯蒂尔为李振吉颁奖。

李振吉虽已年届古稀，却壮心不已，“让中国在全球拥有中医药标准的主导地位”是他最大的心愿。

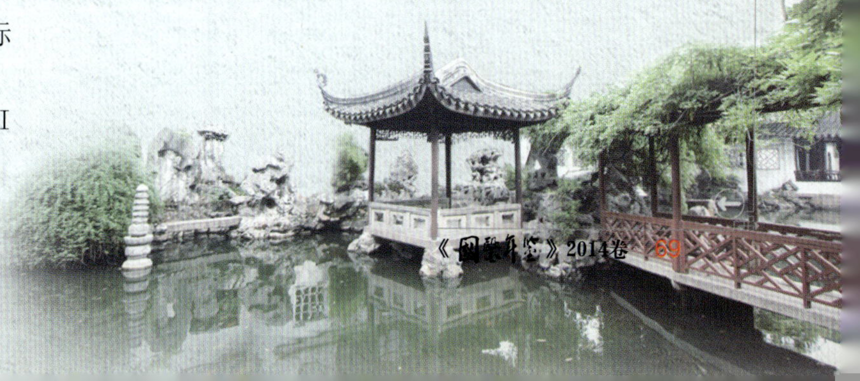

2014

國醫年鑑

GUOYI NIANJIAN

# 四 世家传承

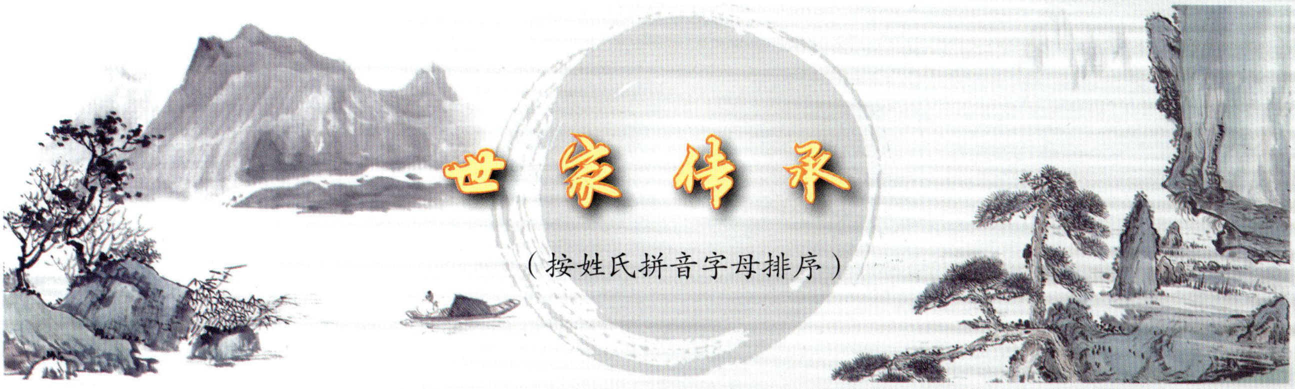

# 世家传承

（按姓氏拼音字母排序）

## 董氏世家

**世家传承**

第一代：祖父董廷英，字绍庵，（1896年-1971年）晚清秀才，已故名中医，十九岁考取功名，清赐“英才匡时”匾额。少年时曾拜兰州北山一带名中医“李有诗”及榆中兴隆山“戴老道士”、“葛老道士”为师学习中医、针灸，（子午流注、灵龟八法等）、二十岁悬壶济世。一九二五年在兰州西关中山路创立“鸿远堂”。先后在兰州、皋兰等地行医50余年，精通针灸、擅长妇科、伤寒、中风等病。解放前，因其家庭富裕，行医治病不收分文，十里八乡、远近闻名。

解放后，他受皋兰县人民政府委任，担任皋兰县卫生协会副主任、皋兰县中医门诊部主任（委任状文革中烧毁）。在县政府的指示下，先后在兰州、皋兰、原太地区，水阜乡、西岔乡、漫湾等地组织开办地区卫生院，并多次举办中医讲习班、带徒弟数名。众弟子中其子董华举行医50余年，名中医，《皋兰县志》有载，其孙董万安，现行医40年，口碑极佳。

1958年为响应政府号召，组织皋兰县医疗卫生人员奔赴黑山大炼钢铁前线为炼钢一线工作人员救伤治病，不辞劳苦，昼夜无眠，得到了大家的肯定及好评。

第二代：父亲董华举，字净三（1926年—2001年），皋兰县第一、二届政协委员，皋兰县农村卫生协会理事，中国农村书法家协会理事。幼读私塾，7岁入皋兰县石洞小学；1945年毕业于兰州一中，1949年7月大学毕业；1949年年底参加宁夏银川市中医联合诊所任中医；1953年后参加银川市中医院任中医；1957年被调往甘肃省中医院（当时因反右斗争激烈，又加之本人地主成份，未能上班）；1958年前往白银市公安局新生机械厂中医门诊部从事中医工作；1962年3月被调往兰州大砂坪（原甘肃省劳改医院）从事中医工作，1962年9月因本人多次要求下放，回家后在皋兰县城行医，后经甘肃省卫生厅批准师带徒，曾在皋兰带徒2名；1976年至1983年被县卫生局调往西岔中心卫生院从事中医工作；1983年后在皋兰县城个体行医；其行医50多年，留有很多疑难杂症病案及自已的《诊余随笔》、《中医经验方》、《针灸治验》等。1984年11月由甘肃省人民政府颁发“甘肃省老中医荣誉证书”，1986年由兰州晚报报道其个人事记。

董华举少年时跟随其父亲董廷英学习中医、针灸，全面继承了其父中医临床经验，行医50多年，精通中医、针灸，1949年在银川工作时，有幸结识了我国名中医“时逸人”老先生（时老当时因国民党旧职人员被送往银川），受其点拨，获益甚高。

他一生为民治病，不计报酬，对生活困难者一律免费治疗，深受广大人民群众爱戴。他医德高尚，医术精湛，在兰州、皋兰、白银等地行医享有盛名。他身后留有很多疑难病案例，及他的《诊余随笔》、《中医经验方》、《针灸治验》等。

第三代：董万安，字觉然，生于1952年1月，毕业于皋兰一中，高中文化，中医执业医师，甘肃省针灸学会会员。幼承家训，14岁在校读书时便随祖父董廷英、父亲董华举学习中医、针灸，全面继承了祖父、父亲近百年临床经验，21岁行医至今，确有专长，在针灸方面，一直沿用家传针灸疗法，“子午流注”针法、温针灸法及补泻手法，对于慢性疑难病、久治不愈之症、寒湿病、虚弱之人的治疗，其疗效优于一般针灸疗法及电针疗法，且密切配合中药、刺血、火罐等方法治疗疾病，疗效显著、治愈率高。如中风半身不遂、口眼歪斜、顽固性头痛、类风湿、小儿麻痹、骨质增生、肝、胆、脾胃、心脑血管病、颈淋巴结核、皮肤病等，本人现已记载多例病案治法，以待整理。行医40年，在皋兰县及周边，深受群众赞誉。

第四代：董世弘，生于1982年7月，本科学历，2007年毕业于甘肃中医学院中西医临床专业，甘肃省针灸学会会员，现就职于皋兰县西岔中心卫生院。

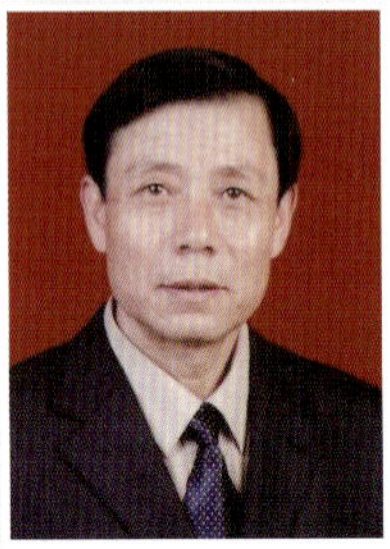
第三代传人：董万安

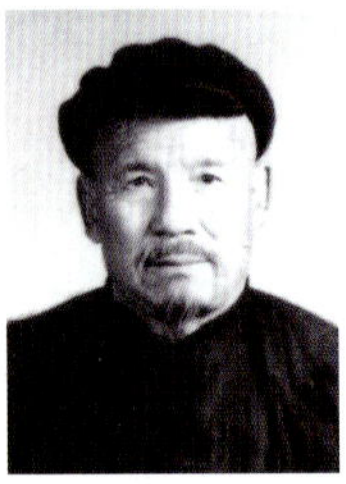
第一代：董廷英

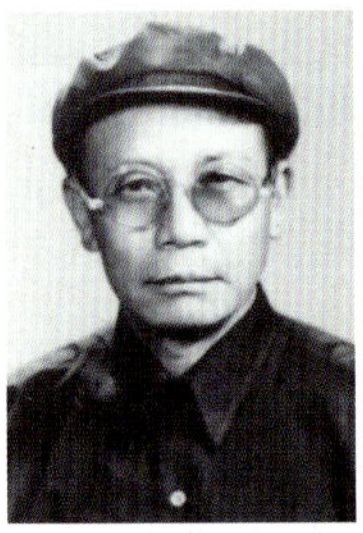
第二代传人：董华举

## 学术经验

董廷英行医50余年中，阅读了大量的中医经典、医术精湛。其传奇一生，百姓赞不绝口，尤其经他治疗的病人更是说的传奇如神。他治病常尊古人“上工治未病、中工治已病”未病先治，预防为主。每逢春季便煎煮大锅中药让村人及孩子服用，预防流感。每逢端午之时配制雄黄药酒并用新毛笔蘸药汁给孩子们点七窍，并嘱少服，以防疫病、虫蛇叮咬及四时不正之病。如遇疫病流行，便自制“佛赐辟温散”分发给村人及孩子们吸鼻，以辟温疫，并配制中药包放入村人及自家水缸内，以起消毒、防疫之用。

董廷英善用温补、活血化瘀之法，针灸善使“子午流注”、“灵龟八法”、“马丹阳十二神针”与温针灸法相结合，注重“针药并行”治疗各种疾病。董廷英善治伤寒，董华举又以王清任“补阳还五”、“少腹逐瘀”、“血府逐瘀”等加减并以针灸治疗数十种疾病效果甚优，其论文《用补气活血化瘀之法治疗半身不遂》、《中医治疗小儿麻痹》、《中医治疗麻疹的体会》等颇有赞誉之词，董廷英行医三十余年，全面继承先祖之法，借鉴现代医学，更是灵活应用，“针药并行”治疗疾病效果甚佳。

董华举一生行医，尊父亲之法，汤药攻其内，针灸治其外，以中药密切配合针灸、刺血等法治病，常常收到事半功倍之效。其学术思想方面，常效法王清任《医林改错》，主张活血化瘀。运用“补阳还五汤”加减配合针灸治疗中风半身不遂、口眼歪斜、小儿麻痹症、类风湿、心脑血管等症，其疗效非常显著、治愈率高，治愈的病人不计其数。（早在1953年其在宁夏中医杂志上发表“运用活血化瘀之法治疗中风半身不遂一症”得到了银川中医界之好评）；他运用“少腹逐瘀汤”特别灵活多变，配以针灸治疗妇科多种疾病及不孕等症，治愈人数甚多；他尊父之法运用“小柴胡汤”加减治疗外感内伤、肝胆等多种疾病，每每收到良好效果；他运用六味地黄丸加减、重用麦冬、黄芪等药治疗老年肾性糖尿病，取得了良好的效果。

他一生用家传中医经验方配与针灸结合治愈病例数不胜举。在其很多医案中总能体现其严密灵活用药之法，君、臣、佐、使配方严谨，每方多以十二三味，不主张药味偏多，以失处方之效义。他常告诫后人严格掌握用药，虚人忌用破气破血之品，多用性味平和之药，少用峻下之品。针灸方面，他继承其父之法，熟知十二经络，针灸手法娴熟，补泻手法分明，对《子午流注》运用甚是精通。他常以六十六穴总灌全身，以马丹阳十二神针通其经络，对后学者严格要求，每次针灸必全神贯注，严格使用补泻手法，针数恰当，以免伤气，给病人造成痛苦。

# 窦氏世家

## 世家传承

第一代：先祖父窦伯清，又名澂（cheng），生于1914年2月，卒于1988年1月。甘肃武威人，自幼就读于武威县清应寺私塾，1927年转入武威国学专修馆，1930年辍学经商，在此期间亲人因病误治而丧生，悲愤之余遂立志学医，刻苦攻读中医基础理论，从医学《医学三字经》启蒙从简至繁，由易而难，渐及《伤寒论》，《金贵要略》，《内经》，《难经》等经典医籍，常义务为乡邻亲朋诊病，颇多效验，由此学习志趣日浓，凡遇疑难重病，就求教于当时名医李国本，许兴吾，权爱堂等，获益良多，学识日增。为求深造，1930年10月前往兰州积善针灸馆，研习中医，进一步系统学习中医及针灸专业技术，1939年底结业，后返故里，1940年正式"悬壶"于武威。所疗者奇验甚多，故尔名声大噪，幕名求医者盈门。但他并不以此而满足，学习更加勤奋，对《医宗金鉴》，《陈修园七十二种》，《医林改错》等重点研习，并于1948年参加了北平国医砥柱社，进一步探求中医学术，并任武威分社社长。新中国成立后，中医事业犹如枯木逢春，先祖父也活跃在诊病防病的第一线，深受群众的欢迎，于1955年调甘肃省中医院任主治医师，1956年2月加入中国共产党，1960年2月在上海中医学院深造半年，学术水平有了进一步的提高，同年被任命为省中医院住院部主任，1961年任命为内科主任，直至1984年2月退休。1963年晋升为内科副主任医师，1965年晋升为内科主任医师，兼任中华全国中医学会甘肃分会第一届常务理事第二届顾问，甘肃省科学技术委员会委员，甘肃省医疗事故鉴定委员会委员，多次被评为甘肃省中医院及甘肃省卫生厅先进工作者。

先祖父于1955年调甘肃省中医院工作后，在医院的建设上做出了巨大的贡献，当年建立了住院部，被任命为省中医院住院部主任，1961年建立内科，担任内科主任。使我省的中医内科有了发展的基地，招募了一批优秀的中医人才，使甘肃省的中医事业得到了长足的发展。

第二代：先父窦世隆，生于1933年12月，卒于1996年12月。甘肃武威人，1940年—1942年就读于武威私塾，1942年—1949年在武威县万寿宫小学读书。同时在家随父亲学习中医基础理论。1949年—1950年在武威地方干校学习，1956年2月在甘肃省中医院参加工作，1958年8月—1961年10月在甘肃省中医学校学习四年毕业。先后在我院针灸科，中医内科工作，1990年晋升为内科主治医师，曾任甘肃省针灸学会常务理事。于1994年退休。在学术上先父秉承先祖父的学术思想，在内科，针灸等方面积累了丰富的临床经验，对中风，眩晕，头痛，胃脘痛诸病的治疗尤为丰富，深得患者信赖。先父从医四十余载，俭仆廉洁，为人朴实，平易近人，治学严谨，整理先祖父整理医案，参与了《窦伯清医案》编著工作。

第三代：窦友义，生于1962年12月，甘肃武威人，在甘肃省中医院脑病科（神经内科）工作。任中医内科副主任医师。任甘肃省中医药学第一届心脑血管病专业委员会副主任委员。

自幼学习中医。1979年8月参加工作，从师于窦伯清主任医师，学徒四年出师。以后一直在甘肃省中医院从事中医内科门诊、住院部的临床、科研、带教工作。1990年8月—1993年8月在甘肃中医学院学习中医医疗，取得大专学历。在工作中时时得到祖父及父亲教导，在学术上继承他们的思想，在临床工作中积累了很多的经验，尤其在高血压、脑血管疾病、面瘫、神经系统变性疾病及中医内科疑难杂症如头痛、眩晕、失眠、中风、面瘫、胸痹、胃脘痛等有较高的造诣，得到了真传。在门诊工作中能主动，热情为患者服务，2004年度，门诊工作中积极诊治病人，全院排名第二，每年门诊病人就诊人次平均在5000人左右。

## 学术经验

窦伯清一贯主张，医者要精研医理，吸取各家之所长，化弃偏执之短，倡导在学术上取缔门户之见，铲除高低尊卑之分。对历代各家学术之争，从不厚此薄彼，认为各有优之可取。对各家之术总是潜心研讨，求验于临床，融合为己见，在治疗时强调审证求因，循经定治，理法方药一线贯通。他认为“辨证不明因，治疗无经循，用药效不灵，花钱甚误命。”临证拟法，紧扣主题，处方法度严明，用药简练精当，经时并用，尤善用《金鉴》之方。从不开面面俱顾的杂方，大方。他常说，杂方，大方，貌似各症均管，面面俱顾，其实反映了辩证不详，用药无法：形式上瞻前顾后，其结果喧宾夺主，其力不专。在他的医案中，一般用药都在八~九味左右，真乃简、便、廉、验。在用药中，审慎缜密，时刻不忘顾护正气。如用理气剂，慎用刚燥之品，恐伤胃阴；用养阴药时，主张复勿滋腻，毋碍胃气；拟发汗之法，先考虑保津；配清方之时，尤顾其扶正。先祖父晚年学验俱丰，但仍枕旁书盈，勤学不倦。在临床实践中，擅长益气活血，祛淤通络。治疗心脑血管疾病时，对王清任《医林改错》》和唐容川《血证论》甚为推崇，深究其理，每能挽逆症而起沉疴。如对中风病，他认为是气虚血淤后导致肝肾虚衰；虚则气脱，淤者偏废，因而在治疗方法上主张气充神自清，血足淤自消，所以在“中风”病人治标之后，便转为病因，应用益气活血，祛淤通络之品，体现了他师古而不泥古的学术思想。

**主要成果**

窦伯清从医五十余载，治学严谨，对医术精益求精，形成独特的学术思想，在内科，儿科，妇科及针灸等方面积累了丰富的经验，尤其对中风，消渴，虚劳诸病的治疗尤为丰富，深得患者信赖。至晚年整理成册，贡献于世的著作及论文有《窦伯清医案》以及《烂喉丹痧》、《中风》、《湿热水中》、《消渴》等十余篇医案，相继刊登出版。

培养出一批优秀的中医人才，如夏永朝，王自立，唐士诚，候志民等。他们目前已是我省中医界的顶尖人才或国家级或省级名中医，使甘肃中医人才辈出。

在传承与建设上，突出中医特色，发挥中医中药优势，使我院内科发展为多个科室，其中脑病科、脾胃病科成为国家中医院管理局及省级重点学科。

治学严谨，对医术精益求精，形成独特的学术思想，在内科，儿科，妇科及针灸等方面积累了丰富的经验，尤其对中风，消渴，虚劳诸病的治疗尤为丰富，深得患者信赖。至晚年整理成册，贡献于世的著作及论文有《窦伯清医案》以及《烂喉丹痧》、《中风》、《湿热水中》、《消渴》等十余篇医案，相继刊登出版。

窦友义目前已撰写完成《窦伯清医话医案集》一书，与甘肃科学技术出版社签约，即将出版发行。窦友义为主编。并积极参与编写《实用中老年药膳食疗学》一书，为副主编，编写12万字。

积极参与科研：

1、“补脑膏治疗多发性神经病临床及试验研究”于2002年10月通过省级鉴定，获2003年度甘肃省皇甫谧中医药科技二等奖，排名第二。

2、“佛手养心汤治疗病毒性心肌炎临床及试验研究”于2002年通过省级鉴定，获2003年度甘肃省皇甫谧中医药科技二等奖，排名第五。

3、“大剂量岷当归毒副作用临床及试验研究”成果被评为2001年度甘肃医学科技奖三等奖，排名第三。

4、“皇甫谧故里考证”于2004年通过省级鉴定，获2005年度甘肃省皇甫谧中医药科技三等奖，排名第五。

5、“佛手调脂汤治疗高脂学症临床及试验研究”于2002年7月通过省级鉴定，达到国内领先水平，排名第五。

窦友义撰写的论文：

1、“祛风颗粒治疗特发性面神经麻痹78例”，《中国中医药信息杂志》，2005，12（1）：59；

2、“步长稳心颗粒治疗室性早博86例临床疗效观察”，《中国医学理论与实践》，2004，14（12）：1817；

3、“智力低下儿童病因学调查及诊断预防和健康措施”，《中华实用中西医杂志》（原实用中西医结合杂志），2004，4（17）：3481；

4、“乙胺碘呋酮所致甲状腺功能减期退一

例”，《兰州医学院学报》，2002，28（2）：99；

5、“三叉神经瘤长期误诊为面神经炎，三叉神经痛1例”，《中华误诊学杂志》，2001，5（6）：9。

## 刘氏世家

### 世家传承

甘肃刘氏中医世家传承至今为第八代，其脉络是：刘文魁（第一代）→失考（第二代）→刘思达（第三代）→刘正堂（第四代）→刘遇荣（第五代）→刘肇奎（第六代）→刘景泉（第七代）→刘东汉、刘东亮（第八代）。

刘文魁（雍正十二年五月～乾隆五十五年正月）；失考（乾隆二十六年六月～嘉庆八年八月）；刘思达（乾隆二十三年九月～嘉庆二十年九月）；刘正堂（嘉庆五年四月～同治六年二月）；刘遇荣（道光二十四年十一月～光绪二十八年六月）；刘肇奎（同治十一年三月～民国五年十月）；刘景泉（1904～1977）；刘东汉（1937～），刘东亮（1948～）。

甘肃秦安魏店镇上街刘氏家族之一支，世代行医，代代相承，依靠祖传秘方、验方及针灸、小刀针放血等医疗技术，男子行医乡里并兼营药材生意，妇女亦擅长接生和诊治小儿疾病，人称“刘家药铺”，声誉较高。至第六代刘源泉、刘景泉兄弟，在传承家学的基础上潜心攻读中医经典理论，发奋钻研医术，使祖传医术空前提高，于民国二十四年（1935）自设中医诊所坐诊行医。刘氏兄弟以擅长妇科、儿科，善治多年沉疴而著称，且医德高尚，无论贫富贵贱，皆一视花钱少或不花钱就能治病，颇受乡北各村贫苦农民的敬重。

刘景泉先生自幼深受“普施仁义，广积阴德”家风的熏陶，承六世之家学，精通岐黄之术，广纳博采，医术高超。早年行医于家乡魏家店及邻县通渭、静宁、会宁、定西大部分地区，人称“刘家药铺老四”，医名鹊起，名噪一时。1956年魏店卫生院成立时参加工作；1958年，被誉为“中国胃镜之父”的杨英福院长经各方调研、实际考察，认为天水秦安的著名中医刘景泉先生具有深厚的理论基础及丰富的临床经验，且刘氏世代行医的佳话在秦安一带家喻户晓，决定由两位西医本科大夫对调来兰州医学院第一附属医院（现兰州大学第一医院）工作。刘景泉先生高尚的医德和精湛的医术得到了省、市、兰州军区领导及社会各界的高度褒奖，也为所在医院赢得了至高的荣誉，引起极大的社会反响和好评。杏林父子，春色满园，子承父业，薪尽火传。2007年其子刘东汉教授将刘景泉先生一生及自身50余年行医之临床经验和学术思想总结整理，编著60余万言的《刘景泉、刘东汉医案精选》一书，被医务工作者誉为“肘后备急书”。

刘景泉之子刘东汉、刘东亮子承父业，不负众望，均成为国家栋梁之材。刘东汉教授为国家级名老中医，兰州大学第一医院教授、主任医师，甘肃省政府参事，中国农工民主党党员，原中国农工民主党甘肃省委员，原中国农工民主党甘肃省委员会医委会副主任委员。1954年在兰州医学院第一附属医院参加工作，1960年跟随其父——甘肃省一代名医刘景泉先生学习医术。工作以来，历任中医科学徒、医师、主治医师、副主任医师、主任医师。从2000年起，担任《罕少见病杂志》编委，多项科研成果如《妇建灵》、《仙方戒毒饮》等分别于1983年、1984年获省级科技进步二等奖与通过省级鉴定。刘东汉临证之余，笔耕不辍，著述颇丰，曾在省级、国家级杂志上发表论文30余篇，合著《实用阴囊外科学》一书。2007年更有《刘景泉、刘东汉医案精选》一书问世，此书历时三年，总结和整理了其父甘肃一代名医刘景泉先生一生行医之临床经验，加之其本人临床医案在内共计60余万字，以飨读者，又为祖国医学送来一颗瑰丽的珍宝。并在2008年为我省地震灾区捐赠专著100册。其医绩多次被《甘肃日报》、甘肃省电视台、《兰州商报》等多家媒体报道，深受病家称道。曾连续三年选聘担任甘肃省第一、二、三界老中医学术经验继承指导老师，现任第五届甘肃省名老中医学术经验继承指导老师。兰州大学先后授予“第二界老教授事业贡献奖”、“十佳老人”荣誉称号。2010年8月7日甘肃省舟曲爆发特大泥石流，应甘肃省卫生厅特邀，结合灾区特殊情况，刘东汉自拟4个处方，献给灾区。自8月13日起服药人数逾48万人次，其处方简约，疗效迅捷，有病治病，未病先防，有效预防了疫情的突发和传播，深受灾区人民称颂，传为佳话。创灾后集体服用中药人数最多、煎药规模最大、疗效最佳、费用最廉及社会反响最强烈的“五最”记录，得到国家卫生部、国家中医药管理局的高度重视，也充分体现了中医药在预防和控制疫情中的重要性和独特性。其所开四处方并被中国军事博物馆收藏，作为永久性展览。同时，应省卫生厅特邀，刘东汉将兰大一院一例舟曲挤压综合征患者采用中医辩证论治结合西医治疗成功救治，真正意义上为治疗挤压综合征开辟了一条新的思路，且其撰写论文已被中国中医药报分期刊登，影响甚远。因刘东汉对舟曲泥石流灾后防疫贡献卓著，被甘肃省卫生厅授予“2010年全省卫生系统舟曲特大泥石流灾害医疗卫生救援工作先进个人”称号。2010年10月在国内罕见疑难，甘肃唯一的DNM—1基因阳性细菌病例刘东汉辨治获得显效，《中西医结合治疗超级细菌感染案》等文在中国中医药报刊发引起较大反响。刘东汉日以继夜正在撰写的《新编医学三字经》即将付梓，斯书集刘东汉家学及自身半个多世纪临床经验于一体，医理真传，医法圆通，通俗易懂，对于广大临床医师及院校学生学习应用中医大有裨益。

刘东亮，兰州大学医学院教授，副主任医师，兰州军区总医院安宁分院（原兰空医院）中医科主任，甘肃省医学会医疗事故技术鉴定专家组成员，2002年5月被聘为空军第六届医学科学委员会中医专业委员会委员。1968年参加工作；1970年入伍，在空军第十一军医院服役，任军医；1973年参加甘肃省高级中西医结合学习班；1978年就读于解放军第一军医大学中医系，毕业后分配到兰州军区空军医院中医科工作；1992年7月，《食管癌术后复鸣汤的应用》，获中国人民解放军科技进步奖四等奖；1996年6月，研究项目《戒毒灵对阿片成瘾患者血清可卡因、吗啡、烟碱含量的研究》获中国人民解放军科技进步奖三等奖；1963年主编《中医常用方剂手册》（63万字），由人民军医出版社发行；1997年主编《内科难治病的中医治疗》，由人民军医出版社出版发行。

### 学术经验

刘景泉先生治学严谨，勤于钻研，对古代张仲景等名家学说的继承和发扬均有独到之处，注重脾胃为后天之本的理论，以升降学说来指导临床辨证施治，独创“升降益气汤”等方剂，应用祖传秘方研制成了“小儿消积杀菌丸”等儿科良药。有多篇论文和医案分析发表于《甘肃中医论文医案选》，并被《中华医学杂志》所转载。1965年着手撰写专著《景泉医话》，但因“文革”冲击而半途而废。2007年其子刘东汉教授将刘景泉先生一生行医之临床经验和学术思想总结整理，编著60余万言的《刘景泉、刘东汉医案精选》一书，被医务工作者誉为“肘后备急书”。

刘东汉自幼继承家学，同时又深造于甘肃中医学院，精研中医四大经典及后世名家医著，致力于中医教学、临床、科研工作半个多世纪，上溯岐黄之道，下逮诸家之说，力倡仲景之学，发东垣之说，博采众长，学验俱丰，逐步形成了自己独特的学术思想。刘东汉善治内科、妇科、男科、儿科、皮肤科等疾病，尤对妇科、男科、脾胃病、肾病、心脏病、风湿病、白塞病、黄汗、红汗、黑汗等疾病有独到经验。

## 马氏中医

马氏由赣入川落业之先祖马忠贤之第五代裔孙——马儒官是清朝时期的八品文官（有墓志文化可考），马儒官之孙马元振系清朝的秀才（七世祖），八世祖马伯驹是马氏秀才马元振之子，字应炯（1882-1957），终年75岁。马氏中医渊源从马元振开设中医大药房设坛教书育人开始，后经马应炯、伯驹筑坛收徒，传承中医给马朝阳、马都成（又名马少云，居黔）、马新都、马春都、马德都、马旭都，后马都成传马仕刚、马学初，马学初传马先哲、马坦康等，马先哲、马坦康传肖飒玛丽、彭健福。期间马氏姻亲还有黔北名医康少为、金沙名医方茂飏，他们对马氏中医的传承起到了举足轻重的衔接作用，马氏中医传承至第四代时，历经中国的“文化革命”，马氏姻亲方茂飏和康少为正处于那段历史时期，而马氏中医第五代就只有马仕刚，在马氏中医文化传承濒临断代的时候，出现的马氏姻亲之方茂飏对马氏中医文化传承起到非常重要的连接作用。马氏字辈是：忠龙金敏儒世元，应朝都仕学先贤，由七世祖元振到十三代裔孙先哲足足七代人（传至肖飒玛丽已经足足八代）。马元振开创了马氏中医文化先河，是马氏中医文化的奠基者，马氏中医行医历史有谱牒文献资料可考的历史从马元振开始，至今已达8代，时间跨度达136年之久。

第一代：马元振，前清秀才，倡导中医，开设中医大药房，设坛教书育人。

第二代：马应炯（字伯驹），马元振之子，从师于父亲马元振学习传统文化，6岁时开始学习中医，后精通脉理、专长杂症。成年后，开办学堂和中医馆，教书育人、行医治病，时任四川古蔺泸州观文卫生院、奇龙卫生院院长等。在马世家族中，马伯驹通风水堪舆地理、明易理、擅中医，在当时远乡近邻皆知晓，他的文化知识对马世家族有很大的影响力，伯驹还任四川古蔺鸣邦马氏总族族长多年，在他的带领下，修建了马氏宗祠，书法篆刻神祖牌位，这对马世家族的整个文化有着非常强大的影响力。马伯驹一生为老百姓治好不少疑难杂症，在当时当地非常有名望。

马应炯伯驹在教学和行医生涯中，教育了无数弟子，带了很多徒弟，他们都非常出色，后来都为国家做出很大贡献，最为有名的是“一朝三都”即马朝阳、马成都（居黔省即贵州）、马春都、马德都、马新都（早逝）。

第三代：马朝阳（马应炯侄子）生于清光绪三年（丁丑年孟夏，1877年4月），是五世主马儒举迁黔落业之第九代裔孙，是八世祖伯驹侄儿，秀才马元振之侄孙。朝阳出生的那天正是药王菩萨的生日，朝阳的父亲马应举在朝阳出生的那天晚上就为远在四川的秀才叔父马元振写了一封长信，花了几锭银子托人送到四川马元振手里，托咐远在四川的叔父元振秀才，一定要帮助教育好朝阳，后来朝阳10岁就离家远道四川和比自己小五岁的伯驹叔父一起跟马元振学传统文化。朝阳和伯驹虽然有辈分之差，但马朝阳的年龄比马伯驹大5岁，他们生长在同一个时代，朝阳自幼喜欢大自然的花花草草，伯驹又是传统文化的倡导者，当时黔地中草药非常发达，朝阳居黔地，伯驹远在四川古蔺，从黔省到古蔺，两地往来，骑马要走5天，但由于朝阳和伯驹都是秀才元振的弟子，同窗情笃，又有共同的爱好和相同的志趣，朝阳和幺房的叔父伯驹往来非常密切。“黔地无闲草，夜郎多灵药”，在当时瘟疫屡发的环境下，伯驹激励朝阳好好钻研中草药。

五年之后，朝阳回到贵州，15岁跟民间师父学草医，17岁投师贵州金沙扬叉街大药铺丁敬之先生学习中医，由于朝阳得到元振秀才传统文化教育，文化功底深厚，学习过程中，比其他弟子接受能力强，2年后学成回家边耕地边为人看病，农闲时常上山采草药、炼丹，擅治痈疡疮疽毒和用草药治疗铁打损伤。擅长用草药治乳痈（治疗乳痈和丹毒中药秘方传承至今）和烧伤（自制烧伤液传承至今），当年患肌肤痈疡疮疽病和铁打损伤类病较多，马朝阳刻苦钻研，功克此类病，一次，他听说一苗族民间草医有一味接骨草药，便不辞辛劳、翻山越岭找到老人，当时正遇百年罕见的旱灾，马朝阳每天为老人从山下背水到山上，其虔诚感动了老苗医，后老苗医终于给了朝阳公一片接骨药的叶芽带回家，经朝阳公精心培护，叶芽长成，后为诸多病人治好骨伤病（此药被金沙平坝镇某老人栽培保存至今，时间达40年之久）。

马朝阳对上门求医者，不论贫富均耐心医治，当时远乡近邻，无不知晓马朝阳的，大多称“马师公”，当时求学求医者络绎不绝，马朝阳一生在民间行医，救死扶伤，不辞辛劳得到当地赞誉。

据上年纪人口碑相传：当时马氏家族居住

的平坝老鸦山马家老房子一到每年的农历4月28日都要举办药王会，药王会从新年正月就开始筹办，四月二十七晚搭台请戏班正式开宴，28日，邀请远近名医赴宴，后一直连续到五月端阳上山采草药，当时，远道而来的一定有马伯驹，马朝阳自制解疮毒药酒，分发给前来祝贺者和病者（领到药酒的可以用一年，一家老小皮肤病擦拭皆好）。药王会马家热闹非凡，神主牌上供奉历代祖宗和祖师牌位，烧香供奉，杀鸡宰羊，磨豆腐，要持续一个多月时间。

马朝阳为人看病，常骑一匹白马，为人看病开方子和发自采的草药，他的规矩从不向人讨价和说药费之事，病看了，药发了，骑着白马转身离开，不吃病家饭食，等病家病好了，主动送药费银子到家，家里有专门为他收银的药童，药童一天的工作就是看守一个木匣子，病者送来银子自动投到木匣子里，只可以装进去，不可以轻易取出来，待银子装满才打开，之后把银子的一部份分送给那些贫困不得食者，有不送来者马朝阳也不计较，第二次再请看病绝不推卸！

第四代：马都成（马朝阳之子），在马朝阳的影响下，马氏中医第十世祖马都成（马少云1896—1982），潜心研究中医，常去四川向比自己大14岁的叔祖父学习，后为贵州金沙平坝卫生院第一任院长，马都成幼年私塾得到金沙名师方伯鸾先生授业，后就读新学。家父马朝阳传中医，后跟师龙心烦先生、曹端图先生学习中医内外科9年，其间深得贵州名医丁敬之先生指导（得敬之先生赠经验方书《千金不易》手抄书一册（毁于文革），与石玉书先生为深交，医术精湛。

中华人民共和国成立后，积极响应党的号召，踊跃参加人民卫生工作，并选为金沙县平坝卫生院第一任院长。其间，以院为家，克己奉公，勤俭持院。对各种皮肤病、情志病及各种慢性病有独到经验，所用验方传承至今，擅用针灸为老百姓解决病痛，得到“好医师、好院长、好管家”誉称！60年代中期被评选为县劳模并出席县劳模大会，坚守岗位到1982年不幸病故，享年86岁！

第四代：马春都（马伯驹孙子）是马伯驹大徒弟，他学习认真，伯驹从未收过他的学费，并且伯驹将自己所学全部传给春都，春都后来在中医上造诣不浅，后担任观文卫生院院长。

第四代：马德都（马伯驹孙子）最受伯驹器重，德都忠厚诚实勤快，伯驹把所有医学典籍全部送给了德都，马德都学成后，用中草药救治了不少老百姓的疑难杂症，用当时德安坝常见的一种草药（人们称为马氏益肝草）救治了不少病人的肝病，后这种草药列入国家科研项目而生产为成药治肝病非常有效。救人无数，其医术在当时当地是人人皆知的。

第四代：马新都是伯驹亲孙子，自幼聪明，三岁写的书法字可以装一柜子，是一大才子，是当时年轻有为之士，是伯驹最得意的弟子，因不幸而英年早逝，后伯驹的去逝与新都早逝有很大因素。

第四代：马旭都（马应炯孙子）好学，文才显著，学有所成后，在观文税务所工作，他一边工作，一边研究中医，谙熟典籍《黄帝内经》，对养生、保健情有独钟，后因工作显著调到古蔺税务局工作直至退休，至今健在。

第五代：马仕刚，男，生于1949年农历正月16日，去世于2004年腊月三十日，享年五十五岁。性格开朗、为人和蔼。师从马都成，得岳父康少为（黔北民间骨科名医）真传，勤奋好学，躬于临床实践，刻苦钻研骨科技术，其独特而神奇的疗效，深得方圆百里的百姓称赞。有例：三风村村民罗祖强腿骨折断，找一乡村医生治疗接近40天，仍然躺在床上，动弹不得，全家人都以为将终身残疾，后经马仕刚治疗后，28天能拄拐杖走路，40天后行走如常，没有留下一点后遗症，后来还能背上一两百斤。他的药方与众不同，包扎的药不用酒拌合，吃的药也不用酒辅吞，这种治疗方法不饮酒的病人特别喜欢。

第五代：方茂飏（马学初岳父），马氏姻亲（对马氏中医传承非常有影响力），著名中医师，服务于金沙县平坝乡湖水公社，为贵州金沙清末文科进士方伯鸾先生得意门生，通诗书医易儒释道，精脉理，擅长针灸，医术远近闻名。

第六代：马学初（马都成孙子），马氏中医十二世祖马学初（1939-2002），贵州省金沙县平坝乡卫生院中医主治医师。出生于中医世家，继承祖传医术，系统学习中医理论，熟练运用针灸、穴位注射、小针刀等中医技术服务群众，善于针药并用，一生救治了许多疑难危重病人。刻苦钻研中医中药典籍以提高中医治疗水平（所积累的丰富临床经验传承至今），将祖传医术与新中医诊疗方法相结合，提高临床治愈率，对各种类型胃炎、胃溃疡、胃下垂、乳腺增生、更年期症状和面瘫、腰椎间盘突出症、肩周炎等病的诊疗有卓越贡献。擅长治疗内科疑难杂症，在七情致病上积累了丰富的临床经验。关心体贴患者，辨证施治精当，用药轻巧灵动。为人正直，生活俭朴，多次被评为先进工作者，在金沙及周边群众中有很高声誉。

第六代：马氏媳妇方英绪（马学初之妻），方英绪为马氏媳妇，当地名医方茂飏之女，金沙文人方伯骞先生的侄女，平坝乡赤脚医生，自幼受严格的传统教育，跟其父方茂飏习中医，自修中医妇科，婚后学习西医新法接生，所接生婴儿皆母子平安。

第七代：马先哲（马学初之女），自幼跟随曾祖父马少云（马都成）和家父马学初学习中医，得到家父真传。高中毕业后就读毕节卫生学校，后开办马氏中医诊所。马先哲医德高尚，淡泊、平静，全身心投入中医研究，日诊夜究，攻克顽症。把别人休闲消遣时间全利用来钻研中医，善于中医情志调理，所配制的马氏情志散治好数以万计的情志症，挽救了不少欲轻生的生命。擅长中医解决妇科疾患，积极攻克中医妇科顽症，独研自制的马氏妇科调理散为解决妇女更年期痛苦做出贡献而成为广大妇女同志的知己。创食用药材亚健康调理技术应用于临床并取得很好效果。马先哲在注重提高医疗技术的基础上严于律己，宽待病人，病人随呼即到，随咨询即答复，一人看病，全家保健，充分发挥了马氏中医在疾病预防控制和医疗服务中的作用，首创“马先哲中医”服务品牌并申请了商标保护。

第七代：马坦康（马学初的儿子）贵阳中医学院毕业，马氏中医第七代传人，自幼受曾祖父马少云（马都成）和家父马学初中医思想影响，对中医有着隆厚兴趣，中医学院毕业后，开办马氏中医诊所，擅长针灸治疗各种疼痛及专方专药治专病，独创马氏针灸平衡手法应用于临床，对解决颈肩腰腿疼痛有良好效果，当地人称“马氏一颗针”。为患者诊治好病是检验一个医生医疗技术的唯一标准，口碑是马氏中医行医的活广告，马坦康针灸治疗疑难杂症数以万计，其中各种类型胃炎、胃溃疡患者治愈率达99%，许多患者康复后以锦旗、诗联相赠以表感激之情：“妙药银针除病痛，仁心圣手保安康”为真实写照。

第七代：马先进（马学初之女），毕节卫生学校（毕节医专）毕业，中医文化爱好者、马氏中医文化传承者，师承曾祖父马都成和家父马学初中医，熟练掌握中医基础理论及针灸、刮痧技术。宗旨为：传承中医文化，为大众提高生命质量而贡献自身微薄之力。近十年，努力收集编纂马氏中医资料，走遍四川、云南、贵州、上海、江苏、浙江、安徽等地，收集了散失在民间的马氏中医相关文化资料并保存，为编撰医案、医著积累了丰富的临床资料。酷爱诗、书、易，诗作常见刊。

第八代：肖飒玛丽（马先进之女），贵阳中医学院毕业，二级心理咨询师，传统医学医术确有专长医师，生为九零后，不为纷繁世界所诱惑，长为独生女，不因安定生活而满足，积极响应党中央国务院加强基层中医药服务能力建设号召，潜心研读中医典籍，刻苦钻研，将中医基础理论与心理咨询有机结合，对情志症有独到的解决方案。发展方向：预防情志致病，解除心理问题，让大众获得身、心健康。

第八代：彭健福（马先进之婿，肖飒玛丽之夫），延边大学中医学系毕业，胜任常见病、多发病的中医诊疗及基本预防保健服务工作，将中医特色诊疗技术应用于临床并取得良好效果。治学以先祖为楷模，效法先古医道，勤求古训，博采众方，继承创新，攻克疑难，为本地基层中医药服务网络建设添砖加瓦。发展方向：主攻非药物疗法，力争达到手到病除。

### 学术经验

第三代马朝阳擅长用草药治乳痈和烧伤，治疗乳痈和丹毒中药秘方、自制烧伤液传承至今。当年患肌肤痈疡疮疽病和铁打损伤类病较多，马朝阳刻苦钻研，功克此类病。一次，他听说一苗族民间草医有一味接骨草药，便不辞辛劳、翻山越岭找到老人，当时正遇百年罕见的旱灾，马朝阳每天为老人从山下背水到山上，其虔诚感动了老苗医，后老苗医终于给了朝阳公一片接骨药的叶芽带回家，经朝阳公精心培护，叶芽长成，后为诸多病人治好骨伤病，此药被金沙平坝镇某老人栽培保存至今，时间达40年之久。

第四代马德都学成后，用中草药救治了不少老百姓的疑难杂症，用当时德安坝常见的一种草药（人们称为马氏益肝草）救治了不少的肝病病人，后这种草药列入国家科研项目而生产为成药治肝病非常有效。

第五代马仕刚治疗骨伤，他的药方与众不同，包扎的药不用酒拌合，吃的药也不用酒辅吞，这种治疗方法不饮酒的病人特别喜欢。

## 潘氏世家

### 世家传承

第一代：潘养之(1903～1987)，男，行医60余载。潘养之从1922年起即从事中医学术的研究，早年去兰州拜名医叶薰南先生学医，秘授真传，受益颇丰。三十年代初应学友之邀请去河南、洛阳、许昌、开封、郑州等地为群众治病。从1934年至1945年，他在河西、武威、永昌等地行医，不论是坐堂诊病或是应邀出诊，都不辞辛苦，全力以赴，治愈了大量疑难病人，深得各地人民称赞。1950年至1954年他在兰州西大街才顺堂药店中医联合诊所坐堂行医，为了进一步深造，于1955年在兰州中医学校师资训练班学习。1956年结业后分配到临洮县人民医院工作。潘养之医学理论扎实，从医严谨一方一剂，都能做到深思熟虑，擅用经方，所开具之处做到扣准病情，每份最多不超过12味。

潘养之从事中医临床六十余载，学有建树，经验丰富，疗效显著，特别对治疗内科疾病、妇科病及消化系统病尤为精到。1959年他总结了治胃病的经验，收录到《甘肃中医验方专辑》中。晚年潘养之的医疗经验与甘肃名医吕郁哉、席梁丞、窦伯清等医师同被编入《中医医案医话集锦》一书。1980年由甘肃人民出版社出版发行，该书中收集了他写的内科、妇科、外科等30种病症，47例医案，为继承和弘扬祖国中医学的遗产，宣传甘肃中医药做出的贡献，至晚年年事已高，还有部分医案尚未刊出，第三代学术继承人潘星宇已将遗稿整理完毕，内容有医案和医话两部分，近10万余字，为了挖掘和弘扬祖国中医药学遗产，尽快与读者见面。

潘养之在医院工作期间，他带了不少弟子，他严格教导，言传身教，临床指点，不厌其烦，故尔涌现出了很多高徒，现均为我县中医界名医。潘养之在二十世纪六十年代教大女儿潘友兰学医，她先毕业于甘肃省中医学校，随后继续深造，被分配到兰医二院中医科工作，现已退休，仍然行医。从1979年潘养之又带本人学中医，师承教育四年，其后拜姑姑学医两年，在临床中学到前两辈人很多宝贵的临床经验。

潘养之不仅医术精湛，而且在书法上有很高的造诣，这是他早年在行医中毛笔书写处方打下的基础。他潜心于汉隶，魏碑及二王行草等研习，广涉博取，心不厌精，手不忘熟。隶书得汉《曹全碑》神韵，用笔工整精细，飘逸秀丽，结构紧密而又开张舒展，行草字则常习晋代王羲之《兰亭序》其用笔规范，书写流畅自然，劲健腴润，潇洒自如，其作品多次参加省、地、县举办的书画展，其中七十年代隶书对联选入《甘肃书法选集》，1984年行书作品选入中国书法家协会甘肃分会编印的《全面开创社会主义现代化的建设新局面、书法专页》，1999年隶书作品入编《临洮县书画选集》等书。个人简介编入《甘肃古今书画名人考录辞典》。1985年他为临洮县岳麓山公园题写《风雅亭》匾，至今悬挂，供人观赏。他与甘肃省书法家协会名誉主席何裕先生关系密切，只要两人见面便切磋书艺。何裕先生称赞他的书法时全县写得最好的。纵观先辈的书法作品，充盈凛然正气，这是他崇高人格光彩的折射，即“字如其人”。

第二代：潘友兰（1935～）、为第一代长女，潘星宇的姑姑，中医主治医师，退休于兰州医学院第二附属医院，现仍在行医。潘友兰于1963年毕业于甘肃省中医学校，初期分配到漳县人民医院工作，于1968年调至兰州医院学院第二附属医院工作，她在工作期间处处请教，其父言传身教使她工作进步很快，学到了其父宝贵的临床经验，特别对脾胃病，鼻衄，慢性阑尾炎，溃疡性结肠炎等有自己独特的疗效。潘友兰不但中医医术精湛，还精通针灸治疗，随身携带银针，不管在任何地方，只要有病人求治，随时为病人针灸治疗，现已退休在家，求医者仍然络绎不绝。

第三代：潘星宇（1963～）、为潘养之孙，本科，中医内科主任医师，就职于临洮县人民医院。1979年跟随潘养之师承教育四年，于1983年经考核合格后出师。20岁悬壶于临洮，出师后进一步研修，先后毕业于甘肃省中医学院和北京中医药大学，兼任甘肃省中西医学会络病专业副主任委员，心脑血管病委员会委员，甘肃省中医药学会，内科病专业委员会委员，定西市名中医。幼承家训，从小耳濡目染，对中医有着浓厚的兴趣，在32年的医学生涯中、其治学严谨，主张博学笃行，其治学思想强调：博采众家所长，不囿门户一见，循古训探新知，融一炉而共治，师古而不泥古，学习上不断创新，对于经典著作，揣摩精熟，用于实际，则更不拘常格。学业上继承和发扬前两辈宝贵经验的基础上，不断潜心研究，总结临床经验，发表学术论文12篇，为了充分发挥中医药优势，对西药治疗比较刺手的病种，采用中药治疗，如：自己研究的《青春养颜胶囊》，治疗青少年痤疮；《益精毓麟胶囊》治疗男性婚后不育症；《乳癖散结胶囊》治疗乳腺增生病；穴位贴敷药物对反复易感患者的治疗等均有相当好的疗效，力争做到“青出于蓝而胜于蓝”。

## 学术经验

潘氏认为脾胃病的治疗，突出“升”、“降”二字。遵“脾以升则健，胃以降则和”之旨。脾健、胃和，则处于正常的运动状态，才能消化水谷，运化水湿、生化气血，进而才能吸收，服用甘温补益药品，从而逐步走上健旺的状态。用六君子汤加减治疗以治疗后天之本。在消化疾病的治疗中，即是同一胃病。却治疗方法用方截然不同，充分体现了审证求因，辨证论治的观点。

潘氏在先师的传授下，用仲景大黄牡丹皮汤加味，治疗急性阑尾炎取得了满意的疗效。治疗急腹证以脏腑学说中“六腑以通为用”，为理论基础，遵循六腑病变“不通则痛，通则不痛”的规律，以通里攻下，清热解毒为治疗大法，效果满意，也为部分病人免除了手术之苦。潘氏对《金匮要略》黄芪建中汤有较深刻的研究，在临证中灵活应用，对气虚感冒、脾胃虚寒胃痛、气虚自汗，用同一方化载治疗均获良效，考虑到三种病，病机均体现“虚”，对感冒而言，认为人体感受外邪，是乃正气不足之缘故，正如《内经》所言“正气内存，邪不可干，邪之所凑，其气必虚”。在方中重用黄芪，配合人参，以扶正祛邪，益气固表，妙如此哉。潘氏在治疗久咳方面，有自己的见解，用“培土生金”法治疗，方选补母止嗽汤(即六君子汤加味)，认为治咳不能独用宣肺止咳，应从脏腑间生理关系来调整。《内经》云：“五脏六腑皆令人咳，非独肺也”。《医方类聚》云：“治嗽正当养脾以土生金，而肺病自安矣。”周慎斋云：“诸病不愈，宜从中治。”李念莪云：“治痰不理脾胃非其治也”，故治痰先补脾(脾为生痰之源)，脾复健运之常，而痰自化。故用六君子汤健脾祛湿，以化其痰。杏仁冬花，润肺止咳少佐肉桂以生命门之火。久咳之治疗充分体现了祖国医学的整体观念和辨证论治。

潘星宇继承了前人的学术观点，在学术方面非常重视脾胃学说的应运，理脾胃、滋化源、调升降、和气血、贯穿辨证始终。认为脾乃后天之本，气血生化之源，省疾辨证。必详察脾胃之虚实，然后遣方施药，掌握胃之特性“喜燥恶湿”。常用平胃散加减治疗慢性胃炎，每获良效。又认为在慢性萎缩性胃炎之治疗中，认为此乃病程较长，久病入络，应运化瘀通络法，用丹参饮合失笑散加味治疗，屡用屡验。

**主要成果**

潘养之从事中医临床六十余载，学有建树，经验丰富，疗效显著，特别对治疗内科疾病、妇科病及消化系统病尤为精到。1959年他总结了治胃病的经验，收录到《甘肃中医验方专辑》中。晚年潘养之的医疗经验与甘肃名医吕郁哉、席梁丞、窦伯清等医师同被编入《中医医案医话集锦》一书。1980年由甘肃人民出版社出版发行，该书中收集了他写的内科、妇科、外科等30种病症，47例医案，为继承和弘扬祖国中医学的遗产，宣传甘肃中医药做出的贡献。至晚年年事已高，还有部分医案尚未刊出，第三代学术继承人潘星宇已将遗稿整理完毕，内容有医案和医话两部分，近10万余字，为了挖掘和弘扬祖国中医药学遗产，尽快与读者见面。

## 蒲氏世家

第一代：蒲振业（1884年-1954年），男，出生于书香门第，清末秀才，从小习读四书五经，在本地亲历伤寒、温病等疾病给穷苦百姓带来的灾难，于是下定决心学医、行医，治病救人。后确以医为生，常年着长袍行医于三阳川大地，尽其所学悬壶济世，专长于针灸、按摩、接骨等。据乡间言传，曾数次修善、补充家神蒲雷氏元君庙医药签薄，除瘟治病，广救众生，德高望重。其妻蒲王氏为带下医，当时胎儿成活率低，她以拾娃（接生）护理、针灸除四六风之长享誉乡里。遗憾的是所有资料于1954年水灾中连同房院冲毁，无一保留。

第二代：蒲茂松（1920年-1996年），男，受祖医熏陶，在天水女子师范求学时便专攻医学，读药性、背方剂，专长于中医妇科，终生以医会友，结识了众多当时名医。曾在武山鸳鸯镇柴家门行医时，与当时名医裴慎结为好友，共论各种疑杂症，专攻伤寒顽疾，受益匪浅。早在1936年，时年仅16岁的他，在天水县中医界为反对县政府、警察局及胡宗南第一师特别党部以所谓考核为名，排斥打击中医，禁止中医到警察局购处方等规定，在家医蒲仁山的组织带领下，发动全县中医药人员集体罢市游行，迫使当局取消了不公规定。此后，得名医赏识，加入了中华针灸学社，丰富了本人的针灸、按摩之特长。1947年，受中医师蒲世荣（县参议员）委托，在新阳镇温家集开办诊所。解放后，回三阳川中心陈大村继续行医开办诊所，后受政府号召，诊所带股合并成立了演营卫生院（入股人：王思义、陈补恩、张学敏等），以大股东身份任院长。1953年4月，加入天水县卫生工作者协会，并成为天水县红十字会会员；1956年，于天水县中医进修第一期培训班结业。后因行政区域改变，被划分到中滩管理所（今蒲甸村）卫生站任站长。三年困难时期，当时民众生活辛累，引发了大规模的营养不良性浮肿、干瘦等疾病，并有许多病患致死的病例。他在缺医少药的艰苦条件下，用炒麸皮、煮黄豆等法来补充营养、健脾利水，收效甚好，当时村民将此法颂称为救命散。后在“文革”中，被打成右派，历经多次批斗，1965年被免职下放，取消医疗资格，禁止行医。然而，在改造期间，仍有不少人慕名上门求医，他便暗地里悄然继续行医，解民疾苦，以医终了。天水市北道区《卫生志》、麦积区地方志《三阳川》对此有述。

其妻陈引弟（1923年-2009年），随夫好医，继承了家母后志，多为民间接生，以中医针灸护理幼儿为主。1960年创办了东滩产院（蒲甸村）任院长。

在“文革”期间，大多资料和医案被以“四旧”名义劫洗，无完整保留，仅有数份手稿留存。

第三代：蒲朝晖，男，1959年8月出生，天水市麦积区人，中共党员，本科学历，中西医结合主任医师，硕士研究生导师。受祖医家传影响，本人立志于中华医学，从政之余，刻苦钻研中医、中西医结合业务，继父愿，承祖业，对中医妇科、伤寒等疑难杂症有独特见解。先后被评为甘肃省“555创新人才工程”第二层次人选，甘肃省医疗卫生中青年学术技术带头人、天水市“222”创新人才工程市级学术技术带头人。现任天水市卫生局局长，兼任甘肃省中西医结合学会副会长、甘肃省中医药学会常务理事、甘肃省医学会常务理事、甘肃省医院协会常务理事、中华中医药学会会员、中华医学会会员、《中国卫生》杂志编委、《中国医院建筑与装备》杂志编委、《医院报》编委、天水市中西医结合医院名誉院长等。近年来，主持开展的《中药平降饮治疗高血压及对血脂血糖的影响临床研究》等医学科研项目18项，其中获国家科学技术进步三等奖1项，卫生部科学技术进步二等奖1项，甘肃省科技进步三等奖1项，甘肃省皇甫谧中医药科技奖二等奖1项，天水市科技进步一等奖4项，天水市科技进步二等奖5项，天水市科技进步三等奖4项，北道区科技进步二等奖1项；编撰医学论著4部，独著或第一作者在国家、省级权威学术期刊上全文发表医学专业论48篇。

蒲秀英，女，生于1954年10月，毕业于天水市卫校，执业医师，先后在北道区廿铺中心卫生院、麦积区道北卫生院工作，1998年、1999年、2001年、2003年先后4次被麦积区卫生局评为妇幼卫生工作先进个人。

蒲凤英，女，生于1960年12月，中医妇科医师，临床工作三十余年，能够熟练掌握妇科常见、多发病的治疗，对中医治疗不孕不育症、子宫肌瘤等疑难杂症有较丰富的经验，尤其对气管炎、支气管哮喘的根治有独特疗效。先后工作于甘谷县新兴医院、麦积区中医院。

缑自芳，女，1954年出生于本乡缑杨村中医家庭，系中医缑东川之女，1975年成为赤脚医生，后被村卫生所选送到天水县卫校进行专业学习。毕业后到天水县元龙卫生院进修、学习、提高，3年有余，期间受中医师雷光华（元龙卫生院院长）传带栽培。1989年9月，成为乡村医生（中医内科），继续回中滩公社蒲甸村行医，成为一个名副其实的中医世家后裔。天水市北道区《卫生志》有记载。

第四代：蒲成哲，男，1968年9月出生，汉族，甘肃天水市麦积区人，专科学历，中共党员。1991年8月年以优异成绩毕业于甘肃中医学院中医专业，服从组织安排到天水市北道区轻工局标准件厂卫生室工作。曾拜我市名中医李德珍先生为师，得其心传，后又师从甘肃省名中医王自立教授、中日友好医院许润山教授受其亲炙，医术日进。于2000年获中医内科主治医师任职资格。1998年9月，他创办了“康乐诊所”，其后被确定为麦积区北道埠街道大桥社区卫生服务站，至今在该服务站工作。1992年获得中医药学徒出师证，1994年12月获得中医师任职资格，1999年5月获得医师资格证书，2000年12月获得中医内科主治医师职称。从医二十余年来，他始终牢记党的教诲，秉承“全心全意为人民服务”的宗旨，在医疗岗位上为维护广大患者的健康无私奉献，表现出了一位共产党员的优秀品质。现悬壶于麦积区北道埠街道大桥社区卫生服务站（原康乐诊所）济世活人，以医者父母心的胸怀治病救人，不以医术谋利，潜心钻研，业有所长，疗效显著，正如其言，“脚踏康乐之门病好一半，迈出康乐之家，只言谢谢，不言再见”。

蒲成栋，男，出生于1979年，毕业于兰州医学院，中医执业医师，，曾以“中西医结合治疗肝癌肝动脉化疗栓塞术后白细胞减少症临床疗效观察”获天水市麦积区科技进步一等奖，以“中医清胰排毒汤在重症急性胰腺炎早期诊疗中应用的临床观察”获天水市人民政府科技进步二等奖。现任天水市麦积区马跑泉中心卫生院副院长。

蒲瑞霞，女，出生于1964年，毕业于天水市卫校，中医执业医师，运用中医理论，擅长治疗妇人崩漏带下、月经不调等症。现任甘肃省林业职业技术学院职工医院院长。

蒲瑞红，女，出生于1975年，毕业于天水市卫校，中医执业医师，曾在甘肃省中医学院、陆军总院、天水市第二人民医院等数次接受培训和提高，现在天水市麦积区妇幼保健站工作。

**学术经验**

第一代蒲振业自学中医，专长于针灸、按摩、接骨等。

第二代蒲茂松传承父学，熟读经典，于杂

病、妇科尤有心得，对肝胆疾病颇有研究，自创“强力化痔丸”，对内外混合痔疗效显著。

第三代蒲朝晖幼承庭训，早年毕业于甘肃中医学校，获研究生学历，勤于临床，长于管理，精中通西，将中医的形象思维与现代医学的逻辑思维有机的结合起来，疗效卓著。

第四代蒲成哲在许多疾病的诊疗上积累了较丰富的经验，已成为全区中医界的佼佼者。主要表现在以下几个方面：

1．在慢性胃炎、消化性溃疡、功能性消化不良的治疗方面秉承家学，法宗仲景，以益气建中、温阳通降为法，创系列建中汤。首选黄芪、黄精、黄连、桂枝、白芍、生姜、大枣、炙甘草，并重视通降，倡胃以通为之补、以通为用，临床善用炒大黄、枳壳、川厚朴理气和胃，调中化湿，安和五脏。

2．在肝胆疾病的治疗方面，重视正邪关系，适时调整扶正与祛邪的比例，祛邪务尽，扶正有法。以茵陈、酒军、白花蛇舌草、虎杖、金银花、半枝莲、土茯苓等清热解毒，利湿退黄；以黄芪、党参、白术益气健脾；当归、白芍、枸杞、女贞子、旱莲草养血益阴；巴戟天、肉苁蓉、淫羊藿温阳补肾；丹参、赤芍、郁金、桃仁活血化瘀，同时时刻不忘顾护脾胃，重视斡旋中焦，有胃气则生，无胃气则病，将疏肝解郁贯穿于肝胆疾病的治疗始终。在各类病毒性肝炎、慢性肝病、肝硬化、肝癌的治疗方面收到了满意的效果。

3．在肛肠疾病的治疗方面，对祖传“化痔丸”反复验证，并对其药成分进行合理配伍，对其剂型进行改进，经过多年的潜心研究，开发出“蒲氏强力化痔丸”，以大黄、槐角、炒枳壳等祖方，内服配合艾叶、花椒等水煎熏洗，患者屡试屡爽，彰显蒲氏家学，造福痔瘘病友。

## 秦氏世家

### 世家传略

第一代：秦敬修

第二代：长子：秦宣；长女：秦卿云；五女：秦兴云。

第三代：孙子：秦瑞祥（秦宣次子）

第一代：

秦敬修（1910.7-2004.1），男，汉族，甘肃省崇信县柏树乡东风村秦家庄社人。1928年毕业于甘肃省立第七师范学校。行医53年，医德高尚，医技精湛。秦老八十寿诞时乡人赠送牌匾曰“医德贯陇，周礼兴家”。秦老去世时崇信县卫生局的挽帐题词曰“当代华佗，崇信名医”这都是当地政府和当地人民对秦老医技医德的高度肯定。

1935年至1936年游学于陕西省兰田县芸阁书院、三原县正谊书院，访求名师，潜心研究儒家传统文化，寻求文化救国之路。

1937年至1941年在陕西省眉县崂峰书院从山东即墨张范卿先生(清朝举人)研究《周易》4年。关中学者誉为巨擘，可谓一方名士。

1942年至1947年兼自学中医专业6年。

1948年至1955年在家乡行医济民，为一方名医。

1956年至1957年在柏树乡保健站任执业医师兼站长。诊病兼办医疗培训班，亲自讲课传授，为柏树乡和高庄乡培训出秦嘉礼等乡村医生10余名。

急病人之所急，废寝忘食。1963年7月秦家庄秦尚德患肠梗阻，经多方医治无效，患者已昏迷二日，已放弃治疗，家人已为病者准备后事。适逢敬修暑假回家，进门闻讯后，忘却远途疲倦，连一口水也顾不得喝，直接到病人家中医治，按摩达二小时之久，使病人肠阻顿开，转危为安，汗流颊背的敬修才回家团聚。他行医不论贫富贵贱，常有免费赠药之举，深受乡亲赞誉。

1958年至1965年调甘肃省中医学校任教，为该校骨干教师，主讲《黄帝内经》、《伤寒论》、《中医学概论》等中医学课程。曾讲授中医经典于兰州医学院教师班。文革期间，由于家庭成份原因被下放回家劳动。西医学习中医时，受聘于兰州医学院讲授中医经典理论，曾代刘星元教授在该院教师班主讲中医学概论。

在教学期间经常义务诊病，省级领导也经常登门求诊。

1973年至1979年又在柏树乡卫生院行医，学识渊博，品行贞诚，医术精湛，医德高尚，视病人如亲友，热情接待患者，精心诊治，并进行心理疏导，每日诊治患者量通常在七八十人以上，多病季节常常在百人以上，前来就诊者除本县病人外，周边各县市诸如泾川、灵台、华亭、平凉、镇原、宁县、以及宁夏回族自治区的泾源、隆德、固原等县市的病人也常来就诊，远道而来的病人多为久治不愈的凝难杂症。不避寒暑阴晴，黑夜白天，总是有求必应，累得两腿肿胀，头晕目眩，但仍坚持诊治每个患者，从不疏忽，经常废寝忘食地坚持工作，直到最后一个患者离去，方可停手。对贫困者常常解囊相助，其贤德懿行，成为后人学习的道德楷模。精于诊治内外各科疾病，对针灸学、按摩术更可临床妙用；擅长各种疑难杂症；对心伤病有独特研究；对癔病，胸痹及各种皮肤病治愈率极高，能自制红升丹，白降丹为患者治疗疮痍，多不收费。

1979年平反昭雪，9月被甘肃省卫生厅核定为甘肃省名老中医带子女，以名老中医身份，作为平凉地区的七名名老中医之一，带其五女秦兴云为中医学徒，教授中医4年，于1983年11月出师为中医士。1980年3月，被借调至平凉卫校给名老中医带子女班教授《伤寒论》半年。

1980年任平凉地区中医学会理事。

1980年至1983年在崇信县人民医院从事中医诊疗工作。连续4年被评为院级先进工作者。

1983年(73岁)退休后仍行医济世，登门求医者络绎于道，拥挤于门，并带培学徒4名，将自己的临床经验传授给子孙和学生，他的学生遍布全省，为甘肃省特别是崇信县医疗卫生事业做出了较大贡献，堪称平凉医疗卫生界权威和名人。

1984年10月1日被崇信县政府授予“从事中医三十年，做出较大贡献”荣誉证书。

1990年7月21日被平凉皇甫谧中心医院聘请为创办皇甫谧事业名誉董事长。

第二代：

1. 秦宣，长子，生于1937年6月。现在东风村（本村）卫生所行医，已行医55年。

自五周岁起，即随父开始诵读中医经典。入小学前，已能熟练背诵《医学三字经》、《濒湖脉学》、《药性赋》等中医启蒙经典读本。小学毕业后随父亲系统学习中医理论，先后学习了《黄帝内经》、《伤寒论》、《金匮要略》《温病学》等中医经典著作。

1956年任柏树乡保健员，参与防疫及妇幼保健工作。在实践中较全面的学习了西医基础理论和卫生保健知识，同时继续深入学习中医理论，进行中西医临床辩证治疗实践。

1959年在泾川县卫生学校学习一年。结业后在柏树公社卫生院行医，很快成为该院骨干医师，平均日诊病四五十例。通过五年的工作实践，医疗技术得到了较大幅度的长进与提高。

1966年因父下放回家受牵连，被下放主持筹建东风大队合作医疗站，并在医疗站行医。

1978年被调回柏树乡卫生院行医。

1990年重回东风村卫生所，担任主治医师兼搞管理工作。

1985年12月取得初级卫生技术人员“卫生员”任职资格。

2010年4月取得中华人民共和国“执业医师”任职资格。

工作任劳任怨，兢兢业业，学识渊博，品行贞诚，医术精湛，医德高尚，注重临床实践，热情接持每一位患者，日诊治患者一般都在六七十人左右，多病季节在百人左右。除本县病员前来求医外，相邻各县市诸如泾川、平凉、灵台、镇原、隆德、泾源等县市亦经常有人前来就诊，各种疑难杂症病人络绎不绝，除每天坚持坐诊外，经常出诊到本公社各自然村和本县其他相邻公社，有时到泾川县王村、城关、瑞丰、党原等公社出诊。擅长骨折手法复位，治愈率达到98%以上。对其父研究的心伤病、癔病、胸痹、皮肤病等多种疑难杂症的治疗方法，以及自制红升丹，白降丹为患者治疗疮痍等独特治疗技术进行传承。对其父编著的《周易卦解》和《新编中医儿科学》等著作，因父亲已故，后续由秦宣和妹妹继续整理和编辑完善。

2．秦卿云(曾用名秦娟娟)，长女，生于1944年7月，在泾川县王村乡章村(本村)村卫生所行医。从医50年。

1958年小学毕业后，跟随父亲秦敬修学习中医基础理论。

1961年至1963年在柏树乡保健站当药剂师，学习药学理论同时开展临床诊断实践，积累了临床经验。

1964年结婚后定居泾川县王村公社章大队，即开始独立行医。

1975年进入章大队合作医疗站当赤脚医生。

1978年在王村乡中心卫生院脱产培训学习三个月，结束后参加泾川县卫生局组织的资格考试，取得“乡村医生”资格证书。

2009年4月经泾川县卫生局考试考核合格，取得国家“乡村医生执业证书”，证书号码20097443000124。

从业50年来，通过不断学习和临床实践，医疗技术得到了全方位的提高。从医起初，主要以治疗常见病多发病为主。后来突出学习和研究中医妇产科和骨科。通过长期的学习和实践，在妇产科和骨科诊疗技术方面，逐渐形成了自己的特色，具有很多独到之处。诊疗范围由章村村不断扩大，逐渐覆盖泾川县王村全乡以及与王村乡毗邻的党原乡、城关镇，平凉崆峒区所辖花所乡的部分村社。

早年由于农村缺医少药，医疗条件差加之经济困难，产妇分娩及骨伤病人一般都没有条件住院治疗，这两类病人通常都要上门诊治。因此，经常起早贪黑，奔走于周围村社。日诊治患者一般都在40人以上。如遇产妇分娩者较多和流行病多发季节，常常夜以继日，曾经发生过连续五昼夜不能回家且极少睡眠的情形。在接生过程中，经常遇到新生儿窒息及产妇昏厥等情状，通常要经过口对口人工呼吸等多种措施，方能挽救新生儿及产妇性命。如张村五社的王德存之女，二社的王等成和张双录之子出生时均为难产，经抢救最终母子平安，现都已成年，诸如此类不胜枚举。

在骨科治疗方面，擅长骨折手法复位，打石膏绷带兼服中药为手段，为大量患者解除了病痛。较典型者如1984年王村乡朱家涧村的朱志学之妻，因摔伤致耻骨骨折，到县医院住院治疗一个多月未见起色，医生要求转地区医院治疗，但患者因筹不够医疗费只好出院回家。找秦卿云医治时，检查发现骨折部位并未接上，且严重错位。经重新复位治疗，最终痊愈且逐渐恢复了正常功能。

对其父研究的心伤病、瘾病、胸痹、皮肤病等多种疑难杂症的治疗方法，以及自制红升丹,白降丹为患者治疗疮痍等独特治疗技术进行传承。对其父编著的《周易卦解》和《新编中医儿科学》等著作，因父亲已故，秦卿云参与整理和编辑完善。

获奖：由于工作出色，得到广大群众的一致好评和省、地、县、乡四级政府的多次表彰奖励如下：

1978年2月获王村乡“医疗卫生先进工作者”奖；

1980年3月被泾川县委县政府授予“三八红旗手”荣誉称号；

1982年9月被平凉地委、行署授予“心灵美的好媳妇”荣誉称号；1983年3月获泾川县妇联授予的“先进卫生工作者”奖；

1983年5月获泾川县委、县政府颁发的“先进卫生工作者”奖；1983年7月被甘肃省妇联授予“五好个人”荣誉称号；

1984年5月获泾川县委、县政府颁发的“在医疗卫生工作中做出优异成绩的先进个人”奖。

3．秦兴云，五女，生于1963年2月，大专文化程度，在崇信县人民医院中医科从事中医诊疗工作，工龄32年,技术职称为中医妇科副主任医师，现任二门诊主任；

1979年9月由甘肃省卫生厅核定为甘肃省中医药学徒，跟随父亲秦敬修（名老中医带子女）学习中医（药）四年，于1983年11月出师为中医士；

1984年2月独立从事中医诊疗工作至今；

1997年7月毕业于甘肃中医学院（成人教育）中西医结合专业，获大专学历；

2005年12月25日毕业于甘肃中医学院（自学考试）中医专业，本科学历；

2001年12月取得中医主治医师资格，2002年8月被聘任为中医主治医师；

2008年4月30日任二门诊主任；

2010年10月取得中医妇科副主任医师资格，2010年12月被聘任为中医妇科副主任医师；

2010年10月被甘肃省卫生厅选定为县级中医药师承指导老师，继承人为白贵生、吴芳霞。

工作中，始终以一个执业医师的标准严格要求自己，坚持工作第一，服务质量第一，兢兢业业，任劳任怨。坚持学习中医经典理论，不断汲取父亲的临床经验，挖掘中医治病的奥秘，使诊疗水平不断提高。除搞好本职工作外，坚持开展新员工和实习生的带教工作，引导和督促他们不断提高业务技术水平。先后带教指导医院新员工3人，他们现在都已成为科室的业务骨干；并经常带教来院实习的大专院校学生。并做好中医传承工作,作为中医师承指导老师，对继承人言传身教，既教给他们专业知识和临床经验，又教给他们医德规范和敬业精神。继承和发扬父业，注重临床实践，热情接待每一位患者，坚持辩证论治，做到随来随诊治，每天诊治门诊及住院患者40余人次，治愈好转率分别为91%~96%，参与抢救危重病人，成功率90%以上。

秦兴云治疗痛经、月经先后无定期、崩漏、经行感冒、绝经前后诸证，以及带下病、滑胎、缺乳、盆腔炎等疾病，提高了治愈率，降低了复发率。对其父研究的心伤病、瘖病、胸痹、皮肤病等多种疑难杂症的治疗方法，以及自制红升丹,白降丹为患者治疗疮痍等独特治疗技术进行传承。对其父编著的《周易卦解》和《新编中医儿科学》等著作，因父亲已故，参与整理和编辑完善。

第三代：

秦瑞祥，第二代秦宣之子，生于1964年11月，大专文化程度，在东风村（本村）卫生所行医21年。

1986年至1989年跟随父亲秦宣学习中医。

1990年至1995年8月任东风村卫生所防疫保健员，从事卫生防疫及妇幼保健等工作。同时继续学习中医理论，开展临床诊疗工作。

1995年9月至1998年7月在甘肃中医学院上学，取得中西医结合大专毕业证书。

1998年8月至今在东风村卫生所行医。

1998年10月经甘肃省卫生厅考试考核合格，取得“乡村医师执业（许可）资格证”。2009年参加平凉市基层中医药适宜技术推广培训。

2002年起担任卫生所负责人，投入大量资金，添置设备，改善基本医疗条件，不断提高服务质量。自2007年至2010年，连续4年各项业务指标年终考核合格率均在98%以上。

2011年3月29日被柏树卫生院评为2010年度公共卫生工作先进个人。

工作中，始终坚持学习中医经典理论，不断汲取父亲和祖父的临床经验，挖掘中医治病的奥秘，使诊疗水平不断提高。同时兼学西医理论和现代医学知识，中西结合，辨证施治。在医德医风方面，坚持继承和发扬父辈和祖辈崇尚医德、济世活人的优良传统，全心全意为患者服务，热情接待每一位患者，坚持辩证论治，做到随来随诊治，每天诊治门诊患者40余人次，并开展卫生防疫及妇幼保健等工作，近年来，在业务能力方面已取得了很大的提高，治疗各种常见病、多发病，治愈率在99%以上，对各种疑难杂症的治愈率也达到90%以上。

对其祖父研究的心伤病、瘖病、胸痹和各种皮肤病的治疗方法，以及自制红升丹,白降丹为患者治疗疮痍等独特治疗技术进行传承。对其祖父编著的《周易卦解》和《新编中医儿科学》等著作，因祖父已故，参与整理和编辑完善。

在全面继承祖父及父辈医德医术的基础上，中西结合，创新提高，已形成了自己独到的诊疗风格和特色。由于医术精湛，业绩突出，于2009年10月被甘肃省卫生厅授予“全省优秀乡村医务工作者”荣誉称号，获得表彰奖励。

**学术经验**

一代秦敬修：精于诊治内外各科疾病，对针灸学、按摩术更可临床妙用；对心伤病有独特研究，对瘖病，胸痹及各种皮肤病治愈率极高,能自制红升丹，白降丹为患者治疗疮痍，多不收费。临床经验总结成论文、论著传世。

在20世纪60年代初著写《小儿指纹诊法》、《脉诊握要》等论文，在《甘肃省医学论文汇编》等刊物上发表。

发表著作有：《新编中医儿科学》于2009年9月由陕西科学技术出版社出版发行；《周易卦解》，社会科学文献出版社列为“东方古代哲学”书系于2007年1月出版发行；脱稿著作有《脉诊握要》、《杂证脉证辨证并治》、《小学通俗解义》、《五子书》等将陆续印行。

二代秦兴云，发表论文：

1. 第一作者合著论文：“优迈霜治疗55例关节炎临床观察”发表于《中华医学探讨与临床》，北京：中国中医药出版社。1999.12:243；

2. 第一作者合著论文：《优妥与迈霜治疗关节炎的比较》发表于《甘肃中医学院学报》杂志2000年6月，17（2）：34；

3. 第一作者合著论文：《除湿健骨汤治疗膝关节骨性关节炎49例》，在《甘肃中医》杂志2009.11期上发表；

4. 第一作者合著论文：《自拟缓痛汤治疗气滞血瘀型原发性痛经46例临床研究》，发表于《中国医药卫生》杂志2010.6期。

课题、获奖：

1. 2002年12月10日被平凉市卫生局授予“优秀临床中医师”荣誉称号。

2. 2002年1月至2005年1月合作研究课题：《强腰通痺贴治疗根性坐骨神经痛临床研究》，研究成果发表于《卫生职业教育》2006年第五期。并于2006年9月获平凉市科技进步二等奖，证书号：2006-2-49/3。

3. 1999年1月至2007年10月合作研究课题：《自创“负压叩击法加通督活血汤”治疗腰椎间盘突出症的临床研究》，主持开展项目研究实施的全过程，观察治疗，总结整理资料，于2009年10获得平凉市科技进步二等奖，证书号：2009-2-36/2。

## 王氏世家

### 世家传略

第一代祖父王子隆（1906.9—1990.12）。1949年7月参加工作，先后在泾川县卫生院（县医院前身）任医师、防疫保健股股长、中医股股长、中医门诊部主任、县卫生工作者协会主任。

1958年12月，由于所谓的历史问题遭受迫害，被判刑12年，1962年因病保外就医，1964年由于“四清”运动而再次入狱。由于医术在当地享有盛名，在狱中仍在一定范围内行医。直到1969年12月20日，刑满释放。返回到当时下放的泾川县城关公社茂林村，在该村卫生所从事医疗卫生工作，接受监督“改造”。

1979年3月在“十一届三中全会”后中共泾川县委彻底平反王子隆同志的错案，摘掉“历史反革命”“右派”的政治帽子，恢复了名誉和职务，并重新安排工作到当时的泾川县城关卫生院（泾川县中医院前身）从事中医临床诊疗工作。1980年9月离休，离休后仍然在家中为前来求医的患者诊治病症。1983年8月参加了平凉地区振兴中医大会、并担任平凉地区中医学会理事、泾川县中医学会名誉会长。

1983年12月起开始担任泾川县第一、二届政协委员，在担任政协委员期间积极整理30多年来的土、单、密、验方，并在甘肃省卫生厅主编的《中医医论论案医方选》一书上发表医案及论文两篇。并攥写了《泾川县医疗卫生事业回顾》等7篇文史资料。当时年迈七旬的祖父不顾年迈体弱，多次深入到泾川县及周边地区的边远山区为群众义务诊病。所有这些都受到了群众的高度好评，曾获得泾川县委颁发的“老有所为”精英奖和泾川县政协颁发的“优秀文史资料撰稿员”等光荣称号。

1990年12月病故。

擅长应用中医药及针灸治疗心脑血管、脾胃病、肝胆、风湿痹症疾病及妇科杂症，尤其在治疗妇科杂症及妇女不孕症方面尤为突出，同时应用中药自发研制治疗偏瘫、慢性萎缩性胃炎中成药及妇科外用药疗效显著。1984年在由甘肃省卫生厅主编的《中医医论论案医方选》发表医案2篇。

第二代父亲王自立（1936.9-），男，大学本科，主任医师。1936年9月出生于甘肃省泾川县。1954年参加工作。1964年毕业于北京中医学院（现北京中医药大学）。1973-1978年师从席梁丞主任医师。1978年被聘任为主治医师，1988年聘任为主任医师。历任甘肃省中医院消化科主任、消化、肾病科技术指导。现任甘肃省中医院首席主任医师、甘肃中医药学会副会长、中华中医药学会理事、中华中医内科学会委员、甘肃省中医药学会副会长、甘肃中医药学会内科委员会名誉主任委员、甘肃医师协会副会长、《甘肃中医》（现《西部中医药》）编委会主任委员、敦煌市中医医院名誉院长。1991年起连续四批任全国名老中医师带徒指导老师。1992年被卫生部、人事部、国家中医药管理局授予“全国卫生系统模范工作者”。1993年获国务院政府特殊津贴。1994年被甘肃省人民政府命名为“甘肃省优秀专家”称号。2004年获首届“甘肃省名中医”称号。2006年获“中华中医药学会首届中医药传承特别贡献奖”。2007年获“全国老中医药专家学术经验继承工作优秀指导老师”。2009年被中国中医科学院聘为中医（师承）专业博士研究生导师。2009年获“全国首届先进名医工作室”称号。2010年获“甘肃省离退休先进个人”称号。

第三代王煜（王子隆之孙），男，1971年7月出生，副主任医师。1992年4月-2001年5月在甘肃省体工一大队卫生所工作。2001年6月-2004年8月就职于甘肃省中医院消化肾病科。2004年9月-2007年2月就职于甘肃省中医院肾病科。2007年3月-2007年9月在上海中西医结合医院进修。2007年10月-2009年12月就职于甘肃省中医院内分泌科。2008年11月-至今作为全国第四批名老中医师承弟子，师从家父王自立主任医师。2010年1月-至今就职于甘肃省中医院王自立工作室。

## 学术经验

一．运脾思想。

脾胃为后天之本，气血生化之源，五脏六腑、四肢百骸，皆有赖于脾胃化生水谷之精微所濡养，而肾为先天之本，其中所寓元阴元阳亦须后天之补养。故胃气的强弱决定着疾病的转归，通过调理脾胃功能可以增强胃气，促进疾病向愈。验之临床，不仅绝大部分以脾虚失运为主的消化系统疾病经过健脾助运之法治愈，而且有很多久治不愈的疑难杂症，经予调理脾胃之法而获效，但若纯用滋补药品多有滋腻碍脾、壅滞胀满之嫌，久用易致脾胃之气停滞不行，变生他证：若由虚致实，兼见痰饮内停、气滞血瘀者，过用滋补则犯实实之戒。而通过健脾促运、调气和胃之剂，可以使脾气得以舒展、气机得以调和，促进运化，从而避免了滋补所致之壅滞。所以治疗脾胃病的关键不在于直接补益脾胃，而在于通过调理气机以促进运化。换句话说，就是“脾以运为健、以运为补”。故临证之时“健脾先运脾，运脾必调气”，此实乃运脾思想之精华，已成为我们治疗脾胃病的大法、通则。在此基础上创立了运脾汤，现已成为甘肃省中医院的院内制剂（运脾颗粒甘药制字Z09001927）补运同举，作为治疗脾虚失运证的首选方剂，获得满意的临床疗效。

二．“治肝必柔肝，柔肝先养肝”是肝病的治疗大法。

肝为刚脏，体阴用阳，若内因七情暗耗，致机体阴血津液亏虚，则肝血亦虚，肝体失养，肝气失制，发为多种疾病。故治疗肝病不可一味疏泄、清解、攻伐，否则肝之阴津受伐而病势反增。应以养肝为第一要务，提出“肝为刚脏，非柔润不和”“治肝必柔肝，柔肝先养肝”的肝病治疗大法，以顾护肝之阴血为临证大要。以肝血得养，肝体得柔，则肝气自疏。此亦即“养肝即是柔肝，柔肝便为疏肝”之义。对肝脾不和、脾运失健之肝胆疾病常用归芍运脾汤化裁治疗而获效，并常酌加入木瓜、五味子、山萸肉、乌梅等药以养肝柔肝。

三．运用清上达下法治疗热淋

肺为水之上源，外邪袭肺，肺气失宣，影响津液分布，上源不清，水道不利，气化不行，水湿停滞，郁而化热，酿成湿热，下注膀胱，发为热淋。故治疗上倡清上达下法，创立清利通淋汤（以该法设立的科研清上达下法治疗热淋的临床与实验研究），清上源、行气化、利水道以通淋。

四．治疗咳喘经验

1、外感夹湿证

外感夹湿，顾名思义，即为在感触风寒或风热表邪的同时兼夹湿浊为患，临床极为常见，多因患者脾胃虚弱，运化失健，水湿停聚，酿生痰浊，复感外邪，内外相合为患；或因风寒湿或风湿热邪同时侵犯机体为患。湿为阴邪，其性粘滞，难以速去，且易于从阳化热，从阴化寒。故临证之时，不宜单用解表或过用苦寒清热燥湿及辛燥祛湿之剂，而宜用轻清宣散之剂使表邪外解，芳香化湿和中之剂使湿从内外分消，健脾祛湿化痰之剂以杜绝痰湿内生之源，则湿去邪解而不伤正。临证之时常以验方清气饮子化裁而获效。

2、治疗久咳经验

咳嗽是内科最常见的病种之一，无论外感六淫、内伤七情或脏腑功能失调，均可伤及于肺，使肺失宣肃而发病。王老认为，新咳易治、久咳难医。久咳之人，一看虚，二看湿。虚证当分气、阴之不同论治。

3、遵“冬病夏治”及“春夏养阳，秋冬养阴”之经旨，创补肺益寿合剂号I、II号治疗慢性咳喘

慢性支气管炎、肺气肿、支气管扩张、过敏性哮喘等疾病常反复发作，经久难愈，其症以咳、喘、痰、嗽为主，多于冬季加重，夏季减轻。究其之为病，多系体弱年老之人，脾肾阴阳交亏，脾虚失运，肾虚不化，水湿聚为痰浊，上蕴于肺，久成窠臼，遂成宿痰夙根，阻碍肺气之宣发肃降。入冬则阴盛而阳衰，痰浊每随风寒而动，则病情加重；入夏阳气转盛，痰浊阴邪潜伏于内，则症状减轻。对于此类顽疾，宜在其发作之时急治其标，病情好转缓图其本。遵“冬病夏治”及“春夏养阳，秋冬养阴”之经旨，创制“补肺益寿合剂I号、II号”治疗本病。“补肺益寿合剂I号治疗肺系疾病临床和实验研究”获甘肃省皇甫谧中医药科技三等奖。

五．泄泻的辨治经验

古来治疗泄泻方法诸多，且分类多。《难经》所载有五泻：一为胃泻，饮食不化；二为脾泻，呕逆腹胀；三为大肠泻，便脓血，小腹痛；四为大瘕泻，里急后重，五为圊数至而不能便，茎中痛。凡此所举，究其病因都与湿有关。经云：“诸病水液，澄澈清冷，皆属于寒”“湿盛则濡泄”“清气在下，则生飧泻”“肾开窍于二阴，司开阖，主大小便”。王叔和亦云：“湿多成五泄，肠走若奔雷”。认为，“无湿不成泄”，泄泻之成，多责之于脾肾二脏。脾主运化，肾主闭藏。若脾虚失运，津聚成湿，下注肠道而为泻。日久及肾，命门火衰，无以燔土，土不制水，水饮直走大肠而为泄。故治泻之法，不离脾肾。

六．自拟运肠润通汤治疗习惯性便秘

便秘系临床常见病、多发病，当分虚实论治。实者宜攻，虚者当补。若邪滞不去，日久暗耗气阴；或反复使用泻下之剂，耗伤津气，终致阴亏肠腑失于濡润，气虚肠道运行无力，大便排出日益艰涩，形成久秘(习惯性便秘)。倘再施以峻泻，大便虽得一时之畅，然必重伤津气，则无疑雪上加霜。验之临床，的确有不少患者久用泻药，疗效日微，病情反重。故王老认为治疗本病应攻补兼施，寓攻于守，不宜峻攻，倡“补而通之”，创运肠润通汤缓图取效。

**主要成果**

王自立从医50余年，勤求古训，博采众长，形成了独特的学术思想，在内科、儿科、妇科等方面积累了丰富的临床经验。对温病、胃病、肾病、肝病及小儿泄泻、肺炎、惊风和妇女月经不调的治疗，更有独到之处。其经验分别收录在《中医医案医话集锦》、《中医医论医案医方选》、《名中医医话》、《席梁丞医案医话选》等书。学术思想收入《著名中医医学家的学术经验》一书中。

学术思想被列为“十五”国家科技攻关计划，题目为“名老中医学术思想、经验传承研

究”课题——王自立、王文春学术思想及临证经验研究(课题号：2004BA721A01Z40)。参与主编《生殖疾病的中医治疗》、《中医胃肠病学》、《中医痰病学》、《病毒性疾病中医诊疗全书》等书近500万字，其中《中医胃肠病学》于1999年3月获国家中医药管理局颁发部级中医药基础研究奖三等奖、《中医痰病学》于2005年10月获得中华中医药科技图书（部级）奖三等奖；参编《中国医学百科全书•中医基础理论》《临床中医内科学》、《席梁丞治验录》、《实用中医消化病学》等多部著作；发表了“辨证治疗风温肺热病的临床研究”“重用细辛治疗痹证的临床体会”“从衰老与肾的关系谈老当益肾”等论文多篇。

王煜现为中医内科副主任医师，全国第四批名老中医师承弟子。擅长用中医药治疗脾胃、肝胆、风湿、糖尿病及杂病等疾病。曾在国家级、省级发表《王自立主任医师应用经方治验举隅》、《王自立主任医师运用黄连阿胶汤临证验案举隅》、《王自立老师运用温通法治疗麻痹性肠梗阻经验探》、《补肺益寿合剂Ⅰ号对肺气虚大鼠ET-1mRNA表达的影响》、《补肺益寿合剂Ⅱ治疗肺阴虚证的研究》、《萎缩性胃炎诊治五则》。主编《王自立医案选》、《糖尿病的防治问答》2部，副主编《中医温病学方剂手册》1部，参与编写《最新医学值及临床意义手册》。主持完成的《补肺益寿合剂Ⅰ号治疗肺系疾病临床和实验研究》科研获甘肃省皇甫谧中医药科技三等奖，参与《肾炎胶囊治疗肾病综合征型蛋白尿的临床及实验研究》《清上达下法治疗热淋的临床与实验研究》等多项科研。

## 王氏世家

### 世家传略

王维才（原名甘维才，字自和）（1887—1921）王氏中医创始人。

系清末甘肃官医药局局长，陇右名医甘定田之子侄，名医甘维哲（惠廷）之兄。幼年过继给姑父王氏，改为王姓。师从于甘氏中医，继承了甘定田之中医思想。善治中医内科、妇科、外科等杂病。后辈整理医案、论著5册。

王文华(1921.6—2011.10)王氏医学继承者。享年92岁，在皋兰农村行医70余年。

幼年与族弟甘文源（名中医）、族侄甘德润（已故老中医）一起就读于私塾，学习了古典文化，有深厚的古文字功底。后随叔父甘惠廷（名中医）学习中医。研习甘子明遗书及病案，系统学习了金元四大家的著作、伤寒论、医宗金鉴、景岳全书等书籍。解放前，随甘惠廷在安泰堂、甘肃国医馆等多处行医。1941年考取行医执照（文革中遗失），独立行医。解放后，由于政治成份等原因，返回皋兰农村行医。先后在白银市第一期中医进修班深造，甘肃中医学校等处学习。1961年，在皋兰县郭家坪公社卫生院工作，任院长。1965年任蔡家河合作医疗站站长。1983年被兰州市卫生局授予赤脚医生称号。1989年，68岁时方才退休。赋闲在家，依然为乡民服务。家里求治患者络绎不绝，晚年至91岁，仍精勤不倦。2011年10月在家过世。

先生一生淡泊名利，无欲无求，继承祖辈行善积德之言行，不计得失，为乡民诊病疗疾，从医70余年，不曾远离乡民，不图私利，德行为后辈之楷模。后辈整理的病案、论述约7册。

王德宏（1962.2—）王氏医学继承者

少年时，在家父王文华、十叔父甘文源（名中医）的熏陶下，耳濡目染于医学世家的氛围，立志行医。由于农村条件困难，唯以学习家传中医的医学书籍为主，所以打下了坚实的中医基础，尤其对四大经典、金元四大家、医宗金鉴、本草纲目、蘋湖脉诀等古书籍烂熟于胸，倒背如流。在甘肃中医学院短期进修了部分课程。自学了本科中医书籍。在理论上打下了很扎实的功底。尤其继承了甘氏中医的独特的医学辨治思想，临床经验。1985年1月在皋兰县卫生学校学习，毕业后获得赤脚医生行医资格。1988年10月获得乡村医生证，1986年2月在皋兰县蔡家河村卫生所，行医至今。

### 学术经验

王氏中医源自于甘氏中医，由于历代血缘

关系，从医者互相帮扶学习。历经百年，薪火相传，积淀深厚，经四代人不懈完善，已具有独特的传统医学理论和实践经验。尤其在伤寒杂病、脾胃病、外伤、妇科、养生等方面具有独特的诊疗方式。

王氏从医者，几代人均在皋兰农村行医，虽无显赫之名位，但有百年不懈行医之历史；虽无论著于世，但有农村行医之验方妙法。中医源自民间，是劳动人民在生活、生产中的点滴积累而成。我辈始终坚守在临床一线，在医学实践中，总结出了很多具有实际疗效的方法。掌握了濒临失传的中医内科、骨科、伤科绝招妙法。例如：伤科理筋法、点穴法等；一些独特的丸散膏药的秘方，例如：化瘀丹、解毒化浊丸、接骨丹、小儿救急丸、损伤膏等。在皋兰农村具有一定的影响和良好的口碑。常有周围县市患者，专程来家求医。

目前在国家大力扶持中医的背景下，农村中医在基层发挥着“一把草、一根针”的作用，为广大农村患者，提供了简、便、验、廉的中医治疗。我辈更是以中医从医者，本着大医精诚的信念，为社会服务，为百姓造福。概括起来主要有以下观点。

一．精研运气学说，善于治未病。祖辈治病，反复强调“人禀天地之气以生”，“与天地相应，与日月相参”，“与四时合其序，与鬼神合其吉凶”，在瘟疫防治方面，尤其如此。常说“不懂五运之气，捡遍方书何及”。因此每逢瘟疫肆虐之际，便根据运气学说，推断年岁四时之主气主病，适时采购药材，穷其病理，究其病源。针对不同季节的流行特点，遣方用药，形成了较为固定的有效方剂，如预防春瘟的“雷公避瘟散”，预防夏秋痢疾的“止痢散”，治疗哮喘的“定喘丹”等，其中尤以雷公避瘟散，（鼻腔吸入给药），最为著名。“非典”时期，后辈曾无偿散发预防感冒时疫，效果甚佳。

二．重视后天之本，注重顾护胃气。祖辈认为人有三宝精、气、神，“神者水谷之精气也”，“得神则昌，失神则亡”。胃为水谷之海，气血生化之源，人体五脏六腑，四肢百骸，皆赖此以滋养。脾主运化，胃主受纳，与人的生理病理息息相关，所谓有胃气则生，无胃气则亡。如果脾胃不健，则气血生化无源，不仅不能维持正常的生理活动，且容易受到外邪的侵袭。临证时，每以顾护脾胃之气为要，做到补而不腻，攻而不峻，温而不热，清而不寒，始终顾全脾胃的正常运化功能。在存世医案中，几乎方方可见健脾养胃之药。

三．重视太阳之病，防止变证坏病。祖辈认为，仲师《伤寒杂病论》乃方书之祖，六经辨证尤以太阳病脉证并治为理法方药之首，治疗太阳病，对于防止传经入里，发生变证，并病、合病、坏证至关重要。对“病在表者，汗而发之”推崇备至，凡人体发病，不外六淫外感与七情内伤两大类，一般来说，尤以外感为多，即使内伤杂病，亦多由外感诱发而加重，如不先治疗外感，则内伤杂病亦难获效，故“善治者，治毛皮”。临证时，宗仲景太阳之理法，总结后世医家治疗外感病之良方，创立了治疗外感疾病的“灵宝汤”、“三清汤”、“柴鼓汤”、“苏防杏仁汤”等有效方剂，沿用至今，每获良效。

四．立足于调气疏肝，健脾养血治疗妇科疾病。祖辈认为气血是维持生命活动的基本物质和原动力，妇人以血为本，血赖气行，气血调和则五脏安和，经脉通畅，冲任冲盛。如果气血失调则影响冲任而害病。肝藏血，主疏泄，喜条达，脾统血，血之运行上下，全赖于脾，冲为血海，任主胎胞，冲任不调，致生病变。冲脉隶于足阳明，脾与胃相表里，相互资生，运化精微充盛，如此妇人经、孕、产、乳就正常。反之，如果脾胃失调，也可容易引起多种疾病。因此，调气血，疏肝气，健脾气成了祖辈治疗妇科疾病的不二法门，在多年临证的基础上，总结出了调经方“加味逍遥汤”、“加味少腹逐瘀汤”；止血方“荆炭柴胡汤”、“柴胡桂枝鳖甲汤”；安胎方“安胎汤”、“苏梗归身汤”等有效方剂，治愈了不少妇女月经不调和不孕不育证。

五．坚持简便廉验原则，自制膏丹丸散秘剂。祖辈有感于甘肃地贫民穷，外伤、痈疽疮疡不能延医，多数感染无法控制，高烧而亡的悲剧时有发生。根据中医理论，参合个人的临床检验，自制了很多膏丹丸散，赶毒散、生肌散、驱脓膏、破脓膏、五柳透毒膏、清热败毒散等。后人亦有“甘氏一贴药”之美称。

## 王氏世家

### 世家传略

第一代中医王海舟（1876--1964）。早年在兰州市城关区创立国医大药房并在此坐堂，擅长治疗麻疹、水痘、惊风、疳积、咳喘等各类儿科疾病和多种内科、妇科疾病。从医数十年，兢兢业业，有较深的理论造诣和丰富的临证经验，被誉为当时的“四大名医”。

第二代中医王仲英（1906--1986），兰州国文专修馆毕业后1933年考入北平华北国医学院深造，师承国医大师施今墨教诲，1937年毕业返回兰州悬壶应诊，并受聘中央国医馆甘肃省分馆副馆长。曾任兰州市中医师公会、甘肃省中医师公会理事长，兰山中医学校、兰山中学、兰州市总工会劳工子弟学校的校长等职务。1950年被推选为甘肃中医代表，参见了全国第一届卫生工作会议，受到毛主席、周总理接见。历任兰州市中医院医师、白银市人民医院主任中医师、兰州市政协委员、甘肃中医学院学术委员、兰州中医药学会名誉会长等职务。

王仲英热爱中医事业，历经重重困难创办了“兰州国医院”、成立了“兰州市中医师公会”、筹办了甘肃省中医师代表大会学术会议，成立了“甘肃省中医师公会”，任理事长。1946年自筹经费，创办了西北唯一的一所中医学校，初名为“兰山中医夜校”，1949年改为全日制学校，校名改为“兰山中医学校”，1952年由甘肃省卫生厅接办，合并于新成立的甘肃省兰州卫生学校。

王仲英也一贯热心于教育事业，1942年捐资为兰州市正德小学修建教室，1943年捐法币2万元给皋兰县中学，同年自筹资金创办了“私立兰州中学”，亲任校长，1948年与兰州市总公会协力创办了“兰州市总工会子弟学校”并任校长。西北师范学校迁兰州后，图书资料不足，家父曾将家藏和新购图书500部免费捐资。

王仲英医德高尚，作风正派，对待病人如亲人“见彼苦恼，若己有之”，对求医诊病者，不论贫富，一视同仁，细心诊治，耐心解答。诊费量力而行，不作硬性规定，贫苦患者免费施诊，遇到无钱买药者，还付给医药费。慕名求治者络绎不绝。每年冬、夏两季，为了防治群众的感冒咳嗽和痢疾，大量自费配制保肺丸和痢疾丸，公开施舍，分文不收，这种义举乡里有口皆碑。称救苦救难的好医生。

治学严谨，强调经典著作的学习，并且提倡中西结合，“洋为中用”，率先学习西医，以提高诊疗水平。擅长治疗各类脾胃病、精神病、儿科、内科、妇科等多种疾病。从医数十年，兢兢业业，有较深的理论造诣和丰富的临证经验。王仲英喜用时方，用方灵活。特别是对于病毒性脑炎、高血压性眩晕等有独特的治疗经验，疗效显著。

第三代中医王元昭，1979-至今，在甘肃中医学院附属医院工作。本人自幼学医，出身于医学世家名门，先父、先祖父为陇上名医，先父为北京四大名医施今墨之弟子，毕业于北京国医大学，回兰后行医、办学，为甘肃的中医事业发展奠定了深厚的基础，做出了不可磨灭的贡献，在甘肃文史资料中有大量的记载。跟随先父行医后，在继承了祖传经验的基础上，兼学众家所长，古今融汇，更有发扬广大。既善于学习，又擅于总结，更善于创新，独创了平衡针灸疗法，脊柱平衡微调疗法治疗颈椎病、腰椎间盘突出症。创立了清脑熄风法、清脑安神法、清脑开窍法3种新的学术理论，开辟了治疗脑病的新思路，并得到了中医界同行的共鸣，起到了抛砖引玉之效。先后主持开展新技术及项目23项，其中10项填补了本地区空白。因工作成绩显著，事迹多次被兰州晨报、甘肃广播电视报、白银日报、白银电视台新闻报导、专访，引起了很大的社会反响。先后完成科研课题三项，其中《三维正脊疗法治疗腰椎间盘突出症的临床研究》、2004-

2005年科研项目《三维正脊疗法治疗腰椎间盘突出症的临床研究》获白银市科技局项目资助3万元，并获2006年度白银市人民政府科学技术进步奖二等奖，卫生类奖项排名第一的好成绩。《运用HIS系统进行成麻本核算》，该项目获得白银市科技局立项及资金资助，并完成科研鉴定。《清脑熄风法治疗高血压病的临床研究》获得2006年—2007年白银市科技局重点项目，资助3万元。1984-1985年在中国核心期刊、国家级杂志，《中医杂志》第2期上发表“散发性病毒性脑炎治验经验”一文；1985年《新中医》第2期上发表“清脑熄风法治疗高血压的经验介绍”一文。是院里第一个在国家级刊物上发表论文的医生。在2006年中国.灵台（国际）皇甫谧中医针灸学术交流大会论文专辑，发表《针灸甲乙经》对穴配合治疗腰椎间盘突出症疗效观察一文。1988年在《白银卫生》发表“黑芥汤治疗湿疹-王仲英老中医经验”一文。1989年在《中医内科通讯》上发表“王仲英老中医用药经验”。2006年《甘肃中医学院学报》第2期上发表“三维正脊疗法治疗腰椎间盘突出症831例”一文。2006年《中医儿科杂志》上发表“王仲英治疗小儿脑病验案举隅”。2007年《甘肃中医学院学报》上发表“三维正脊疗法治疗腰间盘突出症疗效观察”一文。2008年《中国实验方剂学杂志》上发表“清脑熄风法治疗高血压临床观察”，2009年《中医杂志》发表“王仲英老中医经验介绍”，2008年《卫生职业教育》15发表“针灸临床实习教学的几点体会”。15万字的针灸专著《皇甫谧对穴临床研究》一书，即将由中国中医药出版社出版。

从医三十余年，有深厚的中医基础，三十多年的教学与临床工作，积累了扎实的理论基础与丰富的临床经验，业务技术水平日渐成熟，既继承了中医学理论的精华和医疗经验，又博采现代中医药科研成果，并汲取了西医的最新知识，在针灸理论和临床实践上，均有自己的创见和体验。认为中医学、针灸学中许多理论、临床经验、辩证思维、治法和方药，是取之不尽、用之不竭的宝贵财富，足资学习和借鉴，对近代针灸大家临床经验，也应系统地吸收和采用。在治疗上哪些是中医特色，哪些是针灸所长，有深层次的研究探讨，认为，在当前中医领域里，病人既服中药又配合针灸治疗是普遍现象，怎样处理好中药和针灸的关系，发挥各自的优势，取长补短，是一个很现实的问题。二者结合得当，可以增强疗效，缩短病程。对于症情复杂的病例，应相互配合，科学地、实事求是地对待中药和针灸的临床应用问题、应用时机等，从而拟定出一系列行之有效的针药治疗方案，充分体现出创新性的个人见解。为本社区中医药事业针灸事业的发展做出了一定的贡献。多年来，始终奋斗在临床一线，工作成绩突出，成为一名有一定理论水平和技术技能的专业人才，是院内的业务骨干，完成了副主任医师的工作职责，在省内外享有一定声誉，并有一定的知名度。在今后的工作中，要更进一步努力学习，钻研业务，掌握国内先进诊疗技术及学术发展动态，使本专业技术水平更上新台阶，社区医疗行业中占龙头地位。

### 学术经验

第一代王海舟擅长治疗各类儿科疾病和多种内科、妇科疾病，被誉为“西北小儿王”。

第二代王仲英，提倡中医经典著作的学习，认为《伤寒论》与《温病学》均源于《内经》一脉相连，只有两者融为一体才能完整的说明外感湿热病的转变规律，也才能准确地采用辨病辩证论治的有效措施。

第三代王元昭，在继承了祖传经验的基础上，兼学众家所长，古今融汇，更有发扬广大。采用平衡针灸疗法，脊柱平衡微调疗法治疗颈椎病、腰椎间盘突出症。采用清脑熄风法、清脑安神法、清脑开窍法3种治疗脑病的新思路，并得到了中医界同行的共鸣，起到了抛砖引玉之效。

### 主要成果

先后主持开展新技术及项目23项，其中10项填补了本地区空白。先后完成科研课题三项，其中《三维正脊疗法治疗腰椎间盘突出症的临床研究》、2004-2005年科研项目《三维正脊疗法治疗腰椎间盘突出症的临床研究》获白银市科技局项目资助3万元，并获2006年度白银市人民政府科学技术进步奖二等奖，卫生类奖项排名第一的好成绩。《运用HIS系统进行成麻本核算》，该项目获得白银市科技局立项及资金资助，并完成科研鉴定。《清脑熄风法治疗高血压病的临床研究》获得2006年-2007年白银市科技局重点项目，资助3万元。1984-1985年在中国核心期刊、国家级杂志，《中医杂志》第2期上发表"散发性病毒性脑炎治验经验"一文；1985年《新中医》第2期上发表"清脑熄风法治疗高血压的经验介绍"一文。是院里第一个在国家级刊物上发表论文的医生。在2006年中国•灵台（国际）皇甫谧中医针灸学术交流大会论文专辑，发表《针灸甲乙经》对穴配合治疗腰椎间盘突出症疗效观察一文。1988年在《白银卫生》发表"黑芥汤治疗湿疹---中医经验"一文。1989年在《中医内科通讯》上发表"王仲英老中医用药经验"。2006年《甘肃中医学院学报》第2期上发表"三维正脊疗法治疗腰椎间盘突出症831例"一文。2006年《中医儿科杂志》上发表"王仲英治疗小儿脑病验案举隅"。2007年《甘肃中医学院学报》上发表"三维正脊疗法治疗腰间盘突出症疗效观察"一文。2008年《中国实验方剂学杂志》上发表"清脑熄风法治疗高血压临床观察"，2009年《中医杂志》发表"王仲英老中医经验介绍"，2008年《卫生职业教育〉15发表"针灸临床实习教学的几点体会"。15万字的针灸专著《皇甫谧对穴临床研究》一书，即将由中国中医药出版社出版。

## 王氏世家

### 世家传承

第一代医者：王登鳌（已故）原酒泉县人民医院中医师

第二代医者：王建中（王登鳌长子）

王建华（王登鳌次子）

第三代医者：王 斌（王登鳌长孙，王建中长子）

王 虎（王登鳌次孙，王建华长子）

王 刚（王登鳌次孙，王建华次子）

第一代：王登鳌（1908年生—1973年）解放前酒泉广泰堂中医。1951年—1958年酒泉专区医院中医师。（1958年—1961年）张掖专区医院中医师。（1961年—1967年）酒泉专区医院中医师。（1967年—1973年）酒泉县人民医院中医师。亲笔留有《广泰堂丸散膏丹抄本》，《经验良方一百篇》，《临床验方手写本》，及一生得心应手验方秘方200多首，留给后人传承。

第二代：王建中（1947年生）（1962年—1971年）酒泉专区医院中医学徒。（1972年—1985年）嘉峪关市人民医院中医师。（1986年至今）嘉峪关市中医药研究所中医主治医师、副主任医师，嘉峪关市第四、五、六届政协委员，1996年由市委市政府授予嘉峪关市"先进工作者"，1997年市委市政府授予"卫生工作先进个人"，1998年授予嘉峪关市"十佳医务工作者"，2007年由人民政府授予"全市卫生先进工作者"荣誉称号，日均门诊量逾50人次。《中医药治疗银屑病浅析》，《顽癣净治疗寻常型银屑病临床报告》，《康乐通治疗青年座疮559例临床观察》，《消银排毒胶囊治疗银屑病报告》等论文，发表于《新加坡传统医药与中医临床学术交流会论文集》，《华夏医药》，《第二届美国中医药研讨会论文集》等刊物。

第二代：王建华（1949年生）（1968年—1989年）玉门铁路医院中医师。（1989年至今）酒泉市王建华诊所主治医师，酒泉市中医学会理事，第一届药学会理事。几十年来用父亲留下的秘验方诊治了来自省内外的众多顽固性皮肤病患者，日均门诊量逾50人次。

第三代：王斌（1974年生）1996年至今嘉峪关市中医药研究所执业医师。

第三代：王虎（1974年生）甘肃中医学院毕业，乡村医生，中医师，酒泉市王建华诊所。

第三代：王刚（1979年生）（1999年至今）嘉峪关市第二人民医院中医科执业医师。

### 学术经验

1. 王登鳌及其传人在中医皮肤科的学术特点及临床经验

王登鳌及其传人在皮肤病诊治方面主张博采众长，衷中参西，把中医病因病症与西医病理变化相结合，西医辩病与中医辩证相结合，治病用药结合西医病名确定病因，再以中医方法辩症论治。以治疗银屑病为例，首先判断是银屑病进行期或是静止期，进行期的患者要按照中医分型辩症之法，细分为风热型、血热型、脓毒型，分别采用清热解毒，凉血通络，排毒利湿诸法辩论施治；静止期患者则按照中医分型细分为血瘀型、血燥型、血虚型分别采用相应的治疗。又如：在治疗痤疮时我们虽按风热袭肺，邪热犯胃，肺胃积热，肝郁气滞，辩症施治，但也要考虑痤疮的发病因素与雄激素偏高，皮脂腺过度分泌，痤疮杆菌及螨虫感染有关，因此在中医辩症之基础上没有忘记用有效中药抑制皮脂腺分泌或杀灭痤疮杆菌，螨虫这个环节。王登鳌二代传人王建中、王建华在父亲学术思想的指导下，数十年来用衷中参西的方法治疗了数以万计的顽固性皮肤病患者，疗效高于单一使用中药或西药治疗的方法。例如在痤疮的治疗中提出了痤疮四联疗法，所研制的愈痤“康乐通”，内服清理肺胃积热;研制的愈痤洁面乳，祛除面部的油脂，调整皮脂腺的分泌，外敷愈痤中医面膜，杀灭痤疮杆菌及螨虫，另用愈痤膏剂，修复皮肤，祛除疤痕。

2. 王登鳌及传人在中医妇科病的学术特点及临床经验

王登鳌及其传人在妇科病的诊治方面，在以通调并重，以通为主的学术思想指导下，认为妇科疾病多以气血失调所致。气血以通畅为贵，血脉的不通是影响经候不能如期或癥瘕积聚，不孕不育的主要发病原因，王登鳌主张气以通为顺，血以调为补，通调并重。临床上除补法外他善用通法，创“调经种玉汤”方用柴胡，郁金，白术，茯苓，当归，川芎，白芍，桃仁，红花，三棱，莪术，益智仁，苏木，肉桂，丹参，方中除大量使用了活血化瘀药，又加入了柴胡，郁金，舒肝解郁。白术，茯苓，健脾利湿，充分体现了他“脉以通为贵”的学术思想，在治疗妇科痛经，子宫肌瘤，子宫内膜异位症，不孕不育等病症每获奇效。

3. 王登鳌及其传人在中药制剂的继承开发方面，不断挖掘，不断创新

1954年初春在敦煌一带水痘、天花、白喉、瘟疫流行，王登鳌作为工作队的一员，用自己治疗温病的秘方治愈大量患者。1954年11月11日得到时任甘肃省卫生厅刘厅长的好评。1958年张掖大流感期间他研发的“银翘败毒饮”等几张中医协定处方由医院制成制剂，大量用于门诊治愈了很多流感患者。1960年生活困难时期，因营养不良引起的浮肿病多发，他研制的中药“康复丸”挽救了众多生命。研制的很多皮肤病外用制剂，治愈了众多患者，这也给第二代传人传承发展中医打好了基础。第二代传人王建中、王建华继承父亲的学术思想，1992年创办嘉峪关市中医药研究所，开始了挖掘、整理、研发中医制剂的工作。研制的治疗习惯性便秘中药“康乐通”，1995年通过甘肃省科研成果鉴定。2000年获国家知识产权局授予专利权和发明专利，专利证号：第51587号，专利号：ZL95121620.1，制的消毒靓肤膏、消毒靓肤爽。2000年和2002年获省卫生厅消准字批号（甘卫监消准字（2002）第033号和第034号）。研制的“王氏顽癣净”等十三个中药制剂。1999年获嘉峪关市卫生局制剂批号（嘉卫发（1999）45号），《消银排毒胶囊治疗银屑病128例临床报告》。在2004年获嘉峪关医学会论文二等奖《牛皮癣中医药治疗临床报告》。在1995年第二届美国国际针炙推拿，中医药研讨会中获一等奖，研发的风湿按摩膏，痔疮坐浴液等中医药制剂，受到患者的好评。

## 王氏世家

### 世家传略

王仁山（1892-1972），男，字得寿，武威市城关镇人。幼读私塾6年，性聪慧，勤奋过人，酷爱中医。16岁时投身至武威西大街益春堂中药店做学徒，达10余年之久，其间刻苦攻读中医经典著作和历代中医学家理论。对《黄帝内经》、《医宗金鉴》、《温病条辩》等熟记于心，尤以《伤寒论》、《金匮要略》、《千金要方》等医著造诣较深。孜孜不倦，潜心钻研而学医有成。

1916年开始行医，1942年被当时县公安局聘为医官，任职四年，声名随之而噪。后行医民间，深得患者信赖。解放后坐诊于武威县中医协会门诊、武威县医院。虽家道富裕，但性格温和，谦虚谨慎，对人和蔼，诊病细致耐心，不嫌贫爱富，待人平等。高尚的医德，精湛的医术，誉满武威各地，乃至河西走廊。王老诊务繁忙，常利用夜间休息时对白天遇到的疑难病及治疗效果不明显的患者进行深入研究，以寻求更有效的治疗方案，并勤于总结，记录了部分医案经验心得，在当时武威中医界尚属不多。其临证经验可见武威1958年汇编的《验方汇编》中。王老在学术传承上主要将其临证经验心得传承给其子王浚，其孙王永睿、王永胜。

王浚（1944-2009）男，武威凉州人。幼年就读于私塾，受家庭熏陶，自幼对祖国博大精深的中医学产生浓厚的兴趣。1961年随父在原武威县中医协会门诊学医而成。1967年跨出家门，后至原城关镇卫生院任门诊医师主诊。1969年8月调至金昌八冶贸易公司卫生所工作，并任所长。1982年8月调至原武威市城关镇医院工作，先后任门诊主任、副院长、院长职务，并晋升为主治中医师。期间曾获武威市“学雷锋、学白求恩优秀服务先进个人”和“先进工作者”等称号。1998年10月调至凉州区中医院工作，并任院长职务。2005年7月创办了武威市第一家民营中医院——武威同济中医院，并任院长职务。在指导和培养的学术继承人中，最突出的贡献是培养出了在武威患者口碑中享有很高声誉的两位知名青年中医医师——其子王永睿、王永胜。

王浚对中医有诸多独特见解，如自拟大补心汤治疗胸痹118例，自拟以活血化瘀为主治疗32例糖尿病体会，胃病之我所见，运用十枣汤治疗渗出性胸膜炎的体会，炙甘草汤加味治疗室性早搏60例的报道等，先后在《甘肃中医》、《中华医学荟萃》、《实用中医内科》等专业刊物发表，获得了甘肃脾胃病学术交流会荣誉证书，其中一篇在全国中医药学报上转载。并主持完成的《回结肠移植代食管代胃术后的临床研究》课题获得“武威地区科学技术进步二等奖“等。因繁忙的临床工作无暇著述更多，将其临诊经验尽传其二子。

王永睿，男，1967年12月出生。自幼酷爱中医，随父习医，熟背汤头、脉诀歌。1985年就读于武威市卫生学校三年。闲暇时精读《内经》、《伤寒论》、《金匮》，看父把脉，学习临诊经验，授其教诲，尽得真传。1991年7月毕业于甘肃省中医学院中医专业，后在武威市城关镇医院中医科坐诊，1998年10月晋升为主治中医师。任中华中医学会会员，武威卫生学校兼职讲师。曾被武威市卫生局评为“卫生系统先进工作者”等荣誉称号。2000年3月赴北京中医药大学东直门医院学习一年余。2001年3月被武威市中医院聘为副主任中医师，在中医科主诊。2003年8月创办武威市睿胜中西医研究所，并主诊。2005年7月同父创办了武威同济中医院，主诊中医科。在二十多年的工作中，除坚持上门诊外，一边积极开展医疗、教学与临床研究，进行院内疑难杂症的会诊、病案讨论，指导和带教下级医师，一边积极撰写学术论文和经验总结。自拟小桂白汤治疗一例因服解热镇痛药而引起精神失常的报道，桑丹定喘汤加减治疗急慢性支气管炎1108例，感冒方治疗急性扁桃体炎100例等先后在《甘肃中医》、《陕西中医》等专业刊物发表。他对技术精益求精，对工作认真负责把“涓涓”泉香倾注在每个患者的心田，使无数患者获得健康，深受患者爱戴。

王永胜，男，1969年出生。自幼秉承家学，耳濡目染。从父临诊之余，勤学不缀，苦读“四大经典”，特别是对《伤寒论》晨习条文，晚脉歌诀。1991年毕业于甘肃省中医学院中医专业。随后同兄共坐诊于武威市城关镇医院中医科，后在甘肃省人民医院进修学习一年余。1998年10月调至武威市中医院中医科，2000年4月晋升为主治中医师。期间任中华中医学会会员，民建武威医卫支部主任。2001年7月被武威市人民医院聘为副主任中医师，在中医科工作。曾两度获武威市人民医院“经济效益一等奖”。被武威市政府评为“卫生系统十佳个人”称号，被共青团武威市委、武威市劳动和社会保障局、武威市经济委员会评为“武威市青年岗位能手”，被民建甘肃省委员会评为“2002年民建甘肃省优秀会员”。2002年7月至2005年7月被省卫生厅指定为全国名老中医师带徒（后因工作变动在出师考核时被取消资格）。2005年7月同父创办了武威同济中医院，主诊中医科工作。在二十多年的理论研究和临床实践中在工作中，不仅磨练了他的意志，而且极力的丰富了他的知识，在积极开展医疗与临床研究、院内外疑难杂病的会诊、病案讨论等的同时，并虚心求教于中医老前辈，用心总结临床经验和撰写论文。如柴胡四物汤治疗热入血室、肾病中医治疗的几个问题，先后在《河北中医》、《山西中医》等专业刊物发表。“立志于医，仁爱救人”是他的座右铭。他凭着对事业的执著追求，对患着的无私奉献，在工作上养成了精益求精的科学态度和全心全意为广大患者服务的工作作风。

### 学术经验

病毒性感冒(简称病感)，是临床常见病、多发病，常影响人们的正常工作和生活，若误诊或误治会致他病。王氏以自拟桑柴平汤治疗162例，有效率为100%。桑柴平汤药物组成：桑叶、菊花、荆芥、薄荷、柴胡、黄芩、半夏、枳壳、桔梗、苍术、厚朴、陈皮各10g。身困乏力，项强者加葛根20g、白芷15g；腹胀显著加玉片、大腹皮各20g；纳呆明显者加鸡内金10g、焦山楂、焦神曲、焦麦芽各50g。水煎早晚2次温服，每次药液量不少于400mL。

桑柴平汤是出自《伤寒论》，《太平惠民和剂局方》，《温病条辨》，是在小柴胡汤、平胃散、桑菊饮3方的基础上化裁而来，证如小柴胡汤症“伤寒五、六日，中风，来寒热，胸胁苦满，默不欲饮食，心烦，喜呕，或胸中烦而呕或渴，或腹中痛或肋下痞硬，或心下悸，小便不利或不渴，有微热，咳者，小柴胡汤主之”。桑菊饮是《温病条辨》，风温初起，症见“咳嗽，身热不甚，微渴，苔薄白，浮数。胃散是出自《太平惠民和剂局方》，症见“脘腹胀满，恶心呕吐，气吞酸或口觉无味，体倦怠，大便溏稀，舌苔白厚而腻者”，桑柴平汤以桑叶、菊花、荆芥、薄荷解表清热；枳壳、桔梗开胸利膈；柴胡、黄芩、半夏疏肝理气和营：苍术、厚朴、陈皮化湿和胃；葛根、白芷解肌止痛：佐以玉片、鸡内金消食导滞。诸药合用，共奏解表，疏肝理气，化湿和胃之功。

萎缩性胃炎脏气虚寒型。脘疼痛、胀满，热痈减，遇凉加重，伴面色不华，神疲乏力，口淡不渴，小便清长，大便溏稀，肢冷畏寒，舌淡苔薄白或白腻，象弦而濡缓。治宜温中健脾，散寒止痛。方用香砂建中汤加减。处方：木香6g，砂仁7g，黄芪40g，白术30g，桂枝7g，白芍30g，延胡索10g，川樑子10g，牡蛎30g，青皮10g，丹参20g，檀香6g。每日1剂，水煎服。可连续一月或数月服用，

萎缩性胃炎胃阴不足，瘀血阻滞且有情志不畅者，症见胃脘痛（隐痛）胀，纳呆，神疲乏力，面色白，口苦咽干，不欲饮，舌红绛少苔，脉弦细，左关脉重取无力。用疏肝养胃汤加减。处方：柴胡10g，炒白芍30g，麦冬15g，炒扁豆10g，沙参15g，生地15g，玉竹15g，焦酸枣仁20g，石斛15g，太子参15g。视症状连服1-3个月。

## 王氏世家

### 世家传略

王忠清，男，中医师，王氏中医第四代传人（四代以下有考证，四代以上无从考证）。现于黑龙江省穆棱市八面通镇和平村卫生所。1952年生于山东省莒南县，16岁开始随父行医，深得祖上精华，认真钻研，积极探索创新。不仅继承了王氏中医特色医术，行医不拘于一格，好读岐黄之书，博采众长，而且对淋巴、肝脏疾病、妇科疾病以及皮肤病有了更深的认识。每有疑难杂症，在辨证施治中既借鉴前人的立方之法，又结合病情灵活应用。审证求因，治病求本，重视六淫和七情对人体的影响，根据四诊八纲的归纳，把辨证论治体现在理法方药之中。在立方用药上：“汗而毋伤，下而毋损，凉而毋凝，湿而毋燥，补而毋滞，消而毋伐”，配方严谨、药味

少、价格廉、见效快，求诊者络绎不绝，至今口碑载道，赞颂未绝。40多年的中医生涯让他积累了丰富的中医临床及诊疗经验。他打破传统“传男不传女”的思想，教学有方，精心点拨，已经把四个女儿领上济世救人的大道，为其医学生涯奠定了基石的同时传承医道、弘扬国粹。

王氏中医世家的行医史记由于时代变迁，加上社会动荡，特别是文革时期，王氏家谱和家族传承的医学资料被当做封建迷信而被焚毁已无从考证。

有证可考的是王承贤（王忠清的太祖父）生于1760年，卒于1856年。王承贤一生专注医道，悬壶济世，所到之处对患者有求必应，特别是给穷苦老百姓治病，救人在先、赠医施药，图回报，救治病人无数，在当地颇有名气。王承贤深得养生之道，虽已是古稀之年，身体却格外硬朗，言行间总给人岐黄圣手之威。老人家经常外出采药，为中医事业奉献了一生，高尚的医德和精湛的医术，被当地传为佳话。他经常告诫儿子王皓：“医乃仁术，攸关人命寿夭。为医者当具仁爱之心，以治病救人为首务，急病人所急。”

第二代传人王皓，生于1826年，卒于1918年。他读私塾四年后就跟随父亲侍诊抄方，他深知中药品质的重要，中药材的产地、品种不同，炮制之法不当，会直接影响疗效，所以他经常去山上采药，回来自己精心炮制。经王承贤精心点拨，王皓是深得精华，医道日进。在中医界德高望重。1856年王承贤去世。从此王皓担起了王氏中医世家传人的重任，昔日谆谆教诲，耳濡目染，终身难忘。从医70多年中他积累了丰富的中医临床经验，在中医内、外、妇、儿科等均有建树，尤其擅长小儿针灸和中医外科疾病的治疗。

1918年，八国联军侵华，北京郑某来山东逃荒避难，其小儿10岁，身上长了九个脓包，有的如鹅蛋大小，有的已经流脓淌血，身热不退，久治不愈，前来求医。王皓询问病史，仔细观察，确诊为九头痈（现叫流注）。王皓亲自炮制祖方，不需口服，不用外洗。秘制的药粉第一日让小孩儿闻二十分钟，第二日未流脓的包块已基本消散，流脓的包块则将药面外敷收口，七日之内则痊愈。王皓本着治病救人的崇高品德，勇于实践和创新，实现了上承祖业，济世活人的愿望。

第三代传人王新武，字凤彩。生于1901年，经历了清朝、中华民国、中华人民共和国，卒于1991年。他立下王氏中医世家家规“不问贫贱贵富，不得利欲熏心道德为尊，仁心仁术，济世活人！”凭着精湛的医术和高尚的医德，得到了当地百姓的广泛认可和称赞，临近县市慕名的患者更是纷至沓来。

王新武9岁随父学医，18岁时父亲就去世了。王新武为人正直，聪明好学，饱读父亲留下的医学书籍和积累的医疗史记资料，勇于实践和创新。在从医70余年的时间里钻研了大量的中医药书籍、祖传及民间的神奇处方，手抄了不少医书古籍并加上自己对各种疾病的心得、体会，利用行医之余整理经验，编撰案例，将总结出来的毕生医术整理成册，为后人提供了大量临床经验。王氏中医世家在当地坚守和传承了200余年，一直秉承祖训，积德行善、不拘于势力、不择其贫富，以普济苍生为愿。王新武常常感慨：“能医人多矣，能使人皆能医人不多也，以医医人有限，以医教人无穷。”中年终于打破传统“传内不传外”的思想。一生收徒十一人，其中异姓徒弟九人。日照县（现为市）卫生科科长（现市卫生局局长）李茂信，莒县人民医院中医师庄志福皆是王新武的得意门生。他时常告诫徒弟：“凡大医者，必当安神定志，无欲无求，先发大慈恻隐之心，誓愿普救含灵之苦。若有疾厄来求救者，不得问其贵贱贫富，长幼妍媸，怨亲善友，华夷愚智，普同一等。”解放后王新武的诊所被改为山东省莒南县陡山乡浔河北村大队卫生所，王新武仁心仁术，赊医赊药为穷人看病。到了年末大队卫生所结账时，他就将自家交任务养猪时返还的钱替穷人还药费，就这样连续了好多年。1982年，80多岁的王新武清晨早起去村头种花生，七点半了老人还未回家。大儿子看家里来了三十多位患者，其中不少病人是远道而来，就到地里去找父亲，他一见父亲便道：“爹，家里来了那么多看病的，你每个多收一毛钱，还用你在这种几个花生！”王新武听了没说话就回家给病人看病。晚上二儿子王忠清回到老家探望父亲。大儿子闲聊中将上午的事告诉了王忠清，王新武气得当时就让大儿子跪下，说道：“欲救人而学医则可，欲谋利而学医则不可。此仁人之言，最为深切。古训不可违，这就是我为什么没有传你医术的原因！”王新武一生收徒弟十一人皆是仁德之人，他将祖上传授的经验和自己摸索、总结出来的毕生医术倾囊相授予众弟子，以广济人间疾苦！

**学术经验**

1．王氏中医对中医外科疾病有独到之处，尤其是瘰疬。

瘰疬又称老鼠疮，多发生于颈部，因其结核多枚，累累如串如珠，故名瘰疬。西医称淋巴结核，多是由于结核杆菌侵入引起的特异性感染的外科疾病。

王氏中医认为，瘰疬乃因顽痰胶固，结聚不化，败腐不去，则新肌不生，经久不愈，痰为阴邪，得温始化，得寒则凝，耗伤气血溃烂脓腐，病缠绵难愈，故治宜辛热温化，主以王氏秘方散，散剂以大川，贝母等辛热之品为主，温化寒痰，去腐生新，佐以化痰散结之品山甲、皂刺，皂刺使未破者能开，已破者能引药达疮所之妙。临症但见是此病便主以此药，再因病患之体质有别，随症予中药汤剂以扶正驱邪，如阴虚则加沙参、麦冬，阳虚则加良姜、香附、血虚、气虚则加当归、黄芪等，辩证论治，随症加减，一般两到三个月便可痊愈。王氏中医治疗瘰疬不主张手术，术后再服用此方散疗效慢，疗程长。用此方可免除术害。

吉林省赵某，男，20岁。自2岁发现双侧颈部肿块，多方求医于18岁时双侧颈部、腋下肿块已有拳头大小，并破溃流脓，脓水淋漓，严重影响正常学习生活。20岁时慕名而来经王忠清秘制散剂加汤药治疗，两个月肿块全部消失，伤口愈合病人痊愈。

2．王氏中医对肝硬化的治疗研究多年。

肝硬化的患者一般会心肺同病，心与脾、肺与脾为母与子，子与母的关系，病属危重。根据“见肝之病，知肝传脾，当先实脾”之论，气血来源脾胃，而肝有病，脾胃首当其冲。湿邪困脾，脾虚生湿，而产生一系列病理变化。所以王氏中医的治法是健运脾胃，只有脾胃健运，则余症可解。用药则以大剂量白术、茯苓健脾利水；花蛇舌草、茵陈蒿、车前、大黄、栀子，清热解毒、退黄泻热；芍、丹参化瘀;炒三棱、莪术破瘀行滞；泻、白茅根、大腹皮化水利湿等为主药。佐以鳖甲软坚散结，兼以滋阴；仁化湿和胃。再用苏子、白芥子以降气除痰而治其喘；随症加减。共奏健脾利水，退黄化湿，软坚散结，攻补兼施之功。

管某，男，41岁。2010年3月初诊。整个人没精神，腹胀如鼓，青筋，面黄晦黯，面浮肿，四肢凹陷性水肿，咳嗽气短，便血，小便短少，口渴引饮，舌红、苔黄，脉沉细缓弱。

诊断结果：肝硬化腹水、胸积液，证属脾虚不运，水湿泛滥。

方用：党参、黄芪、白术、茯苓等健脾益气利水为主，佐以陈皮、法半夏、大腹皮、厚朴、当归等。服药3剂，各症状减轻，既已有效，便加大白术用量，连续服药半个月后，患者突然出现腹泻水样便，但无其他不适。第二天明显肿消，精神好转，泻下10余次后不药自止。效不更方继续服用上方，每隔几天就腹泻几次，也是不治自止，每泻完1次则浮肿、腹胀症见消，肿不再增，精神胃纳明显好转，继续用上方加减治疗半年而愈。

心得：本例病人全身浮肿，口渴引饮，舌红、苔黄，病人神疲，脉沉细缓无力，均为脾虚之候。以大剂量党参、白术、黄芪之品后症状好转，说明药已经对症，病有转机。所以后面加大白术量。经服药至1个月，腹水从大便中逐去。白术具有健脾、利水、消肿之功。可见，白术补中寓利，堪为治疗肝硬化腹水的要药，轻证要用30g以上，重证需用60g以上。

此案中体现为选方和对白术剂量的把握，有极大的指导价值。借鉴祖上多辈及自己治疗肝硬化腹水的经验，重用参芪，特别是重用白术通过健脾益气，使腹水从大便而出，的确是一个非常有效的途径。

**主要成果**

1．王氏中医擅长治疗瘰疬，痈疽等外科疾病，并取得了独特的疗效。为病人免除手术的痛苦，未手术的瘰疬治愈率达97%。

2．对治疗各种急慢性肝炎、肝硬化腹水、妇科疾病、皮肤病等方面，经多年研究，取得了显著的临床效果。

**轶闻趣事**

王忠清德高望重，为众多淋巴腺结核病患者解除痛苦，医术精湛受到村民的爱戴，同时也被同卫生所的某大夫知道王忠清是世代祖传，有不少效方，并要求王忠清交出治疗淋巴腺结核，不孕不育症，癫痫病这三个方子，并以金钱诱惑，但未得逞。王忠清知其并非仁心仁术而是另有所图所以没有给他。他怀恨在心，借他的亲戚是村书记之威，处处排挤，栽赃陷害，皆未得逞，这位村书记承诺只要有一口气一定要将忠清赶出村子。不料三年后这位村书记的儿子患病，经西医检查为腰椎结核，化脓感染，脓水淋漓，到处求医问药，病情日重。牡丹江某医院治疗三个月，吉林省某三甲医院治疗半年，依然没有明显效果。后来村书记实在没有办法，深知王忠清祖传外科专治，就领着儿子和母亲前来求医。面对王忠清的热情接待，村书记惭愧万分，王忠清深知用药如用兵，用兵之道在知势，用药之道在料势，此人已是久病之躯，他知道这个病用常规的药对付必然不效，只有用上祖传的几个古法炮制的野生药材才能有效，久病必虚，所以还要用泄佐补，寒热并用，则病可去，果不其然，立起沉疴，二十天后已然痊愈。村书记感激不尽，王忠清却分文未收，后来王忠清这个以德报怨的事情成为当地老百姓茶余饭后的佳话！

## 席氏世家

**世家传略**

甘肃席氏中医世家，从曾祖父席松龄至曾孙席孝虎到今已五代从医。

第一代，曾祖父席松龄，生于清•咸丰年间。早年为凉州城乡郎中，晚年坐堂行医，体恤民众，好施舍，治病救人，声誉遍乡邻，为地方一代名医。

第二代，祖父席铭生（1878-1934），字维新，号师尧。

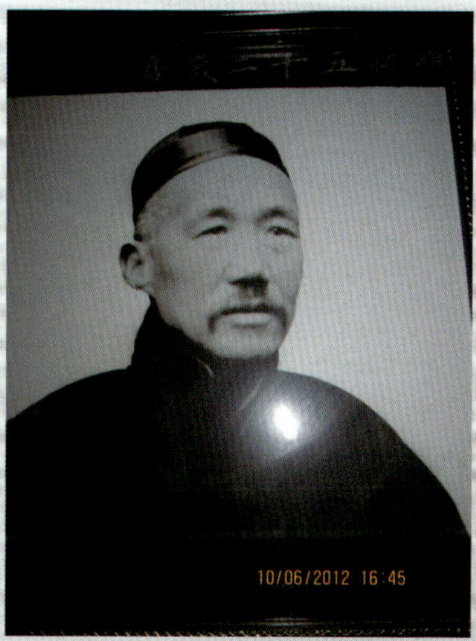

席铭生，清•光绪四年生于一个书香门第富庶的中医家庭，自幼聪睿博学，无所不猎，加之受良好的家庭教育，时适22岁考举武威贡生后，潜心研读《周易》《黄帝内经》《金匮》《伤寒》《温病》等医学专著，常与其父和名医磋商岐黄救人之术，赢得医道同仁的赞许。

清末民初武威天灾人祸，兵荒马乱，瘟疫蔓延，庶民百姓生在炭火之间，夭者遍野莫救。祖父席铭生秉承父业，开设《师尧堂》药铺，悬壶济世，坐堂行医，时年30岁。针对当时凉州地区传染病白喉发病率高的现状，自创验方——养阴复液汤，该方曾治愈了不少患者，深得凉州城乡百姓的爱戴。民国初年，祖父献匾于武威文庙，以答谢乡亲的拥戴厚爱之情（此匾现仍悬挂在武威文庙大殿）。遗留的手稿，医案，随同书籍、字画不幸毁于文革年代，实为惋惜。

祖父在治病救人的同时，不忘对子女的教育和熏陶，常言“医者，仁也，当医生，要有仁爱之心”，这已成为家训。其长子席梁丞深受父亲的教诲影响，走上了医学的道路，后成长为甘肃乃至全国名医。

1932年，凉州匪患猖獗，匪徒窜入《师尧堂》，将财物洗劫一空，祖父身心受到伤害，不久抑郁而终。但他对中医学孜孜不倦的钻研精神却留了下来，激励着后辈儿孙投入了医学事业，个个取得了喜人的成绩。

第三代，父亲席梁丞（1911-1981），武威人，原甘肃省中医院内科主任医师。

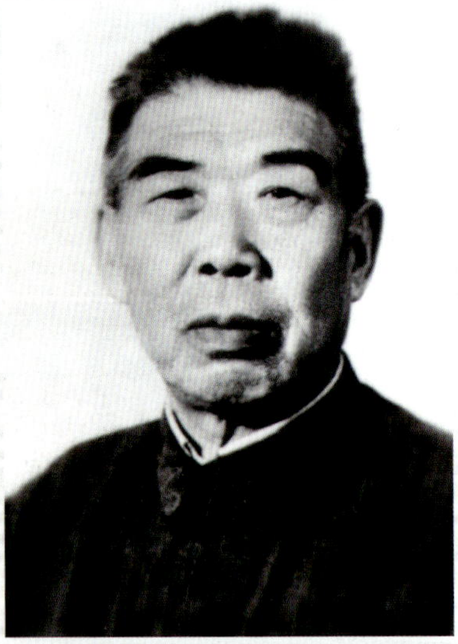

先父席梁丞幼承庭训，年少时就在其父诊病问疾时，常立于案头，耳濡目染，倍受熏陶。高中毕业后，即随祖父学医问药，祖父去世后，又曾先后从师于武威名医文仙舟、权爱棠门下学习。于1935年正式在武威城乡行医。

新中国成立前，先父参加过北平国医砥柱研究社和兰州健民医学研究社等中医学术组织。

1952年参加武威专区中医进修班，结业后与权爱棠、李明轩先生组建武威县民康诊所，并任所长兼武威县卫生协会秘书。

1955年随诊所并入县人民医院，任内科中医师。

1958年保送到北京中医学院教学研究班深造学习两年。

1960年奉调甘肃省中医院工作。先后任中医内科主治医师，中医内科主任医师，中华全国医学会分会理事，甘肃省政协委员，兰州市人民代表，多次被评为甘肃省卫生系统和省中医院先进工作者。

1973年任首批全国名老中医师带徒指导老师，王自立、唐士诚、梁玉珍从师学习。

上世纪八十年代后期，被家乡政府列为《武威文化历史名人》。

先父从医五十余载，勤求古训，师古而不泥古，博采众长，不拘门户流派，形成他独特的学术风格，在内科、妇科、儿科等方面积累了丰富的临床经验，对温病、脾胃病、肝胆病、肾病、妇女月经病及小儿泄泻、惊风的治疗，更有独到之处。先父集一生临证经验，著有《席梁丞治验录》、其学术思想收入《著名中医学家的学术经验》一书中。另有《辨证治疗小儿腹泻（消化不良）的初步认识》、《凭脉与凭证》、《阴盛格阳》、《重在辨证》、《治贵权变》、《痛经随记》、《温热伤阴》、《补阳还五汤加味对瘫痿的治验》、《燕窝粥治验婴儿久泻》等文章分别辑入《名老中医医话》、《中医医案医话集锦》、《中医医论医案医方选》等书，所著《席梁丞医话》一书定稿未梓。

第四代，席兴贤、席英贤、席守贤、席书贤。

席兴贤，席梁丞长子，1940年出生，中医内科副主任医师。

1966年毕业于甘肃省中医学校大专班；

1966—1976年在天祝县祁连乡卫生院工作；

1976—1980年在武威市地区卫校任教；

1980—1981年在甘肃省中医学院经典班学习；

1981年至今退休在武威市地区中医院工作；

1993年被聘为中医内科副主任医师。

多年在父亲的教诲下，尽得其传，擅长治疗疑难杂症骨髓炎、癫痫、疝气、男女不孕等病。《衄血治验一例》之文刊登于《甘肃中医》。

用天灵盖散治疗骨髓炎是席家之祖传，席兴贤更是潜心研究，屡用屡效。其医术在武威市医界享有盛誉。退休后开办了中医专病诊所，用中药外治小儿疝气，不开刀、价格低、疗效好，患者络绎不绝病例已上数千。其子席孝虎从武威市卫校毕业后跟随临证学习，掌握该病的诊断及治疗日趋成熟。希望该疗法让更多患儿受惠，免手术之苦。

席英贤，长女，1944年出生，副主任医师。1969年毕业于兰州医学院，就职于兰大一院儿科。1974年脱产参加甘肃省西学中学习班一年，在先父的传授指导下，诊疗工作中能得心应手地应用中医中药治疗儿科常见病与多发病，尤其对肾病、紫癜、肺炎、泄泻等治疗能发挥中医优势。

席守贤，次子，1947年出生，中医内科主治医师。毕业于甘肃省中医学院中医大专专业证书班，就职于吐哈油田职工医院，是该院业务骨干。

席书贤，次女，1950年出生，中医内科副主任医师。

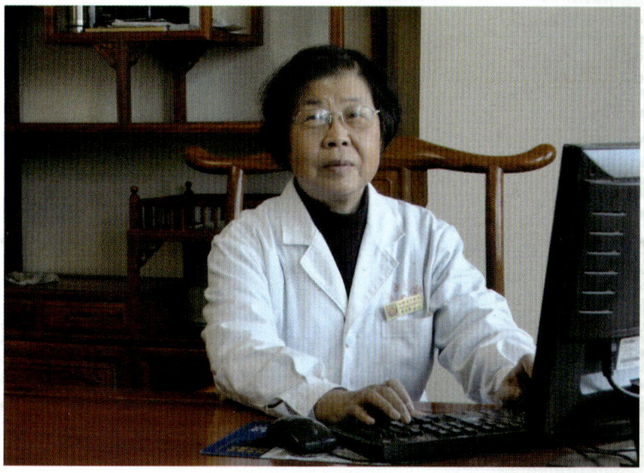

席书贤

1968年参加工作，毕业于甘肃省中医学校；

1971—1975年在甘肃省中医院针灸科工作；

1975—1978年在甘肃省中医学校学习；

1978—1980年在甘肃省中医院中医研究室跟随席梁丞学习；

1980—1990年在甘肃省中医院儿科工作；

1990—2005年在甘肃省中医院呼吸科、风湿科工作；

2005年至今在甘肃省中医院退休专家门诊坐诊。

擅长用中医药治疗咳喘、风湿病、脾胃病、妇女月经不调、更年期综合症、小儿泄泻、遗尿、小儿疝气及杂病等疾病。曾在国家级、省级刊物发表《一生无奢求、喜看杏林春》（怀念我的父亲名老中医席梁丞）、《席梁丞儿科用药特色及临床验方举隅》、《五脏六腑皆令人咳验案举隅》、《胡萝卜素性黄皮病误诊为黄疸二例》、《中西医结合治疗结核性渗出性胸膜炎25例》、《理气通降法在脾胃病中应用》、《真气运行法治疗痹症30例》等文章。主持参加完成《小儿肺咳宁颗粒的研制及临床观察》、《祛寒逐风合剂治疗尪痹（类风湿性关节炎）的临床研究》等多项科研。

**学术经验**

一. 席梁丞一贯注重经典著作及历代医著的学习，重视临床验证，兼收并蓄。他认为中医中药以防病治病为目的，只要行之有效就吸取其精华，他时刻注意民间良方，去伪存精，融入己见，用之于临床。常曰："方不在多，有效则验；药不在贵，去病为灵，欲知效灵，实践最重。"如治疗癫病，受民间乳鼠治疗小儿惊风而取效的启示，取乳鼠息风定痫之作用，配以朱砂等药，制成"雄鼠散"，治疗癫痫，颇多获效。

二. 席梁丞精于脉理，脉证辨微，独具己见。他认为诊脉是中医独有的诊断方法，是临床辨证论治及判断疾病发展转归的重要依据。常说："学辨证不难，难在舍从，或舍脉从证，或舍证从脉，若舍从不慎，则失之毫厘，谬以千里"。临床上常有脉证不符者，表证见里脉，如头痛、身痛、肢节酸痛，恶寒怕风，无汗或自汗，而无里症，但脉却沉细，此时应舍脉从证，当治其表，表解病自愈。亦有里证见表证，如胃痛、胃胀，大便干燥，饮食锐减，喜进凉食，而无畏寒怕风身疼头痛之表证，但脉见浮数或弦大，亦应舍脉从证，先治其里，里和则病愈。有寒证、里证，脉不见沉紧，沉迟，而见弦数或细数者；亦有热证，表证，脉不见浮数而沉细者，更有真寒假热、真热假寒、格阳格阴证，先父治疗此类患者之时，均能脉证合参，权衡轻重，决定取舍，认证准确，方药恰当而收到良好的效果。

三. 席梁丞认为祖国医学治疗疾病，是非常重视时机的，以痛经为例，根据各种病因类型，治疗的时期也有所不同。气郁型痛经，若行经前服药，使肝气条达，气血运行恢复正常，痛感自然减轻；血瘀型痛经，应在行经初期，经水涩滞不畅，腹痛而夹有瘀块时，服用活血调经药，使瘀滞得以化散，经水恢复畅流，腹痛则可消失；虚性痛经，不论是气虚血虚，冲任虚弱，适合于平时服用参、芪、归、芍、术、苓、地及鹿角霜、巴戟天等药，再略加陈皮、木香、砂仁等行气醒脾药为辅，行经期不一定服药，痛经也会一次比一次减轻，达到治愈目的。治痛经宜掌握时机，治疗其他妇科病，如不孕、子痫等也如此。

四. 席梁丞晚年，学验俱丰，学术风格以

平补脾胃见长。他长期临床实践中深切体会到，脾胃之病最为常见，调治脾胃之法也最多。他虽力倡平补脾胃，但又注重固护阴液，强调健脾勿伤阴，养阴莫碍胃。谓脾胃为水谷之海，气血生化之源，又为后天之本，且胃气之存亡，为人生死之关键。又谓阴液为人身之根本，气血依其运行，且又可相互转化，即所谓“气归于精”“精化为气”。故创具有甘淡健脾、平补脾胃而无伤阴之嫌的“加减六神汤”（由山药、薏苡仁、扁豆、茯苓、橘红、甘草等药组成），治脾虚泄泻及一切脾虚胃弱之疾。

五．席梁丞不仅擅长内、妇科，而且对儿科疾病的治疗，亦颇具特色，疗效卓著。

1.方专药精：席梁丞基于对小儿生机蓬勃、活力充沛、反应敏捷，患病后病因单纯，且“其脏气清灵，随拨随应，但能确得其本而摄取之，则一药可愈”之生理病理的深刻认识，在治疗上认为儿科用药力求精炼，方宜专而药宜纯，方药简练，切中病机，忌用药繁杂重复，药效互相牵制而影响疗效。

2.量轻方小：临床用药本着药味宜少，分量宜轻的原则，一般是3-6g，重则9g，较少用大剂量者。临证力求辨证准确，处方简单明了，忌大方大药，宁可再剂，不可重剂，一般处方7-8味，多者不超12-13味。对泄泻患儿之服药，更是嘱其少量频服。因小儿稚阴稚阳“如草之芽，如蚕之菌”，脾胃娇嫩，药量过重，易药过病所，脾胃亦受损。如若顿服量多，致胃不受药，亦犯胃气出现呕吐。轻剂频服乃因势导邪，不伐无辜顾全胃气，则抗邪有力。

3.气轻味薄：小儿“五脏六腑成而未全，全而未壮”，神气怯弱，受邪致病，若调治不当，易轻病变重，重病转危。先父临证不但通过察苗窍，观色脉，看指纹，闻气味，问家长，审病因，辨虚实寒热，辨证论治，重视选择质轻味薄之品，既不损伤正气，又能醒脾胃灵气机。忌妄用苦寒、辛燥，重浊之味伤阳耗阴伐小儿方生之气。对大辛、大热、大苦、大寒、有毒、攻伐、腻滞之药，需要用时中病即止，不可过剂。对小儿用药不可过于猛烈，补虚不宜呆滞，消导不宜太猛，清热不可过凉，渗湿适可而止。提倡在稳妥之中求变化，平和之中收效果。

4.善施药膳：小儿服药诸多不便，一者小儿畏苦，灌汤药多哭闹挣扎，且易误入气管，另外需久服长服药物调治之疾病，煎药喂药给家长造成困难。对此先父喜用药膳，即在患儿食物中掺入适量气味轻薄、苦味不甚之品，以便服食。如小儿疳积，常令家长在蒸馍时将“羊肝散”（由北沙参、山药、莲子、扁豆、草决明木贼、蝉衣、密蒙花、甘草、羊肝组成）撒在面上做成花卷，常吃多能达到治愈目的。更有久泻频泻及中毒性消化不良者用“燕窝粥”治愈。对肾炎、肾病综合征之蛋白微量久不消失之患儿，嘱用薏苡仁、山药、芡实、莲子、黄芪等适量熬粥时加入食用，或煎成汤剂服食，确能收到消除蛋白的作用。常利用食物本身对疾病的治疗作用，因地制宜，审时度势，不误病情地配合使用，使红枣、胡萝卜、白萝卜、藕、荸荠、梨、百合、绿豆等更添医疗光彩。充分利用食物中的药物，药物中的食物，不但治病，又可防患于未然。

## 徐氏世家

第一代曾祖父：徐则达，生卒年月不详。据徐氏家族陈述原籍江苏徐州人氏，善用草药、针灸、捏脊，走乡串户最后在高台一带定居，并一直从事中医诊疗活动。

第二代祖父：徐光汉，于1914年12月卒于1962年8月。受曾祖父熏陶传授，祖父自幼酷爱中医，熟知许多药性、方剂歌诀、针刺方法。曾给酒泉私家药铺抓药、制作丸散膏丹数年，并把中医治病的理论基础和临床进一步完善提高。后悬壶于高台六坝等乡村，颇有名气。1960年迁移至瓜州县三道沟镇。祖父善用中草药、针灸、按摩等治法治疗头风、偏瘫、四肢麻木、肝肾病、妇科病、小儿疳积、癫痫等疾病。在家求治者络绎不绝。现存手抄中医验方一本。

第三代父亲：徐湘，于1943年12月，乡村医师，中共党员。受祖父熏陶教诲，自小就开始记诵三字经、药性赋、汤头歌诀、脉经等医学书籍。1971年参加县卫校学习培训1年；随后在县医院跟随北京中医学院戈敬恒、曲祖贻教授学习一年中医理论、针灸推拿等技术；75年跟随北京医疗队专家张涛、梁富义、魏民等教授进一步学习中医临床，尤其对针灸、正骨有独到之处。至今先后在北京光明中医函授大学毕业、郑州仲景专修学院毕业、多次参加中医骨伤培训及研讨会20余次。发表学术论文20余篇。参与编辑“仲景医魂”，并任特约副主编，聘为特约文献研究员。1998年被评为“全国优秀乡村医生”。2004年被南宁市骨关节疾病研究分院聘为研究院客座研究员。个人业绩被载入《中国专家人名辞典》。擅长中医骨伤病、风湿病、胃肠病、内儿科、妇科病的诊治。

第四代徐志伟，生于1966年12月，中医执业医师，中医肛肠主治医师，中共党员。1982年9月随父开始习医，初步学习脉学、三字经、药性赋、汤头歌诀。1984年3月至1986年1月在北京中华医学康复中心中医进修班培训。1986年3月至1988年6月在北京中华社会大学医疗卫生系中西医专业班毕业。2003年中医自学考试“甘肃中医学院”大专毕业。先后在北京、山东等地学习中医肛肠病、中医风湿疼痛病10余次。承家父传授中医骨伤等经验，善长运用中医治疗方法治疗肛肠病、风湿病、各种疼痛性疾病、妇科病。撰写论文“应用内外治疗骨质增生的临床体会”在世界骨伤科联合骨刺国际学术研讨会大会论文交流。撰写论文“运用药物流产在中期妊娠中的临床观察”在中华中医药协会全国第三次专科专病中西医经验交流会正式录用，参加大会交流。他扎根农村25年来，从治“未病”入手，解决了许多患者的疑难杂病，以简、便、廉、效的中医中药特色，热情服务每位患者，充分展示了中医国萃的博大精深。

## 学术经验

自1986年至今一直致力于肛肠病的治疗和钻研。运用中医的优势，采用套扎法、中药制剂注射法治疗直肠息肉12例、内痔600余例、肛裂230例效果都十分显著。还自拟“硝矾洗剂”用于肛门术前、术后、对各种肛门疾病的清洁、消炎消肿、愈合创口具有良好的效果、且使用方便。中西医结合治疗肛肠病在当地享有很高的声誉，经过25年来的临床经验，目前对内痔、外痔、肛裂、肛乳头瘤、嵌顿痔等常见的肛门疾病均达到一次治愈。基本达到无痛治疗，患者恢复快，副作用少的独特疗效。这种中医疗法，见效快，痛苦小，治疗费用低，深受患者的好评。

受祖辈的传承在针灸、正骨、关节疼痛方面具有较高的造诣，曾多次在省外进修中医风湿疼痛病的治疗，将中医“九针”中的巨针在宣蛰人教授的指导下演变为现在的“银质针”治疗各种疼痛病具有立竿见影的效果。能熟练运用自拟通络壮骨系列方，为患者治疗各种颈、肩、腰、膝等关节的风湿疼痛，（通络壮骨内服方是由全虫、制马钱子、制川草乌、蜈蚣、天麻等药物组成），配合外用的通络壮骨散疗效达到80%以上。

经常选用一些“专方专药”，治疗常见病及疑难病，临床运用效果确切。如“结石方”这是一个由32味中药组成的方剂，对泌尿系结石就有特效，随然药味多，但患者服用后不论体质强弱均未发生不适反应，对积水、结石引起的疼痛等症状基本一剂见效，多数患者得到临床治愈或积水、结石消失。2008年3月，一岁患儿候女，因不明原因出现肾衰竭，经玉门、酒泉住院后患儿6天未排尿，接诊医院已发出病危通知书、医生劝其放弃治疗。患儿家长抱着一线希望，前来求治，经查看该患儿的临床检查报告（报告结果：“双肾显著扩张、多发性肾结石”），同时查患儿能否可以用药，然后在“结石方”上略加减一剂，嘱其回家水煎频服，量以最大为好，两天后家属抱患儿来复诊，并带来了尿中排出的许多沙粒状结石，继以上方连续5剂，B超复查：双肾轻度增大，未见结石。至今未复发。至后来“奶粉事件”才知其病发诱因。

自拟“抗孕汤”结合息隐米索前列醇在中期引产中的运用：临床中经常遇到胚胎停止发育、意外怀孕，应用“抗孕汤”与单纯口服息隐米索前列醇相比有如下优点：流产时间基本相同、出血及残留物明显减少，很少有清宫的，疼痛较注射利凡诺尔引产明显减轻，尤其是胚胎停止发育的流产也减少了清宫的几率。曾对一例陈旧性宫外孕患者治疗，超声提示：包块7cm×7.6cm大小，呈混合性，血HCG（+）。经该法观察治疗四周复查，未找到“包块”。

在中医临床实践中，综合中医针灸治疗术中的“穴位埋线”、“针刀微创”、“穴位注射”等方法治疗许多疑难病症效果显著。如埋线治疗胃下垂、气管炎、便秘、肠炎、结节性痤疮等。应用针刀加注射治疗各种疼痛性疾病见效快，费用低，十天半月治疗一次大大的节约了患者的时间。均体现了中医治疗的优越性。在风湿病的中医治疗中，他努力探索运用毒性有效的药物治疗，如制马钱子与全虫配伍，相互制约各自的副作用，制川草乌、制胆南星、清半夏采取自己先煎后再让患者使用的方法，各种有大毒药物自己亲自炮制后使用，即提高了临床疗效又增加了用药安全性。

**主要成果**

撰写论文“应用内外治疗骨质增生的临床体会”在世界骨伤科联合骨刺国际学术研讨会大会论文交流。撰写的论文《应用药物流产在中期妊娠中的临床观察》，被“全国第三届专科专病中西医经验学术交流会”正式录用，并参加大会交流。

## 杨氏世家

**世家传略**

第一代：杨作楷（已故）

第二代：杨逢春（长子）、杨玉春（次子）、杨映春（三子）、杨旺春（四子）、杨俊玲（次女已故）、杨得春（侄子）、杨继春（侄子）

第三代：杨学文（长孙）、杨学艺（孙子）、杨萍（侄孙）

第四代：杨同堂（长重孙）、王佳媚（长重孙媳）

第一代：祖父杨作楷，生于1923年3月，卒于2008年12月，享年86岁，行医50余年。主要在陇西县人民医院以及云田、通安中心卫生院工作至离休。后又发挥余热在文峰镇开设名老中医杨作楷诊所（四知堂）直至终年。

生平事迹：

一．1956年甘肃省卫生先进工作者奖章（铜质）一枚；

二．1959．5月，奖给甘肃省第三次先进生产者代表，甘肃省人民委员会奖章（铜质）一枚；

三．定西专区先进工作者代表会议纪念章一枚；

四．甘肃省兰州中医进修学校毕业纪念章一枚；

五．陇西县人民卫生院纪念章一枚；

六．中共陇西县委，陇西县人民政府1991年元月赠给离休老干部杨作楷同志《陇西县志》一本，其第593页收编有杨作楷于通安中心卫生院期间所贡献的一剂偏方；

七．《陇中名医大观》一书在第585页有这样的记载，1959年中央卫生部副部长史述汉的主持下，整理了八开版八百多页技术资料。曾作为甘肃省代表参加了国家级代表大会，会上中央卫生部史副部长讲话中说，“张仲良同志、杨作楷代表是甘肃省的‘百宝箱’”，在此次会议上还决定“杨作楷、牛效伟、董静甘、尚坦之为甘肃省四大名中医”；

八．1975年元月主编《农村“赤脚医生”培训教材》（通安中心卫生院）；

九．1998年编辑整理完成《优生集》一书（家传）。

第二代：杨逢春（长子），生于1942年，随父行医，曾担任通安驿古城村乡村赤脚医生，通安中心卫生院高阳分院医生，陇西杨学文诊所医生至今；杨玉春（次子），生于1946年，随父行医多年，1983年9月陇西云田乡上大道赤脚医生，1987年陇西云田乡村医生，1990年陇西云田乡上大道中医内科医师开业，1993年7月文峰镇老街中医内科诊所开业至今；杨映春（三子），生于1953年11月，随父行医多年，1990年11月陇西县通安乡高阳村医士开业至今；杨旺春（四子），生于1963年，随父行医，1979年起在通安中心卫生院、柯寨乡卫生院、云田乡卫生院、陇西眼科医院工作至今，杨俊玲（次女，已故），随父行医，特长妇科，1996年病故；杨得春（侄子），1943年生，先后在定西县团结卫生院工作至退休；杨继春（侄子），1962年生，在定西县团结乡高泉村卫生室工作至今。

第三代：杨学文（长孙），生于1963年6月，随祖父行医共事30年，执业医师（中医）、执业药师（中药）批甘肃省乡村名中医，详细如下：

1978．2-1979．7陇西县通安中心卫生院中医科跟随中医师杨作楷(祖父)做中医学徒，参加“赤脚医生培训班”，代做通安乡辽坡村防疫保健工作；1979.7--1983.2继续跟随离休老中医师(祖父)在陇西县文峰镇开设“杨作楷诊所（四知堂）”，随诊行医开展中医临床工作；1983.2至今，在陇西县文峰镇开设“杨学文诊所”，26年中医临床，无数的悲与喜，苦与乐都是与病人一起承担共同分享的，也正是因为经历了这无数的生离死别的悲痛与九死一生的喜悦，这些人性至真情景的感悟，激励着杨学文刻意钻研上进。时至今日，虽然年近半百，但仍然潜心研习、规范行医，用自己的才智换来病人的康复，并积极培养学术继承人，使自己得到一个医生真正的幸福。

杨学艺（孙子），1967年生，执业医师，在陇西县血浆站工作；

杨萍（侄孙），1967年生，执业医师，在定西县杏园卫生院工作。

第四代：杨同堂（长重孙），生于1986年，甘肃省中医学院本科毕业，陇西县县医院工作；王佳媚（长重孙媳），生于1983年，南京中医药大学本科毕业，执业中医师，现就读于兰州大学医学部研究生院。

**学术经验**

杨学文临床经验（从内、外、妇、儿四科个别病症浅谈）

一．感冒。尤其是“流感”，杨学文惯用“败毒散”，经过辩证分析，分别个体男女老幼以及某些症状突出等不同特点，经过灵活巧妙地加减配伍的变化，疗效非常显著，一到冬季，日门诊可超过50人次，治愈率高达90%。

二．胁痛。主要针对现代医学之“胆绞痛”、“胆石症”等症见明显疼痛者，杨学文在辩清气滞、血瘀、湿热、肝阴不足的不同病机特点，分别采用疏肝散理气散结、旋复花汤活血化瘀、龙胆泻肝汤清泻湿热、一贯煎滋肝养阴外，在此基础上，大胆创新，针对疼痛主症的直接原因是结石嵌囤，随立“扩张利胆、排石止痛”为治则。酌加并重用“金钱草40g、鸡内金12g、郁金12g、枳壳12g、木香9g、生军9g、茵陈15g”配方进行治疗。在近五年内治疗350例，显效率达85%。

三．腰痛。主要谈“肾绞痛”属尿路结石症所引起者。上述扩张利胆的思路，经过斟酌借鉴，变通应用于治疗此类腰痛病人，即在辩别寒湿、湿热、瘀血、肾虚之不同，分别采用散寒行湿用肾着汤，清热利湿用四妙散，瘀血者用身痛逐瘀汤，肾虚者用左、右归丸等常规治疗，在此基础上重点酌加使用“海金砂40g、翟麦15g、鸡内金12g、滑石12g、酒军9g、枳壳9g”配方，“扩张尿管，利水排石”之法。在五年内治疗250例，显效率为85%。

四．痹证。除一般分别风寒湿痹与风湿热痹使用行痹用防风汤，痛痹用乌头汤、着痹用薏仁汤以及蠲痹汤；风湿热痹用白虎桂枝汤。对现代医学称之“坐骨神经痛”者，认为多数由于腰椎间盘脱出、骨质增生等原因压迫坐骨神经而引起的疼痛病症。其表现症状属于中医学之痹证范畴，首先应用风、寒、湿、热之特性辩明其为风寒湿痹或者风湿热痹类型。再结合本病个体大多为体力劳动生活史者或有过跌扑闪瞇，过度劳累等经历的特点，认定正气不足是发病的内在因素，经络阻滞、气血不畅为主要病机，以扶正祛邪、通络止痛为治则，自拟“艽瓜独威汤方”：秦艽15g、木瓜15g、独活15g、威灵仙15g、山芋肉15g、熟地15g、山药15g、桃仁9g、红花6g、当归12g、川芎12g赤芍12g、乳香6g、没药6g。五年内治疗250例，显效率90%，三年不复发者40%。

五．粉刺。论“粉刺”—非明•陈实功谓：“肺风、粉刺、酒皶鼻三名同种之粉刺”。

其《外科正宗》肺风、粉刺、酒皶鼻第八十一•原文："肺风、粉刺、酒皶鼻三名同种。粉刺属肺、皶鼻属脾，总皆血热郁滞不散。所谓有诸内，形诸外，宜真君妙贴散加白附子敷之，内服枇杷叶丸，黄芩清肺饮。治肺风粉刺、皶鼻，初起红色，久则肉夸发肿者。……"论"粉刺"，今人更多的将"痤疮、暗疮、青春痘"等病名相提并论。此症杨学文完全废用上述"粉刺属肺、皶鼻属脾总皆血热郁滞不散"之病机观点，重立新意，自拟粉刺汤方，治验数百人。症见：红或有不红，粟粒状麻子大小，有顶有根脚之丘疹。初起红色，渐次长大，顶尖泛白色，内有脂粉状物，痛痒难耐，掐之出粉、出水，皮肤破坏，且可串连成片，形成疤痕，好发于前额、下颌、及两颐，散见于鼻部颧頻，胸背也有散发。多发于青春期男女，壮年渐次稀少。舌红脉盛者为多。分析：西医学认为属内分泌失调所致，雌雄激素水平不平衡造成。说法种种，但临床疗效不尽人意。故杨学文从中医角度立意分析辩证：疹色多红属热，有脂粉为湿，多发于青壮年，时值形体正盛，故属实证，病变部位多于面部皮肤，故属表，舌红脉大印证了表里湿热毒盛、三焦俱实为总病机。拟解表化湿、泻火解毒为总治则。组方原则：发汗解表化湿解毒为君药，用香薷21g、扁豆12g、厚朴12g。泻火解毒清利三焦为臣药，用黄莲12g、黄芩12g、黄柏12g、栀子12g。利水祛湿为佐药，用桂枝9g、白术12g、猪苓12g、茯苓12g、泽泻12g。防苦寒伤阳太过为使药，用乌梅1枚、生姜2片。近五年，治疗450例，显效率90%。

六．不孕症（谈肥胖不孕者）。这种病人体质肥胖或恣食膏粱厚味，脾虚不运、痰湿内生，气机不畅、胞脉受阻、不能摄精成孕。治当燥湿化痰、理气调经、种子成孕。我用启宫丸结合苍附导痰丸加减方：香附子、苍术、制半夏、制南星、石菖蒲、神曲、茯苓、陈皮、扁豆、砂仁、佩兰叶、川芎、皂夹、白芥子等十四味药材共抹为丸，百日一个疗程，间隔一个月开始下一个疗程。总共治疗20例，有15例不能坚持治疗，5例分别与一年半后或两年半后成功受孕，成功率达25%。

七．产后身痛。辩其血虚、风寒、肾虚之不同，结合产后血虚经脉失养或肾虚胞脉失养之病机特点，分别采用养血益气用黄芪桂枝五物汤；养血祛风散寒除湿用独活寄生汤；补肾强腰用养荣壮骨汤。除此之外杨学文擅长以生化汤化裁治疗诸症，即当归30g、川芎9g、桃仁9g、炮姜9g、炙草6g，重点斟酌使用秦艽15g、鸡血藤30g、片姜黄9g、桑枝15g、桂枝9g、羌独活各9g、乳没各6g。水煎服用。五年内治疗300例，治愈率95%。

八．儿科疳症。多因喂养不当，致脾胃受损，气液耗伤，全身虚弱羸瘦，面黄发枯，其中疳积为较重者，形体明显消瘦，腹胀青筋暴露，发结如穗者。以消乳消食导滞和中以及健脾助运消补兼施之法，配合中医针灸、捏脊疗法、割治疗法。五年共治20例，全愈19例，治愈率95%。

## 杨氏世家

### 世家传略

第一代杨衡武，生于1898年8月，卒于1962年4月。幼年时随武威当地名医李德庵学医，青年时期就为乡亲邻里义诊，1940年起以医为业。1947年7月毕业于中国国医专科学校，同年12月加入北平国医砥柱总社，1950年9月至1951年6月任兰州健民国医研究学社武威分社社长，1951年8月毕业于中国国医学院，1951年6月至1952年6月任武威县中医师公会副主任委员，1952年2月至1959年任新中联合诊所所长，1959年至1962年在武威县五一医疗所工作。遗留的资料有临床效验方记载，中医师公会给学教课的教学资料、习作，妇科杂病证治要诀等。其生平收录于《中国名医列传•当代卷》。

第二代杨巽隆，生于1940年3月，因受父亲杨衡武的教诲和家庭的熏陶，自幼喜爱中医事业，1960年从甘肃师范大学生物系因病休学，自此专门随父习医，深得其传。系统学习了中医院校大专教材（第一版），1964年3月，经武威县人民委员会考试审查、核发开业执照，创办了武威县火车站联合诊所。1969年1月至1980年2月在武威县和平公社韩寨大队卫生所工作，1979年参加全省中医药人员选招统一考试，成绩合格被评定为中医师。1980年2月至1984年5月武威卫校中医门诊部工作；1984年5月至2000年4月在武威市中医医院工作，先后任门诊部主任、副院长，2000年5月返聘至武威市中医医院专家门诊中医脾胃科工作至今。2007年12月被确定为第四批甘肃省老中医药专家学术经验继承工作指导老师。在半个世纪的临床实践中，他积累了丰富的临床经验，撰写并发表论文多篇，其中《阴吹治验》、《自拟和解化饮汤治疗悬饮体会》等10篇学术论文在省级以上刊物发表，参加全省学术交流会2次，全国性学术交流会3次，均有学术论文交流。他精于中医内科，对妇科和儿科的一系列病症也有独到的见解，不但重视常见病和多发病的治疗，而且能不断钻研疑难病症，善于不断总结临床经验，从痰论治眩晕，从肝肾入手治顽痹，以中焦如枢的学术思想辩证论治脾胃病，均取得了显著的疗效。他积极倡导使用纯中药进行治疗，尤擅长治疗脾胃疾病，晚年致力于肝胆、脾胃病的研究，总结出《治胃十法》及《安中系列方治疗脾胃病的经验》用于临床，在临床应用中颇有心得，疗效显著。

第三代杨晓南，生于1968年10月，1987年至今在武威市中医医院工作，期间于1996年通过中医专业自学考试取得甘肃省中医学院大专学历，2010年取得陕西中医学院本科学历，2002年晋升为内科主治中医师，2007年被确定为第四批甘肃省老中医药专家学术经验继承人，师承于父亲杨巽隆，于2010年12月经考核合格后出师。对父亲治疗常见病、多发病和疑难危重病得诊治经验很好的进行了学习和继承，尤其总结并传承了父亲治疗脾胃病的学术思想和经验。先后在国家级和省级杂志上发表论文10余篇，目前研究的科研课题《定眩汤治疗眩晕的临床研究》现正在向武威市科技局申请立项当中。

**学术经验**

祖父杨衡武精通中医经典理论，博览过《千金要方》、《外台秘要》、《诸病源候论》、《六科准绳》、《张氏医通》、《诊本医学集成》、《皇汉医学丛书》等大量名著。精于内科、妇科、儿科。医德高尚、医术精湛，疗效显著，深得群众信赖，慕名求医者盈门，当时在武威地区享有很高的威望。从事临床30余载，采集处方颇多，惯用成方治病，因而提出了“非此方不能治此病”的论点以启迪后学者对先辈医家所著的有效成方进行研究与应用。

父亲杨巽隆学习和继承了祖父的有效验方，他精于中医内科，对妇科和儿科的一系列病症也有独到的见解，不但重视常见病和多发病的治疗，而且能不断钻研疑难病症，善于不断总结临床经验，从痰论治眩晕，从肝肾入手治顽痹，以中焦如枢的学术思想辩证论治脾胃病，均取得了显著的疗效。他积极倡导使用纯中药进行治疗，尤擅长治疗脾胃疾病，晚年致力于肝胆、脾胃病的研究，总结出《治胃十法》及《安中系列方治疗脾胃病的经验》用于临床，在临床应用中颇有心得，疗效显著，发表了学术论文10余篇。

杨晓南对先辈经验学习继承，对父亲治疗常见病、多发病和疑难危重病的诊治经验很好的进行了学习和继承，尤其在总结并传承了父亲治疗脾胃病的学术思想和经验的基础上有其独特的学术理论造诣及丰富的中医临床经验。总结并提出了“审因证治，脾胃为本”的论点，认为脾胃为后天之本，气血生化之源，人体各脏腑气机升降赖其斡旋，脾胃有病，水谷精微不能输肺而布各脏，百病丛生。胃病多宿恙，久必入络，势必及血，不可忽视气血互为依存之理。故在治疗各种类型的胃病时重视双调气血，临床应用疗效显著。

## 张氏世家

第一代张政德生于1870年，卒于1946年，为清末民初两当县名医，专长内，妇，儿科及针灸，临证胆大心细，用药中的，于危重病例，每起沉疴，如对捕厅李成楷妻妊娠伤寒，用大承气汤，令诸医折服，尤精于针灸，善用三棱针十宣放血治昏迷，挑治胃脘诸痛。行医50多年，学验具丰，德技俱佳。1930年被任命为县牛痘局局长。晚年有手抄本《诊病要诀六十字》，《临证医案》，不幸于文革中散失。

第二代张钵，生于1915年4月，卒于1996年4月，青年随父张政德学医，出道后名声鹊起，1946年《国医砥柱》月刊聘为两当分社长。1954年发起几家私人医生组成两当县第一家联合诊所，1958年被调徽县卫校任中医课教师，两年后因县上中医缺乏又被调回县医院任中医门诊部主任。文革中被下放基层卫生院，1979年回县医院任中医科主任，县中医学会理事长。其一生行医50多年，医技精堪，医德高尚。除继承家学而外，又多方拜师，西医齐孔僎是两当名医（曾留学日本），同院居住时，其不耻下问，受益匪浅。临床精于内妇儿科，亦擅长针灸。发表论文有，“略论中药炮制方法”（陇南医药杂志1987年第一期），《保产无忧散治疗习惯性流产》，《治愈“温邪内陷”一例》，（中华医学进展与临床1998年——由张海厚整理），还有《黄芪建中汤的临床应用》，《黄疸病证治》，《水肿病证治》，《妇科病证治>等论文在县市中医学术交流会上作过发言交流，有待我整理发表。

第三代张海厚生于1945年12月，1963年2月进县医院随父学医，文革中父亲下放基层，其被下到医疗站，1979年1月调回到杨店中心卫生院，后到左家卫生院，1983年调到城关卫生院从事中医与针灸临床，1993年调到县医院。

**学术经验**

家传中医的学术特点是注重预防，防治结合，祖父张政德的《60字诀》“1、防御疾病：节制饮食，情志舒畅，劳逸适度。2、诊断疾病：脉因证治，全面考虑，整体分析，辩证施治。3、治疗疾病：贵在调整，注重治本，清轻效廉，驱邪扶正。临床经验是长于针灸，能针药并用，对中医急症尤能辩证精确，用药行方智圆，胆大心细。除此对妇儿各科都有建树，如治疗不育不孕症，黄疸病，水肿病，面瘫，各类痹症等病都有系统的治疗方法。前两代人忙于临床，留世著作较少，而第三代张海厚既跟师多年，有丰富的临床实践，又两次进修深造，理论上得到不断升华，才有能力，有条件将前人及自己的医论与医案医话予以总结。

**主要成果**

发表论文“针药结合治疗痛风病一例”，“益气回阳与养阴救液法在中医急症中的应用”，“疫毒痢治验”，等7篇，2008年担任两当县老年大学养生保健课讲师，编著了教材《中老年养生保健知识讲义》共23篇文章，5万多字。另有“灵龟八法的临床应用”，“针药结合治疗各类痹症”，“针药结合治疗面瘫”，“治疗中风病之体会”，“自然养生法的内涵”，“手诊之探讨”，“治疗放射性肠炎”等二十篇论文有待今后整理出版。

## 张氏世家

第一代：张应瑞（1803.10.18-1863.12.18），精通中医药，行医30余年。

第二代：张文藻，字玉楼(1851.5-1926.1)，自幼随父学医，在宁远城东门下开设“世德堂”药铺，行医50余年，著有《本草明经》一书留传后世，创制的“小儿镇惊丸”和“点舌丹”等中成药一直家族中沿用至今，临床效果显著。

第三代：张洞，字晓楼（1876.10-1906.7）。自幼受其父影响，诗书画医俱佳，曾任宁远、皋兰、永登等县县衙师爷，期间兼行医治病。其四弟张津（1891.5.-1943.7）自幼亦随父家读，通晓中医药，初在县城经营“世德堂”药铺，抗战期间在平凉国民军军政部第58后方医院任职二等正外科主任；五弟张瀛(1896.5-1951.8)，自幼家读，通晓中医药、后又学习西医，1935年2月1日武山县卫生院成立时任院长。

第四代：张梅，字望春（1892.11-1965.9），自幼随祖父和父亲家读习医，精通中医药，行医56年，因医术精湛和开设“饮和园”药铺被世人尊称为“饮和园”，在全县家喻户晓。1950年10月获得甘肃省政府卫生厅颁发的中医师证书。其弟张桐和张棪亦皆从医。

第五代：张友玉（1932.7-2011.9），自幼随父家读，继承祖业，通晓中医药，兼学西医，中西医并举。因排行老四而被人尊称“四先生”。1950年开始在武山县东顺卫生院从事中医诊疗工作，晚年在县城西关开个体中医诊所，行医61年，以脉诊和善于治疗疑难杂症闻名于全县，除本地患者外，亦有许多外省、市、县的患者登门求医。其兄张友祯、张友祥和张友生皆为中医大夫，行医多年。

第六代：张志锋（1966.5-），中医内科副主任医师，中华中医药学会会员。自幼即跟随父亲学习了一些中医的基础知识，1991年6月甘肃中医学院中医系毕业后，一直在武山县人民医院中医科从事中医临床工作至今，现任中医科主任。2010年1月获得“天水市市级名中医”称号。擅长中医内妇儿科，尤擅长诊治外感、温病，咳喘、肝胆病、脾胃病及月经病等病证。近年的年门诊量约6500人次左右，主管治疗的住院病人120人次左右。先后在《中医杂志》、《光明中医》、《甘肃中医》等刊物上发表了《如何辨治手足发热》、《脑为命门初探》、《张友玉运用香砂平胃散治疗脾胃病经验》等学术论文10余篇。

### 学术经验

自高祖父张文藻开始本家医学流派开始形成，并达到第一次高峰，他行医和教学首重医德，其次才是传授知识技能，向后代提出了“忠、勇、谦、诚、忍、恕、敬、勤、俭、恒、谨、静”十二字诀的做人标准，行医50余年，临床经验丰富，治病重视脾胃，精通本草，著有《本草明经》一书留传后世，创制了治疗小儿惊风的“镇惊丸”和治疗疔疮的“点舌丹”等中成药，此后这两种成药一直在家族中沿用至今，临床疗效显著。曾祖父张洞虽然继承了家学，但因行医时间较短，未能有大的建树。

祖父张梅继承了祖上“重脾胃”的学术思想，精通中医药，行医56年，医术精湛，救人无数，至今为乡人称赞。先父张友玉继承祖业后，又兼学西医，中西医并举，以中医为主，尤其诊脉最为著名，治医重视医德和临床实验，用药多用廉价的寻常之药，很少应用昂贵之品，治疗疑难杂病多从调理脾胃入手，喜用香砂平胃散加减，获得了显著疗效，赢得了广大患者的赞誉。本人从医以来，受家学影响，治病亦是重视脾胃，临床多用补中益气汤、香砂六君子汤及香砂平胃散等方剂加减治疗，发表了“张友玉运用香砂平胃散治疗脾胃病经验”等学术论文10余篇。

## 周氏世家

### 世家传略

1800年起，在安徽定远县朱家湾小周庄寨子，周氏家族的第十一世祖必字辈和十二世祖尚字辈曾高祖均系寨主，带领周氏大家族，耕种田地安居乐业。两世曾高祖均信佛行医行善，先后到五台山和少林寺修炼多年，以习武强身保护寨子的安全，并行医救治患者无数，成为当地著名的佛医。后来，十二世尚字辈高祖一天去赶集的路上，突然被跑来的一十五，六岁的小姑娘抱住了腿，大哭喊着救命。原来，她是被当地地痞流氓绑架后，刚逃了出来，女孩子被救了。可是，当地地痞流氓纠集恶势力来到小周庄寨子门口闹事，并挑战摆擂台比武，如果他们打赢了就必须交出小女孩。写下战书后，他们当街张榜花一百大洋招聘武功高强壮士，于是招来两名年轻力壮的武士。与两名武士签订生死不问的契约，分别先发给二十大洋，打赢后再各发剩余的八十大洋。三场擂台没有几个回合，两个武士都被尚字辈高祖扔下擂台。恶势力一帮只好收了擂台回去了。但是当晚深夜，恶势力纠集起团伙架起土枪土炮火攻偷袭小周庄寨子。周氏家族尚字辈高祖凭借一身武功杀出一条血路，这一路逃出的只有十七人到了定远县城落脚。其中有一少年只有17岁肺部中了土炮弹片，吐血不止又无钱看病，坚持活了两年后去世。那场战争和大火焚毁了周家所有的家产，包括家谱，医书等等。第二天，有人从小周庄寨子路过，只见一片狼烟和瓦砾灰烬。很多年以后了解到，当晚从其它路子突围出来的周氏族群，现散居在南京，苏州，巢湖，合肥等地。

解放前，国民党对中医药打压歧视，绝大多数从事这门行业的人，没有社会地位，也没有稳定的经济收入，穷人太多衣不蔽体食不果腹，他们没有钱看病，为穷人看好了病，他们只有千恩万谢地磕头。当时，周氏家族相传的中医药书籍有《五脏一体养生术》、《医鉴杂谈》等等，先后毁于战乱和“文革破四旧”中。但是，烂熟于心的知识和临床不可缺少的经验，一辈一辈流传到今天。解放后，周氏家族很多人分散在南京，上海，芜湖，苏州，郑州等，所到之处，对患者有求必应。

周婉豫女士的父亲周氏第十五，周桂发，军人出身，共产党员，一生走南闯北，先后到过南京，广州，湖南，1942年来到郑州定居。所到之处，救治穷苦人无数，不仅经常赊医赊药，还赊被赊衣赊饭，“文革”中被害去世。解放前后，继承祖传中医学在医疗战线工作的周氏族人士有：周婉豫女士的祖父周步升（第十四代世祖）在当地民间行医；家族几乎所有的人都懂得药膳、药酒、药茶保健养生。其大哥周维朝（1940年生，第十六代）十三岁学徒中医药，继承祖传点穴开穴练功推拿，以及药膳药酒药茶保健，天生弱质的身体竟然一生没有用过西医西药，今年73岁高龄，头发厚密只有白发十几根，行如风站如松，心地平淡思维敏捷，好比50岁的人；二哥周维龙（1948年生，第十六代）十五岁学徒中医，“文革”中参军后转业改行写书法（当时中医不受欢迎正走下坡路）；二嫂鲁玉兰在定远县深山一座国家建设的“三九医院”里，专门为麻风病患者治疗一辈子，现在已经退休（现此病在当地绝迹将近二十多年了）。

周婉豫女士的母亲家族也有许多从事中医药工作的，四姨张守芳参加八路军军医。解放后，52年为响应毛主席号召支援淮河治理时，遇到台风和女战友同时牺牲在工地上。当时，定远县政府召开大会，追认其为革命烈士；七姨张守荣军医转业，擅长用中医药诊治心脑血管疾病，现合肥中医院退休，其夫方荣青合肥中医院院长离休，擅长疑难杂症。

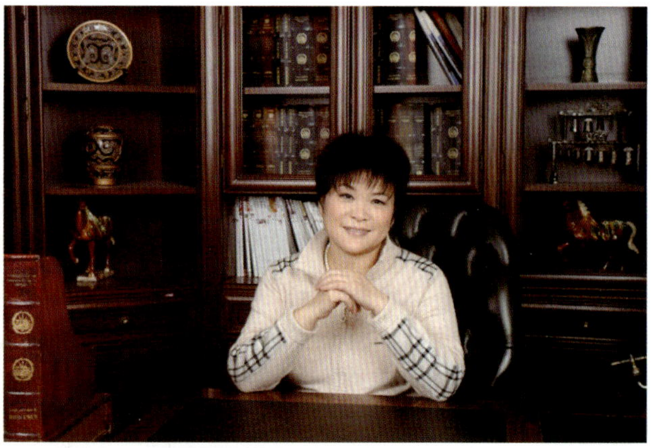

周婉豫

周氏第十六代周婉豫，女，1954年出生于皖南中医世家。博士学位，副主任医师，营养师，高级按摩师，反射疗法师，济世高血压病中医药研究所所长，河南省当代优秀医学专家。为周氏家族第十六代中医药传承人。济世高血压病中医药研究所法人代表。

周婉豫四十多年如一日，呕心沥血，刻苦钻研中医药的养生之道，悬壶济世救治病人数万例，获得多项研究成果。其中“一种预防根治高血压病的中草药”，获得国家发明专利，专利号：200410010340.9.可根治16种类型的高血压病（国际医学界公布的仅有十种，本人临床新发现六种）。中科院和国家卫生部的国际互联网注册发布；中国国际交流促进会列为2005年全国科技成果专利技术国际交流选项推荐项目；国家科技部列为重点扶助开发项目。个人成果和简历被《世界传统医学名医宝典》、《中国中医名人榜》、《河南省当代优秀医学专家人才大典》录编。获得“首届中华特色医疗传承与创新论坛”杰出贡献奖；论文被选入《中华特色医疗传承与创新论坛文集》；荣获“首届中华特色医疗传承与创新论坛”优秀论文奖。连年来数次被邀请参加了国家卫生部，科技部，国家中医药管理局，世界中医药联合会，中国中医师协会，以及马来西亚，英国，德国，台湾，香港等政府部门组织的国际和国内卫生组织部门的专业学术交流会和研讨会。

期望有生之年，整理出祖传的《五脏一体养

生术》、《医鉴杂谈》民族瑰宝中医特色诊疗留给后人。

**学术经验**

1.《五脏一体养生术》的思想精髓

《五脏一体养生术》是我国传统中医学的一种特色诊疗医术，属于“上工治未病”的范畴。

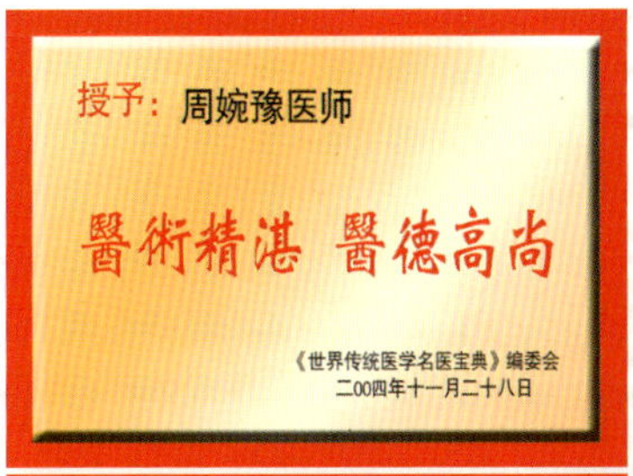
授予：周婉豫医师
醫術精湛 醫德高尚
《世界传统医学名医宝典》编委会
二00四年十一月二十八日

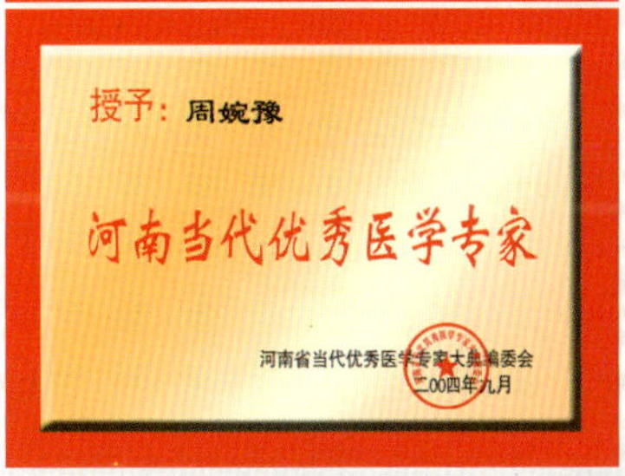
授予：周婉豫
河南当代优秀医学专家

即：药食同源保健人体，预防疾病，调理人体亚健康状态，不仅能强身健体，提高免疫力，美白肌肤，延缓衰老，而且能治愈由于五脏功能不协调或衰退引起的各种大病，顽固病，慢性病等。《五脏一体养生术》是融黄帝内经，温补派薛己、孙思邈的养生理论精华为一体的中医理论学说。是融阴阳平衡，五行，五脏，五色，五方，五季，五化，五味等理论，进行临床理论和实践运用的一种药食同源无毒副作用的中医药特色诊疗。是我国尚存的独家中医理论和医术。其医术是采用中医的望闻问切，针灸，推拿，刮痧，拔罐，艾灸，生辰八字子午流注开穴，反射疗法（全息生物诊断治疗）等，诊断病症，八纲辩证施术保健养生和治疗。

《五脏一体养生术》指五行相对五脏（木火土金水相对肝心脾肺肾）；五味入五脏（酸入肝，苦入心，甘入脾，辛入肺，咸入肾）：五色养五脏等原理，来养护人体的健康，除了专用的养生类贵重中草药以外，同时配以药酒药膳。中医认为，五脏的功能疲劳衰退会导致各种疾病和不良症状，如：

一．肝脏功能衰退运作机能不协调，轻者会导致患者眼睛干涩或流泪，心情压抑，胁肋疼痛，脾气暴躁或心情郁闷，容易疲劳，精神压力大等；重者导致肝气郁结，乳腺增生，乳腺肿块，肝脏囊肿，肝脏肿块或恶瘤等。

现代临床研究发现，酒精肝和脂肪肝病的肝硬化速度比其它肝脏病来得更快，后期的器质性改变（肝脏硬化，恶性肿瘤等症）均不能逆转。但是，经中医药调理的重型乙肝，脂肪肝等，很快能控制或治愈，能和正常人一样健康长寿。

二．心脏功能衰退或运作机能不协调时，轻者心慌心悸，梦多胸闷，心绞痛等；重者导致冠心病，心肌梗塞，心脏衰竭，动辄气喘，面色苍白，嘴唇紫暗、干涩无华等；病情拖延后，会导致器质性病变，需要西医手术造影放支架或者搭桥手术。手术后的患者，元气大伤，会影响寿命，体质也大大下降，严重的同样导致人体四肢瘫痪，生活难以自理。

现代中医药临床研究，通过中医药保守治疗，不仅能够治愈这些大病，对于心肌梗塞的患者，通过一年的治疗后，心血管可以再生，人体完全恢复健康。不仅保护了人体的元气和健康寿命，而且，省去了昂贵的西药和手术经费。中医药不仅能调理保健人体健康长寿，而且，能使大病的患者死里重生。

三．脾脏功能衰退或机能运作不协调时，轻者出现饮食无味消化不良，体乏无力，轻度贫血，面色苍白或者面色暗黄，面部痤疮或背部痤疮等；重者导致大便溏泻，五更泻，月经紊乱血漏血崩，严重贫血，中气下陷或中气外泄，脾脏囊肿或肿瘤等。

四．肺脏功能衰退或运作机能不协调时，轻者皮肤干燥，容易过敏，皱纹增多，容易感冒咳嗽，毛发无华容易脱落，各种皮肤病等；重者易患支气管炎，哮喘，肺部肿块，肿瘤，皮肤顽症等。

五．肾脏功能衰退或运作机能不协调时，轻者会出现耳鸣耳聋，头发脱落，腰酸背痛，双腿无力或疼痛，记忆力减退，怕冷怕热，胆量变小，大小便失禁，尿多尿少等症状；重者或导致牙齿脱落，头发早白，骨质疏松，提前衰老，尿毒症，肾炎，肾小球肾炎，慢性肾炎，性功能衰退，男女不孕不育，怀孕妇女易导致胎儿流产或胎儿不健康，小儿发育不良，萎症（不长个头），小儿多病体质不良等等。

现代医学研究发现，中医药不仅可以治疗不孕不育症，重要的是能够修复肾脏功能。国内外均有报道。

现代医学研究发现：用中医药治疗脑梗塞，脑萎缩患者，一年后同样发现新生的脑神经绕开了梗塞的部位，使人的大脑恢复正常。同样采用中医药治疗帕金森氏症，也可以得到显著疗效或者治愈。

2. 临床经验

（1）纯中药加子午流注开穴点穴预防治愈冠心病、心肌梗塞心梗和脑梗配合子午流注开穴发功当场见效，可免除手术的痛苦伤害。

（2）中草药加点穴开穴根治鼻炎。

（3）采用口感酸甜如果汁般的药酒口服，保健治疗一体小儿疳积，面黄不肌，发育不良等。

**主要成果**

一种预防根治疗高血压病的中草药，疗程3-6个月。于2006年4月19日获国家发明专利，专利号：200410010340.9。

该项目是预防根治高血压病的发明专利，纯天然中草药制剂，无任何毒副作用。该产品13套药方，其中有一套制剂为衡压口服液，另12套制剂为浓缩丸。口服液的服用量为每天100ml，其它13套产品的服用量为每天10g。

该项目的治疗方法是：先调整好五脏和血管的疾患，如：高血压引起的肝肾亏损、心脏左心室肥厚、脑血管粥样硬化、血脂高、胆固醇高、血粘稠等多种并发症，通过服用该产品，修复心、肝、肾等五脏运作功能，使血清生化检验达到正常。患者服用了该产品，不仅根治了高血压病，实际上是首先根治了心脏病、肝肾病、血管病、内分泌失调等，才达到了血压平衡的最佳状态。

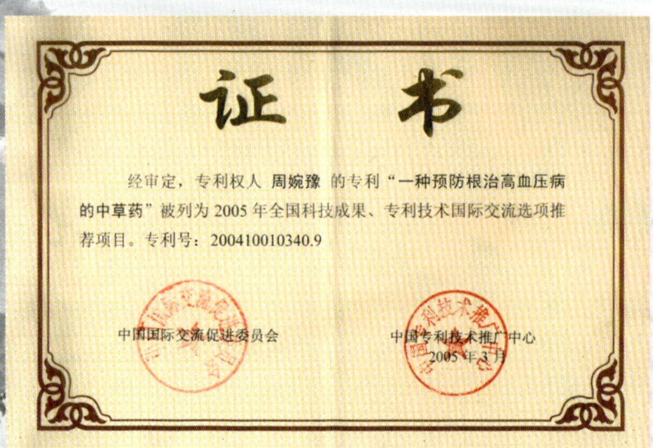
证 书

经审定，专利权人 周婉豫 的专利“一种预防根治高血压病的中草药”被列为2005年全国科技成果、专利技术国际交流选项推荐项目。专利号：200410010340.9

中国国际交流促进委员会

中国专利技术推广中心
2005年3月

该产品的作用机制是扶正祛邪、活血化瘀、引痰下行、软化血管、降低血管外周阻力,解除血管平滑肌的痉挛,调解血脂和胆固醇,改善血液循环,调解内分泌,提高机体免疫力,从根本上恢复了机体自我调控血压能力,有效地保护心、脑、肝、肾、血管不受伤害。防止脑中风、动脉硬化、心脏衰竭、肾衰竭、以及降低了血糖、血脂、血粘、加强了人体五脏运作的活力。

该产品预防高血压病的功能，主要是指：I期：血压达到确诊高血压水平，临床无心、脑、肾并发症。II期：血压达到确诊高血压水平，并有下列一项者，体检X光线，心电图或超声检查，见有左心室肥大；眼底动脉普遍或局部变窄；蛋白尿和（或）血浆肌酐浓度轻度升高。III期：血压达到确诊高血压水平，并有下列一项者急性脑血管疾病或高血压病；左心室衰竭；肾功能衰竭；眼底出血或渗出，有或无视神经乳头水肿。服用该产品的患者在3~9个疗程中，头疼耳鸣、心慌失眠、口苦咽干、心中烦躁、大便秘结、小便短赤小便不利、或夜尿频多、盗汗自汗等等不症状消失。停药后，血压平稳不再反弹，即达到了根治的目的。

另外，凡服用该产品治愈后的高血压康复者，医嘱要求每年春秋两季定期复查一次，需要该产品保健1~2疗程。年年如此，即可保持疗效。

## 祝氏世家

**世家传略**

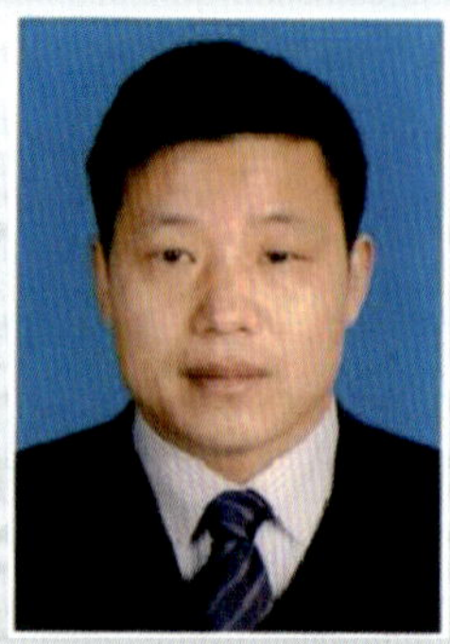

祝相科，男，汉族。祖籍山东省诸城市祝家楼村，月子病秘方传家，祖上于明末清初迁徙至山东省日照市莒县祝家楼村。祝相科现为全国小儿推拿联盟会会员、中国足部反射区健康法研究会会员、儿童中医养生保健专家委员会第一届理事会委员、国学国医岳麓论坛代表、全国第三届中医药与儿童推拿学术论坛代表；夫人辛本花为国家高级推拿师、全国中医民间罐疗委员会主任委员。

祝氏家族世袭月子病秘方，传至祝相科夫妇为第七代秘方传人。祝氏秘方有记载的第一代传人明末清初的祝氏宗祖，因过去男女之间的封建观念，祝氏月子病秘方素有传儿与儿媳不传女儿的传统，第四代传人为祝文（学）以及其妻祝管氏，第五代传人为祝德仨以及其妻战光玉。

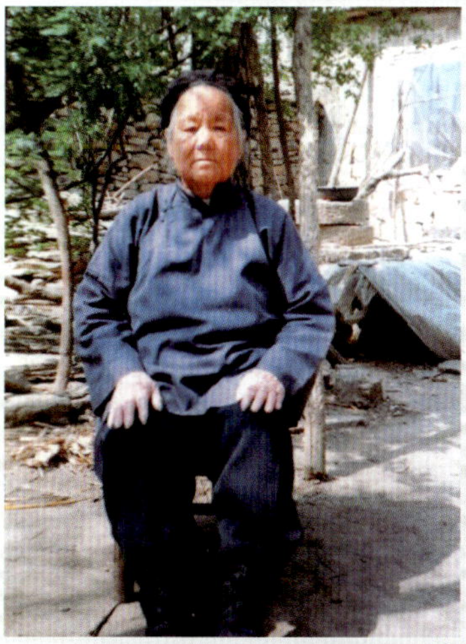

祝氏秘方第五代传人

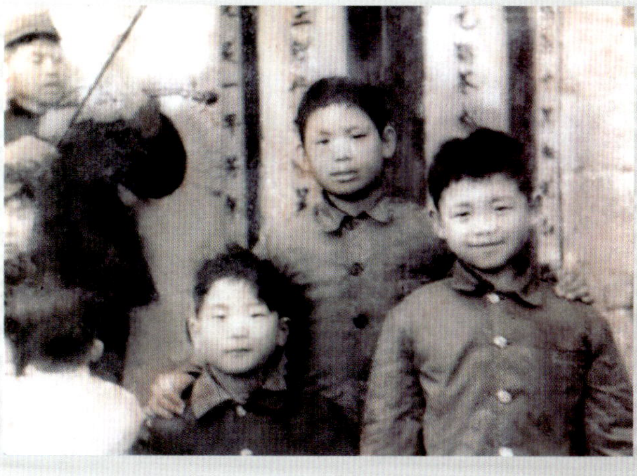

祝氏秘方第六代传人（后方拉小提琴者）

第六代传人为祝元礼以及其妻聂清荣，到目前传至第七代，第七代秘方传人为祝相科以及其妻辛本花二人。祝相科不仅传承了家学，还超越历代先辈把家学发扬光大。他认为医学的本质就是解除病痛扶助困苦，一个人的能量是有限的，他破除了祖上秘方不外传的陈规，他开办培训班，凡是有志于学习治病保健的，他都给予培训辅导。

**学术经验**

祝氏月子病秘方是祖传经验方，主要成分为蜂蜜、红花、益母草、天麻等，通过补益活血而驱邪，经过长期实用检验，对女性“坐月子”及流产后，受风、冷、凉、寒、生气、流泪引发的各种病症，如：头痛、腰背腿脚发凉、发冷、酸麻、疼痛等都有良好的治疗作用。由于中药方剂是整体调理生理环境，祝氏月子病秘方也可用于各种妇科疾病，如不孕不育、痛经、妊娠斑等疾病的治疗。且治疗过程中对乳汁无影响，无负作用，对预防月子病的发生也有良好的作用。

近期共统计病例400例，其中：3个月内月子病患者100人，治愈99人；1年内月子病患者100人，治愈90人；1-5年月子病患者100人，治愈85人；5-10年月子病患者100人，治愈80人。服用时间最短3天，仅服一副药，最长时间1个月，平均服药10天即可达到满意疗效。

服用方法：每个疗程服3副，用黄酒（至少二两，可根据酒量酌量增加）烧开冲服，趁热喝下，每晚一副，连服三晚；服药后盖上棉被发汗，20分钟后开始出汗，等腿上出汗后可减被戒汗，然后正常睡觉；服药期间忌食生、冷、辣，忌生气，保持心情愉快，不劳累不熬夜；根据个人体质状况，每个疗程之间休息3到5天，然后开始下一疗程。

**典型案例**

（1）刘某某，25岁，山东省德州市某国企文秘，因坐月子期间吹空调冷风，导致月子后头痛、腿脚发凉，治疗及时，七天治愈。

（2）贾某某，33岁，黑龙江省黑河市某政府机关工作人员，坐月子期间穿拖鞋受凉，月子后腰背怕凉，半年后服用祝氏月子病秘方，10天治愈。

（3）姜某某，41岁，山东省日照市某集团总经理助理，坐月子期间生气流泪，月子后眼痛、肩膀怕冷，5年后服用祝氏月子病秘方，半月治愈。

（4）厉某某，56岁，内蒙古呼和浩特市某高中退休教师，坐月子期间受雨淋，月子后痛经、怕痒，受月子病折磨30年后服用祝氏月子病秘方，一个月后治愈。

（5）王某某，37岁，山东聊城农民，坐月子期间洗尿布受凉，月子后腰背腿脚冷麻、酸痛，10年后服用祝氏月子病秘方，20天治愈。

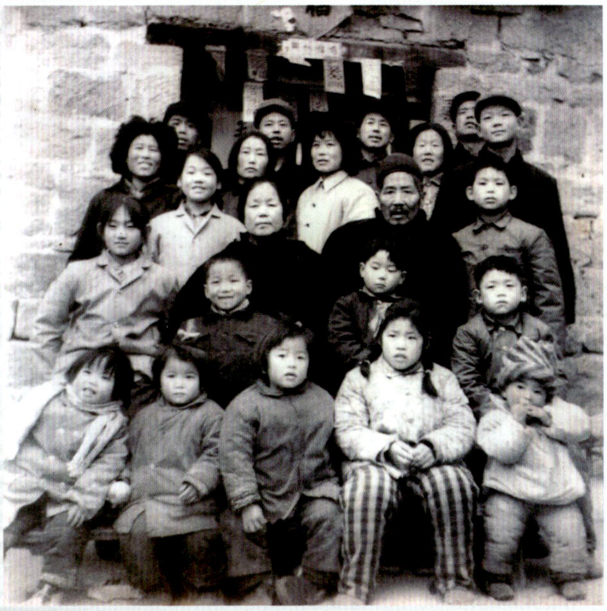

祝氏第四代至第七代全家福

2014

國醫年鑒

GUOYI NIANJIAN

# 五 中医药名人榜

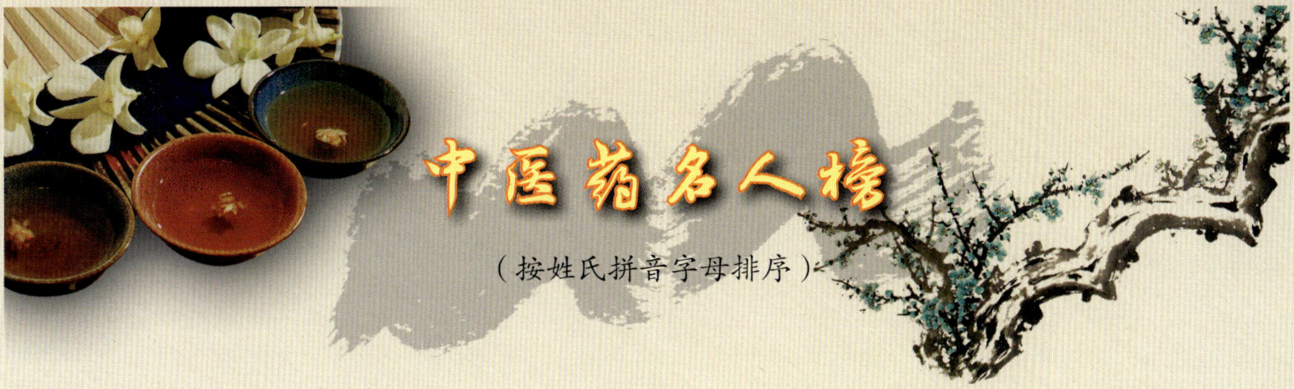


## 陈建杰

### 名人小传

陈建杰，男，教授、博士生导师。浦东新区传染病医院（曙光医院浦东肝病专科分院）院长；上海中医药大学附属曙光医院大内科主任；上海中医药大学肝病研究所副所长；上海市中医药学会肝病分会副主任委员、上海市中医药学会感染病分会副主任委员。从事临床医疗、教学、科研工作三十余年、发表学术论文、译文200多篇、专著10余本、同时还担任中西医结合肝病杂志等10余家专业杂志副主编或编委。指导硕士、博士生共计29人。1994、1999年两次赴澳大利亚悉尼大学P. P. A. 医院访问学习各一年，多次应邀赴台湾、英国、美国、欧洲诸国讲学及研究，并担任台湾长庚大学长庚医院客座教授、澳大利亚胃肠病学会会员、亚洲太平洋地区肝病协会会员等，国家中医药管理局中医药防治艾滋病、国家中医药管理局中医药防治甲型H1N1流感专家组成员、国家中医药管理局（中西医结合）传染病临床基地负责人等。连续参与或主持了国家六五到十一五科研攻关项目的研究，目前为国家十一五科研攻关项目的首席科学家，荣获国家级、市级科研成果奖12项。

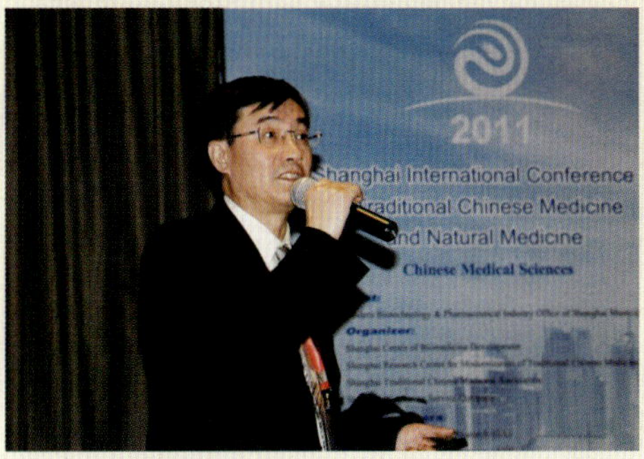


获得个人荣誉有：1991年，上海市银蛇奖提名奖；1992年，上海市优秀中青年医师；1994—1995年度校后备业务专家；1996年度校后备学科带头人；1997年、2001年两次入选上海市卫生系统“百人计划”；1999年享受上海中医药大学业务专家特殊津贴；2000年获评上海中医药大学个人先进；1998-2000获评上海市劳动模范；2001年获评上海中医药大学优秀研究生导师；2002年获上海中医药大学肝病学术带头人；2003-2009年3次获上海市卫生系统先进个人；2003年获上海市卫生系统抗击“非典”先进个人；2004年获评曙光医院名中医；2005、2009年获评上海市医学领军人才、上海市领军人才；2009年获评浦东新区名中医、上海市浦东新区健康卫士；2010年获评全国卫生系统先进个人、上海市劳动模范2010；2011年获评上海市名中医。

### 学术经验

1．治疗肝硬化腹水经验

陈建杰教授在治疗肝硬化时，同一患者不拘于固定的方剂，而是通过望闻问切，收集患者就诊时的症状体征、实验室检查和特殊检查等资料，综合分析疾病的病因、病位、病性和邪正之间的关系，辨清疾病现阶段所属证型，根据辨证的结果确定相应的治疗方法，灵活用药。他对肝硬化腹水辨证如下：

（1）肝郁脾虚证，治以疏肝健脾，常选方逍遥散、柴胡疏肝散、四逆散加减，常用柴胡、八月札、陈皮、枳壳疏肝理气，炒党参、白术、茯苓、甘草健脾益气，白芍、甘草柔肝缓急止痛，当归养血活血，炒谷芽健脾消食。

（2）湿热蕴结证，治以清热利湿，选方茵陈五苓散加减，常用茵陈清利湿热，炒山栀清热降火、通利三焦，大黄导瘀热从大便而去，炒白术、苍术、茯苓健脾利湿，青陈皮理气运湿，车前草清利水湿，丹参活血，炒谷芽和胃。

（3）水湿困脾证，治以健脾行气利水，选方胃苓汤加减，常用茯苓、猪苓、泽泻利水渗湿，大腹皮、厚朴、陈皮、青皮理气化湿消胀，白术、苍术振奋脾阳、运化水湿。

（4）瘀血内结证，治以行气活血化瘀，选方膈下逐瘀汤加减，常用川芎、丹参、丹皮、赤芍、郁金活血化瘀；香附、八月札、枳壳行气活血；延胡索、川楝子疏肝行气止痛。

（5）脾肾阳虚证，治以补益脾肾，选方二仙汤加减，常用仙茅、仙灵脾、巴戟天、杜仲、狗脊温补肾阳，怀山药、白术、茯苓温补脾阳，当归温润养血。

（6）肝肾阴虚证，治以滋补肝肾，选方用一贯煎、麦味地黄丸加减，常用生地黄、枸杞、山茱萸滋补肝肾，北沙参、麦冬养阴生津，五味子酸甘敛阴，白术、茯苓、山药益气健脾化湿，当归、丹皮养血和血，泽泻利湿泻浊。

2. 用茵栀清化方治疗慢性乙型肝炎经验

针对慢性乙型肝炎的病因病机，陈教授主张清化湿热、理气健脾，自拟茵栀清化方加减：茵陈、炒栀子、炒白术、苍术、茯苓、青陈皮、车前草、丹参、炒谷芽。方中茵陈苦泄下降，善清热利湿退黄；炒栀子清热泻火，凉血解毒，通利三焦，助茵陈引湿热从小便而去；二者并用利湿清热共进，为君药。苍术燥湿健脾兼可发汗解表除湿；白术健脾益气，燥湿利水，加强益气助运之力；二术相伍补运相兼，使脾气健运，湿浊得化。茯苓甘淡，健脾渗湿，苓术相配，健脾祛湿之功益著。陈皮性温而不峻，偏健脾、理脾肺气化，长于行气健脾而除湿；青皮苦辛酸烈，辛散温通力强，苦泄下行，疏肝破气、散结止痛，偏于疏肝胆气分；两者相配，青皮以降为要，陈皮升多降少，以升为主，一升一降，直通上下，相互为用，补运相兼，既能调肝脾之气机，又可化三焦之湿邪，共奏疏肝健脾，理气除湿之功。以上五味为臣药。车前子为清热利水常用品；肝病日久多有血瘀，一味丹参功同四物，清热凉血，活血散瘀，可防热与血结；此二味为佐药。炒谷芽疏肝行气，健脾开胃，和中消食，为使药。

对于药量的变化陈教授亦有见地。组方用药，以量为妙，根据情况，灵活加减，方可奏效。患者腹胀、乏力，大便溏薄，舌苔薄白等脾虚证较明显者，白术量大于苍术，常用剂量是9-12g，据大便量调整白术用量，大便偏稀，日2-3次者，白术炒用，可用至15-20g，大便日行3-4次者，白术炒用，可用至20-30g；若头身困重，口腻纳呆，腹痛便溏，舌苔白腻等脾湿证明显者，苍术量可大于白术，常用剂量亦是9～12g，观舌苔决定苍术的加减，舌苔薄腻者，苍术可用至15g，舌苔厚腻者苍术用量可达30g。青陈皮多在6-9g之间，若患者善太息、胁肋胀满疼痛、乳房作痛等气郁症状较甚，兼见腹胀、便溏，可予青皮9g，陈皮6g行气疏肝为主，辅以健脾除湿；若头身困重，口腻纳呆，腹痛便溏等脾湿证明显，伴轻微肝区不适，可予陈皮9g，青皮6g健脾除湿为要；若患者为肝病日久，胁肋疼痛，舌质暗或有瘀点等一派瘀血停着证候，常伴胸闷喜太息、嗳气、腹胀，予丹参、红花等活血药为主，伍陈皮6g，青皮6g行气疏肝。

3. 应用“伏邪理论”诊治慢性丙型肝炎的经验

经过多年的临床实践认识，陈建杰教授认为慢性丙型肝炎的发病是机体感受外邪后伏邪潜藏、积聚、强大的过程，由初期的伏而不发、发而不显，中期的邪正相持，最后发展为邪盛正虚阶段。故慢性丙型肝炎虚实夹杂，以肝郁脾虚为本，湿热疫毒为标。病起于肝，继之及脾，日久及肾。丙型肝炎伏而未发时多无临床症状，发病后多表现为轻微的乏力、恶心、纳差等症。在临床辨证时，多属湿热疫毒所伤。其发病多因病患素体亏虚，肝为藏血之脏，体阴而用阳，湿热疫毒易伤阴，毒邪入营，损及肝络，迁延不解，肝木乘脾，脾为湿阻，运化失司，肝脾损伤，气血失调，久羁成瘀，毒瘀易聚，日久及肾，阴损及阳，病情反复，时发时止，缠绵难愈。故慢性丙型肝炎正气亏虚是其日久难愈的关键，加之内郁“伏邪”，其病机特点总体表现为“气虚邪恋”。

陈建杰教授还紧跟国际最新研究进展，位于19号染色体上的IL28B基因附近有一些单核苷酸多态位点(CC，CT，TT)，其中IL28B的CC基因型与HCV的自限清除有关。而且IL28B基因多态性与疗效预测显著相关，即CC基因型的患者持续的病毒学应答(SVR)明显高于TT型患者。陈教授认为，这一发现的临床意义重大，提示可以根据患者IL28B基因型对患者疗效进行预测。因此，在临床治疗时，尤其是面对难治性丙型肝炎患者，陈建杰教授建议有条件的患者进行IL28B基因多态性分析，并据此进行治疗方案的优选。

**主要成果**

参加国家科委、市科委、市局的科研项目35项，至今连续6次参加从国家“六五”至“十二五”的重大攻关项目，并在“十五”、“十一五”、“十二五”中担任第一负责人。已获国家、上海市科技进步奖等奖项18项，申请专利2项。从事临床医疗、教学、科研工作三十余年、发表学术论文236篇（其中SCI15篇）、译作9篇。参加博士生、硕士生指导小组，已指导硕士研究生，博士生58名，其中46位获得学位（20名获得博士学位、26名获得硕士学位），1名博士后已出站。作为导师指导，指导博士生、硕士生37名，其中25位获得学位（12位获得博士学位、13位硕士学位）1名博士后已出站。目前指导博士研究生5名，硕士生6名。所获奖项如下：

陈建杰教授担任行政科主任，所在科室被确定为上海市首批14家医学领先学科之一(1996,2000)；系全国和上海市中医肝病医疗协作中心牵头单位；所在科室被确定为上海市临床医学中心(中医肝病)(2002)。担任院长,浦东新区传染病医院被确定为上海市重点医学专科(中西医结合肝病)(2004),国家中医药管理局传染病基地(2005)。

作为主要成员，曾荣获多项奖励。主要有：上海市科技上海市科学技术进步奖（三等奖1990.07，第三），上海市卫生局中医药科技进步奖（二等奖1990.04，第二），上海市科技上海市科学技术进步奖（三等奖1992.04，第三），上海市科技上海市科学技术进步奖（三等奖1992.12，第三），上海市卫生局中医药科技进步奖（二等奖1996.03，第二），上海市卫生局医疗成果奖（二等奖1995.12，第二），上海市科学技术进步奖（三等奖2001.12.，第二），上海市科学技术进步奖（二等奖2003.01,第二），国家教育部（二等奖2003.01，第二），第五届上海市临床医疗成果奖（三等奖2003.11，第一），上海市医学科技成果奖（三等奖2007年，第二），中国中西医结合科技奖（二等奖2007年，第二），上海市医学科技成果奖（三等奖2009年，第一），中华中医药学会科学技术奖（三等奖2008年，第一）。

专利2项：一种具有良好抗HBV治疗慢性乙型肝炎的生物碱单体（专利号：200710172984.1），一种治疗肝纤维化的复方制剂及其制备方法（专利号：200510023913）。

从事临床医疗、教学、科研工作三十余年、发表学术论文236篇（其中SCI15篇）、译作9篇。经常受邀参加市内外疑难病例的会诊。系中医内科教研组成员，老中医经验教研组成员，专业外语教研组成员。

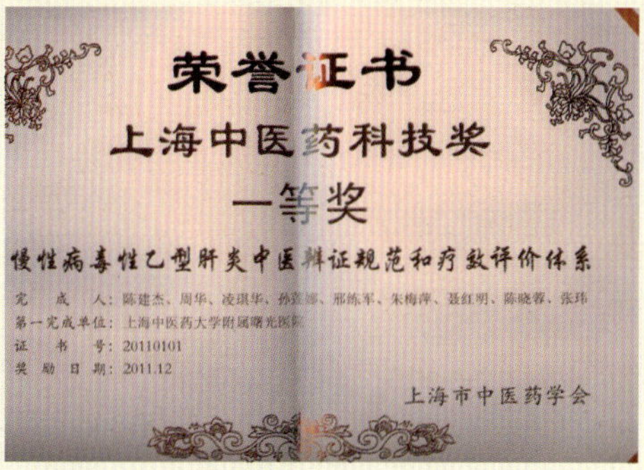


本科生：每年担任本科生中医内科部份课堂教学；指导本科生毕业论文；临床带教七年制大学生；开设本科生中医肝病选修课，承担中医肝病学的教材编写、授课、出考题、阅卷。

研究生：参加博士生、硕士生指导小组，已指导硕士研究生，博士生58名，其中46位获得学位（20名获得博士学位、26名获得硕士学位），1名博士后已出站。作为导师指导，指导博士生、硕士生37名，其中25位获得学位（12位获得博士学位、13位硕士学位）1名博士后已出站。目前指导博士研究生5名，硕士生6名。

**医学感悟**

一份耕耘一份收获！

## 马文辉

**名人小传**

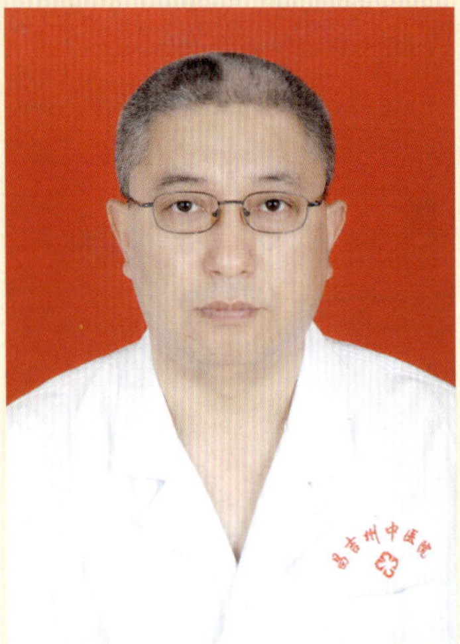

马文辉，男，1965年3月出生。主任医师，硕士生导师，“三部六病”学说创始人刘绍武先生关门弟子，“三部六病”医学流派的学科带头人，第二批全国中医临床优秀人才，山西中医学院附属医院“首届名医”。荣获“山西省优秀青年科学技术奖”和中华中医药学会“科技之星”等荣誉称号。是山西省卫生厅高级职称评审专家中医组成员。山西省新世纪学术技术带头人“333人才工程”省级人选。

马文辉1984年师从首届全国名老中医刘绍武老先生，开始三部六病学说的理论和临床研究。在《伤寒论》的三阴三阳理论研究方面独树一帜，多有突破，提出“六病”、“六证”、“六位”、“六时”等新观点。发展和完善了三部六病学术的协调疗法。

山西省中医药学会理事、山西省中医药学会三部六病专业委员会副主任委员，山西省中医药学会、山西省中西医结合学会肿瘤专业委员会理事，山西省医师协会中西医结合分会、肿瘤分会、风湿病分会理事，山西省医学会风湿病专业委员会委员，世界中医药联合会亚健康分会理事等。

**学术经验**

“三部六病”学术，是已故著名伤寒大家，我国著名中医临床和理论学者——刘绍武先生岐黄生涯80年所创立的极具中华医学特色的医学流派。其“三部六病”学说是对《伤寒论》的继承和发展，是继中医温病学派之后又一重大理论创新，具有较强的学术价值和临床应用价值。该学说充分吸收自然辩证法和中华传统文化之精髓，在继承《内经》、《伤寒杂病论》等古典医籍的基础上，结合现代医学和自然科学发展成果，将人体划分为三个解剖结构功能系统：表部、半表半里部、里部。在三部定位的基础上，根据疾病的阴阳属性而划分的六类证候：表部的阳性病，表部的阴性病；半表半里部的阳性病，半表半里部的阴性病；里部的阳性病，里部的阴性病。“三部六病”辨证论治方法是理、法、方、药一而贯之的完整体系，主要包括系统辨证论治体系、整体气血病辨证论治体系、局部结构病辨证论治体系。所谓：病位虽广，不出三部，病性复杂，不越六病。

**主要成果**

1．出版著作：

主编学术著作5部：《传染病的中西医诊疗技术》（农村版：科学出版社）、《刘绍武讲评〈伤寒杂病论〉》（中国中医药出版社）、《刘绍武三部六病讲传录》（科学出版社）、《流行病与传染病中西医诊疗规范》（社区版：科学出版社）、《三部六病传薪录—经方的继承与创新》（军医出版社）。参编3部：《刘绍武—近代百名著名中医丛书》（中国中医出版社）、《山西省著名中医临床经验荟萃》（人民卫生出版社）、《中医治未病常识》（中医古籍出版社）。

2．发表论文：

在国内外专业刊物上发表论文四十余篇。如：试论刘绍武对《伤寒论》厥阴病的辨析，山西中医，2013，29(7)：43-44。浅谈“三部六病”之合病并病证治，中国中医药现代远程教育2013，(15)：1-2。试论《伤寒论》的三部定位，河北中医，2007，29(1)：54-55。

3．研发药物：

研制开发了六类制剂品种，神康合剂、胃康合剂、胰康合剂、肝康合剂、肺康合剂、皮康合剂等。

4．科研课题：

近5年来，完成国家级科研课题1项（“十一五”国家科技支撑计划：农村卫生适宜技术推广项目——《伤寒论》三部六病诊疗技术推广应用研究，培训了全省5个县市的近千名乡村医生）；省级科研课题1项（山西省卫生厅科技攻关项目：《伤寒论》三阴三阳辨证论治体系重构）；与中国中医科学院西苑医院合作国家级课题1项（“十一五”国家科技支撑计划：中医外治特色疗法和外治技术示范研究——消炎止痛膏治疗类风湿性关节炎关节痛临床示范性研究）；承担国家中医药管理局继续教育项目3项（《伤寒论》三部六病诊疗技术推广培训班、三部六病医学流派的形成与发展、三部六病主方原理和临床实用技术应用培训班）；组织召开全国性学术会议2次；完成山西省卫生厅中医药管理局“农村中医药适宜技术推广”250人的师资培训，培训基层医生1100余名，山西省卫生厅首届西医学习中医培训班500余名。

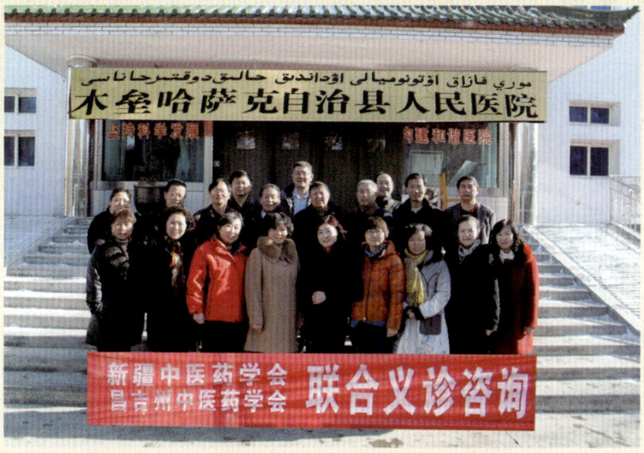


目前承担的课题有：中西部非直属院校三部六病创新团队建设、三部六病学术流派工作室建设项目。

## 裴正学

### 名人小传

裴正学，男，生于1938年2月，甘肃武山人，1961年毕业于西安医科大学医疗系。教授，主任医师，硕导，国家级高徒导师。曾任甘肃省医学科学院副院长。现任甘肃省医科院首席专家，甘肃省中西医结合学会名誉会长，甘肃省中西医结合进修学院院长，甘肃省中西医结合天水医院名誉院长，《中国中西医结合杂志》编委，中国中西医结合学会理事，甘肃省文史馆馆员。曾任6，7，8届甘肃省政协委员。1991年始享受国务院特贴。曾获省、部级科技进步奖多项，国家级大奖1项，世界大奖1项。1997年国家中医药管理局认定为全国500名著名老中医之一，先后被香港中医药大学等五所国内中医院聘请为客座教授。裴正学教授提出的中西医结合“十六字方针”，已被全国中西医界所关注，成为当前中西医领域的重要学派。裴正学教授于1987年取得主任医师职称，1994年被评为全国中西医结合先进工作者，2000年被授予全国中西医结合突出贡献称号，2004年当选为甘肃省名老中医。

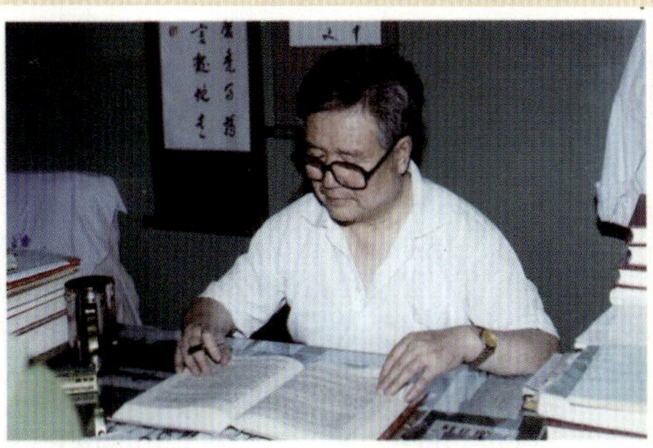

行医经历：1938年2月生，1950年武山县中学初中，1953年甘肃省兰州一中高中，1956年考入西安医科大学医疗系，1961年毕业于西安医科大学医疗系。1961～1963年任天水县医院住院医师。1963～1970年任天水地区医院内科住院医师、内科副主任。1970～1972年在天水县甘泉公社卫生院下乡支农，期间自学中医《伤寒论》《金匮要略》，并完成了《血证论评释》初稿。1972～1976年任甘肃省新医药学研究所学员、教师，先后担任《伤寒》《金匮》、《中医内科》《医学史》《方剂学》等课程主讲，1976～1982年任该所主治医师，先后完成了《中医方剂学》、《血证论评释》之定稿，并付梓出版。

期间于1979年受甘肃省卫生厅之委托，与许自诚、刘宝厚三人筹建甘肃省中西医结合学会，该会于1980年9月在兰州成立，任第一届常务理事兼秘书长。同年创办《中西结合研究》学术期刊，任该刊总编，该刊办刊20年，共出版期刊40期，在国内学术界产生了广泛影响。

裴正学教授编著的《血证论评释》在日本发行后，影响很大，1985年5月日本静冈大学校长田荣一教授专程来兰州向裴教授请教书中的有关问题。

裴正学教授拟定的治疗白血病传方1974年在全国血液病会议上定名为“兰州方”，10多年来在国内各地医院广泛使用，疗效显著。

1982年任甘肃省新医药研究所副所长，并主持甘肃省重点科研攻关项目－乙型肝炎的临床研究，该课题历经三年，于1985年完成,获得甘肃省科技进步三等奖。

1985年兼任甘肃省肿瘤医院副院长，主持创建了甘肃省第一个中西医结合基地——甘肃省肿瘤医院中西医结合科，同年10月在甘肃省中西医结合学会第二届全体会员代表大会上当选为副理事长兼秘书长，主持学会工作，并当选中国中西医结合学会理事兼任学术交流组副组长。

1987年12月因成绩卓著被破格晋升为甘肃中西医结合主任医师（当时已出版临床专著3部，发表论文56篇，获省级科技进步奖1项），1988年3月创办甘肃省中医自考辅导学院，并任院长。该学院办院共14年，为国家培养中西医结合大专生300余名，许多学员已成长为我省县区级医疗骨干。

1990年甘肃省中西医结合学会第三届全体会员大会继续推举为常务副理事长兼秘书长主持学会工作，并连任中国中西结合学会第三届理事会理事，当选中西医结合全国先进工作者、增补为中国中西医结合杂志编委。

1991年《乙型肝炎的临床诊断与治疗》《大黄的临床与药理研究》相继出版。1993年12月,在父亲逝世三周年,母亲逝世一周年时,将双亲灵寝迁回老家－武山,父亲于1939手创之蓼川学校改名武山县慎公中学,在校园内建立了“慎公纪念堂”。1994年3月受卫生部陈敏章部长之委托，组织西北五省21位著名中西医结合专家着手编写我国第一部中西医结合内科巨著——《中西医结合实用内科学》，任主编。该书160万字精装护封。该书于1995年正式出版发行，1996年获世界第三届传统医学大会突出贡献国际金奖，1996年4月以主编身份，应邀出席了在美国拉斯维加斯举行的颁奖大会，裴正学教授本人荣获“世界民族医药之星”的殊荣,并在美讲学。

1994年3月甘肃省新医药学研究所改名为甘肃省医学科学研究院，继续担任该院副院长兼肿瘤医院副院长，1994年9月甘肃省中西医结合学会第四届全体会员大会上继续当选为甘肃省中西医结合学会常务副会长兼秘书长，主持学会工作。1998年裴正学60华诞之际甘肃省医学科学研究院在兰州市友谊饭店为他举办了从医四十周年座谈会，省委、省政府、卫生厅领导及省市各医院院长，大学校长等共60余人出席了座谈会。1998年辞去了医院行政领导职位，专门从事临床著述和经验总结。1998～2007年埋头耕耘在医、教、研第一线，先后主编了临床常见病中西医结合诊治丛书四种《裴正学医学检验集》《裴正学医案医话集》《裴正学医学笔记》等10余部医学论著，研制了裴氏生血颗粒、裴氏胆胰颗粒、裴氏妇炎颗粒、乙肝系列冲击、古圣1号、古圣2号等10余种临床有效制剂。《中西医结合实用内科学》于1999年获甘肃省科技进步二等奖，裴氏升血颗粒的研究、裴氏胆胰颗粒的研究、裴氏妇炎颗粒的研究分别获甘肃省皇甫谧科技进步奖。与此同时裴正学小说散文集《大风曲》、裴正学诗文集《春风曲》、《裴正学书法集》相继出版问世。

2008年甘肃省医学科学研究院为裴正学举办从医五十周年座谈会。

**学术经验**

1．治疗恶性肿瘤经验

裴正学教授对恶性肿瘤、肝病、血液病、结缔组织病等方面有很深的造诣，尤其对恶性肿瘤的中西医结合治疗有独到的见解。他提出了“西医诊断，中医辨证，中药为主，西药为辅”的中西医结合“十六字”诊疗方针。裴正学教授认为，西医注重微观、局部和病原的致病性，中医则注重宏观、整体、机体的反应性。二者的结合对认识疾病、治疗疾病会带来一个新的突破。他就是将这一思维应用于肿瘤临床治疗中，从而取得了显著的疗效。

2. 治疗再生障碍性贫血经验

裴正学教授认为，再障的发生与脾、肾两脏关系最为密切，其病机多为肾、脾虚，血热妄行，气虚不能统血。故再生障碍性贫血的中医治疗关键在补肾健脾。裴老在长期的临床实践中总结出：“幼、青、壮年患者，多元气未亏，脾气不足，以健脾益气为主，辅以补肾；中、老年患者，元气亏虚，脾气亦不足，则补肾壮阳为主，健脾辅之。亦有新病健脾益气、久病补肾壮阳之说”。

**主要成果**

医学著作：

1. 《血证论评释》人民卫生出版社1978.2版；

2. 《新编中医方剂学》甘肃人民出版社1980.6版；

3. 《大黄的药理与临床》甘肃人民出版社1980.6版；

4. 《乙型肝炎的诊断与治疗》甘肃人民出版社1991.2版；

5. 《裴慎医案选》甘肃人民出版社1980.10版；

6. 《新编温病学》甘肃人民出版社1980.2版；

7. 《中西医结合实用内科学》甘肃科技出版社1995.5版；

8. 《高血压的中西医结合治疗》甘肃人民科技出版社2001.2版；

9. 《糖尿病的中西医结合治疗》甘肃人民科技出版社2001.2版；

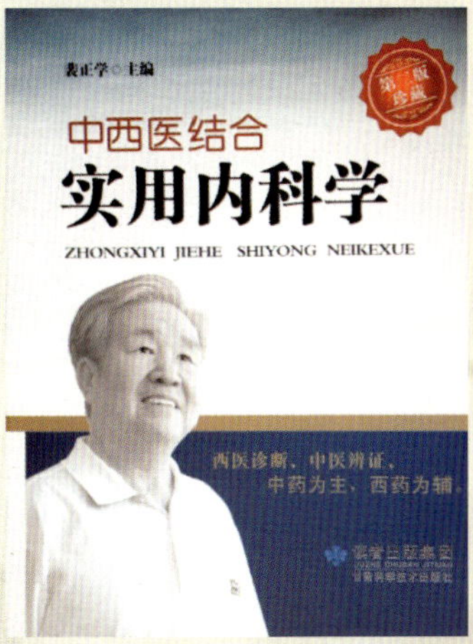


10. 《肝病的中西医结合治疗》甘肃人民科技出版社2001.2版；

11. 《胃脘痛的中西医结合治疗》甘肃人民科技出版社2001.2版；

12. 《裴正学医学经验集》甘肃人民科技出版社2003.1版；

13. 《裴正学医话医案集》甘肃人民科技出版社2004.2版；

14. 《裴正学医学笔记》甘肃人民科技出版社2008.1版。

主要科研成果：

1. 《中西医结合实用内科学》获世界传统医学突出贡献国际金奖。

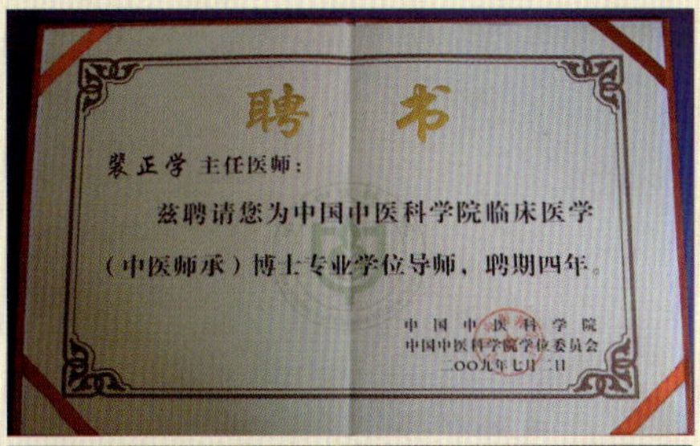


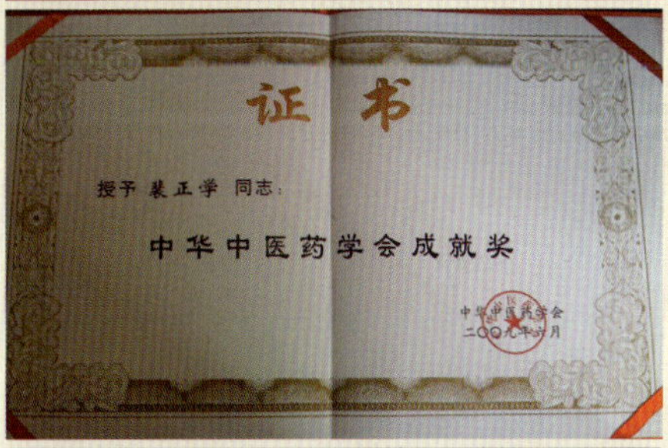


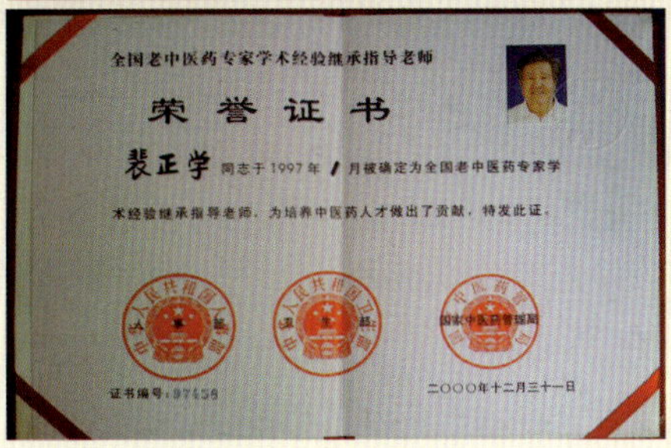


2. 乙型肝炎的临床研究获甘肃省科技进步三等奖，课题负责人。

3. 《中西医结合实用内科学》获甘肃省科技进步二等奖，主编。

4. 裴氏生血颗粒的临床及基础研究，获皇甫谧医学二等奖，总指导。

5. 裴氏妇炎颗粒的临床及基础研究，获皇甫谧医学三等奖，总指导。

6. 裴氏胆胰颗粒的临床及基础研究，获皇甫谧医学三等奖，总指导。

7. 国家级优秀论著一等奖1项。

8. 省级优秀论著奖6项，均为主编。

9. 在国内外医学杂志发表医学论文80余篇。

裴正学教授尚爱好文学，诗词，书法。出版文艺作品有：

1. 《裴正学医学小说散文集》甘肃人民出版社2006.1；

2. 《裴正学诗文集》中国青年出版社2007.8；

3. 《裴正学书法集》内部发行2007.8。

## 曲维信

**名人小传**

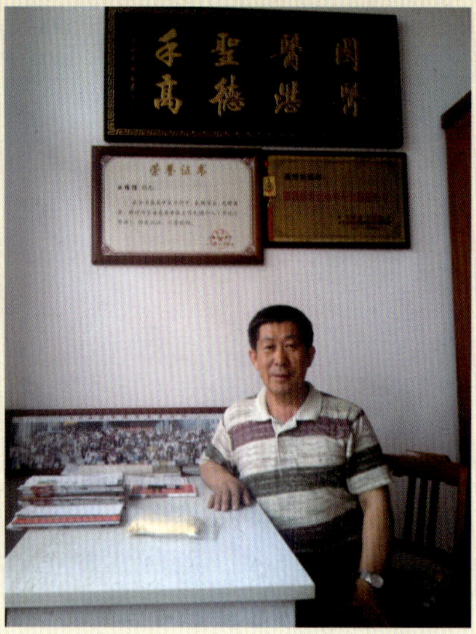

曲维信，男，60岁，汉族。1953年出生于青岛，自幼喜好医学，1971年高中毕业进入村卫生室工作，1975年被选拔到青岛中医院中医班脱产学习三年，以优异成绩毕业，从此开始近40年的中医事业。其刻苦好学，积极上进，分别于1979年、1985年拜于青岛市著名中医许恩华先生及何中州先生门下，亲蒙受教十余年之久。同时于1985年考入山东中医函授大学，1989年学成毕业。曲维信从医至今，一直工作在农村、在基层，喜用经方及针灸、拔罐等简、廉、便、捷的方法治疗各种疑难杂症，并对慢性白血病、糖尿病、肝硬化腹水、肩周炎等慢性疾病有着独特的研究和突出的成果，其中，仅慢性白血病就已治愈15例。凭借精湛的医术和突出的成绩，曲维信被上级部门及多个组织授予诸多荣誉，其中，2008年被评为青岛市基层优秀中医；2009年被山东省卫生厅评为全省基层中医工作先进个人，并记三等功；2010年获得中国医学自主创新与民间诊疗技术特别贡献奖等。

**学术经验**

1. 针灸、拔罐治杂病，方法便捷疗效快。

曲维信一直工作在农村基层，经手诊治的杂病及常见病较多，为了提高疗效，缩短病程，尽量减轻看病群众的痛苦和经济负担，在中医常规口服中药治疗的同时，多配合针灸、拔罐等多种方法，并自始至终坚持免费，取得了很好的治疗效果。其中，治疗儿童流行性腮腺炎，通过三棱针点刺大椎穴、少商穴、耳尖放血，配合角孙穴火柴火灸法，五分钟止痛，二十分钟体温下降，一般两次即愈；治疗急性腰扭伤，只要未伤及脊椎，手针两穴，须臾止痛，不日痊愈；治疗颈椎病，通过大椎穴拔罐放血配合药物治疗，也取得了很好的效果。曲维信常说："农民挣钱不易，治病钱要省，疗效不能省，这就要我们自己想办法，针灸、拔罐就是很好的办法！"现在其诊室，日日有针灸，天天有拔罐，曲维信的"苍生大医"之心，赢得了广大群众的贴心信赖。

2. 治疗慢性白血病

白血病是造血组织的恶性疾病，又称"血癌"，是西医认为的绝症。曲维信认为其中的慢性白血病，运用中医的方法治疗还是有很好效果的。关键是要注意这么几点：一是，不要被病名和西医现有的结论吓倒，因为是绝症就不敢接诊，不敢治疗，一定要运用好中医辨证施治的方法，辩证要准确，用药要恰当；二是，慢性白血病中医辩证多为虚证，在补气养血的同时，一定要配合活血化瘀药物的运用，祛瘀才能生新，还要注意胃气的保护；三是，一定要坚持长期服药，只有如此，才会有较好的疗效。

3. 治疗痔疮

痔疮是临床常见疾病，俗话说："十人九痔"，发病非常广泛。曲维信在对痔疮的治疗过程中，发现很多患者是因为中气不足而致病，运用传统方法治疗效果不佳，遂自创补中益气、清热解毒、活血止血的治疗方法，取得了非常好的疗效。其以补中益气汤为主方，加减运用双花、连翘、生地、枳壳、槐角、地榆炭、荆芥炭、三七等，治愈痔疮500余例。

4. 治疗肝硬化

肝硬化疾病一般会产生腹水，中医称为"鼓胀"。曲维信认为，治疗肝硬化，必须要利水，这是常识，但关键的是后期的调养。其常引用先师何中州老先生的话："水去病只去半，重在后期保养。"在治疗过程中，通过化瘀利水的方法，使腹水排出、腹围减小的同时，及时服用杞菊地黄汤加减给予调养，养阴、养血、柔肝，即可预防并发症的发生，又可很好地巩固治疗效果。

5. 密集人群预防流感

从1975年起至今，在流感多发期，曲维信一直坚持向四周学校提供“五根汤”（组成为：白菜根、萝卜根、香菜根、葱根及生姜）供学生服用。此方安全且简便易行，适合搞密集人群应用，在预防流感方面取得不错的效果。同时，针对农村果菜区农药多、过敏原多的情况，运用玉屏风散加减，对皮肤过敏等皮肤病的预防和治疗也取得了较好的疗效。

6. 自制多种药剂

曲维信认为，自古医药不分家，作为一名中医，一定要懂药，更要懂得各种药剂的传统制作方法。其膏、丸、丹、散等药剂的制作方法他都熟稔于心。其自制的肩周炎药酒，已治愈肩周炎1800余例；自制的治疗糖尿病的降糖散，已使5000余例患者血糖降低，西药减药或停药，病情稳定；自制的治疗疼痛的黑膏药、治疗乳腺疾病的黑膏药、治疗咽部疾患的苦豆散、跟骨骨刺散、中耳炎散等，都有着卓越的疗效。

**典型病例**

病例（1）:1985年。崔某，女，22岁。长时间出现倦怠乏力，鼻衄不止，遂到青医附院就诊，被诊断为：慢性白血病。住院接受治疗10天，鼻衄止住，即来我处接受中医治疗，通过中医辩证，其证为：气血两虚。处方归脾汤合四物汤加减，服用后病情逐渐好转，治疗两年后，回青医附院复查，慢性白血病指标消失，此后恢复劳动，至今未发。

病例（2）：1980年。周某，30岁。在果园摘水果，从3米高树上跌落，腰部扭伤，痛剧，不敢活动，大汗淋漓，急救车来，上不了担架，遂通知我前往现场，通过针刺外关透内关，施针患者左手无名指指根至第一指关节正中点向内斜刺，留针两处，配合腰部局部活动，须臾痛止，10分钟左右已可站立行走，后口服少量活血化瘀药物，痊愈。

病例（3）：2008年。刘某，6岁。患流行性腮腺炎，左腮肿胀，体温升高，哭闹不止，在家长陪同下，来我处治疗，遂用三棱针点刺大椎穴、少商穴、耳尖放血，配合角孙穴火柴火灸法，须臾痛止，25分钟后，体温恢复正常，给予新癀片研末醋调外敷，两天后痊愈。

病例（4）：2012年，孙某，男，45岁，司机，因头晕及颈部不适在当地人民医院诊断为颈椎病，通过多种治疗，效果不明显，来我处治疗。其症见头晕欲扑，走路呈醉态，双眼模糊，双手麻木无力，体胖，脉滑数，舌苔黄腻，大便略干，小便黄。当即给其采用大椎穴放血拔罐治疗，须臾患者便觉头晕减轻，头脑清醒，双手沉重感减轻，力量增强。处方指迷茯苓丸加减，1疗程后症状大减，3疗程后欣然工作，至今未发。

**主要成果**

1. 参编《社区中医药应用》，人民军医出版社出版；

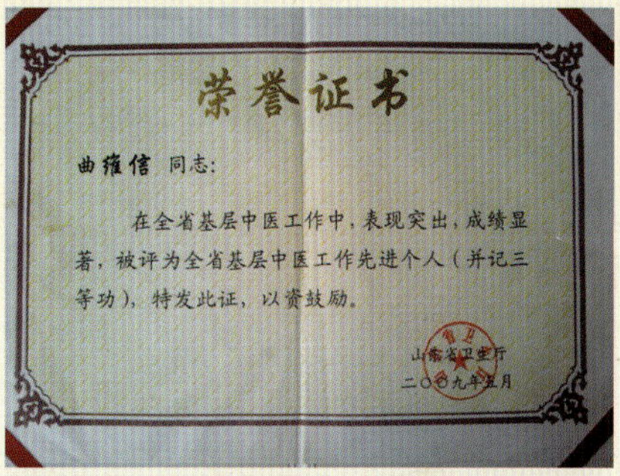


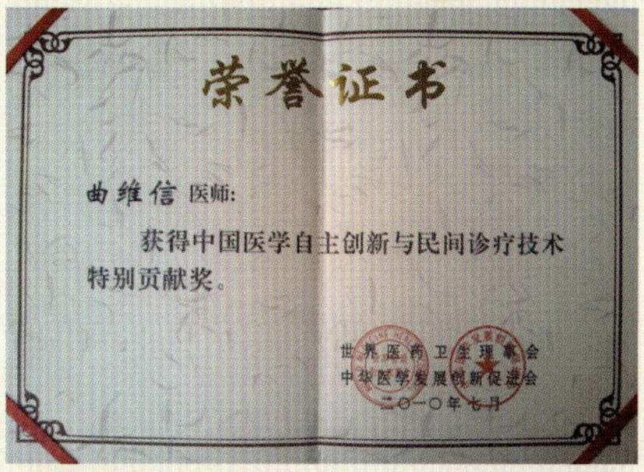


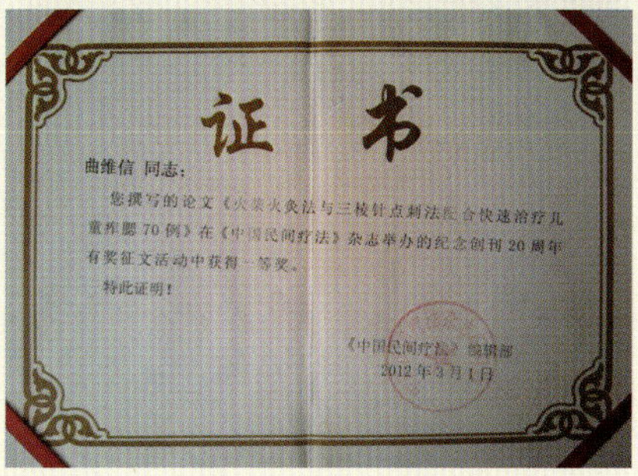


2. 火柴火灸法与三棱针点刺法配合快速治疗儿童痄腮70例；

中国民间疗法杂志2012年5月第20卷第5期；

3. 指迷茯苓丸配合大椎穴放血拔罐治疗颈椎病87例；

中国民间疗法杂志2013年2月第21卷第2期。

**医学感悟**

学习中医，一定要持之以恒，博览群书，《伤寒论》《金匮要略》《黄帝内经》等经典更要精研，在实际临床效果上，经方不仅疗效好、疗效快，并且药专而价廉；一定要虚心向他人学习，坚信三人行必有我师，多方面学习，多拜访老师。

行医中，不要被西医的条文和现有结论所束缚，要紧紧抓住中医辨证施治这一法宝，同时，结合实际情况，多多运用针灸、拔罐等简、廉、便、捷的方法，减轻患者负担。行医者一定要懂药，会制造和运用多种药剂，以相应的药剂治疗相应的疾患，方可事半功倍，不可有所偏废。

## 容锦泰

### 名人小传

容锦泰，广州市人，1949年7月出生，早年在广州中医药大学中医专业大专毕业，并在广州教育学院参加技能老师培训及中山医科大学第二附属医院急诊科进修学习西医急诊工作，广州医学院参加全科医师培训。容锦泰医师从小努力学习研究中医，先后跟随老中医陆惠雄、李委处长、崔浩江、杨群玉、冯宗榴、侯树藩，田新良、赵蓉、梁梅仲、黄子通、邱嘉民等教授，学习中医、西医治疗疑难杂病及内科、急诊及全科社区的医疗技术。以“学海无涯、惟勤是岸”为自己刻苦学习的精神，以“医者父母心”的行医宗旨，以良好的医风医德为患者服务。先后在广州市海珠区中医杂病医院、洪德卫生院、广东省商业门诊部、广州市越秀区一德卫生院、南海市公安局交警大队、广东省皮肤病防治所、广州市芳

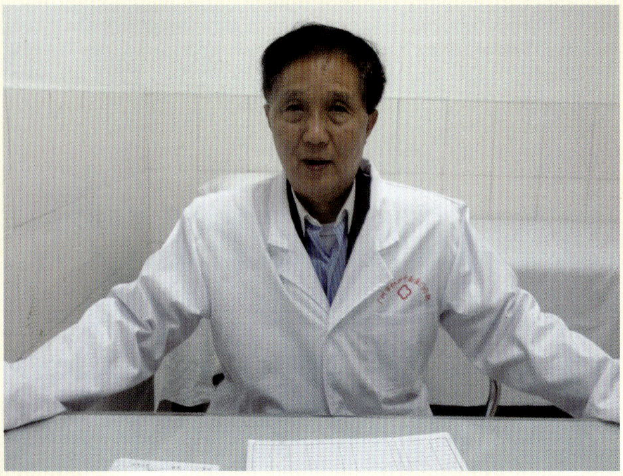

村区红十字会门诊部等各医院开设疑难杂病专科门诊。曾担任广东省中医药开发中心主任，广东省中西医结合医疗中心副主任，广东智力按摩美容学校医疗按摩培训教师，广州市海珠区康泰护养院院长，海珠区容锦泰中医诊所所长，曾任广州高泉托养院医学顾问，广州蒙妮坦美容美发按摩职业培训学院医疗按摩培训教师，中国管理科学研究院特约研究员，海珠区民间组织发展促进会理事，并刊登在中华名医大辞典、中华英才、南粤改革先锋、经典广东等书籍。2013年3月经广东省人民政府认定为广东省中医泰斗和广东省十大医学家，2013年6月中共广东省委办公厅授予广东省十大中医楷模和南粤十大医学家。

2009年，容锦泰在各有关部门的支持下，在广州市海珠区同福西路172号开设了广州市海珠区献安中药馆，解决群众缺医少药的困难。献安中药馆配有常用和特殊少用有效的中草药，研究出有特殊疗效的药茶，以茶代药的方向，从而减低药物的副作用，普及全民健康。还开设健康保健咨询和培训服务，配合国家卫生部门对群众卫生保健宣传，做到早诊断、早预防、早治疗的早期干预达到健康保健的目的。开设联谊会，为社会各人群及中老年人服务，开设多种治疗项目，从而更好地提高群众的健康水平。同年，他还在海珠区凌峰门诊部出任中医专家门诊，2011年11月兼任海珠区滨江国医馆副馆长、专家门诊，2013年1月任广州市海珠区协和中医门诊部主任。

献安中药馆以中医专家容锦泰为主，联合全国各中医专业人才开展中医中药治疗各种疾病的研究，治疗西医及医院难以治疗的各种疾病。容锦泰根据前广东省卫生厅中医处李委的遗训及广东省中医药管理局邝日健局长的指示精神，及广东省人民政府的建立中医强省的方针，组织中医专业人员及民间中医研究发展中医技术。

容锦泰根据几十年的临床和教学经验，在全国首创个性化中药养生保健茶，其中以罗汉清肝茶及英雄清肤散为拳头产品，并根据辨证分型有十多种配方为群众服务。容锦泰采用药茶与中医正骨康复按摩相结合，主要治疗跌打旧患。还治疗脑血管病变、中风偏瘫、高血压、动脉硬化、

顽固性头晕头痛、颈椎、腰椎增生、类风湿，帕森金氏症、肝、胆疾病、泌尿系结石等各种慢性病。

容医师退休后开设广东名医网(http://www.gd88888.cn)，继续为群众开设健康保健和培训服务，把自己毕生的经验传授给下一代，把中医技术发扬光大。

**学术经验**

容锦泰一直运用中、西医诊断并结合针灸按摩治疗，专门研究人体脊椎的关节紊乱和错位对人体内脏、神经功能的影响所发生的病变、进行针对性的治疗为特点，在近十多年的临床研究中，总结了一套运用中、西医结合中医正骨整复按摩治疗慢性病及疑难杂病的经验，取得了独特的临床效果。容医师运用中西医结合针灸推拿治疗截瘫尤有心得，他认为，治疗截瘫应以恢复脊椎的功能及人体各经脉的气血运行为主。

截瘫主要由于脊椎的损伤而导致功能障碍，多由于直接或间接暴力及使用某些损害神经的药物所致。脊椎是人体神经与大脑沟通的主要通道，脊椎任何一节椎体的损伤则会使其以下的一切神经传递障碍甚至中断而导致全身各器官的功能障碍或失调，中医经络学说认为，脊椎的损伤，直接损伤督脉与膀胱经脉，间接损伤其他经脉，因而导致经络不通而致内脏及运动神经失调和障碍。严重的则引起肌肉的萎缩及活动的障碍，感觉消失，肌肉坏死进而全部功能减退或消失。

在治疗截瘫中，首先要辨清损伤的部位，程度，病情，分清直接暴力作用及间接暴力作用对损伤部位的损伤程度的深浅，以便确定适宜的治疗方案及治疗手段。

治疗截瘫应兴奋脊椎神经，加速全身血液循环，以加强营养的吸收，以利于神经的恢复及血液循环。神经恢复，脏腑功能亦就恢复。同时营养物质就可以被人体吸收，血液则得以循环，身体就可以恢复。同时患者的配合亦是很重要的一个方面。患者从被动的功能锻炼转入主动的功能锻炼是非常重要的，初期患者的运动功能基本上减弱或消失，从而使身体的肌肉，神经也萎缩。所以很有必要依赖医生的帮助而恢复运动，医生对患者的关节及肌肉进行被动的活动及按摩、针灸有以下积极生理作用：（1）可以控制肌肉，神经的细胞坏死，从而减少其萎缩及坏死。（2）可以加速其血液的运行，以达到肌肉，神经的快速生长。由于人体是一个有机的整体，加速局部功能的恢复，可促进并实现全身功能的快速恢复。此外，营养及药物的补充与吸收是一个很重要的关键，必须要防止营养物质的流失，所以褥疮的治疗也是一个重要的关键。

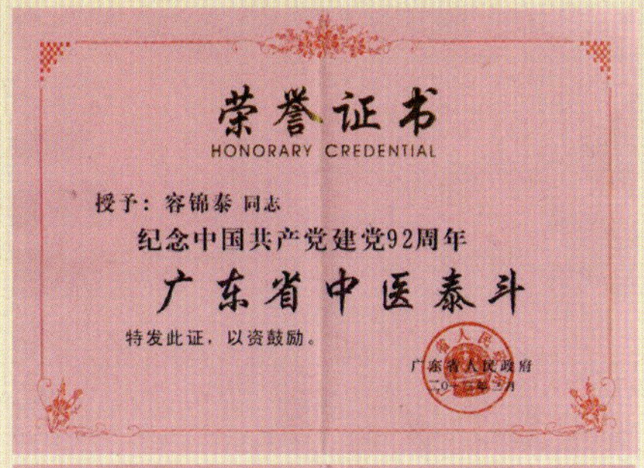
荣誉证书
HONORARY CREDENTIAL
授予：容锦泰 同志
纪念中国共产党建党92周年
广东省中医泰斗
特发此证，以资鼓励。

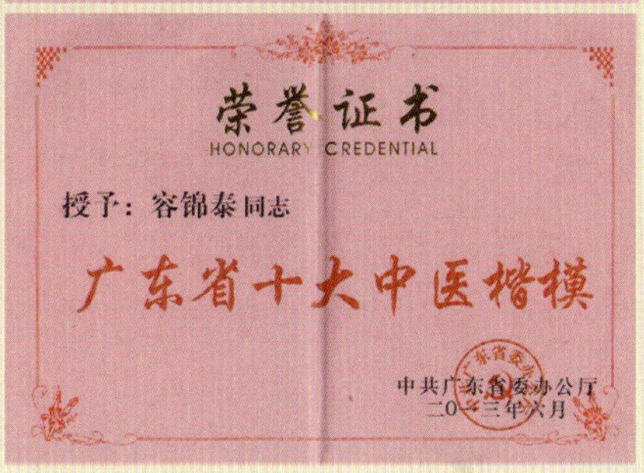
荣誉证书
HONORARY CREDENTIAL
授予：容锦泰同志
广东省十大中医楷模
中共广东省委办公厅
二〇一三年六月

治疗原则：补气补肾，活血散瘀。方剂：补阳还五汤加制马钱子，川足，丹参，淮山，淫羊藿。

马钱子是一个重要的药物，性寒味苦，有大毒，药物份量必要控制好。其药理：（1）兴奋中枢神经系统，首先兴奋脊髓的反射机能及兴奋延髓中的呼吸中枢及血管运动中枢，并提高大脑皮质感觉中枢机能。（2）健胃，内服能促进消化液的分泌。川足性味辛温，有毒，功效：息风止痉，解毒散结，通络止痛。其型似人体脊椎，取其中医以形补形的观点加以运用。

**病例分析**

例一：邓某某，男，25岁，南海市公安交警大队干警。1992年因公导致第4颈椎处伤骨折，全身瘫痪一年多，1993年接诊，患者全身肌肉萎缩，运动功能消失，痛温感觉尚存在，腰骶部出现3cm的褥疮，BP：85/50mmhg，二便失禁，舌淡，脉沉细弱。

治疗原则：补气补肾，活血散瘀

方剂：补阳还五汤，加制马钱子，川足，淮山，丹参，淫羊霍，牛七。

褥疮：以局部按摩，疮口要消毒后外敷，珍珠末以生肌。

按摩、针灸：必须全身按摩，以膀胱经为主，兴奋脊椎神经，“治痿独取阳明”“有胃气则生，无胃气则死”，取穴足三里，胃俞，脾俞，天枢，中脘。一定要加强营养，同时要鼓励患者进行自我的功能锻炼，在医生的指导下，先以被动运动转化为主动运动，从易到难，循步渐进，经过十个多月的治疗，终于基本上恢复了人体的正常功能。

例二：钱某某，男，32岁，个体经商。因长期吸毒，1994年因自己在足背静脉注射过量海洛英，造成急性脊椎损伤，经广州市第二人民医院抢救了生命，诊断为急性脊椎髓炎，后来转到本科治疗，经检查第十二胸椎以下感觉运动全部消失，被抬来治疗。经检查诊断为截瘫。

治法：补气固肾，活血散淤，佐以清热解毒。

方剂：补阳还五汤加银花，山甲，川足，鱼腥草，制马钱子。

针灸按摩：补泻并用，经过十五天治疗，功能开始恢复，再经过一个多月治疗，患者基本上全部恢复自理。

截瘫以西医治疗的确是一个难以解决的问题，容锦泰采取以西医的诊断确诊，结合人体解剖及生理，病理学的基础，结合中医的辩证施治及针灸，按摩，取长补短，强调人体为一个整体，用药要中肯，辩证要准确，患者必须配合医生进行功能锻炼，医生必须要掌握患者的运动情况进行治疗康复，同时要配合急救设备，病人很多在锻炼坐，立的运动时出现体位性低血压，亦会出现一系列植物神经功能紊乱的休克，应立即处理，所以调整阴阳是一个重要的治疗方案，这样才能够取得独特的治疗效果。

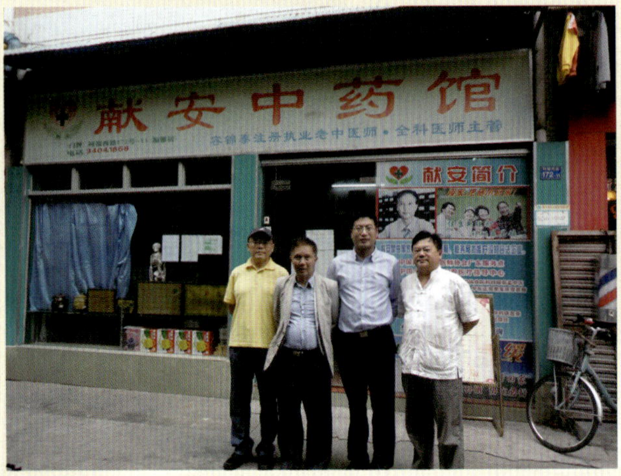


## 王锡民

**名人小传**

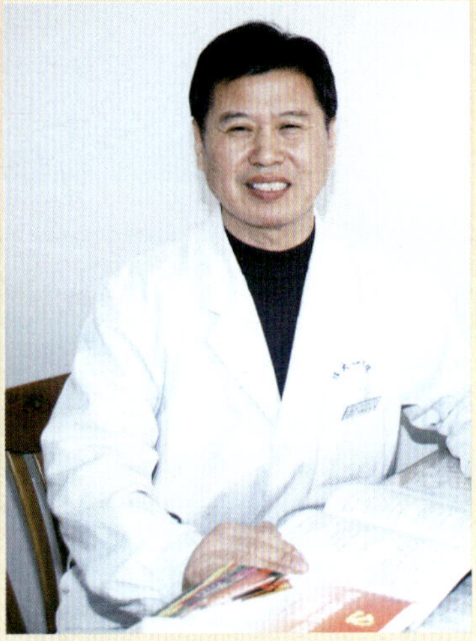

王锡民，男，1956年生，山东人。教授、主任医师，我国当代医学界知名学者。1982年毕业于原佳木斯医学院医学系本科。现任中国未来研究会医学委员会副会长兼中西医结合专家委员会主任委员、中华中医药学会亚健康分会常务委员、中华中医药学会疼痛分会委员、中华医学会黑龙江分会物理疗法与康复专业委员会委员；佳木斯大学附属第一医院康复理疗科主任，康复医学教研室主任。

1988年入选日本医学界编撰出版的《现代中国针灸、推拿、气功100名人》一书。1989年7月被中国中医研究院“中医药预测研究课题组”聘为咨询专家；同年被中国气功科学研究会总编室聘为特约编辑兼学术专著《真气的本质》一书主编。2002年4月15日，在人民大会堂举行的《全国疑难病证临床诊疗经验研讨会》颁奖大会暨闭幕式上，其论文《推拿及降压操治疗高血压的临床研究》获大会一等奖，由全国人大副委员长吴阶平院士亲自颁发了一等奖匾。2012年1月，出版我国首部现代科学破解中医理论的学术专著《现代科学破解元气阴阳千古之谜》一书，在学术界引起强烈反响，该书被收入《国医年鉴》2013卷“年度成果”一栏中。

自1983年起，多次参加全国或国际学术会议并受大会委托担任学术交流分会场召集人，在学术界具有一定影响。国内多家新闻媒体先后40余次报道了他的医学研究成果和治病事迹；其业绩被收入《中华名医列传》、《中国发明家大辞典》、《中国专家大辞典》等。2009年被收入“百度百科人物”。

**学术经验**

王锡民教授治病手段全面，掌握中药、推拿、气功点穴、理疗、激光、体疗、西药及心理疗法等多种治病手段。

1．以中医辨证与西医辨病相结合，采用中药、推拿、气功点穴等方法治疗各种疑难病屡收奇效，常在较短时间（数天~数十天）内治愈患病多年的多种难治病患者。擅长治疗顽固性头痛、神经衰弱、顽固性失眠、抑郁症、眩晕症、顽固性心绞痛、频发性早搏、心脏神经症、早中期高血压、反流性胃炎、顽固性呕吐、植物神经功能紊乱、顽固性腹泻、小儿脑瘫、中风偏瘫、小儿顽固性腹泻、小儿气管炎、突发性耳聋、癔症性失明、胃下垂、胆结石、学生性脑力衰退、学生性失眠等50余种难治病。

2．研创出“王氏心脏病发作急救点穴系列手法”，可即时缓解心脏病患者发作，缓解心绞痛发作，积累了一系列成功病例。研创出“小儿脑瘫速效治疗系列手法”。对于某脑瘫医院治疗数月收效不显而出院的30例脑瘫患儿，治疗一、二次就可收效，一个疗程收到显著疗效。

**典型病例**

1．患者赵某某，男，67岁，退休。患眩晕症3年。近来眩晕发作频繁，已2个月不能参加唱歌活动。医院就诊疗效不显。经王锡民教授诊治，初诊3剂中药明显好转，二诊中药5剂，眩晕、头昏等症状全部消失，恢复正常生活能力。随访2年，未复发。

2．蒋某某，女，55岁，退休。同时患有冠心病心绞痛、重度失眠、高血压。高血压病史2年余，血压150/100～105mm以上。近半月因心绞痛频发住进某省属三甲医院循环科治疗18天，病情减轻但心绞痛每天仍发作多次，靠2片舒乐安定维持2小时睡眠，甚为恐惧。因过春节而带病、带药出院，在家里继续口服、静点药物3个月，病情仍不减轻。每天需要专人看护。

经王锡民教授治疗：一诊中药3剂，心绞痛减轻且发作次数减少，失眠好转，食量增加，乏力改善；此时血压为150/90mmHg。令其停服降压药和安定。二诊中药4剂，可睡5小时，心绞痛消失，血压降为120～130/80～85mmHg。三诊续服10剂，心绞痛未发，睡眠7小时，血压保持在115～120/75～80mmHg，不用再服降压药。

随访6个月：血压一直维持在110～120/70～80mmHg之间，心绞痛未发，睡眠7～8小时，食欲正常。体重由102斤升为109斤。又随访2年未复发。

3．刘某某，男，58岁，某工学院副教授，顽固性腹泻10余年。每日大便3、4次，吃凉东西加重，久治不愈；伴头昏、失眠。经王医生治疗，一诊中药3剂，大便减为二次。二诊续服16剂，大便成形正常，睡眠正常，头昏消失。随访1年未发。

4．姜某某，女，37岁，某厂工人。重度外伤神经症。经多家大医院中西医专家治疗10年，其间两次住进精神病院，均未愈。10年来生活不能自理，其单位常年派一人护理其生活起居并陪同治病，每日上午9点才起床、早饭和排便均在被窝里。经王锡民教授手法治疗1次即诸症状当即减轻，次晨5点钟竟自觉起床，做了十年来第一次早饭，心情由抑郁易怒转为愉快。连续治疗1周，彻底痊愈。一月后恢复工作能力并上班。其单位喜出望外，遂为其办理了退休手续，终于卸下了这一压了十年的沉重包袱。

5．魏某某，女，33岁，某省属三甲医院助产士。患重度神经衰弱3年，近1个月来加重，已连续3夜通宵不眠，并伴有剧烈偏头痛。口服去痛片、强痛定片，注射强痛定针剂，均失去止痛效果。痛剧时用头撞墙，产生寻死念头。经王锡民教授手法治疗1次，当即头痛基本消失，当晚就能入睡，睡眠时间达6个小时。共治疗4次，头痛完全消失，睡眠就达8小时。彻底治愈。随访1年未复发。

6．患者姜某某，女，26岁，原佳木斯医学院医学系成教专科班学生。患顽固性呃逆1周余。呃声宏大振耳，昼夜不停，睡着时停止，醒后又呃。肋间肌因呃逆而肿胀。先住进附属医院消化科，后转入感染科，采用各种药物、针灸、推拿、电疗，亚冬眠疗法等均告无效，呃逆越发严重。家人甚为惊恐。医学院领导高度重视，组织全院消化科、神经科和感染科权威专家会诊，仍无良策。此时请王锡民教授手法治疗1次，仅治数分钟呃逆当即停止，患者母亲突然跪下以表感激之情。又巩固治疗1周，痊愈出院。

7．患者朱某，女，20岁，某县科协打字员。患突发性失明3天，先后经过某省级医院神经科、眼科、针灸科、理疗科诊治，诊断为“癔症性黑蒙”。采用药物、针刺、电疗、静脉注射葡萄糖酸钙配合心理暗示等多数方法治疗3天无效。请王锡民教授手法治疗1次约20分钟，当即复明。

8．患者徐某，女，21岁，某师专学生。患神经性呕吐8个月，不能进食。先后经多家大医院并到北京治疗，用尽各种药物不愈，每日靠输液维持生命。后请王锡民教授手法治疗1次，当即出现饥饿感，一连吃进两个茶蛋。第二天就能吃饺子。4次治愈。

**主要成果**

自1983年1月起，先后在国家级学术杂志、健康报、中国中医药报等刊物发表学术论文60余篇，著书2部。代表作如下：

论文：

1．氦氖激光血管内照射防治尖锐湿疣复发的临床观察，《黑龙江医药科学》2001，24(6)：73；

2．气功“外气”治疗神经系统疾病的机理研究，《佳木斯医药》，1988，(3)：21-28；

3．经络本质探索:中枢传导神经、躯体经络线同步相关电活动论，《佳木斯医学院学报》1986，(1)：23-28；

4．氦氖激光血管内照射法治病机理的理论研究-提出“心身环路相互作用”的假说，《黑龙江医药科学》1999.04.20-22；

5．推拿手法治疗小儿脑瘫30例的临床研究，《中国医药导报》2010，7(21)：79-82；

6．感应电治疗眼轮匝肌痉挛34例《中国康复》201025(3)：226；

7．二氧化碳激光并药物综合治疗多发型尖锐湿疣62例观察，《黑龙江医药科学》2010，33(3)：82；

8．感应电治疗枕大神经痛的临床疗效及其机制的探讨，《佳木斯医学院学报》1994，06.20；17(3)：53-54；

9．关于CO2激光烧灼治疗技术中的有关问题《中国激光医学杂志》1994，12.15；3(5)：362；

10．感应电治疗枕大神经痛，《中华理疗杂志》1994，08.20；17(3)：139；

11．从感应电作用于穴位的效应探讨穴位与神经系统的关系，《佳木斯医学院学报1992，15(5)：61-63；

12．CO2激光烧灼术治疗中的几个问题，《佳木斯医学院学报》1991，14(3)：217-218；

13．气功之气与现代医学理论的关系，《中国气功》，1987.1；

14．未来医学的先进模式——自然-生物-心理-社会系统医学模式，《未来与发展》，2011，12；

15．亚健康根源于元气衰减、阴阳失调，《中医药与亚健康》，2012，8；

16．推拿手法治疗小儿脑瘫30例的临床研究，《中国医药导报》，2010，21；

17．一个西医眼中的中医，《健康报•中医专刊》，2006，12.14；

18．中西医融合——创出新医学体系，《健康报•医学论坛》，2010，7.5；

19．唯有破解中医本质才能汇通中西，《中国中医药报》，2011，1.10；

20．中医当直面自然科学标准评价，《中国中医药报》，2011，2.14；

21．医学模式要尽善尽美，《健康报•医学论坛》，2011，5.30；

22．中医理论的科学定位，《中国中医药报》，2012，6.21；

23、中西医理论真的不可通约吗，《中国中医药报》，2013，2.1；

著作：

1．王锡民著、王芸协助整理《现代科学破解元气阴阳千古之谜》，科学技术文献出版社，2012年1月出版。

2．王锡民著《学生科学用脑指南——增记忆治近视秘诀》，黑龙江科技出版社，1994年12月出版。

《现代科学破解元气阴阳千古之谜》一书理论研究获重大突破

一是将中医先天之精、元气、阴阳、阴阳平衡等概念从古代自然哲学层面上分离出来，建立了纯中医理论（古代自然科学）层面的先天之精、元气、阴阳、阴阳平衡等概念。

二是对于纯中医理论层面的先天之精、元气、阴阳、阴阳平衡等概念进行补充和创新完善，建立起以先、后天精气为物质基础的中医元气、阴阳概念及其理论体系。

三是应用现代医学和系统科学破解和诠释了中医元气、阴阳概念和学说的科学本质，揭示其复杂功能活动所对应的人体器官组织细胞及其功能活动，从而完成了中医先天之精、元气、后天之精、谷气、阴阳、阴阳平衡概念从古代自然科学层面向现代自然科学理论层面的转化。

四是应用现代语言阐述中医理论，架起了现代科学通往古代自然哲学（中医学）的桥梁，实现了中医宏观整体理论与西医微观局部理论上的统一，为创建我国“中西医结合新医学理论体系”打下了一定的理论基础，有利于中医理论的继承、创新和完善，可促进中西医临床结合研究的深入。

该书做为我国现代科学破解和诠释中医理论的创新性专著，驳斥了“中医是伪科学”的反中医谬论，批判了“中西医不可通约论”的错误。主要突破如下：首次诠释了中医命门、先天之精和元气、后天水谷之精和水谷之气、阴阳、阴阳平衡等概念的科学本质；慎重提出脑命门为下丘脑、肾命门为肾上腺；先天之精就是人体一身器官组织的所有细胞，元气就是人体一身所有细胞的整体综合功能；水谷之精就是从饮食中摄入人体的一切营养物质，水谷之气就是营养物质经氧化后所产生的能量；阴阳就是下丘脑自主神经系统-内分泌两大系统内部相互对立又统一的两大综合功能活动体系，其中阳气为人体下丘脑交感神经——内分泌联合中枢阳性细胞调控下的一身功能活动，阴阳则是下丘脑副交感神经——内分泌联合中枢阴性细胞调控下的一身功能活动；阴阳平衡就是这两大系统功能之间的平衡调节，阴阳失调就是这两大系统功能之间的失调。

该书出版后，在我国中医学术界引起了强烈反响，许多专家学者给予高度评价。

我国著名中医学家、国医大师朱良春教授在来信中评价说：“专著《现代科学破解元气阴阳千古之谜》拜读后，甚感钦佩，是“寻回中医失落元神”的精辟之作。专著确是破解千古之谜的杰作，为中医基础理论找到了物质基础，令人口服心服，可喜可贺也！”。

我国知名未来学家、中国未来研究会医学委员会会长王绍臣教授评价说：“此书对于医学的发展做出了极为重要的贡献，它是一部具有真才实学的未来医学的新著，在我国医学发展史上将有着划时代的意义，也必将开辟中国未来医学和世界新医学的历史性新篇章。”

我国已故著名伤寒论大家刘绍武先生的学术传承人、山西中医学院三部六病研究所所长、硕士生导师马文辉主任医师在书评中说：“王锡民教授所著此书，拨云见日、指点迷津，读后收获良多。书中立场鲜明，见解公允，回答了社会上许多对于中医的误读。王锡民教授的后期工作将更具现实意义。”

## 温兴韬

**名人小传**

温兴韬，男，50岁。主任中医师。目前担任中华中医药学会胸痹心痛专业委员会委员，安徽

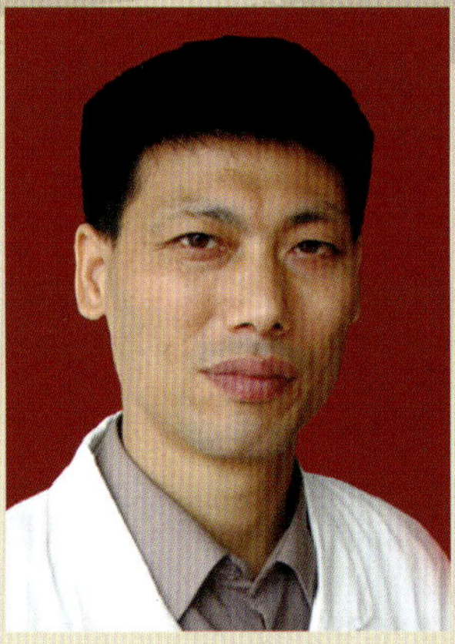

省中医药学会心血管专业委员会委员，安徽省中医内分泌专业委员会副主任委员等，安徽省中医肿瘤专业委员会常委等。曾任安徽省郎溪县中医院副院长。

1964年9月出身于中医世家，因受家庭熏陶，自幼酷爱中医，立志成为一名优秀的中医。1984年考入安徽中医学院。在校学习期间，成绩优秀，连续三年获得奖学金。阅读了大量金元明清时期中医名家的重要著作，打下了坚实的中医理论基础。先后随本校著名的中医胡翘武、胡国俊、陈雪功等教授侍诊学习临证。寒暑假时，则随家父临证，渐渐掌握了临床应诊基本功。特别是在常州中医院一年的毕业实习中收获很大。有幸随德高望重的中医名家张志坚老师学习脾胃和疑难杂症的治疗经验，获益良多。张老对我的教诲颇多、鼓励有加。他的学术经验、人品、医德、治学精神等一直深深地影响着我。此外，还随著名中医骨伤科专家朱龙骧等老师系统学习了中医正骨手法，朱老赠我一本心爱的家传骨伤科秘籍，让我得以系统掌握了传统的正骨手法，能够帮助骨伤科患者在花费极小的情况下迅速解除病痛。与此同时，在推拿针灸方面亦颇有收获，掌握了徒手治病的本领。

在校期间，先后撰写"中医发展战略设想"、"表里兼证治则探讨"、"对《伤寒论》第七条阴阳的理解"、"温病截断疗法之我见"等论文。前两篇先后获得我校第一、二届大学生优秀论文奖。

1989年7月毕业分配于安徽省郎溪县钟桥乡卫生院，不久便调入郎溪县中医院工作。一直以"不为名利惑心知、且向岐黄求精深"作为自己的座右铭。有幸随我院擅长经方治疗肝病的老中医刘少贵主任侍诊学习。当时正值肝病大流行，我因此系统地掌握了肝炎、肝硬化的辨证施治，从而在治疗重症肝炎、肝硬化积累了丰富的经验。

1995年赴江苏省中医院进修心内科及脑科，系统学习掌握了心脑血管病基本的诊疗知识，当时对我启发帮助较大的是陈晓虎、顾锡镇等老师。后来在临床上每每用纯中药治疗很多疑难危重的心脑血管病，如严重的心律失常、顽固性高血压、冠心病、心肌病、心衰、中风等，获得良好的疗效。曾写"中医治疗心脑血管病的实践与思考"发表，获得同仁的好评。期间还有幸随中医泰斗江苏省中医院干祖望老师侍诊学习，干老严谨规范的诊疗过程给我留下了极为深刻的印象。临别时温兴韬写了首小诗："大医风范，德牟仁君，医道虽小，弥足自珍。"以示对干老的敬仰。干老却回赠一本自己的诗集，并题诗一首："门第书香庆得时，趋庭鲤退学诗词。不该再入岐黄队，旧业重操恨晚迟"相赠。

在南京进修期间，一个偶然的机会听了南京中医药大学黄煌教授的经方讲座。他对中医时弊的抨击令人振聋发聩，对经方内涵的全新阐释令人耳目一新。让温兴韬对经方有了全新的认识，激发了学习经方的无穷兴趣和热爱，促使他坚定地追随黄老师系统学习经方。

从此便开启了自己真正的经方之路，多年潜心于经方的理论学习与临床研究，渐渐对经方的理论体系、组方规律及临床应用有了自己的独特体会。先后撰写了几十篇有关经方的论文，其中"漫谈经方"、"漫话桂枝汤"及"经方临床入门捷径"等广受同仁赞誉，多次应邀去国内外讲学。

多年来，以弘扬经方、振兴经方为己任，全身心的投入到经方的临床研究、理论探讨、教学传播之中，为中医的传承发展尽心尽力。除本院同事外，常有来自各地的经方同仁前来学习交流，其中不乏高校的研究生和各级医院的同仁。

令温兴韬感触最深的是，邻县一位患顽固性高血压二十年的公安干警，联用三种降压药也难以奏效，反复出现晕厥症状，难以坚持工作，曾先后到阜外医院、协和医院等处治疗效果不佳。后经其予以真武汤加味治疗，血压渐渐下降，全身症状逐步改善，最终降至正常，恢复正常工作。出乎意料的是，他竟然执意要随我学经方，还与我签订了师带徒协议。他学习十分刻苦，悟性也高，如今他已能治疗常见病及一些疑难危重病。他对经方掌握的熟练程度与深度，并不逊色于很多专家级的中医，如今已成为皖南中医界的一颗新星，成为经方界的佳话。

2000年，温兴韬受医院派遣到中国中医药学会糖尿病治疗中心进修糖尿病的治疗，回来后开设糖尿病专科，一直坚持以中医为主、西医为辅的治疗原则。在用经方治疗糖尿病及并发症方面积累了较丰富的经验。撰写“经方治疗糖尿病临床探讨”一文在安徽省中西医结合内分泌年会作报告，并发表在“中医药临床杂志”2012年第2期。

此外，温兴韬从1988年开始学习应用生物全息疗法，收到了很好的效果，曾撰写“生物全息论对中医藏象学说的反证”，发表在《中国基础医学理论杂志》2012年第10期。

2002年，温兴韬被授予宣城市第二层次学术技术带头人。2004年被选为第三批市级拔尖人才。2012年荣获第三届宣城市十佳科技工作者。2009年晋升为主任中医师。

在郎溪县中医院先后担任内科主任、助理院长、副院长等职务。

## 学术经验

1.重视六病辨证

自随黄煌教授学习经方以来，逐渐对经方的理论体系与组方规律有了较清晰的认识，整部《伤寒论》就是以六病为纲、以方证为目的体系。六病是对万千疾病宏观认识与分类，是从万千复杂的看似无序的症状中发现的疾病演变的规律，而方证则是规律性和特异性的脉证组合，是临床治病的着眼点。

本人深刻体会到，不明六病难解伤寒，熟暗方证自有活法。《伤寒论》能有效的指导临床各科、各病。著名的经方家陈达夫所著的《中医眼科六经法要》，即是六病理论运用于治疗眼科疾病的成功范例，而经方家娄绍昆教授则将六病理论运用于辨证治疗腰椎间盘突出症及妇科疾病等。这些均是对仲景六病理论的活学活用，足以证明六病理论的科学性与实用性。

2.重视经方思维

我在二十余年的中医实践中，渐渐体会到中医是一庞大而复杂的体系，而经方则是别具一格自成体系。其实，经方所用药物并不复杂，绝大部分都是很平常的药，并非昂贵稀有药物，但却有神奇疗效。经方对疾病的认识视角和临证思维均与时方不同，所以对脉证的取舍也不同。九五年我随黄煌老师侍诊，目睹他用白虎汤治疗宫血，用葛根芩连治疗鼻咽癌等获效。我通过对历代纯正经方家医案的反复学习，渐渐领会了经方思维。曾写《经方与时方思维的比较》，在《中医杂志》2012年12期上发表。

3.重视辨治表证

表证是中医特有的病理概念，在中医的诊疗体系中有着极为重要的意义。表证不仅存在于感冒类疾病中，在很多内伤杂病中常常兼有表证，因而，辨别表证与表里兼证对于提高临床疗效极为重要。现行中医内科学虽有感冒一节，但总体上说，对于表证的重视明显不够。临床各科疾病，如心脑血管疾病、呼吸、消化、内分泌科疾病，甚至骨科、妇科疾病，其中不少是由表证失治、误治所致，这些疾病往往兼有表证。表证不除，治疗难以获效，造成疾病缠绵难愈。从表证入手，常可收到事半功倍的效果，所以有效的解除表证是治疗疾病的重要环节。九二年春，一年近六旬的老人，因顽固性腹泻十一年来诊。多年来大便如鹜溏，极度消瘦。问诊得知，其自幼患湿疹，下半身遍布湿疹，于十一年前突然消失，随后出现腹泻，历经中西医久治不效。温兴韬想起《岳美中医案集》里有一则慢性肾炎案：患者患慢性湿疹，八年前湿疹突然消失，随后患肾炎，久治不效。岳老认为是湿毒内陷，用麻黄连翘赤小豆汤清热化湿透表，很快痊愈。温兴韬仿此法，用此方合茵陈五苓散加减，五剂获效，二十剂而愈，此病案在当地引起不小的轰动。很多急慢性疾病，如能从表证入手或兼顾到表证，往往会收到事半功倍的效果。例如，一患者头痛二十余年，盛夏头部不可吹风，但胸腹以下可以吹风。我结合其舌脉，投以桂枝汤加味半月而愈。一患者泪囊炎多年，甚为痛苦，观其眼角多眵，似热证，但其诉两脚恶风，盛夏喜穿棉鞋，投桂枝汤加味而愈。一患者发热寒颤身痛喘息，检查为大量胸腔积液。病房医生拟抽胸水，但因其寒颤而罢。观其有恶风、汗出、心悸、颈僵等症，用桂枝加葛根汤合葶苈大枣泻肺汤三剂，病情逐日改善，随后复查胸水消失。西医内科主任惊呼："水哪去了？水哪去了？"原本对中医不屑一顾，这位妄言两年之内要消灭中医的人，后来居然比中医更痴迷中医。一患者左胸胁痛数日，难以俯仰，西医查为"中等量胸腔积液"，嘱其准备一万元住院抽胸水。温兴韬观其有明显的表证，建议先服中药。据其脉证投以柴胡桂枝汤加枳实等，一剂疼痛减半，三剂诸症若失，费用不过几十元。

整部《伤寒论》特别重视表证，用了大量的篇幅论述表证及表里兼证。其第一条："太阳之为病，脉浮，头项强痛而恶寒。"开宗明义道出了太阳表证的基本脉证，并由此循序渐进，由表入里，详述了表证、里证、表里兼证的种种典型与不典型的脉证。详述了表证的鉴别方法，如56条"伤寒，不大便六七日，头痛有热者，与承气汤；其小便清者，知不在里，仍在表，当须发汗；若头痛者必衄，宜桂枝汤。"明代医家李士才对此条有非常深刻的理解，曾遇一患者谵语狂笑，众议以承气汤下，李观其小便清，遂力排众议用桂枝汤而愈。

4. 重视针药并用

在临床上非常重视针药并用，针灸往往起到立竿见影的疗效。很多疾病，针药并用可大大提高疗效、缩短疗程。如治疗冠心病，在辨证用药的同时往往配合按压至阳穴。特别是心绞痛急性发作，按压该穴即刻缓解，比用硝酸甘油来的更便捷。曾写《按压至阳穴治疗心绞痛的临床体会》。

**主要成果**

1. 《经方100首》任副主编，江苏科技出版社。2006年1月。

2. 《名中医论方药》编委，江苏科技出版社。2005年8月。

3. "治疗II型糖尿病的中药组合物"，于2011年获得国家发明专利。

4. "综合防治II型糖尿病临床研究"，获2011年郎溪县科技进步三等奖。

5. "经方与时方思维的比较"，获2012年"全国经方临床应用研讨会暨国际经方论坛"大会一等奖。

6. "益气养阴活血法治疗糖尿病性冠心病35例观察"，获2010年安徽省第六届自然科学优秀论文三等奖。

此外，先后在国家级、省级杂志及全国学术会议上发表学术论文30余篇。代表作如下：

1. "针刺全息穴治疗急性疼痛558例"《中国中医急症》1996年2期。

2. "自制烫伤治疗烫伤165例"，《中国中医急症》2001年10期。

3. "经方与时方思维的比较"，《中医杂志》，2012年12期。

4. "生物全息论对中医藏象学说的反证"，《中国中医基础医学杂志》，2012年10期。

5. "半夏泻心汤加味治疗慢性胃炎98例"（合著），《中国中医药科技杂志》2007年7期。

6. "四逆散方证探讨"，《中华科技学报》2004年12月。

7. "生物全息论与脏象学说的关系探讨"，《全息生物医学杂志》，98第3期。

8. "黄煌对葛根芩连汤的认识与运用"，《亚洲医药》2000年6期。

9. "血府逐瘀汤临床运用"，《中医临床》（日本）2001年6月。

10. "经方治疗糖尿病临床探讨""中医药临床杂志"2012年2期。

11. "对《伤寒论》第七条中"阴阳"的理解"，《中医学与辩证法》1988年1期。

12. "温病'截断疗法'之我见"，《中医学与辩证法》89年1期。

13. "中西医结合治疗妊娠肝内胆汁瘀积症"，《湖南中医药导报》95年10月。

14. "黄煌临证思维特点探析"，《南京中医药大学学报》2000年7月。

15．“表里兼证治则探讨”，《河北中医》2002年11月。

16．“中西医结合治疗脑梗死51例临床观察”（合著），《安徽医药》，2009年10期。

17．“漫话桂枝汤”，《中医药临床杂志》，2012年9期。

## 许世龙

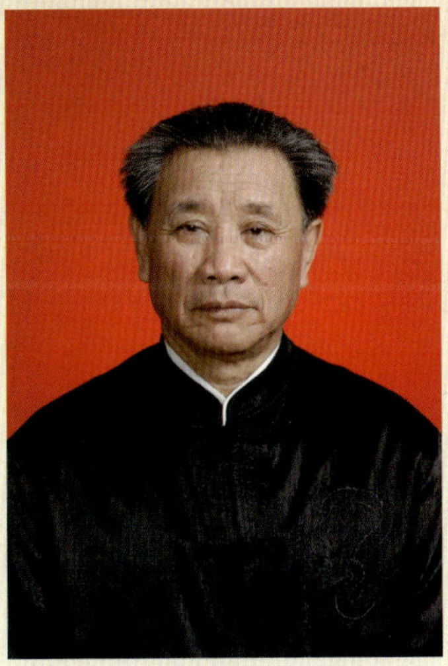

**名人小传**

许世龙，男，祖籍湖南省宝庆府邵阳县东桃田村人（现邵阳市）。千年歧黄传家第四十八代传承人，陕西省三原县玉龙堂古方中医研究所所长。

清道光二十九年（公元一八四九年），定居於旬阳的许家传承到公元一九五六年，许家定、复、兴、荣，世辈五代人，一百零七个春夏秋冬，家传封闭式地默默承袭於歧黄。新中国初期，许家是旬阳县域医药机构始建的主要骨干。查阅华夏医药学八大学派、十一个朝代、一百零五著名医家（八大学派即医经、经方、河间、易水、伤寒、温热、汇通。十一朝代暨一百零伍著名医家即战国一人、后汉二人、晋代二人、隋代一人、唐代二人、宋代七人、金代五人、元代六人、明代二十一人、清代五十一人、民国七人）。唯有许氏家族从宋代始传承迄今仍未中断的医家。以此感悟许家先人的医家精神，许家奉行“百行德为首”，来旬许家祖宗许定奎一生从业歧黄教育子孙的训诰誓命，是许家奉行不二的医道标准和行为准则。“五字训诰”内涵着儒家、道家、佛家思想。儒家倡导的仁、义、礼、智、信、天、地、君、亲、师。道家的普救含灵。佛家的恻隐心怀。许复东慎遵父命训诰子孙，苦读圣贤、秉承歧黄、沿袭杏林、亲贤乐善，“为天地立心、为生民立命、为往圣继绝学。”从医入道，道以医显，以道论医的哲学理论为后辈子孙从业医道的底蕴。许家医传奉行“人应遵循老子所讲：‘去甚（极端要求）’、‘去奢’（过分享受）、‘去泰’（超常生活）”。遵从大自然无为运动法则，回归于人之本性，许复春精辟地辨析了《道德经》的本质。人的本性是善良的，一切行为应遵循大自然规律，以善待他人、善待万物。

“是心也！恒心也！恻隐之心也！心诚之之心也！”“丹心济世起沉疴、普救含灵为己任！”的许优兴，以仁慈、淳良、精湛医术，博爱苍生之心从业歧黄。

“夫医者，非仁爱之士不可托也！非聪明理达不可任也！非廉洁淳良不可信也！”许荣田自幼受家严恩泽、继承、践行、拓展了许氏家族“百行德为首”，“为天地立心、为生民立命、为往圣继绝学”的训诰誓命。

“三折肱知为良医，”“天地之大德曰生，吾人体天地之心。以为心。而知大德在生，则操救生之术，而传救生之方。”心存仁爱，医术精湛是许氏家族从业歧黄几十代人取平生已试之方，慎密记录临床经验累集家藏要术及品质。

**学术经验**

许荣田对他的学生讲：“《黄帝内经》内容并不是一本纯粹的医书，而是道与术的结合体。道是中华民族文化的终极之理，所以必须以道论医，就是从哲学、从华夏传统文化的角度来解读《黄帝内经》的始终。道是论证问题，判断问题的终极坐标，只有以道论医，才能读懂、读通《黄帝内经》。道是时间、道是阴阳、五行及其变化规律。

许优兴据众家之长独特地提出了：“久病入络、久病入经。医不知经络脉法，所谓愈治愈穷矣。”以“扶阳或祛毒邪”施治奇难杂症。

许继兴对《淑女脉经》解说认为：“医者在诊断疾病时，首对脏腑病传变有预见，必了解五脏六腑疾病的传变规律，做到有治必有法，法中有方。肝虚证注重充实脾土，须肝脾同治”。弥补了《金匮要略》中脉症欠详的不足。

许世德对小儿患呕吐、腹痛、腹胀等症状认为：“脾胃之升降需胆气之升浮，脾无胆不能升清，胃无胆不能降浊。”“胆气春生，则余脏从之，胆气不升，脾胃不足，则飧泄，肠澼不一起矣。”

许荣芝认为“痹症”（现代西医学谓之类风湿），气血和肝肾亏虚为“痹症”之本，风、寒邪是诱因。病变中腠理空虚，湿、痰、瘀血成为阻滞经络之顽凶。本虚标实是病机。

许荣堂对肺痨（西医称之为肺结核）症解析，他说：“夫痨一症，为人之大患，凡染此疾，染传不一，积年染疰，甚者灭门，可胜叹哉。”

许天赦（世勇）是新中国后许继兴传承的唯一家门弟子，偏重于针灸之术探索，精于针刺九针、九变、十二节、五刺五邪法。他始终依据子午流注法进行定时、定经、定穴针灸。他撰写的针灸扎集这样说：“医者，须用心诊断，勿乱针灸，尚乱，必损人体气血，而致肢体酸痛乏力，耗损骨髓与津液，失去水谷之精气。”

许荣华认为“卒中”证（西医称脑梗死），其病因：由火、痰、虚等因素引起肝风内动，气血紊乱，上逆不下，犯于髓海，髓海中离经血夹气、火、痰、浊、上闭清窍，横窜经络而形成。火、痰、虚肝风动之键也！血瘀髓海则是主要病机，经脉失养，而致肢体瘫痪，口眼歪斜，半身不遂等等症状。

许荣海在药材切、铡、碾、磨、炙颇有造诣，精辟地提出药材炮炙的精要：“炙之不精，用之不灵。”“药材采集须道地”，采集时间应“春宁宜早、秋宁宜晚。”

许世龙认为，《黄帝内经》的真正作用不是机械性地对疾病进行“治疗”，而是像一位老师、一位长者，引导人们如何改掉自身在日常生活中导致人体衰弱的不良习惯，如何建立起良好地符合自身生命本性的生活习性。告诉人们，人的行为须顺应自然规律，达到天人合一。故《黄帝内经》是指导医家的一部“智慧之书。”医学的最终目的是维护恢复人体与自然和谐与统一，保持机体内外各种因素使脏腑功能相对平衡，任何时候都不能破坏这个统一与平衡。阴阳调和基本原则是：“阴平阳秘，阴阳离决，精神乃绝。”“因而和之，是谓圣度。”

许世龙依据《黄帝内经》总结疾病的阴阳分类：

（1）阴盛阳衰：

脉象：沉细、涩、弦、濡、弱、缓、迟。

机体：身寒、恶心。

面部：色青，苍白。

神：性静，忧郁，萎靡不振。

喜与恶：夏喜火，秋恶凉，冬恶寒。

（2）阳盛阴衰：

脉象：浮、数、弦细、滑、洪大。

机身：身热、轻时恶热喜寒，重时恶寒喜热。

面部：紫暗、黄焦。

神：性燥，诸多焦躁不安。

喜与恶：喜秋冬，恶春夏。

阴阳分治还是依据《黄帝内经》：“审其阴阳，以辨柔刚，阳病阴治，阴病阳治，定其气血，各守其形，血实宜决之，气血宜掣之。”临床施治先辨病之阴阳，阳热则寒治。阴（寒）则热治。阴亏阳亢，先滋肾补阴，清热润湿，清毒泻火，凉其血气。阳亏寒湿，先助其阳，用热除寒，补气养血。

许世龙对于中风的病因、病理、病机，遵循《黄帝内经》：“血之与气并走于上，则为大厥”之旨，倡导“肝阳化风，气血并逆，直冲犯脑”，认为本病发生主要在于肝阳化风，气血并逆，直冲犯脑所致。“脑”和“血”两者是中风的根本因素。患者机体气血不足，心、脾、肝、肾阴阳失调，则阴亏不下，阳亢于上，挟痰上逆，蒙蔽清窍，气血运化受阻，肢体筋脉失于濡养而致本病。《医林改错》说：“凡遇是症，必细心谨而慎之，探之原由、病因，审气血之荣枯，辨经络之通滞。”许世龙在临床施治中以“气为血帅，气通而血活”为原则，以理气、生血、养血、活血、祛瘀、化滞进行组方。对患者芦天时、师民生、陈世武、吕会贤等108人进行诊治，案例如下：患者：芦天时，男，生于1955年9月，汉族，初中文化，农民，陕西省三原县鲁桥镇人。患者于2004年经三原县人民医院诊断为脑梗、高血压，二型糖尿病之后，患者采用药物保守治疗。2009年4月突发口㖞斜流涎水，左半身失去功能，即到三原县中医院住院治疗，诊断为：脑梗伴陈旧性脑梗，反复住院长达三个月之久，疗效不佳。2009年8月就诊。望体：面部萎黄，呈浅灰色。唇：上唇黯黑，下唇灰白黑。舌：舌质紫暗红色，舌根苔微黄黑，厚糙，舌尖红黑，舌两边有齿痕，舌面有瘀斑点，舌苔白厚，口角流涎。眼：瞳仁边缘混浊伴缺口；白仁带红、黄、暗三色，眼外大角有虎斑。前额呈灰黑色，印堂发暗，两太阳穴有瘀斑。左下肢瘫痪不遂，搀扶行走拖步。左上肢活动受限，不得高举，无握力。神态怠倦，气短，呼吸短促。脉象：细弦、沉细。九窍失司，神明失主，肢体失用为机体表现。诊断：小中风（卒中）。施治方案：内服玉龙化滞通，即：当归、桃仁、红花、川芎、赤芍、葛根、桂枝、黄芪、大黄、甘草，每日1剂，早晚煎服。外用：①每日晚上用玉龙通脉散泡脚，以达开穴透骨、温经通络。②每日一次用玉龙太极益寿散，填入神阙穴，再用药艾条灸神阙一小时。三十天左上肢基本恢复基本功能，并有一定的握力，自行端碗吃饭，六十天左下肢能抬脚，在搀扶下脚能落地行走。八十天左下肢基本恢复正常能自行慢慢行走。九十天自行往返行走一公里。面部红润，语言流利，食欲正常，机体无倦怠。2010年2月分别经中铁二十局中心医院、解放军三二三医院查体，各项生化、物理指标符合正常值。根据该患者病情，虽然经西医检查各项指标合格，然其气血仍有虚亏状态，故继续服用玉龙填精益髓汤：桃仁、红花、川芎、当归头、生地、赤芍、升麻、桔梗、生姜、地龙，黄芪（重用），每日一剂，连用六十天效果良好。后改用白术汤服用三十天，三年身体状态良好。

根据《中风病辩证诊断标准》、《中风病中医诊断疗效评定标准》芦天时、师民生等108人治疗效果均符合上述两个标准。

### 医学感悟

医乃仁术，业医者当仁爱济世。

## 叶纪沟

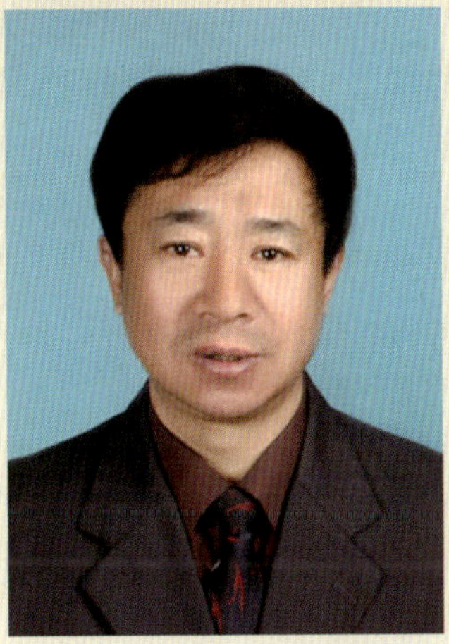

### 名人小传

叶纪沟，男，汉族，中共党员，毕业于北京中医药大学中药专业，副主任中药师职称。现任龙泉市灵芝研究学会会长，龙泉市灵芝研究所所长。曾任龙泉市药品检验所所长、中医院院长、人民医院党委副书记、疾病预防控制中心主任（兼）、卫生局副局长。系国际华佗医药研究所会副会长、中国药业；中华医药；杂志编委、浙江省中药和天然药物专业委员会委员。2013年4月受聘担任华夏瑰宝——国医名师经验录；编委，特聘担任中国国医名师网；全国理事会首席专家、龙泉市人民政府龙泉灵芝地理标志产品保护申报管理委员会成员、龙泉市科技计划项目评审专家和食用菌协会特聘专家。

叶纪沟1956年7月出生于浙江省瑞安市龙湖镇张坑村。其父叶秀抄是龙泉市林业工作者（1962年获省级先进工作者称号）。长期工作在深山老林、享有“华东地区古老植物的摇篮”、“天然植物园”之美誉的凤阳山，对中草药开发利用积累了丰富经验。叶纪沟自幼随父在山里摸爬滚打，对凤阳山的一草一木都特有感情，尤其对灵芝的生长环境及习性颇为了解，情有独钟，从而更加坚定了他从事中医药学的决心。

几十年来叶纪沟潜心研究中药，尤其是灵芝的养生保健作用，取得丰硕成果。研制生产的“纪沟”牌段木灵芝、破壁灵芝孢子粉以“朵大肉厚、质地致密、孢子饱满、感官性好、有效成分高、重金属含量低、无农药残留”而驰名中外，深受消费者的青睐，2011年荣获“中国著名品牌”。浙江省金华市的一位陈先生，家人及亲朋好友长期选用“纪沟”牌灵芝破壁孢子粉，甚觉对强身健体具有很好的效果，特发“悬壶济世灵芝显灵”的感言，表示感谢！

2012年5月应市政府之邀，叶纪沟为中央电视台、陕西电视台联合拍摄的“天然药谷”栏目介绍了龙泉灵芝的品质特色。8月7日接受福建电视台生活接力棒栏目对龙泉灵芝的专访。“生活接力棒，两岸一起看”该节目于8月31日海峡卫视播出。12月15日浙江电视台6频道，14日浙江科技报分别播出、刊登纪沟灵芝的相关报道。

叶纪沟叮咛儿子，要传承和发扬光大中医药学事业，受父亲的熏陶，叶世明亦从事医药事业，现为龙泉市人民医院执业医师、龙泉市灵芝研究学会秘书长。

**学术经验**

植物类中药易混药名辨析

1、根及根茎类

（1）关白附与禹白附。二者的别名都称白附子，容易混淆。前者属毛茛科，功效祛寒湿，止痛，有毒；后者属天南星科，功效祛风痰，镇咳，亦有毒。

（2）藜芦与漏芦。前者属百合科．功效祛风痰，止痛，杀虫，常用量0.3～0.9g，有毒。后者属菊科，功效清热解毒，排脓通乳，常用量4.5～9g。

（3）川贝母与浙贝母。二者均属百合科，前者功效清热润肺，化痰止咳{后者功效清肺化痰，散结消肿。

（4）东洋参与西洋参。二者均属五加科，前者系产于日本的人参加工而成，功效大补元气，强心固脱，补脾益肺，安神生津；后者产于美国功效补肺降火，养胃生津。

（5）置芦根与芦竹根。前者为禾本科植物芦苇的根茎，功效清热生津，止呕除颊{后者为同科芦竹的根茎及嫩芽，功效清热利湿，养阴止渴。

（6）南沙参与北沙参。前者属桔梗科，功效养阴清肺，化痰，益气；后者属伞形科。功效养阴清肺，益胃生津。

（7）山豆根与北豆根。前者属豆科，功效清热解毒，清肿利咽，有毒。后者属防已科，功效清热解毒，祛风止痛，有小毒。

（8）术香、青木香与红木香。木香属菊科，产于云南者名“云术香”或称“南木香”．产于印度、缅甸等地。经广州进口者，通称“广木香”，功效行气止痛，健脾消食。青木香属马兜铃科，功效平肝止痛，解毒消肿。红木香属木兰科，功效行气开膈，活血止痛。

（9）牛膝与川牛膝。二者均属苋科，前者又名怀牛膝．功效补肝肾，强筋骨，逐瘀通经，引血下行；后者功效逐瘀通经，通利关节，利尿通淋。

（10）天葵子与冬葵子。前者为毛莨料植物天葵的块根，功效清热解毒，消肿散结；后者为锦葵科植物茼麻的种子，功效清热利湿，解毒，退翳。

（11）姜黄与片姜黄。二者均属姜科。前者为姜黄的根茎，功效破血行气，通经止通，用于胸胁刺痛、闭经、风湿肩臂疼痛、跌扑肿痛；后者为温郁金的块茎，功效破血行气，通经止痛。用于血滞经闭，行经腹痛，胸胁刺痛，风湿痹痛，肩臂疼痛，跌扑损伤。

（12）黄连与胡黄连。前者属毛茛科，功效清热燥湿，泻火解毒；后者属玄参科，功效清湿热，除骨蒸，清疳热。

（13）京大戟、红大戳与草大戟。京大戟属大戟科，功效泻水逐，有毒；红大鞍属茜草科，功效泻水逐饮，攻毒消肿散结，有小毒；草大戟属豆科，功效泻饮，利小便。

（14）石菖蒲与九节菖蒲。前者属天南星科，功效化湿开胃开窍豁痰，醒神益智；后者属毛茛科，功效开窍，化痰，醒脾安神。

（15）板蓝根与南板蓝根。前者属十字花科，功效清热解毒，凉血利咽；后者属爵床科，功效清热解毒，凉血。

（16）柴胡与银柴胡。前者属伞形科，功效疏风退热，舒肝，开阳。后者属石竹科，功效清虚热，除疳热。

（17）甘草与苦甘草。二者均属豆科。前者为甘草，胀果甘草或光果甘草的根及根茎，功效补脾益气，清热解毒．祛痰止咳，缓急止痛，调和诸药；后者为苦豆子的根，功效清热解毒。

（18）半夏与水半夏。二者均属天南星科，前者功效燥湿化痰，降逆止呕，消痞散结，生用系毒性中药；后者功效燥湿，化痰，止咳，毒性也很强。

（19）茯苓与土茯苓。前者属多孔茁科，功效利水渗湿，健脾宁心；后者属百合科，功效除湿解毒，通利关节。

（20）党参、明党参与粉沙参。党参属桔梗科，功效补中益气。后二者均为伞形科植物明党参的干燥根。唯加工方法不同，功效有异。明党参4～5月采挖，洗净，除去须根，置沸水中煮至内无白心，刮去外皮，漂洗，干燥，功效润肺化痰，养阴和胃，平肝解毒；粉沙参春季采挖，洗净，除去残茎及须根，大者纵剖两片，干燥。功效润肺生津，化痰和胃。

2、果实、种子类

（1）公丁香与母丁香。二者均属桃金娘科，前者系花蕾，后者系果实前者功效温中散寒，后者功效温脾胃，壮肾阳，降逆气。

（2）山茱萸和吴茱萸。前者属山茱萸科，药用部位系果肉，功效补益肝肾。涩精固脱；后者属芸香科，药用部位系果实，功效散寒止痛。降逆止呕，助阳止泻。

（3）石莲子与苦石莲。前者属睡莲科，功效清心开胃，健脾止泻；后者属豆科。功效清热利湿。

（4）肉豆蔻、红豆蔻与草豆蔻。肉豆蔻属肉豆蔻科，功效温中行气，涩肠止泻。红豆蔻属姜科，功效燥湿散寒，醒脾消食。草豆蔻属姜科，功效燥湿健脾，温胃止呕。

（5）光明子与决明子。前者属唇形科。功效清热解毒，明目退翳；后者属豆科，功效清热明目，润腑通便。

（6）苦杏仁与甜杏仁。二者均属蔷薇科。前者为山杏、西伯利亚杏、东北杏或杏的干燥成熟种子，功效降气止咳平喘，润肠通便有小毒。后者为杏或山杏的干燥成熟味甜的种子，功效润肺止咳，润肠。

3、叶类、草类

（1）紫苏叶与紫珠叶。前者属唇形科，功效解毒散寒，行气和胃；后者属马鞭草科，功效止血，散寒，消肿。

（2）参叶与人参叶。二者不但名称相仿。而且药材性状非常相似，民间经常混用。尤应注意辨别。前者属五加科植物竹节人参，珠子参(大叶三七)的干燥带茎的叶。功效清热生津，润喉利咽，安神。后者为五加科植物人参的干燥叶。

（3）红旱莲与墨旱莲。前者属藇黄科，功效平肝，止血，解毒消肿。后者属菊科，功效凉血止血，补肾益阴。

（4）金线草、金钱草与广金钱草。金线草属蓼科，功效祛风陈湿，理气止痛，止血，散瘀；金钱草属报春花科，功效清热利胆，排石，利尿。广金钱草属豆科，功效清热解毒，利水通淋。

（5）半枝莲与半边莲。前者属唇形科，功效消热解毒，化瘀利尿；后者属桔梗科，功效利尿消肿，清热解毒。

4、花类

（1）闹羊花与洋金花。前者属社鹃花科，功效祛风除湿。散瘀定痛，系毒性中药；后者属茄科，功效平喘止咳，镇痛，解痉，系毒性中药。

（2）红花与番红花。前者属菊科，功效活血通经。散瘀止痛。后者为鸢尾科植物番红花的干燥柱头，功效活血化瘀，凉血解毒，解郁安神。

（3）谷精草与夏枯草。二者名称似草类。实为花类。前者为谷精草科植物谷精草、华南谷精草或毛谷椅草的干燥带花茎或不带花茎的头状花序，功效疏散风热，明目，退翳。后者为唇形科植物夏枯草的干燥带花的果穗，功效清火，明目，散结，消肿。

**主要成果**

相继在国内外药学杂志、报刊发表学术论文百余篇，主要有：道地药材龙泉灵芝的研究进展；野生灵芝与栽培灵芝的质量分析；灵芝破壁孢子粉的真伪优劣检定；灵芝破壁孢子粉改善睡眠的疗效观察；浅谈龙泉灵芝的产业发展；灵芝及其伪品的性状鉴别；灵芝与明太祖；中华九大仙草刍议；铁皮石斛试管苗的人工栽培研究；人参的商品品种和规格；野生知母与栽培知母的质量分析；中药材石细胞的研究；牛奶绳（藤）的基源考证；“福禄寿三仙”于棋盘山对奕。2009年参加第五届国际药用菌大会，2010年1月，他会同业界专家共同制定了龙泉灵芝地方标准。

2011年元月，在北京人民大会堂作灵芝养生学术报告。2011年9月应史志部门之邀为丽水市志；编写了灵芝章节的相关内容，2012年4月应邀为丽水市科技局撰写了“龙泉灵芝如何与国外合作深度开发利用”专题报告，得到了卢子跃副省长（时任丽水市委书记）的好评，并亲笔签字给予了高度的评价。11月参加在斯里兰卡举办的第50届世界传统医学大会，并荣获传统医学“养生保健奖”（详见2013年2月21日今日龙泉，3月14日丽水日报专题报道）。在会议交流期间，代表龙泉市灵芝研究学会与台湾中华人类宇宙能协会结为“灵芝会友两岸结亲”的友好协会，同年12月，又会同业界专家共同制定了“龙泉灵芝生产技术规程”的省级地方标准。今年龙泉市灵芝研究所荣获“2013中国最具特色健康管理养生会所”的称号。

**药学感悟**

特色中医药，助力中国梦。

看病挑良医，用药选道地。

真药能治病，假药会致命。

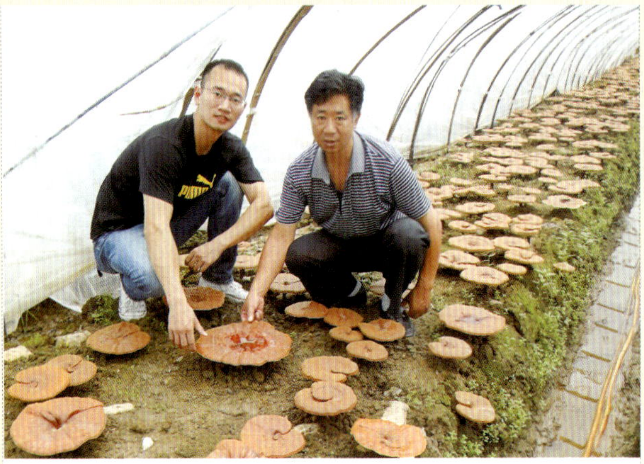

纪沟灵芝 健康你我

上工治未病，食疗胜药疗。

选择药物的基本原则：不选贵的，只选对的；不选便宜的，只选适宜的。

治病救人的用药理念：简、验、便、廉。

## 朱振杰

**名人小传**

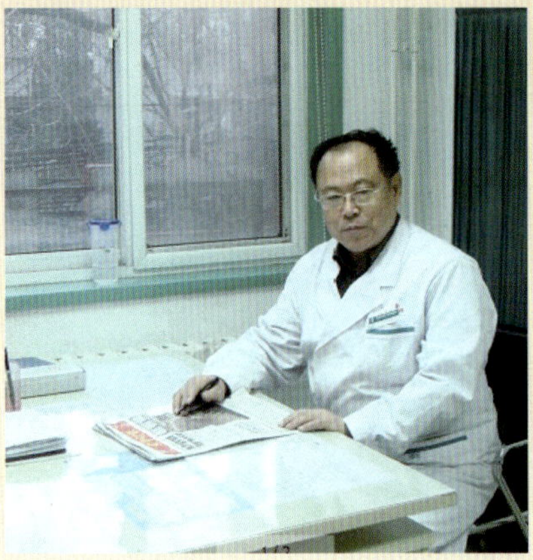

朱振杰，主任医师。出生在一个普通的农村家庭，从少年时期就酷爱阅读古典书籍，对包括中医药学在内的灿烂丰富的中华文化倾心不已。在坚持上学读书的同时，先后涉猎了《汤头歌》、《药性赋》《医学三字经》等数十本传统的中医药书籍。为今后走上中医的道路奠定了初步基础。1962年高中毕业后以优异的成绩考上了北京中医学院六年制中医专业，经过六年的寒窗苦读，除了系统地学习了西医从基础到临床的各门课程，更是系统地学习了《内经》、《神农本草经》《伤寒论》、《金匮要略》等古典著作以及三十多门各科临床科目。还亲身接触和聆听了许多著名中医前辈，诸如秦伯未、任应秋，陈慎吾，宋学志、印会和、僕秉全等的言传身教。朝夕相处，心领神会，逐渐见证和领会到了中医的大家风范和中医学的博大精深。在学校的几年里，还大量阅读了卷帙繁多的中医典籍、名家著述，结合观摩和学习著名中医老前辈的实践经验，眼界大开，获益良多。

1967年临近毕业之际，报名参加了卫生部组织的6.26医疗队，跟随中国中医研究院、东直门医院、西苑医院的老师专家，奔赴到祖国大西北贫困的甘肃酒泉地区支援农村卫生事业，进行巡回医疗和科学考察。在长时间为农牧民服务的过程中，深深感受到了中医药简、便、廉、验的特点，同时也深刻认识到中医药产生于中华大地，服务于中华民族，确实是中国传统文化的瑰宝。从而暗下决心，一辈子从事中医药，一辈子为人民服务。

1968年回到了学校，响应祖国的号召，把医疗卫生工作的重点放到农村去，大学毕后，被国家分配到山西平陆县卫生战线，先后在公社医院，中心社区医院，县医院做中医医师，内科病房医师。先后被医院派送到南京、太原和西安去进修和学习。诊疗技术日趋提高和成熟。由于工作出色，多次获得当地卫生部门的嘉奖。

上世纪八十年代初，又调到河北省邯郸矿务局总医院。在河北工作期间，多次被医院派出进修和学习，曾到过邯郸市中医院，河北省中医院研修中医药。结识了韩志河，李金庸、李恩复等河北名医，朱振杰尊师重道，潜心研读；苦思冥想，去芜存菁，逐渐形成了自己独特的医疗风格和学术思想。九十年代初，调回北京。先后到北京矿务局职业病防治所，煤炭科学院职业病研究所，国家安全生产监督管理总局职业安全卫生研究所工作。

## 学术经验

肿瘤发病由于“风”。肿瘤病是威胁人类生命和健康的主要罪魁祸首，西医通过手术，放化疗等治疗肿瘤的成果，已经为群众公认和接受。但其利弊共存，也是众所周知。那么中医是否也能防治肿瘤，并取得满意疗效呢？经过长期的医疗实践，朱振杰认为中医也能治疗肿瘤，治愈肿瘤。对于肿瘤的形成，西医认为是免疫失调，基因突变，朱振杰认为肿瘤的形成和变化，很符合中医“风”的特征，善行数变。风邪致病不是单独致病，而是非常容易夹杂寒、湿、燥、热等其他病邪共同致病。

肿瘤致病具有风的特点，多发生转移，而且生长讯速。“风病”是中医学特有的病名。其实不独是肿瘤的发生和治疗要从“风”着眼和入手，这种中医的病理，还囊括了现代医学中多种疾病。如脑血管意外、癫痫，心律失常、舞蹈病、惊厥，甚至牙疼等疾病。

在对肿瘤病的治疗过程中，要善于用驱风药，配以活血、化痰、护正、养阴等方法，往往会收到意想不到的好效果。

## 医学感悟

中医必须革新，必须与现代科技相结合，必须与广大群众相结合。才能够持续永久，根深叶茂。把病和症结合起来运用，是使中医走向新生和复兴的捷径。

2014

國醫年鑒

GUOYI NIANJIAN

# 六 中医药传人

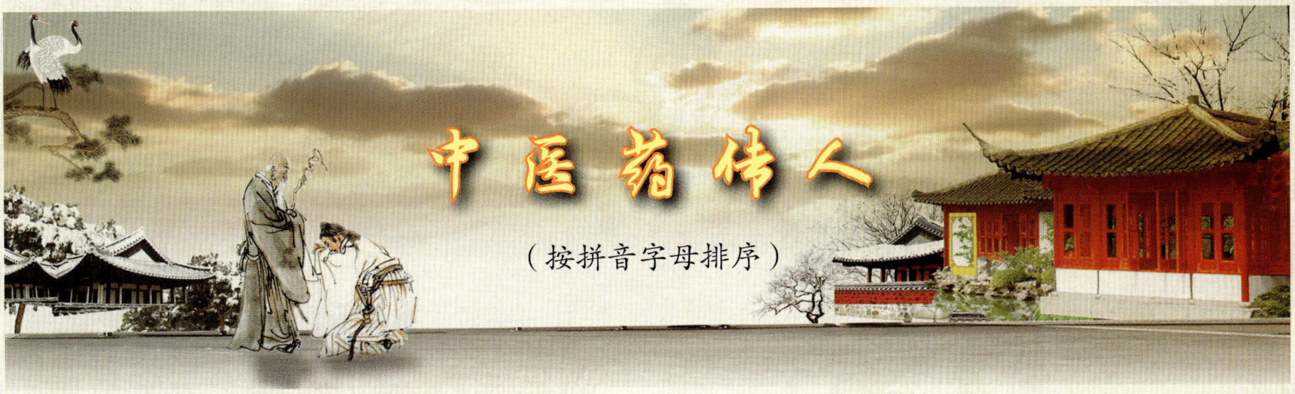


## 陈若峰

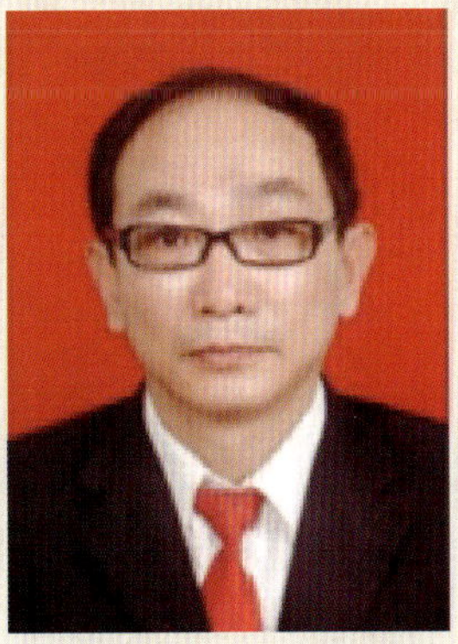

陈若峰，男，1962年9月出生，河北唐山市人。大专文化，中医师，高级民间传统疗法师、中国民间中医药研究开发协会会员，中国民族卫生协会专家委员，国际针灸合作委员会特技专家。中国慈心功创始人张东华大师亲传大第子，法号：耀国。

1980年开始习练气功，自学中医，针灸。1986年始，云游天下遍访异人名师，得到当代多位隐士大师的亲自点传，集中医气功针灸点穴按摩于一身。

1995年3月投入中国慈心功张东华大师门下，并有幸深得九位圣恩师祖，尊恩师的真传和厚爱，深得慈心功精髓，对功理功法有深入透彻的理解。

中国慈心功在北京第四届东方健康博览会上获得“生命科学研究成果奖”、“边缘科学进步奖”、“医保科技进步奖”、“科技进步金奖”四项大奖。陈若峰随师参加博览会，获得“受群众欢迎气功师”称号。今年来，陈若峰随恩师游历、修炼，对医治各类疑难杂症颇有研究，擅长治疗各类骨质增生、骨结核、股骨头坏死、红斑狼疮等疑难杂症。陈若峰将治疗心得撰写论文“关于慈心功治疗各类疑难杂症的机理分析”，论文在中外健康文摘杂志发表。

2004年10月，作为特邀嘉宾参加北京首届百名医学家峰会，并受到国家卫生部有关领导的亲切接见。

2005年12月，做为特邀嘉宾参加2005年中华社会各界新闻人物共庆中华民族大团结同贺新春佳节大拜年活动，并受到人大副委员长铁木尔•达瓦买提等有关国家领导人的亲切接见。被“中国名医论坛”第四、五、六届做为特邀嘉宾，邀请参加。被“中国医院院长交流大会”第二、三、四届做为特邀嘉宾，邀请参加。被“中国主任医师学术年会”第二、三、四届做为特邀嘉宾，邀请参加。几年来，陈若峰做为世界名人多次被中外各大医学论坛峰会做为特邀嘉宾邀请参加。

2012年5月，中国科技创新发展促进会传统医学分会，聘请陈若峰加入传统名医专家团队。

2012年6月，中国民间中医药研究开发协会国际针灸合作委员会聘陈若峰为“特技专家”。在北京府佑中医门诊部坐诊诊治疑难杂症。

2012年10月，参加北京全国民间中医药开发工程大会，现场十分钟治疗两个腰痛患者，当场见效。受到大会领导专家的好评。并获得“特色技术演示奖”。在百度输入“陈若峰视频”即可查看。

2012年，中央电视台华人频道独家重磅打造的“中华国医行”特别节目邀请陈若峰参加“弘扬祖国医学贡献人物专访”。

2012年12月，中国民族卫生协会聘陈若峰为专家委员。

2013年陈若峰受广东何有中传统金针针灸研究所所长何有中先生邀请，在研究所坐诊治疗疑难病。

## 冯德孔

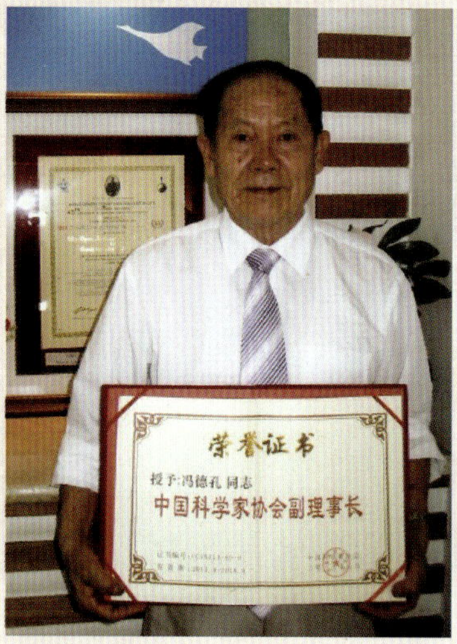
荣誉证书
授予:冯德孔 同志
中国科学家协会副理事长

冯德孔，男，1941年10月生，云南省宣威市人。冯德孔的家族400年前在南京行医，历史上南京多战乱，160多年前可能因为战乱而迁往云南宣威，行医经商。这个家族成为宣威首屈一指的名门望族，但几经社会变迁的波涛而几起几落，对这个名医世家打击很大。新中国成立后，兄长冯德雍任宣威县医院首任院长，医疗技术在方圆几百里都很有名，另一位兄长冯德暘在重庆万州也是名医。

童年、少年时代的冯德孔住在云南省科协大院，经常见到对己对人要求非常严格和博学的天文学家陈一德先生，生物学家云大生物系主任省科协副主席朱彦丞教授。冯德孔小学三年级前就已经拜读了李时珍、华佗、爱迪生等人的故事。上初中时，可以经常听到科普报告参观科普展览。青年时代，在西双版纳云南省热带作物研究所工作，这里有不少很敬业很优秀的科研人员，冯德孔与学识渊博科研成果丰硕的研究员王春仁经常深谈，冯德孔钦佩著名植物学家蔡希陶，吴征镒的科学研究精神。云南热作所的工人都知道，冯德孔在宿舍里挂满了李时珍、爱迪生、居里夫人、爱因斯坦的画像。科学研究环境和科学家的氛围对冯德孔影响很大，这或许是使他走上医学科学研究，并取得科研成果的重要因素，对一个人的思想和成长来说，环境很重要。

冯德孔珍藏的古医籍有385年前出版的《医方集解》，金元时期的《药性赋》至今已644年，家族的医学渊源由此可见。

1996年9月21日在香港首届世界中医药学会上，中国著名白癜风专科医师冯德孔向世界医学界宣布了医学上的重要新发现，整个大会所有论文中冯德孔先生的论文——“白癜风治疗难关突破和新发现”是唯一提出要求知识产权保护的论文，荣获大会一等奖。国家级大报《科技日报》对冯德孔给予高度评价：“冯德孔对白癜风的新发现和治疗效果使他理所当然地荣获世界中医药学研究首届年会一等奖，为国家争了光”。中国著名科学家谈家祯获悉后祝贺冯德孔先生“在白癜风研究上获得重大成就”。在世界中医药学研究会上展示的“严重大面积白癜风治疗前后疗效对比照片”向医学界表明，顽固性皮肤病白癜风治疗难关已有攻克例证。

冯华主治医师，毕业于昆明医学院临床医学专业，中国民主建国会会员，现任职于云南白癜风专科。协助专科主任冯德孔，在多年的大量临床工作和研究探索中，发现白癜风与多种病因相关，诱发因素较多，发现在55个近亲结婚家族中子女患有白癜风，证明遗传是一个不可忽视的发病因素。在治疗中采用西双版纳原始森林中采集的植物药和中药，调和气血改善微循环，通过理疗调节皮肤神经功能，并要求白癜风患者体育锻炼配合，从根本上治疗取得成功。目前，这是疗效好、无毒副作用、预后较好的理想方法。并且从临床实践中发现白斑部位痛感微低于正常皮肤，治愈后又完全恢复正常，从临床证实了“白癜风皮肤神经末梢有退行性变化”这一神经组织学的实验室研究结果。遗传类白癜风患者同样可以治愈。作为云南白癜风专科副主任及业务继承人，多年来一直在白癜风的研治事业上，从事临床、科研、资料整理工作，负责收集国内外在白癜风研究治疗方面的新进展资料。除日常诊治工作外，整理分析病例，协助

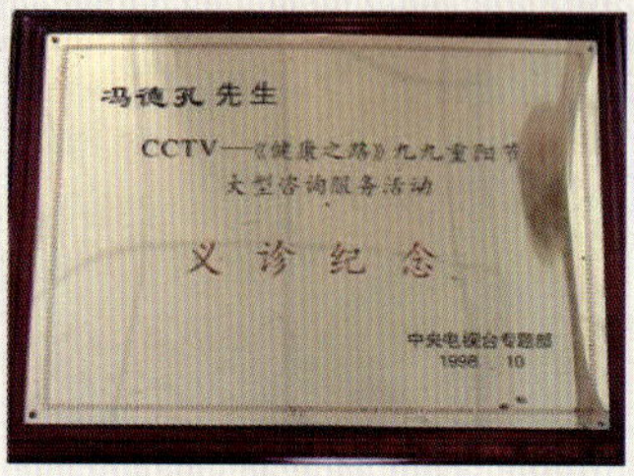

冯德孔主任完成1996年在香港世界中医药学研究会首届年会上发表的重要论文，荣获一等奖，是该论文的第二作者，同时被录入卫生部原部长钱信中先生主编的《中国跨世纪专科名医大典》。

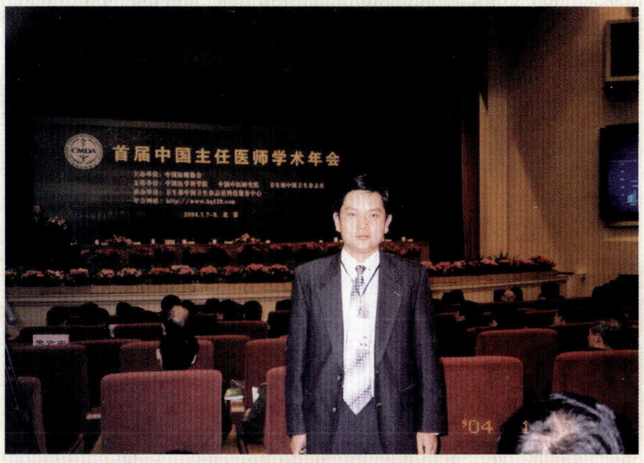


冯华医师在北京人民大会堂出席
中国首届主任医师学术年会

## 葛琼芳

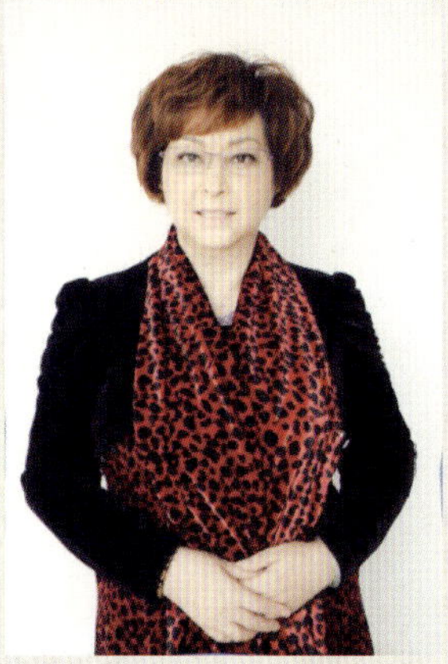

葛琼芳，女，是东晋时期著名道教学者、医药学家葛洪的唯一无断代传人，现任四川利健济世科技有限公司董事长，葛氏“济世堂”医馆传承人。

葛琼芳自幼随父葛德耀（1916-1985）习医，深得葛氏真传，成都中医药大学毕业后，全身心默默耕耘于临床辩证施治近40余载。尤其擅长于各类疑难杂症的治疗，红斑狼疮、白癜风、神经性皮炎等世界性皮肤病难题，经其采用葛氏秘方治愈的病患不在少数。

为了将葛氏医药的精华发扬传承，普惠人生，葛琼芳遵循中医学的理、法、方、药，依据中药配方的君、臣、佐、使，潜心于妙方良药的研发创新。经过多年反复的临床实践、研究和不断总结、归纳，终于在先祖秘方的基础上，结合现代医学技术，将源自于雪域高原的草本精华，精心研制为药食同源健全免疫功能的雪蓝茶系列养生保健产品。

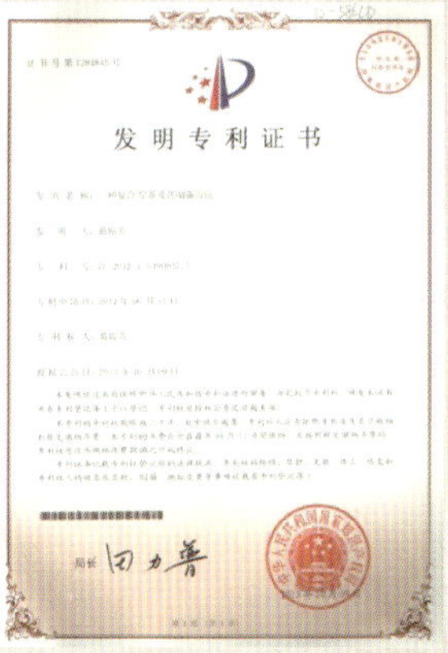


2012年“雪蓝茶”获得国家发明专利，作为国内目前首款温性茶，其具有清除自由基、抗疲劳、抗缺氧、抗辐射的作用。长期饮用雪蓝茶，能有效降低血液黏稠度、清理血液杂质、增加心脑冠状动脉血液流量、滋养五脏六腑、缓解疲劳改善睡眠、补肾壮阳、添精补髓、修复人体再生细胞、抗衰老、养颜美白肌肤、祛除色斑、调节内分泌，尤其对预防、控制和治愈三高症患者（高血压、高血糖、高血脂）有着神奇的作用。

2012年“雪蓝茶”荣获国家知识产权局发明专利；

2012年“雪蓝茶”荣获十二五中医健康管理行业十大最具影响力品牌；

2012年“雪蓝茶”荣获中国中药养生保健行业十大最具影响力品牌；

2012年“雪蓝茶”荣获“雪蓝茶”中国优质健康名牌产品；

2013年“雪蓝茶”荣获2013首届老年节久久敬老会百名国家机关老干部老将军健康养生指定产品；

2012年“雪蓝茶”荣获第十届中国养生保健茶行业十大著名品牌；

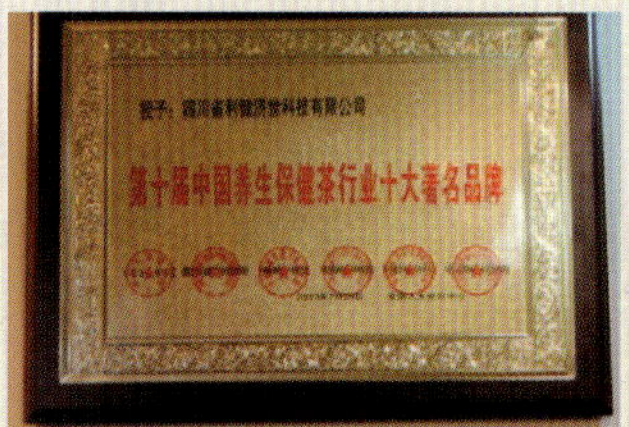


2012年“雪蓝茶”荣获京交会第二届健康服务展览国际洽谈会暨国际峰会指定产品等奖牌；

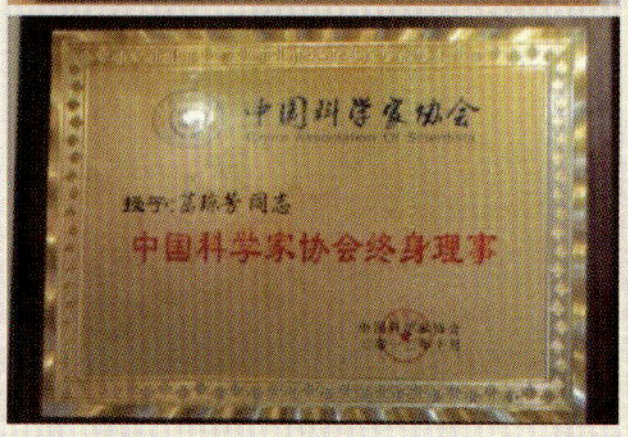


2012年中国医促

会中老年健康专业委员会“治未病”健康指导工作站落户四川省利健济世科技有限公司；

2012年葛琼芳女士被中国科学家协会授予“中国科学家协会终身理事”称号。

附：

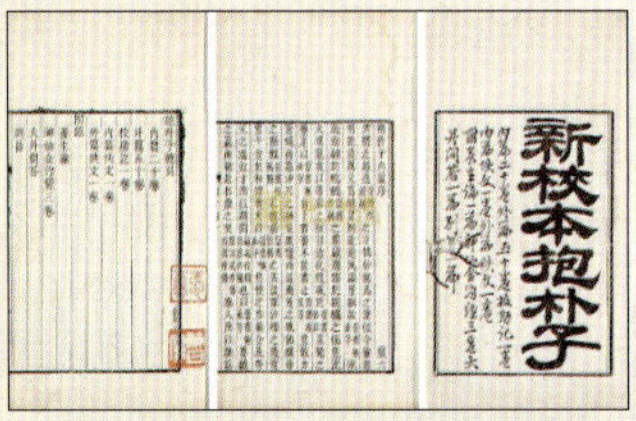


葛洪，东晋时期著名的道教学者、医药学家，内擅丹道，外习医术，研精道儒，学贯百家，思想渊深，著作弘富。据史籍记载，葛洪的主要医学著作为《抱朴子》，尚有《金匮药方》一百卷，《神仙服食方》十卷，《服食方》四卷，《玉函煎方》五卷等等。他以睿智的眼光观察自然、人体、疾病，在防病治病的实践基础上提炼出了丰富而精深的医学思想，为中华民族的繁衍昌盛做出了不可磨灭的贡献。

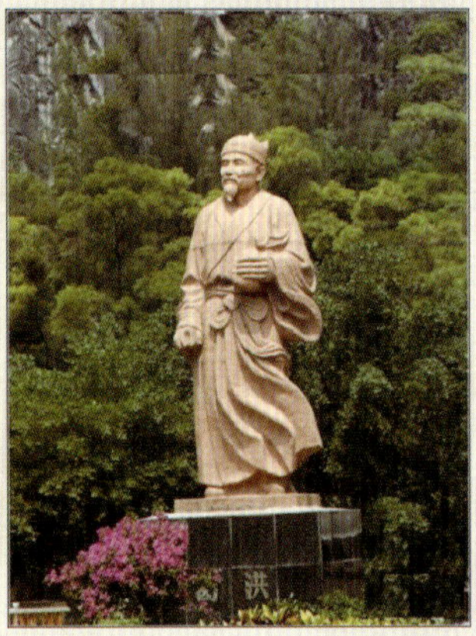

## 李德友

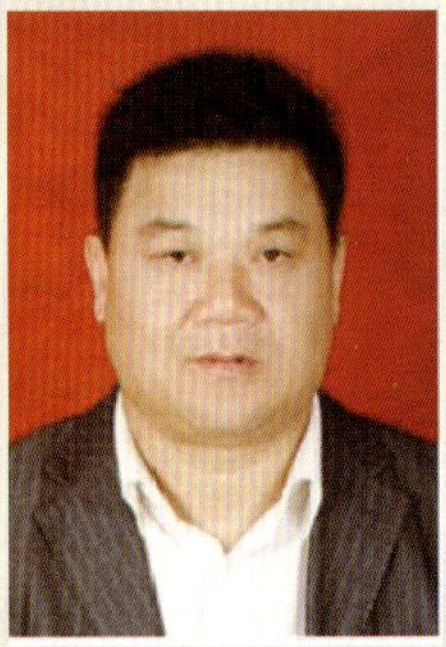

李德友，男，山东临沂人。汉族，1958年7月生，大学本科学历，中医世家，高级推拿针灸师、高级按摩师，卫生部微量元素重点实验室科技推广办、金健康营养自助工程全国营养代表，中国特医学会会员，国医大师陆广莘传承人。世界李氏文化研究总会理事，山西临洮陇西李氏联谊会副秘书长、老子文化研究会会员，《中华李氏总谱》研究会副会长、副主编，曾任小学高级教师、中学教师、小学校长、学区校长、兼学校医务室保健员。后创建德友正骨食疗养生院任院长、德友正骨食疗养生学校任校长。

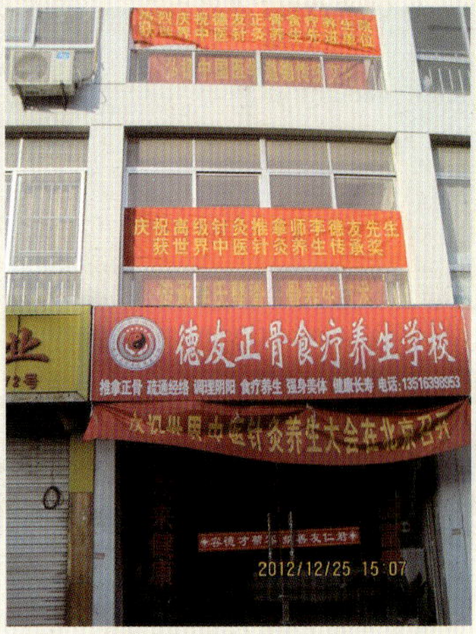


曾祖父是清末到民国年间著名的私塾先生，同时对中医养生有很深的研究。大姑爷爷曾跟随王洪久当贴身中医多年，直到上世纪八十年代还为百姓诊治疾病。因受先辈影响，李德友自幼爱读儒学、中医养生学、道教学、易学、佛学等传统文化。尤其是在整脊正骨、食疗养生、运动养生和姓氏文化研究等方面有较深的研究。四十余年来，在借鉴先人及当代名人中医养生技法的基础上，结合自己的实践经验，研究出自己独特的整脊正骨、针灸推拿、食疗养生、运动养生为一体的、综合性的康复理疗保健成果。根据人体生理特点，利用轻柔法整脊正脊，结合针灸推拿，疏通经络，再根据病人的身体情况，告诉他合理搭配食物、教会他运动养生的技巧，使其血脉畅通、营养充沛、阴阳平衡。在治疗脊椎病变引起的综合症，尤其是对S型脊椎、颈腰椎间盘突出及其引起的综合病症、肩膀高低不一、头晕目眩、三叉神经疼痛、慢性咽炎、慢性鼻炎、慢性气管炎、后天性心功能障碍、前列腺炎、性功能障碍、痔疮、中风、关节炎、风湿、痛风、骨质增生、O型腿、X型腿、股骨头坏死等病症有特好的疗效。深受广大患者的赞誉。

因医德高尚、成绩显著，多次被教育局、地方政府授予优秀教师、优秀教育工作者等称号，2008年11月23日，在北京全国政协礼堂召开

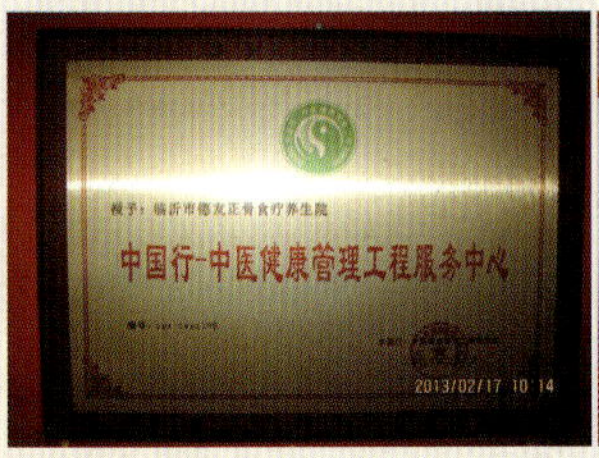


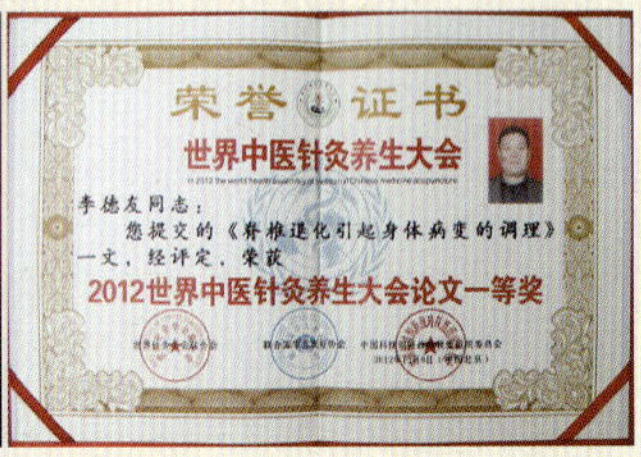

的“首届中华根土文化论坛北京峰会”上，被授予“根土文化研究专家”，2012年世界中医针灸养生大会上，被授予2012世界中医针灸养生特技疗法传承奖、2012世界中医养生事业突出贡献人物所撰写的“脊椎退化引起身体病变的调理”一文，获2012世界中医针灸养生大会论文一等奖，被中医中药传承学院聘为客座专家，德友正骨食疗养生院被授予2012世界中医养生事业突出贡献单位，被中国科技科技创新发展促进会、传统医学分会授予中医药特色诊疗技术专家，被中国行——中国健康管理工程组委会聘为中国行——中医健康管理工程首席专家。养生院被授予临沂市中国行——中医健康管理工程服务中心。

## 李胜祥

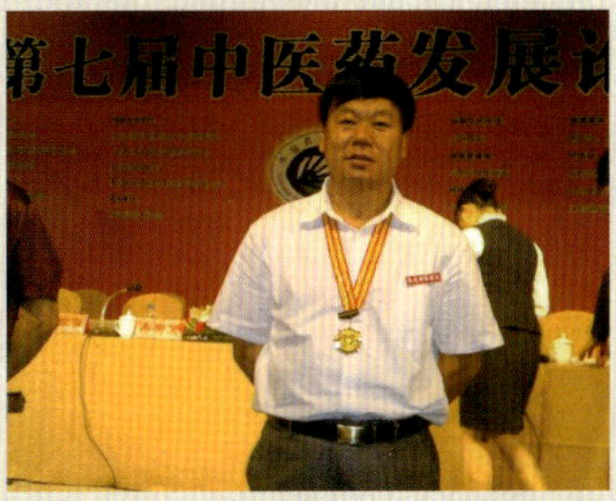

李胜祥，1965年1月出生在辽宁省朝阳市蒙古营乡大巴沟村。曾祖父、祖父皆是很有名的老中医，到他父亲李志武这辈，已成为专治精神疾病、风湿骨病的高手。李胜祥继承祖辈医技及秘方，现已研发出代谢功能紊乱疾病的经验方，如糖尿病、并发症及其脂肪肝，肥胖，高血脂，高血压，心脏病，脑血管疾病，痛风等疾病。

1968年10月，李胜祥随父母迁居到黑龙江省勃利县吉兴乡长胜村，时年他刚满三岁。自打上学以后，他在父亲的耳濡目染的影响下，就开始学习医技。他天资聪颖，学业与医技并进皆优。

1981年10月，李胜祥应征入伍，在辽宁省辽阳市81301部队担任卫生员。服役的四年里，曾多次在军医大学深造，学习了作战疗法、自然疗法和整骨疗法。他勤学、苦练、深钻、细研，成为一名出色的卫生员，曾5次荣获团嘉奖，并荣立三等功一次。1984年李胜祥光荣地加入了中国共产党。他在入党的自传中写到“我是党的人，愿终生从医、治病、利民、兴国！”

1985年10月，李胜祥复员后，被安置在七台河市工业局，先后担任团委书记、武装部长等职。尽管未从医职，但他在业余时间里，从未丢掉医技，购买了许多专业医书继续学习、钻研，并且经常为患者义诊义治，博得同志和患者的好评。以后他在开办个体医疗工作期间，曾到西安第五医院骨科进修学习骨科医疗技术3年。人不学不知艺，玉不琢不成器。学而方知不足，学而则增广胆识。2006年李胜祥在七台河市的繁华地段开办了“圣龙病体康复中心”。他承诺：“包治各类风湿骨病，特别治疗骨质增生、腰间盘突出，风湿、类风湿、股骨头坏死等顽症。”经数百例临床治疗，治愈率达98%以上，来李胜祥面前求医问诊者络绎不绝，皆带愁而来，展颜而去。2009年李胜祥又到黑龙江省中医药大学进修，获得了“中医正骨推拿名师”荣誉称号。同年他与老中医师王庆隆共同研发出“整骨复位疗法”、“疏通经络疗法”和“神经复原法”的三合一综合康复神志病疗法。此法，开创了我国精神类疾病之先河。采用这种疗法，可使失眠、抑郁、癫痫、精神分裂、儿童自闭症、多动症及各种神志病人在短期康复，并得以根治。为了验证其良好的疗效，使患者及其家属放心无忧，李胜祥的康复训练中心又郑重做出承诺：“签订包治康复协议，无效退全款。”尽管如此，就目前而言，尚没有一个患者前来退款。相反的是，广大患者及其家属都与李胜祥交上了朋友，成为他们的终身保健医生。

李胜祥自2010~2014年开始，专门探究糖尿病及并发症，脂肪肝，肥胖，高血脂，高血压，心脏病，脑血管疾病，痛风等疾病。接诊前患者可到权威医院做生化报告单，调理36天后，各种口服药，胰岛素针剂以后不再服用或注射，然后再到同一个医院检测生化、获得报告单。结果显示各项指标达到正常值。李胜祥认为：“糖尿病等代谢类疾病是肝脏疾病导致的，故产生代谢功能紊乱”。他采用了八步疗法、两保证。

八步疗法是：一诊二查三整四通五药六营七

找八康。

一诊：诊断明确，到指定医院做生化报告单；二查：查找病因；三整：调整骨骼；四通：调气血通经络；五药：服中药；六营：服用营养素及配餐；七找：找差距找余病；八康：达到康复、各项指标正常值不复发。

两保证。一是：经过调理后各项指标达到正常值；二是：签订法律公正合同，健康消费有保证。

## 师誉桐

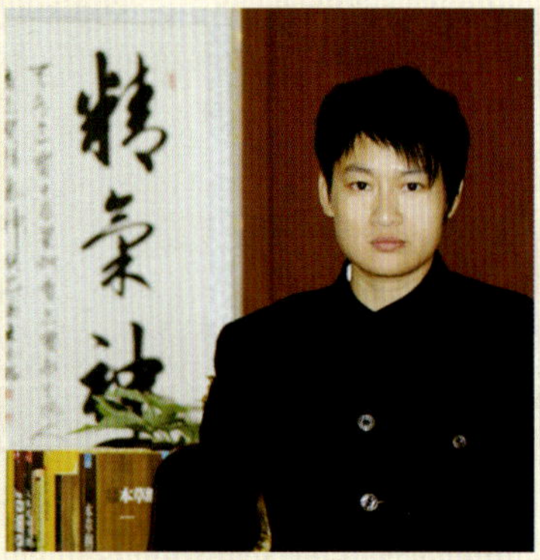

师誉桐，女，原名师灵芝，1978年出生，毕业于河南中医学院，后考取执业医师资格证。祖传第七代经络整脊疗法传承者、易医养生“固脊自然疗法”、“五行巡络能量油”研发人、世家康健品牌创建者、医促会疑难病症专家委员。

师誉桐籍河北省石家庄，现居江苏徐州。师誉桐是师家第七个孩子，上面有六个姐姐，其自小就被当做男孩来教养，父母对其寄予传承家业的厚望，并将家传的“经络整脊疗法”技艺传授给她。

作为师家世代“捏骨神手”的第七代掌门人，师誉桐自小就显示出非凡的医学天赋。八岁入学的第一天，一位同学在玩耍中不小心扭伤了脚，她就帮同学揉脚，这为她以后的行医生涯埋下了“兴趣”的种子。在祖传的基础上，结合现代环境下人们的身体状况，她探求中医养生的新理念、新思路，努力挖掘散落在民间的治病绝技，博采众长，研习道家养生、佛家的心性修养以及易经、风水等传统养生精髓，遵循中医经络、气血理论，师誉桐独创了“固脊自然疗法”。

为使更多的人可以受益于“固脊自然疗法”，师誉桐孜孜不倦地探求中医阴阳五行理论，将家族世代相传的秘方结合现代科技研发出“五行巡络能量油”。在“固脊自然疗法”中，针对不同人群的身体状况使用不同配比的“五行巡络能量油”，以增强疗效。

师誉桐创建的世家康健成立于2013年4月15日，成立以来，遵循“通、调、固、养”的原则，量身定制个性化、一站式、综合性的调理方案，力求树健康行业标杆，立养生专业形象，创易医养生品牌。世家康健易医养生调理中心以中医理论为基础，经络理论为指导的内调外养，以“人人健康，财富共享，强强联合，品牌共赢”为宗旨，汇聚了国内知名专家竭诚为社会提供健康服务。

固脊疗法筋脉养生的优势：

一通、二调、三固、四养，以修其身养其性、养心谓为原则。

“固脊疗法”筋脉养生运用五行巡络能量油的“温、热、寒、凉”之气、“升、降、沉浮”之性，逆其病势，“寒者热之，热者寒之，虚则补之，实则泻之”以期平衡，可补气以调虚，可泻实以调情志，可以激发人自然的潜能，调动人体自然的自愈力，打开人体开关，提高免疫功能，真正达到防病抗病。

固脊疗法筋脉养生采用专属五行经络油，玉石乾坤鼎，配合筋脉养生的手法，找出存在经络里的结结，运用乾坤鼎温刮温灸温推温拨温滚点按手法，让五行巡络能量油更进一步的被身体吸收，促进血液循环，使之全身气血畅通。

固脊疗法筋脉养生亚健康调理的优势：

经络决生死、除百病、调虚实、不可不通，“固脊自然疗法”应用中医推拿、正骨等手法疏通经络，改变内在脏腑的气血平衡，保障经络的畅通，使身体经络之气畅通，经络之血循环；使人体经络交会衔接紧密联系，组合成一个较为复杂而又精细的经络系统，联系内在的脏腑、沟通内外运行气血，营养全身，平衡阴阳抵御疾病六邪护身卫体，活血行瘀、祛风清热，凉血解毒，已达养心、养神、健体、延年益寿的目的。

“种得梧桐树，引得凤凰来”，师誉桐立志

要将祖传的中医技术毫无保留的传授给更多的人士，让社会大众受益。

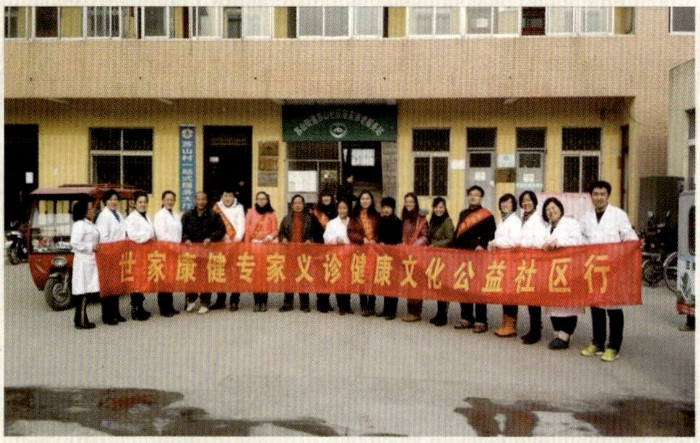


师誉桐带领她的团队为社区做义诊，宣传健康文化

## 唐令蛟

唐令蛟，男，汉族，1954年6月出生在广西桂林市全州县。特色医疗专科专家，白血病研究基地课题组组长，中华医学临床研究医学会会员，中国中外名人文化研究会会员，教育部北京时代学人文化研究院特聘院士，全国百名道德模范，时代英模——中华百业杰出创新人才。

自幼酷爱医学，跟堂祖父学医，遂得祖父真传。祖父去世后，又到处求知拜师，先后从师多位名师，学得不少医学知识，采用民间中草药和民族医药治病，充分发挥了特色医药的特效作用，对民间的常见病、多发病进行治疗，解救了数千名老百姓的疾病之苦，对一些奇难杂症有特殊疗效，使很多医院诊断为不治之症者得到新生，使濒临死亡的患者延长了生命。自己研制的“起死回生汤”、“久死还阳汤”、“脑震丹”、“止血糖浆”、“解毒丸”等膏、丹、散、丸，在民间应用了30多年，都收到了良好的效果。

在30多年的医疗生涯中，对现代的心脑血管病、白血病、各种贫血、骨折损伤、脑震荡及跌打损伤，各种出血性疾病、肿瘤癌症等积累了丰富的临床经验，并理论联系实际，撰写论文，发表在全国首届壮医药学术会议即全国民族医学经验交流大会论文汇集“中华英模人物大典”、“疑难病症特色疗法集粹”等多本书集中，撰写了“论治青少年白血病”、“白血病诊治体会”、“论治中风五大绝”、“论治骨质增生”、“治疗腰椎间盘突出”等论文，多次在学术会上宣读与交流。

2005年冬，免费为病人治病，为患者垫付医疗费和输血费，受到了新闻媒体的大力颂扬和地方日报刊登。先后被授予“时代英模—中华百业杰出创新人才”、全国百名道德模范“时代先锋”等光荣称号。

2011年，荣获国家三项医学发明专利，分别是：“用于治疗脑震荡及跌打损伤的药物”专利号201110108453.2；用于“止血的药物及其制备方法”专利号201110108350.6；用于“治疗癫痫病的药物及其制备方法”，专利号201110108447.7。荣获香港国际专利博览会金奖及优秀专利。

## 王德兴

王德兴，1938年2月生于四川乐至县，8岁习道家武功，12岁开始读《医学五则》，14岁拜师于乐至童家镇的童永富老师学武和道家天师派内功，并开始学习少林用药配方和中草药治病的方法。1972年拜天台宗界通师（四川新都县新繁龙藏寺当家）学佛教，1973年拜陈抟第三十七代传人宋基伟为师学习中医、接骨，以及陈抟草本浸浴方及练功（睡功）方法，从此以佛家、道家养生方法修练至今，并用于惠及大众健康。

在童永富老师的指导下，王德兴用中草药医治好很多疑难杂症。如王德兴出生地中天镇七村女性宋某某瘫痪7年多，经过王德兴用道家药酒和中草药汤治疗半年后获愈。另一位老乡叶某某患风湿关节炎，脚背红肿并有膝盖肿大，经过王德兴用酒药吃、擦，4个月后痊愈。中天镇孤寡老人王某某患支气管炎多年，王德兴采用中药特方，连服5剂痊愈。高寺乡杨氏患风湿性心脏病，先由童老师医治，后童老师仙逝，转由王德兴继续用中草药治疗获愈，后来参军体检合格入伍。桂林乡一村吴女士患肾盂肾炎，全身水肿，并有腹水，王德兴用中草药治疗1年后痊愈，资阳太和乡八村李某某肝部有肿块，先后由乐至、资阳、成都权威医院治疗无果，后几经转折来王德兴处医治，1年后肿块消失。

宋基伟老师是世代相传的奇士高人，王德兴所居之中和乡原女乡长刘某某患喉癌，在川医开刀后，癌扩散封喉，不能下食，川医让其回家准备后事，来找宋老师治疗，宋老师安排王德兴用艾灸烧治，并开处方五味中药，使患者转危为安。王德兴以宋基伟老师之法治愈了几位肿瘤病人。如魏某某，鼻癌，现已健在十余年。

四川乐至仲良中学教体育的魏老师，因小腿受伤，上世纪八十年代，求治于其他医院未治好，领取了残疾症书，经过王德兴医治1年多后恢复功能，教书至今无任何后遗症。

王德兴还先后治愈了精神病人：蚕桑种场的王某某；放生乡的郭某某；贵州铁路局的黄某某。

王德兴亲手接好各种骨伤骨折上千例，如：唐宗宪大腿骨折；宋际良腰椎骨折；陈昔富肋骨断三根；乐至李立凯的爱人，尾椎断；叶小勇膝盖骨粉碎性骨折等。王德兴先生按传统接骨，一般治疗见效时间为“春七、夏五、秋八、冬十日”。

中药泡浴是中华民族传承千年的医学瑰宝，其医学原理是通过泡浴过程将组方的药力渗入人体毛窍，调平人体阴阳（即人体内的水火既济）疏通全身经络、排出体内毒素、促进消化吸收、增强人体自身免疫力，从而达到既治已病也防未病的奇特效果。采用中草药泡浴方式，不打针、不吃药、无任何副作用，康复投入成本低，利于民生，减轻患者疾病带来的痛苦，减轻人民生活负担，同时减轻国家医疗负担，具有极大的推广应用价值！

王德兴从2004年4月开办中药泡浴至今，经过泡浴者成千上万人次，证实药浴既能治病又能保健。安岳曹某某患有红斑狼疮，坚持每天中药泡浴，3个月后痊愈；股骨胫坏死的易某某泡浴3个月后经医院检查坏死骨头再生，坚持1年后治愈，现已能外出打工；铁二局刘某某子宫癌手术后扩散，经泡浴半年后现已痊愈；四川昌都警官周先生肝癌并有腹水，泡浴3个多月而愈；乐至陈涛2岁患小儿麻痹症，右脚痿缩，脚外侧掌沿着地，整个身体半边大半边小，经泡浴、药酒治疗、特殊传统推拿、正骨等，经8个多月治疗，行动恢复70%以上，现能自食其力了，从事推拿按摩行业；袁某某血管硬化，右手颤抖，不能用筷子，脚无力行走，经泡浴1年后现已消除以上症状；攀枝花刘某某右耳朵听力失聪4年，医院治疗无效，经泡浴10余次和特殊传统推拿手法，现已基本恢复听力；吴女士、周女士皆因银屑病，通过泡浴约2年治愈；该泡浴对感冒、风疹、湿疹、寻麻诊、高血压、妇女月经错乱、风温病等都具有特殊效果。

特殊案例分享：

乐至县人和乡三村石厂垮塌，压伤二人，群众将伤者从泥土中抱出后放在大神庙中，两小时后伤者才苏醒过来，送至乐至县医院六天，医院只做检查、打针、输液，花费八千多元，由于伤者一人伤及腰椎、尾椎、膑骨折断、脚掌骨断裂，另一人踝骨断裂并有伤口，现代手术治疗，县级医院对如此重伤非常为难，但经王德兴3次接骨疗伤治愈，且没有留下后遗症。

叶某某在山西挖煤，煤窑垮塌，其腰椎、膝盖、脚掌骨皆断裂，当地煤矿医院治疗1个多月，医疗费用几万元，无钱治疗后从医院回到乐至老家。叶某某回到家后卧床不起，生活十分凄惨，其爱人肖某某守着王德兴老师落泪，王德兴老师免费为其治疗，3次后痊愈。

乐至童家镇晒金桥砖厂一工人从四丈多高的坡上摔下受伤，经乐至、成都的专科医院治疗3年多，疗效不佳，送至王德兴处治疗时经查脚掌趾骨少了一根，经王老师诊断为“骨趾重叠”，顺势将骨趾推下接上，七天后王德兴去复诊，病人已经去上班了。伤者的老板张某某付出了3年多的工钱和医疗费、护理费，终于得到解脱。以上实例的伤者都是家庭的主要劳动力，4人痊愈了，同时拯救了4个家庭。

王德兴婉言谢绝邀请出国发展。1989年台北市一费姓台胞，脚伤被王德兴医治好后，感到王先生的传统医术非常精湛，他说在台湾象具有这样医术的当时高雄仅存一人，如果王德兴能到台北，保证让其很快成为富翁。王德兴说：“我生活淡泊惯了，满足现实生活”，确实王德兴吃素食近30年，心性纯朴和蔼，从不追名逐利；2012年，德国友人伊菲来成都求医治疗晕眩病，她三次外伤引起头痛、头眩晕、严重失眠，德国无法治疗，让她提前病退在家，她尝试来中国找民间高医，经王德兴近1个月治疗，以前病症全部消逝，还意外地将她100公斤体重减掉27斤，她非常希望王德兴到德国去开中国医馆，王德兴老人以不能坐飞机为由婉言谢绝；2013年美中运动协会的周主席（原世界柔道冠军）膝盖骨半月板二十年前受伤至今未愈，经王德兴老人药浴和特殊手法帮她复位，治愈后她诚邀老师去美国帮助运动员疗伤，并保证获得高薪，他以“我在国内还有很多需要得到帮助的群众”为由而谢绝。我们的传统医学十分宝贵，民间真正潜心传承传统医学的传人，大多已到高龄，其宝贵资源世界各国都在争夺，现实问题是培养传承人越来越难，年轻人多根本不认同传统中医，即使认同也怕学习过程艰苦而放弃。有如王德兴老师所说：“我是中国人，我这点微末技术应该献予广大群众，传承后人以了心愿”。

## 王海霞

王海霞，女，46岁，王氏中医第四代传人，出生于辽宁省营口市老边区，幼年随父就医，深受严父教诲，使自己扎实学到了博大精深祖国医学的绝技妙术，自己细心录纪了父亲的一些验方，并加以学习和整理，为后来从医打下了坚实的基础。少年时跟随父亲王廷库老

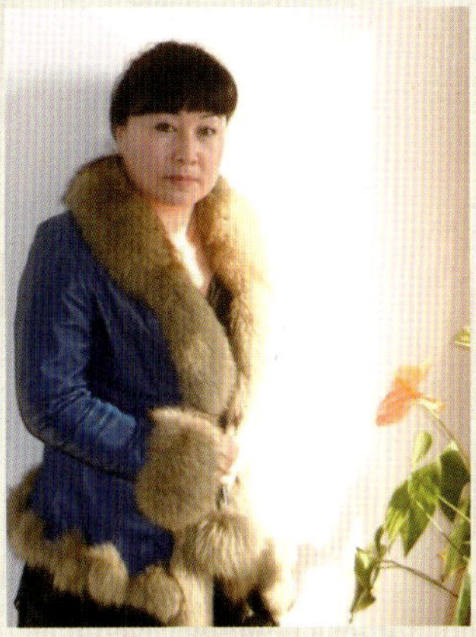

中医认真研究学习针灸、诊脉、熬制汤药、膏药，并熟读《赤脚医生手册》、《新医药选》、《人体解剖学》、《医林要术》、《黄帝内经》、《本草纲目》、《医宗金鉴》、《伤寒论》、《金匮药略》、《千家妙方》、《华陀神医妙方》、《中医中药大辞典》等医学古籍。后随父亲在医院实习。行医几十年，常年深入广大乡村山区，访名医、名方，向多位民间老中医学习，在30多年的不断学习中，付出了无数的时间与精力，现在已经对多种疑难杂症有独到的见解，尤其擅长治疗烧伤、褥疮，得到了父老乡亲的认可。王海霞对烧伤的认识：烧伤中医称为火烧、水烫、化学烧伤、电烧伤等，历代劳动人民在向疾病作斗争的实践中，总结了丰富的经验。我国医学对烧伤的研究历史悠久，贡献很大。用活血收敛、生肌抗菌消炎等药物，制成膏剂、油剂、粉剂等外用和内服，取得了很好的疗效。随着医疗实验不断地发展，进一步总结了烧伤对全身的影响，除了局部治疗以外，同时服用内服药进行整体治疗。《外科宝鉴》对烧伤内治法辨证十分详尽，提出很多内治原则。如烧伤毒血症（发热作渴小便赤涩）提出应“养阴血以清毒”；浅度烧伤（患处肉末未死而作痛）可“健脾清毒”；深度烧伤早期（患处死肉已溃而不敛）则“健脾胃以生肌收敛”。

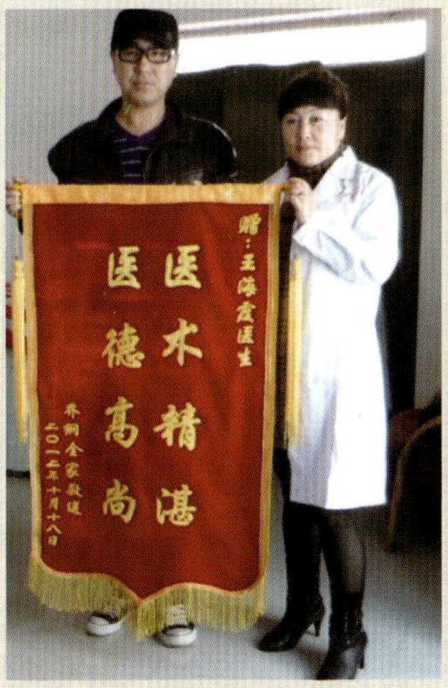


上述这些调气血，健脾胃清热解毒，排脓生肌等烧伤内治疗法，对治疗

烧伤仍有一定的实用价值。王肯堂《外科准绳》（公元1602年）提出烧伤与破伤风的关系是治疗烧伤的一条重要经验。至清代温病学的影响，对烧伤的病因、病机预后判断和治疗均有一定的提高，认识到烧伤是外伤皮肉、内损五脏的全身性疾病。《医宗金鉴》（公元1742年）中，对烧伤的描写甚为详细，其中所谓“火毒热气攻里”或火毒攻心等，相当于现代烧伤感染的毒血症或败血症。《外科真经》（公元1838年）指出烧伤系好肉暴伤，水烫火烧皮破肉烂成。此等之疮，轻者害及皮肤破，重者害于肌肉，内害五脏六腑者可杀人。并认为烧伤重者，必须内外同治火毒方解。在祖国医学中，这些重要发现和宝贵的治疗经验，值得我们去发挥和研究。

烧伤辨症施治

1、亡阴厥脱期：相当于休克期，多发生在烧伤后2~48小时之内，只因大面积烧伤和深度烧伤后，不仅损伤皮肤，而且损害皮下深度组织，使创面大量液体渗出，会出现剧疼，烦躁不安，口渴尿少无尿，口干舌燥，昏迷不醒，脉微欲绝。

治法：泻火解毒，活血祛瘀，方剂参附汤复脉散加减。高热、口渴尿少者，加竹叶、石膏、犀角、丹皮；火毒攻心有神昏谵语者，服用牛黄安宫丸；恶心呕吐者，加半夏、桑叶、竹茹、花粉、生姜汁，呼吸困难者加桑皮、桔梗、杏仁。

2、毒热炽盛期：有高热，呼吸急促，食欲不振，创面腐臭溃脓，周围红晕肿胀，创缘塌陷，苔黄无津舌质红，脉细数。属毒热炽盛血热伤阴。

治法：祛瘀解毒，凉血滋阴，知黄汤加减。高热者，加牛黄安宫丸，大便秘结者，加大黄、瓜蒌，口渴舌尖红而干者，重用石斛、花粉、葛根、元参，食欲不振者加砂仁、豆蔻、石斛。归脾汤，知柏地黄汤。

3、气血两虚期：少气懒言，食欲不香，有时有低热，创面肉芽不鲜，皮肤生长缓慢，舌质淡，脉细无力，属气血两虚余毒未尽。

治法：补益气血清除余毒。方剂：元芪生地汤、归脾汤、参白散，益胃汤加减。胃气虚弱加山药、砂仁、三仙、豆蔻；腐肉未脱者，加白芷、桔梗等；失眠多梦者，加酸枣仁、远志；气血亏损者，加人参、元芪、杞果、龙眼肉、阿胶等；有瘢痕形成痒痛者，加透骨草、桃仁、红花等。

烧伤瘢痕

1、攻克瘢痕依然是当前世界外科学攻坚的难题，任何创伤烧伤，如治疗不当都可能留下瘢痕，这样破坏了人体表面的完整并可能带来功能上的障碍，更严重的后果是造成畸形丑陋的面容，让人生蒙受羞辱、沉闷、孤独之痛苦。

2、烧伤瘢痕的病理和分类

①浅表性瘢痕：是指在皮肤表皮的一种瘢痕，是由Ⅰ度至浅Ⅱ度烧伤后形成，其表面如正常皮肤不同外，局部平整柔软，对机体功能无其它障碍。

②肥大性瘢痕：常发生深Ⅱ度烧伤而自行愈合的部位，如刀伤外伤缝合等，瘢痕高出皮面，形状不规则，有潮红充血，而在原瘢痕上边有肥厚的增生。此瘢痕功能障碍较轻，但因雨天和天气变化时，感到痛痒难忍。

③不稳定性瘢痕：是一种不稳定的瘢痕组织，因Ⅲ度烧伤皮下组织受到损伤，未经植皮而愈合者，这种瘢痕表面平坦、坚硬、易破损或溃疡，一般很难以治愈。而久不愈合者，有癌变的可能。

④痉缩性瘢痕：主要是皮肤缺损的创面自行愈合的结果，皮肤愈合有两个主要环节，因创缘向中心收缩小创口面积，另为周围上皮爬行向中心生长，去覆盖创面，由于有收缩能力的纤维细胞所起的作用，随着创缘向中心性收缩，创口周围的皮肤也被牵拉带动，向创口的中心转动，如发生在体表器官和面部，因皮肤的代偿能力差，稍有牵拉移动，就会出现外貌上的畸形，如眼帘外翻，口角歪斜等，若瘢痕发生在四肢关节附近或颈前部，则容易引起功能上的障碍，如关节部位屈曲痉缩和颈部、胸部粘连等。还可以导致神经血管、肌腱的短缩和移位，骨关节变形及脱位等继发性改变。

⑤增殖性瘢痕：是一种进行性高度生长的瘢痕组织，其范围超过原有病变位置向附近扩张为

主要特点。其病因可能与人的体质有关，是一种进行性的生长，增长大量纤维组织向四周发展，瘢痕本质较硬，红色凸起于皮肤几乎都有毛根和郁积的皮脂存在，有时因皮脂腺发炎而形成脓肿，有的则变成瘘管，这类瘢痕常见于青年人，于颈、背、胸等部位，易发生痛痒感染等。

如用其它方法治疗深Ⅱ度至Ⅲ度烧伤都会留下瘢痕，在全国全省用中药治疗烧伤太少，应引起各烧伤界研究探索和推广，但是在综合治疗方面，必须中西医相结合。

王海霞对各类瘢痕的治疗：

因烧伤后各关节长期处于屈曲位，未能得到及时纠正和长期的不活动，是瘢痕增生挛缩畸形的一个重要因素。在烧伤创面愈合期，立刻对各关节施以自然收缩力和对抗的压力，如强力绷带包扎或用瘢痕强力套压迫方法治疗3~5个月可明显缩短瘢痕的增生，预防痉缩和畸形。王海霞建议控制瘢痕挛缩要从以下几个方面着手：

1. 减少瘢痕组织中的肌纤维母细胞的成份。

2. 运动牵拉预防挛缩发生。

3. 用药物控制肌纤维细胞收缩。

4. 控制胶原纤维的合成，促进胶原纤维按正常方向重新排列。

对功能上的障碍，用手术切除增殖瘢痕解除挛缩，预防瘢痕再次增生。术后再加压力包扎。对于瘢痕疙瘩一般不采取手术治疗，手术易发生扩大，应采取热疗药物等治疗方法。对于瘢痕应以手术治疗为主，早期发现应早期广泛切除。术后作全身免疫和化学疗法。

王海霞建议瘢痕的治疗采取以下五个方面：

1. 点刺疗法：对增生肥大挛缩等瘢痕首先用针点刺疗法，放出在瘢痕中的瘀血，以达到柔软瘢痕的作用。

2. 按摩疗法：按摩疗法能活血化瘀，以达到瘢痕组织变软和消散之功效。

3. 热疗疗法：可采用电疗的热力、水液的热力的疗法，能促进血热循环，具有消瘀散结的功能。

4. 外用药疗法：从中药提取活血化瘀，解毒散结之中药，制成解毒散瘀膏外用，具有散瘀化毒消坚等疗效。

5. 内服药疗法：王海霞经验方药物有软化瘢痕组织坚硬度，有通络解毒及吸收瘢痕组织中大量硫酸软骨素A的作用。该药在治疗中两个月为一疗程，根据不同的瘢痕种类及患者的瘢痕的深浅度、年龄、时间、体质情况的不同，在治疗周期也各有不同，根据二十多年的瘢痕治疗统计，总有效率90%以上，是当前治疗瘢痕方面较为先进的方法。

典型案例：杜某某，男，32岁。五矿中冶电工。2012年8月23日面部电弧深度10%烧伤（3500-4000度）创面中药封闭疗法治疗9天痊愈，治疗前与治疗后的比较如下。

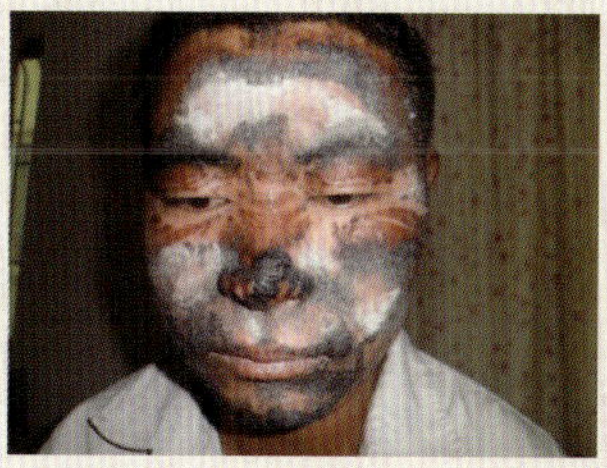

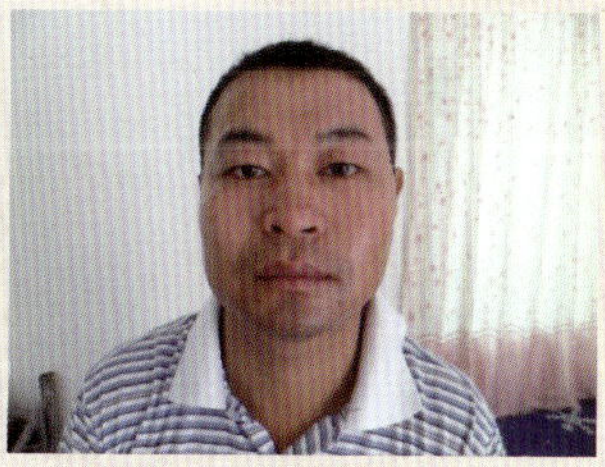

## 王玉玺

王玉玺，男，1953年3月生，蒙古族，河北省赤城县龙门所镇人，大学本科学历，副主任中医师。从事中医诊疗40余年，他是在毛泽东主席6.26指示下，党和政府一手培养起来的“赤脚医生”，后改为乡村医生，长期在基层为老百姓疗伤祛疾，积累了丰富的临床经验。他在医疗岗位上，以患者为亲人，认真热情为患者服务，不论是白天、黑夜，不论是风雪天还是阴雨天，他总是随叫随到。他仍然发扬当年那种四个一精神，即一包银针，一块痧板，一个火罐，一包草药，为百姓治病，花小钱治大病，不花钱也治病的传统。他有一种刻苦学习的精神，一是向书本学习《伤寒论》、《温病论》、《金匮要略》、《皇帝内经》、《针灸甲乙经校验》、《奇效良方》等书籍，二是弯下身子，甘当小学生，虚心向各老中医学习，将偏方验方整理成册。近三十多年搜集主治各种疾病偏方验方三千多个，三是总结经验,写读书笔记；现已写32开本150页装笔记本47本，达170多万字。1996年~2005年在河北省赤城县龙门所镇创办中风病研究所，取得可喜成绩，后应聘进京务工至今。近些年先后出席全国学术会议九次，发表论文9篇，在报刊上发表论文68篇，总计77篇；如1993年“独活寄生汤治风湿性关节炎”被评为优秀论文二等奖，被编入中医古籍出版社出版的《当代中医必效奇方秘术》一书；1994年8月，论文“中风病的中医诊治”被首届中韩学术研讨会录用。“针灸治疗中风”论文1995年载入中国中医药出版社出版的《非药物疗法万家论治精要》一书；“中风病的针灸治疗”论文入编1995年6月北京科学技术出版社出版的《当代针灸临床屡验奇术》一书，“中药治疗高血压病效果好”，刊登在2012年3月中国中医药发展论坛会刊上。“盗汗证的中医治疗”论文入编《国学国医岳麓论坛精选论文集》；“青中年妇女闭经症的中医调理”，入编《华夏瑰宝----国医名师经验录》优秀论文专辑；“中风病的防治中医有妙招”被入选《养生风尚》杂志发表。2005年编著《中风真传》著作由知识产权出版社出版；研制的一种调味粉获国家发明专利，专利号ZL95117434.7。该专利2002年9月在中国国际专利技术与产品交易会上被评为金奖；研制的“植物降压茶”对降低高血压，预防脑血栓形成有明显效果，该茶荣获赤城县科技进步二等奖。

天道酬勤，地谢勤民。2012年被中国健康论道聘为中国国医节组委会委员，他入选《中国中医名医名科名院品牌博览下卷名医卷》，被《中国中医药名医绝技秘方藏典》聘为学术顾问，同时入编《中国中医药名医绝技秘方藏典》国医精英；被中国医疗保健专业委员会中老年保健专业委员会授予治未病突出贡献个人称号，入编《华夏瑰宝—国医名师经验录》并被聘为特邀编委。入编《中华名医健康宝典》，《时代先锋》，《中国创新智库》，《科技创新智库与国际合作》等大典辞书；被中国民族医药开发协会授予2013年度优秀中医药工作者。

2012年8月参加了中华两岸三地专家企业家联合会（香港）国家中医药管理局举办的国学国医“中和”学术思想暨孙光荣教授临床经验粤港讲堂；2013年6月4~14日参加了台北市中医传承高等论坛，被台北市中医师公会授予中医传承名家称号；被中国管理科学院学术委员会聘为特邀研究员，被中国发明协会吸收为会员等等。

## 叶　苗

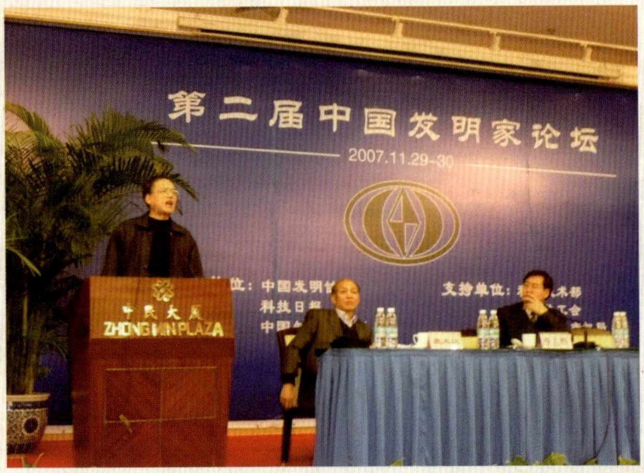


叶苗，1951年生，浙江金华人。武汉市江城跨世纪研究所所长。高级药剂师，高级治未病诊疗师，高级工程师。曾获三项国家专利发明，其多功能洁净仪为国家重点专利并获创新奖。即由中国社科院技术创新与战略研究中心、清华大学经济管理学院、北京市科协等单位认为该专利发明的研究对社会作出了重大贡献。2007年11月30日在北京中国发明家论坛讲台上向全世界宣告后,从一千个精品专利中由国家级专家评选为前十名获优秀奖。建国60周年百名优秀发明家，中国管理科学研究院特约研究员。主要从事以中医药理论为框架结合现代物理学中的电子学、医学分子生物学为理论基础，以光粒子在人体生命科学领域中的应用、实践、研究。近几年来，在三千多例的科研实践中，采用中药汤茶改变细胞内外的电路特性，在光粒子的作用下修复或置换病变细胞，已对各种肿瘤患者，包括癌症病人，炎症病人，各种疑难杂症，或需要减肥和美容的健康者，通过光清洗，磁护理，生物场纳新，改变或消除病理状态。

电子生物学是人类生命科学新的里程碑。现代物理学的观点认为世界上一切由物质构成，物质可细分，从分子、原子到粒子，粒子物理学的实验发现，绝大多数粒子为瞬息亿万变的动态网络。物理客体分物体、粒子、网络三类。物理学理论分别用质量计量和时间描述、能量计量和位形描述两个系统。物理学研究质量、能量、电量、时间和空间之间的关系；研究光、热、电、磁等现象。微观上分粒子和场，人类生活的现实世界属于质量系统（从地球到原子，质子，电子），能量系统则是一切运动变化的动力。人体每时每刻存在于地球这个大磁场中，我们的生命从精子、卵子的诞生就受到它的左右与影响，在磁场强大能量作用下，所有物质都具有电子电路的等效特性，粒子在其运行中呈现一定的规律性。电子生物学认为有机体是由细胞构成，细胞是构成有机体的基本单位，细胞或有机体都具有一个完整的闭合回路或网络系统，具有电子电路的等效特性.粒子沿回路或网络运行呈现一定的规律性，这种运行的规律性将影响细胞或有机体的诞生、生长、死亡及形态特征。

生命人体经络（网络）分别是由生命人体经络（网络）四维立体的四个分层网络与八个空间网络所组合，它们分别组合成以下四层网络关系：

一．细胞核膜层内外空间的多层次、多功能、多形态立体网络结构的调控系统关系；

二．细胞膜层内外空间的多层次、多功能、多形态立体网络结构的调控系统关系；

三．细胞集合群组织器官、脏腑膜层内外空间的多层次、多功能、多形态立体网络结构的调控系统关系；

四．生命人体皮肤膜层内外空间的多层次、多功能、多形态立体网络结构的调控系统关系；

由细胞组合而成的生命人体从里到外，从微观到宏观共有细胞核膜层，细胞膜层，细胞集合群组织器官、脏腑膜层，生命人体皮肤膜层，四层膜层组合而成。每一个膜层都是一个独立的圆层面，而电子（粒子）气运动在红外线波段由集肤效应形成傅科电流，又由电子“粒子”气的三个矢量方向在四个膜层内外层面同时运动形成面电流。膜层内层电流为营气，膜层外层电流为卫气。这四个层面都共有又分别都具有一个完整的闭合回路或网络系统；具有电子电路的等效特性，它们之间的短路电流，开路电压，等效内阻都同时会受到代文宁定理的约束而从里到外，从微观到宏观具有藏象幅射的整体性。这就是中医形神从四层面营卫电流得到统一的哲学文化与物理一致的意义。

中医通过望，闻，问，切，由中药中的微量金属元素及化学物质改变细胞电路的等效特性，进而改变细胞泸波带阻、带宽频谱特性，进一步调整五大电场运动规律。也就是中医气机（电流）的升降沉浮与气化（电场），调整阴阳（电位差，电动势），调整三焦（幅射场），营卫气机[电流]，调整新陈代谢。简要说就是通过调整电磁场达到改变调整细胞结构，调整修复脏腑器官，调整修复生命人体达到健康长寿。

在电子生物学工程中，这就好比对一张碟片进行DVD复制，所不同的是，这是一张由生物组织组成的立体碟片，它主要由两大类信息组成，一类是碱基、氢鍵、蛋白质、酶、脱氧核糖核苷酸、核苷酸等的运动组合，另一类是电动势、电场、电压、电流、电子的运动组合。也可以这么说，是由电子运动的特性产生了DNA双螺旋模型，DNA双螺旋模型同时也反映记录了电子运动的特性，是记录电子运动特性的生物计算存储器，即生物U盘，它的基础来自洛伦兹三重线，在生命人体内或在细胞内沿着地球磁场方向的光电子（粒子）谱线分裂为三条不同频率的光谱线，都是线偏振光，其中一条与自身发出的光谱线频率相同，其电矢量振动方向与磁场平行，另两条光谱线的频率分别高于和低于自发光谱的频率且分别等于左旋和右旋圆偏振光的频率其电矢量振动方向均与磁场方向垂直，也与光电子（粒子）传播方向垂直。它也是DNA镜像生物立体文件产生基础，是细胞再生细胞的物理基础，而DNA双螺旋模型是记录电子运动特性的生物计算存储器，即生物U盘与细胞核膜的不对称的双层膜结构相关，它影响DNA双螺旋模型的形成，它使第四个分层网络和第七，八个空间网络与外三层网络和六个空间网络形成区别，是人类生命，健康，长寿，核心意义的基础。

## 曾剑锋

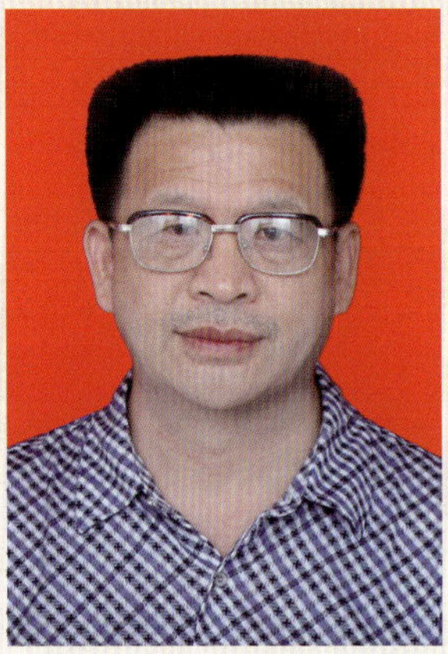

曾剑锋，男，57年生于湖南洞口县，本科学历，先后毕业于湖南中医药专科学校及北京中医药大学，历任公私立多家医院科主任与院长，现任广东省佛山市丹灶无极养生园国医馆馆长，湖南洞口县洞口镇福德综合门诊部主任医师，中华医学国际发展联合会资深首席专家(研究员)，北京中医药发展产学研联盟理事，卫生部中国民族卫生协会专家委员会副主任委员，《国医国药研究》杂志社编委，广东佛山市作家协会会员，中国岭南酒文化研究院高级健康顾问。

曾剑峰父亲是当地小有名气的中医大夫，他自幼随父学习“内经”、“伤寒”、“金匮”等经典著作并悬壶乡里，青少年学过中文法律专业，从事过教育法律工作并考取公务员，后因顽疾缠身无医可治，才重温家藏秘籍治愈己病。因此中年开始苦读青囊，在精研“伤寒派”、“寒凉派”、“攻下派”、“补土派”、“滋阴派”、“温补派”与“火神派”的基础上，鉴于气的推动、温煦、防御、固摄、营养、气化、中介、统帅等八大功能，以“气生万物、气病万物、气亡万物、气救万物”为核心理论，独创“补气派”，其理、法、方、药自成体系，新创60多个方剂，如“补中桂枝汤”与“大温阳补气汤”其临床疗效远优于仲景“桂枝汤”与东垣“补中益气汤”，又自创“补气益肾明目操”与编创“十二时辰养生表”，以“养气、保气”治未病，大补气治已病的理、法、方、药，用于临床杂症，并用自创体温三个新概念指导临床，如：内伤发热、标准体温、低温，对高血压病、糖尿病、强直性脊柱炎、风湿、类风湿、中风病及后遗症、运动神经元病、白血病、尿毒症、慢性肠炎、慢性鼻炎咽炎、慢性疲劳综合征、眩晕症、顽固性头痛、颈腰椎间盘突出、骨质增生、习惯性流产、痛经、崩漏、硬皮病、红斑狼疮及癌症等疑难杂症疗效独特。尤其对中风病的病因，有新的思考与突破，否定历往所述病因为外风、内风、血虚、气亏、痰、湿、火、瘀、出血性中风与缺血性中风的观点，提出“阳气大亏”为中风病新的病因，应用于临床，治愈率达90%以上，有效率接近100%，并有医案及理化检查为据，多次被国家媒体报道。如2004年治愈广州中山医科大学附一等数家医院5年治疗无效的“大肚子怪病”黄小兰，当年10月9日赣州市电视一、二台、信息报三家媒体同时报导；2008年将湖北阳新县运动神经元病人成传华从全身强硬治到生活自理，2009年《知音》第一期已报导；2011年9月6日《珠江时报》“气死三高”的报导，打破现代医学对“三高”病终身服药的记录；2012年5月28在长沙参加第六届国学国医岳麓论坛发表题为《中风非风，阳气大亏》的重要演讲，以“气病论”之理法方药15天根治中风病的特效博得与会者及粤湘中医界的强烈反响，5月30日广东省《信息时报》做了专题报道。2012年8月11-12日应北京第七届中医药发展论坛组委之邀，参加会议，再做“中风非风，阳气大亏”30分钟的专题报告，反响十分强烈，得到北京多家媒体如央视国际频道、凤凰卫视等采访报道，并获得中医药继承与理论创新奖、中医药特殊贡献奖、论文评选一等奖，且与党和国家领导人合影留念。中国医药科技出版社中医采编中心田原主任及策划总监已在北京专访三次，决定来广东临床追访1-3月，并拟编写成书。“气病论”理论体系已得到卫生部医学基金协会秘书长等领导高度重视，且建议将该理论申报国家科研项目加以研究推广，2012

年8月24日广东信息时报专题报导。

在学术上，已出版《路在脚下》约五十万字的专著，发表国家级医学论文三十余篇，现正创写《寿人特色医案》中，该书分大气病、神气病与形气病三章，将一切病变囊括其中，且全自拟方剂以治之。现一、二章已完稿，第三章正在撰写之中。

## 赵国辉

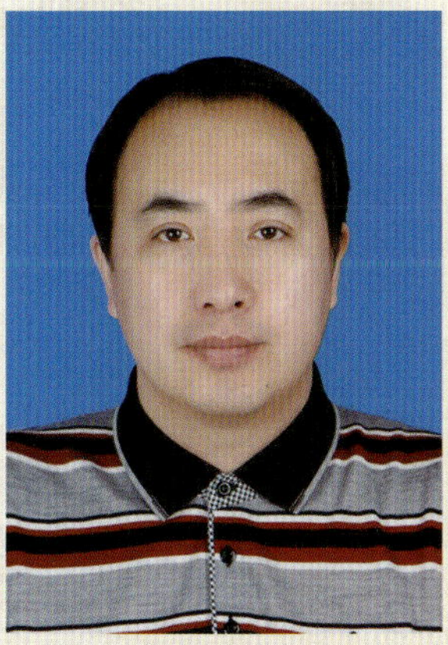

易水派照门中医传承人
德善谷3D养生模式创始人

赵国辉，男，出身于中医世家，长春理工大学外语系科技俄语专业（专科）、山东中医药大学中医专业（本科）、河北理工大学工商管理专业（硕士MBA）。第八届中医药发展论坛指导专家、中国慢性病防控论坛糖尿病及风湿骨病课题研究特聘专家，秉承中国民间易水派照门中医九代真传，深受家父言传身教，感悟“一气周流，干支运化，阴阳调和，天人合一”的真谛。早年有幸拜得道家千峰派及佛家香严宗隐世大师传授点化道家与佛家性命双修法诀，参悟道易佛医儒各家传世典籍善本，贯通融汇诸家捷要，证悟“上善若水，厚德载物；济生养慧，祛病消灾”之妙谛。在家父悉心传授指导之下，精研“易水派中医”传世古籍，遍览其它诸家中医古籍，通晓现代中西医学、营养学、康复学、养生学、药物学。在此基础上结合“佛、道、易三大家真师点化秘传”，针对当今社会的医学临床难题专门创立形成了独具特色的“生命系统（慢性病）康复工程”，亦即“德善谷品牌3D养生模式”，其具体内容包括“中医药食、中医养生、中医修真”，以此来进一步挖掘整合各方面生命科学与文化资源，传承与弘扬华夏五千年中医药生命文明，简称“河洛太易生命文明”（亦称“河洛太易图式”，此为易水派中医历代师徒授教契证相传），造福社会，造福百姓，倡导和推行“祛病养生，健康人生”的养生理念，“上善若水，厚德载物；弘道济生，正大光明”的品牌文化，建设和完善推广全国会员制慢性病康复效果健康服务平台。

现已申报获得两项国家技术发明专利：一组治疗糖尿病及其综合慢性并发症的纯中草药组合物，专利号：201110249259.6；一组治疗风湿寒痹症的纯中草药组合物，专利号：201110435653.9。在此基础上进一步调整配方开发生产出了相应的两种药食同源纯中草药成分产品：德善谷牌蛹虫草莲参片（脏腑气血虚劳瘀毒调养），德善谷牌蛹虫草瓜芷片（风湿寒痹筋骨经络疾病调养）。

一、易水派中医药的创立

张元素（1151年－1234年），字洁古，晚号洁古老人，金代易州（今河北省易县军士村，今水口村）人，中医易水学派创始人，著名中医名家大师，深通药理学，善医伤寒，善于化裁古方，以及善于创新。张元素曰：“运气不齐，古今异轨，古方新病不相能也，故临症施治，当宜察证病机，运气节制，遣方用药，不用古方，随症化裁，自为家法”，此为中医易水派宗门“治病心法”，师徒相传，悟修相契。

张元素以研究脏腑病机为中心，成为一派医家之开山。对于脾胃病的治疗方法成为易水学派师徒相传的家法，其弟子李东垣、王好古均为中国医学史上青史留名的人物。张元素对药物学的贡献很大，其所撰《脏腑标本寒热虚实用药式》一文，探讨药物功效及临床应用，后被李时珍收入《本草纲目》之中，可见其学术影响之一斑。张元素提出的“脏腑十二经疾病辩证理论，五运六气遣方制药理论，亢害承制病机转

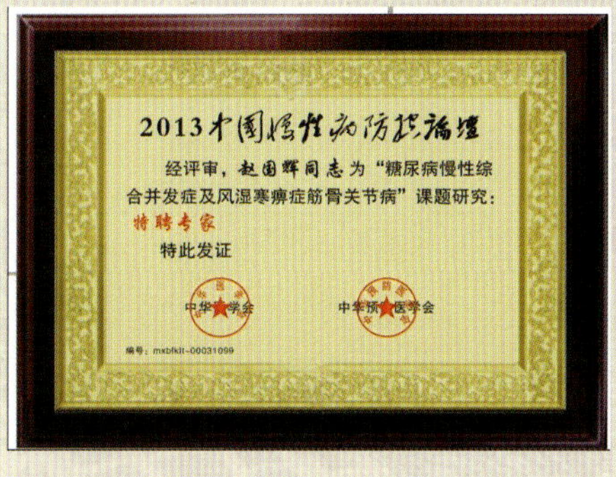

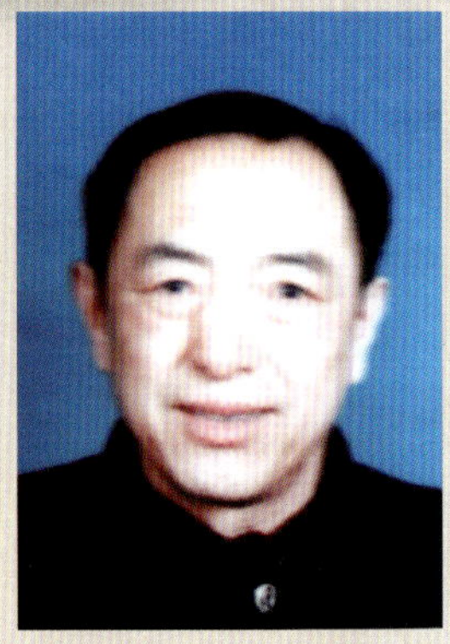

易水派中医传承人
易水派照门中医创始人

化理论”完全为金元中医四大家之一的朱丹溪所继承，并在其所注的《丹溪心法》里做出进一步的实际应用与阐述。明代中医名家薛己、李中梓、张景岳、赵献可、周慎斋、杨继洲、赵台鼎均为易水派中医的卓越代表，清代中医名家程钟龄、吴谦、张璐、喻昌、江涵暾、陈士铎、黄元御、陈修园、傅青主等均受到易水派中医药传承的重要影响。

张壁为张元素之子，也是金代著名医学家，号云岐子，易州（今河北易县）人。其脉法研究颇为精当，系以《内经》、《脉经》为本，参以仲景及后世诸家脉论，并阐以己见，著成《云岐子脉法》，以七表八里九道脉为纲，论述各脉之主证及方治；尚有《伤寒保命集》（又称《云岐子保命集论类要》），为论述伤寒证之著作，后编入《济生拔萃》；另有《脉谈》、《医学新说》等，亦皆行于世。

二、易水派中医药的传承

今天，作为易水派中医传承的一个重要分支，易水派中医照门真传大师赵文有，在自家古传的中医渊源基础上，于14岁起正式拜师于中华民国时期的民间易水派中医名家杨符九大师门下授教修医。杨氏大师治病用药的特点是传承综合前辈的中医药临症施治经验基础上继续发展易水派中医药独家创立传承下来的方药方剂方法，简称“流水方”，通常配制成“丸剂”和“散剂”两种剂型，尤以散剂为主，化裁古方，治效神奇。杨氏精通医理、脉学、药学、制药、针学、修真、音律等，积累了大量临症施治经验，尤其擅长脉学和药学。同时综合性地总结和汇集提炼了金代以后中医药领域易水派、河间派、扶火派、局方派及其它各家学说和用药备法之精华。赵国辉之父赵文有今已经年逾七十有余，在师承传授的基础上透悟了易水派中医药的理论精髓，在继承师传“脉药医术”的基础上，进一步加深中医临症治疗实践和发展，在修医行医达四十多年的临床治验基础上，尤其对各类慢性病的发病机理和治疗方法形成了独具特色的系统化的临症施治理论体系和用药方法，治愈效果显著，患者遍及国内黄河流域北方各地区。

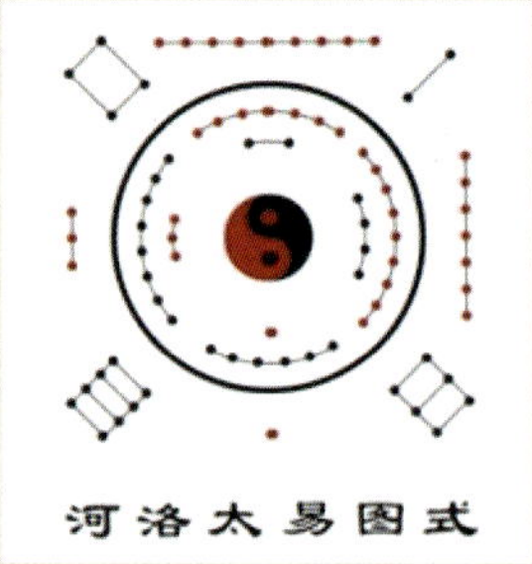


易水派照门中医符契

同时，进一步发展易水派独具特色的中医药临症施治理论体系，综合汲取明代易水派中医名家李中梓、张景岳、赵献可、周慎斋、赵台鼎的理论精髓，以先天水火后天脾胃论与天地造化药物归经制方运气论相结合，进一步完善易水派中医药独特的“流水方综合调治散剂”遣方用药方法，形成独具特色的“易水派照门中医”慢性病临症施治的“脉病证治”理论体系，易水派照门中医所谓“医家先天命门之水火，道家谓之丹而言之照”，达到因症制宜，标本兼治，祛病除根，系统调养，综合康复的健康效果和体验。

## 周怀明

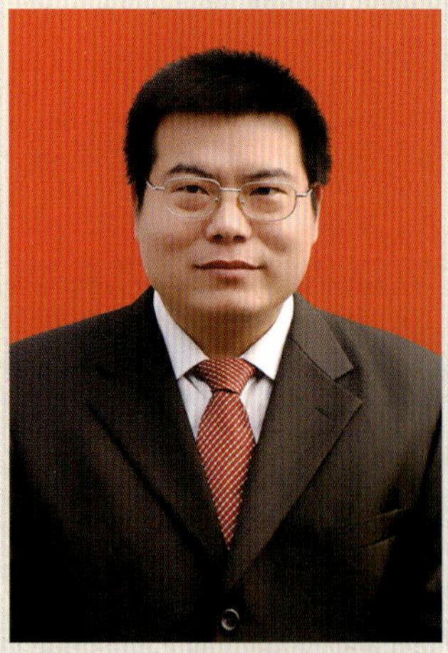

周怀明，男，1972年出生，汉族，河南省郸城县人；高级技术职称，针灸科医师。1997年7月毕业于天津中医学院针灸系（现天津中医药大学针灸学院）；1997年10月加入中国保健科学技术学会；1997年12月在郸城县南街开办中医针灸诊所；1998年11月在郸城县城郊医院针灸科任科室主任；1999年12月被聘为中华临床医学专家鉴定委员会委员；2000年6月加入北京中医疑难病研究会；2002年6月在沈丘精神病康复

医院任院长；2003年9月创办郸城县中医疑难病研究院任院长；2004年9月在北京中医药大学职业技能培训中心参加（高级中医针灸综合班）专业学习；2004年11月在北京中医药大学东直门医院参加（特效腹针疗法）专业学习；2005年5月在中国中医研究院（高级针灸、推拿）专业学习；2005年7月被卫生部全国特色医疗专家鉴定委员会授予特色针灸专家；2006年7月任中华医学临床研究编著委员会副主编；2006年10月任国际特效名中医专家协会副理事长；2007年1月任中华医学临床研究医学会理事；2008年2月任郸城县针灸研究所所长兼任郸城县针灸学会会长；2008年5月成立郸城县三通灸具厂任厂长；2008年8月在河南省中医管理局参加卫生部中西部地区中医项目培训；2008年12月被授予河南省科技创新人物；2009年12月被授予周口市优秀青年科技专家，2010年8月任郸城县三通养生馆馆长；2010年9月被评为省优秀科技工作者。

周怀明医生从事中医针灸临床科研工作20年，具有系统的中医基础理论知识和精湛的针灸医术。擅长于各种疑难疾病的临床研究和治疗工作，以一针三通疗法为主，自主研制温舒灸1-10号、新灸贴1-3号系列外用中药，分型论治各科疑难杂症病人达五万多例，饮誉豫东地区，使一批批疑难杂症病人得到康复。“针刺及穴位注射为主治疗小儿脑瘫临床研究”论文于2007年10月在世界针灸学会联合会成立20周年暨世界针灸学术大会上宣读，另有“‘醒脑开窍’针刺对中风偏瘫的临床及基础实验研究”；“针刺治疗坐骨神经痛急性发作358例的临证体会”；“针刺结合中药对3600例不孕症的临床实践总结”；“针刺调神治疗癔病110例临床疗效总结”；“针刺治疗中风（脑梗塞）的临床观察”等数十篇论文在各种学术会议交流以及各种论文集刊发。周怀明医生事迹载入《郸城县志》；《郸城年鉴》；《周口地区年鉴》；《献计中原》等历史性记载。

周怀明医生精于针术，攻于内服中草药和外用中药，临床讲究方精穴简、理明证清、效专力宏，重视中西合璧，四诊同参，针药并用，内外兼治。加之他勤耕不辍，谦虚好学，博古采今，使得他在诊治疾病中师古而不泥，治法自出机杼，独树一帜。周怀明在行医过程中积累了大量的诊治资料，闲暇之余反复研究，总结出许多行之有效的临证经验，尤其研创的“一针三通疗法”治疗中风偏瘫及神经痛方面更是独具匠心，疗效出众。他善于利用特种针法，如穴位注射、梅花针、三棱针、火针、埋线等，临床应用于内科病、外科病、妇科病、儿科病、皮肤科病等，中西药治疗无效者，运用穴位注射或梅花针和三棱针及火针等埋线治疗颇有收效。周怀明医生在治疗中风偏瘫、失语、脑瘫、高血压、冠心病、癫痫病、头疼头晕、失眠多梦、精神病、脑炎、气管炎、胃炎、肾炎、肝病、颈肩腰腿痛、骨质增生、坐骨神经痛、三叉神经痛、四肢麻木、肌肉萎缩、小儿麻痹症、震颤麻痹、乳腺增生、前列腺炎、痛经、不孕症等疑难大症时，将针、灸、药结合，相辅相成，相得益彰，很多顽疾都能针到病除。

周怀明医生不仅临床经验丰富，针术精湛，医风淳朴，而且二十年来挑灯攻读，笔耕不辍，精心著述从不间断。他应邀到美国、法国、泰国、韩国、香港、新加波、马来西亚等30个国家进行学术交流，并多次参加国际中医药学术交流大会、国际针灸学术交流会、疑难病康复学术会。保健产业学术研讨会等大型活动，在学术交流过程中得到中国中医界权威人士的多方指导，使自己的专业水平不断提高。

周怀明医生治好的病人不计其数。他常说：“作为一名医生，要急病人之所急，痛病人之所痛，视病人如亲人，老者如父母，同年如兄妹，儿童如子女，同情他们，关怀他们”；坚持以病人为中心，为病人提供全面的服务和帮助，为造福我县百姓健康做出自己的贡献。

2014

國醫年鑒

GUOYI NIANJIAN

# 七 中医药教育与文化

# 一、教　育

## 1、陕西中医学院“六大工程”提升综合实力

高等中医药院校作为培养中医药高级人才的重要阵地，如何在当前的改革大潮中担当新的使命？陕西中医学院提出实施“六大工程”提升学院综合实力。

实施人才队伍建设工程，提升学校的核心竞争力。该校在教师队伍建设上，加强培养、培训、交流，确保师资队伍质量不断提高。在人才引进上，重点抓好高端人才、拔尖人才和紧缺人才引进；在人才培养上，重点抓好领军人才和学科带头人、中青年骨干教师的培养。围绕“学科带头人+创新团队”基层学术组织建构方式，建立有序的团队协作模式和合理的业绩分配机制，提高师资整体活力。加强管理队伍建设，构建学校管理干部队伍建设新机制，做好管理干部队伍的选拔任用、监督考核，解决好管理干部的后顾之忧，逐步建立一支“专业化”的管理干部队伍，为学校发展提供坚实的组织保证和人才保证。

在全员岗位聘任中，建立健全“重实绩、重贡献、重目标”并向高层次人才和重点岗位倾斜的教学科研岗位聘任制和收入分配制度；以学科建设需要为导向，以职称评聘为杠杆，鼓励进修访学、攻读学位和合作交流，丰富教师的学术阅历；通过政策引导、岗位刺激，鼓励挂职锻炼、在岗培训，提高中青年师资的应用实践能力、社会服务与拓展能力。注重教师的思想素质、学风和科学精神、团结协作精神等的培养。完善教师考核办法，按照科学有效可行的原则，建立以业绩为核心，由品德、知识、能力等要素构成的评价体系，实行师德“一票否决”制，把考核作为教师聘任、晋升、奖惩的依据。

实施教育教学质量工程，提高人才质量。为了提高人才培养质量，该校做到“三个注重”，即注重“学思结合”、注重“知行统一”、注重“因材施教”。充分发挥学校承担的中医、中药人才培养模式实验区项目的示范作用，要求各专业都要更新教育观念，按照培养基础扎实、知识面宽、实践能力强的实用性人才的目标，修订人才培养方案，改革人才培养模式，提高人才培养质量。

强化后期临床教学，加快实验室建设步伐。在现有理论加临床教学模式的基础上，整合各附属医院、教学医院资源，强化临床教学。对全校教学和科研实验室进行整合，成立了陕西中医学院实验中心，统一管理全校实验室等。

此外，该校还成立教育教学质量监控与评估中心，负责全校各类学生培养质量的监控与评估工作。进一步完善校、院（系部）教研室三级教学质量监控体系，不断完善各教学环节质量标准，建立科学、合理、易于操作的质量评价体系与相应的奖惩制度。

实施科技创新工程，提高科技创新能力。该校结合应用型学科的服务领域，主动面向经济社会发展主战场，扎实做好产学研结合，实现学科建设“四个对接”：即有效对接学科发展前沿、国家科技战略、区域科技重点、企业科技需求。在面向临床、服务企业的基础上，促进学科科研方向重点向解决制约中医药发展瓶颈问题、服务国家和区域重大战略目标，以及解决中药企业重大科技需求凝聚。学校通过实施“大成果培育计划”、“大项目培育计划”、“大平台培育计划”、“优秀团队培育计划”，不断增强科技创新水平，强化科研对人才培养的支持力度。

加大科技成果转化力度，提高服务社会的能力。该校与西安、咸阳、铜川等地市政府开展中医药科技、文化、医疗、产业等方面的合作与交流，加速科技成果的转化。与更多的企业建立能够开展实质合作的联合实验室或中心，通过联合

承担重大课题、委托研究、将有重大影响的中医药成果转化给制药企业等方式，为国家、行业或区域经济发展提供更高质量的服务。

实施“特色强院”工程，提高附院医疗、教学水平。该校在两所附院现有优势专科的基础上，确定名科建设点，从人员、场地、设备、政策方面给予优先支持，在医疗、科研、教学上压担子，明确目标任务和具体职责。要求医院着力凝练医疗特色，加大中医优势病种及中医药特色疗法的发掘与应用，提高中医药预防保健、康复服务能力。

实施大学文化工程，创建特色鲜明和谐温馨的校园文化。该校确立了以人为本的管理理念，构建和谐的校园文化氛围。不断加强优良校风、教风、学风建设，弘扬中医药传统文化，大力营造崇尚科学、严谨求实的良好风气。加强大学学术文化建设，形成尊重学者、崇尚学术、追求真理的文化氛围。同时，加强制度文化建设，进一步贯彻依法治校方针，尊重教育规律和办学实际，不断完善合理可行的教育教学规章制度，建立健全有助于提高学校管理法制化程度的规章制度体系。加强组织文化建设，把师生员工的个人奋斗目标引导到学校事业发展的目标上来，使师生员工的进取心、事业心与学校长远发展的目标相结合，并转化为具体的目标理念和行为准则，形成持久的学习、工作动力。加强环境文化建设，建设环境优美、功能齐全、文化氛围浓厚的校园环境。

实施校园基本建设工程，建设节能环保、功能齐全的绿色校园。该校不断完善新校区建设规划，做到功能齐全、布局合理、使用方便，满足教学、科研、学生实习、体育运动、生活休息、行政办公、教工生活需要，努力把校区建成多功能、园林式、富有浓郁中医药文化特色的现代化校园。

## 2、江苏举办全省中医院院长培训班

江苏省中医药管理局举办 2013 年全省中医院院长培训班，来自全省各市卫生行政部门的中医处处长、各级中医院院长共计 120 余人参加。

江苏省卫生厅厅长王咏红围绕《江苏卫生改革与发展》为学员授课，对近年来该省中医药工作取得的成绩给予了充分肯定，并对新形势下加快现代中医院建设提出了更高的要求。

培训班还邀请了广东省中医院原院长吕玉波、复旦大学附属肿瘤医院刘鲁明分别就《广东省中医院发展之路的思考》、《中西医结合肿瘤学科建设的理论与实践》等专题进行了授课。

培训班各专题内容紧密结合实际，学员们普遍感到培训内容针对性和指导性强，通过集中学习研究，既了解了医疗卫生体制改革的最新进展和新形势、新任务、新要求，又学习了广东、上海等地在中医院管理发展、中医专科建设方面的先进经验和做法，开阔了视野，学到了许多新理念、新思路、新方法。

## 3、中和亚健康服务中心举办的首期“中国中医养生保健高级研修班”第三次集中开课

2013 年 3 月 1 日周五上午 9：00，首期“中国中医养生保健高级研修班”第三次集中学习正式开课。本次学习为期三天，特邀中国中医科学院研究生院研究员、硕士研究生导师史欣德教授授课《中医诊断学》。国家中医药管理局机关服务局局长、中和亚健康服务中心孙涛主任、《中国中医养生保健机构高端人才培训工程》创始人、中国中医养生保健高级研修班总负责人张玉主任和来自国家中

医药养生保健的 21 家试点城市政府主管领导、医疗与非医疗机构单位的院长、主要负责人、金融及健康投资单位的各地区同学们一同汇集中国中医科学院研究生院教学大楼同窗学习。共探国家中医养生保健专业知识、共谋国家中医养生保健行业导向发展。

史教授曾任江苏省中医学会肺系专业委员会副秘书长；国家教委、国家中医药管理局医史文献重点学科方剂文献方向学术带头人；首届全国百名中医科普专家；曾主持并参与了 10 多项国家与省级科研课题；主编或参编了 30 余部著作；发表学术研究论文 30 余篇；曾在南京扬子晚报上连载 48 期中医科普文章——《中医之美》，受读者好评。长期从事中医研究、教学、临床与中医药的普及工作；擅长运用传统中医方法治疗多种常见病和多发病，特别对中老年慢性病、急慢性咳嗽、血管神经性头痛、失眠、慢性胃炎、慢性腹泻、过敏性鼻炎、慢性鼻窦炎的中医治疗较有心得。

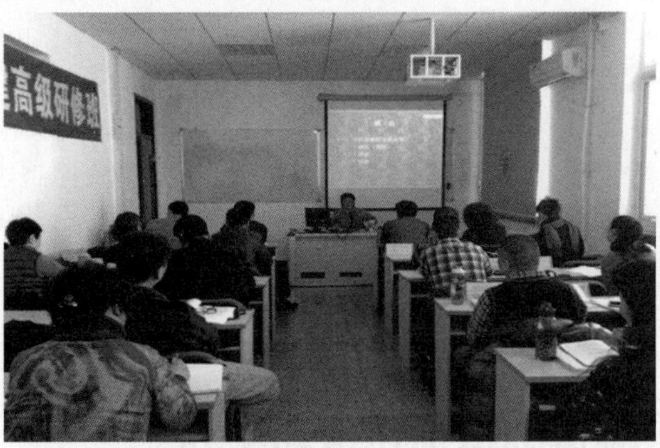

史欣德教授在给学员们授课

为期三天的学习中，史教授系统的讲述了《中医脉学概论》、《中医四诊法》等，并亲自带领学员进行实操演练。学员们听得认真，练得带劲，课堂氛围也很是活跃。

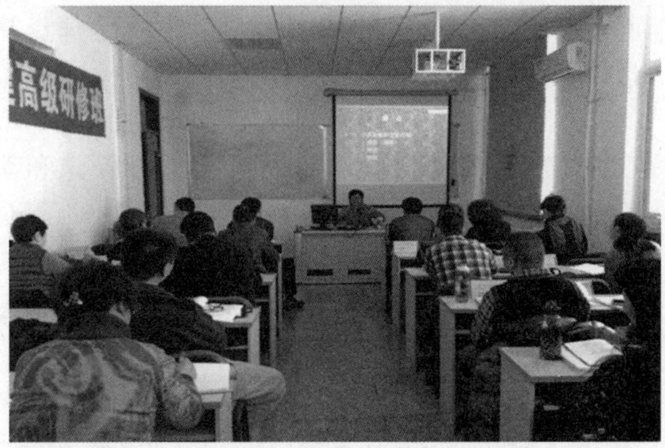

史欣德教授在课堂上亲自为同学们做把脉示范

通过这三天的学习，同学们更加深刻的理解了中医之内涵。管理者也需要学习中医专业，它即是专业也是管理和发展企业的哲学思想方法论，对于从事中医养生保健机构管理和经营负责人是必须要了解和掌握的。 最后一天，史教授亲自带领同学们实践面诊、舌诊、手诊、把脉等练习，大家不仅学习了知识，还等到了老师的现场诊断。所有同学表示此次学习受益匪浅。

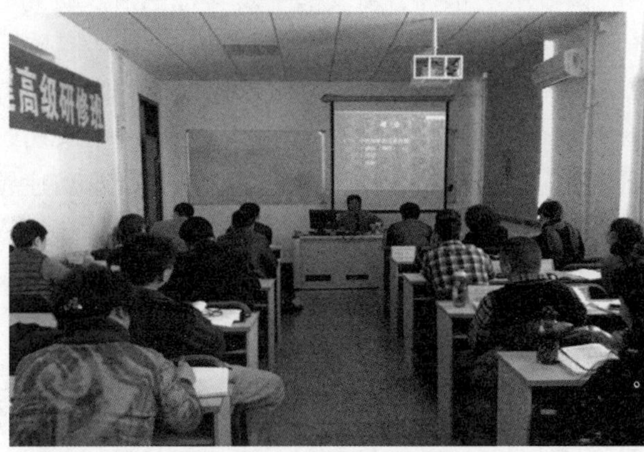

史教授与同学们亲切交谈

## 4、中医气功学近十年首次培训师资

目前，中医药院校从事中医气功教学科研的专职人员不到 40 人。

2013 年 6 月 28 日，为期 3 天的《中医气功学》高级师资研修班开课，来自全国高等中医药院校的 20 余名老师参加培训。这也是近十多年来，国家中医药管理局首次委托举办的中医气功师资培训，从而为全国高等中医药院校开设气功课奠定师资基础。

北京中医药大学教授刘天君表示，中医气功不仅是中医药基础理论产生、发展的重要源泉和动力，中医学的整体论、气论、气化论、经络论等对人体生命和疾病认知的基础理论都与气功有着密不可分的联系，也是通过调身、调心、调息调动患者自身康复能力，达到养生和治疗目的独具特色的技能。

自上世纪 90 年代末，中医气功的发展步入低谷。目前，全国不到 20 所高等中医药院校开设气功课，课时明显缩减，课程性质也多从必修转为选修，从事中医气功学教学、科研的专职人员不到 40 人，其中还有一部分即将退休。中医气功也严重缺乏课题资助，气功科普宣传缺失，气功养生和治疗应用步履艰难。

国家中医药管理局重视中医气功学科的建设。2012 年“十二五”规划教材《中医气功学》出版发行，同年批准河北省医疗气功医院和北京中医药大学联合建设该局“中医气功学”重点（培育）学科。

## 5、安徽中医药大学成为博士学位授予单位

2013 年，国务院学位委员会正式批准安徽中医药大学为博士学位授予单位，中医学、中药学 2 个学科为博士学位授权一级学科，并将于明年招收首批博士生。

该校中医学拥有新安医学及其特色治法研究、经脉脏腑相关研究、中医症候规范化及其实质研究、中医药防治重大疾病临床研究以及腧穴效应特异性及针灸临床应用研究等研究方向，在中医药防治糖尿病、脑病和肝豆状核变性等重大疑难病症领域处于国内领先水平；中药学为省级重点学科，依托国家中药现代化科技产业（安徽）基地，设有安徽道地中药及复方的药理研究、中药资源品种与质量研究、安徽道地中药的加工与开发研究等研究方向，为安徽省乃至全国中药产业结构和产业升级作出贡献。

安徽中医药大学成为博士学位授予单位，标志着该校已经形成了“本、硕、博”完整的多层次高等教育人才培养体系，综合竞争力和办学水平上了一个新的台阶。中医学、中药学 2 个一级学科博士学位授权的取得，也填补了安徽高等教育中医药学博士研究生培养的空白。

## 6、第一期亚健康 CPC 技术测评师培训班成功举办

全国首期《第一期亚健康 CPC 技术测评师培训班》于 2013 年 7 月 24 日在北京市飞月楼宾馆成功举办。此次培训班还得到了美国哈佛大学医学院雷研究院、中华中医药学会亚健康分会、世界中医药学会联合会亚健康专业委员会、中日友好医院等医学领域相关专家的大力支持。

本次培训班由中和亚健康服务中心主办，中和亚健康服务中心下属机构全国亚健康干预效果测评中心、富智丰生（北京）健康科技有限公司承办。中和亚健康服务中心常务副主任朱嵘研究员、中华中医药学会亚健康分会副主任委员樊新荣教授、卫生部中日友好医院临床医学研究所中心实验室副主任、世界中医药学会联合会亚健康专业委员会秘书长魏育林教授、美国哈佛大学雷研究院研究员刘燕辉博士、中和亚健康服务中心主任助理李丽慧；中心各部领导和同事；部分省中心主任和同事；部分战略合作伙伴、养生保健机构以及特邀嘉宾等近 50 人参加了培训。

培训课上，学员们认真学习交流，积极主动提问，参加培训的学员普遍反应，这次培训班具有很强的实用性、实效性。

25 日下午，学员们经过严格的考试后，李丽慧

主任为学员们颁发了亚健康 CPC 技术测评师资格证书。

随后，学员们前去参观了中日友好医院临床医学研究所 CPC 测评组，魏育林教授热情的接待了学员们，并认真解答了学员们在 CPC 测评方面的疑问。

这次培训班的举办，标志着亚健康测评人才队伍的正式建立，为亚健康事业的发展又奠定了坚实的基础。

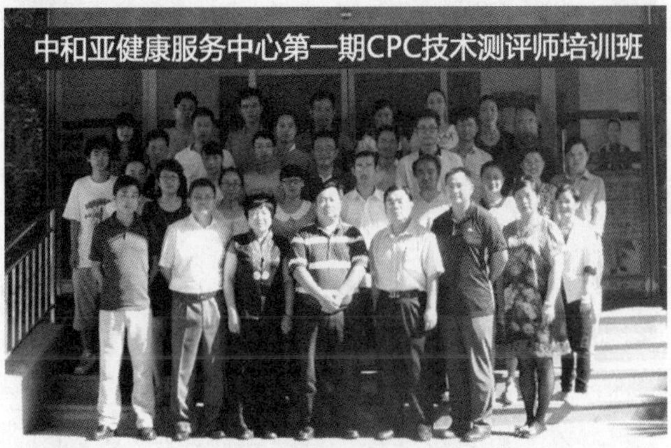


第一期培训班全体师生合影

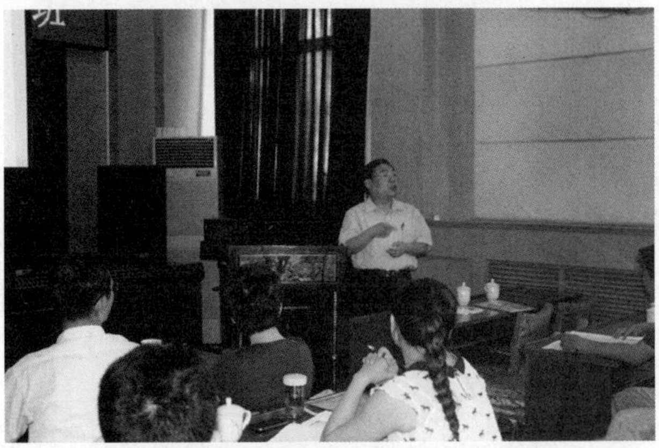

樊新荣博士正在授课

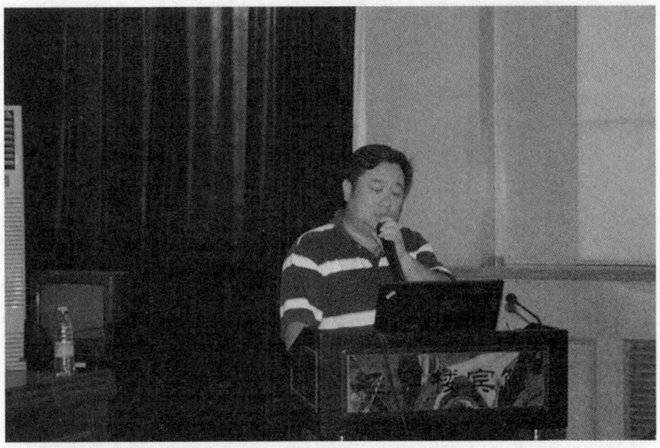

朱嵘研究员正在授课

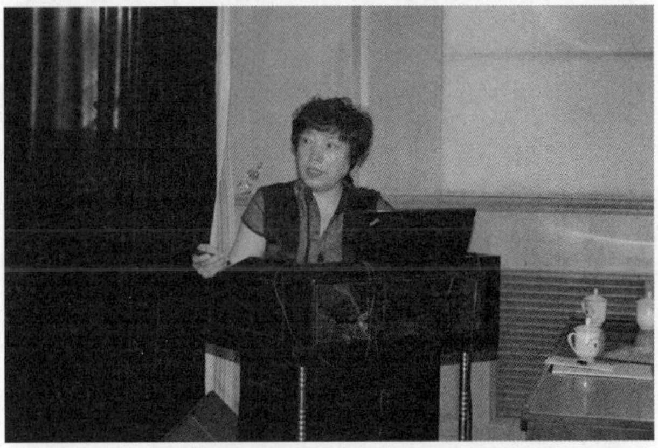

魏育林教授正在授课

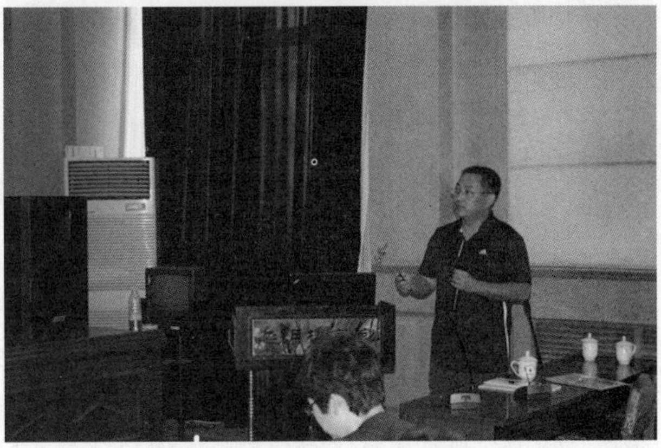

刘燕辉博士正在授课

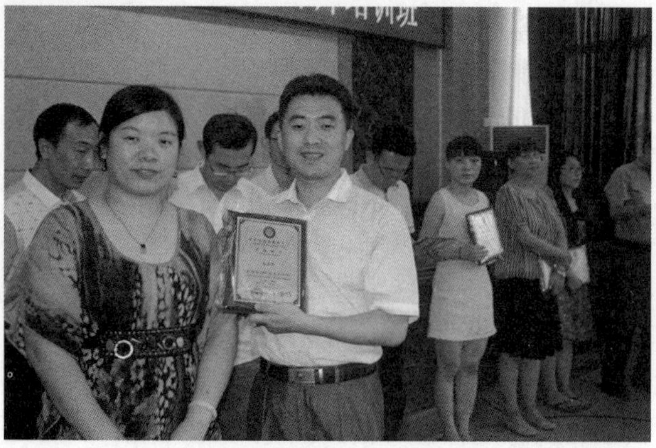

李丽慧主任和学员合影

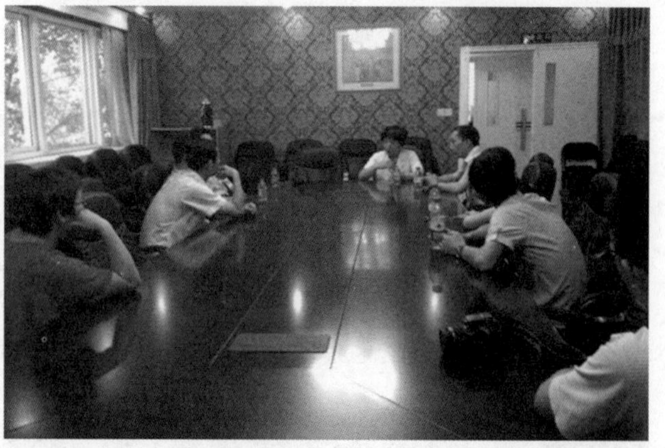

学员参观中日友好医院临床医学研究所CPC测评组

## 7、儿童保健技术培训开班

2013 年 8 月 17 日，由中和亚健康服务中心主办的实用儿童中医养生保健技术培训班在北京中医药大学针推学院开班授课，30 多位儿童家长、幼儿教师及中医爱好者参加学习。

该培训班为期一个月，邀请北京中医药大学东直门医院儿科徐荣谦教授、山西运城中医小儿推拿学校校长孙德仁教授等中医儿科和儿科护理专家授课，采用理论学习和实践操作相结合的方法，让学员充分了解常用儿童中医养生保健知识，熟练掌握儿童中医养生保健技术。

## 8、陕西举办姚氏太医学师承培训班

2013 年 9 月，以第四代传人姚树锦为代表的陕西太和医学学术经验传承学习班日前在西安市中医医院举行，100 余名省内外师承继承人、科室负责人参加培训，聆听专家解惑答疑，分享师承学习心得。

太和医学创始于清代咸丰末年（1861）迄今已历 152 年历史。第四代传人姚树锦在前人基础上形成独特的“扶正固本”思想及“脏腑升降”“补脏通腑”学说，总结出行之有效的临床诊疗体系，以擅长诊治各种疑难病症而闻名古城。

培训班上，年近 80 岁的姚树锦和 4 名师承弟子讲授了陕西姚氏太和医学学术观点的形成、在系统性红斑狼疮中的应用、男科临床经验解析和治疗过敏性紫癜临证经验、治疗肾脏病及其合并症的临床经验。

培训通过对名老中医及各流派独特的学术思想、丰富的临床经验、独到的用药技巧进行全方位解析，开阔思路、启迪思维、提高临床疗效。

## 9、中和亚健康服务中心第二期干部培训班成功举办

为了更好的掌握《国务院关于促进健康服务业发展的若干意见》（国发（2013）40 号）等相关文件精神，了解国家中医药管理局《区域中医预防保健服务工作指南（试用稿）》的具体要求，中和亚健康服务中心于 2013 年 11 月 2 日在国家中医药管理局一层贵宾会议室成功举办了第二期干部培训班。国家中医药管理局机关服务局局长、中和亚健康服务中心主任孙涛、中和亚健康服务中心常务副

主任朱嵘以及中心各部门人员、各省中和亚健康服务中心主任、部分市中和亚健康服务中心主任、部分战略合作伙伴单位代表、特邀嘉宾等 60 余人参加了培训。

在培训班上，孙涛主任着重向大家讲解了《国务院关于促进健康服务业发展的若干意见》（国发（2013）40 号）等相关文件精神，指出目前中心开展的各项工作是符合国务院的文件精神的，并与学员共同结合文件精神深入研讨了中心下一步工作。朱嵘常务副主任也系统分析了星级亚健康专业调理机构的规范化建设问题，并就如何与国家中医药管理局确定的 175 个开展《中医药预防保健及康复与临床服务能力建设项目》建设的地级城市开展合作提出了建议。同时，学员们还就亚健康产业的运营与管理、中医预防保健服务体系平台搭建、中和“健康 4S 店”的建设和运营、国家级行业权威媒体市场推广合作方案、大学生就业创业工程、首届亚健康博览会的可行性论证等事宜进行了深入研讨。

通过这次培训班的举办，学员纷纷表示受益匪浅，对下一步各自的工作都起到了建设性的指导作用。希望中和亚健康服务中心今后能够继续开展类似的培训，以推进中和各部门以及各个省、市中和亚健康服务中心的工作。

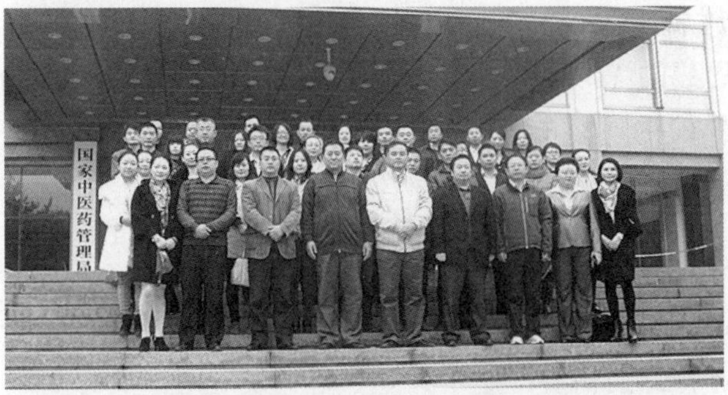


学员与中心领导合影留念

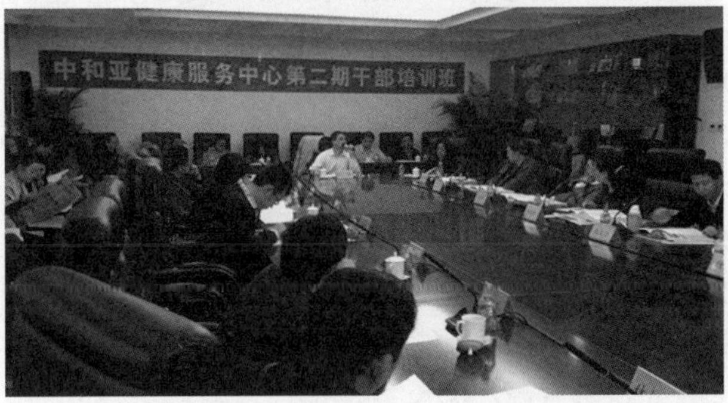


孙涛主任为学员做文件解析

## 10、乡村医生走入大学校园

由北京市中医管理局主办、首都医科大学中医研修学院承办的第二期“乡村医生走入大学校园”培训班 2013 年 10 月又开班。金世元、周耀庭、高忠英等中医名师应邀为乡村医生授课。

该培训班在首期“乡村医生走入大学校园”培训的基础上，重点讲授急性传染性疾病、糖尿病和高血压等常见病、多发病的同时，增加了农村基层卫生健康管理、针灸针法、北京地道药材合理使用等内容。

来自平谷区刘家店镇前吉山村第一卫生室的齐小平和密云县大城子镇柏崖村卫生室的王士贵代表学员发言。他们表示，非常珍惜这次学习机会，希望基层医疗服务和乡村医生能够得到社会更多关注。

## 11、中医院校应开展通识教育

河南中医学院　郑玉玲

通识教育不是一种简单的课程设置模式，而是一种基于“以人为本”的教育理念，强调“精神成人”，具体说来就是“做什么人”和“如何做人”。它针对专业教育和职业教育而产生，是最终指向人的自由、全面和理性发展的教育理念。

中医药文化根植于中国的传统文化中，从理论到方法都留有古代哲学及儒、道、释、兵、理诸家思想的深深印记。从中医药人才的培养要求及规律来看，中医药教育与通识教育的理念有着天然的融合性。

中医院校开展通识教育，是中医学独特的理论体系及思维方式的需要；是“医者仁术”的理念要求医者应“上知天文，下知地理，中通人事”之职业特点的需要；是中医学子自身发展的需要。

中医药学是中华民族的优秀文化遗产，中医院校的重要职责是对其加以继承并发扬光大，培养出符合社会与个人发展需要的高质量中医药人才。但勿庸讳言，从多途径反馈的信息看，中医院校的毕业生质量近些年有较为明显的下滑迹象，突出表现为知识结构不合理、思维方式较单一等。究其原因，这主要是培养过程过分专业化的结果。要改变现状，就必须更新理念，在中医院校中开展通识教育。

通识教育源远流长

通识教育（General Education，又译为“普通教育”或“一般教育”），是指针对专业教育和职业教育而产生，最终指向人的自由、全面和理性发展的教育理念，是高等教育阶段的一种素质教育或普通教育，即对全体学生所进行的基础性的语言、历史、文化、科学知识的传授，个性品质的训练，公民意识的陶冶。

通识教育的渊源可以追溯到古希腊的自由教育（Liberal Education，又称博雅教育）思想。亚里士多德认为：自由教育既不立足于实用，也不立足于需求，而是为了心灵的自由。耶鲁大学于 1828 年发表的耶鲁报告（《The Yale Report》），提出大学的目的在于提供心灵训练和教养，充实具有知识的心灵。英国红衣主教纽曼则在《大学的理想》（《The Ideal of a university》）明确提出“大学教育就是自由教育”，而自由教育胜过任何专业教育，它使科学的、方法的、有序的、原理的和系统的观念进入受教育者的心灵，使他们学会思考、推理、比较和辨析。

最早明确提出通识教育概念的是美国的帕卡德（A.S.Packard）教授。他指出，美国大学为学生提供的“通识教育……是学生进行任何专业学习的准备。它为学生提供所有知识分支的教学，使学生在致力于学习一种特殊的、专门的知识之前对知识的总体状况有一个综合的、全面的了解。”1945 年，哈佛大学推出了著名的《红皮书》，认为“通识教育不仅应该为专业选择提供足够的基础，而且应该成为使专业潜力充分发展的沃土。……专业教育告诉学生可以做什么和怎样做，通识教育告诉学生应该做什么和为什么去做”。首尔国立大学的通识教育要旨是：强调完整的、全面的“人”的培养；强调综合的、共同的知识获取与文化素养的养成；强调基本能力的训练与价值观的形成。

国内最早倡导通识教育的是清华大学原校长梅贻琦，他于 1941 年在《大学一解》中认为：“通识，一般生活之准备也；专识，特种事业之准备也。通识之用，不止润身而已，亦所以自通于人也。信如此论，则通识为本，而专识为末……偏重专科之弊，既在所必革，而并重之说又窒碍难行，则通重于专之原则尚矣。”对“通识”的认识可谓全面而深刻！

由于深受前苏联教育模式的影响，至 20 世纪末，我国的本科教育仍主要以专业教育为主。1995 年，为纠正以往重视专业教育、忽视人文基础教育产生的弊端，原国家教委成立了“加强高等学校文化素质教育试点工作协作组”，开始在高校推进大学生文化素质教育工作。1998 年，国家教育部颁发了《关于加强大学生文化素质教育的若干意见》，要求通过加强人文社会科学、自然科学方面的综合教育，力图提高全体大学生的文化品位、审美情趣及人文科学素质。

通识教育是对自由与人文传统的继承

综合上述观点，我们可以看出，通识教育不是一种简单的课程设置模式，而是一种基于“以人为本”的教育理念，强调“精神成人”，具体说来就是“做什么人”和“如何做人”。其要旨当包括以下方面。

1.通识教育是高等教育中“非专业、非职业性的教育”，它与自由教育同义，其实质就是对自由与人文传统的继承。它面向所有学生，使其具有一个共同的知识体系和文化背景。

2.通识教育的目的是要培养学生具有远大的理想和抱负，“养成善于求真的习惯，反思与批判的精神，辩证的人生态度，高瞻远瞩的眼界，高举远慕的心态，追求完美的境界”，培养学生“平衡的心智，开阔的视野、开朗的个性及完善的人格”，造就具备“远大眼光、通融识见、博雅精神和优美情感的人才”，培养满足现代社会要求的合格“公民”和“全人”。

3.通识教育是要“孕育”出真正的“人”而非“产品”。教育不是生产“标准产品”的车间流水线，而是应着力发掘出个体潜质。正如华中科技大学老校长杨叔子先生所言：“大学的主旋律应是‘育人’，而非‘制器’，是培养高级人才，而非制造高档器材。”

4.通识教育是素质教育最有效的实现方式。通过跨学科、跨专业，从难、从严、从自己实际出发的自主选课，既可增强学生学习主动性，博学多识，也可充分发展个性，从中培养其独立人格与独立思考的品质，全面提高素质。

5.通识教育重在“育”而非“教”。由于通识教育超越功利性与实用性，没有专业的硬性划分，所提供的是多样化选择，因而学生们能得到全面的、自由的、顺其自然的成长，逐步成为一个高情商（IQ）的人。这要求办学者须切实做到“以学生为中心”，营造氛围，言传身教，加强引导，注重熏陶。

6.通识教育与专业教育，是完善知识结构必须的教育模式与教育内容，前者注重“博”与“全”，旨在“厚基础，宽口径”，后者注重“专”与“精”，旨在“强技能，重实用”，二者各有侧重，相辅相成，缺一不可。

通识教育符合中医人才培养规律

医学具有自然科学和人文科学的双重属性，而中医药学的人文属性更加强烈。中医药文化根植于中国的传统文化中，从理论到方法都留有古代哲学及儒、道、释、兵、理诸家思想的深深印记，与中国传统文化可谓一脉相承，血肉相连。因此，不了解其相应的文化背景，就很难对其准确、恰当地理解与把握。对于中医院校的学生而言，相对于其他专业，也就需要更加宽广的知识面、更为宽厚的专业基础。从中医药人才的培养要求及规律来看，可以说中医药教育与通识教育的理念有着天然的融合性。

专业学习的需要

中医院校现行的课程体系是中、西医课程混开并学的模式。两者相较，西医学偏重于微观、局部，表达多为记述、直观；中医则偏重于宏观、整体，表达多为描述、模糊。因此，对于大多具有理科背景的学生而言，学习西医学并不存在多少问题，而学习中医学则会遇到非常明显的认知障碍，中医学独特的理论体系及思维方式与其已有的知识结构因不相容而产生了严重的冲突。若不通过通识教育进行相应的知识铺垫，就很容易造成学生的思维混乱。由于思维的重要性要远大于具体知识学习的重要性，因而思维混乱的后果必然是会对中医药的疗效产生疑问，甚至产生“中医不中”的感觉。

职业特点的需要

治病救人是一个神圣的职业。优秀的医生必须是一个对生命充满同情，富有博爱精神的人道主义者，应能善解人意，将心比心，应对生命、生活、衰老、疾病、死亡等有深入、深刻的了解和理解，这些有很多时候会比专业知识还要重要。从某种意义上说，这正是生物医学模式转变为生物—心理—社会医学模式的背景。吴阶平教授说：“人是生物学意义的人，也是社会学意义的人……好的医生不是治人的病，而是治有病的人，这一点中医优于西医。”的确，在悠久、灿烂的中医药发展史上，许多先贤名家都是心性仁厚、品行高洁、知识渊博、举止儒雅之士，这得益于中医学形成初始就已确立了“医者仁术”的理念，要求医者应“上知天文，下知地理，中通人事”。国医大师裘沛然更是强调“医术是小道，文化是大道”。而要确立这种职业理念，只有通过专业教育与通识教育的结合才能实现。

自身发展的需要

经过十余年的应试教育，其不良后果在学生走进大学后终于显现出来：知识结构不合理，学习的目的性与功利性过强，标准化的思维习惯，质疑、批判精神的匮乏，创新意识的不足，情商与智商的不匹配，精神、心智的不成熟，“自我”意识较强，“公共”意识薄弱，“自制”能力较差……大学阶段正是矫正上述各种偏性的重要时期，如果简单地直接用专业化教育替代应试教育，那么就错失了“纠偏”的良机，这样在教育过程中就有可能会压抑了个人的全面发展，造成千人一面，缺乏个性，甚至一偏到底，贻害终生。要避免出现这一结果，只有通过通识教育来实现去功利化的教育，通过陶冶情操来增进学生的社会化程度，尽早实现其“精神成人”。惟如此才能使学生适应复杂多元的当今社会，在人生不如意时能准确应对，恰当调整，找准定位，自强自立。

尽管中医药高等教育取得了许多令人瞩目的成就，但在科技发展日新月异的今天，中医药教育面临的形势愈加严峻。我们只有面对现实，接受挑战，认真研讨通识教育的内涵，重构课程体系，让人文、社会、自然三大知识领域有效沟通和整合，才能不辱使命，培养出符合时代、社会要求的中医人才。

# 二、文　化

## 1、习近平：优秀传统文化是我们最深厚的文化软实力

国家主席习近平在2013年8月20日全国宣传思想工作会议上说：

宣传阐释中国特色，要讲清楚每个国家和民族的历史传统、文化积淀、基本国情不同，其发展道路必然有着自己的特色；

讲清楚中华文化积淀着中华民族最深沉的精神追求，是中华民族生生不息、发展壮大的丰厚滋养；

讲清楚中华优秀传统文化是中华民族的突出优势，是我们最深厚的文化软实力；

讲清楚中国特色社会主义植根于中华文化沃土、反映中国人民意愿、适应中国和时代发展进步要求，有着深厚历史渊源和广泛现实基础。

中华民族创造了源远流长的中华文化，中华民族也一定能够创造出中华文化新的辉煌。

独特的文化传统，独特的历史命运，独特的基本国情，注定了我们必然要走适合自己特点的发展道路。

对我国传统文化，对国外的东西，要坚持古为今用、洋为中用，去粗取精、去伪存真，经过科学的扬弃后使之为我所用。

## 2、体验中医文化享健康生活——记第五届地坛中医药文化节

百名名医义诊、中医高科技仪器体验、养生操演练、百草园展示……以“中医药文化，在你我身边”为主题的第五届地坛中医药文化节2013年5月10～12日在京举行，丰富多彩的活动内容让广大市民参与其中，解读健康，品味中医文化。

老专家坐镇　中医粉丝忙

听说本次地坛文化节将迎来百名中医义诊，家住东城区的周阿姨一大早就和老街坊们赶来了。不到九点钟，位于方泽坛内的中医专家团队义诊区和大讲堂义诊区就已经被市民们围得里三层外三层。

2013年义诊中医数量是往年的一倍，达到200余名，而且众多名中医悉数到场，唐启盛、李乾构、鲁兆麟等平日“一号难求”的名专家义诊区更是排起长龙。“这么多的老中医来义诊，机会难得呀！”周阿姨说。

在方泽坛西侧的标本和鲜药展示区，热情的

“粉丝”们把中药专家金世元团团包围。被誉为“国药泰斗”的金老虽已年逾八旬，但仍一边不厌其烦地为市民解答常见中药材如何识别及使用，一边乐呵呵地和他们合影。

“现在有许多养生药材，老百姓不知道如何食用和识别。”主办方北京市中医管理局局长赵静告诉记者：“我们今年在药品识别区增加了上百种品种，请专家教大家识别药材的真假伪劣。”

中医高科技　亮相文化节

中医高科技仪器体验，无疑是本次文化节的一个亮点。用仪器就能测出中医体质，对大多数人来说是件新鲜事儿。在南侧的中医护理体验区，“掌型经络诊断仪”吸引了众多目光。只要把手放在特定位置，10 分钟后，仪器显示屏上就会显示十二经络的虚实情况，并完成中医体质辨识。

“这项去年才研发出来的新产品，利用中医经络全息手诊等理论，通过计算机模拟中医辨证分析，可以为临床提供诊断参考。”工作人员向记者介绍。一位白领拿着经络检测报告频频点头：“你看，这报告上说我大肠经有实热，还真准，我便秘很多年了；这上面还说我是肾阳虚体质，怪不得我一直特别怕冷，手脚冰凉。”

高科技手段融合中医理念的产品，现场可不止这一个。“经穴激活治疗仪”也有不少人扎堆儿体验。“这台治疗仪可以同时覆盖 16 个穴位”工作人员讲解，“中医讲通则不痛，经穴激活治疗仪模仿针灸原理，利用生物电技术，作用于特定经络和穴位，达到疏通气血、调节阴阳平衡的功效。尤其对颈椎病、腰椎病等疼痛性疾病，疗效非常明显。”

阳台中药房　美观又养生

方泽坛西侧的中药文化荟萃园，一片郁郁葱葱，生机盎然。写有“庭院阳台鲜药园”的红色横幅下，几十种盆栽植物姿态各异，高高矮矮地簇拥在一起。鲜药专家、中国中医科学院博士后张海滨正忙着为市民们介绍这些植物的栽培方法。原来，这是北京市自采自用中草药示范基地——房山区长阳镇种植的鲜药，有藿香、玄参、刺五加、党参等 40 多种。花盆里的小卡片上，每种中药的性味、归经、功效标得清清楚楚。

张海滨向记者介绍，用鲜药防病治病是中医临床用药的一大特色。由于鲜中草药取材方便，见效迅速，在民间用鲜中药治病很普遍。中医素有“药食同源”之说，此次展出的鲜中草药，都是药食两用的品种，而且栽培方法简单，特别适合家庭自种，既能美化环境，还有良好的养生保健作用。

百姓爱科普　保健内容多

中医保健技法展示，也是本次文化节新增的一个项目。在方泽坛东南角，市民可以学习到一些常见病的穴位按摩保健方法。一位女士拿着小本子，边念边记下失眠穴位按摩操的步骤；显示屏上正循环播放小儿捏脊的手法，一些妈妈们边学习边比划，时不时地向一旁的中医专家们请教；更有不少人排着队贴耳豆，来自北京中医药大学针灸推拿学院的两位老师，从一大早就没闲着，到了中午吃饭时还没忙完。

相比于其他展区的熙熙攘攘，方泽坛东侧的“中医药科普图书馆”安静了许多。300 多种，涵盖养生保健、中医趣味知识、慢性病防治和调理等方面的科普书籍，分门别类地摆放在书架上。在一旁翻阅的李先生说：“市面上的中医养生书五花八门，也不知道哪本好。听说这里的书都是主办方筛选出来的，让人比较放心。”

紧挨着图书区的中医名家大讲堂，也特别受欢迎。离北京中医药大学教授鲁兆麟讲《四季养生》还有 10 分钟，讲堂里的十几排椅子就已经坐得满满的。据北京市中医管理局工作人员介绍，本次文化节共将举办 10 场中医养生文化的科普讲座，温长路、洪昭光等多位科普名家都将到场。

据了解，文化节期间，北京市东城区 8 个中医药特色健康管理社区及京城名医馆也同期开展了中医药文化宣传、义诊及讲座、中草药展示等多项活动。（中医药报记者 杨志云）

## 3、电影《正骨》7月全国公映

一部反映平乐正骨中医药文化的电影《正骨》，将于2013年7月24日在全国公映。

该片由中国电影家协会和北京时空传奇文化艺术有限公司等单位共同策划拍摄。以国家级非物质文化遗产项目——平乐郭氏正骨医术为切入点，择取抗日战争时期为时代背景，讲述了“郭春远”在反抗日军掳掠的同时，以“仁爱行天下”的信条征服日本侵略者的故事，这部电影不仅仅在讲医德医术，而是上升到了一个中华民族精神的高度，“正骨”的背后是“正心”，让人们意识到撑起中华脊梁的是每一位普普通通的中国人。剧中很多特定的中医知识的对白，如“熊胆粉末，牛黄透甲”在电影中被引申为精神的注解，很有韵味，电影《正骨》将引领人们用全新的视觉思考中国传统文化的内涵。

电影中的“郭春远”，原型即为传统正骨四大流派之一“平乐郭氏正骨”的第五代传人——郭春园。他1985年南下创建了深圳市骨伤科医院，创作两本专著，带出了197名高徒，在古稀之年又无偿献出13个祖传秘方，被国内同行专家誉为“中华骨魂”。平乐郭氏正骨法2008年入选国家级非物质文化遗产保护名录。（黄梅）

## 4、《河南中医1958》举行首映

由河南中医学院、河南昊太文化传播有限公司联合拍摄的电视文献片《河南中医1958》，6月28日在河南中医学院举行首映式。这是该校继电影《精诚大医》之后拍摄的专题片，两片将成为新生入学教育、专业思想教育和思想政治教育的教材。

该片反映了建校于1958年的河南中医学院，94名第一批中医药大学生，在极其艰苦的条件下，师生团结一心，边学习边建设的历程，展现了这批特殊年代师生的成长经历和教学、医疗、学术成就，真实记录了我国中医药师承教育向院校教育转型时期，河南省中医药高等教育建设初期走过的一段难忘岁月。该片分上下两部，上部为艰难求学篇，下部为勤奋成才篇。据了解，该片是全国高等中医药院校拍摄的首部电视文献纪录片。

## 5、美电视台拍摄李济仁专题片

2013年3月，经中国文化部推荐，美国彩虹电视台摄制组前往安徽芜湖皖南医学院附院拍摄国医大师李济仁专题片。

该片是美国彩虹电视台向欧美展示中华文化的系列片之一，也是第一部介绍中医名家与中医文化的专题片，有助于推动中国中医药进一步走向世界。

李济仁先生以新安医学重要发源和传播地芜湖为基地，致力于传承新安医学、弘扬岐黄国粹。李济仁和夫人张舜华坚韧不拔、慈悲救人、无私传授弟子，建成国家级重点学科及中医博士后流动站。

美国彩虹电视台的节目供全美36个公共频道和8个商业频道使用，致力于向美国观众介绍各国文化。（李艳）

## 6、河北内丘县建扁鹊文化产业园

为做大做强“扁鹊”这一文化品牌，河北省内丘县计划投资30亿元，在总面积30平方公里的范围内，建设太子岩登山观光区、扁鹊药园采风游览区、神应王休闲度假区、扁鹊文化影视基地区、扁鹊庙祭祀朝拜区等五大功能区，全力打造扁鹊文化产业园。截至目前，总投资1.5亿元的扁鹊药园项目和投资10.5亿元的扁鹊大道改造及其他功能区建设工程已启动。

该县将把扁鹊文化产业园打造成集中医药养生、康体健身、中医培训、养老服务和中药材种植、加工交易及旅游观光为一体的综合性文化产业园区。

## 7、《清代药性剧》面世

2013年，由山西中医学院贾治中、杨飞燕教授编撰的《清代药性剧》一书，由学苑出版社出版发行。

《药性剧》作为中医药科普文化的一种重要形式，深受群众喜爱，曾广为流传。该剧版本以清代抄本最多，如《药会图》、《草木传》、《药性巧合记》等。其中《药性巧合记》等剧本的一些版本已遗失海外。该书收入大量清代抄本，也将流失海外的如美、德等国著名图书馆的藏本纳入书中。《清代药性剧》剧中出场人物皆用中药名命名，将中医药知识融于剧情发展与人物对话中，是宣传普及中医药知识的较佳读物。

为使中医药知识与文学作品相结合的经典剧目得以传承，加强中医药文化科普宣传，山西省中医药局启动并实施了中医药古籍保护和利用项目，《清代药性剧》的收集、整理、编撰、发行就是其中之一。山西省人大常委会副主任、山西中医学院院长周然教授为该书作序。

## 8、伦敦中医孔子学院推中国文化进校园

2013年11月，伦敦中医孔子学院走进伦敦Highgate小学，举行了精彩纷呈的中国传统文化表演及工作坊活动，受到该小学师生的热烈欢迎。Highgate小学目前有400多名学生在学习中文，但观看中国文化演出并参加工作坊还是第一次。

在中国文化的表演中，刚柔并济的太极扇，虎步生威的武术表演让学生们激动万分，在互动环节中纷纷跃跃欲试地参与其中。随后，美丽的民族舞蹈，悠扬的民族乐器表演把演出推向了一个又一个高潮。欢呼声，掌声此起彼伏，孩子们表示他们很喜爱中国文化。

在接下来的中国文化工作坊中，五禽戏和太极表演让孩子们高兴不已，个个摩拳擦掌，模仿得惟妙惟肖；孩子们在剪纸工作坊中发挥得淋漓尽致，“双喜字”，“蝴蝶”，“女孩手牵手”等美丽纷呈的剪纸成品展示出他们做手工的天分和才艺。书法工作坊中，孩子们认真地临摹中国汉字，稚嫩的小手紧握着毛笔，一丝不苟地写字，随后他们书写的“伦敦中医孔子学院”“高门中学”“心连心”几个大字表达了孩子们对中国文化的热爱和向往；孩子们还认真学习茶艺，对茶艺每一步骤都充满好奇，分小组展开茶艺比赛，乐在其中。

活动结束后，孩子们纷纷用中国话“谢谢”“再见”和伦敦中医孔子学院的老师们道别，并期待伦敦中医孔子学院下次到来。校长也对伦敦中医孔子学院的文化组织工作大大赞赏。

# 2014

## 國醫年鑒

# 八 年度成果

# 一、规 范

## 1、国家中医药管理局明确中医医院等级标牌规范

国家中医药管理局2013年发出通知，统一规范中医医院等级标牌，对标牌样式、制作、张挂和管理提出明确要求。

标牌样式包括内容、尺寸和材质，其中内容要求由国家中医药管理局徽章图案、医院名称和医院等级、有效时间及编码等文字内容组成。三级中医医院的标牌由国家中医药管理局统一制作、免费发放、统一管理；二级、一级中医医院标牌由国家中医药管理局医政司统一编号，标牌的制作部门由省级中医药管理部门自行确定，按照国家中医药管理局统一的标牌规格标准制作。中医医院等级标牌要在医院正门主体建筑的显著位置张挂，顺序为首选正门左侧、其次选择正门右侧。国家中医药管理局向通过评审并公示无异议的三级中医医院发放标牌。二级中医医院和一级中医医院经省级中医药管理部门报送评审结果并由医政司统一编号备案。中医医院等级证书有效期满或者存在《中医医院评审暂行办法》第四十六条规定情形之一的，各省级中医药管理部门要及时收回中医医院等级标牌。

## 2、河北借力引智助推安国中药都建设

河北省政府 2013 年 4 月组织召开安国中药都建设专家咨询会，邀请来自国家中医药管理局、中国中医科学院、中国医学科学院以及中国药材总公司的知名中医药专家，为安国中药都建设发展建言献策。

建设安国中药都是河北省委、省政府着眼于全面建成小康社会、加快经济强省和谐河北建设，引领和带动河北省中药产业上档升级而作出的一项重要战略决策。此项工作自 2012 年 12 月 6 日正式启动以来，各项工作扎实有序推进，制定了具体建设方案，成立了省级层面工作推进机构，启动了总体规划修编工作，开展了定向招商引资，加强了与国家部委对接等，目前整体工作进展顺利、成效明显。

与会专家在听取了《安国中药都建设方案》和安国市城市总体规划纲要初稿编制情况介绍后，认为安国中药都建设定位清晰、目标明确、任务具体、措施有力，体现了河北省委、省政府加快中药产业发展的坚强决心。专家组建议，安国中药都建设要与河北省的中药资源优势相结合，突出河北省中药产业发展特色，进一步加强中医药文化、人才培养、科技支撑、诚信经营等方面建设，总结推广中药种植、传统中药加工经验，通过基地建设培育现代化中药产业体系，争取早日形成大健康产业。

河北省政府特邀咨询孙士彬建议，要高水平地编制好安国市城市总体规划和重点片区详细规划，做好招商引资宣传工作，要继续加强与国家部委的沟通和对接，争取项目、资金和政策支持，谋求“省部共建”安国中药都。

## 3、4项针灸国际组织标准发布

针灸针、耳穴名称与定位、艾灸操作和头针操作有规范

2013年5月14日，世界针灸学会联合会在京召开针灸国际标准新闻发布会，发布《针灸针》、《耳穴名称与定位》、《艾灸操作规范》和《头针操作规范》4项针灸国际组织标准。世界针灸学会联合会主席邓良月、副主席刘保延等出席发布会。

《针灸针》标准明确了无菌一次性针灸针的分类、应用原则、检验方法、包装、产品说明、储存等；《耳穴名称与定位》提出适合于国际应用的耳穴系统命名法，并以图解方式明确了位置；《艾灸操作规范》确定了普通艾灸的生产、需求、操作、临床应用、注意事项和禁忌症等；《头针操作规范》包括操作步骤、方法、注意事项和禁忌症等。

邓良月表示，针灸医学是一门传统医学，为了更好地服务世界各地的民众，针灸必须与现代化管理接轨，而标准化是现代化管理的最基本要求。只有实现了标准化，才能更好地与各国通行的管理体制对接。世界针联作为针灸行业权威的国际学术组织，发挥其在针灸国际环境中的影响力，正本清源，通过国际标准的制定，引领世界针灸在规范化的轨道上发展。此外，通过标准体系的建立和推广，将现有的高水平针灸研究成果，以及在实践中具有确切疗效的临床经验固定下来，推动针灸医学科学有序发展。在标准体系的建立完善后，各国可以直接引用标准，进而成为改变世界针灸发展不平衡状态的重要手段。

国家中医药管理局政策法规与监督司副司长桑滨生指出，世界针联此次发布的4项标准，有利于中医药针灸标准质量提高、推广和应用，有利于加快国际标准化的进程，为进一步推动最高层级标准制订打下基础。

德国专家安德烈说："此次发布的标准，将促进针灸在国际上的发展应用。以针灸针为例，我在2007年世界针联召开的会议上曾经提出过针灸针质量问题，非常感谢大会重视我的意见。在国外，由于针灸针出自不同厂商、材料各异，导致病人用后会出现不同反应，此项标准推广后会更好地保证病人的权益。同时，我会力促德国相关管理部门积极推广标准实施，并为针灸在德国早日纳入医疗保险而努力。"

据刘保延介绍，此次发布的4项标准自2008年开始筹备，世界针联先后通过6个提案，召开8次会议，来自17个国家25家机构的专家代表参与标准制定工作，2010年正式启动，历时3年完成。

## 4、《天然药物新药研究技术要求》出台：天然药物不应以野生动植物为原材料

国家食品药品监督管理局2013年发布《天然药物新药研究技术要求》，以规范中药、天然药物的注册管理，鼓励创新。该《技术要求》对天然药物研制应遵循的一般原则、药学研究和药理毒理学研究相关规定、临床研究的要求进行明确。

《技术要求》对天然药物的定义是，在现代医药理论指导下使用的天然药用物质及其制剂。其来源包括植物、动物和矿物，一般不包括来源于基因修饰动植物的物质、经微生物发酵或经化学等修饰的物质。

《技术要求》指出，天然药物的研发应关注以下几点：一是以现代医药理论指导临床试验方案设计与评价；二是活性成分的确定应有充分的依据；三是应有充分的试验数据说明处方合理性、非临床和临床的有效性以及安全性；四是保证资源的可持续利用。研究的具体内容和设计方法可参照相关的中药、天然药物或化学药物研究技术指导原则。

《技术要求》强调，为保障资源的可持续利用

及保护生态环境，天然药物一般不应以野生动植物为原材料，若确需使用非重点保护野生动植物为原材料的，应提供相关研究资料，证明相应品种的生产不会对资源及生态环境产生不利影响，如可使用不影响其生长、繁殖的药用部位为原材料等。

《技术要求》还规定，天然药物复方制剂是由多个提取物组成的制剂，各提取物应为已上市单方制剂的原料药。并要求天然药物复方制剂应采用主要药效学试验或毒理研究证明组方的合理性，必要时应说明处方组成之间的相互作用。还应进行系统的化学成分研究，明确所含大类成分的结构类型及主要成分的结构，并应研究确定活性成分。

## 5、“三棱针”技术规范获中国标准创新贡献奖

由天津中医药大学针灸学院完成的“国家标准·针灸技术操作规范 第4部分 三棱针”2013年获得中国标准创新贡献奖二等奖。

三棱针古称锋针，是古代九针之一，主要用来刺络放血。天津中医药大学针灸学院2006年承担了“国家标准·针灸技术操作规范 第4部分三棱针”的制定任务，课题组采用文献研究、临床调研、专家咨询、会议研讨、信函调研等形式，建立三棱针相关文献数据库和临床研究资料库，经过全国三棱针技术操作的相关专家、标准化专家、语言文字专家等反复研讨修改，最终形成了国家标准《针灸技术操作规范 第4部分：三棱针》。该标准在2006年被中国针灸学会作为针灸技术操作规范系列国家标准制定的样本参考。2008年7月由国家标准化管理委员会组织发布实施。这项三棱针技术操作规范，对确保针灸操作安全、提高针灸疗效、临床推广应用以及促进国际间推广交流具有重要意义。

## 6、中美开展JCI中医院质量标准研究

以广东省中医院为工作参照点，研究主要集中于医疗监控、感染控制和药物管理，以期借助信息技术对医疗机构进行高效质量管理。

广东省中医院2013年与美国贸易发展署在京签订了协议，双方约定今年共同开展中医院临床质量监控研究项目，美国贸易发展署将提供资金用于该项研究。

研究将主要集中于医院的3块功能区域——医疗监控、感染控制和药物管理，以期借助信息技术对医疗机构进行高效的质量管理。研究将主要以广东省中医院为工作参照点，IBM-JCI团队共同收集信息，评估医院责任人对质量的理解和对上述3块功能区域流程标准化的接受程度，IBM还会藉此评估医院技术能力。最后，根据JCI和试点中医院报告的方案形成本研究市场开发前的评估报告，作为建立中医院质量管理架构和相关标准重要的参考依据。

JCI是国际医疗卫生机构认证联合委员会（Joint Commission on Accreditation of Healthcare Organizations 简称 JCAHO）用于对美国以外的医疗机构进行认证的附属机构。JCI标准是全世界公认的医疗服务标准，代表了医院服务和医院管理的最高水平，也是世界卫生组织认可的认证模式。它被视为全球化趋势下，医疗机构走向国际市场、参与国际竞争的“通行证”。

2012年10月下旬，JCI相关专家在对广东省中医院进行调研后一致认为，改院管理水平毫不逊色于世界一流的医疗机构。医院在病人医疗质量和医疗安全方面所做的许多工作已经达到甚至超过了JCI的相关标准。医院健康的文化给他们留下了深刻印象，他们走访了全球很多家医院，并非每一家医院的员工都像广东省中医院的员工这样对工作充满热情。之后双方都伸出了合作的“橄榄枝”，表示将在JCI标准对于中医医疗机构的适用性的研

究展开进一步的交流与合作。2013 年 5 月，经中美双方有关部门协商，JCI 联合美国 IBM 公司共同向美国贸易发展署提出了建立一个有效、即时的医院质量管理监控系统的研究项目。

“这个合作项目是国家层面的，已纳入 2013 年‘中美战略与经济对话’中的具体项目，意义非常重大。通过借鉴 JCI 的国际标准，优化医院管理流程，改善就医环境，不断提高医疗服务水平，保障患者安全是中医院寻求国际化发展的重要途径。”广东省中医院院长陈达灿强调，“中美双方共同开展中医院临床质量监控研究项目，一方面将有利于通过信息技术加强医院的质量管理，实时监测和评估医疗服务质量并有效管理病人的安全性；另一方面，将为中医医疗机构各项服务建立相关国际标准，从而为扩大中医药的影响力奠定基础。”

当天，陈达灿和美国贸易发展署东亚区主任 Geoffrey Jackson 先生作为双方代表签订了协议，国家中医药管理局国际合作司王笑频司长和美国驻华使馆商务处参赞 Val Huston，分别作为中美双方见证人在该协议上签字。

## 7、基层中医药先进单位建设新标准发布

国家中医药管理局 2013 年印发《全国基层中医药工作先进单位评审命名管理办法》和《全国基层中医药工作先进单位建设标准（2013 年版）》，明确全国基层中医药工作先进单位评审每 3 年为一周期，先进单位要在健全全民医保体系中发挥中医药优势和作用，在巩固完善基本药物制度中体现中医药特点。

《全国基层中医药工作先进单位建设标准（2013 年版）》要求，先进单位要贯彻落实基层中医药各项政策。一是在健全全民医保体系中发挥中医药的优势和作用，将乡镇卫生院、社区卫生服务中心设立中医科和村卫生室、社区卫生服务站提供中医药服务作为纳入基本医疗保险或新农合定点医疗机构的必备条件；将中医药服务项目纳入城乡居民基本医保补偿范围；二是在巩固完善基本药物制度中体现中医药特点，按照基本药物制度要求，所有基层医疗卫生机构配备中药饮片和中成药。

新版建设标准对基层中医药服务网络包括县级中医院、社区卫生服务站、村卫生室中医药服务条件建设，以及基层中医药人才队伍建设、医疗服务、中医预防保健服务等做了具体规范。明确社区卫生服务中心、乡镇卫生院能运用 6 种以上中医药技术方法治疗基层常见病、多发病，至少能开展 10 项中医药适宜技术，每个社区卫生服务站、村卫生室至少开展 5 项中医药适宜技术；先进单位要落实国家基本公共卫生服务中医药健康管理项目，开展老年人和儿童等人群的中医药健康管理，目标人群覆盖率要达到国家要求；开展中医药健教服务，中医药内容不少于 50%。

今后先进单位评审周期为 3 年，包括原全国农村中医工作先进县，每满 3 年复审一次。本办法颁布前命名的先进单位（包括原全国中医药特色社区卫生服务示范区）期满后纳入复审。

## 8、中成药所含毒性药材须标示

今后，患者在服用中成药时，从说明书中即可清楚地了解该药中含有哪些毒性中药饮片。这是 2013 年 11 月国家食品药品监督管理总局发布通知，要求修订含毒性中药饮片中成药品种说明书中提出的要求。

通知规定，处方中含有《医疗用毒性药品管理办法》中收载的 28 种毒性药材制成的中药饮片，以及含有其他已被证明具有毒性、易导致严重不良反应的中药饮片的中成药品种，生产企业应在其说明书【成分】项下标明该毒性中药饮片名称，并增

加警示语。涉及国家秘密技术的中成药品种应按照上述要求修订说明书。

通知强调，相关药品生产企业应主动跟踪药品临床应用安全性情况，根据不良反应监测数据及文献报道的相关安全性信息，按规定及时补充完善说明书【注意事项】等安全性内容。

相关药品生产企业应于2013年12月31日前提出修订说明书的补充申请。补充申请备案之日起生产的药品，不得继续使用原药品说明书，并且在补充申请备案后6个月内，对已出厂的说明书予以更换。

该局同时发布通知，要求相关生产企业修订舒血宁注射液说明书，舒血宁注射液成分为银杏叶提取物，主要用于治疗缺血性心脑血管疾病。要求在说明书中增加关于不良反应的警示语，以及增注过敏反应等8大类不良反应。修订“禁忌”一栏，包括“对本品或含有银杏叶制剂及成分中所列辅料过敏或严重不良反应病史者禁用”及“新生儿、婴幼儿禁用”等内容。

## 9、基层“治未病”服务指南

2013年11月从国家中医药管理局了解到，《基层医疗机构“治未病”服务工作指南》（试用稿）发布，《指南》将指导社区卫生服务中心、乡镇卫生院等基层医疗机构开展“治未病”服务工作，同时可作为中医药管理部门对基层医疗机构开展“治未病”服务工作的评价参考和依据。

《指南》规定，基层医疗机构将按每万服务人口配备0.5～1名“治未病”服务工作人员。基层医疗机构的中医类别执业医师及其他从事中医药服务的执业医师，应当每年接受80学时以上的中医预防保健服务知识与技能在岗培训，社区公共卫生医师和护师（士）应接受中医预防保健服务知识和技能培训；管理人员应接受中医药政策和中医预防保健服务知识培训。

《指南》明确，服务对象为包括常住居民和流动人口的社区居民。以妇女、儿童、老年人、慢性病患者和亚健康人群为重点服务人群。

根据《指南》，社区居民在基层医疗机构不仅能享受到针刺、艾灸、推拿、拔罐、穴位敷贴等中医“治未病”技术，还将获得体质辨识、制定个性化中医健康调养方案等服务。基层医疗机构将在居民健康档案中建立中医药健康管理专项。除开展纳入基本公共卫生服务的老年人体质辨识和儿童中医调养服务，还将开展对孕产妇、高血压和糖尿病患者等人群的中医药健康管理服务。基层医疗机构还将采取多种形式开展中医药养生保健科普宣传活动，传播中医养生、慢病调养和健康生活方式；针对季节性易感疾病、传染性疾病的易感人群，开展中医药健康教育，并采取中医药干预措施。

《指南》中还提出，将建立“治未病”服务效果评估指标体系，并明确了一系列评估指标：其中，居民中医预防保健常识知晓率不低于90%，基层医疗机构中医药人员对中医预防保健相关政策知晓率不低于85%；老年人体质辨识、儿童中医调养服务目标人群覆盖率30%；居民健康体检体质辨识覆盖率达到40%以上；高血压患者中医药健康管理率达到35%以上；糖尿病患者中医药健康管理率达到20%以上。

## 10、急危重伤病标准及诊疗规范发布

国家卫生计生委11月25日公布《需要紧急救治的急危重伤病标准及诊疗规范》，从院前医疗急救、医院急诊科和重症医学科三个环节入手，明确了疾病应急救助制度中需要紧急救治的急危重伤病标准及诊疗规范。

该规范包括三个部分：一是急救的范围和流

程，指导对患者病情进行判断以实现分级救治，能为患者赢得宝贵的时间；二是常见急危重伤病的判别标准，涵盖了绝大多数临床常见的急危重伤病，有助于快速诊断；三是急救的诊疗规范，作为指导临床实际操作的指南，包括最基础的临床操作和用药指导，简单实用。

规范对需要急救患者的生命体征和收治范围作了明确规定，体现了“紧急”“必须”和“基本”，即只是针对各种急危重伤病的最基础和最必需的治疗手段，而不追求急救技术的高精尖，也不考虑生命体征平稳后的下一步治疗；针对病情严重程度不同，规范在院前急救、医院急诊科和重症医学科三个环节体现了救治手段的差异性。

# 二、政 策

## 1、二级中医医院评审工作启动

国家中医药管理局决定于2013年1月启动二级中医医院（含中西医结合医院、民族医医院、专科医院，下同）评审工作，并于日前印发了相关分等标准和评审核心指标、评审标准及实施细则。

开展二级中医医院评审工作，旨在促进中医医院保持发挥中医药特色优势，不断提高中医临床疗效和中医医疗质量，深化公立中医医院改革，统筹利用全社会中医医疗资源。国家中医药管理局要求，各省级和地市级中医药管理部门须严格按照《中医医院评审暂行办法》的有关要求，组织开展二级中医医院评审的申报和实施工作。原则上各省（区、市）应于2013年12月底前完成本辖区内二级中医医院评审工作。

各评审专家组将由各省级中医药管理部门从省级中医医院评审专家库中抽取专家组成，专家全部由被评审中医医院所在地（市）辖区外的专家组成。符合条件的民营中医医院按照相应的评审标准参加评审。

## 2、山东济南成立农学会药用植物专委会

2013年，山东农学会药用植物专业委员会在山东省济南市成立。

近年来，山东药材种植面积已达200万亩，产值160多亿元。全省有20余个千亩以上的中药材种植基地，种植品种近百，是金银花、桔梗、丹参、黄芩、西洋参、半夏等的全国主要产区。

山东农学会药用植物专业委员会的成立有利于加强科研单位之间的学术交流与合作，有利于促进药用植物科研与企业的结合。其主要任务是对山东中药农业发展的全局性、战略性问题进行论证、评估并提出决策性建议；为全省药用植物工作者搭建交流平台，积极推广普及中药农业先进技术、开展学术交流、推进药农科学素质行动，为促进山东药用植物产业的发展做出贡献。

## 3、湖南：今年重点抓好六项工作

2013年，湖南省中医药工作会议在长沙召开。湖南省卫生厅党组成员、省中医药管理局局长邵湘宁作工作报告，并部署今年工作要点。

邵湘宁回顾去年工作说，湖南省去年着力抓医

改，中医药重要作用进一步发挥；着力抓基础，中医药服务体系进一步健全；着力抓特色，中医药服务能力进一步提升；着力抓平台，中医药科研能力进一步增强；着力抓培训，中医药队伍素质进一步提高；着力抓宣传，中医药文化建设进一步深入。

邵湘宁指出，在深化医改中以组织实施好基层中医药服务能力提升工程为抓手，才能快速推进全省中医药工作尤其是农村中医药工作的发展，开创中医药工作新局面。今年该省主要工作有六个方面：一是在医改中充分发挥中医药作用；二是加强中医药服务能力建设；三是加强中医药人才队伍建设；四是推进中医药继承创新；五是加大中医药文化建设与对外交流；六是切实改进工作作风。（徐火红 曾蕾）

## 4、云南省医院协会中医院管理专委会成立

云南省医院协会中医医院管理专业委员会2013年7月成立。

专委会将针对云南省省中医医疗机构存在的问题，进行系统分析，通过调研，提出建议和意见，并向省中医管理局、省卫生厅提交调研报告，为上级部门在制订关于中医医疗机构的决策时，提供符合云南省情的决策基础；同时开展二级中医医院的检查、指导和评审。

## 5、王国强调研指出：县级中医院要有独特服务优势

国家卫生和计划生育委员会副主任、国家中医药管理局局长王国强在河南省登封市调研时指出，县级中医院要进一步明确功能定位，突出特色，切实形成独特的服务优势。

王国强一行先后到了市中医院、告成镇卫生院和梅村卫生所，征求了大家对农村中医药工作的意见，要求认真落实好《关于在县级公立医院综合改革试点工作中充分发挥中医药特色优势的通知》精神，把国家关于扶持和促进中医药事业的政策措施执行到位，加快实施基层中医药服务能力提升工程。鼓励乡镇卫生院和乡村医生着眼基层群众需求，探索在农村卫生服务中发挥中医药作用的途径和方法，要求各级卫生行政部门进一步关注基层中医药工作，关心基层中医药人员。

王国强一行还到省妇幼保健院、省计划生育研究院调研，要求把握妇幼卫生和人口计生工作面临的良好机遇，认真落实“三定”方案，早起步、早行动、早考虑，尽快制订合并重组方案，实现优势互补。

## 6、深圳检查评估中医馆及坐堂医诊所

深圳市卫生和人口计划生育委员会决定于2013年7月29日～9月30日，委托卫生监督局依法开展深圳市中医馆及中医坐堂医诊所检查评估活动。

活动旨在摸清深圳市中医馆及中医坐堂医诊所基本情况，核查机构与准入标准的符合情况，检查机构依法执业情况，检查《中药处方与调剂技术规范》和《中药饮片与方剂编码规则及其应用》的落实情况。检查评估结束之后深圳市卫生和人口计划生育委员会将通报检查情况，并在网上公示中医服务机构的评估结果。

检查的具体项目包括机构名称是否规范，设置的临床科室是否符合标准，从业中医师的资质以及数量等。在中药方面，检查包括中药的调剂、采购、储藏和养护是否规范，以及是否按规定书写并保存处方等。

## 7、河北一技之长人员将纳入乡医管理

为提高基层中医药服务能力，2013年，河北省卫生厅、省中医药管理局印发了《关于做好中医药一技之长人员纳入乡村医生管理工作的通知》，决定把有中医药一技之长人员纳入乡村医生管理。

通知规定申请人员必须在某一中医药专业领域具有特长，临床疗效较好；截至2003年8月5日，年龄在40周岁以上（含40周岁）；有村卫生室同意聘任其执业的意向；有固定服务人群，医德医术得到当地农村居民认可。

各县（市、区）卫生局组织报名并初审申请人员材料。各设区市和定州、辛集市卫生局对复核合格人员进行临床考核，必要时辅以书面问答。各县级卫生行政部门开展农村居民评议工作。之后，省卫生厅、省中医药管理局将对其组织中等中医学专业水平考试。

通知规定，考试合格人员，将由各县级卫生行政部门发放《乡村医生执业证书》，并及时予以执业注册。县级卫生行政部门根据当地实际需求和其专业水平，确定其是否承担基本公共卫生服务任务。

## 8、山西建设中医药强省“入法”

《山西省发展中医药条例》经省十二届人大常委会第五次会议通过，10月11日起正式施行。这是该省2001年出台中医药法规以来，推进中医药法制建设取得的新成果。

《条例》提出“促进中医药医疗、保健、科研、教育、产业、文化全面协调发展，建设中医药强省”，明确把“六位一体”发展理念和“建设中医药强省”目标写入法规，这在全国属首创。

两年来，该省制定出台了中医药事业发展“十二五”规划，省级财政中医药投入大幅增长，各项中医药扶持政策效应凸显。目前，全省共有8所省市级中医、中西医结合医院进入国家三级行列，22个县（市、区）创建成为全国基层中医药工作先进单位。国家级中医重点专科由9个增加到37个，国家级中医药重点学科由6个增加到18个。以全省中医临床领军人才培养项目为龙头、县级“名中医”师带徒为基础，中医药师承教育体系基本建立。以振东中-澳分子中医药学研究中心成立为标志，中医药国际科技合作再上新台阶。

《条例》把强化政府责任作为重点内容，设立“保障与促进”一章，集中规定各级政府及其工作部门发展中医药事业的职责。此外，在其他章节也作了许多细致规定。这类条款共计25条，约占全部条款的60%。

这些规定，有的是针对中医药发展中亟需解决的困难和问题，如制订中医药扶持政策、健全中医药管理体系、完善中医药服务体系、扩大医保中医药报销范围等。有的则是针对医疗、保健、科研、教育、产业、文化等方面的具体问题，如建立中医药师承教育制度、设立中医药科学研究专项、传承名老专家学术经验等。

《条例》坚持中医中药协调发展，设立“中药与中药产业”一章，明确规定县级以上人民政府将中药产业作为新兴产业，培育和发展中药特有品种和晋药品牌。同时，对中药资源普查、中药资源保护、中药材生产流通、医疗机构中药制剂调剂使用等作了具体规定。

山西是中药资源大省，目前探明动植物和矿物药材1116种，占《全国中草药汇编》收载种类的25%。近年来，在国家中药现代化科技产业（山西）基地的支撑下，在省委、省政府实施“晋药”战略、“一村一品、一县一业”战略的带动下，初步形成亚宝、振东、太行三大中药现代化产业龙头和大同、太原、晋中、运城、晋东南、侯马六大中药现代化产业集群。

## 9、药用植物利用保护有了新平台——世界中联药用植物资源利用与保护专委会成立

2013年10月12日，世界中医药学会联合会药用植物资源利用与保护专业委员会在京成立。世界中联副主席李振吉强调，要通过该专业委员会汇集一大批专家学者，凝聚国内外相关学术资源，构建药用植物资源利用与保护的新平台。

李振吉指出，当前世界上中药需求不断扩大，中药工业加速发展，对药用植物资源依赖更大。因此在中药产业发展中，要突出合理利用和保护药用植物资源，对生态建设和环境保护做出应有贡献。世界中联成立药用植物资源利用与保护专业委员会，就是要构建科研创新专业平台，为科学利用和保护药用植物资源服务。他希望专委会发挥国内外专家团队作用，广泛沟通，密切合作，特别是推进行业和国内国际规范和标准的研究制定，为药用植物资源利用和保护制定战略、技术、方法、措施提供智力支撑，形成并发展这一新平台。

我国药用植物研究领域开拓者肖培根院士表示，该专委会汇聚了一大批精英专家和学者，对药用植物利用与保护研究创新具有重要意义。有利于促进中医药的继承和发展，有利于广大农村尤其是西部地区“三农”经济发展，有利于我国城镇化建设战略进一步实施。

国家中医药管理局科技司司长苏刚强希望该专业委员会，在药用植物资源的保护、利用、调查、研究、指导全国中药资源普查工作、保障普查质量、反馈普查信息发挥作用，并为国家制定相关管理和科研工作政策措施积极提供建议。

目前第四次全国中药资源普查试点工作在全国22个省份展开，普查专家组和600多个普查大队活跃在普查和科研一线，为药用植物资源利用与保护专业委员会提供了基本专家团队和人才体系。

当天，来自国内以及美国、加拿大、德国、瑞士、韩国的中药和药用植物研究领域的200多位专家及学者参加了成立大会。肖培根、胡之璧、王永炎、张伯礼等院士担任顾问，中国中医科学院副院长、中药资源中心主任黄璐琦被任命为首任会长，肖小河、王一涛、刘良、王昌恩、段金廒等被任命为副会长。

专业委员会第一届学术年会同日举办，由中国中医科学院中药资源中心承办。

## 10、广西规范医疗机构中药民族药制剂注册管理

为提高医疗机构中药民族药制剂研发水平，规范注册申报行为，广西食品药品监督管理局日前举办医疗机构中药民族药制剂注册管理培训班，区、市食品药品监督管理机构、医院和科研院所及企业130多人参加培训。

会上介绍了近几年广西医疗机构中药民族药制剂的的发展和规章制度建设情况，并对加强管理和培训工作提出要求。

培训内容涉及中药民族药制剂的注册、调剂使用、现场核查等规范性文件的解读，制剂研究技术要求、质量标准起草和复核、说明书撰写要求、临床试验的设计等技术要求。涵盖了从研发、注册到调剂使用的全过程，培训内容务实、可操作性强。通过培训提高监管部门审查及现场核查的能力，规范药检所检验及质量标准复核的行为。

# 三、科　研

## 1、我国丹参酮类生物合成研究获重大突破：中药有效成分可“不种而获”

生物合成具有不受自然环境影响、生产规范化、生产周期比药材种植提取短、质量产量更稳定等优点，为中药活性成分低成本、可持续的产业化获取提供技术路径，有望成为中药材保护性生产利用的一个新途径，尤其对珍稀濒危中药资源的保护利用意义重大。

对于现代中药，活性成分是一味中药发挥作用的核心物质，长期以来只能从植物药材中提取。今后，获取中药活性成分对中药材的这种唯一性依赖将被打破，而有望直接在实验室或工厂生成。日前，由中国中医科学院中药资源中心黄璐琦研究员负责的国家自然科学基金资助项目“丹参酮类化合物中下游合成途径研究”获重大突破，其创新性研究结果发表于《美国国家科学院院刊》。

丹参是中国传统中药，已有数千年药用历史。丹参酮是丹参中一类脂溶性松香烷型二萜活性成分，具有显著抗感染、抗炎、抗肿瘤等药理作用。一直以来，我国虽能鉴定药物活性成分，却因传统种植中药材方式的种种限制，成为其推广应用的瓶颈之一。

该项目采用合成生物学策略，解析天然产物生物合成途径并转化微生物创建“细胞工厂”，力求在实验室合成中药活性成分丹参酮，具不受自然环境影响、生产规范化、生产周期比药材种植提取短、质量产量更稳定等优点，为中药活性成分低成本、可持续的生物合成产业化获取提供技术路径，有望成为中药材保护性生产的一个新途径，尤其对珍稀濒危中药资源保护利用意义重大。

项目致力于解析丹参酮生物合成途径并实现合成生物学异源生产，通过功能基因组学技术鉴定了其合成前体次丹参酮二烯的两个酶（SmCPS 和 SmKSL），并与中科院大连化学物理研究所赵宗保研究组合作，构建了高产丹参酮合成前体的酵母工程菌株，次丹参酮二烯的产量达 365mg/L。然而，目前国内从前体次丹参酮二烯到终产物丹参酮下游生物合成途径仍是空白。

为进一步阐明丹参酮生物合成机制，项目组利用比较转录组学技术，鉴定了与丹参酮积累相关的 14 个细胞色素氧化酶修饰基因，并通过基因表达和体外酶活性筛选，发现一种基因（CYP76AH1）催化转化次丹参酮二烯生成铁锈醇，从而为丹参酮下游相关基因发掘、微生物合成丹参酮奠定基础。

美国爱荷华州立大学的 Reuben J.Peters 教授课题组利用植物发状根培养和 C13 同位素标记技术，确定了次丹参酮二烯在丹参酮生物合成中的作用，进一步证实了实验的正确有效性。该研究还得到杨胜利院士的指导和陈晓亚院士在体外酶活性研究中直接帮助。

## 2、红外热成像技术中医应用研究汇报会

由国家中医药管理局科技司召开的红外热成像技术中医应用研究汇报会于 2013 年 2 月 4 日在国家中医药管理局五楼七会议室举行。

卫生部副部长、国家中医药管理局局长王国强、科技司李昱副司长、中医科技处王思成处长等领导参加了会议，听取了与会专家（孙涛主任、吕

少文教授、李洪娟教授、余葱葱教授、陆华教授等）就红外热成像技术在中医临床、中医治未病、疗效评价、重大疾病早期筛查等方面研究进展、前景展望、后续研究计划等方面的汇报，并和与会专家就热成像技术中医临床运用前景及下一步工作研究等进行了座谈。中和亚健康服务中心常务副主任朱嵘研究员、国家中医药管理局机关服务局项目处处长樊新荣博士、中和亚健康服务中心项目部主任付中原等出席了本次会议。

本次会议共有5位专家做了专题发言。来自中和亚健康服务中心的孙涛教授作了《红外热成像技术中医应用研究汇报》的报告，就近年来红外热成像技术在中医应用方面的研究进展、前景展望以及后续研究计划进行了阐述；武警后勤学院吕少文教授介绍了正常人体红外信息表达规律研究情况；北京中医药大学李洪娟教授作了《红外检测辅助辨证的研究》的发言；四川省中西医结合医院余葱葱教授介绍了红外热成像技术在胸痹、亚健康中的应用情况，就临床运用中的诸多干扰因素做了总结；成都中医药大学陆华教授结合自己的科研课题做了《红外热成像技术应用及研究进展》的报告。

最后王国强副部长总结强调：继承、创新、弘扬、发展中医药是我们的历史责任，我们要有一种紧迫感、危机感。对于这项工作我是非常认真的：“我们不做，后人也会做；中国人不做，外国人也会做”。我们要以红外热成像技术为突破口，发展属于中医自己的诊疗设备，争取对未来医学，尤其是中医药学产生影响。研发出富有中医理念的“中医CT”，更好的服务于中医药事业。

### 3、钩藤降压缓释制剂成功研发

由国家高新技术企业贵州百花医药集团承担的国家重大新药创制项目——国家一类新药“钩藤降压缓释制剂”2013年成功研发，其降压作用快、效果明显，为高血压患者带来福音。

目前国内外治疗高血压的药物基本分为中药和西药两大类，西药药效较强，降压作用明显，但存在较大的毒副作用，对人体心、肺、肾等脏器影响较大，有时会导致肾功能衰退、呼吸困难、心慌等毒副反应。

钩藤碱系从天然植物中提取的有效成分，药效研究表明，其降压作用快、效果明显，原理主要是直接和反射性地抑制了血管运动中枢以及阻滞交感神经和神经节，使外周血管扩张，阻力降低，其直接扩张血管的作用较强，从而抑制心肌收缩，减少心肌耗氧量，达到温和降压和修复心肌的良好效果。而钩藤碱降压缓释制剂通过降低血压和血管保护作用，干预整个心血管事件链，进而降低心脑血管事件发生。有效保护脑、心、肝和肾等重要器官，预防终末期心血管疾病的发生。高血压伴器官损害的高危患者，临床上应用钩藤碱降压缓释制剂可明显获益。

据悉，百花药业通过科技部绿色通道已向国家专利局申请了13项发明专利。

## 四、著作·论著

### 1、《四部医典曼唐详解》编译出版发行

由青海省藏医药研究院牵头，青海省藏医药文化博物馆、青海大学藏医学院、青海省藏医院联合承担的《四部医典曼唐详解》通过专家评审。

《四部医典曼唐详解》全书6卷，16开本，藏

汉两种文字，450 万字，80 幅大图，6487 幅小图，内容涉及藏医药学的起源、历史源流、藏医药理论、临床治疗、药物方剂、炮制加工、天文历算等，是迄今国内外首次对藏医学奠基之作《四部医典曼唐》进行全面、系统、深入、详细、准确的注释和编译出版工程。

《四部医典曼唐详解》编委会先后赴 10 多个国家和五省藏区及内蒙古、新疆、北京等地，收集到 100 多部古籍文献和 473 幅曼唐，选择西藏自治区文物管理委员会的《四部医典曼唐》作为底本，以西藏自治区藏医院《四部医典曼唐》为参照本进行了研究。项目主要按照《四部医典》架构体系，对 80 幅曼唐进行了详细的解读，采用先进的电子图像处理系统对其进行了科学分解、梳理与编排，并对分解的 6487 幅小图进行了藏文注释及汉译。

“曼唐”是将藏医学基础理论和临床实践内容用绘画形式再现的重要表现形式，“曼”意为医药，“唐”即唐卡意为挂图，“曼唐”就是指医学挂图。

## 2、《与医院一起成长》出版

由品牌战略专家、学者吕湘宾博士撰写的《与医院一起成长》一书 2013 年 3 月由北京科技出版社出版，该书从职业道德、做一个职业化的医院员工、医护人员职业生涯规划、成才与成名、医患护患沟通的方法与艺术、如何让就医者满意、国内外医护人员人文服务与创新案例、医疗纠纷与事故防范等进行论述。

## 3、《让你不生病》第三版面世

由廖利平主编的《让你不生病—健康·养生·治未病》第 1 版于 2008 年 11 月由海天出版社出版。应读者要求，作者两次修订，2013 年 3 月 1 日第三版业已面世，迄今共印刷 15 次，发行 6 万多册。

《让你不生病》一书系统总结了中医经典的科学养生方法，指导人们改变陋习，自行管理健康，把握健康，赢得健康，享受健康的快乐与和谐社会的幸福生活。体现科学性、系统性、专业性、可读性、趣味性和权威性；注重实用、贴近生活；注重质量、贴近市民，可谓精品养生专著。

《让你不生病》一书自出版以来，受到广大读者的一致好评。该书曾荣获了“新中国成立 60 周年全国优秀中医药科普图书著作”一等奖和出版奖；入选国家新闻出版总署《2009 年农家书屋重点出版物推荐目录》；荣获中国书刊发行业协会“2009 年度全行业优秀畅销书”奖；2010 年 9 月，荣获由国家中医药管理局等 23 个部门主办的“中医中药中国行”大型科普宣传活动组委会颁发的“最佳科普作品奖”；2012 年 2 月，荣获中共深圳市委宣传部、深圳市社会科学联合会“深圳市第五届哲学社会科学优秀科普著作成果”一等奖。今年 5 月，该书在第十届深圳关爱行动“百佳市民满意项目”推荐活动中，得到广大市民的好评和推荐，荣获深圳市文明委成员单位、深圳关爱行动组委会成员单位联系会议授予的“百佳市民满意项目”奖。

《让你不生病》第三版的面世，是在该书第二版的基础上进一步完善，内容从 56 万字增加到 72 万字。从结构上，保留了“理念篇”、“方法篇”、“实践篇”、“关爱篇”，把中医“治未病”的理念和方法贯穿于本书编写的全过程。在内容以及编辑排版上做了适当的调整和充实，如“理念篇”增加了“辨识体质”一节，与“方法篇”的“体质养生”相衔接。在“方法篇”，“四时养生”和“时辰养生”增加了一些常见病、多发病的预防和治疗方法，其中，“时辰养生”增加了“十二时辰”经络与气血的运行规律的插图，诠释了中医理论观点和方法，让读者更容易掌握中医养生基本理论、基本知识、基本技能，便于读者操作。同时，本书注重吸收中医药标准化的最新成果，如在“中药养生”一章，吸取了《深圳经济特区中医药系列标准与规范》的研究成果，在“中药养生”增加了“中药煎煮和服用方法”、“常用药酒、外用洗剂，家备良药”等内容。在“实践篇”，增加了“手足口病”和“人禽流感”的预防和处理方法。此外，针对全书文字、词句和内容也进行了相应的调整和校对，使该书结构更合理、内容更充实，既有科普著作通俗易懂，条理性、可读性、趣味性，便于操作等特点，又有中医药专业著作的标准化、规范化的特质，表述更科学、更系统、更全面、更实用，从而使该书的质量得了到全面的升华，以更好地服务大众健康，增强民众身心素质，提升读者生活品质。

该书是由深圳179名中医药和预防医学专家组成的精英团队撰写编著，展示专业和权威；书中集纳全国重点省、市中医“治未病”试点经验，参考中医健康养生保健书籍刊物近百种；全书引经据典，汲取古今中外名家养生的智慧结晶：提供“治未病”食疗方350条、经验方156条、治疗方166条、美容食疗方25条、美容方剂29条、引用健康养生“治未病”名人格言300条，尤其重视和关爱妇女、儿童及老年人的健康和养生。

## 4、《王三虎抗癌经验》在柳州首发

2013年，由第四军医大学出版社出版的新书《王三虎抗癌经验》首发式在柳州市中医院举行。

该书30万字，收集了由其学生撰写的王三虎治疗肿瘤的专题文章，还有其个人撰写的10余篇论文和自拟6首抗癌新方的全新解读。

医学博士王三虎，现任广西柳州市中医院肿瘤一科主任。2008年被评为广西名中医，2010年获国际中医药联盟杰出贡献奖和终身成就勋章。提出“燥湿相混致癌论”、“寒热胶结致癌论”、“肺癌可从肺痿论治”“风邪入里成瘤说”等新论点，共发表论文180篇，主编、参编书籍30部，3次获得军队科技进步奖，获国家发明专利2项。

## 5、《北仑中草药图鉴》出版

浙江省宁波市北仑区年逾70的老中医徐平洲，历时10余年搜集区域内中草药标本600余种，并编著500万字《北仑中草药图鉴》2013年出版。该书为浙东首部最详述、完整的县（区）域中草药图鉴。

北仑地处宁波市东部，生长着许多有价值的中草药。徐平洲先后拍摄了1000余张动、植物照片，并一一归档，筛选整理出600余种具有药用价值的中草药。为更好识别，徐平洲还在同一植物的不同生长期拍摄。书中包括区域内稀有、濒临绝种的中草药，对每种中草药均说明其别名、来源、生境分布、性味功能和主治用法等。

## 6、《中医杂志》入选“百强科技期刊”

由国家新闻出版广电总局组织的“百强报刊”评选活动结果近日发布，《中医杂志》入选“百强科技期刊”。

从2013年年初开始，国家新闻出版广电总局开展了“百强报刊”推荐活动。此次活动经过各省（区、市）新闻出版局、中央报刊主管单位推荐，总局组织有关专家严格评审，确定了百强报纸、百强社科期刊及百强科技期刊推荐名单，并进行公示。最终有99家报纸、100家社科期刊和100家科技期刊入选。

《中医杂志》创办于 1955 年，始终把握正确的出版方向，以传承中医药文化、打造高水平中医药学术交流平台、促进我国医疗卫生事业的发展为己任；始终坚持发扬中医特色、以中医学术为本、推动中医现代研究的发展、提高为主、兼顾普及的办刊方针，以较高的学术质量和编辑质量，获得业内专家和读者的高度认可，并多次获得各级主管部门授予的各种奖励和荣誉。

### 7、《越医薪传》出版

由浙江省绍兴市中医药文化研究所所长张居适、副所长沈钦荣主编的《越医薪传》，2013 年 11 月由中国中医药出版社出版。

全书 64 万字，插图 120 幅。分为越医文化、名家心法、绍派伤寒、专科世家、医籍揽胜、医事活动等六章，集中展示了古今越医的医学成就和临床特色。这是绍兴市中医药文化研究所继《越医经典》、《越医千年》、《越医文化》后，越医研究的又一力作。

绍兴的中医药文化源远流长，自成一派，世称“越医”，历史上名家辈出。绍兴市中医药文化研究所自 2008 年 11 月成立以来，致力于挖掘越医诊疗经验，探索传承新路子。

## 五、合作交流

### 1、山东省中医院在欧洲传播中医理念

2013 年，山东省中医院妇二科（生殖中心）主任连方作为不孕不育医学界专家，应邀抵达英国伦敦参加第 29 届欧洲人类生殖与胚胎学会年会。

连方做了中西医结合治疗不孕不育的经验介绍，尤其是将传统中医学一些精髓思想传播到欧洲，如“天人合一”、“道法自然”的哲学理念转化为“个体化治疗”的理论，“整体观念”指导下的生殖医学治疗的新思路，中医中药、针灸理疗对女性卵细胞质量和子宫内膜容受性的改善作用等，这些深邃、新奇的理念吸引了西方学者的注意力，传播中医生殖医学的同时让他们感受到了传统中国医学的魅力。

### 2、李大宁率团访问美国和巴哈马

2013 年 3 月，国家中医药管理局副局长李大宁率团访问美国和巴哈马。

访美期间，代表团与希伯来健康养老中心就美国持续照料退休社区（美国养老社区，CCRC）发展状况及与中国合作等相关事宜进行会谈，初步达成了合作意向。李大宁在会谈中表示，中方希望能与美国希伯来健康养老中心等机构合作，结合中国实际情况，发挥中医药在养生保健和老年护理方面的优势与特色，走出一条符合中国国情的 CCRC 之路。

李大宁一行还与中国驻巴哈马大使馆胡山大使及 Ren Xun 中医师关于在当地合作开办中医诊所、中医保健机构事宜进行商讨，积极促成由中国国内保健企业、中医医疗机构及巴哈马中医诊所三

方共同开办的合作模式。

吸引了西方学者的注意力，让他们感受到传统中医学的魅力。

## 3、中法签署中医药领域合作框架协议

中法中医药合作委员会第五次会议4月22～23日在法国巴黎召开，委员会中方主席王国强率中方代表团出席会议。同期，王国强代表国家中医药管理局与法国巴黎公立医院集团签署《在中医药领域合作的框架协议》。

在此协议框架下，双方于4月23日专门召开合作讨论会，上海中医药大学附属曙光医院和江苏省中医院代表分别与法国巴黎公立医院集团签署中医药人员交流、临床研究等具体项目的合作协议。此外，该医院集团与法国里尔大学中心医院、蒙彼利埃大学中心医院和斯特拉斯堡大学中心医院等四家机构签署在中法政府间中医药合作协议机制下积极开展与中方合作的倡议书，中法中医药合作委员会双方主席王国强和弗朗索瓦·基诺在倡议书上署名见证。

外交部（驻法国使馆）国家食品药品监督管理总局、国家中医药管理局等中方委员会成员单位代表及中国科学院院士陈凯先等中方委员会成员20多人参团与会。法国社会事务与卫生部部长马丽索·杜兰，法国科学院终生秘书长卡特琳娜·布雷西尼亚克，委员会法方主席、法国工程院名誉主席弗朗索瓦·基诺等出席会议。

## 4、中澳合建国际中医药研究中心

“中澳国际中医药研究中心”澳方揭牌仪式近日在澳大利亚皇家墨尔本理工大学举行。该中心是经国家中医药管理局批准，依托广东省中医院、广东省中医药科学院与澳洲皇家墨尔本理工大学建立的首个国际中医药研究中心，旨在“进行高影响力的传统与补充医学研究，服务民众的循证卫生保健”。

广东省中医院和澳洲皇家墨尔本理工大学基于多年的合作基础和对中医药发展的共识成立合作研究中心，不仅标志着双方的合作进入了一个新的历史阶段，也标志着中国与澳洲的中医药交流跨上了崭新的台阶。研究中心将精心选择工作的突破口，尤其重视采用国际前沿的研究技术与方法解决中医药国际化过程中的瓶颈问题，为中医药进入国际主流社会发挥支撑引领作用。

中澳国际中医药研究中心近期将对国际热点研究领域一系列病种的中医药干预措施的证据基础进行系统调查、严格评价；不断增强中医药的循证基础，促进高质量中医药研究证据的转化、应用；加强国际交流，扩展研究合作网络，建立卓越的传统医学及天然药物研究中心品牌。

广东省中医院与澳洲皇家墨尔本理工大学于2008年就已建立了密切联系，双方共同建立了国际传统及辅助医学科研网络，在国际关注的部分研究领域开展了合作研究工作；并于2009年、2011年成功签署了科研网络第二阶段、第三阶段的合作协议，深化和扩大了合作的内容，影响不断扩大，并陆续取得了丰富的成果，受到科技部、国家中医药管理局的高度重视和认可。

澳洲皇家墨尔本理工大学中医系是WHO的传统医学合作中心。

## 5、习近平会见世界卫生组织总干事陈冯富珍时表示：促进中西医结合及中医药海外发展

2013年8月20日，国家主席习近平在人民大会堂会见世界卫生组织总干事陈冯富珍时表示，中方重视世界卫生组织的重要作用，愿继续加强双方合作，促进中西医结合及中医药在海外发展，推动更多中国生产的医药产品进入国际市场，共同帮助非洲国家开展疾病防治和卫生体系建设，为促进全球卫生事业、实现联合国千年发展目标作出更大贡献。

习近平强调，中国政府坚持以人为本、执政为民，把维护人民健康权益放在重要位置。我们将迎难而上，进一步深化医药卫生体制改革，探索医改这一世界性难题的中国式解决办法，着力解决人民群众看病难、看病贵，基本医疗卫生资源均衡配置等问题，致力于实现到2020年人人享有基本医疗卫生服务的目标，不断推进全面建设小康社会进程。

陈冯富珍表示，世界卫生组织高度赞赏中国医改取得阶段性成就。在不到5年时间里，城乡基本医疗保险覆盖了95%的中国人口，这在世界上绝无仅有。中国政府高效防控H7N9禽流感疫情赢得国际社会高度评价。世界卫生组织非常重视中国在多边领域的重要作用，相信中国将为促进世界发展和人类福祉作出更大贡献，愿同中方加强合作，积极支持中国政府改善民生、提高人民健康水平的努力，共同推进全球卫生事业。

## 6、王国强会见世卫组织总干事陈冯富珍

国家卫生和计划生育委员会副主任、国家中医药管理局局长王国强2013年8月会见了世界卫生组织总干事陈冯富珍一行。

王国强认为，总干事此次访问内容丰富、卓有成效、意义重大，并感谢她一直以来对推动世界卫生组织框架下的中国传统医学发展所做的大量工作和突出贡献。王国强表示，中国将继续落实《传统医学决议》、《西太区传统医学战略》和即将发布的《传统医学全球战略》等一系列世卫组织关于传统医学的重要决策，执行《世界卫生组织-中国国家合作战略》以及国家中医药局与世卫组织签订的传统医学合作协议，愿继续加强双方合作，促进中西医结合及中医药在海外发展，共同帮助非洲国家开展疾病防治和卫生体系建设，为促进全球卫生事业、实现联合国千年发展目标做出更大贡献。

陈冯富珍认为习近平等中国国家领导人对传统医学有充分的认识和了解，这十分有助于中国传统医学的发展，希望进一步加强双方在该领域的合作。此外，陈冯富珍还邀请王国强参加世卫组织10月在澳门召开的传统医学会议，并共同探讨珠海横琴新区传统医学的发展模式，努力提高人类健康水平。

国家中医药管理局副局长于文明和世界卫生组织现任驻华代表蓝睿明、候任驻华代表施贺德等参加会见。

## 7、中泰传统药物研究联合实验室落户广西

中—泰传统药物研究联合实验室2013年在广西中医药大学成立。广西中医药大学校长唐农和泰国孔敬大学副校长托瓦旺共同签订合作协议。

广西中医药大学是一所以中医药为主，医学、

理学、工学、管理学等多学科协调发展、具有鲜明中医药特色和广西民族医药特色的现代化中医药大学。该校与孔敬大学自上世纪 80 年代开始交往，一直致力于科研合作、人才培养等多领域的合作与交流。2006 年以来，在中泰两国联会的资助下，围绕应用传统药物研究开发抗衰老保健食品等进行科研合作并取得阶段性成果，举办了五届中泰传统医药和天然药物学术研讨会，互派药学本科生到所属单位实习，在高层次人才培养上达成联合培养硕士、博士等共识。

2010 年，两校签署了《中国广西中医药大学与泰国孔敬大学合作和交流总协议》，广西壮族自治区人民政府对此给予高度重视和大力支持，鼓励和指导“中—泰传统药物研究联合实验室”的筹建工作。双方致力于将实验室建成方向一致、资源共享、优势互补、具有先进水平的国际合作联合实验室，打造成具有较强创新和竞争能力的国际科技与产业化合作平台。

## 8、马建中会见波兰代表团

2013 年 10 月 16 日，国家中医药管理局副局长马建中会见了来访的波兰药品、医疗器械和生物制品注册总局副局长马钦·克拉克斯基一行。

马建中对代表团来访表示欢迎后，在会谈中详细介绍了我国中医药医、教、研、产等全方面的发展现状以及中药产品在中国的注册情况，并赞赏波方对中药进入波兰的开放态度。波方充分肯定了中医药的疗效好、副作用小等优势特点。作为欧盟成员国，波方希望成为中药进入欧洲市场的一扇大门，使中药能在波兰乃至其他欧盟成员国得到更广泛的应用。波方还介绍了中草药和保健品在波兰以及欧盟申请注册和审批的具体程序和要求。波方表示愿意为中药产品在波兰注册提供尽可能的支持，并安排波兰专家学者访华，学习中医药知识，以便建立更科学的中药产品评价体系。双方达成共识，适时签订合作协议，促进交流与合作，推动中医药在波兰的应用和发展。国家中医药管理局科技司、国际合作司相关同志参加会见。

访问期间，代表团还参观访问了北京中医药大学东方医院等中医药机构，实地了解中医药在中国的应用情况。

## 9、习近平：中马携手扩大中医药交流

国家主席习近平 2013 年 10 月 21 日在人民大会堂会见来华出席第十四届中国西部国际博览会的马其顿总统伊万诺夫。习近平表示，中方愿同马方携手努力，推进务实合作，扩大中医药领域交流。

中马建交 20 年来，两国关系在相互尊重、平等相待的基础上走向成熟，高层交往日益频繁，政治互信不断巩固，各领域互利合作取得积极进展。中马都相互支持对方走符合本国国情的发展道路，这是两国加强交流合作的重要原则。中方愿同马方携手努力，推进务实合作，落实好基础设施合作项目，将农业合作打造成双边合作新增长点，扩大教育、文化、艺术、中医药等领域交流，夯实两国关系的社会基础，共同推动中马关系加速发展，取得更多成就。

习近平表示，中国同中东欧国家有深厚传统友谊。当前双方合作发展势头强劲，正在以更加积极务实姿态向前发展。中方重视中欧关系和中东欧国家在欧洲发展中的地位，愿利用中国与中东欧国家合作这一重要平台，发挥互补优势，推动合作取得更多实质成果。

## 10、马建中率团访问澳大利亚和斐济

应澳大利亚中医针灸协会和斐济卫生部邀请，国家中医药管理局副局长马建中率中医药代表团于2013年11月对两国进行工作访问。

访澳期间，代表团出席了世界针灸学会联合会第八届会员大会和学术大会，参观访问了西悉尼大学和北京同仁堂澳大利亚有限公司，了解澳大利亚中医药管理、医疗、科研、教育和产业情况，并与当地中医药界代表进行座谈，深入探讨和交流中医药在澳的发展。

访斐期间，马建中与斐济卫生部部长尼尔·夏尔马相互交流了本国传统医学发展情况，表达了在该领域开展合作的共同愿望。代表团访问了南太平洋应用科学研究院等机构。据了解，斐济是个多元文化国家，传统医学在一些土著民族中广泛应用，但尚未纳入国家卫生体系。目前，中医药、印度传统医学和整脊疗法已进入斐济，但中医药应用还较少。

# 2014 國醫年鑒

GUO YI NIANJIAN

## 九 特色医案

# 1、朱良春先生破解血色病疑难案

2013年4月5至6日，在江苏南通举办了“国医大师朱良春学术思想暨临床经验学习班”，中华中医药学会李俊德副会长、继续教育部王奕主任、江苏省卫生厅、省中医药学会、南通市有关领导，与来自国内外的200多位代表出席了这次盛会。不少些代表在会议前后，到南通市中医院、南通良春中医院、良春中医药临床研究所进行参观学习。国医大师朱良春先生，虽已96岁高龄，仍然精神矍铄，亲自到会授课演讲“掌握中医精髓 破解疑难杂症”，并在大会结束之前，回答大家关心的问题。

朱老说，中医药学博大精深，源远流长，是中华民族的骄傲，我们要爱护它、传承它。我们中医工作者责无旁贷，要肩负起其传承、弘扬的神圣使命。

中医的经典著作始终贯穿着天人合一的整体观；《老子·廿五章》说：“人法地，地法天，天法道，道法自然”。中医是道法自然的医学，平衡的医学，历代医家都是在道法自然理论的指导下，充分发挥其聪明才智，而传承弘扬，使之历数千年而不衰的生命科学。我们生活在大自然中，就是源于自然，也就是中医的道法自然。道法自然是不变应万变的，是人类解决疑难杂症的最高智慧。它不是对抗医学，不是以杀灭细菌、病毒为前提的，而是用药物调整人体阴阳平衡，平衡的目的是恢复人体的自然状态，祛除的只是疾病，保护的却是人体。

2011年，哈佛大学对中医阴阳五行有这样的评价：“中医的阴阳五行，是描述人体高度复杂开放的巨系统，最简单的哲学模式。”世界著名汉学家、德国慕尼黑大学终身教授满晰博明确指出：“中医是迄今为止最为完整、最为连贯、最可以为人们所理解的中国科学的代表性表现形式。所以，它用丰富而现成的资料说明了中国科学，为所有生命科学建立表述的单义性提供了最有用的范式。”美国食品药品管理局文件（《FDA管理指南》）称：“中医药学与西方主流医学一样，是一门有着完整理论和实践体系的独立科学体系，而不仅仅是对西方主流医学的补充。”

这是西方乃至整个人类世界对中医药学科学性的最公正评价，我们不能数典忘祖，妄自菲薄。目前中医西化已占据中医界的主流，当然这与医院管理体制、社会公众的误解等有关，但也和我们诊治疾病时，淡忘了辨证论治这个法宝有关，而是先从辨病论治着眼，这就陷入了歧途，大大降低了疗效。试问病变万端，错综复杂，也不会超过八纲；在治疗方面，古往今来，经方、时方，不下数十万个，但也离不开八法，“八法之中，百法备焉”。医圣张仲景说：“观其脉证，知犯何逆，随证治之。”这是对中医治病的科学性的高度概括，成为中医千古不易之法门，如能认真掌握和运用，就能使复杂的疾病简单化，执简以驭繁，这是人类攻克疾病的最高智慧。我们可以不认识病，但绝不能不识证、不辨证。举例说明之。

上世纪60年代，有王姓年轻工人，无锡人，患周期发作性剧烈腹痛，发时腹部剧痛难忍，在地上打滚嚎叫，必注射杜冷丁始缓，连续2～3天始解，中西医叠治未已，每隔三月必发作一次，后来周期缩短为2月、1月，乃至半个月即发作一次，甚以为苦。后来南通求诊。病历、检验单一大叠，诊断为“血紫质病”，我当时也不知此病来龙去脉，我只有从其面色白光白少华，神疲乏力，纳谷欠香，腰腿酸软，便溏，怯冷倍于常人，苔薄质淡，脉细缓。证属脾肾阳虚，阴寒凝阻，治宜温补脾肾，散寒解凝，徐图效机。

处方：制附片9克，干姜6克，炒白术15克，党参9克，补骨脂9克，高良姜9克，制香附9克，巴戟天9克，砂仁3克，甘草3克，生姜三片，红枣五枚。7剂，服后如有小效，可以继服。

就诊时，适为前次发作后第10天，嘱即煎服，以观其效。患者心存疑惧，虑其届时发作，结果服后甚为舒适，届期并未发作，信心倍增，乃继服之。匝月后复诊，面色略有红润，精神奕奕，前方既已奏效，毋庸更章，嘱间日服一剂，以期巩固疗效，随访半年，未再发作。

2010年又遇一南京陈姓女病员，周期性腹痛，痛时每致晕厥，三五日即发作一次，多方检查，迄无结论，乃剖腹探查，亦未发现任何异常，已历年余，痛苦万分。观其面色萎黄，胸闷，脘腹作胀，时欲叹息，口干，夜寐不实，经行量少，便难，数日一行。苔薄腻，质暗红，脉细弦。因其周期性腹痛，余联想及无锡血紫质患者之症状相似，一面辨证用药，一面嘱其进一步检小便，以排除血紫质病。结果小便发现尿紫质阳性，确诊为血紫质病。据其脉证，诊为肝肾两亏，气机郁结，升降失常，治宜养肝肾，调气机，散郁结。

处方：生地黄15克，生白芍20克，甘杞子15克，女贞子15克，制首乌20克，川石斛15克，甘松10克，广郁金20克，油当归10克，全瓜蒌30克，炒枳实8克，徐长卿15克，青陈皮各8克，甘草8克。5剂。

两周后复诊：药后腹痛大有减轻，发作次数减少，间隔较长，已不晕厥，便畅，夜寐亦安，去瓜蒌、枳实，继服之。症情逐步趋缓，改六味地黄丸、逍遥丸巩固之。

按：血紫质病乃临床较为少见的血液系统新陈代谢障碍性疾病，因其体内卟啉代谢紊乱，卟啉的产生和排泄增多而发病，故而又称血卟啉病。我从医70多年，仅遇此2例，我原不识此病，一例为脾肾阳虚，一例为肝肾阴虚，证型不同，但凭辨证施治，均获痊愈。说明辨证是首要的、绝对的，辨病仅供参考，如迷于辨病，如何施治？

所谓“疑难病”，是指医者在临证时，辨治感到棘手的疾病，问题在于辨证之“疑”、论治之“难”；事实上绝大部分，还是可辨可治的，关键是我们如何掌握辨证论治之规律，找到证的本质，辨“疑”不惑，治“难”不乱，自可得心应手，化解疑难病为可辨可治。

综上所述，我们要以人为本，通过四诊，司外揣内，不管疾病如何变化，我们只要运用好辨证论治这一中医的精髓，就能洞察疾病之幽奥，见微知著，发于机先，顺势调整人体的阴阳平衡。老友郭博信同志说：“中医是无形的科学”，我很赞同。因为中医经典著作中，处处闪烁着“伟大的真理，科学的预见”。我们要认真的温课，勤奋学习《内经》、《伤寒论》等经典著作，联系临床实践，寻回失去的中医“元神”，为我所用，将能无往而不利，战胜诸多疑难杂症，我常说：“只有不知之症，没有不治之症”，我相信还是我们认识不够之故。余虽年迈，愿与诸位同仁，相互砥砺，争取做到“自强不息、止于至善”，使中医药尽快走向世界，为全人类防病保健。

（朱建华、朱建平、高想供稿）

## 2、国医大师路志正验案选

**中西医合作救治小儿烧伤重症**

王某，男，5岁，病历号11807（包钢职工医院）。

1960年4月12日入院病历概况：病儿因烤馒头跌在火炉上，烧着衣服，灼伤腹部及会阴、左腿部，烧伤严重，伤面达12%，Ⅲ度估3%，深Ⅱ度估4%，浅Ⅱ度估5%。初步诊断：严重灼伤（Ⅱ度4%、Ⅲ度3%），肺炎，消化不良。请中医会诊。

1960年4月18日（一诊）

患儿腹部胀大，青筋暴露，大便频数，消化欠佳，面色绯红紫黯，呼吸急促，喉中痰哮，胸膈不利，鼻红唇焦，舌淡苔白，脉弦数，胸部鸡胸，先天不足，后天脾运失健。

治则：清肺止嗽，行气消胀。

处方：霜桑叶2钱，桔梗3钱，川贝[打]2钱，苏子[炒]1.5钱，杏仁3钱，炒黄芩1钱，陈皮2钱，焦三仙3钱，白芍3钱，鸡内金2钱，云茯苓3钱，前胡1.5钱。1剂，水煎2次后浓缩，1日分4次微温服。

1960年4月20日（二诊）

儿科会诊病历简录：目前除肺炎外，菌血症值得考虑。今日患儿高烧39℃以上，呼吸困难，似较昨天稍重，心音尚有力，但心跳频速 140～160/分左右，肺罗音似细而密，但叩诊无实音，腹仍胀大，肝在肋下 3 横指左右。

中医脉案：患儿发热，神识欠清，呼吸稍急，腹部仍胀大，按之软，喉中痰哮少减，但仍风燥痰稠，咯出不易，面红唇焦，舌质红赤、苔薄白，诊脉左手浮洪、右手弦数，手足指尖发凉，自汗出，为内有郁热、兼受外邪所致，治拟清肺解毒、和肝理脾法。

处方：元参 2 钱，麦冬 3 钱，桔梗 2 钱，桑白皮 1.5 钱，炒黄芩 1 钱，杏仁 3 钱，海浮石先煎 3 钱，陈皮 1.5 钱，云茯苓 2 钱，焦三仙 3 钱，鸡内金 1.5 钱，川黄连打 8 分，广木香 1 钱，银花 3 钱，甘草 1 钱。1 剂，水煎浓缩，分 4 次微温服。安宫牛黄丸 1 丸，分 4 次服。

1960 年 4 月 21 日（三诊）

西医病历摘录：病儿夜间安静，嗜睡，有好转趋势，服安宫牛黄丸后，体温逐渐下降，血培养分离菌种为金黄色葡萄状球菌，且不像感染所致，因已用抗生素（红霉素、氯霉素）。今晨病儿精神萎靡不振，不爱睁眼，无明显消瘦，无力玩耍，常在嗜睡状态，意识清，唤之应声，血压、脉搏、体温、呼吸尚平稳，肝在肋下 2 横指，全身情况不好。今日血培养阳性。

中医脉案：患儿发热神昏稍有好转，但喉中仍有痰哮声燥，呼吸稍急，腹胀稍减，按之软无甚痞硬，大便成形无潜血、次数减少，今日手足温暖，时汗出，舌质红赤、无苔，脉弦数，以前法出入。

处方：元参 3 钱，麦冬 2 钱，桑白皮 1.5 钱，炒黄芩 1.5 钱，川黄连打 8 分，银花 3 钱，海浮石先煎 3 钱，陈皮 1.5 钱，云茯苓 3 钱，焦三仙 3 钱，鸡内金 2 钱，广木香打 1 钱，白术 2 钱，甘草 1 钱。1 剂，水煎分服。安宫牛黄丸 1 丸，分服。

1960 年 4 月 23 日（四诊）

西医病历简录：今晨患儿精神较昨天好，意识清，面色潮红，体温不高，喉中痰鸣多，腹胀，肝在肋下 4 横指（3cm），触之似有痛疼。11 点后逐渐萎靡好睡，不饮不食，一般情况尚平稳。

中医脉案：下午 3 时半与韩大夫、迟大夫会诊，患儿面色绯红，表情苦闷，不思饮食，强给则厌恶拒绝，少一安静即昏睡，神疲状态。时咳嗽，喉间痰哮，腹部虚胀按之软，青筋暴露，便绿溲黄，舌质红无苔，脉象浮数无力。体温较昨日少退，有稳定趋势。目前治疗方针，宜从脾胃着手，在饮食方面，建议多用易消化食物，不思饮食则不强给，营养方面则靠输液输血供给，俾使脾胃少事休息，配合内服健脾宽胀药物，以恢复其脾阳运化功能，外做针灸，不知当否？请参考。

处方：杏仁 3 钱，黄芩 2 钱，川黄连打 1.5 钱，滑石 4 钱，清半夏 2 钱，橘红 2.5 钱，焦三仙 3 钱，鸡内金 3 钱，白术 1.5 钱，云茯苓 3 钱。2 剂，水煎分服。牛黄清心丸 1 丸，分服。

为配合治疗腹胀，兼做针灸法，处方原则：清肺祛痰、健脾消胀。

处方：尺泽，右侧 1，直刺 2 分；足三里，双侧，直刺 3 分；肺俞，左侧 1，斜刺向下 2 分；平补平泄法，共 4 针，针后即起不留针。

1960 年 4 月 25 日（五诊）

西医病历摘录：昨夜大便 1 次，仍为黑绿色粘液，目前饮食方面应考虑清淡食物，而且按照中医路大夫提示，不要勉强以免消化道遭受严重损害，目前败血症已控制，今日精神较昨日强，不安睡，常哭闹，晨起吃稀饭，似很甜，但仍腹胀肠鸣，拉稀便。

中医脉案：患儿午后面色绯红，哭闹不安，发热已退，腹仍胀大，不时咳嗽，喉中痰哮，晨起胃纳稍开，中餐、晚餐仍恶食，大便日 1 行，为绿粘色便，舌质红无苔，脉弦数无力。

治以前法，原方加入沉香后下 1 钱，石斛 2 钱，照服 2 剂；牛黄清心丸 1 丸，分服。

针刺处方：中脘，针刺 2 分；内关，右侧 1，直刺 2 分；足三里，左侧 1，直刺 3 分；合谷，右侧 1，直刺 3 分；行间，右侧侧 1，直刺 2 分；共 5 针，均不留针，平补平泄法，点刺。点刺法系根据《灵枢·逆顺肥瘦》刺婴儿法：“婴儿者，其肉脆，血少气弱，刺此者，以毫针，浅刺而疾发针”。

1960 年 4 月 27 日（六诊）

中医脉案：患儿今日上午较安静，咳嗽减轻，胃纳少进，大便成形，但仍腹胀，形衰无神，舌质红、苔微白，脉细数。有心率不齐情况，根据脉证，拟补气养血、和肝理脾法。

处方：人参先煎1.5钱，玉竹3钱，麦冬3钱，石斛3钱，扁豆2钱，莲子2钱，当归1.5钱，陈皮1.5钱，鸡内金3钱，白术2钱，云茯苓3钱，炙甘草1钱。2剂，水煎分服。

1960年4月28日（七诊）

西医病历摘录（昨晚病情讨论会）：患儿下午高烧持续，烦躁不安，面色红紫，心跳呼吸快，腹胀肝大，虽血培养未回报，但一致认为是败血症又出现。

儿科会诊：目前病情仍危重，除败血症未控制外，脱水亦较明显，约为第2度，一般情况差，皮肤松弛，心音尚有力，心跳120次/分，肺偶有干性罗音、偶夹湿鸣，腹软，肝大肋下1.5cm。

中医脉案：患儿面色绯红，精神烦躁，哭闹不休，虚热无神，腹胀便溏，舌质红紫、无苔，脉虚弦数，时呕吐，证属阴虚阳越，病情危重，急以扶正祛邪、运脾和胃法。

处方：人参先煎2钱，寸麦冬3钱，扁豆2钱，焦三仙3钱，白术3钱，生黄芪5钱，茯苓4钱，莲子2钱，陈皮2钱。2剂，水煎分服。

1960年4月30日

西医病历摘录：昨晚睡眠佳，一般情况平稳，呼吸少快，体温脉搏平稳，昨天血培养为（+）金黄色葡萄球菌。下午3时路大夫看病儿，认为患儿脉濡数，脾胃功能虚弱，体质太弱，为败血症晚期症状。晚餐可不进食，续服前药，明日再诊。

1960年5月2日（八诊）

西医病历摘录：晨会讨论，国院长参加。大家一致认为心脏有问题，考虑为毒素作用之心肌炎，表现心律不齐，心律减慢，有漏掉80～60次/分，处理保护心脏。

中医脉案：病儿神志尚清，腹胀大减，胃纳增加，但形衰神疲，表虚自汗，腹泻便溏，消化不良，目眵溲短，舌质灰滞，舌苔淡黄，脉结代无力。拟补气养血、扶正祛邪、健脾和胃、渗湿止泻法。

处方：人参先煎2钱，生黄芪5钱，白术3钱，茯苓4钱，当归身3钱，酒白芍2钱，清半夏1.5钱，陈皮1.5钱，草豆蔻打8分，焦三仙3钱，猪苓2钱，炙甘草1钱。1剂，水煎分服。

1960年5月4日（九诊）

西医病历摘录：患儿睡眠好，体温在37℃左右，下半夜2时体温高38.5℃，血压不稳定，呼吸平稳，心跳的不规律，108～142次/分，有漏掉，已请内科作心电图，并请院外会诊。

中医脉案：患儿精神转佳，面红少退，惟形体疲惫，动则汗出，腹胀减小，肌肉消瘦，大便变硬，次数减少，舌质淡、苔白，脉虚数、时见结涩无力，喉中仍有痰哮，宜前方出入。

处方：人参先煎2钱，生黄芪5钱，桂枝1.5钱，酒白芍2钱，云茯苓3钱，麦冬3钱，白术3钱，炮姜5分，当归身2钱，清半夏1.5钱，焦三仙3钱，杏仁2钱，陈皮2钱，炙甘草1.5钱，1剂，水煎分服。

1960年5月6日（十诊）

西医病历摘录：上午病儿有微热37.8℃，精神好，有时自玩耍，食欲好，无恶心呕吐，心跳偶而有漏掉，在110～120次/分之间，无杂音，偶而喉部痰鸣，无呼吸困难，肝大肋下3横指，大便2次为黄绿色软便，近3日来好出汗，每少动即大汗。

中医脉案：患儿精神尚佳，腹胀得宽，腹泄转轻，但疲惫无神，阳虚自汗，咳嗽轻微，舌苔中心黑糙干枯、边薄白，舌质淡红，脉虚数、仍有结代。宗前法出入。

处方：人参先煎2钱，生黄芪5钱，桂枝2钱，白芍3钱，茯苓3钱，麦冬3钱，川附片先煎20分钟6分，当归身3钱，清半夏2钱，陈皮2钱，炙甘草2钱。2剂，水煎分服。

1960年5月9日（十一诊）

西医病历摘录（1960年5月8日）：病情尚稳定，精神食欲尚可，白天心律尚齐，平均心率在120次左右，至午夜时心率不齐，停跳明显3～5次/分，至下半夜3时半平均停2次/分，心率95次/分，肺呼吸音清晰，目前病儿情况仍危重，注意观察。

中医脉案（1960年5月9日）：脉见结代，动则汗出，夜间盗汗，阴阳两虚，形体疲惫，面晄神疲，胃纳少增，便黏色绿，小溲短黄，舌质淡红，舌苔薄白。治以生脉散加减主治，佐入理脾养阴潜镇之品。

处方：人参先煎2钱，麦冬4钱，五味子2钱，生地4钱，石斛3钱，朱茯神3钱，生黄芪4钱，当归身4钱，酒白芍3钱，玉竹3钱，阿胶珠烊化2钱，生龙骨先煎、生牡蛎先煎各6钱，炙甘草3钱，2剂，水煎分服。

1960年5月11日（十二诊）

西医病历摘录（1960年5月10日）：昨日一般状态良好，睡眠好，心律规律，未再心律紊乱现象，醒后精神好，食欲佳，无其他病情变化。

昨日（1960年5月11日）一般情况好，心律大致规则，夜3点左右，心律约90次/分，每分钟约2～3次间歇，夜间仍出冷汗较多，食欲尚好，但有择食现象，精神好。

中医脉案（1960年5月11日）：患儿精神转佳，但仍卫气不固，动则汗出，胃纳尚可，大便日2～3次，脉象虚弦，结代现象减少，舌质红赤，苔因刚服西药未看到。原方去石斛，照服2剂。

1960年5月14日（十三诊）

西医病历摘录（1960年5月13日）：患儿昨日情况平稳，T最高38℃，精神佳，醒来常自己玩耍，逗之常笑，饮食增加。

中医脉案（1960年5月14日）：病儿精神少充，胃纳亦增，自汗盗汗大减，脉象虚弦无力，已无结代现象。但腹部微胀，喉中有痰，腹部创面暗红而不鲜泽，且增生很慢，舌质淡红，苔微白。治疗方面，仍以生脉散加减，佐入大补卫气营阴之品，以期创面迅速增生。

处方：人参先煎2钱，麦冬4钱，五味子2钱，生地3钱，朱茯神4钱，生黄芪6钱，当归身4钱，酒白芍3钱，玉竹3钱，生龙骨先煎、生牡蛎先煎各6钱。2剂，水煎分服。

1960年5月20日（十四诊）

西医病历摘录（1960年5月19日）：近几日来病儿一般情况好，食欲、睡眠均佳，二便无异常。即可出院。

中医脉案（1960年5月20日）：病儿精神大振，玩耍歌唱有笑容，胃纳尚可，自汗大减，脉象濡弦，已无结代现象。但面色午后仍少绯红，头部虚汗，喉中痰哮，腹部创面仍增生很慢，舌质淡苔薄白，仍属气阴不足，大补气血以资巩固。

处方：党参3钱，白术3钱，云茯苓3钱，炙甘草2钱，当归身3钱，酒白芍2钱，陈皮2钱，生黄芪4钱，生鳖甲先煎5钱，生牡蛎先煎4钱，麦冬2钱，元参2钱。2剂，水煎分服。

按：本文系路师在卫生部工作期间，于1960年参加中医研究院医疗队，赴包钢职工医院中医科工作时会诊病案日记。该案系5岁男性患儿，因炉火致严重烧伤（Ⅱ度4%，Ⅲ度3%），合并肺炎、败血症、消化不良、心律失常。经中西医合作积极救治，住院38天，中药处方14个、24剂，联用针刺处方2次，患儿得以转危为安。该患儿成长于困难饥荒年代，素有疳积、脾胃不和、营养不良，复被火邪热毒灼伤，热毒入营，兼感风热化燥，痰热壅闭于肺，逆陷心包。故急性期路师治以清肺解毒、清心开窍、理脾消胀法，运用清营汤、桑白皮汤（《古今医统》）香连丸、保和丸意化裁，予桑白皮、黄芩、银花以清肺解毒，海浮石、陈皮、茯苓以清肺化痰，炒杏仁、桔梗以宣开肺郁；热毒易伤阴，元参、麦冬以清营护阴；因腹胀大，乃热壅气滞，加以小儿多食积，故用香连丸等消积之品；因“温邪上受，首先犯肺，逆传心包”，故患儿神志欠清，急宜安宫牛黄解毒开窍。处方周密、主次分明，显示出路师深厚的临床功力。

路师传承家学，对针灸颇多造诣，临证喜以针药并施，以达快速取效。本患儿发热、咳喘、腹胀，采用快速针刺（尺泽、足三里、肺俞、中脘、内关、合谷、行间）平补平泄法，以助清肺祛痰、健脾消胀。继采用补气养血、和肝理脾法中药，患者危重复杂的病情得到好转。然因患儿体质薄弱，热毒扰心，耗伤气阴，并发心律失常；正气不支而再次出现败血症，呈现阴虚阳越、心脾肾阳欲脱、升降逆乱之势，急以益气助阳、健脾和胃、渗湿止泻、补阴养血、扶正祛邪法，采用理中汤、六神散（《奇效良方》）生脉散、炙甘草汤、加减复脉汤等化裁，使腹泻止、心律复，以救虚脱于未然；继以益气理脾、养阴潜镇法调治，患儿热势渐退、精神好转、脾运复健、心律稳定；终以大补气血、养营潜阴，以资创面生长、巩固病情。

纵观该案，表明路师针对小儿烧伤，除清热解毒育阴，不忘小儿稚阴稚阳之体，顾护脾胃、补益气血、扶正祛邪，这也体现了路师重脾胃思想在儿

←

科烧伤中的运用与发展。同时，反映路师应对患儿严重烧伤及多种合并症这样复杂危重病情，将中医外科、温病、内伤理法方药及针灸运用得炉火纯青。今之誉为“杂病圣手”、“国医大师”，其实早年已初露峥嵘。（杨凤珍整理）

（注：本文由路志正 1960 年赴包钢职工医院工作期间的病案日记手稿整理，录入本文时增加标题，为保持原貌计量单位未做转换）

**扶正透邪、养血和滞法治愈产后发热**

董某，女，31 岁，病历号：13909（包钢职工医院），入院日期：1960 年 8 月 1 日，诊断：产后发热，会阴侧切愈合不佳。请中医会诊。

1960 年 8 月 19 日（一诊）

西医病程记录：患者系高年初产妇，伴有心跳气短，诊断为风湿性心脏病二尖瓣狭窄，产后已 17 天，13 天时有左侧半身麻木，发冷至脚跟部，今晨突然发烧至 39.5℃，肝脾均触及，肋下 2 指，同时有明显之压痛，腹部压痛亦明显，为产钳助产之产妇。

中医脉案：患者眼睑虚肿，面晄无华，舌质灰滞，舌苔中剥带有浮黄，语言低微，声音无力，昨夜不慎感受风寒，恶寒战栗，左侧手足麻木，今日发热，肢体肤色萎黄，胃纳呆滞，大便干燥，入院 19 天，仅大便 3 次，小溲淡黄，夜卧不安，烦躁易惊醒，咽干舌燥，助产时失血不多，恶露很少，少腹两侧及小腹作痛、拒按，左侧及小腹疼痛较重，脉来濡细数。原患风湿性心脏病，加以孕育胎儿，气血本已虚弱，产后更属不足，经云：“邪之所凑，其气必虚”（《素问·评热病论》），故虽有外感，仍属气阴不足。

治法：拟益气养血、理气和滞法。

处方：党参 3 钱，生黄芪 4 钱，苏叶后下 1 钱半，麦冬 3 钱，当归 4 钱，川芎 1 钱半，酒白芍 3 钱，炮姜 6 分，桃仁 2 钱，郁金打 2 钱，香附打 2 钱，甘草 2 钱。1 剂，水煎服。

服此药后第 2 天，体温下降至正常 36.2℃，精神良好，自觉肝脾仍有压痛，呼吸时疼痛见轻，下肢仍感无知觉，但不麻木，继前法巩固治疗，于 1960 年 8 月 22 日热退而痊愈出院。

按：本案患者中年产妇，既往有风心脏病史，体质素弱，产后气血更虚，情绪不宁，气滞血瘀，又体虚受寒，遂恶寒发热；皮色萎黄、手足麻木，为气血亏虚、失于荣养；产后恶露未净，胞宫瘀滞，情绪不宁，气滞血瘀，故小腹疼痛拒按；脾胃气虚、推运无力，产后血虚、肠道失濡，肝郁气滞、木不疏土，故胃纳呆滞、大便干燥；气阴血亏虚、虚热内扰，心神失养，夜卧不安，烦躁易惊醒，咽干舌燥，小溲淡黄，脉濡细数。路师治拟益气养血、理气和滞、扶正透邪法，仿圣愈汤、参苏饮、香苏散、生化汤意化裁。方中以圣愈汤补益气血，去地黄阴柔碍胃敛邪；生化汤养血和血、温通祛瘀；香苏散去陈皮、用苏叶，疏肝理气、宣肺透邪；加郁金行气活血、凉血清心，《本草纲目》记载：郁金“治血气心腹痛，产后败血冲心欲死，失心癫狂”，且与炮姜寒温并用、行滞和血而不寒，与麦冬协同清心除烦、解郁宁神；党参、麦冬又有生脉饮之意，补益气阴、养心润肺。患者病情标本、虚实、阴阳、气血、寒热、表里错杂，路师不仅精于辨证，且立法明确、选方谱宽、用药灵活、配伍合理，故药到病除。由此，足见路师当时中医典籍读书之广、中医临床功力之深；遣方用药体现了“方中有药、药中有方”出神入化的境界。（杨凤珍整理）

（注：本文由路志正 1960 年赴包钢职工医院工作期间的病案日记手稿整理，录入本文时增加标题，为保持原貌计量单位未做转换）

**执中央、运四旁治慢性肠炎并神经衰弱**

金某，男，26 岁，病历号：9426（包钢职工医院）。

1960 年 3 月 22 日会诊（一诊）

西医病历摘录：自 1958 年以来，经常有腹痛腹泻，但也有时便秘。今年 2 月以来、自 10 日经常腹痛腹泻，有时 1 天 10 余次，有时 9 天 1 次，近 10 几天以来，又有腹痛腹泻症状发生，无鸡鸣泻，稀便、无脓血。因病经常休息。诊断为慢性肠炎，经用合霉素等药物治疗，效果欠佳。

中医脉案：素日衰弱，经常不得眠，饮食稍一不慎或受风寒即觉周身不舒，腹鸣作泻，为完谷不化之水泻，腹内经常觉凉，肢体软弱，腰疲乏神，仰卧时而遗精，小溲黄，昨夜一夜未睡，舌苔根部厚腻，脉象濡弱。证系心肝肾及脾胃四经同时受病，属于不足、后天虚弱所致，当前治疗原则，首应健脾和胃以壮后天之本，饮食一充则心肝二经得养、肾水亦足，次再补益心肾。

治则：健脾和胃，温肾扶阳。

处方：党参3钱，白术土炒3钱，云茯苓5钱，川附片先煎半小时1钱半，川厚朴1钱，杏仁3钱，陈皮2钱，炙甘草1钱；2剂，水煎服。

1960年3月24日（二诊）

服上药，腹中雷鸣减少，晨起脐部周围攻冲奔豚亦减，其余如前。昨日风大降雪，周身甚感不舒，小溲晨黄午淡，大便稀稍复稠，舌苔根部厚腻稍复薄、中尖部薄白，脉濡弱。据以上情况服温肾扶阳之剂适宜，宜加大剂量。夜能睡4小时，但多梦。

处方：党参3钱，白术土炒4钱，茯苓5钱，川附片先煎半小时3钱，炮姜5分，陈皮3钱，炙甘草3钱。2剂，水煎服。

1960年3月26日（三诊）

服上药，胃纳稍舒，无不适感，睡眠较前少有进步（昨夜睡眠6小时、稍有梦），大便较前转干，头晕亦稍见轻，其余如常，舌质淡苔薄白，脉濡弱已少现有力，但尺部仍无根。仍以前法出入，加入补卫气之品。

处方：党参3钱，白术4钱，茯苓5钱，生黄芪4钱，炮姜5分，川附片先煎半小时3钱，白芍3钱，陈皮2钱，炙甘草3钱，2剂，水煎服。

1960年3月29日（四诊）

能睡眠6小时，但稍有梦，腹部攻冲亦见少，胃纳稍增，大便日行1次，头晕亦见轻，舌质苔如前，脉转沉弦缓，服前药未见其它不适，仍以原方照服2剂。

1960年4月1日（五诊）

能睡 6～7 小时，仍稍有梦寐，晨起脐下气上攻冲已止，食欲增加，大便日1行时干时溏，头晕亦减，精神稍充，惟腹中时隐痛，脉沉弦缓，舌苔薄白稍腻。仍以上法出入。

处方：党参3钱，生黄芪4钱，白术3钱，云茯苓5钱，炮姜5分，川附片先煎半小时2钱，白芍3钱，橘红2钱，炙甘草3钱。2剂，水煎服。

按：本案患者青年男性，经常腹痛、腹泻水样便，或便秘交替近2年，常因饮食不慎或受寒诱发，素日衰弱，伴眠差、神倦、腰疲、遗精等，原诊断慢性肠炎，据临床症状分析，为共病心身疾病。从中医角度考察，患者缘于素体衰弱，经济困难时期营养匮乏，居处北方，季冬初春尚属寒冷，阳气当升未发，或伴忧郁思虑，病变以脾胃肠道症状为主、波及心肝肾。肠鸣腹泻，水样便、完谷不化，或便秘交替，腹内觉凉，体弱乏力，舌苔根部厚腻，脉象濡弱，为脾胃阳虚、寒湿阻滞；腰疲遗精、小溲黄、眠差乏神、脉沉弦，系肾气亏虚、心肾不交、肝气不舒。路师分析：“证系心肝肾及脾胃四经同时受病，属于不足、后天虚弱所致，当前治疗原则，首应健脾和胃以壮后天之本，饮食一充则心肝二经得养、肾水亦足，次再补益心肾。” 正如叶天士在《临证指南·虚劳》强调：“上下交损，当治其中”。盖缘脾胃为后天之本，主运化水谷，为气血生化之源、气机升降之枢。遂采取健脾和胃、温肾扶阳法，选用异功散加附子、厚朴、杏仁。其中异功散健脾和胃，附子补火生土；肺主一身之气，通降肺胃可助三焦气机调畅，故以厚朴、杏仁降逆调气。服药2剂，腹中雷鸣、脐部攻冲奔豚感减轻，腹泻、睡眠、厚腻苔改善。遇风雪天仍周身不适，脉濡软，继以前法去厚朴、杏仁，增量附子、加炮姜以增强温阳散寒，重用生黄芪益气实卫，加白芍和营育阴、缓急止痛，并佐制姜附过于辛燥。共进药8剂，肠鸣腹痛、奔豚气、腹泻缓解，食欲增加，睡眠恢复，精神见充。由此不难看出，路师在尊经师古基础上，倡导“执中央、运四旁，调升降、顾润燥，怡情志、纳化常”的调理脾胃学术思想，运用于饮食劳倦、情志所伤的复杂心身疾病每获佳效，早在1960年代已见端倪。（杨凤珍整理）

（注：本文由路志正1960年赴包钢职工医院工作期间的病案日记手稿整理，录入本文时增加标题，为保持原貌计量单位未做转换）

**鼓胀（肝硬化腹水）治验**

张某，女，32岁，农民，居住北京市大兴县东方公社。1975年9月2日来广安门医院就诊。

病史：患肝炎后肝硬化9年。刻诊：腹胀大，脘闷，纳谷呆滞，腹壁静脉怒张，腹部移动性浊音（+），腹围89cm，大便时硬时溏，尿少色黄，曾服中西药效果不著，舌体胖质暗红、苔薄黄，脉弦细。

辨证：为单腹胀（鼓胀）之重症，脾虚肝积。

治法：治宜实脾和肝，软坚化癥，大剂治之。

处方：党参5钱，白术4钱，茯苓5钱，木瓜4钱，大腹皮子（大腹皮、炒槟榔）各3钱，猪苓4钱，泽泻3钱，柴胡3钱，炙鳖甲先煎5钱，白芍4钱，水红花子4钱，马鞭草5钱，陈皮3钱，蟋蟀3支，6剂，水煎服。

1975年9月11日二诊：药后大便得畅，小便增多，腹胀脘闷见松，思进粥食，苔黄腻稍退，脉沉细小弦。既见效机，宗方不更，续进7剂。

1975年9月21日三诊：进上药尿量大增，大便溏薄，鼓胀消退明显，腹部移动性浊音减弱，腹围缩小至 78cm，胁腹撑胀减轻，胃纳有加，语言较前有力，苔腻已化，脉弦细无力，尚述胁胀隐痛。为水湿瘀热见退、脾运见复之佳兆，但当中病即止，以防肝络损伤。拟健脾益气，软坚散结，养血和络为治。

处方：生黄芪5钱，党参5钱，炒白术5钱，茯苓6钱，丹参5钱，白芍5钱，炙鳖甲先煎5钱，焦楂曲4钱，橘络3钱，水红花子3钱，郁金3钱，炒枳壳3钱，生牡蛎先煎8钱，炙甘草2钱。7～14剂，水煎服。

1975年10月8日四诊：患者纳谷见增，精力少充，脘闷腹胀、胁胀隐痛等症均缓，大便初硬后溏，小便通利，舌体胖质暗、苔薄白腻，脉细弦。拟培土筑堤，养血柔肝，仿归芍六君子汤意化裁。

处方：丹参5钱，赤芍、白芍各4钱，炒白术5钱，炒山药5钱，焦三仙各4钱，党参3钱，茯苓6钱，清半夏3钱，砂仁后下2钱，木香后下2钱，旋复花布包3钱，木瓜3钱，青皮、陈皮各3钱，炙甘草2钱。

7～14剂，水煎服。

本病经诊治10余次，至1975年12月20日复诊，患者诸症见缓，食欲大增，腹围缩小至66cm，唯夜寐欠佳，行走仍觉气短，两足无力，舌质隐见红活，脉细弱。大病向愈，正气未复，遂以上方去青陈皮、木瓜、旋复花，加炒枣仁5钱、绿萼梅3钱，水煎服，2日1剂，加用越鞠保和丸6g，日1次，连服1个月，以资巩固。

1978年6月2日追访：据大兴县东方公社北高村王丽花同志述，张患者在路老处就诊10余次，经服上药后，病已基本痊愈，与以往健康时一样，还参加家务劳动，现早已停药。因王丽花家有人患肝硬化，故持方（首诊方）前来要求抄方服用，进修的同志发现后将此方抄录。

按：肝硬化腹水，属中医“鼓胀”、“单腹胀”、“癥瘕”等范畴。《石室秘录》将本病分为水、气、血、食、虫鼓5种。多因外受湿热毒邪之侵，内由情志不舒、饮食劳倦，或过饮酒浆，致肝郁脾虚，湿蕴化热，阻滞气机，升降悖逆，水谷精微失于敷布，湿热浊毒不能排出体外，致湿瘀互结，郁阻肝脾，形成水裹、气结、血瘀之正虚邪实局面，而发展为鼓胀。孙一奎指出：“腹胀之疾，谷食不消，……空空如鼓，俗谓臌胀”（《赤水玄珠全集》）。《伤寒杂证保命歌》强调：“胀之病，未有不生于气血水谷者也”。然而，气血水三者常互为因果。

余诊此病，宗《金匮要略》“见肝之病，知肝传脾，必先实脾”之旨，以扶正培土为主，疏肝调气、活血利水、消癥散结为辅，寓消于补之中，或配合外敷中药散剂等综合措施，往往能提高疗效。对重度腹水患者，若非年轻体壮，一般不主张峻下逐水法，以后天之本脾胃已伤，再行攻逐勉伐，不无虚虚之虞，中土一败，百药难施。方选六君子汤、五苓散、胃苓汤、柴胡桂枝汤等化裁。肺为水之上源，有通调水道之能，如胸闷憋气、咳喘痰多者，加葶苈子、桃仁、杏仁以泻肺利水止咳喘；气滞脘胁胀痛者，加八月札、绿萼梅、玫瑰花、醋元胡、橘络、郁金等，以调气和血止痛；若肝阴虚者，可以一贯煎加减投之；腹水重者，加陈葫芦瓢、大腹皮子（大腹皮、槟榔）半枝莲，并以蟋蟀、蝼蛄微焙研末，随汤药分数次服之；肝脾肿大者，加炙鳖甲、土鳖虫、醋莪术、醋三棱、生牡蛎，或大黄蟅虫丸缓投，以软坚消癥；血瘀者加马鞭草、水红花子、益母草、桃仁、红花、三七粉等以活血利水。此外，活血利水的同时，应时时顾护脾阴，以防伤阴亡津。至于肝硬化腹水属阴虚内热有衄血情况，更应高度重视，认真分析，早为防护，不可懈怠。

本例为肝硬化中末期，证见脘闷纳呆，腹胀大如鼓，腹部青筋隐露，胁胀隐痛，四肢不肿，面色青苍、晦暗不泽，大便时干时溏、粘滞不爽，溲短尿黄，舌体胖质暗红、苔薄黄腻，脉弦细。为病久迁延、致单腹胀之重症，水湿瘀热蕴结，脾虚肝积，邪势较盛。故暂以大剂实脾和肝、软坚化癥、攻逐泄水，标本兼治。仿实脾饮、五苓散、逍遥散、鳖甲煎丸意化裁。方中以党参、白术、茯苓、猪苓、泽泻健脾利水；大腹皮、炒槟榔、陈皮、木瓜下气消胀、化湿行水；马鞭草、水红花子、蟋蟀清热解毒、逐瘀泄水；柴胡、白芍、木瓜、鳖甲疏肝和肝、软坚化癥。2周后鼓胀水势见消，腹胀得缓，仍述胁胀隐痛，为水湿瘀热见退、脾运得复，须中病即止，防肝络损伤。故继以健脾益气，软坚散结，养血柔肝和络为治。方中以四君子汤加生黄芪，增强健脾益气之功效；橘络、郁金、枳壳疏肝理气、和血通络，性凉不燥；白芍、丹参、炙鳖甲、生牡蛎养血柔肝、化瘀软坚；水红花子、焦楂曲逐瘀泄水、化积消导。药后病情日趋好转，腹胀胁痛缓解，纳谷精神体力改善，仍大便初硬后溏，舌体胖质暗、苔薄白腻，脉细弦，属脾虚肝郁之象。故治宜培土筑堤、养血柔肝，仿归芍六君子汤意化裁，以缓调培本而收功。（杨凤珍整理）

（注：本文由路志正1975年医案手稿整理，为保持原貌计量单位未做转换）

**药灸并施治腹泻**

路师在2000年赴瑞士巡诊交流时，曾诊治一患者，女，1937年生（63岁），离异无子女，职业商人。2000年3月31日初诊。

病史：腹泻5周。患者于5周前无明显诱因，开始出现腹泻，日6～7次、大便如水样，自服止泻药无效（药名不详），现仍日腹泻日1次，大便溏薄，伴腹痛、便时痛甚；餐后或多食则胃痛，晨起口苦，睡眠差，畏寒肢凉，近1月晚间体温37℃，头痛，自汗，皮肤瘙痒。

1988年颈淋巴腺瘤切除术后，曾用化疗药、治疗腹痛药、维生素及皮科外用药（药名不详）。吸烟日1包，少量饮酒；日食米糊，中午吃点肉和蔬菜，晚餐同午餐，并吃酸奶、麦片等流质，近两日下午做茶，吃点奶酪，日饮水半升（矿泉水或茶）。月经来潮时经期1周，量多有块，痛经剧烈。父亲有胃癌、母亲有乳腺癌史。

望、闻、切诊：舌体胖、质淡滞、苔薄白腻，脉细弱。

体格检查与理化检查：血压146/95mmHg，心率84次/分，按左腹压痛较剧，肠鸣如金属声。曾做大肠镜检，结果不详。

辨证：脾胃虚寒，湿盛濡泻。

治法：温中散寒，健脾止泻。宜针药并施。

处方：党参12g，炒白术15g，云茯苓30g，泽泻15g，砂仁10g，佛手10g，神曲12g，车前子15g，醋香附10g，炙甘草8g。4剂（颗粒剂），每剂分3份，每次1份，日服2次。

针灸：先灸中脘1穴，无烟艾条雀啄灸15分钟；次灸天枢2穴，15分钟；后灸足三里2穴，20分钟，均以经穴潮红为度。

医嘱：忌食生冷、油腻，饮水要慢，忌喝生水，少喝咖啡及茶，忌烟、酒。

2000年4月11日二诊：患者自述灸后全身舒适，腹部温和，频转矢气，腹痛消失，腹泻减轻，消化好转，大便日1次，便质软，便后常有红黄色液体流出，平时仍有胃脘及左腹疼痛，食少纳呆，餐后胃痛，背痛，夜间因两足虫蚁感影响睡眠。舌体瘦、质紫暗，脉沉弦。辨证为脾胃虚寒，大肠蕴有湿热。治宜健脾温中，清化湿热。

处方：党参12g，苍术12g，炮姜炭8g，泽泻15g，砂仁后下10g，黄连8g，神曲12g，车前子15g，醋香附10g，山药15g。4剂（颗粒剂），每剂分3份，日2次。

针灸：处方及方法同前。

2000年4月19日三诊：患者腹泻已杳，自觉消化较好，腹胀、背痛减轻，晨起胃脘隐痛，大便时有深褐色黏稠液体排出。舌质紫暗、苔薄白，脉沉弦细滑。

处方：党参12g，白术15g，炮姜炭10g，乌梅12g，泽泻15g，神曲12g，车前子15g，醋香附10g，黄连8g，炒槟榔6g。3剂（颗粒剂），每剂分3份，日2次冲服。

针灸：处方及方法同前。

随访至2000年5月18日，无任何不适。

按：患者年逾花甲，脏腑日衰，腹泻已35天，初为水样便，西药治疗无明显改善，仍腹痛腹泻，便时痛甚，大便溏薄。显系素食乳酪、冷饮茶点，过于寒凉阴柔，伤脾戕胃，困遏脾阳，土虚木乘，痛泻而作。故治以温中散寒、健脾止泻之法。方选四君子汤健脾益气；加砂仁辛温，归脾、胃、肾经，化湿行气，温中止泻；神曲消食导滞；香附、佛手散疏肝理气，和胃止痛；泽泻、车前子，利水渗湿，利小便而实大便。二诊患者症状好转，因素体脾胃虚寒，肠有蕴热，故仍有脘腹疼痛，食少纳呆，便后常有红黄色液体流出。路师治以健脾温中，辛开苦降，清化湿热。用连理汤化裁，以理中汤温中散寒；黄连苦寒，归心、脾、胃、胆、大肠经，可治湿热泻痢、痞满；炮姜、黄连相配，辛开苦降、寒热并用，清泄胃肠蕴热、温脾散寒止泻；苍术、泽泻、车前子利水渗湿，利小便而实大便；山药、砂仁、醋香附健脾疏肝，行气和胃；神曲消食导滞。三诊患者诸症减轻，上方去山药、砂仁，加乌梅合黄连，酸苦抑肝、涩肠止泻；槟榔行气导滞，共使肝脾和、湿热清、气血和，则痛泻缓。同时合用灸法，取穴中脘、天枢、足三里，中脘为任脉经穴，《难经》有“腑会太仓”之论，该穴正当胃小弯处；天枢在脐旁2寸，穴在“天地二气之间，为人气所主，通于中焦，有斡旋上下，司升降之功”。《铜人腧穴针灸图经》谓其：“治夹脐切痛，时上冲心，烦满呕吐，腹泻肠鸣”等症。足三里为足阳明胃经之合穴，有健脾和胃、消胀除满之功，并有预防保健作用。用艾卷无烟灸，各灸8～20分钟，使温热之气驱寒散结，使凝滞之邪豁然开朗，气血流通，而痛止泻安矣。故本案药灸并施，病去霍然。

（逯俭整理）

# 3、李佃贵教授验案选析

徐伟超 周文平 河北省中医院

李佃贵教授系河北医科大学教授、主任医师、博士生导师，全国第三、四、五批老中医药专家学术经验继承工作指导老师，全国知名中医脾胃病专家，河北省首届十二大名中医，河北省省管专家。杏林悬壶40余年，博采众长，衷中参西，对脾胃病颇有研究，尤其是对当中的疑难杂症有其独到的理论见解和临床经验。李佃贵教授在长年的临床实践中，首次提出了“浊毒理论”，并治以化浊解毒为要，屡起沉疴，颇具特色。笔者有幸随师侍诊，受益匪浅，不揣浅陋，现将对李师“浊毒理论”的认识及临证运用化浊解毒法治疗脾胃病的实践体会撷要如下，以飨同道。

## 1 肝硬化

宋某，男，43岁。2009年10月26日初诊。

主诉：腹胀、尿少1个月，加重8天入院。

患者有慢性肝炎病史5年余，间断服药治疗，1月前无明显诱因出现腹胀、尿少，8天前因过劳出现腹部鼓胀，就诊于当地某医院，症状未见好转，遂来我院住院治疗。症见身目尽微黄，面色晦暗，腹胀，食后腹胀更甚，腹大，倦怠乏力，食少，腰膝酸软，大便稀，日行2～3次，小便黄而量少，舌质暗红，舌下青筋暴露，苔黄腻，脉弦细滑。查体：神志清楚，语言清晰，精神萎靡不爽，巩膜及全身皮肤轻度黄染，胸颈部有蜘蛛痣3枚，肝掌不明显，浅表淋巴结未触及肿大，腹部膨隆，叩有移动性浊音，腹壁青筋显露，肝脾大，肝在右下肋2cm可触及，脾在左肋下2cm可触及，下肢轻度浮肿。肝功能检查：总胆红素37.62μmol/L，丙氨酸氨基转氨酶326.6U/L，门冬氨酸氨基转氨酶103.3U/L，白蛋白28.37g/L，球蛋白31.63g/L，白蛋白/球蛋白比为0.891。乙型肝炎病毒标志物测定：乙肝表面抗原（-），乙肝病毒e抗原（+），乙肝病毒核心抗原（+）。B超示：肝肿大，肝边呈锯齿状，肝内光点分布不均，增强、增粗，血管网走向不清，门静脉内径1.5cm；脾肿大，脾静脉内径1.0cm；胆囊大，壁毛糙，腹腔内可见片状液性暗区。超声诊断：①肝硬化伴腹水；②慢性胆囊炎。

中医诊断：鼓胀。

证型：浊毒内蕴，血瘀肝络。

西医诊断：肝硬化（失代偿期）。

治法：化浊解毒，软肝化坚。

方药：田基黄15g，龙胆草15g，垂盆草15g，虎杖15g，茯苓15g，白术15g，红景天15g，五味子15g，泽泻12g，鳖甲15g，山甲珠9g。

用法：每日1剂，水煎取汁400mL，分早晚2次温服。

患者住院期间予抗纤维化、保肝、降酶、利水等西医常规治疗。

二诊：患者服药21剂后，精神较前大为好转，二便通调，腹胀缓解。仍倦怠乏力，食少，前方加黄芪20g，焦三仙各10g。用法同前。

三诊：患者服药14剂后，倦怠乏力较前好转，饮食可。出院后门诊加减治疗4个月余，以巩固疗效。直到现在，仍坚持门诊调方，患者身体状态良好，无明显不适，肝功能基本正常。

**按语：**肝硬化是一种虚实夹杂、较为难治的疾病。李教授认为：本病的病理改变突出为浊毒内蕴，肝络瘀阻，血瘀肝脾，肝脾肿大；呈“浊毒”、“瘀血”、“虚损”交错之势，具有虚实夹杂的病理特点。因此，治疗上强调用化浊解毒、祛瘀、补虚之品复合成方，随症加减，颇获良效。方中田基黄、垂盆草性寒凉，善解毒，利湿退黄；龙胆草清泄肝胆经湿热；虎杖利湿退黄，清热解毒，活血化瘀，且能泻下通便；泽泻利水渗湿，泄热通淋，助虎杖使浊毒从二便分消；穿山甲、鳖甲为有情之品，入肝络以消癥散结，有回缩肝脾肿大之效；肝病及脾，故佐红景天、白术、茯苓健脾益气之品，符合仲景“见肝之病，当先实脾”之旨；五味子甘酸，既能益气，又能酸收入肝，有收敛降酶之效。二诊中黄芪补气兼以利水，并酌加焦三仙以开胃消食。鼓胀乃病情难愈，虚实夹杂之症，故三诊守方治疗，以获长效。

**2　顽固性呃逆**

王某，女，43岁。2010年9月18日初诊。

主诉：喉间呃呃连声1月余。

1月前因参加婚宴，多吃荤食而引起喉间呃呃连声，胃脘胀满，纳食减少。服用健胃消食片治疗后，胃脘胀满、纳食减少症状虽有好转，但喉间呃呃连声仍不断。曾服用中药治疗，药效欠佳，故来就诊。症见：喉间呃呃连声，胃脘胀满不适，纳食减少，口臭，偶反酸，大便稀，微有下坠感，小便尚可，舌暗红苔薄黄稍腻，脉弦缓滑。

中医诊断：呃逆。

证型：浊毒动膈，胃气上逆。

西医诊断：膈肌痉挛。

治法：化浊解毒，降逆止呃。

方药：藿香15g，佩兰15g，白花蛇舌草15g，厚朴15g，柴胡12g，白芍30g，茯苓15g，白术15g，丁香15g，柿蒂9g，竹茹15g，大腹皮15g，炒莱菔子20g。

用法：每日1剂，水煎取汁400mL，分早晚2次温服。

二诊：患者服药14剂后，呃逆已明显减轻，仍有口臭，胃脘仅有时胀，大便尚可、已无下坠感。舌红，苔薄黄，脉弦缓稍滑。此为浊毒之标症减，而脾胃不和未得调补，故治宜仍以化浊和胃，降气止呃为主。前方去白花蛇舌草、大腹皮，重用佩兰至20g，加紫豆蔻15g。服法同前。

三诊：喉间呃逆连声症状基本消失，余无明显不适，舌淡红，苔薄白，脉缓。表明患者浊毒内蕴，脾胃不和症状基本得以缓解。效不更方，守上方再服7剂，患者诸症消失，病愈停药。

**按语：**浊毒内蕴，上犯动膈是引起本案的根本原因。李教授分析，浊毒动膈，脾失健运，则出现呃逆、纳呆、便稀；浊毒中阻，气机不畅，则胃脘胀满；舌苔薄黄稍腻，脉弦滑，亦为浊毒中阻脾胃之象。据此，李教授以化浊解毒，理气和胃，降气止呃为基本治法。方中厚朴燥湿和胃，行气除胀；藿香、佩兰芳香化湿醒脾，辅厚朴燥湿以醒脾之功，《中药志》曰：“佩兰，和中化浊。治伤暑头痛，胸闷腹满，日中甜腻，口臭。”白花蛇舌草清热解毒。丁香、柿蒂、竹茹降逆止呃。呃逆虽属中焦病变，其机理亦与肝胆有关，故在止呕、降呃方中，常配伍养血柔肝及疏肝的白芍、柴胡之类药物，以体现肝胃同治的配伍原则。白术、茯苓、大腹皮健脾利湿，使运化有权；莱菔子行气消食除胀。中焦浊毒上犯入口，则口臭不堪，二诊中患者口臭之症未消，故加紫豆蔻化浊行气，安中开胃。《神农本草经疏》云：“豆蔻，辛能破滞，香能入脾，脾开窍于口，脾家有积滞，则瘀而为热，故发口臭，醒脾导滞，则口气不臭矣。”《名医别录》亦载：“豆蔻，主温中，心腹痛，呕吐，去口臭气。”诸药合用，共奏化浊解毒，理气和胃，降逆止呃作用。李教授以浊毒动膈作为呃逆的重要病因病机，用治浊毒动膈，胃气上逆而病的呃逆，每获良效。

**3　习惯性便秘**

张某，男，69岁。2010年6月23日初诊。

主诉：大便秘结1年。

1年前由于饮食不节，情志不顺，以致大便秘结不通，4～5日1行，脘腹胀满，连及胸胁，偶胃脘隐痛，纳谷不馨，间断服用芦荟胶囊、果导片治疗后，症状虽有好转，却时好时坏，故就诊于我院。症见：大便秘结，4～5日1行，脘腹胀满，连及胸胁，纳食减少，偶胃脘隐痛，小便调，舌暗红苔黄腻，脉弦滑。

中医诊断：便秘。

证型：浊毒内蕴，气机郁滞。

西医诊断：习惯性便秘。

治法：化浊解毒，下气导滞。

方药：厚朴15g，枳实15g，砂仁15g，紫豆蔻15g，黄连15g，乌药15g，槟榔15g，柴胡15g，香附15g，木香9g，佛手15g，香橼15g，焦三仙各10g，内金12g，炒莱菔子20g。

用法：每日1剂，水煎取汁400mL，分早晚2次温服。

二诊：患者服药14日后，大便2日1行，脘腹胀满、隐痛明显减轻，仍连及胸胁，纳可。舌红，苔薄黄腻，脉弦滑。诊为浊毒之症得减，而肝胃仍有不和，故治宜化浊解毒，疏肝和胃。上方去乌药、槟榔，焦三仙，加玫瑰花15g，青皮9g。

三诊：患者服药14日后，大便1～2日1行，质可，脘腹、胸胁胀满症状基本消失，舌淡红，苔薄黄腻，脉滑。表明患者浊毒内蕴，肝胃不和症状基本得以缓解。效不更方。后门诊间断调方2个月，痊愈停药。

**按语**：历代医家多从气血不足，阴液亏虚辨证老年习惯性便秘，虽有疗效，但不尽然。李教授认为：浊毒内蕴，通降失常是引起本案的根本原因。浊毒内蕴，腑气郁滞，大肠传导失职，以致糟粕内停，大便秘结，脘腹胀满；舌苔薄黄稍腻，脉弦滑，亦为浊毒内蕴之象。据此，李教授以化浊解毒，疏肝和胃为治法大法。方中厚朴、枳实化浊和胃，行气除胀；砂仁、紫豆蔻味辛、温，归脾、胃二经，有化浊理气，消食开胃之功。《本草求真》载：“豆蔻，凡湿郁成病，而见胃脘作疼，服之最为有效。”黄连苦、寒，清热燥湿，泻火解毒。《景岳全书》：“黄连，味大苦，气大寒。味厚气薄，沉也，降也，降中微升，阴中微阳。专治诸火，同枳实用，可消火胀。”槟榔、乌药味辛行散，下气。《药品化义》云：“乌药，气雄性温，故快气宣通，疏散凝滞。外解表而理肌，内宽中而顺气…开郁气，中恶腹痛，胸膈胀痛，顿然可减。”香附、木香行气消胀，兼以疏肝。《本草求真》载：“凡一切病之属于气逆，而见胸腹不快者，皆宜用此。功与木香、香附同为一类。但木香苦温，入脾爽滞，每于食积则宜；香附辛苦入肝胆二经，开郁散结，每于忧郁则妙。此则逆邪横胸，无处不达。”柴胡、佛手、香橼舒肝理气，和胃安中，体现肝胃了同治的配伍原则。内金、焦三仙健脾消食导滞，莱菔子下气消食除胀。二诊中浊毒之症得减，而肝胃仍有不和，故加玫瑰花、青皮以舒肝理气，和胃安中。《本草正义》载：“玫瑰花，清而不浊，和而不猛，柔肝醒胃，流气活血，宣通窒滞而绝无辛温刚燥之弊，断推气药之中，最有捷效而最为驯良者，芳香诸品，殆无其匹。”三诊中，患者久病，现方证相符，故守方治疗，以求良效。

**4　胆汁反流性胃炎**

楚某，女，39岁。2010年9月21日初诊。

主诉：胃脘胀满伴口苦、口干6个月，加重10天。

患者素来情志抑郁，6个月前由于情志不顺，而致胃脘胀满，口苦、口干。10天前因劳累加重，故来门诊就治。症见：胃脘胀满，口苦、口干，纳可，寐可，大便先干后稀，日行1次，小便调，舌暗红苔黄厚腻，脉弦滑。河北省中医院消化内镜示：胆汁反流性胃炎伴糜烂。

中医诊断：痞满。

证型：浊毒内蕴，肝胃不和。

西医诊断：胆汁反流性胃炎。

治法：化浊解毒，疏肝和胃。

方药：藿香15g，佩兰15g，柴胡15g，黄连15g，黄芩12g，佛手15g，香橼15g，茯苓15g，香附15g，川芎12g，青皮9g，陈皮9g。

用法：每日1剂，水煎取汁400mL，分早晚2次温服。

二诊：患者服药14日后，胃脘胀满明显减轻，口干、口苦减轻，大便调，质可，日行1次。舌暗红苔黄腻，脉弦滑。此为肝胃不和得减，但仍有浊毒之邪蕴于中焦。故上方去香橼、佛手，加紫豆蔻15g。

三诊：患者服药14日后，胃脘胀满症状消失，口苦得缓，口干明显，大便调，舌红苔薄黄腻，脉滑。示患者浊毒内蕴，肝胃不和症状基本得以缓解，但仍有浊毒余邪阻滞于中焦，前方加砂仁15g。后门诊调方2个月，未见复发。半年后复查电子胃镜示：慢性浅表性胃炎。

**按语**：胆汁反流性胃炎属中医"胃脘痛"、"嘈杂"、"呕苦"、"胆瘅"等范畴。患者常因情志失调、脾胃虚弱、饮食不节等引起脾失健运、肝脾不调，以致浊毒内生，蕴结中焦，胆气上逆而见胆汁返流于胃。病位在中焦脾胃，与肝胆关系密切。据此，李教授以化浊解毒，疏肝和胃为治则用药。方中藿香、佩兰味辛；性微温。归脾、胃经。化浊和胃，祛暑止呕。《本草述》曰："藿香散寒湿、暑湿、郁热、湿热。"《中药志》云："佩兰，发表祛湿，和中化浊。治伤暑头痛，无汗发热，胸闷腹满，日中甜腻，口臭。"龙胆草、黄连苦、寒，泻肝胃热。茯苓甘、淡，利水渗湿，引浊毒之邪从小便出。柴胡苦、平，有疏肝开郁，升举阳气之效；黄芩苦、寒，能化浊解毒，清热泻火。柴胡与黄芩为伍，升清降浊，清少阳之邪热。既调达肝胆气机，又可清泄少阳浊毒。佛手、香橼，性辛、苦、酸，温。归肝、脾、肺经。共具舒肝理气，和胃安中之功。《滇南本草》载："佛手，补肝暖胃，止呕吐，消胃寒痰，治胃气疼痛，止面寒疼，和中行气。"香附性味辛、微苦、甘，功能疏肝解郁、行气止痛。《本草正义》说它"最能调气"、"专治气结为病"；伍行气开郁、活血止痛之川芎，功用倍增。《本草述》云："川芎于血中行气，则血以和而生，血以和生，则气有所依而健运不穷。"青皮、陈皮均为理气要药。青皮，其色青气烈，沉而降，入肝胆气分；陈皮，浮而升，入脾肺气分。古人谓"青皮如人当年少，英烈之气方刚；陈皮如年至老成，则急躁之性已化"。二药配伍行气力强而峻急，药到病除。二诊中，患者肝胃不和得减，却仍有浊毒之邪蕴于中焦，故去香橼、佛手疏肝和胃之品，加紫豆蔻以化浊行气。三诊中，患者诸症得缓，但舌脉象依然提示浊毒欲邪阻滞于中焦，故加砂仁辅以紫豆蔻化浊安中。

**5 肠易激综合征（腹泻型）**

周某，男，28岁。2010年6月3日初诊。

主诉：间断性腹痛腹泻6个月。

6个月前因精神紧张、忧郁思虑致间断性腹痛、腹泻，日行2～3次，症状因天气、情绪而时好时坏，遂诊于我院。症见：腹痛、腹泻，日行2～3次，质稀，手足不温，偶脘腹胀满，连及后背，纳可，寐安，小便调，舌暗红苔黄，脉沉。

中医诊断：泄泻。

证型：浊毒内蕴，肝脾不调。

西医诊断：肠易激综合征（腹泻型）。

治法：化浊解毒，调和肝脾。

方药：葛根15g，黄连15g，黄芩12g，柴胡15g，砂仁15g，紫豆蔻15g，枳实15g，白芍15g，白术9g，陈皮9g，防风9g，甘草6g。

用法：水煎取汁400mL，分早晚2次温服，每日1剂。

二诊：患者服药14日后，手足不温、胃脘胀满明显缓解，大便日行1～2次，质稀，舌红苔黄，脉沉。此为肝脾不调得解，而仍有浊毒下注大肠，故治宜化浊解毒，调和肝脾。上方重用黄芩至12g，加炒车前子12g。

三诊：患者服药14日后，四肢厥冷、胃脘胀满消失，大便日行1～2次，质可，舌淡红，苔薄白，脉缓。表明患者浊毒已祛，肝脾已调，临床症状基本得到缓解。去黄连、黄芩，加白扁豆15g，薏苡仁15g善其后，并嘱患者畅情志、调饮食。后门诊调方3个月，未见复发。

按语：患者因忧郁思虑，伤及于肝，肝失条达，脾气失和，故成肝脾不调之状。以致中焦气机不畅，运化失常，日久则浊毒内生。据此，李教授治以化浊解毒，调和肝脾。方中葛根、黄芩、黄连祛大肠浊毒壅滞，调脘腹气机不畅，导滞升阳，调理升降。李杲："干葛，其气轻浮，鼓舞胃气上行，生津液，又解肌热，治泄泻圣药也。"白术燥湿健脾、温中不虚，白芍养血柔肝、缓急止痛，陈皮化浊理气、醒脾和胃，防风散肝舒脾、祛风止泻。四药相伍，补脾祛湿而止泻，柔肝理气而止痛。砂仁、紫豆蔻化浊理气、温中止泻。柴胡、枳实、白芍、甘草取《四逆散》之意，透解郁热，疏肝理脾。二诊中，患者肝脾不调得解，而仍有浊毒下注大肠，故重用黄芩，并加炒车前子以化浊解毒，渗湿止泻，引浊毒之邪从小便分消。《本草汇言》云："车前子，行肝疏肾，畅郁和阳。"《药品化义》亦云："车前子，子主下降，味淡入脾，渗热下行，主治痰泻、热泻。"三诊中，患者浊毒已祛，肝脾已调，临床症状基本得到缓解，故去黄连、黄芩之苦寒之品，加白扁豆、薏苡仁健脾渗湿，以求长效。《药品化义》载："薏米，味甘气和，清中浊品，能健脾阴，大益肠胃。"

## 4、吕志杰教授外感热病医案

所谓外感热病，概指外感"六淫"之邪与疫疠之邪所致的以急性发热为主的疾病。张仲景在"勤求古训，博采众方"及长期实践的基础上，创造性地将外感热病分为太阳病、阳明病、少阳病、太阴病、少阴病、厥阴病等六大系统疾病进行辨证论治，由此创立了中医学诊治热病之体系。后世不断发展，至清代趋于成熟的温病学说，就是以仲景书为基础的创新之作。

在我编著的《伤寒杂病论研究大成·绪论》中，将千变万化、错综复杂的疾病归纳为三大类：一类是以外因为主的病变；一类是以内因为主的病变；一类是既有内伤杂病，又外感病邪之内外相关的病变。张仲景对伤寒六大系统疾病的辨证论治，不仅仅针对热病，实际是针对上述三大类病变的诊治。明确了这一点，也就领悟了为何伤寒方可治杂病之要义，也就领悟了一部《伤寒论》可治百病之道理。下面，将自己数十年来以经方治热病为主的医案选录于此，而治杂病、急症等医案分列于后。

本节选录了诊治三阳病的9个医案。这些案例看似平淡无奇，但首先验证了古方治今病之事实，其间不乏启发心思之议论。关于"三阴病"案例，录于后面几节。

例1、夏日空调伤寒　倪某某，男，50岁，为笔者同事，于2005年6月28日就诊。2日前始觉周身拘紧，无汗，喷嚏，流清涕。曾服快克、速效感冒胶囊等药后仍不汗出，至今病如上述。恶风，而恶寒不明显，周身困重，头晕，恶心欲吐，颈项强（zaozi004）（zaozi004），脉略紧，舌淡红苔白润。自述与夜间开空调受凉有关。根据病因与症侯，诊为夏日空调伤寒。正合葛根汤证，处以原方：葛根40g　麻黄30g　桂枝20g　白芍20g　生姜30g　大枣10枚　炙甘草15g　水煎取约400ml，分4次少量频服，约二个小时服1次，若汗出病退则停服。当晚7点与9点各服药1次，约100ml，汗出少，病稍轻，第3次服药约150ml，周身汗出，彻夜不断，晨起时仍有汗，但渐少，诸症基本缓解，唯稍头晕及鼻塞。嘱其停药，清淡饮食以自养。休养一日，身体康复。

按：由于受"温室效应"的影响，全球气温有逐年增高之势，尤以夏日更为明显。近几日烈日高照，石家庄市最高气温达40℃。人们为了避暑，入室即开空调，因此，空调病——夏日伤寒便应运而生。此案表明，葛根汤为治夏日空调伤寒的良方。关于葛根汤的功用特点，详见第三章"方证鉴别"。

例2、冬季伤寒（流感）郭某某，女，28岁，本院教师，1998年12月10日诊。平素手足心热。于昨日劳累后出现恶寒，发热，体温38.6℃。今日下午加重，请笔者诊治。现恶寒，发热，无汗，全身疼痛，鼻塞，流浊涕，咽部略痛，口干，时咳，体温38.9℃，食欲尚可，二便正常，舌红少苔，脉数急。辨证为素体阴虚，外感风寒，热郁于内。治拟发汗解表，佐以清热养阴法。以麻黄汤加味：麻黄 20g　桂枝 15g　炒杏仁 20g　甘草 9g　石膏 24g　玄参 15g　2 剂。日 1 剂，水煎两遍，每遍煎 20～30 分钟，合汁分 3 次温服，约 3 小时服 1 次。于下午 5 点第 1 次服药，并饮热粥一碗，覆被十几分钟后自觉身上微微汗出；晚上 8 点服第 2 次后，热去身凉，体温 37.5℃；11 点服第 3 次后入睡，次日早晨醒来自感诸症皆失，周身舒适。上午讲课 4 学时，因过于劳累，又稍感风寒，下午又开始恶寒，发热，头身疼痛，继依原法服上方 1 剂后，诸症霍然而愈。

按：1998 年自入冬以来，气候反常，值大雪时节，却无雪，华北与东北，长城内外，感冒流行，家家户户，机关学校，皆相染易。西医西药则打针、输液，抗细菌、抗病毒；中医界不学秦汉经典者，以清热解毒为常法，惯用板兰根冲剂、双黄连口服液、银翘散等方药。轻者三五日，重者七八日，甚至迁延十几日、几十日不愈！外感小恙，竟如此难治吗？否，医之过也！得经方之良效，可免患者之病苦。笔者验案据《伤寒论》第 3、4、35 条所述，以麻黄汤加石膏清解郁热，玄参养阴利咽。仅服药 1 剂即愈，实为的对之方。但因上课劳累，复感风寒，继服 1 剂又霍然而愈，真神奇之方也。医圣方法，岂可弃之不用！

笔者挚友高飞博士师从现代经方大家刘渡舟先生，深得其传。高博士曾应笔者之邀，来我河北医科大学中医学院讲学。讲学中谈到“冬季流感证治”问题。他说：1998 年底，一场流感袭击北京，前后持续约 3 周，患病者约占人群四分之一，一时各医院应接不暇。其临床表现：恶寒，高热，周身疼痛，无汗，其他伴见症状有头痛，咳嗽，鼻塞流涕等，脉多浮弦紧数，有些患者或有咽干咽痛，但大都不伴有咽喉红肿。发病早期，表现出典型的风寒表实证。还有相当多的患者已经西医用抗生素、解热剂、或辛凉解表、清热解毒类中药制剂治疗数日而不愈，仍表现为外寒未解之象。以麻黄汤为主拟定处方，加工成浓缩煎剂（每瓶 100ml，为成人一日量，嘱分 3～4 次服用）投入临床，取得非常满意的疗效。经治患者近 300 例，大多数病人服药 1 至 2 次即汗出热退，约八成病人服药后 24 小时内体温降至正常，仅少数病人需服药 2 剂。患者热退后，一般恶寒，身痛，头痛等症状解除，若遗有咳嗽等症状，另予杏苏散辈 2 剂善后。仅有个别患者因超量服药，发汗太过，出现恶风，自汗，头晕，乏力等症状。因此应嘱患者：得汗表解则停后服，不必尽剂。

例 3、风寒束表，“当发其汗……衄乃解”　何某，男，20 岁，本院学生。2003 年 10 月 12 日下午打球时大汗出，尔后洗温水浴，继犯凉风而外感。于 13 日下午 17∶00 来诊，四诊表现：头晕，鼻塞，无汗，流清涕，周身疲软，体温 38℃，心率 105 次/分，舌红苔薄黄，脉数有力。治用大青龙汤一剂：麻黄 30g　桂枝 20g　杏仁 10g　炙甘草 10g　生石膏 60g　大枣 10 枚　生姜 30g　嘱其当日分三次温服。　14 日中午复诊：自述于 13 日晚分三次温服。19∶00 服后，周身疲软减轻；20∶30 服后，头面部汗出，周身微汗；22∶30 服后，头晕、周身疲软等症明显好转，左侧鼻孔出血，血量较少。入睡时，遍身“（zaozi005）汗出”，当夜小便 3 次（平日无夜尿）。14 日 7∶00 自测体温降至 36.5℃，心率 70 次/分。此时仅见轻度鼻塞，无其他不适，舌质略红苔白微黄，脉正常。改拟桂枝二越婢一汤（桂枝 10g　白芍 10g　炙甘草 5g　生姜 10g　大枣 6 枚　麻黄 10g　生石膏 30g）以善后调理。

按：患者将愈之时发生鼻衄者，何也？此第 46 条所谓“剧者必衄，衄乃解，所以然者，阳气重故也”。太阳病表实证鼻衄，俗称“红汗”，常见于体壮阳盛者。尚应明确，从患者夜尿 3 次，可知大青龙汤不仅发汗，并且有利水（主要是麻黄）之功。故《金匮·水气病》篇以越婢汤治风水，取其发汗且利水以消肿也。

例 4：感冒——素有内热，外感风寒，服药呕吐而汗出　杨某，女，21 岁，河北省石家庄市某高校学生，于 2005 年 12 月 22 日初诊。自诉昨日因穿着不慎外感风寒，今日周身疼痛，乏力，恶寒发热，鼻塞流清涕，咽干。上午体温 37.3℃，于门诊注射退热剂，口服阿莫西林、康泰克等药，汗出较多，疗效不佳。现病情如前述，脉数，舌红苔黄。体温 38.1℃，心率 123 次/分。视咽后壁色红，扁桃体不大。拟大青龙汤加味：麻黄 24g　桂枝 15g　炒杏仁 10g　甘草 10g　生石膏 50g　丹皮 20g　生姜 10g　大枣 6 枚　连翘 30g　大青叶 15g　玄参 15g

赤芍 15g　大黄 5g　2 剂，每剂水煎后，服如桂枝汤之法。电话随访，自诉当晚 8 时服药一次，即覆被取汗，汗未出；10 时又服一次，方法如前，患者于 11 时突觉恶心欲吐，随即呕吐所食之物及少量药液，汗亦出，即卧床休息。次日晨起后服剩余三分之一药，诸症消失。随后将第二剂于一日内分 4 次温服，恢复健康。

按：《黄帝内经》立汗、吐、下三法以攻邪，张仲景广泛用之。后世医家对三法有所发挥者，为金元时期的医家张子和。当今之医，以下法治疗“急腹症”有所创新，而以吐法攻邪，则用之较少。此案患者素有内热（如病初起即舌红苔黄），外感风寒，服药后“呕吐”，既升发胃气，又宣通肺气，随之“汗亦出”。如此发汗清热之方，却引发呕吐，呕吐又促使发汗。此等呕吐，可视为吐法以攻邪耶？古今医家对栀子豉汤类是否吐法之方争论不休，此案议论可增一新解。

例 5、太阳伤寒，发汗病不解　患者，男，30 岁。1985 年春某日诊。为笔者大学时同窗，来省中医院进修。夜读劳倦，汗出中风，因而发热，恶寒，无汗，头痛，周身痠痛，体温 38.7℃。服安乃近后大汗出，寒热稍减而病不解，动则汗出，脉浮数，舌质偏红苔薄白。病已 4 日，服银翘解毒丸亦不效。证属发汗太过，表气已虚，余邪未尽。想到《伤寒论》第 57 条曰：“伤寒发汗，已解，半日许复烦，脉浮数者，可更发汗，宜桂枝汤。”随处方：桂枝 30g　白芍 30g　炙甘草 20g　生姜 30g　大枣 12 枚　以水 900ml，微火煮取 300ml，去渣分日 3 次温服。病者为求速效，竟 1 次服下，约半小时后喝稀米粥一碗，盖被入睡，2 小时后醒来，遍身微似汗出，诸症若失。这正如陈修园所说：“凡营卫不和者，得桂枝汤而如神。”

按：此案的启发价值是：以原文为指导，方证相对时，其剂量用到“火候”为求得速效之诀窍。

例 6、“少阳中风，两耳无所闻”（神经性耳聋）常某某，女，13 岁，2009 年 8 月 9 日初诊。主诉：耳鸣、耳聋 2 年，头晕、恶心时发时止 1 年，加重半个月。患者父亲陪同来诊治。诉说耳鸣，耳聋，耳中发堵（右耳听力近乎消失，左耳稍有听力）2 年。曾就诊于某西医院，MRI 示：头颅扫描未见异常。耳鼻喉检查亦未见异常。诊断为“神经性耳聋”。近 1 年来并发头晕，恶心，时发时止，最近半个月病情加重，经常性耳鸣，耳聋，头晕，恶心，甚则呕吐。近六七天出现规律性的晨起后、晚上入睡前病情加重。经西医几个医院诊治，印象“美尼尔综合征”，多种治疗方法无效，故来求中医诊治。脉沉弦略滑，舌质暗红苔中间薄黄微腻。详细询问病史后，又追问病因，始因两年前感冒一周后表现耳鸣，耳聋。此“少阳中风，两耳无所闻”也。以小柴胡汤加味。处方：柴胡 24g　黄芩 10g　姜半夏 10g　党参 10g　炙甘草 10g　生姜 10g　大枣 6 枚　赤白芍各 10g　生石膏 20g　7 剂，日 1 剂，水煎两遍合汁，分 3 次温服。　16 日二诊：服上方 7 剂，8 月 15 日听力检查示：耳聋加重。患者自觉头晕减轻，胸口发闷，欲吐，但饮食、夜寐尚可，大便日 1 次。《伤寒论》第 103 条曰：“……柴胡证仍在者，先与小柴胡汤；呕不止，心下急，郁郁微烦者，为未解也，与大柴胡汤下之则愈。”改拟大柴胡汤加味。处方：柴胡 24g　酒大黄 5g　枳实 10g　黄芩 10g　清半夏 10g　赤白芍各 15g　生姜 10g　大枣 6 枚　桑叶 10g　菊花 20g　蝉衣 5g　23 日三诊：服上方第 3 剂时，右耳听力增强，左耳已不堵。舌淡红，苔中间黄微腻，脉和缓。未再出现头晕，呕恶等现象。处方：守前方继服 7 剂。　30 日四诊：耳鸣，耳聋，头晕，呕恶等诸症消失，恢复如常。父女皆大欢喜！此亦是医者欣喜、自豪之时。

此案立足治病求因、方证相对之理念，先用小柴胡汤为主，转方以大柴胡汤加味治之而愈。此案得到的启示是：中医治病不能总跟着西医的思路走。只有发挥自己的优势，才能取得良效。

例 7、眩晕（高血压病）感冒　王某某，女，59 岁，农民。2004 年 9 月 12 日就诊。患者腹痛时发数年，与饮食有关。近 3 日阵发性身体发冷，测体温偏高，眩晕，头痛，口苦，舌紫苔白薄腻满布，脉沉弦。有高血压病史 11 年，今日上午 11 点血压 170/110mmHg，经常服用降压药尼群地平。处方：小柴胡汤（柴胡 20g　黄芩 10g　半夏 10g　党参 15g　炙甘草 10g　生姜 20g　大枣 10 枚）加白芍 30g　丹皮 20g　石决明 20g　代赭石 20g　水煎服。13 日复诊：昨日下午 4 点、晚上 7 点和 10 点分别服药一次。4 点服药后卧床休息 2 小时，醒来即感病情好转。今日眩晕明显减轻，头痛、口苦亦轻，恶寒未发作。舌偏紫，苔腻较前好转，脉弦。原方再服1剂，上述症状明显减轻，测血压142/86mmHg。改用滋水清肝饮（即六味地黄汤加柴胡、黄芩、当归、栀子等）标本兼治。

按：患者目眩，口苦，为少阳病提纲证；阵发性身体发冷，属寒热往来的特点；平素腹痛时发为其或然证之一。对于小柴胡汤的运用，第 101 条说："伤寒中风，有柴胡证，但见一证便是，不必悉具。"此例患者的主要脉症与少阳病相类，故以小柴胡汤加味治之。疗效称奇的是，不但外感症状迅速缓解，其血压亦明显下降（西药用量未变），腹痛缓解。这体现了中医辨证论治的重要性和独特疗效。

例 8、热入血室　洪某某，女，21 岁，学生。2004 年 9 月 4 日就诊。患者于三四日前患感冒，当时有轻度发烧，服用安乃近和感冒药后好转，昨日下午月经来潮，此次月经量较前增多，血色暗，晚上又开始发烧，今日下午体温 38℃，头痛，全身乏力，腰痛，头沉，舌略红苔薄黄，脉略细数，心率 100 次/分。治用小柴胡汤合四物汤去川芎之辛窜。处方：柴胡 20g　黄芩 10g　半夏 10g　党参 15g　炙甘草 10g　生姜 20g　大枣 10 枚　生地 10g　当归 10g　白芍 10g　当日下午及晚上分 3 次服药 1 剂后，次日热退病解，体温正常。3 日后随访，月经已净，体温亦正常。

按：小柴胡汤为和解少阳之主方，亦为扶正祛邪之通治方。《伤寒论》第 144 条明文"热入血室……小柴胡汤主之"。《金匮要略·妇人杂病》篇首条又重载第 144 条。临床以小柴胡汤治疗热入血室，应理解原文，辨证用之，并可适当加味，如血热者加凉血药；血结者，加活血药；热盛阴亏者，加清热养阴药。

例 9、反复高热　某年为大三学生讲授《金匮要略》期间，某学生诉说其姐姐（约 30 岁）病情：高热反复发病数月之久，曾采用多种抗生素、激素及中药治疗，热势时起时伏。近来又复发热，医院输液、打针治之不退，转求笔者诊治。诊其发热（体温 39.6℃），头痛，口渴，脉滑数，舌绛红苔黄。显系阳明气分热盛，久病波及血分，为气血两燔之证。治用白虎汤加银花、连翘清透邪热，并加丹皮、生地以凉血热。服药 3 剂而热退身凉（体温 37.5℃），惟头晕，时欲吐，食欲不振，改拟竹叶石膏汤（3 剂）善后调治。数日后及两个月后两次相告，热退不复升矣。

（班光国整理）

## 5、彭坚教授妇科医案 7 则

### 一、少女血崩

刘某，女，长沙市人，1999 年 4 月出生，今年 13 岁半，1012 年 7 月 12 日初诊。

患者三年前即 10 岁半初潮，一年后月经失调。月经每次提前七八天，经期十多天，刚开始量多，有少许血块，后期拖拉，呈现咖啡色血。2011 年 7 月在某医院妇科经 B 超诊断为双侧 Pcos 改变，接受该院"国家科技部'十一五'国家科技支撑计划中医治疗常见病研究"，用协定处方不间断治疗整整一年多，花费五六万，没有任何疗效。本月一周前月经才干净，现在又来三天，量多，颜色鲜红，有少量血块，不痛。舌红，脉弦数。用犀角地黄汤合三黄汤加减：

水牛角 30 克　生地 15 克　赤芍 10 克　丹皮 10 克　黄连 10 克　黄芩 15 克　黄柏 30 克　茜草 30 克　蒲黄 10 克

三剂，每剂加山西陈醋 100 克同煎。

7 月 19 日二诊：服上方三剂，血即止住，没有拖拉，小腹微微隐痛。舌淡红，脉弦细。用上方加减为丸：

玳瑁 50 克　生地 90 克　赤芍 30 克　丹皮 30 克　黄芩 60 克　黄柏 60 克　黄连 60 克　茜草 90 克　乌贼骨 30 克　阿胶 60 克　艾叶炭 30 克　蒲黄炭 60 克　白术 60 克　乌梅 90 克

一剂，研末，加陈醋一瓶为丸。每天两次，每次 5 克。

11月10日三诊：服上方后，连续两个月稳定，月经按照正常时间来，量也不多。10月底，因为参加运动，又提前来月经，仅三天止住。不到半个月，又来月经，今天已经两天，量不多，色鲜红，无血块，舌淡，无苔，脉弦细。用犀角地黄汤加减：

水牛角30克　生地15克　赤芍10克　丹皮10克　黄芩15克　茜草30克　蒲黄炭10克　枣皮30克　七剂

11月17日四诊：没有完全干净，有少量咖啡色，拖拉了两天。用不补补之方：

熟地30克　熟地炭30克　续断炭30克　黄连10克　白芍30克　枸杞子30克　五剂

11月25日五诊：服上方三天后，血完全止住，仍然用犀角地黄汤合三黄汤加减为丸；

玳瑁50克　生地90克　赤芍30克　丹皮30克　黄芩60克　黄柏60克　黄连30克　茜草90克　乌贼骨30克　阿胶60克　艾叶炭30克　蒲黄炭60克　白术60克　乌梅90克　枣皮60克　知母30克　熟地60克　熟地炭30克　续断30克

**治疗心得：**

本案少女10岁半即来月经，一直不规则出血。从生理来看，属于垂体和内分泌系统尚没有健全。某医院最初诊断为多囊卵巢综合症，后来又认为是功血症，按照科研协定处方治疗一年多，没有任何疗效。初诊时见月经来后又来，色红、量多，不痛，血块不多，显为血热，气分亦热，用犀角地黄汤合三黄汤加茜草、蒲黄止血，很快止住。二诊为图治本，采用一诊方，合《内经》"四乌贼骨一茹藘丸（茜草，阿胶，乌贼骨）"，加艾叶、白术、乌梅，在清凉之中，兼以温、补、涩，为丸剂缓图，连续稳定了两个月。又因参加激烈运动再次血崩，再用一诊方仍然有效，但月经后几天，血量少，如咖啡色，用"不补补之方"收尾，并将此方合到前方中，使"截流，清源，固本"三者合一，制成药丸，继续服用。

**用药心得：**

我治疗血崩症，凡是大量出血，颜色鲜红，没有血块时，常在对证药方中，加山西陈醋100克同煎，有止血、散瘀作用，酸收而不留邪。有小量碎血块时，用之不妨，但血块大，腹部疼痛剧烈时，则宜慎用。古方犀角地黄汤，因为犀牛角禁用，目前代之以水牛角，每剂剂量须30克，气味很重。然而，即使在古代，犀角也是昂贵之品，在清代俞根初的《通俗伤寒论》中，即代之以玳瑁，认为清热凉血的效果不比犀角差，我在临床，常以玳瑁代替犀角，每剂10克即够，做成药丸更好。

**二、多囊卵巢综合征导致闭经**

熊某，女，35岁，长沙市人2011年1月3日初诊：病人5年前患脑垂体瘤，做过手术，已愈。自诉两年前自生小孩不久，发现患多囊卵巢综合症，经常月经不来，靠吃黄体酮来月经。目前闭经又已3个月。睡眠欠佳，大便结多年，怕冷，舌淡红苔薄，脉沉细。用桂枝茯苓丸合三紫调心汤加减

上桂15克　茯苓60克　丹皮30克　桃仁30克　赤芍30克　紫石英30克　丹参30克　石见穿30克　炮甲60克　大黄90克　水蛭60克　三棱30克　莪术30克　蜂房30克　蛇床子30克　肉苁蓉30克　菟丝子60克　急性子30克　当归30克　雪蛤60克

蜜丸，每次9克，一天两次。

2011年3月10日二诊：病人自诉药后月经已来，连续两个月月经正常，大便结多年之症状已无，经多家医院诊断：多囊卵巢已无，月经色暗，舌质暗红。药已对症，仍用原方加减：

上桂10克　丹皮30克　桃仁30克　赤芍30克　紫石英30克　丹参30克　石见穿30克　炮甲30克　当归60克　雪蛤30克　鹿角霜30克　肉苁蓉90克　仙灵脾30克　琥珀30克　郁金30克　卷柏30克　柏子仁30克　蜜丸，早晚各一次，每次9克

**用方心得：**

患者长期从事文艺演出，工作压力大，生活节奏紧张，加之有垂体瘤历史，可能是导致闭经的主要原因，三紫养心汤是治疗这一类功能性闭经的专方。桂枝茯苓丸有很好的活血通经的作用，患者有手足冷、大便干结的症侯时，我经常加大黄，用之通阳、通便，改善末梢循环。故两者合用，治疗闭经效果更佳。加仙灵脾、菟丝子、蛇床子、当归、肉苁蓉、雪蛤以温阳益精，穿山甲、鹿角霜以软坚散结通经，故疗效显著。至今已经一年多，再没有出现过闭经。

### 三、厌食症导致闭经

某女，18 岁，法国高中生。2012 年 6 月 29 日初诊。

患者青春期时，因为长期的精神性厌食，已经闭经两年。身体特别消瘦，易热出汗，大便干结，带下黄色，口干口渴。舌红苔白薄，脉细弦。此为热盛伤阴，用瓜石汤加减：

瓜蒌 15 克　石斛 15 克　麦门冬 15 克　桃仁 10克　生地黄15克　瞿麦15克　车前子10克　益母草 15 克　丹参 15 克　黄连 6 克　川牛膝 15 克　土鳖 15 克　鸡血藤 10 克　芡实 10 克

2012 年 7 月 19 日二诊：腹部有感觉月经要来可是没来。大便较容易出来，带下减少。脉细弦舌红苔白薄。仍然用瓜石汤加减（同上）

2012 年 8 月：月经来，量少。继续服用上方。

**用方心得：**

这是法国医生余博通（法文名字是 Bertrand HURPY）治验的病案。余博通先生是针灸推拿医生，在法国治病兼中医教学，目前在我校读内科研究生。他利用每年两次、每次两个月从法国到我校集中学习的机会，在我身边跟诊。这次用学到的知识治疗了一例疑难病，感到很高兴，特意发邮件告诉我。因为厌食或服用减肥药导致闭经的青年女性不在少数，其中的一类，与这个法国女学生的情况类似。由于长期营养缺乏，身体消瘦，瘦人多火，灼伤津液，精血亏虚，乃至月经不来。一诊用瓜石汤原方，加鸡血藤养血，土鳖虫活血，芡实摄带，三味药皆平和之品，加之得当，故服药后，灼伤的阴液开始恢复，已经有月经要来的征兆，白带也随之减少。二诊守方不变，水满自然舟行，果然 20 天后来月经，只是量少，这是闭经两年之后，初次来月经必然的现象。三诊理当减少黄连一半，加女贞子、旱莲草、白芍、阿胶、地骨皮，即合用二至丸、两地汤，则月经恢复得更快。余博通医生仍然守原方不变，说明尚欠灵活，但这已经是难能可贵的了。

### 四、流产导致闭经

吴某，女，38 岁，广东江门市人，已婚，生有一女，2009 年 5 月 7 日初诊。

患者于 25 岁结婚，婚前曾经三次药物流产，近三年来，月经量逐渐减少，每次仅一、二天，今年没有来过一次月经。用西药黄体酮、达英三五等，效果不佳，昨天经妇科检查：子宫内膜偏薄，仅 0.4 厘米。睡眠欠佳，大便偏干，白带少，下阴干涩，口干口苦，舌偏红，无苔，脉弦细。此为阴虚，精血不足，用两地汤加减：

生地 90 克　地骨皮 60 克　玄参 60 克　麦冬 60 克　阿胶 60 克　白芍 60 克　熟地 30 克　女贞子 60 克　旱莲草 60 克　柏子仁 30 克　酸枣仁 50 克　紫河车 90 克　雪蛤 30 克　穿山甲 15 克　神曲 30 克　山楂 90 克

一剂，为蜜丸，每次 9 克，一日两次。

6 月 30 日二诊：服上方一个月后来月经，量不多，颜色较深，睡眠改善，下阴干涩也有好转，惟大便偏稀。仍然用原方加减：

生地 90 克　地骨皮 60 克　玄参 60 克　麦冬 60 克　阿胶 60 克　白芍 60 克　熟地 30 克　女贞子 60 克　旱莲草 60 克　五味子 30 克　柏子仁 30 克　酸枣仁 50 克　紫河车 90 克　雪蛤 30 克　穿山甲 15 克　神曲 30 克　鸡内金 30 克　山楂 90 克

一剂，为蜜丸，每天两次，每次 9 克。

服完上方一剂后，月经连续三个月按时来，量中等。

**用方心得：**

从我的经验来看，凡是进行过两次以上药流的妇女，不少人在若干年后出现月经量少，子宫内膜变薄，有的导致闭经、提早绝经。本案患者即是由量少而逐渐闭经，并伴有失眠。我常用两地汤合二至丸加减。两地汤是傅青主治疗月经提前、量少的名方，以滋养阴血为主，合二至丸，以加强柔肝养阴的作用。再加柏子仁、酸枣仁养心安神，对于月经量少，或提前，或不提前，睡眠不佳，大便偏干，属于阴虚有虚热的妇女，非常适合。但方中一派滋腻养阴之品，不易消化吸收，有的人服后大便容易偏稀或腹泻，故加神曲以助运化。

**用药心得：**

单纯用两地汤合二至丸治疗子宫内膜变薄，往往力量不够，我经常加入紫河车、雪蛤。这两味“血肉有情之品”，富含天然激素，对于不孕症、多囊卵巢综合症、子宫内膜变薄者，随证加入，均有佳效，但有乳腺增生、子宫肌瘤等增生性疾患的妇女，则宜慎重。

五、不明原因不孕

黄某，女 32 岁，加拿大籍华人，结婚 4 年不孕，没有采取任何避孕措施，检查也没有查出任何问题，特意来长沙就诊，经其他医生调治两个月，同时用中、西药治疗未怀孕。2012 年 4 月 9 日一诊。

患者月经尚正常，时间准，月经量稍微偏少，白带不多，面色不华，饮食、大小便、精神尚可，舌淡，脉沉细。处以毓麟珠合寿胎丸加减，嘱月经干净后三天开始服：

杜仲 15 克　续断 15 克　菟丝子 15 克　桑寄生 30克　阿胶10克(蒸兑）熟地10克　当归10克　川芎 10 克　赤芍 10 克　甘草 10 克　仙灵脾 10 克　紫石英 30 克　穿山甲末 2 克（冲服）雪蛤 2 克（另外炖服）十四剂

11 月 6 日二诊：患者本人没有来，其母亲告知：服完十四剂后，五月份月经未来，检查月经怀孕，今年年底为预产期，目前状况良好。

**用方心得：**

本案病情其实不复杂，故使用最普通、最常用的促怀孕方：育麟珠加减。少腹不冷，我常去方中的鹿角霜、川椒，代之以仙灵脾、紫石英，再合用寿胎丸（菟丝子、桑寄生、续断、阿胶），无气虚之证，则去人参、白术、茯苓。另外用雪蛤炖服，穿山甲研末冲服。在月经周期正常，查不出任何器质性原因，输卵管基本通畅的情况下，此方非常有效。

六、输卵管积水导致不孕

李某，女，32 岁，长沙市人，2012 年 4 月 15 日初诊。

患者结婚四年，因为两侧输卵管积水导致不孕，曾经在某生殖中心进行试管婴儿培植，连续 5 次没有成功。平时小腹隐痛，月经尚准时，量中等，经前乳房胀痛，白带不多。察之面色不华，舌淡红，脉弦细。用当归芍药散加减：

当归60　赤芍30　川芎30克　泽泻30克　茯苓 60 克　白术 50 克　红藤 180 克　败酱草 60 克　牵牛子30克　急性子60克　三棱30　莪术30　九香虫 30　蜂房 30　一剂，做水丸，每天两次，每次 6 克

2012 年 6 月 24 日二诊：服完上方一剂后，即已怀孕，现感腰痛乏力，舌淡红无苔，脉弦细数。用泰山磐石散加味：

黄芪 50 克　白参 15 克　炙甘草 10 克　当归 10 克　白芍 10 克　生地 15 克　川芎 5 克　白术 30 克　砂仁 20 克　续断 30 克　寄生 30 克　菟丝子 15 克　黄芩 15 克　十五剂

**用方心得：**

当归芍药散是治疗妇科腹中疼痛的祖方。月经不调，多为血气不和；妇科炎症，多为内有水湿。而当归芍药散之当归、川芎、白芍（赤芍），柔肝和血；白术、茯苓、泽泻，健脾利湿。全方药味平和，善于流通而不滋腻，不燥烈，非常适合妇女的生理特征。但此方用于妇女慢性盆腔炎引起的腹痛，清热解毒的作用力量偏弱，故我在明确属于比较严重的盆腔炎时，往往加大剂量红藤、败酱草，能够显著提高疗效。

**用药心得：**

我在治疗输卵管积水时，除了用当归芍药散加红藤、败酱草消除盆腔炎症之外，往往借助于三个药对疏通输卵管，消除积水。第一个药对是急性子配牵牛子，前者走血分，软坚散结，后者走气分，化气利水。第二个药对是三菱配莪术，前者活血，后者理气，具有开破作用却药性平和。第三个药对是九香虫配露蜂房，前者辛香走窜，后者咸平散结，输卵管堵塞，日久粘连，须赖虫类药入血络搜剔。严重者，九香虫改用麝香，并加穿山甲。我用此法治愈多例输卵管堵塞导致不孕者。

七、多囊卵巢综合征导致不孕

付某，女，30 岁，长沙市人，2013 年 1 月 14 日初诊。

患者从 2005 年起，月经稀发，逐渐闭经，诊断为多囊卵巢综合征，吃了两年多西药，月经仍然不正常，身体变胖。2008 年改吃中药丸，月经逐渐正常，2010 年 1 月怀孕，9 月顺产。半年后，月经又不正常，检查仍然诊断为多囊卵巢综合征，再按照原来的药方制药丸服，不料服后又怀孕，鉴于西医说剖腹产不宜短期内生二胎，于是忍痛流产。目前孩子已经两岁半，依旧闭经，患者希望月经调治好之后，能够再生一胎。她保存了原来开的处方，

提供给我参考：

血竭 30 克　琥珀 30 克　三七 50 克　鹿角霜 30 克　三菱 30 克　莪术 30 克　穿山甲 50 克　皂角刺 30 克　石见穿 30 克　露蜂房 30 克　白芥子 30 克　牵牛子 30 克　海藻 30 克　甘草 30 克　五灵脂 30 克　蛇床子 30 克　雪蛤 30 克

为蜜丸，每天两次，每次 9 克。

我要求患者把详细的病史发给我，以便建档，让我斟酌两天，然后开方。

2013 年 1 月 17 日：新开处方：

血竭 30 克　琥珀 30 克　三七 50 克　三菱 30 克　莪术 30 克　穿山甲 50 克　皂角刺 30 克　石见穿 30 克　鹿角霜 30 克　露蜂房 30 克　白芥子 30 克　牵牛子 30 克　海藻 50 克　生甘草 50 克　白参 30 克　五灵脂 30 克　蛇床子 60 克　雪蛤 50 克　山楂 60 克　苍术 60 克　急性子 50 克　紫河车 60 克　仙灵脾 30 克　菟丝子 50 克

为水丸，每天两次，每次 6 克。

**用方心得：**

这首多年以前开出的处方，是我根据患者的病机而设计的个人经验方，并非古代成方。根据我的临床观察，多囊卵巢综合征，多数属于虚实夹杂。虚为肝肾不足，实为痰瘀交阻。大凡雌性激素偏低的，以虚证为主，虚中夹实；雄性激素偏高的，以实证为主，实中夹虚。虚证宜调节冲任，大补精血，兼以活血化瘀；实证宜化痰消瘀，软坚散结，兼以补益肝肾。本案患者身高体胖，雄性激素高，家族有卵巢癌病史，可能还有卵巢壁增厚，从多方面分析，当属实证。故遣方用药以化痰消瘀、软坚散结为重点，全方 17 味药，有 15 味药集中于此，仅有蛇床子、雪蛤补肝肾，益精血。由于方证相符，故能够取效。新开的处方，在原方的基础上，再加急性子软坚散结，苍术、山楂化痰消瘀，菟丝子、紫河车、仙灵脾，温补冲任，驱邪扶正之力，均有所加强，当服之有效。

**【附】患者邮件：**

彭教授：您好！我是小付，是昨天到你那看病的病人，您要我把我的病史写上，您好开方子，今天我把我的病情写给您。

2001 年高中毕业读大学，因为我高中时是篮球队的，当时非常瘦，身高 173 公分，体重只有 90 斤，高中毕业后没再训练，体重以每年 10 斤的速度增长。2004 年达到 130 斤。

2005 年，我母亲卵巢癌病逝，之后两个月，我就开始月经不调，月经稀发，最后闭经。去医院检查，做 B 超，验了 5 项性激素检查，查出是高雄性多囊卵巢。按医嘱服用达英 35，对于当时还是处女的我，服用避孕药是件非常难为情的事。而且那个药按周期吃了才来月经，确切的说不是月经，是撤退性出血。不吃就不来月经，我持续吃了 2 年，其后就断断续续吃，月经一直就不规律。让我最为痛苦的是，我的体重飙升到 160 斤。对于 20 出头的姑娘来说这是最为痛苦的。想当年我体重才 90 啊，在学校是号称校花的。

2008 年，在朋友的介绍下认识了你，可以说这是我人生的转折点。当时您建议我先停掉西药，说激素类药副作用太大。然后给我开了 7 副煎药，说吃了就会来月经。之前，我是不太相信中医的，总觉得有些玄乎。吃了您给我开的药后，奇迹出现了，我久违的月经在吃药的第 5 天就来了。当时真的很开心，也被中医学的神奇彻底征服！后来彭教授给我开了一种粉状药，每天饭后吃一勺，连续服用了 3 个月，服药期间月经按时到访，后来您建议我停药一段时间，看月经还正常来不？停药后月经一直正常，直到 08 年底，月经又不正常了，这次你给我开了丸子，每次服 40 粒，每天两次。成分和你上次给我的药差不多，说现在改进了，这种丸子比较好服用。服用后我的月经又正常到访。三个月停药后月经正常，当时你提醒我要减肥，说正常的体重有助于我病情的好转，我在您的建议下努力减肥，体重从 160 斤减到 130 斤。

之前因为一直月经不正常不能怀孕，我觉得我没资格谈婚论嫁，怕害了人家。也因为太胖极度自卑，现在体重降了，月经正常了，我觉得我有资格谈恋爱了。2009 年 8 月，交了男朋友，也就是我现在的老公，有了正常的性生活，期间没有服药月经正常，也没避孕，性生活次数很频繁，基本上每天一到两次。一个多月后又开始月经不调。当时跟老公正处于热恋，我非常痛苦，很舍不得这段感情，但老公家是独生子，肯定希望要孩子的。好在老公对我不离不弃，陪我一起看医生，在您这又服用了那种丸子药。月经又恢复正常。

2010 年 1 月 16 号，我很清楚的记得这一天。当时 40 多天没来月经了，我极度沮丧，估计多囊卵巢又复发了。我忍痛跟老公、当时的男朋友提出“分手”了，说真不想害了他。那一天他买了 99 朵玫瑰跟我求婚，说会陪我积极治疗，若以后即使没有宝宝、即使是领养一个孩子都要跟我结婚。我被这个善良的男人彻底打动了。当时同意了他的求婚。当天下午他陪我去找您，您给我把了脉，问了我情况后，让我做了个尿检。结果，发现这次停经不是多囊卵巢，居然是怀孕了！！！这个病困扰了我这么多年，靠不开刀，不人工授精能自然怀孕的真的很难得，当时我就抱着老公哭了，这是幸福的眼泪啊！就在这一天，上帝送我两个好男人，一个是我老公，一个是我儿子。因为有了宝宝，我也彻底打消了跟老公结婚的疑虑，您给我开了保胎药。其后我去医院做了个激素检查，发现孕激素不足，当时服用了黄体酮保胎。怀孕 2 个月时有点出血。医生说还好，当时是早期，没出血时就做了性激素检查，即时服用了黄体酮，要不孩子保不了的。我这种情况等出血时再保胎是很难的。

2010 年 9 月 2 号，我顺利生下一健康的男孩。2010 年 11 月，有了产后第一次月经。产后我体重达到 180 斤。2011 年 3 月，月经又不正常了，去医院检查，又是多囊卵巢。这次我又去找了您，服用那款丸子药后不到一个月，我发现我又怀孕了。我跟爱人是独生子女，有二胎政策，可因为我是剖腹产，不能马上要孩子，所以忍痛流掉。流产后服用一种进口的避孕药优思明。这个避孕药不发胖的。

2011 年 4 月，我胆结石发了，医生查出优思明的副作用就是诱发胆结石。我就再不敢吃这药了，跟爱人采取避孕套避孕。之后没服药月经很正常。

2012 年 9 月，月经没来，当时工作压力很大。10 月 21 日正准备看医生的时候，月经又来了。11 月 3 号跟爱人同房后发现出血，之后几天尿尿都有些血，很少量。当时以为是接触性出血，现在想来可能是少量月经。

直到今天月经都没来，11 月底去照了 B 超，没发现卵巢多囊样改变。上星期五把B超单给您看过，您也说很正常。当时您给我开了 7 天催月经的药，服用后月经还是没来。

生完孩子后，我们夫妻性生活次数明显下降。以前每天都有一到两次，现在一个月就两次左右，而且我阴道特别干涩，很紧。上次做阴道 B 超，医生花很多功夫才把探测头进入我体内。我都怀疑自己有卵巢早衰的嫌疑。还有，我有些阴吹，可能是脾虚。平时饮食口味很重，喜欢吃辛辣的。脾气暴躁，工作压力大，经常熬夜。越胖越不爱运动，体重有 170 斤。我爸爸、叔叔、姑姑都内分泌不好，有甲亢。母亲卵巢癌过世的。

感谢彭教授为我带来了宝宝，现在孩子两岁半了，活泼健康。本打算今年怀孕，明年生个马宝宝的。如今又月经不来了，我很着急，而且开的催月经的药都没效果了，这是以前从来没有过的，以前只要是您开的方子，都有神奇的效果，立竿见影！在此拜托彭教授赐我一个良方，我真的还想要二胎，而且我今年才 30 岁，不想这么早就更年期啊。

## 6、赵振兴先生用小柴胡汤经验

编者按：石家庄市中医院退休主任医师赵振兴先生，是全国劳模，也是省会出名的特色浓厚中医专家。在石家庄市的民众之中，赵振兴主任中医师具有很高的知名度，擅长诊治各种老年病，内科疑难杂症，良性肿瘤，各种情志病和肿瘤术后调理等。2012 年 2 月，卫生部副部长、国家中医药管理局局长王国强视察河北省的中医工作，他亲切看望了赵振兴先生，并询问他对中医药事业发展的意见和建议。赵先生自幼受中医文化熏陶，走上了中医之路，30 多年之前他虚心向当时医院里的老中医们学习，认真倾听他们的学术见解，为他们整理学术经验，建立了良好的个人关系。有的老中医把记在烟卷盒上的只言片语交给他，或者把心得笔记让他保管整理，使他能够学到很多书本上没有的鲜活知识。他行医几十年，也逐渐积累了很多临床经验，目前正在整理阶段，希望日后正式出版，有利于中医学术振兴。

一．小柴胡汤临证应用择要

1．小柴胡汤出自《伤寒论》，为历代经验方中应用最广的方剂之一。它主治伤寒邪入少阳之往来寒热、胸胁苦满、不欲饮食、心烦喜呕等症。本方还可广泛地用于临床各科病症，故有“杂病之首方”之誉。该方寒热并用、攻补兼施、调畅气机、疏理三焦，临证凡遇疑难杂证或症状错综复杂难以入手，或用“八法”时七法不效，惟用“和”法有效者，均可取小柴胡汤而收效。

其方由柴胡、黄芩、人参（临证多用党参太子参代）半夏、炙甘草、生姜、大枣等七味药物组成。临证时若遇正气虚损之人，或遇天气不热时，可照原方剂量应用；若体质尚好、天气炎热或肺部有热者，方中人参改太子参、炙甘草改为生甘草。

2．小柴胡汤的临证应用，其作用机理根据诸多医家应用经验可归纳为四个方面，它对临证应用小柴胡汤有确切的指导意义。一是达表里，除寒热。小柴胡汤临证可治疗各种原因引起的发热恶寒，这种发热以高热居多，也可表现为低热和中等度发热，或虽体温不高但患者自觉发热，或见局部发热，同时伴有恶寒寒战、寒热往来、头痛、头晕、咽痛、咳嗽、咯痰、胸痛、吐泻、浮肿等症状，还可兼见《伤寒论》中描述的小柴胡汤主证。二是和肝脾，散郁结。小柴胡汤临证对心腹肠胃中凡有结气者皆可散之，对情志致病且病位浅者也可治之。三是调升降，行津液。小柴胡汤可使胃气和，升降调，枢纽通，津液布达，可恢复上焦如雾、中焦如沤、下焦如渎的正常生理状态，故凡属三焦气郁者均可选用小柴胡汤治之。四是理气血，通经络。少阳经循身之侧，上与耳目相通，中行胁肋两旁，下络阴器，内及心包，与肝相表里，故其发病与以上经脉循行之部位、脏器、外窍有密切联系。临证实践表明小柴胡汤除治疗少阳病证外，对少阳经循行部位的疾患也有很好的治疗作用，对于少阳经脉瘀滞引起的血证疼痛有明显功效。以上作用机理可启发医者灵活运用本方，取其精髓，悟其内蕴，能更好的指导临证遣方用药。

3．临证应用小柴胡汤诊治疾病的四大要点：七情为病，病位浅、症状不复杂者可用本方；外感后，低热不退者可用本方；杂病见症状相近、发作有时者可用本方；疑难病见胸锁乳突肌拘急疼痛（即项筋痛）者可用本方。

二．调达气机为小柴胡汤应用之魂

著名中医学家刘渡舟先生曾说过：“推陈升降小柴胡，古今接轨第一方。”

近代山西名医刘绍武先生对小柴胡汤方很推崇。他认为，斯方虽治在肝胆，又旁顾脾胃，既可使枢机畅利、脾胃安和，还可使三焦疏达、内外宣通。

刘绍武老中医治肿瘤主张调与治相结合，调用小柴胡汤为主，小柴胡汤和解表里、疏通三焦、顺畅气血、平衡阴阳，能协调机体内外上下表里功能，可收整体调整之功。

中医认为三焦总司人体气化功能，以气为用，三焦气化正常则不病，三焦气机不通则易生百病。小柴胡汤可调畅三焦气机，故临床用途广泛。小柴胡汤方寒温并用，有升降协调、疏利三焦、通达上下、调畅气机之殊功。

小柴胡汤为和解少阳之剂。“少阳为枢”是说少阳之气介于阴阳之间有出为阳、入为阴的枢机转变之能。

小柴胡汤有调达气机、和解少阳之殊功，尚有通润津液使机体津液重新分布的作用，从而可以纠正水饮停聚、津液匮乏之病理现象。中医认为少阳统辖胆与三焦。三焦为决渎之官，乃水气通行之通路。邪入少阳则可影响三焦水液的通调，一方面致水饮停聚，另一方面可致气不布津、阴虚证现。方中取升散之柴胡配以清降之黄芩，调和表里之气机，达和解少阳之意。

小柴胡汤善开肝胆之郁，故能调达气机而使脏腑通畅、五脏安和、阴阳平衡、气血调谐。少阳经为表里之枢，而少阳胆府内寄相火。柴胡配黄芩有和解少阳之功，柴胡具有辛散之性，用之以透达少阳表里枢机；黄芩有苦寒之性，清热泻火，用之以清解少阳胆腑之热；如是外透内清，少阳表里邪气尽去而建和解少阳之功。

清代王晋三说过“少阳行身之侧，左升主乎肝，右降主乎肺”。小柴胡汤为治少阳之第一方，临证凡见身侧（人体之侧面）部位出现之病症，均可用小柴胡汤加减收效。人体的侧面属少阳经，即胸胁部、颈肩部、头额部等。

临证凡见胸胁疼痛、半身疼痛、或偏头痛者，只要抓住“邪犯少阳，枢机不利”这一病机，只要病位在少阳者，即可遵仲景“但见一证便是”之训，选用小柴胡汤加味治之，即可收佳效。

临证对胸胁部、身体的侧面腹股沟部位的病变，均可用小柴胡汤加减治之，常收良效。

三．“症状相近、发作有时”是应用小柴胡汤诊治杂病的基本依据

临证无论何种疾病，只要症状相近、发作有时，均可用小柴胡汤加减治疗，常可收到药到病除之功。所谓症状相近、发作有时，是指发病的症状和时间有一定的规律性，如每日或凌晨、或上午、或下午、或晚上、或夜间的某个时辰，或发热恶寒、或头痛、或干呕、或心烦意乱、或关节痛、或恶心、或关节拘急、或见其他不适，每次发作症状均接近或相同，而且发作时间上有规律。这是笔者积30多年临床实践所得到的一点体会，可资参考。

临证治疗疑难杂病，要细细辨治。凡病有宿根，且具发作有时有一定规律性者，均可从少阳枢机不利入手。针对其“发作有时”之特征，均可以用清除余邪、铲除宿根、调节枢机之法，选用小柴胡汤加味治之。

临床实践证明：凡病症发作有时，不论发作时间间隔多长，只要症状相同者均可用小柴胡汤加减治之。小柴胡汤为治疗时间疾病的有效方剂之一，因小柴胡汤其主要功效是交通阴阳，枢转气机，扶正祛邪。本方能使人体的生理节律与自然界的阴阳转化规律相适应，从而达到治愈疾病，恢复机体健康的目的。

依据中医子午流注时间与脏腑配属关系分析：子时（23时至1时）为胆经旺，胆汁推陈出新之时；丑时（1时至3时）为肝经旺，肝血推陈出新之时。临床可见肝胆之病多在清晨出现发作或症状加剧，依据中医“症状相近，发作有时”的特征，均可选用大、小柴胡汤治之，常收佳效。

对于在一定时间段上发作的疾病，特别是发作时症状基本相近的疾病，小柴胡汤有特效。临床应用时可记住：“症状相近、发作有时，小柴胡汤主之。”除此之外，笔者在临床中发现小柴胡汤对因东西半球时差所致之疲怠乏力、头晕失眠有奇效，可资参考。

临床实践已证实，在任何疾病的诊治过程中，凡是寒热、疼痛、睡眠等诸多症候，只要定时发病，有规律可循者，均可用本方。

子时——阳生，午时——阴生，子午两时乃阴阳交替之时，若此时发作之病症可选小柴胡汤治疗，因小柴胡汤为调节阴阳之剂。

上海中医药大学曙光医院曹玲仙教授善用仲景小柴胡汤，融会贯通用“和解”。“和解”以交通阴阳，“和解”以调和营卫，“和解”以疏达气机。将周期性发作之疾，均归于“小柴胡汤”证，并用“和解”法解决诸多疑难杂病，弘扬了仲景之术。

临床上凡见某一病证发作有时，而且每次发作症状相近者，不论何科疾病均可用小柴胡汤加减治之。

多年临床实践发现，无论外感内伤，凡发作有一定规律并且发作有时，难以辨证遣方者，此证即“发作有时”者，用小柴胡汤多效。

小柴胡汤可治外感邪在半表半里，也治内伤杂病，有调畅中焦气机之功。本方有调节脾胃气机升降、运脾和胃的功效；临床证实本方尚有调畅三焦气机的特殊功效；对症状相近、发作有时之病证有佳效；七情致病，病位浅者也有佳效。

小柴胡汤治肝郁气滞之烦；黄连汤治寒热格拒肠胃之烦；六味地黄丸治肾燥阴虚之烦；栀子豉汤治邪热伏郁于中焦不得发越之烦。

四．小柴胡汤临证应用经验

1．小柴胡汤方寒热并用，攻补兼施，有疏利三焦气机、宣通内外、运行气血之功，后人将此方誉为治杂病之首方。

小柴胡汤临证应用时，凡遇下列情况时随症加减收效：

急性头晕目眩者合泽泻汤（泽泻、白术）；便干时，黄芩加至20g。

神经性呕吐加全虫6g；若神经性呕吐，证见精神倦怠、不欲饮食、胸脘不适、时欲呕逆、先吐水后吐食、口苦、舌边红，用小柴胡汤加黄连2g苏叶2g生大黄3g全虫3-5g治之，连用1-3剂即效。

治郁证可选小柴胡汤合温胆汤加减治之，可收痰出火下，气机调达，郁热解气机畅而病愈之效。

癫痫缓解期宜补益气血为主，可望康复。可用小柴胡汤加当归、白芍、珍珠母、磁石治之。

患者心悸时作、或心下或脐下悸动不安、多恶梦惊恐，可用小柴胡汤合定悸三药（龙骨30g云苓30g元肉15g）治之。

肝经湿热气滞，证见寒热往来、口苦、心烦、少腹坠胀痛甚、尿频、尿涩痛不爽、舌边尖红，可用小柴胡汤合治肾六药（白花蛇舌草、漏芦、白蔹、白茅根、黄芩、黄柏）加栀子、竹叶治之，疗效较八正散优。西医诊为肾盂肾炎见上证者用之，疗效可靠，优于抗生素。

2．现代药理研究证实：小柴胡汤有解热抗炎、促进消化的作用，并有镇吐、镇咳、祛痰、保肝、利胆、镇静的作用。本方临床应用广泛，外感内伤均可选用本方。本方主要用于少阳郁热或邪在少阳，证见寒热往来、胸胁苦满、不欲饮食、心烦喜呕、口苦、咽干、目眩、脉弦等，特异诊断依据为项筋疼痛（即胸锁乳突肌触痛明显）。应用本方时诸症不必悉具，但见一症即可用之。

暑天外感合新加香薷饮（香薷6g扁豆花6g厚朴6g银花6g连翘6g）。

普通感冒合感冒四药（薄荷、牛蒡子、蒲公英、羌活）；流感合感冒群药（羌活、蒲公英、板蓝根、大青叶、贯众）。

急性气管炎合止嗽四药（苏叶、桑叶、大贝、前胡）。

急性尿路感染者合治肾六药（白花蛇舌草、白茅根、白蔹、黄芩、黄柏、漏芦）。

夜半失眠者多为阴阳不相接续，阳不入阴，可用小柴胡汤加夏枯草、炒枣仁治之。

外感持续高热不退，可用小柴胡汤加生石膏40-100g青蒿20-30g白薇9-12g治之，柴胡用量为20-30g，有良好疗效。

3．柴胡三仁蛇舌草汤为笔者临床效方，是根据临床经验总结治疗外感后阴阳失调证的处方。方由小柴胡汤疏达气机，调和阴阳；杏仁宣利上焦肺气，宣上以畅中，肺气开，胃气则顺；白蔻仁芳香化湿，振奋脾阳；苡米健脾，清利湿热，运化水液；白花蛇舌草解毒清热，扶助正气，增强机体免疫力。本方治外感后阴阳失调证表现为倦怠乏力、纳少、口中粘腻不爽、脘痞、或低热缠绵予补泻凉血诸法应用不效者。

外感后阴阳失调证用柴胡三仁蛇舌草汤：柴胡12g黄芩9～12g半夏6g党参3～10g杏仁6g薏米10g白蔻仁9～12g白花蛇舌草30g炙甘草6g

其主症见：头晕、头重、头脑不清、乏力、心烦、失眠、胸闷、纳呆、舌苔白腻，颈筋部（胸锁乳突肌）拘急疼痛。

外感后阴阳失调证多见于重叠感冒，用药不当，使邪居少阳，正邪相争，阴阳失调；或热病后期气机失调。本证用补法则助邪，祛邪则伤正，故八法中唯有和法有疗效。

4．张锡纯论治伤寒，凡自觉恶心而见寒热往来者，即投以小柴胡汤，常一剂而愈。张氏应用小柴胡汤时，气分壮实者，恒不用人参，而于误服降药后及气虚者，则必用人参也。若胆中素有积热，偶受外感，出现口苦、心烦、寒热往来，于小柴胡汤中加生石膏、滑石、生杭芍各六钱，从小便中分消其热，服后即愈。若其左关甚有力者，生石膏可用至一两，自无转阳明之虞也。

5．临证对素为痰湿之体，复感外邪而出现寒热往来者，取小柴胡汤合温胆汤加青蒿治之，常收佳效。

6．夜间子时发热为少阳胆气被邪气所郁，不得生发，郁而化热，故应时发热，过时少阳之气渐伸则邪退病安。临床上可用小柴胡汤重用柴胡治之，可收疏调气机，清透郁热；若加芦根清气分之热，白茅根凉血分之热，升麻解肌表之热，白薇退阴分之热，疏透与清泄并用，故可收邪退正复之效。由此可知症状相近、休作有时者，小柴胡汤有桴鼓之应。

7．外感发热可用流感六药（青蒿、银柴胡、黄芩、金银花、连翘、桔梗）加生石膏治之，或用小柴胡汤合白蛇合剂（白花蛇舌草、白茅根、赤芍）

加生石膏治之，均有佳效。

8. 黄煌教授治病毒性感冒，高烧39-40℃不退、面红、虽汗出体温持续、咽干痛者，主张用小柴胡汤精简方。取柴胡40g生甘草10g连翘50g黄芩20g水煎服，日分四次服用，每2-3时给药一次，每次服100-200毫升。服药患者往往通身大汗，体温逐降至正常。本方之退热效果高于解热镇痛药。

9. 虚人感冒可用玉屏风散合小柴胡汤治之。因为体虚之人卫外不固，外邪袭人，直中腠理少阳之分也，所以虚人感冒小柴胡汤可医。

刘渡舟先生说过："体虚之人，卫外不固，外邪侵袭，可直达腠理，腠理者少阳之分也。"故体虚之人，感冒缠绵不愈，且每次外感症状相近，可用小柴胡汤加减治之。

10. 小儿素体虚弱，肠胃常有积滞而易感冒者，可用小柴胡汤合平胃散加神曲、苏梗、连翘治之。本方未感能防，感冒后能治之，同时节制饮食，疗效十分显著。

11. 从临床实践看，小柴胡汤在临床上可用于感冒、疟疾、产后发热等多种疾病。宜昌医专熊克难医师用本方治春天感冒多例，获显效。春天感冒日久不愈者，多见热证，临床上常见往来寒热、头晕头痛、鼻塞、咽痛、口渴、乏力、食少、溲黄、苔薄黄、脉弦数等症。此时若误辨为风热感冒或气虚感冒，选用银翘散或玉屏风散则疗效不佳。因此病发于春季，病邪不解，实与少阳的枢机不利有关，故用小柴胡汤去生姜加青蒿、花粉、麦芽等药，每获良效。

12. 秦艽与青蒿合用，退虚热清郁热，亦可退高热。临证凡遇高热病人兼见关节疼痛者，可用小柴胡汤加二药各15-30g，连用2-4剂，发热可退，症状即减。

13. 小柴胡汤有良好的退热作用，但方中柴胡需用20g以上，10g以下退热作用就受影响。临床上用柴胡30g青蒿30g黄芩10g甘草10g太子参3g清半夏3g连翘20g羌活10g蒲公英30g水煎服，日一剂，分3-4次服用，对感冒发热，尿路感染、胆系感染发热均有佳效。

14. 临床上用小柴胡汤合感冒群药（羌活、蒲公英、板蓝根、大青叶、贯众）去姜、枣，加防风、藿香、苏叶等治感冒效佳；高热可加青蒿；咽痛合白蛇合剂（白花蛇舌草、白茅根、赤芍）；鼻塞重可加苍耳子、辛夷；咳嗽合止嗽四药（桑叶、苏叶、大贝、前胡）；便干发热重者合升降散（姜黄、僵蚕、蝉蜕、大黄）。

15. 四时感冒不问老幼，若见恶寒发热、鼻塞流涕、全身酸痛、口苦、咽干、咽痛或兼脘胁胀满、纳差、烦热、呕恶均可用小柴胡汤治之，加减得当每获良效。

16. 长期呕吐伴低热可选经方小柴胡汤，《金匮要略》云："呕而发热者，小柴胡汤主之"。

17. 小柴胡汤为和解之剂又是清热之剂，为临床常用。本方与生石膏、白薇同用可治疗高热不退，服药后可见明显微汗出即可退热。

石膏、白薇可使营卫气血皆清，生石膏用量30-60g白薇10g与小柴胡汤同用，对多种感染性疾病所致的高热不退有良好的退热功效。

18. 外感高热可用小柴胡汤合抗病毒四药（蒲公英、连翘、金银花、青蒿）其效可靠。处方：柴胡15-30g黄芩12g党参6g清半夏6g生甘草10g蒲公英20-30g连翘20g金银花30g青蒿20-30g生姜3片大枣5枚，若高热不退加生石膏30-60g知母9-15g粳米10g，水煎服，日一剂。

19. 小柴胡汤合白蛇合剂（白花蛇舌草、白茅根、赤芍）加青蒿，对癌症病人久治不退的发热有良效。胃癌加地骨皮20g连翘；肝癌可加丹皮、焦栀子；肺癌可加苡米、半枝莲、芦根；骨癌加醋鳖甲、骨碎补、白薇。

20. 小柴胡汤加减用于临床有良好的退热之功，应用本方不必等到出现少阳病典型的症侯才用。如外感发热患者即可用小柴胡汤加青蒿治之；如热势较剧、高热不退可用小柴胡汤合升降散（姜黄、僵蚕、蝉衣、大黄）；流感发热可与感冒群药（羌活、公英、板兰根、贯众、大青叶）合用，均有良效。

21. 外感热病，邪在卫分气分，体温在39度上下者可用下方：生石膏60g与大米10g先煎30分钟，入柴胡30-40g青蒿20-30g黄芩9-15g太子参6g清半夏3g甘草6g羌活10g蒲公英30g煎15分钟，二煎30分钟，合匀服用一日一剂，有良好的退热功效，疗效优于西药。

22．对上呼吸道感染患者，若见高热起伏、胸闷、纳呆、干呕、口干苦者可用小柴胡汤治之，方中柴胡可用至30g。临证常与麻杏石甘汤合用，其效肯定。

23．临床上很多外感病人自行服用市售感冒药而未解、或体温不高而输液治疗者，往往病邪入里而致发热缠绵不愈可用小柴胡汤加青蒿治之，常收良效。

24．跌打损伤后出现发热，夜重者用小柴胡汤加当归、赤芍、地骨皮、泽兰、苏木治之，本方治瘀血发热有良效。

25．外感热病初期用小柴胡汤加金银花、连翘、青蒿有截断病势之功。

26．小柴胡汤去人参加芒硝、桔梗，治小儿无名高热有效。芒硝2-3g入煎剂，效佳而无腹泻之弊。

27．患外感发热多日未退或转为低热者，投用小柴胡汤则有良效。

28．临证凡见妇人经行寒热时作者，可用小柴胡汤合四物汤治之有奇效。小柴胡汤和解少阳治寒热往来；四物汤补血调经兼化瘀滞，故收效。

29．妇人经期感冒发热，寒热往来，胸胁疼痛或满闷，少腹疼痛，心烦少寐，神识恍惚，夜间重者，可用下方：柴胡15g 清半夏6g 黄芩12g 生地15g 丹皮9g 桃仁9g 红花15g 青蒿20-30g 郁金10g 石菖蒲10g 蒲公英30g 苏叶6g 炒香附9g，水煎服，日一剂。

30．妇人经期恶寒发热，可用小柴胡汤加荆芥、防风治之；若下腹痛，可在上方中加丹参、赤芍、香附；若低热在上方基础上加地骨皮、青蒿。

31．妇人经期感冒而见血分郁热舌质红者，可用小柴胡汤合四物汤加丹皮、知母、赤芍、青蒿治之，有佳效。

32．治产后高热重在祛瘀，畅通胞络。因产后阴虚瘀留，复外感毒邪所致，可用小柴胡汤加益母草、酒大黄、生蒲黄、桃仁、蒲公英、青蒿治之，收效可靠。

33．“热入血室”症见载于《伤寒论》，根据经文原意和临床实践，需掌握以下四条做为遣方用药的依据：①本病的发生多与妇人经期外感有关；②病在下焦血分，昼安夜作，一般白天神志清楚，夜间则出现精神错乱；③本病的治疗，小柴胡汤加减可效，用药原则为“无犯胃气及中上二焦”而可“随其实而泻之”；④本病为妇科重症，不可不慎，经期高热，可考虑为其证。

发热时，可用小柴胡汤合升降散加当归、桂枝、白芍、青蒿治之；热退后，可用小柴胡汤合四物汤加苏叶、炒香附、陈皮善后。“热入血室”忌大剂清热泻火之剂，切记，切记。

34．产后血虚便秘兼外感者，可用小柴胡汤合四物汤治之。小柴胡汤可和解少阳，调达气机；四物汤养肝血二方合用，扶正祛邪，而使肠润津留，便秘除。不用硝黄、番泻叶之属而便通，此法妙也。

35．产后便秘有两种情况，一是便干结，二是便虽不干但排泄难。通便不是通大便，贵在通腑气。临证常取小柴胡汤治之，方中黄芩需用15-20g，另加生白芍40g，收效甚佳。

36．妇人淋证久治不愈，属水饮内停，湿热留滞，取五苓散合小柴胡汤治之，效佳。临证观察服用本方需3-5周，疗效方显。

37．妇人之病临证遣方用药，应以气血阴阳为纲，以心脾肝肾诸脏机能调治为本。女子治未病重点在肝气之调达，脾之健运方面。临证注意抓主症，肝气失疏小柴胡汤；心神虚怯归脾汤；心肾不交黄连阿胶汤；阴血不足二至丸合加味新四物汤（当归、赤芍、白芍、生地、熟地、川芎、鸡血藤）；脾虚不运香砂六君子汤。

38．经期皮肤瘙痒或经期药疹风疹，证属血虚生风而夹有热症者，均可用小柴胡汤加生地、连翘、丹皮之类，以和解表里、清热凉血，热去则血宁，血宁则风自灭。此症从肝胆入手故收效，因肝胆皆属风木用小柴胡汤和之，稍加治风之品如荆芥、防风，但不可重用风药，复伤阴血以致缠绵不愈。

39．经行神不守舍、恶梦纷纭者，可用小柴胡汤加龙骨、牡蛎治之。

40．小柴胡汤临床上可用于治疗咳嗽，辨证应用常可收佳效，古人对其早有记载。《伤寒论》中首先提到用本方可治咳嗽，经文谓：“伤寒五六日中风……或咳……小柴胡汤主之。”唐容川在《血证论》中提到：“五脏六腑皆有咳嗽，而无不聚于胃关于肺，兹有一方可以统治肺胃者，则莫如小柴胡汤。”许叔微在《伤寒百证歌》中有“小柴胡治咳嗽值千金”之评价。

咳嗽一症，多由气血壅滞所致，皮毛腠理失于正常的开合功能，或感冒后应用消炎药使脾胃受伤，脾失运化脾虚生痰而贮于肺，使气道不利，故咳嗽缠绵不愈；咳嗽日久不愈又影响到肾，致肾不纳气，常出现喘息。临床上可用止嗽散合小柴胡汤加瓜蒌、杏仁、半夏，常收佳效。

41．顽固性咳嗽是指咳嗽反复发作超过月余不愈者，临床上常用疏调少阳法取效。常用小柴胡汤加当归治之，因少阳枢机和顺则人体气机调和，上焦郁滞得通则肺气宣降咳嗽自止。

42．临床凡遇久咳、诸药少效者，若见久咳不愈、咯痰伴有胁肋疼痛者，可用调肝之法治之，可用小柴胡汤加生地、沙参、麦冬、瓜蒌、当归治之。咽痒加芥穗、乌梅；舌暗有瘀点或瘀斑或舌下络脉青紫怒张者加桃仁、杏仁、地龙。

43．中医有“久咳，三焦受之”、“夜咳，三焦火”、“夜咳甚者，多为血虚气逆”之说，均为临床经验之总结。临床上若遇久咳夜咳之人，均选小柴胡汤合金水六君煎治之，常收奇效。

44．小儿脏腑娇嫩易受外邪侵犯，风邪犯肺，宣降失常，反复咳喘，正气损伤，气机失调则缠绵不愈，故小儿咳喘治宜轻剂不可重伐。可用小柴胡汤合止嗽四药（桑叶、苏叶、大贝、前胡）加炙枇杷叶、神曲、防风、当归治之。诸药可使三焦气机畅达、肺气恢复职司、肺气宣发肃降有常而疾霍然。

45．感冒后咳嗽日久不止，稍遇风寒或刺激气味则顿咳不已者，可用小柴胡汤加干姜、细辛、五味子治之有奇效。

46．感冒咳嗽、咽红肿、咳嗽痰黄、身热多汗者，可用小柴胡汤重用黄芩15-20g加连翘、生石膏、炒栀子、杏仁、鱼腥草治之。

47．慢性支气管炎感受风寒，恶寒发热，咳喘痰多者，可用小柴胡汤合二陈汤加减治之有效。鼻塞声重、鼻流清涕者可选小柴胡汤加炙麻黄 2g 细辛 1g 白芷 6g 辛夷 6g，连用 3-5 剂即可收效。

48．老慢支病人感受风寒若见感寒发热、咳喘痰多可用小柴胡汤合二陈汤加苏子、牛蒡子、葶苈子治之。

49．肺主宣降，肝主疏泄，三焦司气机水火的升降，肺的宣降要靠肝的疏泄和三焦的升降功能来进行调节，对急性哮喘可用调达少阳枢机之法来治疗。方用小柴胡汤加止嗽四药（桑叶、紫苏叶、大贝、前胡），可收佳效。

50．凌晨为阴气甚阳气渐生之时，此时之症多为心肾阳虚、气机失调。不论何病，凡凌晨症状加重或发作者均可用小柴胡汤加制附子、炒枣仁、桂枝、仙灵脾治之，常收佳效。

51．初夏之时津液不足，常致肝阳升发，易致风动。津液对人体来说十分重要的，它可以濡养四肢百骸，津液不足可以引起血虚、筋脉失养。春夏之交时，凡见血压不稳、眩晕、肢体烦痛、夜间烦燥难以入寐者，均可从津液不足考虑，临证取一贯煎合小柴胡汤加减治之，常收佳效。

52．临床凡见精神倦怠、表情抑郁、善太息、夜少寐、常恶寒、四肢冷、舌体胖、苔白或白腻、脉轻取弦重取无力者，可用小柴胡汤调理枢机，用桂枝汤调补肝脾。柴胡、桂枝二方合用，既能疏泄肝胆，又可补益脾胃，诸药相伍，可收气郁得达，火郁得发，脾土健运，以旁四末之殊功。

53．肝胆火旺扰乱心神而致虚烦不寐者，可用小柴胡汤加夏枯草、炒栀子、蒲公英、龙胆草治之，常收良效。

54．凡临床所见心悸、心烦、惊恐不宁、烦燥不寐、狂躁多言、神情抑郁、更年期心理失调，证属表里不和、肝胆不合、胆胃湿热、痰热互结者，均可用小柴胡汤合温胆汤治之，常收奇效。

55．夜半失眠者多为胆腑郁热阴阳不相接续，阳不入阴，可用小柴胡汤加夏枯草、炒枣仁、元胡、当归治之。

56．夜半梦游，多为胆腑郁热痰火扰心所致，可用温胆汤合小柴胡汤加黄连治之。

57．夜间子时前后失眠、午间心悸，中医认为是阴阳不相顺接，阳不能按时入于阴所致。失眠可用小柴胡汤合酸枣仁汤加夏枯草治之；午间心悸可用小柴胡汤合定悸三药方（龙齿、云茯苓、龙眼肉）治之。

58．失眠病人可以用小柴胡汤加炒枣仁、龙骨、炒白芍治之，取其调和阴阳、和营敛阴、养血安神之功，其中各药均可引药入阴，符合古人所说的“不得瞑……卫气独其外，行于阳，不得入于阴……故不得瞑“其旨，可细细玩味。

59．卫气昼行于阳则寤，夜行于阴则寐，行阳行阴是醒睡的关键。昼间嗜卧即为卫气运行失常所致，用升清降浊、调和阴阳法可愈。常用小柴胡汤加枳壳、白蔻仁、杏仁、紫菀、苏梗以治之。

60．小柴胡汤与平胃散合用，有和解少阳、疏肝和胃之功。可治“胃不和则卧不安”之少寐，亦可用于急慢性胃炎（中医辨证属肝胃不和、痰湿内蕴者）的治疗。

61．冠心病属气虚痰浊痹络者，可用小柴胡汤合温胆汤加合欢皮、太子参、丹参治之，可收宣畅三焦、运转气机、清热化痰、调和阴阳、调畅气血、和胃涤痰、开胸利膈之功效。

62．《伤寒论》载小柴胡汤治疗“若心下悸，小便不利者，去黄芩，加茯苓四两。”方中用茯苓者即以利水气治悸。仲景还指出治悸“宜先治水”，指出悸的病理是水气所致。茯苓能利体内蓄积之浊阴，临床证实茯苓能泄多余之水液而达强心定悸之目的，与桂枝相伍温通血脉利浊强心，对阳虚之人尤效。清代名医陈修园认为茯苓一药“功在利小便”，“唯得小便一利，则水利而气化诸痰”。

63．子时或午时心悸，可用小柴胡汤加云苓30-60g治之，有佳效。其理在于疏达气机交通阴阳而达定悸之目的。

64．患者心悸时作，或心下或脐下悸动不安，多恶梦惊恐，可用小柴胡汤合定悸三药（茯苓、龙眼肉、龙齿）治之。

65．三焦乃气机升降出入之门户，小儿病毒性心肌炎从调节三焦枢机着手，常收良效。初起阶段出现胃肠症状和呼吸道症状兼见心悸、胸闷之症者，治宜和解枢机、祛除病邪，此举可截断病势以防病邪内侵与传变，可用小柴胡汤加连翘治之；若病情缠绵不愈、气郁日久化热伤阴，可用小柴胡汤加西洋参、黄芪、麦冬治之；若肺气不利、胃失和降、决渎失常，诸因扰心而见心悸不宁、神不守舍、脉结代，宜疏利三焦、调达上下，可用小柴胡汤加全瓜蒌、云苓治之。

心为五脏六腑之主宰，心病常可影响上下左右，涉及其它脏器。三焦总领五脏六腑内外左右上下之气，三焦通利则内外左右上下皆通也。小柴胡汤可解少阳之郁，疏利三焦之气机，为治心之妙法。

66．临证若见发怒后双侧太阳穴部位头痛者，即可用小柴胡汤加白蒺藜、炒栀子、茯苓、橘络治之，3-5 剂即解；以后可服六味地黄丸调治数周，滋肾水降虚火以善后。

67．风热浊邪上泛清窍之头痛，其特点为早饭后加重，午饭后即减轻。临证可用小柴胡汤加川芎、白芷、生石膏、羌活、藁本、辛夷、蔓荆子治之，有良效。

68．偏头痛，可用小柴胡汤加防风 6g 川芎 6g 藁本 6g 治之。

69．胆经郁热，若见头角跳痛如针刺者，可用小柴胡汤加酒洗龙胆草、蔓荆子治之，其症可除。

70．眩晕多为本虚标实之证，可用小柴胡汤、泽泻汤、温胆汤三方合方治之，一般连服数剂即症减或晕眩消失。

71．治眩晕，临床专方和药组的应用，疗效可靠。如经验方“眩晕宁”就是由小柴胡汤、二陈汤、五苓散三方加川芎、天麻组成，经多年临床应用疗效显著。临床用小柴胡汤合二陈汤、泽泻汤亦效。

72．美尼尔氏综合征其特点是：患者眩晕时作；发作时，轻则闭目即止，重者如坐舟车天旋地转不能站立；便干，头痛，失眠，眩晕时不能进食。本病常因失眠、情绪不稳、或连续劳累而诱发，反复发作可致听力下降，西医也称为内耳眩晕。临床可用小柴胡汤合泽泻汤（白术、泽泻）加仙鹤草 30-60g 大黄 3-5g（或用大黄炭 6-10g）治之，疗效好。

73．美尼尔氏综合征（亦称梅尼埃病）是一种内耳膜迷路积水性疾病，具有发作性眩晕、耳鸣、耳聋三个主要症状。可用小柴胡汤加泽泻、白术、仙鹤草（需重用 30-60g）治之，疗效可靠。

74．临床上以口苦为主诉就诊者，可以小柴胡汤加沙参滋胃阴，加大黄通降郁火治之。

75．口苦可用小柴胡汤加龙胆草 2g 黄连 3g 黄柏 3g 大黄 3g，有良效。

76．急性泌尿系感染，口苦咽干、低烧者，小柴胡汤合白蛇合剂（白花蛇舌草 15～60g 白茅根

15～30g 赤芍 9～15g）加青蒿 30g 治之。

77．急性泌尿系感染，口苦咽干、小腹拘急者，小柴胡汤合治肾六药（白花蛇舌草 20～30g 白茅根 15g 白蔹 9g 黄芩 9g 黄柏 6g 漏芦 9g）有佳效。有发烧者加青蒿 20～30g 银花 15～30g 连翘 15～30g。

78．小柴胡汤有调达气机之殊功，可调理膀胱气化，与治肾六药（白花蛇舌草 20～30g 白茅根 15g 白蔹 9g 黄芩 9g 黄柏 6g 漏芦 9g）合用治泌尿系感染效果优于抗生素。方中白花蛇舌草、白茅根、柴胡可用至 20-30g。

79．中医认为三焦通调失司或胆经枢机不利均可导致水液代谢异常，而出现胸胁苦满、小便不利、水肿等症。临证慢性肾炎患者如见上症者均可从三焦入手，用小柴胡汤加紫草、紫参、紫花地丁治之，常收良效。

80．现代临床研究证明小柴胡汤有类似干扰素的作用，对乙肝的治疗有一定的作用，不仅肝功能有好转，有些患者的大三阳也能转为小三阳。但需小量常服，柴胡、黄芩的用量 3-6g 为宜，其它药物药量亦需减小。连续服药 2-3 月复查一次，不见效可改服其它方法。

81．慢性乙肝病人，临床可用小柴胡汤合丹栀逍遥散加垂盆草、虎杖、丹参、半枝莲、白花蛇舌草诸药治之，久服有效。

82．肺癌治疗：小柴胡汤原方有调畅气机的功效，若在本方基础上加天冬、白花蛇舌草、牡蛎、莪术、苡米、白果，增加滋阴清热、软坚散结、活血化瘀，诸药合用称为“调气消积汤”。此方为辽宁中医药大学附院治疗肺癌的有效经验方，临床应用有效。经药理实验证明本药口服给药毒性很低，临床服用安全可靠。

83．肿癌病人发热多由气血阴阳亏虚，邪踞半表半里所致。癌症病人若有往来寒热一证，即可予小柴胡汤加青蒿、地骨皮、玉竹治之，常收效。治癌性发热柴胡需重用 20-30g 为宜，除能退热外尚能缓解呕恶、纳呆等胃肠症状。

84．小柴胡汤加生石膏、细辛、骨碎补、白蒺藜治牙痛，效果满意。

85．小柴胡汤合白蛇合剂（白花蛇舌草、白茅根、赤芍）加生石膏 60g 板蓝根 30g 连翘 9g 桔核 6g 对腮腺炎合并睾丸炎有效，一般服 4－10 剂即见效。临床实践表明白蛇合剂合小柴胡汤治腮腺炎确实有效。

86．流行性腮腺炎用下方可见效，小柴胡汤合白蛇合剂（白花蛇舌草、白茅根、赤芍）加连翘、牛蒡子、金银花、蒲公英、板兰根，水煎服，日一剂。外用紫金锭醋调糊涂患处。忌辛辣食品，忌肉蛋奶。

87．运动后干呕者，多为少阳郁火犯胃所致，小柴胡汤主之。

88．怒气伤肝致呕吐不食、嗳气频作、矢气少，可用小柴胡汤加钩藤 20-30g 治之。

89．对夏季感寒，外有表证内有湿邪，或夏日感寒腹泻便溏，尤其是时髦病（现代空调病），或四时外感胃肠不和者，均可用小柴胡汤合平胃散加减治之。

90．临床上见不欲饮食而用健胃消食不效者，可用小柴胡汤加桂枝、干姜少许（1-2g）治之。

91．胃脘痛，时作时止属肝胃不和者可选小柴胡汤加白芍治之。

92．小柴胡汤应用时重用黄芩 20g，有疏通胃肠之功。对气机不畅所致脘腹胀而不排便者有佳效。黄芩苦寒，重用可清肠腑之热，有通大便之功。便秘病人属胆肺郁热气机不畅者，可用小柴胡汤重用黄芩 20g 治之，效若桴鼓。

小柴胡汤中黄芩为 20g 有通畅大便之功。因小柴胡汤调阴阳、和枢机、表里升降有序、津液可归肠腑，不治便秘而自下。方中黄芩性寒可清肠胃之热，味苦可燥肠胃之湿。清肠胃之热用量为 15-20g，有通便作用；燥肠胃之湿用量为 3-6g，有止泻之功。

93．视力疲劳临床多见，治之常责脾肾肝三脏，健脾益肾养肝血兼清肝经郁热可收效。处方用小柴胡汤合六君子汤加夜交藤、石斛、生地、合欢皮、仙鹤草、川椒目、羌活，久服可改善视力疲劳。方中仙鹤草取其养血扶正、抗疲劳之功不可忽视。

94．虹膜炎，每当后半夜头痛如裂，服药无效，针刺失灵，小柴胡汤加白蒺藜煎汤送服阿斯匹林 1 片，痛立止。

95．突受惊恐而致暴聋者，可用小柴胡汤加龙骨、牡蛎、鬼针草治之。新病有效，久则少效。

96．类风湿性关节炎临证治疗时，可用小柴胡汤合五苓散加白花蛇舌草、半枝莲、虎杖、苡米、老鹳草治之。

97．临证对各种痛证可用小柴胡汤加当归、川芎、桔梗为主方治之，结合疼痛部位随症加减治疗常收奇效。

五．日本汉方医家临证应用小柴胡汤几则：

1．日本汉方医家用小柴胡汤合香苏饮加茵陈、栀子，治疗慢性鼻炎、慢性中耳炎有较好疗效。

2．日本汉方医家矢数道明对小儿喘息性支气管炎，证见胸胁苦满，心下肌肉紧张，并压之敏感，用小柴胡汤合半夏厚朴汤效果显著。

3．高血压病人若见胸胁苦满，脐旁压痛拒按者，日本汉方医用小柴胡汤合桂枝茯苓丸治之。

4．面色青白为肝胆失调之象，日本汉方医用小柴胡汤合桂枝加芍药汤治疗。

（李源协助整理）

## 7、郭博信先生医案选

编者按：郭博信先生曾经担任山西科学技术出版社总编。他则利用职务之便，到处访问没有受西医影响的民间中医，把他们的经验整理出来，造福于广大民众。他由一个文科毕业的大学生，在40年前与中医结缘，被中医药文化所化，逐渐成为一名信念坚定，临床疗效卓著的老中医，他走过了一般人所难以梦想的道路。他2013年出版的著作《中医是无形的科学——我对中医的实践与思考》，有很多特色医案。

**前列腺癌晚期合并骨转移治验**

方××，男，67岁，山西省公安厅退休干部。2012年5月，其在江苏常州居住期间，因不能小便和双腿疼痛，在常州市第一人民医院（门诊号：8874163）诊病，肿瘤实验室肿瘤免疫报告称：TPSA（前列腺特异抗原＞100.000（正常参考值为0.000～4.000μg/ml）；FPSA（游离前列腺特异性抗原8.720，正常参考值为0.000～1.000μg/ml），此两项为现代化医院测定是否为前列腺癌的硬指标，由此确诊为前列腺癌晚期。

患者因其医保关系在太原，故于5月中旬回到太原准备做手术，并办理重大疾病的医保手续，5月25日住进了山西医科大学第一医院泌尿科病房（住院号：618740）。

5月26日经该院泌尿科实验室报告，TPSA：76.8；FPSA：8，并经骨扫描示左侧骶骨关节及右侧耻骨骨骼代谢增高灶，据此不仅确诊为前列腺癌晚期，并考虑为恶性病变骨转移。

做手术已无任何意义，故不予手术，只建议可以服用一种德国进口药，但这种进口药暂时没有，需等待个把月时间。

此时既不能手术，又不能吃药，只好等待。方××素不相信中医，但其夫人孙××（太原市某中学教师）笃信中医，苦苦相劝让他找我来治疗。也是万般无奈吧，于是6月3日找我来开方服用中药。

其来诊所时，我第一眼看到的是挂在小腿部的一个塑料血袋子，那是因他在医院插的导尿管导出来的血尿。

他蹒跚、艰难地一步一步挪来，走路姿势颇像戴着重脚铐的犯人。

询之腰胯部皆疼痛，大腿根部及会阴部肿疼，导出来的血尿中有米粒大的血块，大便亦出血。

诊见其极度疲乏面容，且脸色晦暗浮肿，舌质紫暗胖大，舌苔黄厚，脉见滑数，重按寸关不足。

此属久病气虚，湿热瘀毒阻于下焦，治以重剂补气兼清热利湿，活血解毒。处方：

黄芪60克　野党参30克　白茅根100克　苍术15克　黄柏10克　车前子30克　野丹参30克　赤芍15克　归尾15克　栀子10克　灯芯6克　竹叶10克　川牛膝15克　白术10克　茯苓30克　猪苓30克　白花蛇舌草60克　甘草梢30克

水煎服，3剂。

2012年6月6日二诊：来时见其所插导尿管之尿袋已无鲜血，为清亮黄色尿液，仍有米粒大血块。

其言服药后诸症皆减，人也有了精神，特别是服药1剂血尿即除，令其信心大增，现唯感到腰腿困疼。

即效，仍遵前方之旨，略事增减，并加入壮筋骨之品，尤其重用解毒利湿之药。处方：

黄芪60克　薏米30克　归尾15克　赤芍15克　川断30克　杜仲15克　野丹参30克　瞿麦20克　猪苓20克　泽泻20克　甘草梢20克　白花蛇舌草120克　半枝莲60克（后两味先煎半小时，然后用此水煎药）

水煎服，3剂。

2012年6月10日三诊：患者言服药后诸症继续好转，在服药期间曾去掉输尿管，小便畅通，然则两天后又尿不出来，旋即又插入导尿管，尿液清利，已无小血块。继用前方，增入升提之品。处方：

黄芪60克　野党参30克　陈皮10克　甘草梢15克　黄柏10克　知母20克　肉桂10克　滑石粉10克　泽泻20克　茯苓30克　升麻10克　川牛膝30克　野丹参30克　白花蛇舌草120克　半枝莲60克

水煎服，6剂。

2012年6月17日四诊：见其来时已不带尿袋。患者言此周拔掉导尿管后，小便一直通畅，一切如常人。此次是由太原市河西区乘了一个多小时的公交车来到位于东山坡上我这个诊所。见其容光焕发，自言腰腿已不疼了，但有些发困，口稍干，舌质仍显紫暗，脉仍7至，寸关仍显不足。继续益气升提，清热利湿，活血化瘀为治。处方：

黄芪60克　马齿苋40克　川牛膝30克　木通6克　半枝莲60克　滑石粉30克　冬葵子30克　生地30克　升麻6克　柴胡6克　泽泻30克　茯苓30克　野丹参30克　仙灵脾10克

水煎服，6剂。

2012年6月24日五诊：小便一直通畅，诸症仍继续好转，唯便血仍多，且肛门有下坠感，有虫行感，有时突然脸红，全身冒汗，舌质红，稍暗，舌根苔黄，脉寸关仍显不足，尺脉显大滑。继用前方化裁，重用清热解毒、益气升提之品。处方：

黄芪60克　陈皮10克　甘草10克　马齿苋60克　车前子30克　滑石粉30克　川牛膝30克　木通6克　升麻10克　柴胡10克　野丹参30克　冬葵子20克　知母15克　黄柏15克　茯苓30克　泽泻20克　地榆30克　槐角20克　半枝莲60克　白花蛇舌草120克

水煎服，6剂。

2012年7月1日六诊：大便已不出血，感到精神体力皆胜于往常，脉一息5至，寸关仍显不足，尺脉仍显滑大，舌质仍显暗红，舌根苔显黄。6月28日，患者曾作了一次PSA检测，结果是：TPSA：7.144；FPSA：0.716，癌细胞的指标大幅下降，令患者欢欣鼓舞，信心更增。已不便血，故减去槐角，余药药量稍减。处方：

黄芪60克　陈皮10克　甘草10克　马齿苋60克　车前子30克　滑石粉20克　川牛膝30克　升麻6克　柴胡10克　野丹参30克　冬葵子20克　知母15克　黄柏10克　地榆15克　白花蛇舌草90克　半枝莲30克

水煎服，6剂。

2012年7月8日七诊：右腿已不沉困，但左腿还有些沉困，有时突然脸红出汗，舌质红，脉7至，寸关仍不足。仍用前方，稍加收敛固脱之药。处方：

黄芪60克　党参60克　陈皮10克　甘草10克　山萸肉30克　生龙牡各30克　滑石粉30克　麻黄根10克　川牛膝30克　冬葵子20克　地榆30克　升麻10克　柴胡10克　野丹参30克　仙灵脾10克　木通10克　白花蛇舌草60克　半枝莲60克

水煎服，6剂。

2012年7月15日八诊：患者来诊时告之，其虽住院在山西医科大学第一医院，但办理重大疾病的医疗保险却是在山西省肿瘤医院，故于7月11日去该院办理此项手续，顺便在该院作了PSA检测，结果为：TPSA：0.8，FPSA：0.01，两项均在正常值范围（TPSA正常参考值为：0.000～4.000，FPSA正常参考值为：0.000～1.000）。按西医的标准，此两项若为0.2时，即无需治疗，也就是说不是前列腺癌了。

他遂将此结果电话告之山西医科大学第一医院泌尿科负责为他治病的主任，但主任不相信这一结果，认为这是绝不可能的事儿，肯定是肿瘤医院的检测有误。

而肿瘤医院的专家说，我们是肿瘤专科医院，天天作此项检查，绝不会有误。

而患者本人亦认为省肿瘤医院的检测不可能有误，因为他自我感觉精神非常好，与罹病前没有两样。

至此，患者共经 8 诊，服药 30 多剂，站在现代医学角度，并从现代科学仪器检测的科学依据来看，已完全治愈。

虽说如此，我还是告之患者，你这个病太严重了，虽治愈亦不可麻痹大意，仍需服药，以资巩固。

询其尚有何不适，言有时突然脸红出汗，虽然腿不疼了，但左腿感到沉困，脉 7 至，右脉已正常，左脉寸关仍显不足。仍守前方，略加敛汗之品。处方：

黄芪 60 克　野党参 60 克　陈皮 10 克　甘草 10 克　山萸肉 30 克　生龙牡各 30 克　滑石粉 30 克　麻黄根 10 克　川牛膝 30 克　冬葵了 20 克　地榆 30 克　升麻 6 克　柴胡 10 克　野丹参 30 克　仙灵脾 10 克　木通 10 克　白花蛇舌草 60 克　半枝莲 60 克

水煎服，6 剂。

2012 年 7 月 15 日九诊：已无出汗现象，询之左腿沉困已有好转，遂于前方去掉敛汗之山萸肉、生龙牡以及止汗的麻黄根，加石斛 15 克、归尾 10 克、车前子 30 克；半枝莲改为 30 克，水煎服，10 剂。

开完此方后，次日我因事离开太原，去了威海。7 月 28 日，方××自太原给我打来电话，言其服完药后，又在山西医科大学第一医院作了 PSA 检测，结果是：TPSA：0.114；FPSA：0.0023，较前又有好转。这次该院的大夫才完全相信肿瘤医院的检测是没有失误的，经他们检测又有明显的进步。直至 2013 年 7 月回访未复发。

**双下肢深静脉血栓形成（完全）治验**

郭××，女，27 岁，华北工学院教师，家住太原市杏花岭区五一路。

2009 年 6 月 1 日应邀赴其家出诊，始知其为山西医科大学第二医院血液科住院病人，刚办理完出院手续。住院病案号：436702。

出院诊断：主要诊断为双下肢深静脉血栓形成（完全）。其他诊断为下肢静脉滤器置入术后；结缔组织病；干燥综合征。

因其先前曾在临汾市人民医院住院，其后才转到山西医科大学第二医院，入院诊断与出院诊断相同。

入院后确诊日期是 2009 年 5 月 12 日。

根据病历记载：患者于 4 个月前因剖腹产后大出血，在临汾市人民医院治疗，用的是西药凝血剂，旋即止住出血。但 1 个月后双下肢痛胀不能动，遂在该院治疗，诊断为此病。

两个月后转入山西医科大学第二医院血液科，住院 22 天。

曾用过的西药有：低分子肝素钙、氯化钠、尿激酶、头孢美唑、叮格地尔氯化钠、左氧氟沙星、华法林、地塞米松、风湿系列、凝血系列等。

患者主诉：其因下肢不能动，已“瘫”在床上 3 个月之久。医生告诉她这个病治到此就为止了，她的一生将在床上度过。

言及此事，其母说几个月来她已为女儿的病愁白了头发，女儿这么年轻就“瘫”在床上，如果治不好，她也就不想活了。

询其腿之所以不能动，是因其下肢及关节憋胀、疼痛，腿沉重抬不起来，稍站立下肢即青紫，痛得大汗淋漓。睡觉时得将双腿高高翘起，稍感舒适。

诊其脉沉而滑数，寸关重按不足。

沉者，气郁也，气陷也。

滑数者，湿热也。

寸关不足者，气血不足也。

腿沉重者，湿热重也。

胀痛者，“痛则不通”，气滞血瘀也。

综合脉证，此属气虚下陷、气滞血瘀、湿热郁阻。

给以大剂补气升提，兼清热利湿、活血化瘀。处方：

黄芪 60 克　党参 30 克　白术 10 克　陈皮 6 克　升麻 10 克　柴胡 15 克　当归 20 克　苍术 15 克　黄柏 12 克　川牛膝 15 克　苡米 30 克　石斛 10 克　茯苓 15 克　香附 15 克　赤芍 15 克　丹皮 15 克　木瓜 15 克　防风 10 克　桃仁 10 克　桂枝

6克　甘草6克

水煎服。

患者因腿憋胀疼痛难忍，准备第二天去医院输液（扩张血管、抗血凝，每次痛重时医院皆是如此处理，能缓解一时）。

不料服药当晚午夜，下肢痛胀若失，可不必再去医院了，激动的心情控制不住，不顾夜深人静，连连高喊："神医！神医！"次日竟能下地慢慢行走。

6月8日二诊：连服6剂，诸症大减，遵效不更方之旨，原方当归改归尾，并加红花10克，以增强活血化瘀之力；又加青皮15克，意在增强理气之功，概气行血才能行，又加泽泻15克，以增强利水去湿，中医认为血水一家，水不行则血亦不行。嘱服10剂。

6月20日三诊：患者已完全行走如常人。只是走得时间长了，小腿有些发青，下蹲时腿有点麻，经医院凝血检查已正常。

诊见舌质红，苔稍黄，脉稍沉，一息4至，寸关稍显不足。仍据原方，稍事化裁。处方：

黄芪60克　党参30克　桔梗10克　柴胡10克　升麻10克　知母20克　石斛15克　野丹参30克　丹皮20克　川牛膝10克　归尾15克　赤芍15克　桃仁10克　川芎10克　桂枝10克　青皮10克　泽泻10克　红花10克

嘱服10剂。

并开一外洗处方：

海桐皮15克　威灵仙15克　豨莶草15克　红花30克　川芎30克　三棱30克　莪术30克　桃仁30克（捣）炮甲珠20克

水煎15～20分钟后，先熏后洗，早晚各洗1次，3剂。

10天后，患者来告，一切均恢复正常，下肢无任何不适。直至2014年，再未犯病。

**重症冠心病治验**

2003年1月29日，有太原市某区派出所副所长陈××，急急忙忙来到我的诊所，说他父亲病情严重，无法到我的诊所来，约请我去其家看病。

到了他家，果见其父躺在床上，骨瘦如柴，面色苍白，几乎连说话的劲儿都没有，眼睛微闭，喘息低微，时断时续地诉说着他的病情。

他叫陈××，69岁，河北省正定县人，一辈子都在村里务农。

他说数年前即发觉胸部憋胀闷痛的现象，初未在意，后来逐年加重，渐渐什么活儿都不能干了，乃至10余天前胸部疼得厉害，有如触电，一直疼到脊背部，实在忍不住了，这才叫他在石家庄市工作的二儿子接到河北医科大学第一附属医院做了个心脏造影。

检查的结果是心脏冠状动脉血管狭窄，有一处堵塞接近70%，另一处堵塞接近80%，且血管已有萎缩，严重供血不足，需要置入两个支架。

但主治医生说，因其堵塞处位于冠状动脉血管交叉口处，做支架会有一定的风险性。且当时做一个支架约需人民币8万元，患者一生务农，无力支付高额的手术费，无奈只得保守治疗。

怎样才算是保守治疗？那只好找中医呗！于是陈所长想到了我，专程开车急将其父从老家接到太原。

讲明了事情的原委，陈所长接着说，他父亲除了胸部憋闷疼痛外，还全身软弱无力，不能动，一动辄虚汗淋淋，头晕目眩，心慌气短，不停地喘息咳嗽，去卫生间都得扶着墙壁慢慢挪动身子。

接着，他又抓住他父亲的手对我说："你看，他手抖得这样厉害，都不能洗脸，每天得我给他洗脸！"

接着他又说："我父亲还有一个老毛病，已经30年了，即小肚子又冷又痛，每天晨起5点多就拉肚子！"

我仔细号了他的脉，极沉迟细弱，并有结代，舌紫暗苔白，证属阳虚气弱、脾肾虚寒，从而导致心脉瘀阻，不通则痛，与《金匮要略》所言"胸痹心痛短气"病症颇相似。

据脉证遂拟补气温阳、理气散结、活血通络，辅以滋阴益血、敛肺复脉。为疏方：

黄芪30克　党参20克　附子15克　瓜蒌30克　薤白20克　桂枝10克　川芎15克　野丹参20克　红花10克　降香10克　香附10克　茯苓10克　仙灵脾10克　麦冬10克　五味子10克　水蛭10克　地龙10克　炙甘草10克　蜈蚣1条　生姜3片　大枣30克

水煎服，每日1剂。

10天后，陈某在儿子的陪同下，竟亲自来我诊所，言服药后胸痛大减，而且也有了精神，脉稍有力，虽有结代，已较前少了许多。效不更方，除党参加至30克外，余药不变，继续服用，直至彻底病愈。

其后，患者即回到老家河北正定县，继续服药，服药期间，曾7次来电话诉说服药后情况，除去掉附子外，余药稍事修改，并又酌加补骨脂、肉豆蔻、吴茱萸等，以温补脾肾，涩肠止泻。

2005年8月20日，陈××又与其子专程从正定县来到我的诊所，时隔两年零8个月，他完全变了一个人，我几乎认不出来了。

只见他面色红润，体态结实，说话有力。

他高兴地说他现在觉得身上比年轻时还有劲儿，什么农活都能干。不仅经常去十几里外赶集，还爬高下低帮助村里人盖房子。每天干活，一如常人。诊其脉和缓有力，亦无结代。

他还说每次服药后都在小本子上作个记录，他一共服了340余剂呢！

他还说他最感神奇的是，不仅他的冠心病痊愈了，而且小腹冷痛、晨起即泻的30余年痼疾亦愈。过去三天两头感冒，现在这一两年也未感冒过；过去是一点冷食也不敢吃，现在夏天也敢吃西瓜了。

陈所长回忆说，过去他小时候，其父因小肚子疼，经常让他上去踩小肚子，足见患者这个痼疾痛苦之甚。还说其父过去小腿和脚一直很冷，现在也不冷了。总之，千恩万谢，专门来向我表示救命之恩。

2012年8月6日，陈××携其一家5口人又专程从正定县来我诊所表示感谢，言他身体一直很结实，说是我给了他第二次生命。

**再生障碍性贫血治验**

韩××，男，56岁，国家××局局长，因在体检时发现血液异常。于2009年8月6日就诊于北京大学人民医院，验血报告血小板仅2.1万，经该院确诊为“再生障碍性贫血”。

当时有关专家对他讲，你这个病要打“环孢素”，打一针血小板就上来了，可保持1个月，即1个月要打1次。

韩××问：“那要打多长时间呢?”

答：“打1年。”

韩××问：“那1年以后呢?”

答：“1年以后就肾衰竭了。”

韩××问：“肾衰竭那不得死吗?”

答：“是的。”

韩××说：“如果打环孢素只可保1年，那我就不打了。”

答：“不打，你现在就要有生命危险。”

韩××回家后将自己的病情如实以告，似如晴天霹雳，举家惊慌，其兄弟姐妹及亲戚等，有的是西医大夫，还有的是现代化大医院的院长，大家在一起开了个家庭会议，研究该怎么办？大家都说没办法。

这时韩××的夫人陈×斩钉截铁地说：“既然大家拿不出办法，那就由我来做决定吧，找老郭去治。”

众皆愕然，但亦拿不出反对意见。

老郭者，敝人也。何以陈×称我为老郭呢?原来陈×和我的夫人皆系1968年从北京到山西兴县的插队青年。上个世纪80年代，陈×和其丈夫先是在山西省政府工作，后又调回北京，陈×任北京市某区体改委主任。陈×颇相信中医，其对中医的相信来源于自己的切身感受。

插队时，一次她病重已昏迷不省人事，老乡以为她快死了，就抬到村里一个专为停尸用的窑洞中。当时窑洞的木板上还停放着一位濒危的老者，大概村里人发现这位老者和陈×虽然眼睛都闭着，但摸摸鼻孔尚有气息，于是就将老者叫醒，给了他一根针，示意他旁边躺着的陈×尚有气息。原来这位老者是村里的一位老中医，这位老中医十分艰难地挣扎着翻过身来，为陈某扎了一针，自己就咽了气，而陈×因为这一针却苏醒过来。

陈×每提起此事，总是无限感慨地说：“这位老中医临死之前还救了我一条命!”

陈×平素身体比较虚弱，一有病就找我来服中药调理。

1994年，其78岁高龄的公公因患脑血栓住进山西医科大学第一附属医院高干病房，打针输液一个月仍右半身不遂，卧床不能动。

陈×约我诊治，经我用大剂补阳还五汤（黄芪用150克），3剂而起，后又服10余剂已如常人。

陈×儿媳因婚后久不孕，1998 年经我诊治，服药不到 3 个月即怀孕，生了个大胖孙子，全家喜悦非常。

通过多年的打交道和一次次的治疗，其对中医倍加信任。故在其夫罹患有血癌之称的再障之时，毫不犹豫，做主让我来治疗。

2009 年 10 月 24 日，陈×陪同韩××找我来诊病。

韩××自诉患胃溃疡已 20 多年，经常胃痛，食后痛重，每日腹泻 2～3 次，食纳极少，两胁胀满。面色青黄而暗，疲乏无力，舌质红，苔黄而腻，口咸。脉左关沉细弦，右关弦而虚。

此本脾肾两虚之体，又兼木郁克土，气化不利而湿浊内生。

治以补气血，健脾胃，舒肝气，祛湿浊。处方：

黄芪 30 克　野党参 20 克　陈皮 10 克　半夏 10 克　茯苓 15 克　柴胡 10 克　川楝子

10 克　元胡 15 克　枳实 10 克　竹茹 6 克　补骨脂 15 克　香附 10 克　甘草 10 克

水煎服，20 剂。

2009 年 10 月 11 日二诊：胃痛大减，食纳渐增，仍腹泻。治以泻肝补脾，升提中气，兼以涩肠。处方：

黄芪 30 克　野党参 20 克　防风 10 克　补骨脂 20 克　升麻 10 克　神曲 6 克　苍白术各 10 克　柴胡 10 克　茯苓 15 克　白芍 15 克　诃子 10 克　陈皮 10 克　甘草 10 克

水煎服，10 剂。

2009 年 10 月 24 日三诊：腹痛腹泻已止。食欲继续好转，偶尔胃部还有胀感，舌质稍红，已无腻苔，脉右关沉滑大，尺不足，左关弦细。继续补益中气，佐以温补脾肾，清热利湿。处方：

黄芪 30 克　野党参 30 克　苍白术各 15 克　陈皮 6 克　升麻 6 克　柴胡 10 克　当归 20 克　茯苓 15 克　川朴 10 克　砂仁 5 克　仙鹤草 30 克　补骨脂 30 克　蒲公英 20 克　甘草 10 克

水煎服，20 剂。

2009 年 12 月 6 日四诊：诸症继续好转，唯晨起 4～5 时有腹泻，胃部仍稍感胀满。脉右关沉稍滑大，尺仍不足；左关稍弦。继用前方，兼以温肾暖脾为治。处方：

黄芪 30 克　野党参 30 克　白术 15 克　茯苓 15 克　陈皮 10 克　仙鹤草 30 克　蒲公英 20 克　丹参 20 克　防风 15 克　白芍 15 克　补骨脂 30 克　肉豆蔻 5 克　五味子 6 克　吴茱萸 6 克　川楝子 10 克　乌药 10 克　甘草 10 克

水煎服，20 剂。

2010 年 1 月 26 日五诊：诸症悉平，精神体力均恢复正常。嘱再服前方 15 剂后，以资巩固。

2010 年 4 月 2 日，韩××又专程从北京到太原找我开方，并且拿出山西省煤炭医院血液科的检验报告让我看：血小板已上升至 8.5 万。又领我去该医院面见血液科主任。

该主任说韩××这次检测的血小板虽然不算高，但从理论上来说，他的再生障碍性贫血这个病可以认定为治愈，并对中医的神奇疗效表示惊讶，问我："你用什么药将血小板升上去的？"

我说："我们中医治病和西医的理念不一样，不管西医叫什么病，我们只知道根据病人的脉证调整他身体的阴阳平衡，使他从种种不适的状态恢复到正常人的健康状态。一个人身体处于正常的健康状态，血小板能不正常吗？"

她听了似懂非懂，不无疑惑地点点头，口里只是连连说："奇迹！奇迹！"

中西医是两个截然不同的医学体系，我对血液病一无所知，而她是西医血液病专家，又对中医一无所知，说话哪能对得上"口径"呢？

后来韩××又拿出来他保存的 7 张北京大学人民医院的血液病检验报告单。原来在服中药期间，他几乎每隔一个月就去化验一次，用他的话说血小板"噌噌"地往上升。正因为如此，他才有信心一次又一次地找我开中药。我复依前法，据脉证又给他开方带回北京。前后估摸着他服药也有百余剂吧！

2010 年 12 月 6 日，陈×从北京给我打来电话，说她先生身体一直正常，像往常一样整天忙于工作，有时一个月两次出差到外地开会考察。又化验过数次，血小板已升至 12 万。

2012 年 6 月我又从她的电话中获知，韩××的血小板一直保持在 13 万。

**结肠癌晚期治验**

2012 年 3 月 1 日，北京某科技有限公司总经理助理王××打来电话，言其87岁的祖母张×，从2011年3月份开始腹痛，越来越重，于10月份住进河北省承德市围场县人民医院，年迈体衰，不能作直肠镜检查。经CT检查在胆下边的结肠处有一凸起肿物，已堵塞了3/4肠腔，并被确诊为结肠癌，经医院输营养药和抗癌药无效。

过完年后，2012年3月份因腹痛加剧，又住进该院，病历号：441712。因为已是结肠癌晚期，不得已开始打杜冷丁针剂，虽能止一时之痛，但反应非常剧烈。

一打杜冷丁即吐，吃什么吐什么。用他祖母的话说，剧烈呕吐的滋味比疼痛还难受，不用说治疗癌症了，就这样吐也吐死了。

其时他祖母躺在床上，一动不能动，数天水米不进，可谓气息奄奄。

这么大年纪了，又得了绝症，家人知道治疗无望，已买好棺材，安排好后事。

唯有看到他祖母疼痛的难以名状，呻吟呼号，有如撕心裂肺，目不忍睹。所以不得已给我打来电话，并不求治愈，只是问能不能给开点中药，唯求能缓解一下疼痛。

我知道，凡癌症肿瘤，只要发现，医院里几乎千篇一律地手术切除、化疗放疗。便问王××，你祖母得了这么重的癌症，怎么不做手术？

他说他见到那么多癌症病患者作了手术化疗、放疗，钱也花了，罪也受了，人也没了。有的甚至倾家荡产。况且他祖母身体一直不好，20年前，因为胆里长满了结石，作了胆切除；60来岁时，因患子宫肌瘤，又做了手术切除，刀口虽然缝住，但好长时间也愈合不了。

现在他祖母已87岁了，身体比以前更虚了，如何能长住伤口？恐怕下不了手术台，人就完了。

现在医院检查，他祖母已是心衰，更不能做手术了。他求我说，只要能止住一点疼、不打杜冷丁，不要让他们眼睁睁地看着他祖母这样痛苦地死去，就谢天谢地了。

听完他的话，我心情十分沉重：人间悲剧，莫过于此了。然则徒有悯人之心，而回天乏术，西医治不了的病，我中医亦治不了，此生习中医何用？思忖再三，口授一方，令其急速转告家人予服：

黄芪60克　当归30克　太子参45克　元胡90克　甘草30克

水煎服，每日1剂。

3月26日，王××打来电话，言其祖母服药当天，疼痛有所减轻，能忍受住了，未打杜冷丁。

3天后，痛又稍轻，然大便中带血污，但无不适，因为不用打杜冷丁了，也就不吐了，精神有所好转，也想吃点东西了。家人非常高兴，但仍然有些腹痛。

我推测此血为癌瘤破裂之血污，非破之消之无法止痛。且方中有大剂益气、补血、养阴之药坐镇，当无大碍，可继续服药，剂量得再加大。处方：

黄芪90克　当归40克　太子参60克　元胡120克　甘草40克

水煎服，每天1剂。

并嘱咐何时完全不疼了，再停药。

4月20日，王××又打来电话，言此方加量后效果更加明显，现已完全不疼，遵嘱停药。

只是告我，加量后便血污量更大，10天后曾昏睡过3天（老太太本属多病，气血不足之体质，此非《内经》所云“药不眩瞑，厥疾弗瘳”乎？）。但3天后醒来，不仅未再便血污，腹部一点都不疼了，而且颇想吃东西。大便每天一次，为多少年来未有之正常。

闻此压在我心中这块“石头”总算放下了，不禁长长舒了一口气。

老太太服药整整一个半月，粗算下来计服黄芪3300克，当归1100克，太子参2250克，元胡4500克，甘草1500克。

其后，王××又来过数次电话，皆言他祖母的身体在停药后日益好转，食纳正常。

我在撰写此文时—9月28日晚，又专门跟王××通了一次电话，询问他祖母的情况。

他在电话中说，他祖母现在身上没有一点难受的地方了，而且啥都想吃，吃的还不少，甚至还提出来要吃猪蹄、烧鸡，家人皆满足老太太的要求，她想吃啥就买点啥。老太太也比过去精神了，能坐起来了，有时还说笑，现在他的4个姑姑轮班来医院照顾老太太的吃喝，看到免受病痛折磨，大家都感到轻松了许多。2013年4月回访，其女儿言其母已于年初心衰去世，但结肠癌一直未复发。

**骨髓纤维化治验**

近几年我从北京回太原，常乘早班的飞机，因距首都机场较远，故每次都预先订好出租车，于早晨5点出发。其中有两次乘出租车，碰到的是同一个司机小黄。一来二往，较为熟悉，有时出远门，就直接打电话让他来接。

这个小黄是北京市延庆县八达岭镇人。他得知我是个老中医，说他父亲得了重病，经北京市某大医院诊断为骨髓纤维化，现在靠输血维持生命。他只有弟兄二人，皆是以开出租车为生，收入有限，高额的医疗费不堪重负，且光靠输血也难以维持性命。问我能否给开中药，我说可以试试看。

2010年11月19日，小黄开车带着他父亲来诊。他父亲体弱，气喘吁吁，上楼费劲，在其车内为其诊脉开方。

小黄父亲黄××，56岁，拿给我看延庆县人民医院的各种检测报告和X光片，我只看了一下诊断结论——骨髓纤维化，余皆未看。

骨髓纤维化，顾名思义，骨髓已经变成纤维了，失去了生血功能，那肯定是个现代医学的不治之症，否则干吗靠输血才能维持性命呢？

他父亲面色萎黄、消瘦、呼吸低微，似乎连说话的气力都没有了。由小黄代诉病情，得知他必须每星期输一次血，400毫升。

有时甚至一星期输两次血，800毫升。如此已有一年多的时间。

诊其脉虽一息5至，然极沉且微弱，寸关尤甚，右脉更甚。

询之极度疲乏无力，整日躺在床上，且手足麻木，胸闷烦躁，小便不利，口干舌淡，善叹息。

此气血大亏，久亏阴阳俱伤。老人在农村里是个泥瓦匠，省吃俭用了一辈子，两个儿子开出租车，仅能维持生计。如今大把花钱靠输血延续生命，治愈无望，老人的心情能不郁闷吗？当大补气血，益阴养阳，兼以疏肝升提中气。处方：

黄芪50克　党参30克　当归20克　白术15克　茯苓15克　桂枝10克　麦冬20克　五味子6克　升麻10克　柴胡10克　白芍15克　附子10克　炙甘草10克　生姜3片　大枣5枚

水煎服，10剂。

2010年12月1日二诊：言服药后诸症皆见轻，人也有了点精神，只是素有口疮，影响吃饭。遂于前方减黄芪为30克，并加蒲公英30克，天花粉10克，水煎服，30剂。

2011年2月2日三诊：手已不麻，仍觉气不够用，动辄气喘，口干唇干，食少腹胀。脉一息6至，虽较前有力，但寸关仍显不足。此不仅仍气血两虚，且脾阴、脾阳俱虚。仍补气血，兼顾脾阴、脾阳，助以消导。处方：

黄芪30克　党参30克　白术10克　茯苓10克　麦冬15克　五味子6克　生山药30克　当归20克　生地15克　天花粉20克　沙参20克　太子参15克　枸杞子15克　菊花10克　木香6克　谷芽10克　麦芽10克

水煎服，15剂。

2011年3月6日四诊：口干好转，腹胀减轻，食纳正常，仍气喘，言素来睡眠不佳。脉如前，仍大补气血，兼顾脾肾，佐以养血安神。处方：

黄芪50克　党参30克　白术20克　茯苓15克　当归20克　川芎10克　木香6克　补骨脂30克　龙眼肉30克　合欢皮30克　远志15克　炙甘草10克

水煎服，20剂。

2011年4月5日五诊：已无动辄气喘之症，虽觉比以前有了精神，但仍有气不够用之感。手足皆已不麻木，但发凉，且腿软，仍口淡无味，脉仍沉。继遵前方之旨，大补气血，助以回阳，略加升提中气。处方：

黄芪50克　党参30克　熟地20克　桂枝10克　白术15克　生山药30克　郁金15克　怀牛膝15克　石斛15克　当归15克　附子10克　补骨脂30克　合欢皮30克　龙眼肉30克　石斛15克　陈皮10克　炙甘草15克

水煎服，30剂。

2011年8月11日六诊：患者告之，自服中药以来，不仅精神体力大有好转，而且输血次数亦减少，现在1个半月只输血400毫升。并说他现在已经能干点农活了，手足亦不凉，大小便正常，虽已不气喘，但走路快了仍有些喘，睡眠仍不佳（患者言是多年的老毛病），仍有些口淡无味。脉虽觉前有力，但仍稍沉。乃遵前方之旨，减熟地，当归改为 20 克，加炒枣仁 60 克、麦芽 15 克。水煎服，30 剂。

2011 年 10 月 30 日七诊：当时我在太原，小黄来电话称，其父自感一切正常，现在已是两个月输血 1 次，在医院检查了一次血象，虽有的指标略低，但医生说基本正常。现在只是吃饭时头上总冒汗，且容易感冒。此仍是气血不足，除大补气血阴阳，酌加补肾阳的肾四味（李可老师常用之药）。处方：

黄芪 60 克　党参 30 克　桂枝 10 克　白芍 10 克　当归 30 克　麦冬 15 克　陈皮 6 克　升麻 6 克　柴胡 6 克　石斛 15 克　知母 15 克　怀牛膝 15 克　附子 10 克　干姜 6 克　白术 15 克　浮小麦 30 克　枸杞子 15 克　仙灵脾 10 克　补骨脂 30 克　菟丝子 15 克　红花 5 克　炙甘草 10 克

水煎服，30 剂。

2012 年 8 月 6 日，我当时在威海，小黄打来电话，言其父自春节前输过一次血外，至今已 8 个月未再输血。10 月 12 日我因事路过北京，小黄闻讯特意将其父带来。见其父面色红润，告我他觉得身上特有劲儿，每天忙于干秋收的活儿也不累。医院化验检测除血红蛋白偏低（10.6，正常为 11～30）外，其余血小板、白细胞等皆正常。2013 年 4 月 7 日又见其父时，他竟然还长出来黑头发！

## 8、娄绍昆先生桂枝类方治验

编者按：娄绍昆先生浙江省温州市人。浙江温州市卫生干校中医学高级讲师。浙江省高等自学考试中医专业毕业。市中医学会常务理事。从事中医基础理论教学与脊柱相关疾病、中医顺势疗法的研究工作。擅长疑难病证的诊治，在《伤寒论》研究方面用力颇多。撰有《〈内经〉反治法新探》等 20 篇论文。著有《中医人生》，2012 年由中国中医药出版社出版，它是一部历史科普书，也是一部生活史，也是一部学术史。书中记述了温州几位中医学家，不仅承接了民国年间陆渊雷等人倡导的“中医科学化”，而且还把日本汉方医学对于《伤寒论》的研究成果，在广大农村进行验证，践行了由“《伤寒论》被《内经》化”，再到“《伤寒论》去《内经》化”的学术探索。从这本书里，看到那个时期、那个地方的民间中医们，是如何生活，如何看待中医学术，以及如何依靠中医学术而生活的。

**1、怀孕 4 个月时出现微热咯血的肺结核患者**

患者女，今年二十五岁，新温州人，身体一直很健康。但从怀孕四个月时出现微热和阵发性的咳嗽，痰中带血丝，容易疲劳等症状。特别是，每到傍晚时分，即出现低热。经某医院检查发现抗酸菌阳性，确诊为肺结核。由于患者已经怀孕 5 个多月，加上之前有过两次流产的经历，因此家人都非常希望能保住孩子，所以冒着危险接受抗结核药物治疗。但治疗一个多月后，低热、咳嗽、痰中带血等症状仍然不见好转。家人焦急，求治于中医。

初诊于 2003 年 3 月 12 日。当时患者怀孕已 6 个月，身体消瘦，面色白，颊红。脉象浮数，舌苔薄白，平时即使在炎热的夏天也怕风觉得肢凉。另有身热心烦、夜间盗汗，干咳少痰，粘痰难以咯出，痰中偶尔带有血丝，胸膺不适。容易感冒，食欲不振，口苦干呕，大便稍结一天一次，小便淡黄。腹诊发现右胸胁苦满，心下压痛明显，体温 37.6℃。

基于以上症状，柴胡桂枝汤证与柴陷汤证一并具备。考虑先投予柴胡桂枝汤治疗。

柴胡 15、黄芩 10、党参 15、半夏 10、大枣 5 枚、干姜 5、桂枝 10、白芍 10、甘草 5，5 帖。

并要求她继续服用抗痨西药，注意休息，加强营养，放松心情。

服药一星期后，以上诸症都有明显好转，恶风身热大为减少，食欲也增加了。但体温 37.5℃，腹证依然。根据以上症状，改投小柴胡汤和小陷胸汤合方治疗。

柴胡 10、黄芩 10、党参 15、半夏 10、大枣 5 枚、干姜 5、瓜蒌皮 10、黄连 3、甘草 5，

7 帖。

又服药一星期后，患者咳出大量的黄色粘痰，胸部窒塞感减轻。持续服该方一个月左右，体温恢复正常，咳嗽、痰中带血的症状消失了，身体状况好转，产前检查正常，腹证已经不明显。

半年后，患者足月顺产一男婴，母子平安。患者X线拍片检查，肺部结核病灶已钙化；婴儿在2个月后进行胸部 X 线等相关检查以后排除了肺结核。

以上患者怀孕4个月时出现微热和阵发性的咳嗽咯血，后来在医院门诊查痰发现抗酸菌阳性，证实患了肺结核病。因柴胡桂枝汤证与柴陷汤证一并具备，故先投柴胡桂枝汤。转投小柴胡汤和小陷胸汤合方。药后患者咳出大量黄色粘痰，胸部窒塞感减轻。守方一个月，体温正常，咳嗽、咯血消失，身体状况好转。

谭次仲编，《肺病自疗法》推重“小建中汤”，为治肺痨之第一方，萧屏所编《肺病自疗》，亦云“小建中汤”治痨病极妙，沈仲圭氏於其所著《中国经验处方集》，谈及肺结核治法，略谓，以甘寒养阴为治痨病常法。至因病情变化，舍甘寒而投辛温，要为例外权法，藉以矫正谭萧之说是矣。惜未能将例外权法之“小建中汤”，方证加以说明，系属一种阳虚证，在多种虚劳病中，占极少数，如果有此证，自以用之为宜。

简侯：曾忆及我邑徐克明君语我云，幼年罹虚痨病，咳嗽，腰痛盗汗，医不能疗。往刘星伯先生处（时刘在上海商务印书馆编书）为开“小建中汤”一方，服数帖后即愈，是“小建中汤”诚为治疗阴虚者虚痨妙剂。宜其为谭萧二氏所称道，若不详辨其真实证状，而错用于阴虚证之虚痨，则危险甚大。徐灵胎氏云，此方治阴寒阳衰之虚痨，正与阴虚火旺之病相反，庸医误用，害人甚多。求真氏云，余往年用黄芪及建中剂於肺结核而招失败，我则以为若遭遇阳虚证之病者，以甘寒养阴常法治之，其招致失败，亦无不同，医者其屏去主观论治可也。

以上说法都是把方证相对应和辨病论治两种不同的概念相混肴，先认定肺痨阴虚是常规，然后讲什么阴寒阳衰之虚痨是例外等等。对中医来说，离开病人来讨论疾病的诊治是可笑的，中医是个体医学，一种疾病在一千个人身上可能有一千个样子，医者在还没有看到病人之前，哪里来什么阴虚阳虚？如果让成见横存在心头的话，必然会造成概念先行，造成误导。

体会：

1、肺结核病，古称肺痨，从病因病机分型，不外乎肺肾阴虚、肺阴亏损、阴虚火旺、气阴耗伤、阴阳两虚等型，对照此例简直是天壤之别，由此可见以病为目标的理法方药还有很多广阔的发展空间。此外，以方证相对应为核心的经方医学，诊治时目标明确，疗效可靠，可以重复。

2、已经用抗痨药的病人不要随便停药，中西药联合使用对于肺结核病更为安全有效。

**2、盗汗、遗精、多梦的患者**

患者男，今年30岁，高个子，体形偏于消瘦，面色苍白，看上去感觉很疲惫，无精打彩的样子。因盗汗、遗精、多梦多年，经多方治疗，但疗效不理想。近月病情加重，特来我所诊治。

2003年1月24日初诊。

患者主要症状表现为：夜间多梦、盗汗、遗精。自觉头重头痛，头面部烘热感，怕冷恶风并有大便结，小便黄等症状。

腹诊发现心下痞满，特别是少腹部脐旁边皮下触摸到一个约二三厘米平方长如铅笔芯样的硬物。这样的腹证，加上以上诸症，是典型的桂枝加龙骨牡蛎汤证。

于是，先投予桂枝加龙骨牡蛎汤 10 帖治疗。约服药四五天，怕风怕冷、头面烘热头重头痛的症状开始渐渐消失。盗汗、多梦也明显减少，遗精五六天只出现一次。心下痞满，少腹脐旁如铅笔芯样的硬物也稍有减轻。但是，患者自觉精神疲倦，四肢沉重，躺在床上感觉会好些。

根据以上症状，按原方加党参 10　加重白药至20。给一个月的药量，嘱其坚持服药。其后就没有再来过。

半年后的一天，在街上偶然相遇，他笑着对我说，现在身体一切正常。当我问及少腹脐部的铅笔芯样硬物时，他说还存在，不过没有以前那么明显了。

体会：

1、腹证的诊察极为重要。吉益东洞认为，腹证比一般症状重要，一般症状比脉象重要。腹证虽属局部的症状和体征，却反映了整体功能状态的全息现象。因而针对以腹证为主体的汤药与针灸的治法，可以产生对整体、对全身补偏救弊的作用。韩国医学家称之为“腹治”。

2、桂枝加龙骨牡蛎汤证的腹证“少腹弦急”在临床诊察时可能分别存在两种腹证：脐下或者脐旁沿着腹壁皮下可触及铅笔芯样的东西。清代张振鋆在《厘正按摩要术》中明确地说：“脐之上下任脉见者，胀大如箸，为脾肾虚。”；日本汉方家大冢敬节在《汉方诊疗三十年》中详细阐述了这一腹证，“在脐旁的皮下可触到长约二公分左右而好像铅笔芯的坚硬的东西。这种腹证，会时常出现于桂枝加龙骨牡蛎汤证”；此外，日本的龙野一雄在《中医临证处方入门》中也指出：“腹证中少腹弦急也指下腹部腹直肌紧张，但弦急的紧张程度更强……桂枝加龙骨牡蛎汤证等有此紧张之感。”

**3、小腿烫伤皮肤溃烂，疼痛不已的患者**

20岁的男青年，半个月前骑摩托不慎翻车，排气管把小腿内侧烫伤，以致皮肤肌肉溃烂。经西医烫伤专科治疗半个月，肌肉溃烂未见好转，疼痛依然。于1998年8月15日，经人扶撑着前来我所受诊。

患者中等身材，面色微黑，双眉紧锁，一脸痛苦的表情。经查看，小腿内侧约50厘米平方大小的皮肤溃烂，臭气难闻，疼痛不已。另有，脉数，舌淡红苔白，烦热（体温37.5）头痛、恶风、有汗、口干不欲饮水，食欲尚可。小便淡黄，大便稍结两天一次。患者说，因伤口疼痛影响睡眠。半个月来体重减轻了4公斤。

纵观以上诸症发现：发热、头痛、恶风、有汗，即桂枝汤证具备，因大便结由来已久，属于习惯性问题，所以考虑先投予桂枝汤治疗，并依方后规定服药。

服药三天后，于8月18日复诊。据患者说，服药后出汗比以前多了许多。恶风、头痛及伤口疼痛均有明显减轻，皮肤肌肉溃烂处也日渐愈合，体温已经恢复到正常状态。

根据以上症状，改投玉屏风散加当归善后。

二个月后，电话随访，得知服药后伤口日渐愈合，现在一切如前，小腿内侧烫伤处已经平复，稍有淡淡的疤痕。

体会：

1、这是我平生第一次诊治烫伤的病案，我没有依据现行中医学的病因病机去辨证施治。而是走方证相对应的路子，临床疗效证明这是一条值得深入研究的路子。有人认为方证辨证仅仅是辨证施治的低级阶段，其实并不尽然。这一个病例如果按照辨证施治的思路，一般会作如下的分析：由于强热作用于人体，热毒人侵，气血瘀滞，所以皮肉腐烂。病人烦热低烧、疼痛不已、小便淡黄、大便稍结、脉象频数等脉症，都是热毒入侵荣血，气血瘀滞的根据。治疗方法除了外敷的中草药之外，应该考虑清热泻火、凉血活血，黄连解毒汤与犀角地黄汤合方可能是首选的方药。这样的理法方药和经过方证辨证的桂枝汤证可谓是天南地北。

值得我们深思的是，同一个病人，为什么两种不同的辨证方法会有这样大的差异呢？

2、经方医学的核心是方证辨证，在方基本不变或者尽量少变的前提下，如何去抓住主症，抓住方证，做到方证相对应，这才是临床医生的基本功。要练好这一手基本功需要在学习方向对头的前提下慢慢地去完成。

正如清代名医徐灵胎所说的那样：“余始亦疑其有错乱，乃探求三十年，而后悟其所以然之故，于是不类经而类方。盖方之治病有定，而病之变迁无定，知其一定之治，随其病之千变万化，而应用不爽。此从流溯源之法，病无遁形矣！”

另一个中医学家，以医术专精而冠绝一时，著有《寓意草》、《尚论篇》、《医门法律》等书。喻嘉言临床也擅用经方，但他却不这样认为。《寓意草》所载病案大部分为经方验案。如以理中汤治愈疟疾、痢疾、痞块、溺水，以桃核承气汤加附子、肉桂治愈伤寒坏症两腿偻废等。喻嘉言强调治病必先识病，强调病与药的相关性。他说：“治病必先识病，识病然后议药”，“病经议明，则有是病即有是药，病千变，药亦千变”。

大家慢慢去体会这两位医家的话，自己去思考到底哪一位有道理？

**4、屡治屡发黄水疮的小女孩**

一位6岁女孩，约半年前手臂、背部及腹部出现黄水疮，面积渐渐增大，病情日渐加重，虽然也在进行治疗，但时好时坏，总得不到根治。

经熟人介绍，于2012年1月7日来我所就治。

患者白胖面色红，平时容易伤风感冒，夏天汗多。一旦感冒即出现发热、头痛、咳嗽痰鸣，难以好转。根据日本汉方家大塚敬节先生的临床经验，我投予投桂枝加黄芪汤治疗。

服药一星期后复诊，诉手臂、背部的黄水疮已减轻大半。继续服药二个星期，病情渐渐好转，但也随时日有时好有时坏的变化，从总体上看，病情向痊愈的趋势发展。

继续投予原方一星期后，患者屡治屡发的黄水疮已经退去，腹部尚有的黄水疮也有退去的趋向。继续投予原方加玉屏风散，药后停药观察。

黄芪10，桂枝5，白芍5，甘草3，生姜2片，大枣2枚，白术5，防风5　　七帖。

按：6岁女孩出现黄水疮半年，屡治屡发。投桂枝加黄芪汤一周大效，考虑平时容易伤风感冒，夏天汗多等病史，原方与玉屏风散合方又一周而愈。半年后又复发一次，投桂枝加黄芪汤，1周愈。至今未复发。汤本求真在《皇汉医学》中认为黄芪主治身体虚弱，皮肤营养不良而水毒停滞于皮肤与皮下，是一种强壮型止汗利尿药。

我用方证相对应的方法，使用桂枝加黄芪汤治愈了小儿黄水疮多例。

体会：

1、中医临床观念具有导向性的作用。同一个病人的症状、体征、脉象、舌象、腹证，不同医学观点的医师，可能会得出截然不同的结论，但是其中总有是非优劣之分。

2、中医解决疾病的痛苦有两种方法，一种是以病为目标，一种是以人体全身抗病特征的病理表现为目标。学习经方医学必须具备俯视人体在抗病过程中整个生命活动的视野。卢卡契曾经说过，“如果是整体性的问题，我们就不能指望通过局部的改变来治愈它。”经方医学强调方证与体质辨证就是注重人体抗病的整体反应。这可以补充以病为目标的专科诊治用药的不足。反之，也是如此。

**5、三叉神经痛的患者**

78岁的男性老人，在两个女儿的陪同下来到我的诊所。据述患三叉神经疼痛已经三年，经某医院手术治疗后，五年来病情稳定。但半年前三叉神经疼痛又复发，靠服用卡莫西平，每天2片，才能止住疼痛。但是在服药期间，每天深夜仍有三个小时剧痛，痛不欲生，如果加药，就会头晕眼花，不能自持，所以不敢加药。半年来接受过各种方法治疗，但效果不理想。在这进退两难，无计可施的时候，选择了来看中医试试。

于2009年5月25日初诊。

患者瘦长个子，面色苍白，平时畏寒四肢怕冷，头部颈部多汗，恐惧悲观的情绪一望而知。曾有胃痛史，但自从患了三叉神经痛后胃痛反而自愈了。脉缓大，舌大齿痕淡红，薄白苔。腹诊发现：腹肌薄而紧，有腹直肌痉挛。这样的腹证是典型的桂枝加附子汤证，所以果断投予桂枝加附子汤一周量。同时在太阳穴与乳突处针刺，强刺激，针刺后有效。并嘱西药维持原量。

桂枝10 白芍10 甘草6 大黄30 生姜3片 附片10

服药一周后，于六月二日复诊，据说每天深夜疼痛时间已减少三小时左右，疼痛的程度比起服药前也有明显的减轻。患者很高兴并对疾病的治愈很有信心。

根据以上病情，继续投予桂枝加附子汤一星期的量，并施以针刺治疗，穴位、手法如前。

在之后的治疗中，疼痛日渐减轻，直到疼痛消失，晚上能安然入睡，食欲增加，精神好转。即减少西药用量，二个月后完全停止服用西药。同时也停止了针刺，中药改为二天一次，一个月后停药并保持联系，继续观察。

其后的二年时间里，复发过一次。呈现柴胡证，后服用柴胡汤而愈，从那以后至今未见复发。

后来有一次在去菜场买菜的路上碰到得知，他多年的腹股沟疝居然在不知不觉中也被治愈了。

体会：

1、三叉神经痛就是头痛的一种，因此诊治头痛的方法都可以使用在治疗三叉神经痛上。

2、伤寒论中治疗头痛首当其冲的就是桂枝汤与麻黄汤。这在条文中已经明明白白地表达出来，然而我自己初学时却不知道，摆在第十二条与第三十五条开头的"太阳病，头痛"也是可以分别使用桂枝汤与麻黄汤而得以治愈的。

当然能够治愈包括三叉神经痛在内的各种各样头痛的方证还有五苓散证、吴茱萸汤证等等，这里就不细细叙说了。当然也包括后世方，如选奇汤、钩藤散、清上蠲痛汤半夏白术天麻汤等等，临床之际，只要方证相对应就能取效。譬如《兰室秘藏》中的选奇汤，药物只有五味，分量只有 51 克（黄芩 6、羌活 12、防风 12、甘草 6、半夏 15），但是治疗以第一叉神经分支疼痛为主的三叉神经痛，其所在的位置相当于眉棱骨处，与选奇汤证暗合，因此有时候投用选奇汤出现的疗效会使你欣喜难忘。

**6、全身关节疼痛的老农妇**

患者为 50 岁农妇，温州永嘉人，中等身材，面色淡黄。初诊于 2011 年 11 月 10 日。

该患者全身关节疼痛一多年，以肘、膝关节尤为严重。因长期居住在偏僻的山村，没有得到什么医生的治疗，病情时好时坏。近来关节疼痛加重，经人介绍来我所诊治。

经诊察，肘、膝关节疼痛而且怕冷，但无红肿变形。夜卧关节疼痛会有所缓解，时有盗汗。近日发热 38℃，但无咳嗽、流涕。脉浮数，舌淡大苔白厚。大小便、睡眠、食欲还可以。

根据以上症状，投予桂枝加附子汤治疗。

服药一星期后，于 2011 年 11 月 18 日复诊。患者发热已退，全身关节疼痛的症状稍有减轻。但是，肘、膝关节疼痛不但没有好转，反而比以前加重严重。因为服药后疼痛有可能会加重的情况，事先已跟病人有交代过，所以她有心理准备，还有信心再次从乡下山间上城继续诊治。

根据以上病情，投予《金匮》白术附子汤 7 帖，并施以针刺放血拔罐治疗。

经针药合治后，全身关节疼痛有所缓和，肘、膝关节疼痛畏冷也有明显减轻。患者非常高兴，对疾病的治愈充满信心和希望。

乘胜追击，继续投予白术附子汤并加黄芪 30，当归 30，同时施以针刺放血拔罐治疗。

因患者居住山区，来回看病不方便，嘱其在家里自己用艾条在肘、膝关节疼痛处熏灸一个钟头。原方（白术附子汤加黄芪 30，当归 30）连续服用一个月。

一年后随访：病人自行服药 3 个月，并坚持每天用艾条熏灸一个钟头。一直到肘、膝关节疼痛消失而停药。但是 1 年后因外感发热，全身关节痛复发。先服桂枝加附子汤 7 帖，再服白术附子汤加黄芪 30，当归 30 一个月而痊愈，至今未见复发。

体会：

1、关节疼痛现代中医以却风寒湿邪的羌独活作为治疗的主药，经方医学以桂枝、白术、附子类方方证辨证。从中可以看出两种不同中医流派的特点。

2、《金匮》白术附子汤就是《伤寒论》桂枝附子去桂加白术汤，一方两个方名。我们能够从中想到什么问题呢？

日本汉方家从中看到《金匮》与《伤寒论》是两个人所写的著作。又如《金匮》的瓜蒌桂枝汤，如果依照《伤寒论》方名命名的习惯，应该为桂枝加瓜蒌汤为是。

**7、脚尖发冷即腹部不适而腹泻的农民**

患者男，今年 50 岁，农民，永强人。素来身体健康，好像从来没有生过疾病。但近 5 年来，经常感到脚尖发冷，特别是在夏天，一感到脚尖发冷腹部就不适服，随即腹泻。今年发病比往年更加频繁，手足也出现痉挛的状态，这是过去所没有的现象，所以患者心中有点恐慌。期间也到过医院看过许多医生，都认为是肠道功能紊乱，治疗后没有明显疗效。算起来患者和我也是个远房亲戚，于是上门求诊。

初诊于 2005 年 7 月 10 日。

经诊察，除以上症状外，另有：冬日盗汗，夏天自汗，口淡不渴，但是脉舌无发现异常。腹诊时发现腹肌薄而无力，初步印象是桂枝汤证，患者夏日脚冷引发腹部不适的症状特征，使我想起日本汉方经验口诀："夏日足冷而腹痛者，桂枝加附子汤。"，于是我投桂枝加附子汤 7 帖治疗，以干姜易生姜。其实这个方剂就成为桂枝汤与四逆汤的合方了。

服药一星期后，于 7 月 17 日复诊。患者说：汤药入口后全身通畅，感到很舒服，就好像遇见了一个久违的朋友一样惊喜。同时脚尖发冷腹部不适而腹泻的症状似乎也有所改善。

因上方有效，继续投予桂枝加附子汤7帖。

又服药一周后，药物的作用已经渐渐地显示出来，手足时有发生痉挛得症状已经消失，脚尖发冷腹部不适而腹泻的症状也有明显好转。然而自汗依然如故。

根据以上症状，投予原方加玉屏风散，并要求患者连服二周以后停药观察。

此后，病人连续服用桂枝加附子汤加玉屏风散合方1个月，诸症消失而停药。1年后遇见他的家人，得知此病已愈。

体会：

1、经方医学要重视口诀："医学别传，不立文字。"

晋葛洪《抱朴子·明本》："岂况金简玉札，神仙之经，至要之言，又多不书，登坛歃血，乃传口诀。"唐岑参《下外江舟中怀终南旧居》诗："早年好金丹，方士传口诀。"

经方医学的主要特点就是随证治之，方证相对，类证鉴别。以上病案如果追究病因病机就比较困难，然而方证辨证，结合汉方的经验口诀却显得简单而有效，临床医生何乐而不为呢？

2、这个病案中的"脚尖冷"，为什么不考虑加细辛？

细辛治疗宿饮、停水故治水气在心下而咳满。这个患者 "形寒肢冷、汗多下利"是典型的四逆汤证，所以加附子，易生姜为干姜，使之方证相对应。

**8、长期服用降压药导致中风的患者**

患者为男性，今年70岁，高血压病20多年，长期服降血压药。二个月前突然摔倒，处于昏迷状态。经住院检查，确诊为脑梗阻，缺血性中风。经治疗，病情好转而出院，可是右侧手足完全瘫痪了，变成了右半身不遂。

于2006年4月17日求诊于中医进行调理。

患者中等偏瘦身材，神疲乏力，血压正常。右半身不遂后不能行走，右手握物无力，右足稍微能活动一些。恶风恶寒，肢冷自汗，小便无力，大便每天有自然便排出，睡眠尚可，下肢时有浮肿。舌大淡暗，薄白苔，脉缓，腹肌按之无力，脐部悸动。

对此，病人不愿意针灸，试投桂枝汤加附子白术茯苓治疗。

桂枝10 白芍10，甘草5，生姜5片，大枣3枚，附子10，白术10，茯苓15。

一个月后，病情有明显好转，手握力度增加，在家中能拄着拐杖行走了。在原方的基础上进退加减化裁，连服半年，有明显进步，现在不需拐杖也能慢慢走路，手能握筷子吃饭。总之生活能够勉强自理，身体状态稳定。

体会：

1、患者高血压病20多年，长期服降血压药，血压控制得很好，避免了出血性中风然而却迎来了意想不到的缺血性中风，所以人们需要反思西医降血压疗法的得失。

2、经方医学临床对中风的预防与中风后遗症的诊治有一定的作用。根据临床方证辨证大量病例的统计，实证病人出现大柴胡汤证、三黄泻心汤证、柴胡加龙骨牡蛎汤证、防风通圣散证较多；虚证病人出现金匮肾气丸证、镇肝熄风汤证、补阳还五汤证为多；一般病人出现桂枝汤加附子白术茯苓证、小续命汤证较多。在一般病人之中，胖人中风后遗症小续命证较多，瘦人中风后遗症桂枝汤加附子白术茯苓证较多。

3、桂枝汤加附子白术茯苓其实就是桂枝汤与苓桂术甘汤、真武汤的合方。刘渡舟老师认为脑梗阻一病要考虑"水气上冲"，苓桂术甘汤与真武汤是治疗水气病的主方，所以在方证相对应的背后，还有许多深层次的东西值得进一步研究。

4、对于中风的诊治，后世医学与经方医学有非常不一样的认识。离开临床的真中风、类中风过于偏重病因病机理论方面的探讨，与临床实践不甚符合，对初学者有先入为主的误导作用，使其不敢使用辛温剂。张山雷的《中风斠诠》对续命汤等辛温剂治疗中风也是持反对态度的，并谓喻嘉言等人引用此方"论者新奇，病者无命。"

5、不要把现代药理的结论作为辨证的金指标。如认为麻黄、桂枝有升高血压的作用，因此高血压、中风病人基本都被禁用。如治疗与预防中风极为有效的防风通圣散的说明书就是这样写的。其实防风通圣散、桂枝汤加附子白术茯苓与续命汤治疗中风后遗症是临床反复筛选出来的方药，不是医师闭门造车的产物。在唐代诊治中风后遗症基本上就是运用枝汤加附子白术茯苓与续命汤这类方子，《千金要方》中光是以“续命汤”为命名的方就有十来个，不同的药物组合的大续命汤就有四个，其它如小续命汤、麻黄续命汤，续命煮散、西州续命汤等。用药不离辛温，这些方药对于改善心脑血管的循环起了积极的作用。日本汉方家曲直濑玄朔于安土桃山时代用续命汤治愈天皇的脑中风，就是一个著名的病案。医师的脑子中没有十分的把握，面对天皇这样的病人，岂敢投用续命汤？

6、重视血清药理学与血清药物化学的研究新动向。

血清药理学实验方法是首先给动物服药，然后取其血清作为药物源进行药理学观察。粗制剂和复杂的成分经过消化已吸收分布，代谢排除等体内过程，再取含药的血清进行药理实验，比较接近药物体内环境中产生药理作用的真实过程，适用于中药，特别是复方进行药效评价及其作用机制的研究，还可进行血清药化学及药动力学的研究。

血清药物化学主要是研究血清中的化学物质，观测血清中外源性活性物质及其作用和代谢规律，是近年来迅速发展起来的研究中药药效物质基础较为科学的一种方法。

血清药物化学的优点：①能防止中药粗制剂本身理化性质（各种电解质、鞣质、不同的 pH 值、渗透压等）对实验干扰，能模拟药物体内过程，实现体外实验的有效性。②可避免直接体外实验可能得出的错误结论。血清药物化学研究方法还是有其不足之处：① 从胃肠吸收的中药有效成分在体内是进入血浆，而非血清；②凝血过程有一系列酶生成，同时刺激白细胞释放溶酶，这些酶可能降解某些中药成分；③制备与灭活血清过程会导致中药成分与中药介导体内释放物质损失，因此，血清药物化学在血栓与止血领域研究中受到限制。④血清药物化学主要适用于研究通过血液而起治疗作用的中药，而对于一些有效成分不通过血液起作用的药物，如一些外用药、靶向制剂和直接刺激胃肠道药物则不太适合用此方法。

血清药物化学研究方法的建立，开创了中药复方研究的新局面，为研究中药药效物质基础和阐明中药作用的物质基础提供技术支持；而开展中药血清药物化学与中药血清药理学协同研究，将有助于揭开中药复方作用的物质基础和作用机制这个黑匣子。中药指纹图谱现已成为中药物质基础研究的一种新模式和研究体系，如果利用指纹图谱的建立与血清药物化学相结合，就能更加清楚地阐述中药的药效物质基础。

**9、荨麻疹反复发作的中年妇女**

患者为中年妇女，面色苍白，呈贫血状。患荨麻疹反复发作 3 年，以前都是用中药治疗，颇有效果，但是总得不到根治，非常苦恼。近外出旅游后归来，又发作，于是又来求诊。

2013 年 1 月 5 日初诊：

经诊察，患者荨麻疹以手足及腰部与大腹内侧居多，像火柴头大小，色略红，隆起于皮肤，严重瘙痒。经打针吃药、外涂药膏等多种方法治疗均不见好转。另有：恶风，口渴，烦躁面红，烦热有汗。脉浮紧，舌淡红薄白。经净 1 周，月经量少色暗。腹诊，无特别指征。大小便正常，食欲尚可。

根据以上症状，投予桂枝二越婢一汤 3 帖治疗。（桂枝 10 白芍 10 生姜 3 片 大枣 3 颗 甘草 5 生麻黄 5 杏仁 10 生石膏 15，）并嘱其药要温服，服后躺在床上用棉被盖着，以微微汗出为好。

但是，患者服用第一帖药后，荨麻疹发作的更为厉害，打电话来询问要不要再服，我认为可能是瞑眩现象，要其继续服用。没等三帖药服完，奇迹出现了，荨麻疹全部消退，过去从未如此快捷结束的病程。

2013 年 1 月 9 日复诊。患者出现口苦、尿黄、头晕，脉弦细等症状。投予小柴胡汤加防风荆芥 5 帖治疗。

停药至今，已一年过去了，未见复发。

体会：

1、桂枝二越婢一汤，即大青龙之变制。大青龙是发汗兼清内热之重剂，桂枝二越婢一症状较轻浅，辛凉小发汗之剂。李同宪老师认为桂枝二越婢一与大青龙都是介于表里之间的过渡证态，桂枝二越婢一汤是桂枝汤与白虎汤之间的过渡证态，大青龙汤是麻黄汤与白虎汤之间的过渡证态。

2、伤寒论第 27 条：“太阳病，发热恶寒，热多寒少（脉微弱者，此无阳也，不可发汗），宜桂枝二越婢一汤。”条文中的“ 脉微弱者，此无阳也，不可发汗。”在康平本中仅仅是（脉微弱者，不可发汗）。然而，后世医家为“此无阳也”四个字作了不少的研究，看来也是枉费心力。

3、桂枝二越婢一汤证临床轻度发热恶寒，热多寒少，必须兼有烦躁面红口渴喜冷等内热现象。荨麻疹发作时的瘙痒即可视为“烦躁”。

4、这是一个合方，在康治本与金匮要略中都没有出现，在宋本伤寒论才出现，可见伤寒论的文本也是从简单渐渐地走向成熟。

5、经方医学治疗荨麻疹要牵涉到几十个方证，比较广泛地反映了荨麻疹发病时的真实的临床病象，只要方证相对应就能取得疗效。（任诚编译的《日本汉方医学皮肤病治疗辑要》是一本很好的临床参考书。）

**10、哮喘反复发作的小儿**

10 岁的少女，因哮喘反复发作来诊。

该患者 3 岁那年，因为外感发热咳喘住院而确诊为哮喘。经西医治疗后热退咳喘消失，但从此以后经常发病，屡治屡发。5 岁那年，家人决定寻找中医药治疗。中医药治疗效果比较好，除了每次都能控制之外，发作的次数大为减少。此后的三四年期间里，哮喘一次也没有发作。一星期前，因受凉后发高热而咳喘不已，住院治疗一周后，但咳喘依然。因其外公又想起了中医，故特来我处诊治。

初诊于 2009 年 11 月 8 日。

该患者消瘦憔悴，肤黄面白。当时的症状主要是：头痛无汗，咳喘痰少，胸闷气短，脉浮数弱，舌淡红而苔白。恶寒发热，体温在 37，6℃—38℃之间。

根据以上症状，考虑用桂枝加厚朴杏仁汤，一剂后热退哮减，三剂后症状消失。

此后，2011 年 9 月发作一次，用小柴胡汤合小陷胸汤合方使其咳喘平息；2013 年感冒后发热有汗，咳喘复发，麻杏甘石汤 3 帖而愈。

体会：

1、临床上小儿哮喘比较多见，经方诊治疗效很好，所以需要加强对其诊治方法与规律的研究。

2、桂枝汤加厚朴杏仁汤证在康治本《伤寒论》和《金匮要略》里都还没有出现，一直到宋本《伤寒论》中才看到。根据日本汉方家的细密考证，宋本《伤寒论》是在《金匮要略》和康治本《伤寒论》的基础上产生，然而《金匮要略》又是在康治本《伤寒论》的基础上产生。这可见，在进入有文字的文明时代以后，原有的核心方证的拓展工作一直没有停顿，直到张仲景的《伤寒杂病论》的出现才告一个段落。

3、在这里桂枝汤加杏仁厚朴汤证通过两条不同的起病原因而发生，一是第 18 条：“喘家作，桂枝汤，加厚朴杏子佳。” 是素有喘疾之人，新感引动宿疾遂使哮喘发作；二是第 43 条曰“太阳病，下之微喘者，表未解故也，桂枝加厚朴杏子汤主之”。本条病者并无咳喘之宿疾，而是感受外寒之后引发咳喘。两者发病的原因与过程有异，然而临床表现的脉症无异，所以根据方证相对应的原则，所给予的方药是一样的。

4、我临床上诊治发热咳喘病人，经常使用桂枝加厚朴杏仁汤、麻黄汤、麻杏石甘汤。我是依据以下几个主症的不同排列来分别选择它们的。

发热咳喘恶寒无汗——麻黄汤；

发热咳喘恶寒有汗——桂枝汤加杏仁厚朴汤；有的发热咳喘恶寒无汗的患者也可以使用桂枝加厚朴杏仁汤，然而一定是腺病质体质或者脉象出现浮数弱的状态。

发热咳喘有汗——麻杏石甘汤。

**11、因患滑膜炎而停学回国治病的留学生**

患者为 18 岁的少女，于 2002 年 10 月 11 日初诊。

该患者是旅法华裔女学生，一年前因一次体育运动外伤引发两膝肿痛，西医诊为滑膜炎，经常规治疗，时时反复。在国外也接受过半年的针灸、刺血、拔罐治疗，但是效果不明显。最后决定停学回国治病，求诊于中医药。

患者中等个子，发育正常。主要症状表现为，两膝肿痛怕冷及行走无力。膝关节不只是步行时疼痛，就是坐久了也会肿痛难忍。另有月经量少色暗痛经的症状。大便正常，一天一次。因为患者经过长时间的针灸治疗，所以很害怕针刺。

根据她双膝的畏冷肿痛以及行走无力的症状，投予桂枝汤加附子白术。

桂枝10、白芍10、甘草5、生姜5片、大枣3枚、附片10、白术10，7帖。

服药一周后，于10月18日复诊。据患者说，没有明显的疗效。再三斟酌，自认为方证辨证没有问题，需要其耐心服药以待体能的康复。继续投予原方15帖。

从10月11日初诊至11月6日，已经连续服药3周，但病情还是不见进展，病人逐渐失去信心。考虑到月经方面的情况，我在原方的基础上加桂枝茯苓丸，15帖。

11月22日复诊，疗效明显，患者两膝肿退痛减，行走也变得轻快。月经方面的情况也有好转，月经量稍有增多，痛经的时间和疼痛程度也稍有减轻，但是经色暗黑有块依然如前。守原方不变，再服15帖。并嘱其用艾条自灸膝眼两穴。

经过一个多月的坚持治疗，身体基本恢复到正常状态，患者高高兴兴的出国读书去了。

一年后回国，登门道谢，并津津有味地讲述自灸半年的经过。想不到她每天同时用两条艾条分别熏灸膝眼两穴，不小心烫伤了皮肤好几回。她说当皮肤烫伤起泡溃烂时，也没有停止熏灸，只不过把熏灸点稍作上下位置的变动而已。

体会：

1、桂枝汤加附子白术在诊治腺病质体质病人的关节炎与腰椎病中发挥着很大的作用，如果配合针刺等外治法其疗效更好。

2、民间经方研究者费维光先生认为桂枝汤加附子白术这个方剂能够治疗神经痛。他的一个自验例值得临床医生重视。病例记录如下：

在70年代初的一天，费维光想蹲下来抱抱四岁的大女儿，刚一下蹲就发生剧烈腰痛。找了一个孩子用小拳头轻轻地捶捶腰，谁知道捶了以后疼痛不仅仅没有减轻，反而更加厉害。无奈之中进了医院的电疗室。经电疗以后，疼痛消失。谁知道刚刚走几步又发生剧烈的腰痛，医生也一筹莫展，只得请朋友背回家自疗。根据自己属于自汗体质，就选取桂枝汤加附子白术的方药试试，服用了3帖以后，疼痛明显减轻，又服用了3帖而痊愈。

**12、子宫下垂的少妇**

患者是一位瘦长身材，面色黄暗的35岁妇女。因尿频尿残留与少腹部胀满不适，经西医诊断为女性尿道膀胱综合征、中度子宫下垂，建议中医药治疗。在某医院服用大剂量的补中益气汤、归脾汤与升陷汤，但疗效不明显，后经人介绍来我所诊治。

1999年11月5日初诊。患者已正常生育过一个男孩，现今已7岁。有过2次人流史。经诊察，心悸肢冷，腰冷胀痛，头痛恶风。脉细弱，舌暗淡红。大便先硬后溏，小便清，但是尿频尿短而残留。近来少腹部不适，卧床休息后稍有好转，因子宫下垂，痛苦难言。腹诊，腹部皮肤薄，深按之腹直肌拘挛。

根据以上症状，我一开始从腰冷胀痛，大便先硬后溏入手，使用桂枝汤与肾着汤合方，连服2周后虽然心悸肢冷，头痛恶风，腰冷胀痛有所改善，然而病情的总体趋向没有大的进步，特别是少腹部不适，疲劳时的下坠感依然，尿频尿短而残留现象反而更为不适。反复考虑以后，使用桂枝汤和五苓散的合方7帖，还是龃龉不合，功败垂成。再三再四地琢磨还是不得其解，于是寻求前人的临床经验。后来在日本江户时代后期著名汉方家宇津木昆台（1779年-1848年）的《古训医传》中看到他把治疗“手足厥寒，脉细欲绝”的当归四逆汤成功地使用于子宫下垂的病人的经验，于是受到启发。特别是拜读了大塚敬节临床治疗子宫脱出的医案，发现自己辨证的偏差。于是就改投了当归四逆汤治疗。

当归10，桂枝10，芍药10，细辛3，甘草3，通草5，大枣5枚，7帖。

服药一星期后，腰冷胀痛与少腹部不适减轻，大便正常，只是尿频尿短、手足厥冷与子宫下垂的症状依然，继续投予原方加吴茱5、生姜5片，变成了当归四逆加吴茱生姜汤，再给予7帖。

于12月18日复诊，服药后有明显效果，患者又自行服用7帖。子宫下垂症状大为好转，工作劳累之后也少有脱出。当归四逆加吴茱生姜汤不变，只是调整其药物的分量，再继续服用10帖。

事后失去了联系，没有了消息。直至2000年的夏天，才从其介绍来诊的亲戚口中得知病症已经痊愈。

体会：

1、一些多个主症的病人，八纲辨证不难，然而方证的选择颇费心力。歧路亡羊，并非奇怪。细心进行类证鉴别，积极翻阅前人临床记录极为重要。

2、虽然当归四逆汤、当归四逆加吴茱萸生姜汤早就耳熟能详，对于其治疗目标——冻手冻足，四肢厥冷性外感也融入心中，然而也会形成思路固化。其后果就是面对千变万化的临床病症有时会熟视无睹一筹莫展。所以经方医学的学习要与时俱进，广泛阅读，扩大视野，努力靠近《大学》所说的："苟日新，日日新，又日新"的境界。

## 9、刘维忠厅长介绍救治车祸经验

2011年11月16日甘肃省庆阳市正宁县榆林子幼儿园的一辆满载64名（属于超载）孩子的面包车与一辆拉煤的大卡车相撞，造成21名孩子死亡，43名孩子受伤。

在省市党委政府的领导和协调下，省市卫生部门组织国家、省、市中西医专家，利用中西医结合和食疗、心理治疗、亲情治疗（破例让几个孩子的母亲穿消毒服进重症监护室与孩子交流）等方法开展了抢救，取得很好效果，不少脑挫伤的孩子第四天就开始玩玩具或下床活动了。

西医出身的院长段思圣说：我作为一个快退休的院长抢救这么多孩子，压力非常大。没有想到中西医结合治疗和食疗效果这么好，纯西医治疗是不会这么快的。而且有几个患者，我们西医救治不了，很可能会出意外。

这次成功救治为突发公共事件的卫生急救工作积累了一定的经验。

**一是中医与西医结合**

卫生厅组织的第一批专家由中医局局长甘培尚带队于当晚到达庆阳市正宁县参与抢救。我带的第二批专家于17日凌晨2点到达庆阳市人民医院，重症患者基本都转入这个医院。我和中西医专家分头检查了所有当时入院的18位小患者（后来又转入4名共22名）。之后我们组织中西医专家进行了会诊讨论，为每一个患者调整了治疗方案。

早晨5点半，我给70多岁的兰大一院老中医刘东汉先生打电话，介绍了孩子们的病情，即：所有孩子脑挫裂伤、胃扩张。8个孩子昏迷或意识不清，其中3个孩子脊髓损伤高位截瘫、3个孩子无自主呼吸靠呼吸机维持呼吸，请刘先生给孩子开了内服药的方子，早上7点半会诊结束。大家分头下达医嘱。

今年5岁的小女孩巍志旗，2011年11月16日入院以来处于病危。由于广泛性脑挫裂伤，蛛网膜下腔出血，脑疝形成，无自主呼吸依靠呼吸机维持，瞳孔放大至 7mm，西医会诊一致认为救不活。19日他奶奶说抱到医院，亲友们估计抢救不过来了。在西医抢救基础上，针灸、胃管灌服中药和猪蹄汤，外敷中药后第二天瞳孔变小，脸色逐渐变红，40小时后脱离呼吸机，肢体恢复反应，心率从160降到80-100，生命体征基本平稳。

同时入院的另外2个无自主呼吸上了呼吸机的孩子高悦、刘建刚，采用西医抢救、胃管灌中药和猪蹄汤，施以针灸，外敷中药膏，先后于6小时和10小时脱离呼吸机。

重症监护室西医医生李庚说，以往像后两个孩子的情况4—5天脱离呼吸机就算快的。李庚还说，3岁的高悦的救治是个奇迹，湿肺、急性呼吸综合症、气管切开、血痰等。

这么快脱离呼吸机我也想不通，省里来的袁博士说，按中华医学会重症学分会2006年颁布的《急性呼吸窘迫综合征诊疗指南》规定，4—5天之内不能脱离呼吸机，有的要到第11天。第二天袁博士看了病人后又说，根据实际情况应该脱机了。

中西医结合和食疗缩短了病程改变了传统的西医医疗规范，最大限度地减少了呼吸机长时间使用造成的感染、气管损伤等后遗症，中西医结合治疗和食疗的方法就是效果好。

**二是食疗与药疗相结合**

车祸后许多孩子落下一个毛病，睡觉时惊醒并恐惧。

17 号下午给孩子们喝黄花菜水后，18 号除武亚杰一个孩子外，都不再发生惊醒的情况了，而且都没有用镇静药。

我在病房提出给孩子们灌 5 毫升中药和 5 毫升猪蹄汤，护士长也很着急，她不认识我，说脑挫裂伤和胃扩张规定禁食 4 天，灌什么猪蹄汤和中药。院长段思圣急了，说："让你灌就灌，话这么多！"护士长勉强执行了，3 个小时候没有什么反应，我们又把中药和猪蹄汤量加到 30 毫升，一天 7—8 次，效果非常好。

7 个急性胃扩张的小朋友，入院后第一天就开始灌中药和猪蹄汤，无一死亡，3 天后全部恢复，在急救中第一次打破了以往胃扩张禁食 3—4 天的惯例，及时跟进了营养补充，小伤员们的恢复速度较以往快了很多。

11 月 19 日也就是受伤后的第 3 天上午，我进重监护室查看救治措施落实情况，走到武雯雯床前时她哭了，我问她哪里痛，她说："我饿"，我让护士端来一杯小米稀饭，小姑娘喝了不哭了，当天下午就转入普通病房。而她入院时由于脑挫裂伤造成昏迷不醒达 8 小时，呕吐等，在西医抢救的基础上，服用刘东汉中药：生黄芪 10 克、茯苓 10、制半夏 6、陈皮 6、炙天竺黄 20、细辛 1、生甘草 6、炙百部 6、桔梗 6、葛根 20、远志 3 克。水煎服每次 30 毫升，一日 6—8 次。服用猪蹄汤，每次 30 毫升，一日 250 毫升。情况很快好转。

4 个应激性胃溃疡，灌中药和猪蹄汤兼以针灸，无一出血，无一死亡，3 天全部恢复。

院长段思圣说，以往胃扩张死亡率是很高的，食疗在恢复孩子的综合体力，发挥人体自愈能力方面很有效，提高了中西药物治疗的效果。段思圣还说，武亚杰颅压高烦躁的厉害，原来一天输 3 次甘露醇，后来通过胃管灌了猪蹄汤和中药后，症状减轻了，甘露醇减下来了。甘露醇输多了，容易造成脑出血。

一些积食的孩子，服了鸡内金粉后都好了。神经外科王长平主任说，按以往惯例，这些小患者的普遍特点是年龄小、病情转化快、伤情重、营养不良、脱水、低蛋白。这次中西医结合治疗、内治外治结合治疗、食疗药疗结合，患者没有出现这些危险情况。邓华宁医生说，这次实践证明，中药配猪蹄汤对应激性胃溃疡有效果，不少孩子开始胃里吸出物咖啡样东西多，服中药和猪蹄汤一天后吸出物就变清了。

**三是内治、外治相结合、政府与民间结合**

5 岁的小男孩刘建刚入院时：蛛网膜下腔出血，颈椎滑脱脊髓损伤造成截瘫，无自主呼吸，插了呼吸机，已经测不到体温，西医用保暖等各种办法医治无效，生命危机。

在西医继续抢救、胃管灌中药和猪蹄汤的基础上，北京民间中医太极正骨陈启峰采用外敷中药膏敷肚脐、后背、脚心 30 分钟后局部发热，一小时体温开始回升达到 35.3 度，10 小时候体温正常并脱离呼吸机。

我看了他的方子，开的外用药是：乳香 50 克，血竭 50 克，木通 30 克，杜仲 30 克，羌活 30 克，自然铜 50 克，草乌 30 克，红花 100 克，共研末，加黄酒和香油拌成膏外用。5 岁的小男孩韩鹏入院尿储留 10 小时，西医说插导尿管，我说让中医试试，不行再插管。

北京民间中医太极正骨陈启锋在孩子腹部梁丘穴附近扎了一针、在腹股沟拔筋、艾灸会阴穴 1 个小时后小便恢复正常。

武永洁的爷爷拉着医生的手说，孩子头皮破裂，经缝合处理后喝中药和猪蹄汤、黄酒热敷肚脐、针灸 3 天后伤口愈合良好。许多脑挫裂伤的孩子腹痛，西医检查腹内无异常，北京民间中医太极正骨陈启锋用热黄酒外敷肚脐和脚心，很快解决了这一难题。

武欣桐眼圈肿胀、淤血变黑，护士用洋芋片外敷后明显好转。

**四是药物治疗与亲情治疗结合**

武欣桐小姑娘住在重症监护室，苏醒过来哭闹不停，一直喊饿。工作人员喂小米稀饭时很不配合。后来专家组决定破例给她母亲穿消毒服进重症监护室与孩子交流，喝了不少小米粥，恢复的很快，第四天转入普通病房。

另外几个类似情况的孩子的母亲也被破例叫到监护室与孩子交流。

护士们也每人准备了小本子，记录孩子们的治疗、饮食、活动情况，记录孩子病情的微小变化，包括情绪等的变化，随时给医生报告，便于医生调整治疗方案。护士们还给孩子买来彩色气球和玩具，在床边贴上了“祝愿小朋友早日康复”的小标语。医院还负责了家长们的饮食。

为了让住在重症监护室的孩子的家长及时了解治疗进展，医院还定期给家长通报治疗情况，征求家长意见。有的家长也通过医院和卫生局官方微博了解孩子情况。

**五是肢体康复与心理干预相结合**

事故发生之后，遇难者亲属的情绪极度不稳定，尤其是女性，多靠在病床边哭泣，男性家属多站在病房中央抽泣，叹息或来回走动。其中两位老人坐在病床上嚎啕大哭，情绪异常激动。

17日，甘肃省卫生厅紧急抽调甘肃中医学院附属医院和省二院4名心理专家赶赴医院，对遇难者家属进行一对一的心理辅导，通过宣泄、动眼、放松、催眠、支持等一系列心理干预技术。

经过4个多小时的治疗，病人情绪逐渐稳定。有些病人进入睡眠状态，有些病人主动交谈，开始进食。亲属们和医务工作者受到了极大的鼓舞，对治疗充满信心。

**六是医护救治与家长互动相结合**

住院的22个孩子有的是由父母陪护，有的是爷爷奶奶陪护，大家心情都很沉重，中医学院附属医院等心理专家做了心理康复治疗后，医院动员大家配合医院做好护理工作。

医院除给每个孩子固定3名护士轮流护理外，家长也被动员起来参与护理工作，医院把需要家长配合的10几件事印成单页发给家长，如：五心（2手心、2脚心、心窝）按摩、足三里穴和三阴交穴按摩、10个手指尖和10个脚趾尖按摩（有一个孩子12个手指、12个脚趾），每天多次。黄酒热敷肚脐、后背、腹部2小时1次。

按时给孩子灌中药、猪蹄汤、黄花菜水。配合医生给孩子针灸。给消化不好的孩子喂鸡内金粉。

多与孩子交流，稳定情绪。按照能坐着的不躺着、能站着的不躺着、能走路的不站着的原则，协助孩子尽早活动。配合护士记录孩子的每一个细微变化，包括饮食、大小便、情绪、病情、治疗、感觉等的变化，随时报告医生调整治疗方案。实际上，家长忙起来了，自己的情绪也得到调整。

**七是医疗救治与媒体沟通相结合**

甘肃省卫生厅在事故发生当天晚上通过手机短信和电话，动员全省卫生系统一万多名已经开通微博的专家和管理人员及时通过微博转发救治信息。还安排“12320”、健康教育所的官方微博及时发布了事故灾害应急救援过程中的医学急救常识，帮助公众提升自我救援能力。

一方面让社会上更多关注的人了解孩子们的病情，另一方面也为整个事件创造了稳定的舆论环境，让政府能够腾出精力，专心研究下一步的治疗和善后处置工作。

救治中我提出让针灸参与抢救，一个医生说，多数孩子是脑挫裂伤，扎针会引起孩子哭闹，造成脑出血。

我与中医专家研究后认为针灸是双向调节，不会引起颅内出血，针灸医生先是给病情较轻的孩子扎针，后来给所有孩子扎针，一些昏睡的孩子醒来了，效果很好，突破了以往脑挫裂伤怕刺激造成脑出血不能针灸的规定。

事后，我对食疗做了一些探讨：《黄帝内经》中提到了很重要的中医三条基本原理：

一是**上工治未病，下工治已病**。就是无病要养生。治病的技术再高明，也不如不得病，得病之后采取措施防止进一步恶化，大病初愈防止复发，食疗是治未病的重要方法；

二是**有胃气则生，无胃气则死**。胃气就是饥饿感！孩子受伤之后最大弱点，就是消化吸收能力很差。这也是孩子最容易被伤害的功能；因此保持旺盛的饥饿感是求生的先决条件，是西医治疗的基础，没有胃气什么药输入体内都很难被脏器接受，治疗效果会大打折扣。得病之后，医生必需首先保障病人的生命，然后再去治疗病人的疾病。但是许多人不相信这个道理；甚至在病情危重的时候，依然选择损害胃气的治疗方法，如不分情况一律严格按规定禁食4—5天，导致人财两空。而保持胃气，保障生命，也必须正确的保护胃气，这次庆阳校车事件受伤的孩子都是吃饭后受的伤，多数有胃扩张，我们坚持中西医结合，药疗食疗结合，从少量到多量，昏迷的孩子通过胃管，清醒的孩子给喂了中药、猪蹄汤，很快恢复了胃气，多数孩子第三天就开始吃饭了，为西医抢救赢得了时间和机会。受伤那么严重的武雯雯用中西医结合加食疗，包括灌中药、猪蹄汤、小米稀饭等，入院第三天就喊饿，当天就从重症监护室转普通病房了。

三是**正气存内，邪不可干**。如果孩子的身体很好，抗病能力很强，伤情就不会恶化。而孩子的抗病能力哪里来呢？来自于自己的胃气。

胃气就是先有胃口，然后可以消化吸收。我们看到大多数孩子有了病就不想吃饭，疾病就难以康复。所以有了疾病提升胃气是治疗疾病的关键，提升胃气并不是硬逼孩子吃东西，而是要想法让孩子自己想吃，要吃。

这次庆阳孩子救治中，有些孩子不愿意吃饭，我们让护士把鸡内金研成粉，加了红糖每天给孩子喂，辅助以针灸，孩子们很快就想吃饭了。孩子的生长发育，维持身体正常运行所需要的一切营养物质都靠脾胃供给。

胃为后天之本，还是气血生化之源，是制造精血的源头。孩子们身上的精血全是通过胃消化饮食而来的。同时，胃是六腑之海，胃在六腑之中像大海一样，六腑的运化全在于胃能否消化吸收。胃的好坏以及运化正常与否都对人体有着巨大的影响，胃的好坏跟吃、睡、情绪等有着密切的关系。如果胃气不复，就有可能引发多种疾病。

《黄帝内经》说，任何时候胃脉都不可以绝，胃脉一绝人体大限将至。这个道理很简单，胃脉一绝，连吃饭、吃药的能力都没有了，人就无可救药了。所以一定要注意，不要把脾胃伤了，好好吃饭是关键。只要还能吃，康复就有望，那些用输液代替食疗、代替营养的想法是极其错误的，这次治疗中能够吃饭的孩子我们都要求很快减少或停止了输液。

## 10、中医在救灾、甲流中的作用

甘肃省卫生厅厅长、刘维忠

我省舟曲发生特大山洪泥石流灾害，舟曲地方非常小，1.9 平方公里死亡了 1700 人，只挖出了 700 人，由于天热腐烂没有办法挖了，有 1000 尸体埋在泥土里，发生疫情的可能性非常大。中央领导几次要求我们省委书记、省长把防控疫情当作一件大事来抓，省委书记陆浩同志听取了四次卫生防疫的汇报，省长刘伟平同志六次检查卫生防疫工作。当时我们压力非常大，好多人提出来预防性地吃点西药，我说一人发两片西药谁都不会吃，老百姓说我没病吃什么药。后来我给几个市州卫生局长打了电话，一个市拉 2 吨大蒜。第一次拉来了 40.5 吨大蒜，老百姓一吃，预防疾病效果非常好，后来我们省长刘伟平听好多人反映，说大蒜防病效果非常好，让我再调点，我说没钱了，省长就给省政府秘书长打电话，又调了 70 吨，后来吃完了又调了 50 吨，一共调了 160.5 吨大蒜，人均 3 至 4 斤大蒜，效果非常好，使疫情没有发生。

有一段时间，解放军战士和群众烂裆、烂皮肤，新华社写了内参，总理等中央多位领导作了批示，省里压力很大，我们请省里的名中医刘东汉开了一个简单方子：一个黄柏、一个苍术，就两味药，拿大铁锅熬上，然后抹在皮肤上，撒上滑石粉，4 天之后皮肤病就没有了。事后，我说把这个大铁锅撤了，老百姓还不干，每天好多人排队用塑料瓶来装，说这个治脚气挺好的，一直熬了 2 个月，一个锅也没有停掉。

舟曲泥石流发生后的头几天，不少失去亲人的人们出现了一些抑郁症的症状，悲痛、恐怖、失眠、没有食欲。西医要求用西药规范干预，我说等一等吧，我们先用中医的办法试一试。按解放军 301 医院赵霖教授的建议，我们从庆阳市调来2吨黄花菜，用大铁锅煮上让患者喝上，每人每天2杯，一周之后抑郁症没有了。

有一段时间舟曲群众拉肚子和感冒人很多，我们又请曹洪欣、裴正学、刘东汉等中医开了方子，支起12口大铁锅煮药发给群众喝，4天之后病就没有了。而中药坚持发了两个多月，有50多万人次预防性的喝了中药。县医院院长是我大学同学，他说这两个月中药发得县医院没有感冒、拉肚子的病人了。舟曲这次疫情没有起来，应该说中药发挥了很大作用。

省委的同志告诉我，省委、省政府给中央写了救灾的总结汇报，开始中医预防疾病写得少，省委书记陆浩和省长刘伟平又把中医救灾加写了一大段。

8月下旬的一天晚上，我从舟曲送卫生部副部长尹力去西宁开会，到兰州后他不让送了我就回了家，在舟曲半个多月没有睡好觉了我那天特别累想睡一觉，省卫生厅处长给我打电话说“舟曲来兰州住院的病人有2个病危今晚过不去了，建议从北京请2个医生看一下，一旦死亡我们的责任小一些。另一个17岁的女孩苏风雷今晚截脚。”

我说，北京的专家可以请，2个重病人我打电话请中医同时参与抢救，截脚的病人我带中医专家去会诊。

第一个是兰州某部队医院住的舟曲一个泥石流综合挤压伤急性肾衰竭病人，十几天没有尿，利尿药不起作用昏迷了，医政处长给我打电话说这个病人今天晚上过不去了，我当即给刘宝厚老先生打电话，他80多岁了，是专门看肾病的中西医结合专家，他把中药给患者服用，喝了3天这名患者尿量就达到了600毫升，而后尿量正常，一个月后病愈出院了。

第二个是兰大一院住的舟曲泥石流综合挤压伤的一个48岁的妇女，发烧40度，最好的抗菌素不起作用，没有血压，升压药没有效果，没有尿，昏迷不醒。我给70岁的老中医刘东汉先生打电话请他去看一下这个病人。刘东汉先生当天晚上就看了病人。第二天上午8点我去兰大一院给刘东汉先生打了电话，请他一起再看一下这个病人，刘东汉先生说“这病人很重，我很紧张早上6点就看了，好些了，你去看吧。”我看了病人，又看了刘东汉先生开的方子，是一个麻杏石甘汤，把麻黄去掉了，留下了30克石膏，加了1克升麻，效果奇好，30克石膏把体温从40度降到了37度，1克升麻把血压升到60/130，一个多月后病人痊愈出院了，还给卫生厅寄来了感谢信。

第三个病人是兰大二院住的17岁舟曲泥石流挤压伤的小女孩苏风雷。她的父母在泥石流中都去世了，她成了孤儿。她的脚在泥石流中压了10几个小时，脚上的肉全烂掉了，只剩一小块干肉了，骨头都变黑了。北京积水谭医院的西医专家会诊后决定截肢。甘肃的西医专家会诊后也决定截肢。

我请了70多岁的中医正骨专家宋贵杰，中医学院附属医院副院长刘保健和中医院副院长赵继荣去兰大二院与那里的西医讨论到晚上11点多。

西医主张截肢，中医主张保脚。

我问宋贵杰老先生不主张截肢的理由是什么？他说，第一，小孩脚上竟剩的一块干肉上动脉还在跳，说明脚上血管还在。第二，干肉的皮肤有感觉，说明脚上神经还在。第三，孩子生命体征平稳，不马上截肢不会有生命危险。

最后我们决定用中西医结合措施保脚。

宋贵杰先生开了内服的中药，刘保健和赵继荣给患者重新做了骨头固定，外敷了中药膏。我要求给患者吃猪蹄子，喝黄芪水。

我有个经验，病人做完手术后吃猪蹄子或通过胃管灌些猪蹄子煮的汤，7天左右伤口就长好了。黄芪防腐生机效果好，伤口有感染的病人，喝黄芪水很快就能长出肉芽把脓顶出去，同时能提高免疫力。这个病人用了中医措施24小时后换药时发现脚上的干肉开始渗血了，变成了活肉。48小时后我们不放心又通过卫生部请来2位西医专家会诊，专家说，现在看90%的可能是不用截肢了，因为开始长肉芽了，这么快长肉芽见得比较少。

15天后我在次从舟曲回来看病人时，肉芽已经把骨头包住了，只是没有皮肤，从大腿上取皮做了移植，3个多月后病人痊愈出院，脚活动功能正常。

2011年6月卫生厅在兰州举办了全省文艺调演，兰大二院把中西医结合为苏风雷保脚成功的故事编成情景剧演出后，故事原型苏风雷出场与观众见面，全场掌声雷动，大家都被这个故事感动了。记者现场采访苏风雷，问她长大想干什么？回答是："学中医"。演出结束了，我送走了领导准备回家，苏风雷在门口等我。陪同她看节目的姨姨说："孩子一直不愿意走，说她要看一下刘伯伯再走，没有卫生厅她的脚就没有了。"9 月她来兰州上学（按省里安排舟曲孩子都在兰州上高中）还给卫生厅宣传处长杨敬科发了短信，说，请您告诉刘伯伯，我来兰州上学了，没有卫生厅就没有我的脚了。

甘南藏族自治州是我们甘肃省条件最差的一个地区，甲型流感流行的时候，甘南州医院 2 个甲流病人昏迷，气管切开了，院长给我打电话说病人活不成了，我说绝对不能死，不管你怎么治，人不能死，甘肃甲流还没有死过一个人。他说那没办法，我说甘南州有没有好点儿的中医，他说，有。我说，你把中药给患者吃上，他说，西药都没有办法，还灌中药哩。

我说："用上中药，人死了我不找你麻烦；不用中药，人死了我要找你麻烦。"最后他们就通过胃管把中药灌上，2 人全救活了，那么落后的地方把人救活了，没有中医行吗？

酒泉甲流死了 1 个人，当地卫生局长张吉俊很厉害，把负责的大夫叫来骂了一顿，问为什么不给病人吃中药。然后全市做了个规定，所有的甲流病人喝中药预防和治疗甲流，喝了中药的，如果患者死了，大夫不给处分。没喝中药的，如果患者死了，要给大夫处分，院长也要给处分，后来 1 个甲流患者都没有死，中药效果应该说非常好。

甘肃教育厅、卫生厅联合发了通知，所有学校只要有甲流发烧的，全部喝中药，临夏州中医院打横幅到处宣传，州中医院一家就卖出了 6 万付中药，以前我去过这个医院，平时每天门诊量不到 50 个中药处方。全省有 300 万人预防性地喝了中药，疫情很快就控制下来了。

张掖医专校长姚军汉给我讲，学校有 5000 多学生，甲流的时候每天有几十个学生发烧，都是独生子女他心里非常紧张，接到教育厅和卫生厅的通知后，给每个学生预防性地服用了 4 付中药，之后一个发烧的都没有了。

2010 年我们做了个决定，所有的综合医院重症监护室，都必须配中医，中医和西医同时开展抢救，目标就是把抢救的成活率提高 5 个百分点。县以上医院所有西医临床科室都要配中医大夫。

玉树地震的时候，转送到甘肃 340 多个病人，当时大部分放在中医院和中医学院附属医院，开始很多人不理解，说甘肃胡整哩，给骨折的病人喝中医汤汤子能好吗？好多人给我打电话，"你现在开始胡整了"，我说，怎么胡整，还有中医正骨哩。有 5 个先兆流产，胎动都开始了，都是中医给保住的。其中，省中医学院附属医院住的一个妇女股骨骨折了，她是个孕妇，医生说做手术必须先流产。这个妇女已经流产过 2 次，她说我这个腿不要了，我得要这个小孩，哭得很厉害。我们请宋贵杰老先生给正骨，做了牵引和夹板固定，把腿治好了，小孩也保住了。

我们安排 340 个病人都吃了猪蹄子，喝了黄芪水，伤情恢复得非常快，青海省政协副主席陈资全来慰问伤员的时候非常激动，他说，转到几个省的伤员都有不满意闹事的，甘肃没有一个不满意闹事的伤员，原因就是中西医结合治疗患者痛苦少、恢复快，甘肃创造了一个中医灾难医学，创造了中西医结合的一个奇迹。

512 地震、三鹿奶粉事件、庆阳校车事件中，我们也采取了中西医结合的方法治疗，取得了非常好的效果。

## 11、李源特色医案选登

李源是河北省宁晋县民间中医，从事中医临床工作 20 余年。先后师从秦皇岛范氏医宗第四代传人王可贵、河北名老中医赵振兴先生。长期的临床工作积累了丰富的经验，良好的疗效得到了患者的认可。今选取其临证医案数则，以飨诸同道。

**病案1：血液病（血友病）**

1、李某，男，18岁，河北省宁晋县某村人，2012年3月19日诊。

遗传血友病，右膝关节肿大反复发作，此次是2个多月前不慎摔倒碰伤，经西医输液、服药，肿胀不消，现：右膝关节肿大如碗，不能下床活动，气短不足息，胸闷，心慌、心悸，头晕乏力，2个月来发烧37.5℃—38.5℃不退，舌胖大，苔薄，两寸脉沉弱。

处方：当归补血汤加味。

黄芪30g、当归6g、赤芍10g、白芨10g、三七10g、仙鹤草30g、沙参30g、丹参20g、焦三仙各10g、仙灵脾6g、五味子5g、麦冬15g、青风藤10g、松节5g。5剂，水煎服，日一剂。

2012年3月24日二诊。

药后效可，体温降至37.5℃以下，膝关节肿减轻，乏力、胸闷、心慌、气短消失，自觉能起床活动。舌淡红苔薄，脉沉弱。

处方：当归补血汤加味。

黄芪30g、当归6g、赤芍10g、仙鹤草30g、茜草10g、炒蒲黄10g、沙参20g、丹参30g、焦三仙各10g、仙灵脾6g、青风藤10g、白茅根10g、青蒿15g、松节5g。5剂，水煎服，日一剂。

2012年3月29日三诊。

药后效佳，体温正常，能下床活动，膝关节肿大进一步减轻，舌淡红苔薄，脉沉。

处方：当归补血汤加味。

黄芪30g、当归10g、赤芍10g、仙鹤草30g、茜草10g、炒蒲黄10g、沙参20g、丹参30g、焦三仙各10g、仙灵脾6g、青风藤10g、白茅根10g、三七10g、松节5g。5剂，水煎服，日一剂。

2012年4月4日四诊。

药后膝关节肿大基本消失，能下床轻微活动，精神好，欲再服药巩固。

处方：白芨30g、三七30g、地龙30g、白僵蚕30g、甘草20g、生蒲黄30g、制猪蹄甲（制）50g、仙鹤草30g。诸药研粉，装胶囊，每次6粒，每日3次，可做为较长期的巩固用药服用。

方药简析：此病中西医皆视为难以治愈之病，患者找我就诊，主要是为了解除其当前的发热和右侧膝关节肿大等病症。余据中医辨证之理，方选当归补血汤加味治疗而取得佳效，此亦证中医所论之血虚可致发热之理论的临床实用性；也更加证实了中医临床治疗疾病，“辨病”是仅供参考的，临证时我们可以“不认识病”，但是绝对不能不辨证、不识证，就像此病例疗效的取得，如果我们还是着眼于“血友病”本身，而去运用中药治疗的话，估计仍是难以取效的。当归补血汤为宋代李东垣《内外伤辨惑论》中的处方，临床用于劳倦内伤，气弱血虚、阳浮外越引起的肌热面赤，及妇人经行、产后发热、头痛，或疮疡溃后，久不收口者等。我们以此为主方，以当归补血汤为主方先后加入相应的对症或引经药如：青风藤、三七、松节、白茅根、青蒿等，而取得佳效。后所配制巩固疗效之散剂，其中白芨、三七、蒲黄、仙鹤草可止血、活血；地龙、僵蚕、制猪蹄甲（代穿山甲）可化瘀通络、散结，以促进血肿的吸收。诸药相配伍共同其到止血、活血、消散血肿之效，对于本病的整体治疗和巩固疗效有一定作用，可作为本病的基础用药，较长期的服用。

**病案2：胃癌术后呕恶**

李某，女，58岁，河北省宁晋县某村人，2012年1月26日诊。

胃癌次全切术后1年半余，一般情况可。近1个月来，出现呕吐痰涎，早晨及下午加重，吃饭时呕恶，近日咳嗽，咳嗽加重时亦引发呕吐，轻微烦躁，舌淡红苔微厚腻，左关脉弦旺。

处方：连苏饮合温胆汤化裁。

苏叶2g、黄连2g、枳实3g、神曲10g、半夏6g、茯苓6g、橘红6g、竹茹6g、甘草5g、乌梅6g、生炒麦芽各10g、生姜3片。2剂，水煎频服，日一剂。

2013年1月29日二诊。

药后效佳，呕吐痰涎、呕恶、咳嗽等症均基本消除，并述：服完第二剂药后，下午3点左右头部出粘汗，于今日早上头部及全身又出一次粘汗（说：这是手术后1年多来第一次出汗，感觉非常舒畅）。现：仍轻微咳嗽，目胞晨起轻微浮肿感，余可，舌淡红苔薄白，脉沉。

处方：苏叶2g、黄连2g、枳实3、神曲10g、半夏6g、茯苓20g、橘红6g、竹茹6g、甘草5g、乌梅6g、生炒麦芽各10g、生姜3片。3剂，水煎频服，日一剂。

服完药后电话告知：诸症消除，饮食、二便正常，一般情况良好，愈。嘱其注意避寒、保暖，饮食上近阶段要少食多餐，避寒凉。

方药简析：连苏饮出自薛生白《湿热病篇》，书中只列药物，未出方名。河北名医李士懋教授命名为连苏饮，其他医家亦有称之为苏连饮者。以此方治疗湿热或胃郁热呕吐，疗效确切而迅速；温胆汤一般认为记载于《外台秘要》卷十七，其功用为理气化痰，清胆和胃。临床运用时其辨证要点为胆郁痰扰所致之不眠、惊悸、呕吐以及眩晕、癫痫证等。临床应用以心烦不寐，眩悸呕恶，苔白腻，脉弦滑为依据。本例患者为胃癌术后，且据其临床表现具备此二方之辨证病机要点，故以此二方合方化裁，因患者体质虚弱，故小其量，中病即止，并加神曲、炒麦芽等健胃消食之品，服后效佳。

**病案3：眩晕**

1、温某，女，36岁，石家庄市公交公司司机，2012年10月31日诊。

头晕目眩反复发作数年，20天前加重，持续发作，以致不能工作。在石家庄市第一医院诊断为：内耳性眩晕，住院治疗两周，效果欠佳。现：头蒙不清、昏昏沉沉，走路不稳、头重脚轻，左半侧头痛、头沉，左眼发胀，微恶心，不欲食，面部烘热、发烫，轻微浮肿貌，舌红苔薄，脉沉弦。

处方：眩晕专方加减。

仙鹤草40g、白术20g、泽泻30g、茯苓20g、石楠藤15g、蔓荆子10g、山药15g、五味子3g、炒枣仁10g、当归15g、元胡10g、红花3g、生地20g、大青叶15g。7剂，水煎服，日一剂。

印堂穴、双侧少商穴点刺放血，随即觉头昏减轻。

2012年11月7日二诊。

药后效佳，诸症均大减，自觉已能上班开车，现：头部左半侧不适，轻微面部烘热感，耳鸣，舌淡苔薄，脉沉。处方：原方减茯苓、炒枣仁；加石菖蒲6g、射干6g、前胡6g。7剂，水煎服，日一剂。

2012年11月14日三诊。

药后效佳，自觉无不适，现：耳鸣仍有一些，欲再服药巩固。

处方：11月7日方7剂，水煎服，日一剂。服后遂愈。

方药简析：泽泻汤方出《金匮要略·痰饮咳嗽病》篇，其曰：心下有支饮，其人苦冒眩，泽泻汤主之。现代临床常用于内耳性眩晕症的治疗；大剂量仙鹤草、茯苓亦可治疗内耳性眩晕，我们临床以泽泻汤合大剂量仙鹤草、茯苓常用于各种眩晕症的治疗取效颇佳，并定名为眩晕专方；当代名医干祖望教授治疗眩晕有一验方：山药、五味子、炒枣仁、元肉、当归组成，余验之临床效佳；生地配大青叶可引血下行可解除面部烘热感；石楠藤、蔓荆子可治疗头晕痛；石菖蒲、前胡、射干用于治疗耳鸣效佳。据病症，诸方药化裁而用取效颇捷。

**病例4：产后足跟痛**

1、刘某，女，29岁，河北省宁晋县某村人，2012年8月7日诊。

产后足跟痛6个月，甚时疼痛不能践地，晨起为重。经多方治疗后疼痛有所减轻，但反复发作，不能根除。现：足跟痛，晨起重，活动后稍减轻，穿高跟鞋则痛不能走路，右侧重，腰酸、空软不适，小腹坠胀痛，口干，舌淡裂纹，少苔，两尺脉沉极弱。

处方：补肾活血方加味。

熟地20g、川断15g、怀牛膝20g、丹参15g、骨碎补15g、元胡10g、鹿茸5g、覆盆子15g、五味子5g、巴戟天15g。5剂，水煎服，日一剂。

外用：苍耳草全草剁碎，适量加水煎煮后泡脚；白天取大片苍耳叶3、5枚，垫在脚跟处，日换一次。

2012年8月12日二诊。

药后效可，口干减，腰腹痛减，现：足跟痛依然，阴雨天加重（我们当地这几天连续下雨）舌淡裂纹，苔薄，脉沉弱。

处方：原方加青风藤10g、追地风6g、威灵仙10g、木瓜15g、透骨草15g。5剂，水煎服，日一剂。外治如前。

2012年8月18日三诊。

药后效佳，口干消失，足跟痛减轻，腰酸减，现：腰酸，足跟痛，舌淡红苔薄，裂纹消失，脉沉。

处方：8月12日方减木瓜、透骨草；加穿山龙20g、五味子3g、独活10g。5剂，水煎服，日一剂。外治如前。

2012年8月25日四诊。

药后效佳，自觉已不痛，在家还试穿了高跟鞋2、3个小时。欲巩固。

处方：鹿茸5g、巴戟天15g、五味子3g、川断15g、覆盆子15g、熟地30g、骨碎补15g、威灵仙5g、元胡10g、青风藤15g、追地风6g、怀牛膝15g、丹参 10g。5剂，隔日服药一剂，日一剂。外治如前，愈。

方药简析：临床治疗产后足跟痛内服方剂一般补肾活血、止痛即可。其关键还在于用苍耳全草剁碎，适量加水煎煮后泡脚；白天取大片苍耳叶3、5枚，垫在脚跟处，日换一次，此方法乃得自民间传授，我临床运用十数年，不但对产后足跟痛效佳，而且对于中老年人的各种足跟痛亦取得较好疗效，临证可验证之。

**病案5：荨麻疹**

1、张某，男，23岁，河北省宁晋县某村人，2012年8月21日诊。

全身起红斑、痒一年余，诊为：荨麻疹。曾多方就诊，打针、输液、服药效果不佳，现：近日加重，每傍晚全身起红斑、瘙痒，抓骚至半夜痒渐止而能入睡，服用西药抗过敏药能略微减轻，刻下：昨晚服药后，红斑大部分已消退，只剩余部分抓痕，仍略瘙痒，口干，腹胀，不欲食，倦怠、乏力，舌苔白厚而腻，脉细数。

处方：苍术6g、厚朴6g、陈皮6g、甘草6g、紫草10g、黄芩10g、制首乌10g、佩兰10g、青皮10g、红花 5g、白茅根 15g、天花粉 15g、苍耳子10g、白蒺藜15g、赤芍15g。5剂，水煎服，日一剂。

2012年8月26日二诊。

药后效佳，瘙痒基本已无，口干、腹胀减轻，现：只是轻微起红斑，即很快消退，舌苔渐薄，脉细。

处方：原方减赤芍；栀子10g。3剂，水煎服，日一剂。

2012年8月29日三诊。

药后效佳，已基本不再起红斑、瘙痒，自觉浑身轻松，饮食如常，舌红苔薄，脉沉。

处方：原方减赤芍；加生地 10g。3 剂，水煎服，日一剂。服后遂愈。

病方论：患者已患病一年余，曾在多处就诊效果不佳，服用多种抗过敏西药，虽偶有一时之效，但总是不稳定，反复发作，痛苦莫名，以致影响生活、工作。此次是经人介绍来我处就诊，时有一位同行亦在我门诊闲坐、聊天，当时，患者一进门就能明显看出其倦怠的面色、面容，就坐后，我让其伸舌一眼望去，心中便有了“平胃散”的体质状态的病象。谓聊天同行说：此患者乃平胃散证体质而并发于皮肤之病态，当取“平胃散”为主方治疗可愈。于是处方平胃散调理其体质状态，合皮肤病基本方五颜六色汤（紫草、黄芩、制首乌、佩兰、青皮、红花、白茅根），由于其以红斑、瘙痒为主症，故再加入苍耳子、白蒺藜以止痒，加天花粉生津以止口渴，随证加入或赤芍、或栀子、或生地，以清热凉血消除红斑。药证相对，起效迅速，服用10余剂即使疾病解除，后又多次随访不再发作，此亦是行医中的一件乐事，故此整理成文以飨诸同道。

**病案6：感冒后继发打鼾一例治验**

王某，女，35岁，河北省宁晋县人，2012年2月26日诊。

诉：近2周来严重打鼾，声震全屋，以致家人无法正常休息，甚是苦恼。起因为2周前外感，鼻塞、咽痛、头蒙，经治疗外感愈。遗留咽部不适，打鼾。多处求治效果不佳，找我就诊。现：除打鼾外，咽部不适，口干，手指关节处皲裂，平素白带多，外阴刺痒，舌苔花剥，脉细，查见：扁桃体和悬雍垂肿大（但不甚红肿）。据症辨为：阴虚火旺，余毒不解，攻窜咽喉，以致气道不利，肌肤失养，妇科受累。治宜：滋阴降火，解毒散结。处方：引火汤加味。

熟地30g、巴戟天10g、五味子5g、茯苓6g、麦冬10g、夏枯草15g、连翘10g、大青叶10g、蚤休15g、元参15g、浙贝母10g、桔梗6g。5剂，水煎服，日一剂。

2012年3月3日二诊。

服药5剂，打鼾略减轻，手指关节皲裂明显减轻，查见：扁桃体下端及悬雍垂肿大略减轻。舌苔花剥处微长薄白苔，脉细。

处方：熟地30g、巴戟天10g、五味子5g、茯苓10g、麦冬10g、夏枯草15g、连翘15g、蚤休15g、元参15g、浙贝母10g、桔梗6g、车前子10g、竹茹10g。5剂，水煎服，日一剂。

2012年3月9日三诊。

药后效佳，现：打鼾大为减轻，妇科白带、刺痒亦大为好转，手指关节皲裂痊愈。咽喉似有粘痰不适感，舌苔微白腻，脉细濡。

处方：熟地30g、巴戟天10g、五味子5g、茯苓10g、麦冬10g、夏枯草15g、连翘15g、蚤休10g、元参15g、浙贝母10g、桔梗6g、炒牛蒡子10g、藿香6g、佩兰6g。5剂，水煎服，日一剂。服完后诸症均失，愈。

按：感冒后继发如此严重的打鼾，阅历所及，实属罕见，余临床多年，仅遇此例。从其症状表现来看，该患者平素应该就是阴虚火旺之体，感冒后余毒未清，虚火、余毒合邪，以致咽喉、气道不利而鼾声雷鸣。方用引火汤滋阴清热，引火归元；连翘、蚤休、元参、夏枯草、大青叶解毒散结；浙贝母、桔梗，利咽化痰、畅通气道，又可引药入肺经。二诊、三诊随证加减之药，其中，车前子配竹茹可利水消痰，减轻咽、喉、气道之水肿状态，炒牛蒡子利咽消痰，藿香、佩兰芳香化湿浊。诸药相配滋阴清热、解毒散结、通利气道、滋养肌肤，一方而使诸疾均消，愈如此顽且复杂之证，亦是行医过程中一件兴事，记之以飨诸同道。

**病案7、夜半失眠一例治验**

胡某，女，33岁，河北省宁晋县人，2012年1月15日诊。

诉：夜半失眠2年半余，近1个多月来加重。2年多来每年冬至至来年夏天病情加重。患病以来曾多方诊治，遍服中西药，效果不佳。经人介绍，就诊我处，现：每晚12点左右准时醒来，再难以入睡，至早上5点左右困意袭来，可略睡一会，甚是苦恼。乏力，烦躁，舌苔微腻，右尺脉沉弱。据症辨为：胆腑郁热，阴阳不相接续，阳不入阴，而致失眠；湿浊内郁，清阳不展，而失眠、烦躁、乏力症见。治宜：调达气机，接续阴阳；化湿升清，安神解郁。处方：柴胡三仁汤加味。

柴胡12g、黄芩6g、党参10g、甘草10g、半夏12g、杏仁6g、白豆蔻6g、苡米20g、郁金15g、夏枯草30g、炒枣仁20g、葛根15g、夜交藤30g、预知子12g、合欢皮15g，姜枣为引。5剂，水煎服，日一剂。

2012年1月21日二诊。

药后效佳，诉：服药当晚即整夜安睡。现：夜半失眠消失，自觉上火，口唇干燥脱皮，情绪不稳定，易着急，舌淡苔腻，脉沉。

处方：柴胡10g、黄芩10g、党参5g、甘草10g、半夏6g、杏仁10g、白豆蔻10g、苡米10g、郁金15g、炒枣仁15g、夜交藤30g、预知子12g、合欢皮15g、连翘10g、栀子10g、丹参20g。5剂，水煎服，日一剂。

2012年1月28日三诊。

药后自觉舒畅，诸症均消，欲再服几剂中药巩固。

处方：柴胡10g、黄芩10g、党参5g、甘草10g、夏枯草30g、半夏10g、杏仁10g、白豆蔻10g、苡米10g、炒枣仁15g、夜交藤30g、预知子12g、合欢皮15g、连翘10g、栀子10g、丹参20g。5剂，水煎服，隔日服药一剂以巩固疗效，随访至今，安睡良好，愈。

按：本例患者夜半失眠，且冬至日至夏至日加重，具有规律性。此病证，中医一般认为是胆腑郁热，阴阳气不相顺接，阳不能按时入于阴所致。余在跟随恩师赵振兴老中医学习期间曾讲述过，此类病患临证用小柴胡汤加减治疗，可获奇效。据患者的临证表现来看还有湿阻清阳不升之证。临证用柴胡三仁汤疏解胆腑、清宣湿阻、调达气机，方中半夏、夏枯草夏至日采收，均为得天地阴阳气之半，用之为引经；炒枣仁配甘草山东德州孙朝宗老中医用于夜半子时所发疾病的调治有良效；葛根、郁金可升清阳化湿浊；夜交藤、合欢皮能解郁安神。二诊时情绪不稳、湿邪仍盛，用小柴胡合恩师赵振兴老中医自拟夜交藤预知子汤（夜交藤、预知子、合欢皮、连翘、栀子、丹参），此方专门用于七情为病，情绪不佳之调治，效果奇佳；再加三仁以增强化湿之力。诸方药合用共凑调达气机，接续阴阳；化湿升清，安神解郁之效，方证对应，从而使患者在服药当晚即解除失眠之苦，可见中药疗效慢之论可以休矣……

**病案8：夜半胃脘疼一例治验**

周某，女，28岁，河北省宁晋县某村人。2012年12月10日诊。

诉：夜半胃脘疼半月余。二胎生产后21天。因生产后几天内和家人闹情绪，而致乳少，剑突下不适，初未在意，后逐步加重，现：夜半胃脘部疼痛剧烈，以致不能入睡，剑突下压痛，偶尔身感寒热，口微干，乳汁减少，大便干结，舌淡苔白，脉弦。证属：胆气郁滞、胃土不伸。治宜：疏胆调气，止痛，通乳。

处方：柴胡12g、半夏10g、黄芩10g、党参10g、甘草5g、郁金15g、金钱草30g、炒枣仁10g、元胡10g、漏芦10g、路路通15g、桔梗6g。3剂，水煎服，日一剂。

2012年12月14日二诊。

药后效佳，夜半胃脘疼消失，现：晨起口干，乳汁仍少，大便已通畅，舌淡苔薄，脉微弦。

处方：柴胡10g、黄芩10g、半夏3g、党参15g、甘草5g、郁金15g、金钱草15g、漏芦10g、路路通10g、桔梗6g、蹄甲15g、王不留15g、炒枣仁6g、元胡6g、当归15g。5剂，水煎服，日一剂。

按：该患者缘起于生产后又着急，情志不畅，而致气机失调，胆气不舒，胃土被克，依据中医子午流注与脏腑配属关系分析，子时为胆经旺，胆气被郁，故子时发作。我们处方用小柴胡疏调肝胆气机，炒枣仁配甘草山东德州孙朝宗老中医用于夜半子时所发疾病的调治有良效；加郁金、金钱草可清利胆腑，消除胆腑郁热；元胡活血止痛；漏芦、路路通、桔梗，通经下乳。诸药合用可疏胆调气，止痛，下乳。服药三剂即取得佳效。二诊主要处方以通经下乳为主，服药8剂收功。可见药证相应，即可取得效佳。

## 12、周定夺医案医话8则

周定夺先生是四川省荣昌县赖溪河畔万灵镇老街生化堂的坐堂老中医，行医乡里40余年。

**1.重症头痛一例治验**

胡志秀，女，28岁，重庆市大足县珠溪镇沙坝人，2008年1月6日初诊。

初见所见：自诉头痛昼夜不止，夜不能寐，痛剧时欲撞墙壁、眩细弦而数，舌光红稍绛。此肝木之气升华太过也，法宜平汗泻火，滋阴潜阳，针药并上。

针刺取穴：神门、后溪、合谷、列缺。

中药：生地、石膏、牛膝、牡蛎、石决明各40g、天麻、白芍各60g、杭菊、白芷、川芎、黄连、白薇、藁本各10g。

以水煎服，3次1日，夜1服

2008年1月12日2诊：

经服上方，针刺后，白天头已不痛，唯晚上还痛，少寐。宗前法继用滋阴潜阳，清火平肝。

白芍、天麻各60g、制龟板粉、石决明粉、龙牡粉各30g，白术、当归、白芷、川芎各20g、钩藤勾、菊花各15g，（后下）肉桂、黄连、石菖蒲、北细辛、甘草、法半夏各10g。煎服法同前、针刺穴位亦同前。

此例患者至今未复发头痛已近两年矣。

**2.李素华阳虚欲绝案**（2003年6月20日—7月25日）

患者女性，69岁，住重庆市永荣矿务局工人村跃进门边。初诊日期为2003年6月20日。我当时在她对面楼下行医。她住对面5楼。我初到那里不久，当地人对我不了解，抱着找我试一试的想法来找我的。此患者的孙女儿在某医院当护士，故老人在医院多次接受治疗。但这次效果特不佳，故出院在家，一面做最坏打算，一面门诊用药修养。

初诊所见：见患者对面坐着，低头瞑目，气息微弱。半响方答言，对面几乎听不清。询之病人多卧而喜向壁。舌淡而薄，手足逆冷。仲景《伤寒论、少阴病脉证病治》篇谓“少阴之为病，脉微细，但欲寐”是也。欲寐者，非真寐也。此患者少阴证形悉具，宜急治之，以救其将亡之阳也。方如下：

制附片 30g、人参 30g、黄芪 60g、干姜、紫河车、杜仲、炙甘草各 20g、鹿茸片、肉桂、木香、五味子各 10g、文火煎两小时服之。

6 月 23 日复诊：脉稍起，阳气稍复，继进前方加熟地 30g。

6 月 26 日 3 诊：神气稍佳，头已稍能抬起，脉息稍起。更以前方服之。此后一月之间共服药 10 剂。其间药物均以上方为轴心，稍事调整，患者一天天好转。嘱其饮食应多吃易消化，富含营养，这可以炖点羊肉、当归、人参之类少少服之，两月以后即能正常起居生活了。此例用西药恐难治愈，治疗恐是其不足之处也。

**3.邬兴琼因饮证致阳虚证治**

患者女性，45 岁，住荣昌县永荣矿务局工人村跃进门公路边。2003 年初我在工人村行医，常走其门前过，见其门口常有一中年胖女人卷缩于一张椅子上。面目常呈浮虚，其体甚为臃肿之样子，少见其起立行走。大约在 3 月份，她来到我诊所咨询看病。

自诉其年轻时做搬运工，体力甚好。前几年开始起病，开始时感觉消化不良，咳嗽痰多，有时呕吐清口水，常患腹痛腹胀。上楼行走痿软无力。多次住院治疗，效果不理想。最近几年花去医药费数万之多。最近两年似有加重之感觉，哪怕三伏天均要垫棉衣被之类物品于背部方能入睡。头部怕风常戴上帽子，背心不垫则恶寒。心电图、B 超、CT 检查均无异常发现。

据病史分析，结合现在脉弦细，舌淡胖齿印，及其体态症状可能为饮邪内停，阳气遏阻，脾为湿困。《金匮要略、痰饮咳嗽病脉证病治》篇经文曰：“夫心下有留饮，其人背寒冷如掌大”。邬兴琼长期背心恶寒与此极其相似。《金匮》又曰：“病痰饮者，当以温药和之”。以上似为此病人诊断、治疗之指南乎！目前医院虽有相当水平，未必对仲景之法之暗熟也。拟方治之。

桂枝、茯苓、白术、黄芪、干姜各 30g、泽泻、半夏、陈皮、人参、五加皮各 20g、辽细辛、炙甘草、吴茱萸各 10g、五味子 5g、红枣 10 个。

上药合和以水煎服，3 次 1 日，夜 1 服。生姜一大坨、同煎按上方增损大抵治疗两个月服药约 10 多付，加上气血循环机理疗，病减，胃口气力均有增加，按方配制一剂散剂大约坚持服用了两、三个月，病情彻底解除，身体健壮站立起来都比以前高大得多了。

以上顽症，仲景法治之而愈，不知目前西医用何法解决如此病证？依愚之见这应当算中医之一大优势吧！

**4.吕兆坤头痛案**

吕兆坤，女，75 岁，重庆大足县沙坝乡人，2003 年 6 月 13 日初诊。

形瘦肢麻，脉细涩而舌乾，气息低微。前额、后勺、两颊、巅顶俱痛，时值盛夏。此经脉之病累及气血，血热致淤已显，宜凉血散血，养阴以和阳，兼祛六经外邪为治也。

当归、白芍、生地、麦冬、百合各 30g、丹皮、赤芍、丹参各 20g、白芷、藁本、川芎、石菖蒲、甘草各 15g、桂枝、柴胡、细辛各 10g、牛膝 40g，石膏 90g、牡蛎 60g、菊花 12g、苦丁茶 12g，水煎服之。3 次 1 日

6 月 9 日复诊：头痛大减，精神转佳，舌上已转润，以前方增损用之。石膏 60g、牡蛎、石决各 40g、当归、生地、麦冬、石斛、元参、赤芍、丹皮各 20g、人参、菊花、苦丁茶、牛膝、川芍、白芷、香本、羌活各 15g、甘草、桂枝、五味子各 10g 合以水煎服之。3 次 1 日

病愈如初。

**5.面风治疗 2 例**（面神经麻痹）

例 1：赵成书，女，52 岁，重庆市大足县人沙坝乡下坝村 2 社人。2004 年 7 月 5 日初诊：发热汗出，口渴饮冷。口角流涎，右眼不能闭全，口角歪斜，自诉面部麻木而痛。此面风之症，加之阳明热盛。先针刺合谷、曲池、地仓、听宫、攒竹、颊车、翳风。

中药方：石膏 90g，知母、生地、黄芩、竹茹、牛膝、虎杖各 20g、防风、荆芥、丹皮、赤芍、僵蚕、地龙、白附子、陈皮、生甘草、各 10g、石菖

蒲、野菊花各15g，和以水煎服。日3次，夜1服，老姜一大坨为引。

7月7日2诊，面瘫稍舒，中药按前方增损，针刺同前。

中药方：石膏60g、生地、虎杖、牛膝各30g、天麻、金银花、野菊花、地丁草、黄芩、竹茹各20g、荆芥、防风、白芷、僵蚕、地龙、丹皮、赤芍、生白附子、台乌、陈皮各10g，和水煎服。3次/日，老姜一大坨为引。

7月11日诊，面瘫基本缓解，余症亦退，按前法损益之。石膏60g、知母、生地、白芍各30g、野菊花、台乌、生白附子、僵蚕、川芎、枳壳、桔梗各10g、丹皮、赤芍、生首乌、虎杖各15g、甘草5g，以上三方皆以生青葱管为引。本方服2剂，煎服法同前。老姜一大坨为引。

服以上四付中药后，病即痊愈，至今五年未复发。

例2.王成英，女，51岁，重庆市荣昌县人。2007年3月3日初诊：

初诊所见，口眼歪斜。患者素体较弱，因近日外出乘摩托吹风受寒而起病。时值冰冻雪灾之际，即《经》之所谓："邪之所凑，其其必虚"是也。诊其脉细无力，舌淡而薄，宜益气养血，祛风散寒，解毒通络，剿抚兼施，方为上策。辅以针刺用补法。针风池、曲池、颊车、地仓。中药方如下：

黄芪60g、人参、白术、天麻、当归各30g、川芎、台乌、桂枝、羌活、防风各20g、陈皮、制白附子、制南星、僵蚕、全蝎各10g、枳壳、木香、甘草各5g，合和以水煎温服之。3次/日。以上方增损5剂而愈，至今未复发。

**6.罗太荣咳血数年足冷至膝治验**

患者女性，时年40岁，大足沙坝乡马王村人，1982年4月初诊。

患者多年咳嗽痰中带血，常注射青、链霉素。中西药杂服久矣，而脚下独冷至膝盖，双脚放在别人身上方能入睡。故走亲戚常需一人独卧。近日咳嗽频频，痰粘不易咳出。咳出之痰带血丝。来治时，思治上部疾病时，可否来带足冷同时兼顾？想必应在清肺热，温下元的之则上再加交通升降之品，古人云："百病生于气"。"升降出入"四字乃气的运动形式，故治应本着"调其气，使之平也"的原则立方，虽无十分把握，不妨试之。拟方如下：

北沙参、麦门冬、生地黄、霜桑叶各20g、茅草根、旱莲草、百合、百部各15g、甘草、五味子、仙鹤草、竹叶各10g、附片、肉桂各20g、肉苁蓉、干姜炭各15g、牛膝40g、苏子20g、葛根、柴胡各30g。

上药合和之，水煎服，日3服/夜1服。服上访后果然有效，足冷略有减轻，咳血亦未加重，连服四、五剂，多年之怪疾竟然消除，真正意想不到之效果。夫用药如用兵，有正面强攻，有出奇制胜之法，此真出奇制胜之战法也。

**7.姜世美胃脘痛治验**（1983年2月10日初诊）

姜世美，女，28岁，大足县沙坝乡柏木村人。就诊时自诉在卫生院治胃痛病时，医生给开了干酵母、土霉素、阿托品。病肌肉注射青霉素加庆大霉素。行走不敢稍快，胃脘压痛、刺痛痛连季胁。不大便已数日，但无便意，无矢气。思之，恐为用药未当，不然何故加病，坐滑竿抬来就诊？

诊为胃气不和，气滞血瘀，腑气不畅。恐未阿托品之类误矣。方如下：

旋覆花包煎30g、代赭石40g、丹参30g、降香15g、桃仁冲、大黄、芒硝、甘草、台乌、青皮、海螵蛸各10g、三七根、鸭内金冲、鸡内金各冲15g。

上药同煎3次1日

2月14日复诊：病情已缓解，大便已通，干稀适度，胃已不胀气。季胁仍有痛感。

制香附子15g、吴茱萸5g、柴胡、白芍、旋覆花、丹参、当归、女贞子各20g、三七根、丹皮、桃仁各10g、大黄、芒硝、甘草各5g、麦芽、山楂各15g。

上药合和以水煎服之愈。

**8.何冬梅腹痛案**

何冬梅，女，36岁。

患者腹痛日久，以脐周及左下腹为多发部位，脉沉涩略带弦象，按之痛者为实。大便间有数日一解之时，疼痛时而稍缓解，已大约一年之久。常服抗生素和止痛药。余无典型症状。余思之可能因大肠中寒热积久，里层黏膜有可能肿胀，故腹痛时好时重。按六腑以通降下行为顺，若能时时保持通畅，大概不至于此吧。

2010年12月3日处方如下：桑皮、黄连、白头翁、黄芩、虎杖、枳实、薤白、白蔹、柴胡、通草、生首乌、赤小豆、败酱草、野菊花、银花藤。

此以仲景白头翁汤法则加桑白皮以清肺，白蔹以从内层黏膜敛皮清热。柴胡一味，《本经》谓有推陈出新之力。另外败酱草、赤小豆等则有排肿脓之功。合而用之，共奏清肠行气之效。以上方服2剂。

12月7日复诊病情稍减，用方如下：（二诊）

白蔹、白头翁、黄柏、当归、白芍、防风、白术、党参苡仁、红枣、玄参、柴胡、枳壳、木香、苍术。以水煎服，每日服3～4次。

二诊苦寒药有所减少，加用和血健脾之品，以护中气，不使过用苦寒以伤脾胃之气。连服3剂后腹痛基本痊愈，至次年未复发。唯三诊时身上出疹子以上方去参、枣、白术，加升麻、紫草皮、白蔹、牛蒡子、荆芥以疏散之。

**9.罗仲壁久咳不愈案**

罗仲碧，女，47岁。2011年4月27日初诊。

咳嗽约两月，时好时发，肿中、西药乏效，刻诊所见：咳嗽频频，甚觉无奈，刻诊所见，面色黄萎，脉细数，舌苔薄白微腻，自诉胃脘胀满不适，昼夜如故，但按之软而不痛，此痞气也，《经》云：“五脏皆能令咳，非独肺也”。又曰：“胃咳之状，咳而呕”。此例患者虽不呕，但喜呃气。思之乃胃脘堵胀，使膈肌抬高使然。

以半夏泻心汤加减治之。

姜半夏15g、黄连15g、枯芩20g、茯苓20g、紫苏叶30g、厚朴20g、枳实20g、白前20g、紫菀20g，水煎服。2剂痊愈。

按：“见咳休治咳，方是医中杰”，乃不虚也。故医无他求，唯对证下药而已，但必须认真分析病之本原，方不误也。

**10.张仁福前列腺增生治疗经过**

张仁福，男，74岁。211年5月12日初诊。

此例患者系退休工人，于2010年上半年即在海棠医院等处检查治疗，开始以排尿困难为主要症状，既后则大便难解，多次插管导尿，2010年下半年导尿管保留了四、五个月之久，患者感觉痛苦不堪。

我从10月份接手治疗，其治法多用中医汤药内服治之。

此病医院诊为前列腺炎，前列腺增生，但治之乏效，导尿管长期保留，拔之则二便俱塞。初诊见其脉弦沉而细，以尺脉尤甚，舌紫暗淡漠，加之严冬，阳气衰微可知，西医长期治之消炎，恐非的当。当以温阳以治其本，佐以补中升陷，用提壶揭盖之法，共奏通便复元之效。现举一代表性之方剂如下，医者若遇此等症侯，可酌情增损。

黄芪60g，肉苁蓉30g，锁阳30g，白术20g，茯苓20g，路路通20g，冬葵子30g，生首乌20g，干姜15g，附片15g，桂枝20g，人参20g，柴胡15g。

以水煎服，以上方增损治疗一月，亲自拔掉所插数月之导尿管，至今半年有余，未见二便闭塞之象。如此看来，当今以西法治疗所谓前列腺疾病，疗效远逊于中医也，中医认为“肾主二便，开窍于二阴”，这就是明证。

**11.卢淑伦心跳心慌治疗经过**

卢淑伦，女，43岁。

此例患者从2010年8月28日起，经人介绍来我处就诊。一直服药至211年2月1日，历时半年，服药约50剂，病情渐趋好转，现已三个月未服药。

主要症状：语言急促，呈现焦急躁之表现，心慌心跳呈阵发性加重。多梦善恐，卧不安稳，头痛。舌红绛，苔薄黄，脉律不齐。经医院检查，有：左心房正常高值，室间隔增厚，主动脉活动度下降，三尖瓣足部性返流等。

2010年8月28日初诊：脉细数不齐，舌红略绛（如上）处以下方：

生地30g，白芍30g，合欢皮30g，夜交藤30g，人参20g，麦冬20g五味子10g，龙骨、石决明、牡蛎各40g，石菖蒲、炙远志、枣仁各15g，川芎10g，郁金10g，山栀仁15g，石膏60g，知母20g。水煎服。3次1日，共3剂。

9月12日二诊：石决明、龙骨、牡蛎各40g，茜草根、乌贼骨各15g，北五味10g，人参、枣仁各15g，天冬、白芍、夜交藤、百合各30g，独活、寄生、当归、丹参各20g。煎服法同上，共5剂。

9月23日三诊：上方加合欢皮30g，远志15g，郁金 15g。共 4 剂。

2010 年 10 月 10 日四诊：生地、百合、北五味、炙远志、酸枣仁、白芍、生地、天冬、龙骨、牡蛎、石菖蒲、山茱萸、蔓荆子、白芷、牛膝、辽细辛。煎服法同前，4 剂。

此例患者按以上 4 次诊断用药，每次略有增损，出入不大，共开药 10 次，大约 50 剂左右，病情大有改观。从 2010 年 8 月服药至 2011 年 2 月 19 日以后，即停药调养，心态已趋平和，失眠、多梦、善恐诸证大减。

**12.雷登英留饮案**

雷登英，女，40 岁。211 年 8 月 5 日初诊。

患者长期短气呛咳，或诊为慢性咽炎。自诉有时喝冷水，吃水果后心中难受，背冷，有时得热棉布（夏天）方才安卧，脉弦细，体瘦。仲景《金匮要略·痰饮咳嗽病脉证并治》曰："夫心下有留饮，其人背寒冷如掌大"患者尚有巅顶痛、头眩等症状，故按饮证处以下方：

桂枝 20g，羌活 15g，防风 15g，茯苓 20g，白术 20g，椒目 10g，大枣 20g，附片 6g，藁本 20g，甘草 10g，当归 15g，川芎 10g，独活 15g。水煎服，3 次 1 日，生姜引。

8 月 8 日复诊，病情已减，宗前方增损。

茯苓 30g，桂枝 20g，白术 20g，炙甘草 10g，泽泻 15g，椒目 10g，猪苓 10g，附片 10g，川芎 10g，当归 20g，独活 15g，石菖蒲 10g，红枣 20g，生姜一块，煎服法同上。

（刘世峰整理）

# 13、姬领会医案 6 则

编者按：姬领会是山东淄博绿云堂民间中医，他毕业于陕西中医学院，有丰富的临床经验，已经出版几部学术著作，2012 年 7 月由中国医药科技出版社出版的《其实中医很简单》；2012 年 9 月由人民军医出版社出版的《中医师秘藏的小验方》；2013 年 2 月由中国医药科技出版社出版的《其实中药不难学》；2013 年 5 月由中国医药科技出版社出版的《厨房里的中医》；2013 年 6 月由人民军医出版社出版的《读医案学中医——中医是怎么看病的》。2014 年 4 月由中国医药科技出版社出版《三个月学懂中医》一书。

1、胃气上逆

李某，女，60 岁，2013 年 8 月 22 日初诊。

患者自述自觉有气从胃中上升一年余，先后看过多医，用药后有效，停药后病情如故。现主症：自觉有气从胃中上升，饭后胃中满闷不适，大便时干时稀，余未见明显不适，舌质淡苔白稍干，脉虚。

处方：生黄芪 60 克　葛根 30 克　代赭石（先煎）60 克　炒神曲 30 克　炒麦芽 30 克　炒莱菔子 30 克　炒山楂 30 克　炒鸡内金 10 克　生地 30 克　玄参 30 克　厚朴 30 克　艾叶 10 克。

五剂，日一剂。水煎取汁 400ml，分早晚两次饭前服。

8 月 27 日复诊，自述喝药的第二天，大便三次，感到全身困乏无力，但今日只大便一次，质稍稀，且自觉精神了很多，胃气上升的情况减轻，饭后的满闷感也明显减轻。舌质淡苔白，脉较虚。

处方：生黄芪 60 克　茯苓 30 克　山药 30 克　葛根 30 克　代赭石（先煎）30 克　炒神曲 30 克　生麦芽 30 克　生姜 30 克。

五剂，日一剂。水煎取汁 400ml，分早晚两次饭前服。

**按：**这个病例中的胃气不降主因胃中有积食，而胃中的积食却由脾虚运化失常所致。标本同治，以大量的黄芪补气健脾以治本，以代赭石、厚朴、炒"三仙"、炒鸡内金消食导滞以治标；苔白，说明有寒，则以艾叶温之；舌苔稍干，说明阴血不足，则以生地和玄参滋补阴血。滋补阴血之后，也可增强导滞时的润滑之力，使积食易下，有增液行舟之说；大便稀，则以葛根升提止泻，并防止代赭石和厚朴的降泄太过。

用药之后，积滞外排，虽有大量的黄芪和葛根的升提，但仍"大便三次"。由于泄泻伤气，故而，就出现了全身困乏无力的情况。后面由于积滞基本已经完全外排，且在黄芪和葛根的升提之下，大便次数相对减少，三四天只大便了一次，人也有精神了。

随着积滞的外出，胃部的不舒服也明显好转，故而，二诊时以健脾治本为主，消食导滞为辅，加有生姜，一方面能止胃气上逆，另一方面也能温胃而平“苔白”的病性之寒。

**2、胃炎**

王某，女，50岁，2013年8月25日初诊，

自述8个月前因生气后出现胃部堵闷，后一直治疗，但未愈，现主症：胃脘胀满不适饭后加重，恶食生冷食物，大便难，余未诉明显不适。舌质稍红苔白稍厚，脉实紧。

处方：代赭石（先煎）60克　玉片30克　厚朴30克　生白术60克　炒麦芽30克　炒山楂30克　炒鸡内金10克　吴茱萸10克　艾叶10克　生姜30克　肉桂（后下）30克　生地30克。

五剂，日一剂。水煎取汁400ml，分早晚两次饭前服。

8月29日复诊，自述胃部的堵闷感基本消失，大便也基本正常。于是嘱咐其用“生白术60克，生麦芽30克”煎水喝，日一剂，连用一周巩固疗效。

按：这个病证和前面的病案有相似之处，就是都有积食存在，不过，这个病例中反应的是以邪实为主。

虽然因生气引起，但是，气郁的表现并不明显，结合舌脉，我们知道现在病人的所苦是积食内存，寒邪滞留，故而，治疗时消食导滞，温胃散寒。处方加用生地，一方面是消除大量的热药可能产生的“火”，另一方面是润滑胃肠，使得导滞更顺；处方中加用大量的生白术，通便的同时补气，使得导滞有力。由于用量较大，故而，效果很好，二诊时以生白术补气通便而除滞，以生麦芽既可以帮助消又可升发肝气而解郁，两药同用，起到了消除积滞的作用，同时更用其药性之温来平病性之寒，因此效如桴鼓。

**3、下肢静脉闭锁不严**

于某，男，46岁，2013年8月5日初诊

自述双下肢肿胀无力5年，西医检查后诊断为下肢静脉闭锁不严。平素还有心脏不适。舌质红苔后黄厚，脉滑数。

处方：黄柏30克　玄参30克　生地30克　白芍30克　滑石30克　车前子（包煎）30克　萹蓄30克　瞿麦30克　生黄芪60克　葛根60克　七剂，水煎取汁400ml分早晚两次服，日一剂

8月13日复诊，自述腿肿稍轻，但仍无力。舌脉同前。

处方：葛根120克　生黄芪60克　升麻10克　桔梗10克　车前子（包煎）30克　滑石30克　萹蓄30克　瞿麦30克　白芍30克　黄柏30克。

七剂，日一剂，水煎服。

8月21日三诊，自述腿部的肿胀消失，腿也较前有力。舌质淡红，苔薄黄，脉虚较数。

处方：葛根120克　生黄芪90克　升麻10克　桔梗10克　车前子（包煎）30克　滑石30克　当归30克　七剂，水煎服，日一剂。

8月28日四诊，因自述腿较轻快且有力，上方去滑石，嘱咐病人继用半月以巩固疗效。

按：中医治疗西医之名，更多的是看其表象，并根据表象来辨证论治。这则病案，从中医上来说就是气虚津液布散失常所致，故而在治疗时补气升提且清利邪水。一诊时的处方，以黄芪和葛根补气升提；以车前子、滑石、萹蓄、瞿麦清利邪水；以黄柏清热燥湿；以玄参和生地补充津液而使气有所藏；白芍滋阴的同时更能利尿。全方同用，标本同治。

后面的治疗，以扶正为主，祛邪为辅，从而基本治愈西医认为不好治的病证。

**4、乳腺增生**

郦某，女，42岁，2013年8月24日初诊。

自述患有乳腺增生，疼的厉害，还有子宫肌瘤。检查发现双乳外上象限有多个结节，腋下淋巴结肿大。舌质淡红苔薄黄，脉弦滑。

处方：陈皮30克　白芥子30克　桂枝30克　枳壳10克　益母草30克　泽泻30克　当归30克　路路通10克　王不留10克　海藻30克　昆布30克　瓜蒌30克　马鞭草30克　七剂，水煎服，日一剂。外用膏药贴敷。

8月30日复诊，自述用药后疼痛消失。嘱咐其继续外用膏药贴敷以消除增生结节，内服逍遥丸和桂枝茯苓丸以继续消除乳腺增生和子宫肌瘤。

按：乳腺增生，临床常见，中医治疗，更多以理气消痰为主，效果不错。这则病案，从舌和脉上来看，为气滞痰凝所致的不通则痛的乳房疼痛，治疗，当然理气除痰。处方中海藻昆布消痰散结、路路通和王不留理气除痰，这几味药是临床常用的。桂枝配白芥子，通脉除痰，为经验；陈皮、枳壳和瓜蒌理气除痰；益母草、当归，活血补血，以防理气和除痰对血的伤害；泽泻和马鞭草，泄热除郁。全方共用，祛邪扶正，结合膏药外用，故而收效甚好。

逍遥丸，理肝气补肝血；桂枝茯苓丸，活血通瘀。两药同用，对于乳腺增生、子宫肌瘤效果较好，故而，可长用以收功。

**5、痤疮**

刘某，男，27岁，2013年8月23日初诊。

自述脸上起红疹好几年了，彼伏此起，很是烦人。舌质紫暗苔白，脉滑紧。

处方：制附子（先煎）30克　肉桂（后下）30克　吴茱萸10克　黄芩30克　生甘草10克　双花10克　蒲公英60克　滑石30克　车前子（布包）30克　川芎30克　丹参30克　马鞭草30克　七剂，水煎服，日一剂。

8月30日复诊，红疹已不再起，且旧有的红疹其颜色明显变淡。原方七剂。

9月10日三诊，红疹颜色变已逐渐变淡，偶尔中间起个小红疹，但很快就消失。故嘱咐其单用肉桂5克泡水代茶饮。

按：痤疮，临床常见，多因下寒引起的：中医认为心火在上，肾水在下，水火相交，人则平安无事；一旦肾水寒凉，不能正常的吸引心火下降，则一部分心火则炎上，产生病证，比如口疮、痤疮等。本案病人就是因为下焦寒凉而导致的上焦有热，治疗时标本同治，上下同调，以附子肉桂温热下焦；以吴茱萸温暖中焦而使上下之气同；以黄芩、双花、生甘草、马鞭草和大量的蒲公英清上焦之热，以川芎和丹参活血通脉，消除舌紫的血瘀现象；以车前子和滑石利尿泄热，使得上焦之热有所出路。故而获效很好。

后用肉桂泡水代茶饮，一方面起到治本的作用，另一方面引火归元，使得上焦之火热下行，还有一方面能活血通脉而消除血瘀现象，一药三用，巩固疗效。临床上见到的很多顽固性口疮病人，只要舌质不红的，也可以经常用肉桂泡水代茶饮，效果不错。

## 14、曾宪寿治疗白血病案例经验

编者按：云南民间中医曾宪寿先生行医几十年，有很丰富的临床经验。今选择其原生态的治疗白血病的感悟，供大家参考。

患者覃×× 男 43岁 患者于2013-09-03因为咳嗽、气促3天到县医院检查治疗1天。查体：T37.4℃，P82次/分，R23次/分，BP122/77mmHg等。原有腰椎间盘突出病历。

入院诊断：1.社区获得性肺炎 2.腰椎病 但抗炎及止咳治疗不效后，即转上级医院检查治疗（详见后附的出院记录）。

患者于2013-09-07入住柳州市某医院。

查体：T37.4℃，P92次/分，R20次/分，BP101/60mmHg。神清，贫血貌。白细胞计数$1.13\times10^9/L$，中性粒细胞# $0.13\times10^9/L$，血红蛋白86g/L，血小板计数$54\times10^9/L$等。

入院诊断：1.全血细胞减少查因：急性白血病？再生障碍性贫血？2.肺部感染

然因抗炎治疗和诊断急性白血病，化疗过程中仍反复发热，化疗后出现骨髓抑制，重症肺部感染，伴气紧、咳嗽、咳痰，两侧大量胸腔积液，抽水减压和抗炎治疗后出现肝损，改变治疗后体温未降，仍气紧、咳嗽、咳痰，以及因白细胞计数$0.65\times10^9/L$，中性粒细胞# $0.00\times10^9/L$，血红蛋白44g/L，血小板计数$21\times10^9/L$，患者及家属因经济原因不同意输血，要求出院（经医院同意，签字后于2013-10-07出院），共住院30天。

出院诊断：1.急性粒细胞白血病部分分化型 2.化疗后骨髓抑制 3.重症肺部感染（细菌+真菌）

出院时情况：患者体温38.7℃，伴气紧，时有咳嗽，咳少量白色粘痰，感软困乏力明显，无活动性出血。查体：重度贫血貌，两下肺呼吸音弱，可闻及少量湿性罗音等（详见出院记录等）。

患者自退院回家后，因面目身黄（重度黄疸）病危而惊动其亲戚(其4岁孙儿因重度地中海贫血，经我治疗两个月，痊愈两年无复发）。即于2013-10-12由亲戚（表叔）带路，前来求助。但对于何时导致胸腹发热不详（病势过于危急，未及细究）。仅仅诊察、问明自从得病至今，口干口苦、便秘，以及当前体温39℃（每天上午，近日下午高达41℃。最难受是胸闷、胸痛、心跳、气紧、咳嗽、咳痰、视力渐失），脉浮大数（心率117次/分），舌质过红之中，兼见整个舌体表面显现一层晦暗色（舌体中根部的唬人暗色尤甚），舌苔厚白晦腻（张口呼吸）等。

我给予本例白血病患者接连服用两次药量的“自创型药引”，目的是首先将胸腹发热解除。临床上包括癌灶发热所导致的局部发热，均属病因未被压抑、病情未获控制、病势恶化进展，甚则彰显医治手段未秦佳境、突破路径未达准确、大可总结提高、尚有开拓余地的标志，极有必要于最短时间内获得解除。否则，就将预示救治失败、医家有过。

此后，必须继续服用中药方剂加减化裁，药用“六耳棱、虎杖、忍冬藤、大田基黄、柴胡、百部、郁金、桃仁、红花”等加味，连用三剂。

每剂药各煎4次，每煎1次，作1次服完；日服3次，亦即是三剂药可以连续服用4天。

每次煎药，必须严格遵守“煎沸即得”的规定，以全面保留原生物本凭据，又或是保留中草药的各自性味和建构，不被传统沿袭的煎药方法所破坏，尤忌久煎，免生变化。

时过1月，患者音讯皆无。当初我还自以为是术业不精，救助罔效而自责。未料，时至2013-11-14，患者突然亲自打来了电话，百般诉说“那草药效佳，但味苦难咽，这才勉强另寻他法。不幸越是服用他药，越是颜面暗黑、全身干枯、搔痒难忍等，要求给予体谅的继续给药……”。

我对病因的分析：百病同因，阴阳失调。不管何病，均称湿热失调。

关于阴阳的本质：我认为“阴阳=湿热”（详见网上诸辨析文章）。也就是说，中医有关阴阳关系的“阴中有阳，阳中有阴”，阴阳既无可分离，又可认识为“湿中有热，热中有湿”。则湿热即是阴阳本质。

阴阳关系：对于中医学中有关的阴阳，如果运用于说理上，依旧以阴阳相对关系作喻。诸如在人与人或事物与事物之间，若从表面现象去看，则相对于男人或女人而言，男人可喻为阳，女人可喻为阴，并且果然是“相对统一”的。但是，在人体之内与生存于自然界的不同整体当中，对于男人、女人或大气温湿度等而言，又是男人为阳中有阴，女人为阴中有阳；大气温度中有湿分，大气湿度中有热量（就算是零下多少度，依旧有其成分存在的量值或量级。否则，就与中医有关的“阴中有阳”相悖）。始能体现中医认识的阴阳蕴涵，完全与西医的所有认识，存在是否表浅、深隧或相反的巨大区别。

也就是说，在人体之内与生存于自然界的不同整体当中，并非“阴阳相对”的关系，而是“阴阳互动，或者是阴阳双涵、相互联动”的关系。故在人体之内与生存于自然界的不同整体当中，拆论阴阳，是错误的。

究其原因，主要在于人（包括动植生物）与自然界凭以变化的阴阳要素，都是以“阴阳双涵”，又或是“功能与物质”，我称之为“功能动力与物质基础”的相互联动、形影不离，作为人与自然凭以变化的基础因素或普适要素的。

而对于人与自然凭以变化的阴阳要素，实乃“功能与物质”，又或是“功能动力与物质基础”来说，整理个人的认识如下：

在大气层之内的功能动力，即是以天下太阳（此指太阳的光和热开始进入大气层以后）的阳热（阳中有阴），作为首席代表，以及地球地心岩浆热能的阳热（阴中有阳），作为次位代表。

在大气层之内的物质基础，即是以地上属于阴湿性质之一的水源，作为自然界的首席代表，以及大气层之内的气化升降，作为自然界的次位代表。

在人体之内，又或是在生存于自然界的不同动植生物个体当中的功能动力，即是以自体命火的阳热，作为首席代表，以及天下太阳（进入大气层后）的阳热（阳中有阴）和地球地心岩浆热能（阴中有阳）的双重性热能，又或是外界温度，作为次位代表（接受外界影响）。

在人体之内的物质基础，即是以来自父母亶赋、先天既成之阴湿，作为人体之内的物质基础的首席代表，以及后天营养来源的双涵要素之一的阴湿类成分，作为人体之内的物质基础的次位代表（接受外界影响）。

我凭此又将之称为“阳热性功能与阴湿性物质”，简称“湿热”。

否则，在病因难题上，天下惟有中医的“阴阳失调”，既无比正确，也很难理解，又易生误导或歧义，还可有可无，更无缘寻觅阴阳在人与自然凭以相互变化的物质基础。

也就是说，中医的阴阳，又或是湿热凭以变化的物质基础，是建筑于“阴阳双涵，相互联动”之基础上的。特别是在人体之内，既更复杂，又必迎受自然气候、社会环境、人文思想、药食左右等不同影响。则“阴阳失调”，不仅是“湿热失调”，更切“有无生命的物理学蕴涵”诸实际。

我认识为“湿热失调”，可以分为三态：湿热的湿偏盛、热偏盛、湿热俱盛。

至于网上有人提出“有偏盛必有偏衰”的问题，我的看法是：认识上的盛衰概念，是成立的。但是，由于在人体之内的变化，涉及“有无生命的物理学蕴涵”。也就是说，在“有生命的物理学蕴涵”之范畴内，对于湿热的联动性变化，果然有其形影不离的一方偏盛，一方偏衰，又或不但是中医有谓的“阴虚或阳虚”，而且是错误见解的原因，在于误解了“阴阳学说”所致。

疗原则：清热祛湿，行气活血，疏郁通络。治则拟以保护心脑、解除皮肤风热以退高中低烧、疏通胆道阻塞以退黄疸为主，抑制咽喉炎症和改善体内环境（包括体内细菌和心肝肺肠机能）为辅，润肺止咳为佐，恢复视力为佑，通便为使等溶为一炉。作为逆转危急病势的关键转折点。

具体到该患者的治疗，在当代，人多被科学洗白了脑袋的前提下，无论如何也很难避免人家对中医药疑神疑鬼的心志选择性动荡。原来，患者在连服两次药量的“自创型药引”和三剂（可服用 4 天）主治药以后，持续月余的发热退去，黄疸无存之际，面对药效极佳与苦药难咽的矛盾，当代人绝难避免错误选择的意外。亲属们只能屈从患者意愿的“另请高明”（在初诊时我就一再辨析过“化疗是错误的抉择、错误的治疗”）了。

耳听着病人及其亲属的悲声申诉，眼望着病人面目暗黑、皮肤粗糙、周身搔痒，以及 3 人扶持病人如厕（头发遍地掉落）的气人情景，我无言以对。

按理而论，任何疑难病患者经过服用一次足量的“自创型药引”以后，必须继服主治药，除非无效而外。

在本次负气诊察和亲自动手的配药过程中，由于我的反反复复地解释，和老伴絮絮叨叨地警示病人当前的病势危机、注意事项等缘故。病人及其亲属们大约也能够体会到我已经生了气，只好唯唯诺诺地回家服药去了。

可不知何故，病人依旧拖延到 2013-11-21 才又前来复诊。并且诉说：颜面暗黑、全身干枯、头发掉落的现象大为改善，但全身的搔痒难忍，不管怎么服药也改变不大，以及依旧是苦药难咽，希望能够改用一些比较容易服用的好药。否则，他估计自己很难坚持服药，或是继续治疗下去。

唉！五尺汉子，果然比不上 3 岁小孩子。因为他的表叔俩老，当年带着身患两年多地中海贫血的孙子前来求助时，我都一概言明：中草药味苦难咽，对于 3-6 岁的小孩，多数都是在强行灌药的“灌到怕了”，这才愿意自己吃药的。而对于不少大人，经常有不能坚持服药治疗俩月左右的。

而今，病人大约尚未明白我当初提到精神与心理的巨大作用，在于认识正确度及其信念的坚定。否则，即使是一再取得好疗效，何故还会提出要求“改用比较容易服用的好药”？

我询问他：上次交待“用淘米水加盐煎沸，连续沐浴数次”有否疗效？

病人及其亲属吱唔其言地道出："到哪里去找那么多的洗米水？"

我又生气了！因为我已经一再交待过"到附近学校的饭堂去联系"。

接着询及，最近为何依旧迟来？患者说：家人无暇，过往车欲停不停（可能指无人陪护的病人全身黝黑精瘦、形象唬人，司机担心发生意外）。

"你们家不是有小车吗？"

"我们都很忙……。"

哎哟！在医院中不但花费巨大，而且一再被事实证明，那是错误选择、错误治疗，或者就说是灾难性治疗的有目共睹，尚且有暇陪护。现今既然是效优，又尚未脱离危险期，倒是那么放心地放任自流，岂非天下怪事？

于是，我除了坚持让他自己去找"淘米水加盐煎沸，连续沐浴数次"的方法，以协助解除全身痧痒之外，只好一边言明"对于重大疾病采用麻木应付的办法，一是在拿你病人自己的生命开玩笑，二是在拿我开玩笑。希望立马改正"，一边列举了附近村中的一位白血病患者的可悲下场：

她在初诊的服药3剂，意外取得了所谓"没有造血功能"的反面结果，亦即是她在已经取得饮食渐复、体能改善，不用家人扶持的晦白肤色大退、血色外现等殊效以后，竟然在复诊时反复提出：她能否在服用完这一次药以后，先"顺应医院的要求——完成最后一轮化疗"，再回来服中药？

我愤然提问："你们花费 20 多万的化疗，结果如何？是否痛过即忘？"

"……"

"那么你们还是很想'顺应医院的要求——完成最后一轮化疗'吗？"

当我得到病人的肯定回答和亲属们一致反对"再行化疗"的意见以后，就示意老伴"先停止配药"。并且轻声提问："请问天下是否真有仙丹？"

"没有听说过呀！"

"那么我再请问一下：天底下有否特效药，或是民间专病特效药呢？"

"这个？我可是真的没有听说过，不知道！"

"对你而言，此前你服过的中药，大约就是仙丹，就是特效药了。所以，如果你们在绝无仅有的疗效面前，尚且不会进行中西医治疗结果的对照，也不能明白化疗的危害。我很想再请问一下，你是否真的要去化疗？"

当病人毫不顾惜亲属众口一声的反对意见时，我当即决定：停止给药（后来，当她们村又有人过来看病时说：那个白血病患者在医院中没了）。

但似懂不懂的病人，依旧还是一再拖延的直到2013-12-03，病况又有较大改善的已经可以独自前来诉说"用淘米水加盐煎沸，连续沐浴数次"的方法以后，他全身的皮肤光滑、肤色改善、搔痒大退、体能增加而取药3剂。并且在2013-12-09，同样是几经拖延的独自前来复诊和取药3剂。

患者2013-12-24来诉，前段时间再到医院住院（检查照片）的缘故，我明知一片心总是不被理解，叹息道：好心不再做坏事就好！

2013-12-31，他独自前来的取药 3 剂，此后却迟至2014-01-17，他才来复诊时，我没好气地训了他一顿。

依据我长期突破临床难题的经验总结，认为：对于晚期癌症疑难危重病诸治无功，往往是患者依从性差，导致病体遭受错误治疗或过度治疗，药毒肆虐，每况愈下。故脏腑受损、机能减退，甚则导致病体内毒外透的出现异味、恶臭时，乃病情复杂而不被认识，阻碍正确的中医治疗，不能逆转病势。如果能够设法利用中医药，开发出"清热祛湿，行气活血，疏郁通络"的产品，既可清除病体内的生理、病理、代谢废物，又能增强胃纳，改善气机，加速废物排出。将可解除经络郁闭，打破药物倚赖等阻碍。

患者病体之内，早已急需"解诸毒、退高烧、除黄疸、止呕吐"等得力方法来控制病势进展时，若是因势利导，就能改善病体内的窘迫环境，激发胜病信心，打开治疗突破口，逆转险恶病势。

诸如清朝名医王清任的"血腑逐瘀汤"等大可启发人的蕴涵隐秘（逐方破解，医术技能，成倍提高），灵活加减，应该可以创造新方了。另外，应该忌汗，利用忍冬藤的清解皮肤风热，柴胡等的解表作用，金锁匙、大田基黄等消解咽喉炎的特殊效能，参附强心，松壳行气或活血疏络等，相互合参、触类旁通、灵活加减，当可创造殊效新方了。

## 15、毛主席保健医王鹤滨的中医经验

张毓玲

笔者带着好奇和探密心态，走近这位年已九十岁的老人，他曾担任过毛主席的保健医生和秘书，也曾兼任过朱德、周恩来、刘少奇和任弼时的保健医生，给徐向前、叶剑英两位元帅看过眼疾；也曾随傅连暲副部长为宋庆龄副主席和党、政、军要员做保健和咨询；也曾担任过彭德怀率领的军事代表团成员的医生，随访过九个当时的社会主义国家；也曾以医学交流的机会组织数人的专家，访问过美国、法国、日本的同行。他发表过 30 余篇论文、著书 30 余部，已出版 25 部，再版 5 部，交出版社 9 部书稿。

九十高龄的王老童颜鹤发，精神矍铄，仍然为人们治病解难，也获得了很多桂冠和头衔，他是权威的文化机构标榜出来的《文艺百年传世人物及封面人物》（金庸、启功、黄永王、王鹤滨），又是人民功勋艺术家、人民喜爱的艺术家三人精品集（欧阳中石、王鹤滨、刘大为），新中国书画八大家之一国际艺术大师、诗词名家等头衔，是中国科学家（NO.05.2012）的封面人物，中国艺魂（2012 年 11 月出版）的封面人物等等。

笔者此文，是想对王老在中医药方面的成就、贡献，进行研究与探索，揭示他在这方面的成果，也许人们会惊讶地看到，王老在这方面的成就也不亚于当今的中医大家。他从 1945 年到 2014 年的元月，没有间断过行医，算来已有 70 春秋。他从事过眼科、耳、鼻、喉、咽、外科、内科等工作，1966 年他自学中医中药，与中医结缘，尤其是他离休后在农村中行医十年之久，使他体会到，人民群众是一切文化艺术取之不尽的源泉，也是中医中药取之不尽的源泉，从王老的行医经验总结的文字中，也观察到他行医时的诊治经过。

从与王老的交谈中，可以看出，这位老人对祖国的医药积淀之厚，传承不断，有深刻的认识。他认为只要带着敬佩的心态，探索、研究、挖掘，就会有很大的成就。他又深受毛主席拯救中医中药的伟大智慧的感染，按伟人的教导“古为今用，洋为中用”，不懈地追求。

往事虽不堪回首，但是，苦难岁月，对于坚强的人，也许是又一次机会的开始。在非常时期，王老锁入协和医院的图书馆查阅资料，动中求静，潜心学术。后来到了干校，他举办赤脚医生培训班，讲述中西医知识。回到单位时，他摇身一变，已成为用中药治病的郎中了。他同时把握了中医的理论，中药治疗的经验，突出的疗效让人震惊。同单位的一位同事的妻子坐月子，奶水不下来，喝了一剂老王开的中药后，奶水下来了，但流个不止。他又开了一剂中药方，服用后自流水式的奶水停止了。人们说他象变戏法一样。王老又想，既然这个药方能下奶，是否还能生津液，治疗口咽干燥综合征？能否治疗精子成活率低而不育？用于临床验证，果然该药不但能下奶，也可增加精子的成活率及房事次数。这样的经验越积越多，有三位农村男子服此药后，生育了后代。

同事给了他一个治疗腿脚无力的处方，他给一位教员服，一剂药后复诊，患者有劲了，同时治愈了多年的阳萎。以后他使用此方，治疗农村中青年的阳萎病，均一次治愈。

与王老同单位的一位女同志，长满颈部的“老鼠疮”颈部淋巴腺结核，一日相遇时，看到她的颈部平坦正常了，问她，你的病怎么治好的，在她的眼中这是个奇迹，她说是中医治好的，于是他看了一叠子处方，发现其中一味中药很名贵，他想能否找到便宜的中药代替呢？当他在任丘市行医时，有位求诊的老人，说他的老伴患骨结核瘤，在家中流脓不止，于是王老送给他 30 克消结药粉，一周后老人来求药说他老伴的大腿不流脓了，封口

了……，同时的淋巴结核服药三个月治愈了，而代用品服药一周寒性脓疡就不流脓了，中药真神奇啊！王老离休后，在农村行医十年多，收获颇丰，他总结道人民群众不但是文化艺术的源泉，也是中医中药文化成果的源泉。

初步了解了王老的临床成就，对他在医学领域里的理论探索，笔者感到好奇，王老初步讲述了他的医学著作：

一、由非菌性横纹肌炎引起的疾病及特效疗法，1996年，由中国科技出版社出版了王老的医学专著《受寒性肌——神经综合症的临床表现及治疗》一书，继之2010年由中国医药科技出版社出版了专著《从肌肉来的疾病——横纹肌非菌性炎症引起的病症及其特效治疗》一书。两部著作之中，融合了中西医的有关知识，是一个集成创新的成果。

从诊治数千例患者的实践中，王老创建了一门新的学科，从头到脚百余种病症找到了快速治愈的方法，揭示现代医学中一些病因不明的病因，例如在头面部的病症，其中仅头痛一项，现代医学中的西医专家们把头痛区分为数十种之多，在王老的眼中变的简单多了，他也非常推崇老子的一句话“大道至简”。从实践中王老确认三叉神经痛在头面部和颅内的感觉，除穴位性病灶和血管畸形外，新出现的疼痛，按神经的感觉神经纤维分布的区域出现的横纹肌肿胀压痛的部位进行治疗，疼痛迅速消失。这种治疗，像阿是穴那样简单有效，并且揭示了现代西医认为头面部（包括器官）病因不清的病因，或某氏综合征的病因。例如原发性青光眼、眼鼻综合症、原发性三叉神经痛、原发性耳痛、原发性偏头痛，发作性偏头痛，口腔溃疡，未稍神经性眩晕，面部肌肉抽搐等等在引发上述病症的项、颈部、面部的横纹肌非菌性肌炎部位，（王老称病源点：治疗多迅速治愈）。由劳损引起项部横纹肌僵持，现代西医新诊断的“颈椎病”多一二次治愈，根据王老的经验，由颈推、胸推、腰推、脊椎引起的病症，不足1%，加上其它的脊髓和其感觉神经纤维病变引起的疼痛，也非常少见，绝大多疼痛的患者不低于95%（或更高），是由非菌性横纹肌炎症引起，此外大腿外侧症候群，心动过速，频发早博，胸闷，带状疱疹及其疼痛后遗症，原发性痛经，腰痛，腿痛，间歇性跛行，扳机指，手腕痛“网球肘”，掔不能上举，不能后背，不能搭对侧肩，不足蹲，蹲下起不来，小腿肚痛（转筋），脚腕痛，足后跟痛，抽筋等，都能迅速解除痛苦。

通过临床实践，王老认为酸、胀、木、麻等是痛症的表现。

二、深化中医理论“不通则痛”为“不通则病”

从上述两部著作中，王老深深地体会到，中医理论的精深，在《内经》中对疼痛病因的阐释，引起疼痛的原因是寒，寒冷可以使血管收缩，造成血流减少或不畅，也可引起血流阻断而发生疼痛，故中医理称：“不通则痛”，血流不畅，不通，不仅仅只影响到感觉神经的功能变化，甚至器质的变化，而会景响到新有的神经，如运动神经、内脏神经、脑神经、大脑、小脑、延髓、脊髓神经的变化。也会影响所有器官、组织、细胞的功能变化，甚至器质变化，所以王老深化记为“不通则病”。由此王老把血液循环系统，看作是生命之河，应竭力保护，维修，实质之现代的慢性病，都与血流供应不畅有着密切的关系，肥胖就是个突出的例子，由于体积的增大，相对原来的血量就减少了，如用水浇地一样，用浇一亩地的水去浇两亩地，水量就显的少了，因此心脑血管病，II型糖尿病、高血压、骨质疏松症，都与血液供应不足相关，血液供应量减少，可由外界的挤压，寒冷而引起血流量的减少，也可由于摄入胆固醇量过高，造成动脉粥样硬化，即现代西医专家，把任何部位有动脉粥样化斑块形成，都看作是非常严重的潜在致命危险，因为任何部动脉粥样斑块脱渗，都会造成心脑血管的栓塞，食入过多的氨基酸时，在血液中会产生高半胱氨酸，该物质毒性很强，每百毫升血液中，只要它超过6微克，就会造成对血管的危害，而形成动脉硬化。

三、对哮喘和过敏性鼻炎的发生和治疗，王老提出了完全新的理论和快速治愈的方法，现代西医认为，哮喘和过敏性鼻炎，是因某种过敏原引起的，而过敏原是非常多的，现代西医专家对该病的治疗，即将查明的过敏原制成制剂，每周注射一次，总共治疗三年，并经常失败，治疗无效，如果患者对两叁个过敏原出现阳性的话，现代西医就会束手无策了，王老的理论是，哮喘和过敏性鼻炎的病人是因机体内缺少某种物质，也就是中医说的“正气夺则虚”。如果医生把这种物质给了病人，她（他）就不过敏了，经王老诊治的哮喘和过敏性鼻炎超过了百例，多一次治愈约90%，王老表态从这个意义上讲，哮喘、过敏性鼻炎，倒像是个代谢病了。

四、创多种具有特效功能的中药粉剂 13 个及继承和独创外用药剂 4 个。

王老所创中药粉剂，有他的理念和观点，煎煮的中药，进入到汤剂的成份，是水溶性的，非水溶性的中药成份，则基本上到不了汤液中，也就是说汤剂也只是中药里较少的成份，粉剂是吞进去的是整个药物成份，因此王老认为粉剂有以下优点：

（1）是药物原生态的成份，不会破坏药的成份。（2）是节约中药的办法，为了保证主要药物的效力，认为不必要的所谓臣、佐、使角色的药被删去了，仅仅是所谓的“君”药，根据不同的组方，比煎剂至少省去了 90%的原药，尤其是贵重中药材，在一副药的价格上，降低了不少。（3）是低碳化服药方法，中药煎服会消耗不少热能。（4）如可装入胶囊，或装入瓶中，可随身携带，方便服用。这些也是靠有了打碎中药的器械，才得以实现。历史上中医除用汤剂外，尚有丸、散、膏、丹等剂型，也可以将王老新创中药方剂服法与西药的服法相同了。中药治病的机理，其实和西药的成份中的化学物是一样的，与机体中的细胞、亚细胞结构以及有害的化学物相作用才起到治疗作用的。只是西药中纯化学物质，常造成对机体的损伤而每年淘汰废弃不少，中药虽少见西药这种情况，但其因生产地区不同，培育方法不同，野生与人工繁殖种殖的不同，治病疗效大相不同。

王老所创制的中药粉剂，或继承、修正的外用药物，每个药剂的形成，都有着一两个故事存在，在这里笔者就不再去介绍了。

（一）消结散，是中药粉剂，是治疗结核病特效药，同时它又是鉴别“结核”和癌症病灶非常好的药物，如果服用该药数日后不见占位病灶缩小或消除，应确定该病灶不是结核而是癌症，在临床上多数乳腺增生症属于“结核”，该药粉有良好的治疗效果，如无效则服王老创方的消肿 1 号或 5 号，或两种药粉并用，治疗癌初发时的“乳腺症”，肾结石。常见到数年来尿中有蛋白弱阳性，而又从尿中查不出癌细胞或结核杆菌，此时投入消结中药粉，很快蛋白尿消失，一般小的漏管和软组织结核，一般服药一周可愈，骨结核的寒性脓疡，服药一周后，脓肿可被吸收，大漏管可以缩小或封口，骨质修复，时间要长达 2-3 个月，对脑结核昏迷的病人，有一例服药一周后患者苏醒。

用药一般日服三次，每次 1 克，重症时剂量可加倍，动物试验该药无毒副作用，无不良遗传效应。

（二）小儿水泻散，此中药粉如服土豆泥样，无臭无味，无不良的刺激作用，给小孩子服用时，可加点蜂蜜或红糖，根据小儿的年龄或体重，一次可服 0.30 克—0.45 克，绝大多数患者小儿，服药一次即愈。

王老将该药粉用于冻疮，每日服 2 次，每次服 0.5 克药粉，每服药五日，可治好多年青壮年的冻疮，并可使因宫寒不孕的妇女怀孕。一例 11 岁男童患寒疝，每日服一次，每次服 0.5 克，服一周后治愈，另一例女童，腹股沟疝，每日一次，每次服 0.5 克，连续服 2 周后治愈。

（三）消肿 1 号散，王老的一位朋友送给了他一个处方，称该方是药圣孙思邈的创方，对癌症、红斑狼疮、肾炎、肾病等有良效，并应用此处方治疗癌症的 36 例材料送给了他，中药能治癌症，在他老人的心中还存有一个大问号，应于痤疮效果极佳，后来一位英国老人，找来求治肝癌，给患者服消肿 1 号中药粉，日服三次，每次服 1.4 克，15 日后他来复诊时，肝癌的肿块变小了，从此王老变治起晚期癌症来，结果令人振奋，一例晚期肺癌现已建康的生活 8 年多了，一例已经生活 7 年多了，还有 5 例晚期癌症已经健康的生活 4 年了。动物试验，非常安全。

（四）消肿 5 号散，治疗老年妇女患支气管腺癌，因为医院告诉家属，现代西医不手术仅化疗也无效果，经服消肿 5 号后半年余，患者咳出如小手指肚大小的一块组织，病人症状消失了，该咳出物检查为腺癌组织。

（五）男性老年人食道癌后期，服消肿 1 号加

5号，服药1周，家属告诉医者，经过一周的治疗现在象好人一样。

（六）舒肝散，每次服1克，一日三次，服药一周后，即感到情绪宁静，不爱发火了，同时可以消除面部的赫斑和红掌。

（七）强肾散，每日服药1克，可增强性欲，久服可以消除腰腿痛，此方是大方变化而成，大方与公鸡共煮，当鸡肉脱骨后，喝汤吃肉，一剂可治愈农村青壮年的阳萎。

（八）清火散，有三例发红的牛皮癣，2男一女，2位男性病人述，服0.6克药粉后，第二天发红的牛皮癣“红色”去掉了80%，女性患者明显消退。一例7岁女童，癫痫经中医治疗后，多动、多话，从上海来京求医王老，服药0.3克后，情绪平静了。

五、外用中药

（一）消痹液，治疗手足指趾类风湿痛变形的小关节，经药液加湿浸泡，治疗23例，效果良好，指趾有的变直，疼痛消失，且不反复。

（二）中药酊剂，治疗手指手掌脱皮，涂一次即愈，对阴囊潮湿牛皮癣，涂抹也有效。

（三）褥疮散，在褥疮溃疡中，撒一层薄粉，创面迅速干净，无渗出，腥臭味立即消失。

# 16、左常波气化针方原理及应用

澳门 张俊青

立极针法、脾胃升降方、气机升降方是澳门针灸学会会长、国际董氏奇穴针灸学会会长左常波先生研创的诸多气化针方中三组具代表性的针灸穴位配方，在临床上极为常用，且效果显著。今将其原理及应用简述于下：

一、立极针法原理

1、立极针法穴位组成是：双火串（支沟）双火连（太白）。火串（支沟）属三焦经（相火，通于命门），为火经火穴（先天之阳火真火），能调动先天命门之火敷布全身（上中下三焦），是生命的源动力；火连（太白）属脾经，为土经土穴（后天之阴土真土），可运化精微而营养周身，是生命得以持续的基础。在方位上，脾（巳）与三焦（亥）相冲（巳亥冲）；又火能生土，阳火生阴土，火串与火连既相冲又相生，其激发先后天之气的作用更强，使阳气的敷布与营养精微的运化均更强大。且火连者，火敛也，属阴土而有伏火之妙（犹如四逆汤中炙甘草之妙用），可使激发之阳气作用更加持久、温和，而无耗散之虞。此即以火立极，以土立基之谓也，是名“立极针法”，或曰”立基针法“也。因而该组穴位有很强的温补脾肾作用，可以先后天同调，对于各种阳虚有寒之证，有极好的调理和治疗作用，针后大多可出现温煦暖和、通体舒泰之感。

2、火串属少阳经在上为阳，火连属太阴经在下为阴，二穴四针同用则有上下阴阳交济之协同作用，因而整体作用更强。

3、少阳与太阴组成人身一太极（此左老师悟出，但未详言。可参考田合禄著《中医太极三部六经体系——伤寒真原》一书，该书对少阳与太阴关系有详细论述，值得一读）。

4、脾（巳）与三焦（亥）在方位上，一为天门，一为地户，二经是人体与天地沟通交流的通道。

针刺方法：左（男左女右）火连——右火串——左火串——右火连，留针1小时左右，留针期间可运针一到二次，出针则先双火串，后火连，出火连时，边捻转边令病人做缓慢深长的呼吸5次或10次，最后出针，病人则需再卧床片刻，待周身暖气消失后再起身，结束治疗。

二、立极针法应用

听了左常波老师关于立极针法的设穴原理，又亲眼见其用此法针治重症病人（癌症病人），效果非常明显，甚为左常波老师渊博的学识及针法之临床实用性而叹服，因而就想将此法在临床上广为验证。于是，不论何病（主要是针灸常见痛症及内科杂症），均予立极针法治疗。经治数十人次后发现，几乎所有病人均有全身温暖舒泰的感觉，而且对于有阳虚者，其反应更为明显，症状改善也较明显（尤其是畏寒症状）。有些病人有足太阳经络病（即足太阳经循行所过部位之疼痛、麻痹等），在用立极针法调治约 10 分钟后（此时已出现全身温暖舒适的感觉），予加针双侧后溪、束骨，有趣的是，在数秒之内，全身温暖感觉明显增强，甚至周身出汗，期临床效果当然奇佳。后来，为了进一步验证此方法（即立极针法加双后溪、束骨）的临床效应，对于无足太阳经络病者，亦予加针双后溪、束骨，结果，增温效应仍然明显，如沐浴在阳光下，周身暖融融，热烘烘，全身轻松。至此，对于立极针法的应用，我的体会是：

1、立极针法应用范围广泛，几乎所有的经络病症及内科杂症均可应用；

2、有阳虚者效果更明显；

3、对于中下焦之病效果佳（如溲频、便溏、腹痛等），对于上焦病虽针治后症状改善，但易反复；

4、加针双后溪、束骨热力更强。我的理解是：立极针法调动内在先天之元气，使阳气敷布周身是基础；后溪、束骨是手、足太阳经之木穴，亦能生火，且后溪、束骨一属手太阳与君火相关，一属足太阳与相火相关。二者相合，则使热力更足，温阳散寒作用更强。

病案：腰腿痛

某女，53 岁，患双侧腰腿痛数年，不耐久坐久立，弯腰下蹲困难，反复发作，怕冷。查腰臀部有条索状及如花生米大小不等之结节数个，腘窝附近青筋明显。先于委中青筋刺血，后在腰臀部予解结疏通不留针，再针刺立极针法及双侧后溪、申脉，留针一小时，出针后病若失。

按：此病人乃膀胱经受寒，筋脉拘急，瘀血阻滞，经脉不通而成此疾，刺血以活血祛瘀，解结针法以通经络，立极针法及后溪申脉以温阳散寒。解结刺血以治标，温阳散寒以治本，诸法合用，标本兼治，自然效若桴鼓。

三、脾胃升降方、气机升降方原理

二方组成：1、脾胃升降方：左太冲、太白；右足临泣、足三里。2、气机升降方：右门金、水曲、；左木留、火主；大叉（男左女右）。

脾胃升降方穴位配方原理：太冲、太白为肝脾二经原穴，属阴，是元气留住于肝脾二经的穴位，而肝脾性升，二穴可调动肝脾二脏升清之性，从而调治肝脾二脏一切之疾。足临泣为木经（胆）木穴，足三里为土经（胃）土穴，二穴均属阳，主降，其调理本经之性最强，有较强的降浊作用。左太冲太白与右足临泣足三里合用，则可升清降浊，调理脾胃，治疗肝胆脾胃之疾和一切清浊不分之症。

气机升降方穴位配方原理：本方四穴含木火金水四行，而土隐含其中，木火升而金水降，左升而右降，因而可调理五行即五脏气机之升降，通治一切五脏之疾。大叉穴在虎口部，根据取象比类之法，其位相当于会阴部或脐部，而该部位是任督冲脉生发之处，具有极强的调动全身气血的作用，与其他四穴合用，则调理气机升降作用更强，该升则升，该降则降，升降得宜，则五脏和谐，病自向瘉。

四、脾胃升降方、气机升降方的应用

二方之应用，左常波老师的解释是：

1、脾胃升降方与气机升降方之不同：前者是通过中轴之调整，影响到四维（轮）之升降，且可以先后天兼顾。后者则是通过调整四维（轮），以影响到中轴脾胃之升降。二方入手点不同，但是总旨归无异：调整一身气机升降。

2、通过如上分析，二方应用略有不同：年高体弱者或者久病亏虚者，首先要从后天入手，用脾胃升降方，运而化之，长养化源、备足资粮，不能一味行气，否则，就会犯了“没有麦子空推磨”之大忌！若患者脾胃气旺，后天气血充足，则可直行气机升降方。

3、这两个处方，无论用那一组，记住一点：一切自然而然，不要一味追求所谓的针感，也无需久久行针导气，只要扎上那组配穴，就等于先铺好路，接下来，在大叉穴施针，轻捻微运，等待气机自然发动，一切皆为水到渠成，而非人力促成，勉为其难。以上各方蕴含五行相生及气机左升右降之理，应按次序针之，细心体会，妙义无穷。

病案：胸闷

林女，54 岁，2009 年 12 月 14 日来诊

述 10 余岁起即见胸闷、气短、神倦乏力，时作时休，多方检查无法确诊。随着年龄渐增，诸症渐加重，并见畏寒肢冷、口干口苦、溲频便溏、失眠多梦，经多方治疗，仍无明显改善。此病人余前亦曾治疗过，予针刺大叉、火主、火连、火串、地皇等穴，中药附子理中、温胆、潜阳、升陷等剂化裁，然收效不显。

12 月 14 日复又来诊，症见：胸闷似有物重压而呼吸不利，需深长呼吸方快，神倦乏力，畏寒肢冷，头身困重，口干口苦，便溏溲频，失眠多梦，舌暗红边有瘀点，苔薄白，脉弦细滑。

针：气机升降方、右大叉，留针 45 分钟。针时即感胸中舒畅，周身温暖，神清目爽。

药：黄芪建中汤：桂枝 1 钱半、白芍 3 钱、饴糖 2 两（烊化）炙甘草 2 钱、生姜 2 钱、大枣 6 钱、黄芪 3 钱。水煎服，一剂。

12 月 15 日，二诊：诸症均明显改善，胸闷、头身困重已解，呼吸顺畅，勿需深长呼吸，精神转佳，大便已调，小便次数也明显减少，口干解，仍觉微口苦，身上已不怕冷，惟四肢仍欠温，已能入睡，但仍时醒，舌脉如前。

针：脾胃升降方，右大叉，留针 45 分钟。

药：守上方续进一剂。12 月 17 日，三诊：言诸症续好转，今见纳呆。

针：同上方。

药：上方加神曲 5 钱，一剂。

12 月 18 日，四诊：针药后症又续减。辰下：轻微胸闷、气短，头顶似有风吹，微畏寒，四末已回温（自诉此次针刺之前四末冰冷刺骨如置于冰箱之中，遇风寒更甚），纳食已香，微口苦，睡眠尚佳但仍多梦，舌质已不如前之暗红，仍有瘀点，脉弦细，左寸滑。

针：脾胃升降方，右大叉。

药：黄芪建中汤加党参。桂枝 1 钱半、白芍 3 钱、炙甘草 2 钱、生姜 2 钱、大枣 6 钱、饴糖 2 两、黄芪 3 钱、党参 3 钱。

按：此病人之种种表现，若以脏腑辩证论之，当为脾肾阳虚之证，然以此思路迭用针药，均乏效，因而束手无策。后有幸接触到田合禄老师“中医太极医学”思想及左常波老师调气机之方法，而有茅舍顿开之感。本案有明显气机升降不利诸症，试用之（以针调气机，药补中焦），果然效如桴鼓（患者自言此次治疗效果较以前好很多），田、左二位老师诚不我欺也。

## 17、周现强先生治疗验案摘录

周现强先生早年为中医学徒，后进入医学院学习，现在湖北省阳新县第三人民医院工作，有深厚而独特的理论见解，丰富的临床经验。

一、肝硬化腹水与重症肝炎及肝癌的治案：

1、肝硬化腹水：曾祥茂、男、阳新县枫林镇宋新村人，时年五十七岁，发病于上世纪的一九七八年一月上旬，曾在正规医院规范性护肝、维持水与电解质的平衡、补充白蛋白、利尿剂等治疗六个余月，仅能暂缓难忍的腹胀，但人反而骨瘦如柴，停药腹胀再起，在那时花费资金万余元[折合当前现金近二十余万]，一家人仅剩几间土坯房而已，已经家徒四壁。

于七八年八月中旬赴我处诊治，见到精神萎靡不振、面色暗黄、骨瘦如柴、腹大如鼓、脾大三级、全血细胞严重减少[脾功能亢进征]、腹壁静脉怒张、双下肢凹陷性水肿。嘱其用中医药治疗。我处用逆转肝内纤维化、疏通肝脏血运之道、促进肝细胞的再生等医治法则，从而促进肝脏的道运化物作用的重新发挥而出，达到了不利尿而自动消胀、不补能而自动产能的目的。

经过半个月的的中医药救治，该患饮食明显增加、精神好转、面色由暗转红、腹胀减轻，利尿剂由三种持续联合使用，转变为一种在间断使用，一个月后逐步减量至停用利尿剂能延长半月不反复、或是反复腹胀也轻微，这样再用月余后，腹水未见复起，后来其体征与症状也相应取得了改善，再按原法则继续辨治巩固三个来月，一年后未见复发，反而能帮他人抬官材送葬。该患治愈后活到八十七岁而寿终。

可见，该病治愈二十九年都未复发，长远疗效是肯定的。

2、肝硬化腹水：在七八年冬回乡过春节时，有一肝硬化腹水患者找上门来就医，名叫邢得意，女、时年四十一岁、是本村现全哥的嫂子，全身水肿、腹胀难忍，肝脾肿大质硬并压痛，上午能食点稀饭，但中下午食后则腹部胀满加重。用例1方法同治三月余，至今已活到七十六岁了还健在。

3、肝硬化腹水：汪承南、男、现年八十五岁还健在，于一九八三年五月份就诊肝硬化腹水、时年五十岁，面诊时如同三月份刚出泥窝的青蛙形状：四肢和头身是粗皮包骨、腹大如气囊，还在每天肌注速尿两针，否则腹胀无法忍受，甚至欲以剪刀破腹放水。该患如例1同法炮制，适加健脾益精之药，经过四个月余 不间断治疗，嗜肉食如虎，刚遇到其家一头中猪因病不吃食，前来征求我的医嘱，我们嘱其想吃就吃，说明其身体亏空需要，他回去就把猪放血存着和同中药吃了一个多月后再来面诊时，腹水全消、未见反复，身体长膘、气色红润，再服中药丸剂三个月以巩固疗效。

4、肝硬化腹水：袁金莲、女、本县排市镇石坑村人，患肝硬化腹水年余，经过多家医院中西药用尽，终之不愈，后由我一叔介绍我处，嘱其要用中药三至六个月余，认为中药难喝，赴外院又展转求治三年难愈，耗尽所有直系亲属家财，不得已哭着到了我处，让给予诊治，恳请原谅她三年前的不辞而别，当前家徒四壁、遇计划早前超生罚款，两间土坯房都拆了，目前靠丈夫踩三轮车度日如年，我与她说医生不会有这样的窄碍之心，救治每个难病是职责，当时我也仕途坎坷不顺，和同妻子停薪保职在家采挖些中草药给人治病，当时答应她赔本也要治好病，用药四个来月，仅收其八九百块钱。愈后放着万子头的鞭炮、举着锦旗和提着土特产来感谢。

5、重症肝炎及肝癌：余荣水、男、阳新县三溪镇上余村人，于二 00 二年三月以黄疸、乏力、腹胀就诊，查肝功能：总胆红素 363、直接胆红素 157、间接胆红素 243、GPT2130、GOT1874U、乙肝小三阳、HVB-DNA9.14*108、白蛋白与球蛋白严重倒置，全身皮肤暗黄、精神萎靡不振、腹大腹胀、腹叩诊移动性浊音、双下肢凹陷性水肿，肝脏彩超为弥漫性肝损害、肝左叶有一鸽子蛋大的致密影并见血管分布，大量腹水，追查胎甲球与癌胚抗原皆为阳性。随即实行中西联合治疗并加用补硒产品，门诊观察治疗十七天，精神好转、黄疸退尽、腹水消失、肝功能复常，但是肝左叶有一鸽子蛋大的致密影还在，改用中医药治疗并加用补硒产品三个月后消失，加用三个月予以巩固疗效。该患经远期观察考核十一年至今健在。

6、重症肝炎：阚细英、女、阳新县三溪镇高桥村人，于二 00 九年九月上旬由一药店老板介绍就诊，时年五十二岁，患乙型病毒性肝炎近十来年了，家人为了不相互传染得病，不许其接触其儿孙而力劝就医，因家庭经济条件尚好，就医时追求高端现时的名院名医，历经抗病毒与护肝治疗五年，肝功能指标时好时坏，病毒复制量时高时低，病情反而恶化到了肝硬化腹水，医生们仅给予利尿剂、补充白蛋白、护肝等法医治其标症，不知道如何开展“治肝”，前后展转诊治于各大医院用了十九万余元也不见好，所以被无故的拖成了重症疑难顽疾，真如《医学心悟》书中的“医中百误歌”所言的：“重病药轻病反重、药不对证皆误人”。通过在我这里用疏通肝脏血运之道，逆转肝纤维化过生之物等的有效办法，经过三个月的中药汤剂、三个月的丸剂巩固，几年来到如今也未复发，并且乙肝小三阳已经阴转、还形成了乙肝表面抗体。

以上的案例还有许多，在这里就不一一列举，如余荣水、周秀来、李秀英、阚彦文等上千例治愈的病人中，每个人都有其不同的病情经历和故事。在治疗上不论怎么怎样的复杂纷繁，只要掌握了方法要领，绝大多数的患者是能够获得治愈的。

二、肾病综合征与尿毒症：

1、肾病综合征：鲁林林、男、赴我处就诊时十二岁，系阳新县王英镇学生，从七岁起全身水肿和大量蛋白尿、血浆白蛋白大下降、高脂质血症。展转于省内各大名院名医用激素与补充疗法近五年不愈，花去资金近二十万元，成了个不见底的医疗黑洞，反而用大量激素如同吸食毒品那样的戒不了，蛋白尿总是降不彻底，可见国人盲目崇拜西方哲科思维[唯物论]的流毒到了何等地步，反而在把老祖宗的整体[道物协同运化论]有效办法遗弃了。在我处就诊服中药时就嘱咐其逐步减量、直至停用，家长还担忧停用激素的后果怎样，我说你用激素近五年了也没法治愈，还不如停用纯以中医药，以往有这样的先例已经治愈过，否则反而增加与延长中医药治愈的难度与加大费用。后来最终说服了患儿的家长，执行了我处的方案，再经过两个来月的调治，全身虚胖改善、也不经常感冒了、蛋白尿也消尽，再经过三个来月后的巩固，未见反复。

2、尿毒症：周瑞兴、男、时年六十七岁、系阳新县浮屠镇周通村二组人，十年前患肝硬化腹水在我处治愈，于二 0 一一年五月中旬因恶心、腹胀、乏力、腹泻等在家自服西药泻痢停几天后，虽然腹泻已止，但恶心、腹胀、乏力、头晕等症反而加重，并伴有脑胀和头面与下肢水肿，急赴县医院查肝肾功能，肝功能指标正常，肾功能示尿素为 187U、肌苷为 671U，当时要他住院搞血液透晰治疗，其本人还算明智，知道使用血液透晰仅能治标而不能治本，反而造成肾脏不用则废的难堪剧面，故尔找到我处用中医药调治，不到一个月各种自觉症状消失、尿毒症指标也得到复常。从中说明发现尿毒症运用中医药调治越早越好，使用西医办法可致后来越来越难根治，否则就步入换肾的高费用道路，但也难逃避短寿的缩命。

3、难治性肺结核合并乙肝肝损害与尿毒症：董美雄、男、为阳新县潘桥镇石清村人，就诊于 2012 年 5 月份。当时其妻子为了为其他准备后事，在忙乱中不慎跌伤了右手赴我处拍片验伤程度，有意无意的说其丈夫病重垂危，到了几家医院都不愿收治，怕担风险、也说出了是病情复杂、用药治疗相互冲突的实话，故尔只得回家等死，目前咳喘严重、高烧发狂、大便不通等，问我能否治好？我笑答之：没有见到病人，就不能随便下定论。她说也就是的，问能否明天出诊一观，当时我就应承了下来，次日她家开个专车接我赴之脉舌诊断，见面患者恍惚、高热不退、时发狂躁、大便不通、面肤重度黄染、呼出尿躁气味、舌苔滑腻、舌根苔黑、舌质燥绛、脉搏洪弦而滑，病家问能否救治，我应之为脉象有根、应该能治，服三剂药后能够便通热退好转，拟用葛根加麻加桂合阳明白虎承气汤、再入些退黄降酶、平喘化痰等中草药，首剂热退便通、咳喘胸闷显明好转，三剂用尽、病人能坐起喝粥，患家要求续治，改用珠灵汤合柴胡疏肝散加用化痰抗痨降酶等中草药十剂后，嘱赴我处查肝肾功能与拍胸片，十天后病人赴约我处，复查结果示大幅度好转，再按我医嘱十天赴诊一次，共医治五个月余，经过复查已愈，现在经常带些自劳的土特产到县城来卖。

4、结核病并发药物性肝损害性肝硬化腹水：郭秋莲、女、系阳新县军垦农场二大队八小队农工，在 2002 年 3 月份发生在侧胸部结核性胸膜炎并大量胸水和左肺叶挤压性肺不张，既往患有血吸虫肝纤维化病史，当时基层医院未作重点防犯，只注重在抗痨方面上，在服用近两个月的抗痨药之后，就出现全身水肿、腹胀、腹满、胸闷、弊喘、黄疸等情况。产生了抗痨药不能继续使用，左肺结核又进一步扩展，目前市场上的护肝药又解决不了肝硬化腹水，按照病情在两病之间既相互牵联、又不能弃而不治、二者不能丢一弃一的被动剧面，只有赴至武汉市结核病防治院求治，采用护肝降酶利尿等办法，虽然水肿有所好转、但停药如故，因停用抗痨药后，可结核病又乘机复燃，又只得加入少量的抗痨药治疗一个阶段后，黄疸与腹水又进一步加重，如此这般的反复折腾后，表现出治不胜治的两难困境，体重由原来的 45Kg 下降到了 17kg，体形如同三月份刚出泥的青蛙：身肢如瘦柴、脸肿如面盆、腹大如擂鼓。在百般无奈的情况下，在 2003 年 10 月份经人介绍伙同其姐急赴我处就医，见面时泪流满面求我接诊，除上述的病情外，肝脏剑下肿大 7 公分、并且质硬压痛、腹壁触及大量粟粒散在的结节，示意也有结核性腹膜炎，抽腹水化验才得到了证实，后来采用我家治疗痰子[淋巴结核]的秘方和国医传统性辨病与辨证和辨治相整合的办法，不断调治九个余月后才治愈。为了报答救命之恩，直至如今还在不断介绍许多的疑难杂证来我处医治，使得我的医技在那里名噪一方。

从 3-4 例病情来看，都合乎于难治性结核病的范畴：

一是经过常规性抗痨治疗后，疗程达到一年半至两年以上的不愈者；

二是经过常规性抗痨治疗后，产生耐药或出现肝肾功能与器质性损害，从而造成无奈性终止抗痨治疗者；

三是合并或夹杂有肝炎，肾病等不能使用抗痨等药物治疗者；

四是严重的恶液质者，承受不了抗痨药的使用。

以上四种情况，都会造成结核病的难治，当前的西医是对其束手无策的。否则强蛮用之，只有发生"交通事故"的撞车现象，当前的西医还没有很好的办法，强用之就犯"交通事故"，可在传统中医药方面有的是医治手段。从中说明：在传统中医药方面对急重症疾病法中有法，只是当前的人们在得了失意证。

三、心脑血管病：

1、脑血栓形成：周理武、男、于 2002 年 6 月下旬一晚上发病，时年六十五岁，系阳新县浮屠镇周通村八组人，以右侧肢体麻痹被其侄子[当时的财政局长]送往县医院搞到免费指标住院治疗十来天，其患反而不醒人事、四肢厥冷、大便不通、气微欲绝，后来家属只好把其出院，又带十余天的吊针回家待命，又经过十天的吊针后，病人不死也不活的，家属在万般无奈下找到了我处要求治疗，经过询问医院用药情况，才知是在公式化的持续甘露醇与轻微的活血和营养脑神经的药物，经过测量血压只有 40/70mmHg，显然的脱水太过与益气活血的不及，所以必须予以对证纠偏，运用益气温阳、通便救脱等法三天后，病人大便一通、四肢转温，神志渐醒、要喝稀粥，再经两个月的调治，患者已能参加劳动，并且开垦了一亩多的荒田。七年后又患了血吸虫病肝硬化腹水、为了追求能免费一些、可此家上当不收失误之相、又入西法医治，在治程中我赴一重病会诊时遇见了住在同一病房的他，给他体检了一下，当时病情用中医药决能医好，就劝他用之，可久之未见赴约。故医者"有不请不医、不信者不医、惜钱如惜命者不医"的遗训[不象当今的广告满飞、为了骗钱到处吹牛皮]，故尔不久不救而离世。

2、脑溢血昏迷与瘫痪：程春香、女、系阳新县木港镇陈祠村人，有高血压病五年，于 2012 年 4 月 18 日下午劳作时突然发病，时年六十八岁，在忙家务的下午突然眼前发黑、晕倒在地、口布白沫、右侧肢体麻痹，急送县医院神经内科急救，病情反而不断加重，逐步进入深度昏迷、喉中痰壅如同拉锯，只好速转武汉市协和医院住院治疗，在脑部溢血对应点上运用微创打孔、导管抽血减压与止血办法和其他综合措施治疗，共住院治疗二十来天、花去医疗经费近十六万元，还是人事不省、喉痰不净、肢体瘫痪、不吃不喝、大便秘结、小便潴留、四肢逆冷，留置氧气管、胃管、导尿管等三管回家等死，亲属礼道反复上门探视，见到五天左右还是不死也不活的，如是发出各种见解，大部分人认为：现代的最新方法都用尽了、只能等待其寿寝，但有一老者建议不妨用中医药一试，结果其丈夫表态：前面已经用了那么多花费了，现在也不惜那几个中医药的钱，刚好其亲属中有一人知道我的功底，故尔拿着病历介绍到我处就诊，才知以上病情，告知其丈夫：此病虽然以前救治成功过，但对于这个病也只能死马当作活马医了，嘱其用中医药三剂，用益气活血、升清降浊的法则处方，浓煎好后用注射器从胃管中注入、每次约 100-200 毫升，每日 3-5 次，如果四肢转温、大便自通、喉痰已降，就说明其快要醒来，就可以续来找我治疗，四天后病人丈夫来报喜讯，病人已醒、少量饮食，诉右侧肢体麻痛，为气血似通未通症侯，可以开展医治偏瘫，再经三个来月后，其能下床活动、开展功能煅炼，六个月后恢复如常。

3、脑积水：邹清芳、女、系阳新县血吸虫病防治所职工家属，于 2007 年 9 月份开始以头痛、头胀、乏力、怕光、恶心等就诊，他医以虚证诊治，但还是时好时坏的难愈，后来转西医查血和做 CT 提示为脑积水，急赴武汉协和医院确诊找原因，找出脑子中脑积液的一个回流的导管阻塞，曾一度运用甘露醇和激素治疗短暂好转停药及复发作省级大医院说需要动手术放一种硅胶管进行长期引流，由于费用高和植入异物也不易根除病根。因其父亲曾经患过重症肝炎后肝硬化腹水与高血压病，在我处已经治愈，故尔找到我处求治，用益气养血通运之剂五月余，诸症不再出现，至今还健康的活得很好。

四、血液性疾病：

1、严重的血小板减少症与合并乙肝：刘合综、男、14岁、系阳新县枫林镇人，以严重的原发性血小板减少症与合并乙肝，展转求治于各大医院与专科医院5年余，花费资金二十多万元，总是用激素与升血小板等药物，或定期输入血浆和血小板原液、或是在石家庄等广告医用冒牌中药加入激素，虽然短暂升起，停药或减量病情反复，如同治而未治，最低时血小板仅为2u，到了治不胜治的无底黑洞。后来由其同村一已在我处治愈阴转后的乙肝者介绍而来，见面时14岁的孩子可个子形同成年人，体重超常肥胖，面部满布痤疮、两手掌面密布结节性瘩疹，苔白厚、舌质淡，脉沉无力，用温脾合珠灵汤开展肝血同治月余后，血小板升至正常范围，肝功能复常，乙肝病毒DNA大幅度下降，共医治六个来月后，未见停药反跳，后续针对乙肝的阴转治疗。

2、再生障碍性贫血：樊水英、女、赴我处就诊时40岁、系阳新县三溪镇龙泉村人，曾在制鞋厂搞涂胶工作二年后发病，曾一度展转于西医名院名医治疗两年，也是定期性每周输血与些升血药等，否则是任补多少，随着体内的消耗贻尽，又是全身黄染、头昏眼花、纳差乏力等症的重复出现，到了补不胜其补的无底黑洞，两年花费资金二十余万元，间空用些中医的益气补血剂，4有时一吃是三个来月，也是短期稍效，总也摆脱不了反复的输血，如同吸食毒品总也戒不了。在万般无奈的情况下，其亲属因糖尿病和颈腰椎骨质增生在我处得到治愈，故尔介绍前来一试，经过详细的摸脉察舌与了解发病起因及求治经历，病因病机已握十之八九，采取喇叭不响掉头吹的办法，采用补以治标、调机治本，经过两个月来的中医药救治后，再也不用反复输血，症状与体征取得很好的改善，再续治三个来月至今未见复发。

可能有人认为在我的医案中为什么不列出处方，这是有含意的，因为同一种疾病，病在每个患者中依据其性别，年龄，性情，环境，气候，习惯，嗜好，病程，既往治疗用方与用药情况，合并与夹杂病况等，只能开展个体化的辨治，在我的论文中把"证型"都改为成了"证态"，用当今机械与公式化的方式，只能误导出默守成规的医生来，显然的就疗效不佳，当前的中医教育与管理方式，仅能管教出一帮公式化的蠢才来，但我要补充的是：是“辨病与辨证和辨治”的传统方法的回归复兴，其医治方法都可到《伤寒论》和《温病条辨》中可循。但不是当代的“辩证”与“辩症”，因为此“辨”不同于彼“辩”，此“证”不同于彼“症”。

# 18、赵和平医案选登

编者按：赵和平先生学习、运用中医三十余载，积累了大量的诊治经验，今选取有典型意义的几则病例，以供大家参考、鉴评。

**1. 肺癌疼痛案**

患者孙××，女，87岁。

病史：2007年1月初，经河南省肿瘤医院确诊为肺癌晚期（未告知患者），年事已高，专家建议保守治疗，予以盐酸曲吗多止疼。

家属代诉：3月4日，患者疼痛加剧，盐酸曲吗多不起作用，医院开具杜冷丁，盐酸吗啡针剂治疗。家属虑其使用强镇痛剂无效后无药可用，暂未使用，问余有无治疗癌疼的良策：

查：面色晦暗，说话声音尚可，舌质紫黯，有散在瘀斑。脉弦细。

病因病机：瘀血壅塞肺络，气血不通，不通则疼，固定不移。

诊断：肺癌疼痛

証型：瘀血停着

治则：化瘀活血，理气止痛

方药：山奈，乳香，没药，大黄，姜黄，栀子，黄芩，白芷各20克，小茴香，公丁香，木香，赤芍，黄柏各15克，蓖麻子20粒。

制法：上药共为细末，鸡蛋清适量调匀成糊备用。

用法：取药糊适量成饼状，外敷乳根穴，纱布覆盖，胶布固定。6小时换药一次。

为安慰患者，嘱使用外敷药物的同时，继服盐酸曲吗多。

疗效观察：敷药后第二天，患者既说疼痛有所减轻，三日后疼痛大减。以后逐日减少盐酸曲吗多用量，七日后全停，外敷延至每日换药。10天后疼痛基本消失，改为两日换药。患者诉有时停止敷药仍感疼痛，但能忍受，敷药又止。

2007年6月4日晚，患者吃过一碗米粥后安然辞世。其间始终未使用杜冷丁，盐酸吗啡等药物。

【按】：本方由已故福建中医学院终身教授盛国荣所创，其弟子柯联才传于世人。笔者试用后认为，该方虽不能治愈癌症，但确能控制癌疼，是减轻肺癌患者痛苦，提高生存质量的良方。

**2．顽固性瘾疹案**

牛××，女，56岁。

主诉：皮肤瘙痒，起疙瘩七八年，近二年加重。开封市第二人民医院皮肤科诊断为皮肤划痕症。服西药，中药一年多，不能根治，停药既发。

2008年4月12日查：拍打或指划患者皮肤即有红色印痕，左臂皮肤有抓破后留下的血痂。舌红少苔，脉：沉细。

病因病机：精血不足，肌肤失养，血虚生风，生热或感受外风，风热博于肌肤，故身热，瘙痒，起疹，肤红。

诊断：瘾疹

証型：精血不足

治则：补精养血，祛风清热

方药：熟地15克，白芍15克，当归20克，川芎12克，制首乌15克，黄芪20克，生甘草5克，仙茅12克，仙灵皮12克，巴戟10克，黄柏10克，知母9克，益母草12克，丹参15克，茯神15克，荆芥6克，防风8克，蝉蜕10克。三剂作水丸。

方法：治疗本病非数日之功，故用丸药以欲缓图。每服6克，一日3次。

方义：该方以四物汤，黄芪补气血生化之源。亦遵”治风先治血，血安风自灭”之旨；二仙汤，制首乌，益肾精，清虚火，使肾守所司；”诸痛痒疮皆属于心”故用丹参，益母草，茯神养血活血，宁心安神。再以消风散中的荆芥，防风，蝉蜕祛风止痒，生甘草调合诸药。上药合用，共奏扶正祛邪之功。

疗效观察：服药一料瘙痒止，继服一料巩固疗效，至今没有复发。

【按】：皮肤划痕症属中医瘾疹，风瘙痒范畴。该妇女年近五十而发病，两年来缠绵不愈，肾精亏损是重要原因，固寓阳中求阴之意，将四物汤与二仙汤合用治其本，兼顾其标，而收良效。

**3．盗汗，自汗难愈案**

牛××，女，54岁。2006年1月6日。

主诉：夜晚身热，出汗，醒后渐止。

方药：玉屏风散合牡蛎散

黄芪15克，白术15克，防风9克，生牡蛎20克，生龙骨15克，麻黄根10克，浮小麦20克，当归12克，生地12克。水煎服。

服药10多剂，初服有效，后不明显。

二诊：当归六黄汤加减，配玉屏风，牡蛎散

当归12克，黄连6克，黄芩10克，黄芪15克，生地15克，麦冬10克，桃仁10克，红花10克，白术15克，防风10克，生牡蛎15克，麻黄根10克，浮小麦20克，丹参12克，地骨皮10克，银柴胡10克。散剂。

服法：每服6克，一日3次。

三诊：清骨散加减，服药近15天。

继用秦艽鳖甲汤，龙胆泻肝汤，血府逐瘀汤，甘麦大枣汤加减治疗。

思考：此患者以前每年冬春易发本証，总以玉屏风散合牡蛎散改汤剂数付而收功，今何乏效？后6易其方，为何均呈换方既效，后又不效？是术不及？还是医无法？

2006年5月2日再诊

主诉：出汗，身热加重，白天晚上皆发，日数次，下午6，7时必热，尤其是头面部如同笼蒸。

查：手足心热。下肢静脉曲张。舌红微紫，有散在瘀点。脉沉细，涩。

诊断：盗汗，自汗。

証型：阴虚合并血瘀

治则：养阴清热化瘀活血

方药：清骨散合血府腹逐瘀汤

银柴胡10克，胡黄连10克，秦艽10克，鳖甲15克，地骨皮10克，青蒿10克，知母10克，生甘草5克，桃仁10克，红花10克，当归10克，赤芍10克，牛膝10克，熟地15克，柴胡6克，枳壳6克。散剂。

用法：每次6克，一日3次。

观察：2006年5月10日愈。

【按】：本病案西医诊断为更年期综合症，目前尚无治疗的良策。中医应属自汗，盗汗，内伤发热范畴。患者下午6，7时必发，头面汗出如笼蒸，此乃阴阳转换之时。白天阳主外，阴主内。夜晚阴主外，阳潜于内。此时阴始主外，阳尚未尽潜于内。阴虚生内热，热与余阳相加，其热更甚，熏津为汗，汗出身热。火性炎上，故头面部更剧，如同笼蒸。清骨散，血腑逐瘀汤此前虽已用过，但阴虚与血瘀同在，两者均可致身热，汗出。单治阴虚或单治血瘀，故初效而后不效。后两者同治，固此收功。诊治本案，笔者有以下感悟和体会：

一．既使是同一病人，同一病証，也不能凭经验固守一方

二．不能仅凭部分症状就妄作结论，轻率用药。

三．中老年人发病，病因复杂，易虚实夹杂，而非单一病証。必须全面了解，仔细观察，认真诊治。

四．始知医海深奥，行医艰难。

**4．肠痈验案**

赵××（笔者本人），男，42岁。

主诉：1993年4月6日子夜，睡梦中疼醒。

自查：右下腹马氏点周围疼痛，阵发性加剧，有压疼，反跳疼，屈卧位。体温38，3℃。脉：弦数。

自诊：肠痈

处理：自针阑尾，足三里穴（双），疼痛有所减轻。凌晨3点多，疼痛更剧，至开封淮河医院就诊，确诊为急性阑尾炎，让天明住院治疗。

病因病机：素喜辛辣，日久生热，热灼胃肠，气血壅滞，聚而成痈，痈欲作脓，累及腹壁。故身热，腹痛，阵发性加剧，压疼，反跳疼，屈腿，不能直立。脉弦数。

诊断：肠痈

証型：痈欲作脓

治则：通腑泄热解毒透脓

方药：大黄牡丹皮汤。晨7时，趴俯床头自书：

大黄12克，丹皮12克，桃仁10克，冬瓜子30克，芒硝9克，蒲公英10克，紫花地丁10克，赤芍20克。三付。

观察：近10时服药。中午1时被妻子与女儿的说话声惊醒，自觉腹部疼痛大减。15时多，解软便一次，后有少许赤白相兼混有粘液状物。18时左右，单位领导来家探望并送工资，已能出院门送客，但身体还不能完全直立。第二天下午，腹疼完全消失。第三天正常上班，服完余药，巩固疗效。至今没有复发。

(2)王××，女，32岁。1997年6月8日

主诉：患慢性阑尾炎三年多，以前偶有复发。近半年来发作频繁，有时10多天即犯。恐惧手术，请余治疗。

查：右下腹压疼，反跳疼。面有粉刺。舌红，苔黄。脉数。

诊断：肠痈

証型：成痈期

治则：通腹泄热解毒消痈

方药：大黄牡丹皮汤

大黄10克，丹皮12克，桃仁10克，冬瓜子20克，芒硝9克，紫花地丁10克，赤芍15克。四剂，水煎服。

观察：三个月后，患者喜告：药服完后，又自拿四付，再无复发。就连脸上的小豆豆，便秘也好了。一个药方治三种病，中药真是太神了。

至2006年，患者一直没有复发。后出国打工，情况不详。

【按】大黄牡丹汤出自《金匮要略》，是中医治疗肠痈的名方，倍受国医大师邓铁涛推崇。笔者喜加蒲公英，紫花地丁助黄硝之力，更用赤芍散瘀止疼，且无掩盖病情，延误诊治之虞。

# 19、李佃贵教授治疗慢性肝病经验

河北省中医院　孟宪鑫

李佃贵教授擅长于慢性病毒性肝炎、肝硬化的治疗。李教授认为，各种慢性肝病病程较长，病机错综复杂，很难以一方一法取效，必须谨守病机，治疗上顺应、恢复肝脏生理特性，截断逆转肝脏病理性改变，多法并用方可取效。现将李教授治疗肝病经验归为以下8法。

1　治疗大法

1.1　化浊解毒法

传统观点认为，病毒性肝炎属温病范畴，毒邪存在已是公认。李教授以毒邪论治病毒性肝炎，谓“以毒攻毒”，常据症舌脉表现，分层次应用解毒法，毒轻者，应用黄连、黄芩、苦参、板蓝根之属；中毒者应用白花蛇舌草、半枝莲、半边莲之属；重毒者用白英、黄药子。临床应用能改善肝功能，抑制病毒复制，调节免疫，防治肝炎及肝纤维化。病毒性肝炎普遍遵《内经》之旨“湿热相交，民当病瘅”，习张仲景之说“黄家所得，从湿得之”，谨记“治湿不利小便非其治也”。临床皆以清热利湿为法，然效果不甚显著。李教授指出，当从浊论治，治疗浊邪有三法：（1）芳香化浊法。此类药辛香温通，芳香悦脾，脾运复健，气行湿化浊消。选用去舌苔浊垢之要药藿香，重者加佩兰、荷叶以升清降浊；（2）燥湿化浊法。选用黄连、黄芩。苦寒能通泻下行，能燥湿，能泻火存阴。为免日久碍胃滞脾，每喜加砂仁、白豆蔻；（3）利湿袪浊法。常用茵陈、滑石、白茅根、竹叶等使湿浊从小便而出。此三法不可偏废，亦不可偏执一法，三法灵活应用，治湿化浊效若桴鼓。

1.2　养肝和胃（脾）法

尽管病毒性肝炎种类繁多，证情不一，病机各异，并有新旧急慢之分，但木旺易克土，肝病每传脾胃，使脾失健运，胃失和降。所以养肝和胃（脾）成为治肝之常法。益气健脾治肝病，早有古训，张仲景云：“见肝之病，知肝传脾，当先实脾”，叶天士又言：“补脾之中必宜疏肝，肝气调达而不致郁而克土，疏肝即所以补脾也”，明示后人既要重视“治肝先实脾”之古训，又要谨记“疏肝即所以补脾”，抓主要矛盾，处理好调肝与和胃（脾）的关系，方可取得较好疗效。李教授认为，脾胃为后天之本，肝病患者脾胃功能之好坏，直接关乎预后吉凶。如果脾胃功能健旺，后天充沛，肝病自会逐渐向愈；如果过用苦寒败胃伤脾，后天失养，病情就加重恶化。所以治肝时注意扶助后天，保护脾胃。李教授喜用当归芍药散养肝和胃，配二陈汤燥湿和胃降逆，不用参芪草温燥健脾、药虽平凡，守方常服能明显改善患者乏力、腹胀、纳呆及面色萎黄、黧黑肝病面容等病征。

1.3　软肝化坚法

肝病积久，气滞、血瘀、湿阻、水停、热结，肝郁脾虚，阴亏血耗，正虚邪恋，肝体失养，萎而变硬，变生臌胀。这时须入络软坚，缓缓消磨，祛邪兼以扶正。当遵《金匮要略》大黄蛰虫丸之旨，缓中补虚。李教授喜用鳖甲、穿山甲珠、三棱、急性子等软肝散结，用全蝎、水蛭、虻虫等动物药入络搜剔。

1.4　行气法

肝脏喜疏恶郁，肝病必有肝气郁滞，肝失疏泄，随之全身各脏腑气机升降出入失去平衡，滞于上焦胸膈则胸闷，滞于中焦脾胃肠则腹胀，滞于下焦小腹则满闷不适，继则血瘀、湿阻、水停、热结。李教授临床常用辛香理气之品，以畅达全身气机。其意有三：（1）宣畅气机。临床常用能升降诸气的三焦气分之药木香和能利三焦，解六郁的气病之总司香附。（2）醒脾开胃。临床常用能醒脾开胃促进脾胃消化功能的辛温芳香之砂仁、白豆蔻，以改善患者腹胀、纳呆之症状。（3）辛香理气除湿浊。肝病属湿热者多，舌苔浊腻、厚腻。在清热利湿基础上，非辛香理气之品，方能气行湿化，化腻浊之舌苔于无形。李教授常根据三焦辨证选药，气滞上焦用功善行气宽胸利膈之檀香、紫苏梗；气滞中焦用枳实、厚朴、槟榔、莱菔子畅达中焦；气滞下焦常用荔枝核、乌药、沉香之属行气散结。如此三焦气治，气行则血行，湿化，气血调和，病易恢复。

1.5 疏肝法

《素问 至真要大论》云："疏令气调"，《素问 六元正纪大论》中记载"木郁达之"即指此而言。肝郁为病之始。李教授常根据肝郁之轻重缓急，把疏肝解郁分为两法：(1) 疏泄法。适用于肝郁轻症。李教授喜用香苏散加柴胡以调达肝郁。(2) 通泻法。任应秋讲"肝气盛的，还得用泻法"即指此。所以李教授常在疏泄法的基础上加用姜黄、郁金、龙胆草、栀子等苦泄通降。

1.6 活血通络法

血瘀之因，约略有四：一曰气滞血瘀；二曰因热致瘀，目前已公认疫毒蕴伏血分是病毒性肝炎的基本原因。《医林改错》："疫毒在内烧炼其血，血受烧炼，其血必凝"；三曰因湿致瘀，湿热是病毒性肝炎的发病基础，水湿内蕴阻于脉络，血脉不通而为瘀。四曰因虚致瘀，慢性肝病长期过用苦寒，致中阳不足，最终脾肾阳虚，最终气机失运，血不畅行而致瘀，可以说气滞血瘀贯穿于慢性肝病的全程，所以活血法与行气法一样重要。但活血法一定要"缓中补虚"。李教授喜用失笑散为基础方，轻者可配丹参养血和络活血，虎杖解毒化瘀；稍重用牡丹皮、地骨皮、白薇等凉血活血；瘀久肝纤维化、肝硬化，配伍软肝化坚，入络搜剔之品，如鳖甲、穿山甲、三棱、全蝎。但不可重用、久用，以免造成出血。

1.7 滋补肝肾法

肝病日久，湿热疫毒蕴于血分，久久不除，耗伤阴液，先是肝阴虚，继则肾阴虚，最后肝肾之阴皆亏。乙癸同源，滋肾即所以养肝，柔肝。因肝属木，藏血体阴，设若阴亏血少，木失水涵，肝失荣养，势必枯萎变硬，这是慢性肝炎向肝纤维化，肝硬化发展的重要病机。所以以滋养肾阴，柔润肝体，滋水以涵木是防止慢性肝炎向肝硬化发展非常重要的一环。李教授喜用一贯煎养肝阴，二至丸滋肾阴。

1.8 保肝降酶法

虽说中医所论肝与西医所论肝不尽一致，但是慢性肝病患者每每出现肝功能不正常，转氨酶增高的现象，说明肝脏有损害，应从肝脏体阴而用阳考虑，这是肝体受损，应急则治其标，注意保肝降酶。李教授常用龙胆草、垂盆草、五味子，历经临床检验，屡试不爽。总之因"浊毒内伏"是始动因子，所以化浊解毒为治因之法。如果患者已出现肝纤维化或肝硬化则应以软肝化坚为主，化浊解毒和软肝化坚二法均应配合养肝和胃法，助正气祛邪外出，邪去而正自安。若浊毒或肝纤维化、肝硬化不著，可单用养肝和胃法。养肝和胃、化浊解毒、软肝化坚为基本大法，同时需根据患者体质，病程长短，病情轻重，分别有所侧重应用行气法、疏肝法、活血法、滋肾法、保肝降酶法。

2 病案举例

王某某，男，40岁，农民。主因腹胀、尿黄1月，加重伴腹大8天入院。患者有慢性肝炎病史7年，间断服药中药治疗，8天前无明显诱因出现腹部胀大，遂来就诊。患者现身目微黄，腹胀，腹大，体倦乏力，腰膝酸软，纳呆，便溏，每日2～3次，小便黄，舌质暗红，苔黄腻，舌下青筋暴露，脉弦细滑。体检：神志清楚，精神倦怠，巩膜及全身皮肤黏膜轻度黄染，胸颈部可见蜘蛛痣3枚，肝掌不明显，浅表淋巴结未触及肿大，心肺未见明显异常，腹部微膨隆，肝脾触及不满意，腹水征阳性，肠鸣音存在，双下肢轻度水肿，生理反射存在，病理反射未引出。肝功能：总胆红素37.62μmol/L，丙氨酸氨基转氨酶326.6U /L，门冬氨酸氨基转氨酶103.3U /L，白蛋白28.37g/L，球蛋白31.63g/L，A /G为0.891，乙型肝炎病毒标志物检测：HBsAg（-），HBeAg（+），抗-HbcAg（+）。B超示：肝脏不大，肝边呈锯齿状，肝内光点分布不均，增强、增粗，血管网走向不清，门静脉内径1.5cm，脾大，脾静脉内径1.0cm，胆囊大，壁毛糙，腹腔内可见片状液性暗区。超声诊断：(1) 肝硬化伴腹水；(2) 慢性胆囊炎。西医诊断：肝硬化（失代偿期）。中医诊断：臌胀（浊毒内蕴，血瘀肝结）。治疗宜化浊解毒，软肝化坚。方用穿山甲20g，鳖甲20g，红景天15g，田基黄15g，龙胆草15g，五味子15g，垂盆草15g，虎杖15g。方中鳖甲、穿山甲功善搜剔走络，软坚散结；红景天、田基黄，现代药理研究表明具有保护肝脏和提高人体免疫的作用；龙胆草、五味子、垂盆草为李教授经验方，保肝降酶效果颇佳；虎杖能清热解毒利湿浊、活血化瘀，且能泻下通便，使浊毒从二便分消。患者服药 14 剂后，精神饮食已如常人，无腹胀、腹大，二便调。复查肝功能正常。B 超示：肝脏大小形态正常，肝内光点分布稍强，血管网走向清晰。患者出院后坚持门诊中药治疗，整体状态良好，无明显不适，多次复查肝功能及 B 超无异常。

## 20、曹东义主任医师治疗风湿病经验

河北省中医药研究院　张培红

河北省中医药研究院曹东义主任中医师，1975 年开始在衡水市仲景村和小侯公社任乡村医生，行医至今已有 40 年。期间，他多次参加学历教育、读研究生和拜师学习，临床经验不断丰富，学术理论素养日渐深厚，其对风湿病的认识也有一个逐渐深化的过程。他从 2009 年担任我院风湿科主任，经过上千例不同风湿病人的临床观察，提出了风湿病演化过程之中，存在着由虚至损逐渐加重的病理机制，治疗风湿无论是风寒湿何种痹症，都离不开“补虚益损”的根本措施，其《“补虚益损”在风湿病诊治中的意义》的文章，被《风湿病与关节炎》杂志，收载于 2012 年，第 1 卷第 4 期，第 38-41 页。

笔者作为河北省第四批中医师带徒的学员，从 2012 年开始跟随曹东义主任在病房查房，多次聆听他对病情的分析，现就有关见闻初步整理如下：

**一、以症侯变化为导向，判断风湿病进退**

曹东义主任熟悉《内经》理论，对于“候之所始，道之所生，不可不通”之论，有着深刻的认识，他认为这就是对中医辨证论治学术观点进行概括比较早的论述，观察症侯变化就可以推知人体阴阳气血变化的机理。这一观点比张仲景在《伤寒杂病论》所提出的“观其脉症，知犯何逆，随证治之”的论述，有更高的概括，已经上升到哲学的高度，是中医方法论具有鲜明特色的基本观点。

曹东义主任认为，动静是《内经》的基本概念，人体的动静只是一个现象，其背后反映着阴阳之气盛衰的深刻机理。《素问·阴阳应象大论》说：“清阳上天，浊阴归地，是故天地之动静，神明为之纲纪，故能以生长收藏，终而复始。”《素问·天元纪大论》说：“动静相召，上下相临，阴阳相错，而变由生也。”《素问·五运行大论》说：“天地之动静，神明为之纪；阴阳之升降，寒暑彰其兆。”曹东义主任认为动静之中见阴阳，万物的生长变化，疾病的进退都离不开动静，观察查病人的动静，就可以判断风湿病治疗是否有效。

人体运动的基础，是阳气推动的结果，关节所以能活动，就是阳气盛，因此可以运动自如。阳气下降，风寒湿阴邪容易侵犯和留滞，所以会出现肢体关节困乏无力，或者出现“晨僵”现象。一般的风湿病患者，晨僵时间有长短，随着活动增加，或者自然界阳气逐渐隆盛，晨僵也逐渐减轻，直至消失。这些变化，说明邪正进退的变化。治疗后病情减轻，晨僵也可好转。症侯变化背后，反映的正是阳气盛衰，邪正斗争的结果。

湿盛则肿，无力为虚，不通则痛，反之亦然。肿胀积液是因为湿邪盛，无力是因为正气虚，疼痛是因为血脉不通畅。曹东义主任这些见解，都可以从《内经》之中找到依据，但是，并不是“本本主义”，只相信书本，不相信临床，而是说明中医的理论是从细致观察病情不断总结出来的，不管这种理论形成的有多早，都是临床总结出来的深刻概括。

**二、由虚至损，补虚益损**

风寒湿邪所以能够侵犯人体，关键是有内在的虚损。《内经》说：“邪之所凑，其气必虚。”曹东义主任认为，虚处留邪，如水流湿，火就燥，有其内在的基础。

早期晨僵时间的变化，是体内阳气盛衰的一个观测指标。但是，当关节破坏严重之后，很多类风湿患者晨僵和疼痛都会减轻，这是筋骨损伤掩盖了症侯的表现。因此，由晨僵、肿胀、疼痛组成的早期症侯，如果得不到及时正确的治疗，就会由虚致损、由瘀致损，使肢体肌肉萎缩、骨关节破坏，出现变形，达到“形体尫羸”的致残后果。

《黄帝内经》把痹证划分为五体痹、五脏痹，就提示大家诊治类风湿痹证，必须以脏腑为根本，以皮脉筋骨肉为控制目标，从根本上防止病情由虚到损，由五体痹向五脏痹发展。

《难经·十四难》论虚损，既把虚损分类成不同的程度，也把虚损归属于不同的脏腑，为诊治虚损奠立了基础。其中说：“一损损于皮毛，皮聚而毛落；二损损于血脉，血脉虚少，不能荣于五脏六腑；三损损于肌肉，肌肉消瘦，饮食不能为肌肤；四损损于筋，筋缓不能自收持；五损损于骨，骨痿不能起于床。反此者，至脉之病也。从上下者，骨痿不能起于床者死；从下上者，皮聚而毛落者死。”

王叔和《脉经》之中引用《扁鹊脉法》，扁鹊是按照一呼一吸之中脉搏至数的快慢频率，划分“五损”与“五至”之脉，以此说明临床病情的轻重，主要是指外感热病的严重程度。《难经》的论述，其指导意义更加广泛，可以延伸至一般杂病，尤其是对于类风湿痹证的诊治，具有深远的指导意义。

补虚的方法大家比较熟悉，而治损的方法一般学者研究较少。《难经》给出的治疗虚损的原则是：“损其肺者，益其气；损其心者，调其荣卫；损其脾者，调其饮食，适其寒温；损其肝者，缓其中；损其肾者，益其精，此治损之法也。”《难经》的治损方法，是从五脏入手，根据不同脏腑的生理特点，分别有不同的治疗方法，这对于风湿病痹证的治疗，也有重要的指导意义。

**三、病在关节，根在脏腑**

《素问·太阴阳明论》说：“帝曰：脾病而四肢不用何也？岐伯曰：四肢皆禀气于胃，而不得至经，必因于脾乃得禀也。今脾病不能为胃行其津液，四肢不得禀水谷气，气日以衰，脉道不利，筋骨肌肉，皆无气以生，故不用焉。”风湿病虽然表现在四肢关节上，但是根源在脏腑《灵枢·百病始生篇》说：“风雨寒热不得虚，邪不能独伤人。卒然逢疾风暴雨而不病者，盖无虚，故邪不能独伤人。此必因虚邪之风，与其身形，两虚相得，乃客其形。两实相逢，众人肉坚，其中于虚邪也因于天时，与其身形，参以虚实，大病乃成，气有定舍，因处为名，上下中外，分为三员。”

张仲景在《金匮要略》之中，阐发痹证的时候，注重内伤虚损因素在发病过程之中的重要影响。他说：“问曰：血痹病从何得之？师曰：夫尊荣人，骨弱肌肤盛，重因疲劳汗出，卧不时动摇，加被微风，遂得之。但以脉自微涩，在寸口、关上小紧，宜针引阳气，令脉和，紧去则愈。”所谓“血痹”就是血脉痹阻不通的病证，它的起因是因为正气不足的人，形盛气衰，筋骨不强，在疲劳的时候“劳则气耗”，汗出受风，或者睡卧的时候受到虚邪贼风的侵袭而发病。早期治疗，以“针引阳气”，正复邪散，气血畅通，脉搏平和，就可治愈。当然也可用黄芪桂枝五物汤，益气血调营卫治疗。

张仲景认为汗出入水，水湿伤及血脉，也可以引起痹症，由于受累的关节很多，所以叫“历节病”。他说：“汗出入水中，如水伤心。历节黄汗出，故曰历节。”又说：“荣气不通，卫不独行，荣卫慎微，三焦无所御，四属断绝，身体羸瘦，独足肿大，黄汗出，胫冷。假令发热，便为历节也。”历节的病人，形气俱不足，所以发病比较重，可以有发热的现象。

张仲景说：“盛人脉涩小，短气，自汗出，历节疼，不可屈伸，此皆饮酒汗出当风所致。”由此可见，张仲景认为正气虚在痹证的发病过程之中，占有非常重要的地位。因此，张仲景在治疗过程之中，在散风寒湿邪的同时，经常配伍扶正的药物。他说：“诸肢节疼痛，身体尫羸，脚肿如脱，头眩短气，温温欲吐，桂枝芍药知母汤主之。”

国医大师路志正先生，格外注重湿邪在痹证诊治之中的作用，所以有很多利湿化湿、祛湿胜湿的方法。路老还强调中医的诊治应该与时俱进，因此，把干燥综合症命名为燥痹，把痛风命名为浊痹，为临床诊治拓展了思路。

焦树德先生开发尫痹冲剂，由这个命名可以看出其继承了张仲景的诊治思想，把重点放到预防患病关节变形，减少致残，立足于早期治疗，保护关节功能。

国医大师朱良春先生，长期致力于痹证的研究与临床诊治，积累了丰富的经验，除了对于痹证的疼痛、肿胀、发热格外用力之外，对于痹证虚损病机也十分重视，开发出益肾蠲痹丸等有效方药。

国医大师邓铁涛先生虽然没有对于痹证病因病机详细论述，但是，曹东义通过他对重症肌无力病机的阐发得到启发，认为风湿痹证也有一个“由虚到损”的变化过程，因此，提出来“补虚益损治风湿”的诊治观念。

河南风湿病医院娄多峰、娄玉钤先生，主张治疗类风湿病，应该“杂合以治”，内服与外用相结合，可以尽快取得疗效，总结了许多有效的外用方法。

**四、风湿病虚损应重视外治法**

曹东义主任学习国医大师邓铁涛先生“五脏相关”的思想，提出“内外相关，内病外治”医学思想，强调风湿病的外治法。他认为，外病内治与内病外治，都是中医重要的治疗大法，其理论基础根源于由脏腑经络构建的“内外相关”。风湿病痹证、骨关节病通过辨证论治，靠服用中药治疗，就是外病内治的方法；而各种针灸、按摩、膏药贴敷、洗浴熏蒸、擦药烤电等，都是内病外治的方法。

火针治疗又叫“燔针”，是《内经》治疗骨痹的主要方法。《素问·调经论》说：“病在脉，调之血；病在血，调之络；病在气，调之卫；病在肉，调之分肉；病在筋，调之筋；病在骨，调之骨。燔针劫刺其下及与急者。病在骨，焠针药熨。病不知所痛，两蹻为上。身形有痛，九候莫病，则缪刺之。痛在于左，而右脉病者，巨刺之。必谨察其九候，针道备矣。”病在骨，由于疾病深入在里，既需要火针治疗，也常配伍“药熨”的外治疗法。

火针治疗也叫“焠刺”，燔针是用火烧针，焠刺则如同冶炼过程的“淬火”，说法不同其实质并无多大区别。《灵枢·官针》也说：“焠刺者，刺燔针则取痹也。”可见通过火针“焠刺”，是治疗痹证的常用方法。

《灵枢·经筋》论述了四季使用火针治疗的病证，其中说：“病小趾支跟肿痛，腘挛，脊反折，项筋急，肩不举，腋支缺盆中纽痛，不可左右摇。治在燔针劫刺，以知为数，以痛为输，名曰仲春痹也。”又说“痛当所过者支转筋。治在燔针劫刺，以知为数，以痛为输，名曰仲夏痹也。”“阳病者，腰反折不能俛，阴病者，不能仰。治在燔针劫刺，以知为数，以痛为输。在内者熨引饮药，此筋折纽，纽发数甚者死不治，名曰仲秋痹也。”“病当所过者，支转筋，痛甚成息贲，胁急吐血。治在燔针劫刺，以知为数，以痛为输。名曰仲冬痹也。”从经文的论述来看，一年四季的痹证，都可以用火针焠刺的方法进行治疗，这是因为痹证多是由于风寒湿邪引起的，治疗需要“以针引阳气”，所以要经常运用火针进行“焠刺”治疗。“焠刺者，刺寒急也，热则筋纵不收，无用燔针，名曰季冬痹也。”也就是说，热痹证不需要火针焠刺治疗。

《内经》对用火针还是用药熨治疗，除了选择适应症之外，还与病人的身份地位、经济能力有关系。《寿夭刚柔篇》说：“黄帝曰：刺寒痹内热奈何？伯高答曰：刺布衣者，以火焠之；刺大人者，以药熨之。”火针的治疗成本比较低，但是痛苦大；药熨的治疗成本高，治疗的过程比较复杂，痛苦相对小一些。

《内经》关于药熨治疗痹证，有一个比较详细的例子：“黄帝曰：药熨奈何？伯高答曰：用淳酒二十斤，蜀椒一斤，干姜一斤，桂心一斤，凡四种，皆㕮咀，渍酒中，用绵絮一斤，细白布四丈，并内酒中，置酒马矢煴中，盖封涂，勿使泄。五日五夜，出绵絮曝干之，干复渍，以尽其汁。每渍必晬其日，乃出干。干，并用滓与绵絮，复布为复巾，长六七尺，为六七巾，则用之生桑炭炙巾，以熨寒痹所刺之处，令热入至于病所，寒复炙巾以熨之，三十遍而止。汗出以巾拭身，亦三十遍而止。起步内中，无见风。每刺必熨，如此病已矣。”

张仲景《金匮》所说的“以针引阳气”，尽管没有说是否使用火针、燔针、焠刺，但是他在《伤寒论》中说：“烧针令其汗，针处被寒，核起而赤者，必发奔豚。气从少腹上冲心者，灸其核上各一壮，与桂枝加桂汤，更加桂二两。火逆，下之，因烧针烦躁者，桂枝甘草龙骨牡蛎汤主之。”“太阳病，医发汗，遂发热恶寒，因复下之，心下痞，表里俱虚，阴阳气并竭，无阳则阴独，复加烧针，因胸烦，面色青黄。”“若重发汗，复加烧针者，四逆汤主之。”可见在张仲景的时代，用火针散寒发汗是十分常见的治疗方法。

南宋医学家窦材主张“大灸治病”，用灸法使人体的阳气复壮，他整理的《黄帝灸法 》说：“久患佝偻不伸，灸脐俞—百壮。”

窦材在《扁鹊心书》中写道：“风寒湿三气合而为痹，走注疼痛，或臂腰足膝拘挛，两肘牵急，乃寒邪凑于分肉之间也，方书谓之白虎历节风。治法于痛处灸五十壮，自愈，汤药不效，惟此法最速。若轻者不必灸，用草乌末二两、白面二钱，醋调熬成稀糊，摊白布上，乘热贴患处，一宿而愈。”又说：“中年以上之人，腰腿骨节作疼，乃肾气虚惫也，风邪所乘之证，灸关元三百壮。若服辛温除风之药，则肾水愈涸，难救。”

古人说：“人之病病疾多，医之病病道少。”中医治疗风湿骨病的传统方法很丰富，未来发展的空间也很广阔。只要善于继承创新，就可以提高疗效，造福于广大患者。

曹东义主任认为，补虚防损、补虚益损，是中医诊治风湿痹证的重要法则，可以与内治外治相结合，以提高临床疗效。

## 21、王红霞典型病例二则

**中度萎缩性胃炎伴肠上皮化生**

刘某，女，55岁，汉族，石家庄尖岭村人，已婚。初诊日期：2013年6月14日。

病历摘要：

主诉：胃脘隐痛胀满不时10年，加重3个月。

现病史：患者10年前因情志刺激而致胃脘隐痛伴胀满不适，自行服用“吗丁啉等”后，症状稍缓。之后总间断发作，曾服用过中药汤剂等药物。3个月前症状再次由于情绪刺激而突然加重，自服“舒肝健胃丸”，疗效不显。半月前在河北省中医院做胃镜及病理检查，诊断为“慢性萎缩性胃炎”，遂来我院就诊。现症：胃脘隐痛胀满不适，食后尤甚，胃脘部有轻压痛，伴口干，咽堵，头晕，纳少，夜寐欠安，二便调。舌质暗，苔黄腻，脉弦滑数。既往无肝炎、结核等传染病史。家族中无同类病患者。

胃镜检查：2013年5月15日河北省中医院做做纤维胃镜检查示：胃体黏膜弥漫性充血、索状肿胀。胃窦黏膜红白相间，红凸白凹，呈花斑样改变。幽门可见，圆形，开闭可。诊断：慢性萎缩性胃炎；病理示：（胃窦）慢性浅表萎缩性胃炎伴肠上皮化生及活动性病变。

中医诊断：胃脘痛

西医诊断：萎缩性胃炎伴肠化。

治法：清热涤痰，开结散郁，通络止痛。

方药：瓜蒌15g、黄连6g、清夏9g、苦参6g、公英20g、百合30g、乌药9g、当归9g、白芍30g、甘草10g、川芎9g、青皮12g、蒲黄9g、川朴9g、香附12g、五灵脂12g、三棱10g、莪术10g、檀香10g、砂仁6g、丹参12g、鸡内金9g、三七粉2g(冲服)。日一剂，水煎取汁400ml，分两次早晚空腹温服。并嘱其要调畅情志，加服中成药逍遥丸，8丸，中午1次饭后服用。

二诊：服药七剂，上述症状均减，效不更方，继服原方14剂。

日一剂，水煎两遍，分两次温服。

三诊：服药后诉胃痛、胀进一步减轻。查舌质暗，苔薄黄，脉弦滑。调方如下：苦参6g、公英20g、百合30g、乌药9g、当归9g、白芍30g、甘草10g、川芎9g、青皮12g、蒲黄9g、川朴9g、香附12g、五灵脂12g、檀香10g、砂仁6g、丹参12g、鸡内金9g、三七粉2g(冲服)。服法同前。

四诊：服上药60剂后，上述症状均已消失，今日做电子胃镜检查：胃底、胃体黏膜充血、水肿，皱襞肿胀，胃底黏膜可见点状新鲜出血点。黏液湖色白，量中等。胃窦黏膜稍粗糙，轻度红白相间，未见血管显露。诊断：慢性浅表性胃炎。病理：（胃体、胃窦）中度慢性浅表性胃炎。为彻底治疗，巩固疗效，患者要求继服上方30剂。

【按语】本例患者辨证为痰热内阻，胃失和降，故一诊方选黄连、半夏、瓜蒌3味药组成小陷胸汤清热涤痰、开结散郁，出自《伤寒论》原文：小结胸病，正在心下，按之则痛，脉浮滑者，小陷胸汤主之。据现代药理实验研究证明此3味均有不同程度的抗炎、抗毒和抗肿瘤等作用，故用于内脏实质性炎症、热证时。能获得良好效果。百合乌药汤出自《时方妙用》："气痛，脉沉而涩，乃七情之气郁滞所致，宜百合汤（微凉）。本方原为治疗胃脘痛属气郁化火，或热积中脘。选白芍甘草汤缓急止痛，为经方出自《伤寒论·辨太阳病脉证并治》，现代研究显示该方具有明显的解疼、镇痛作用，广泛应用于消化、运动、神经系统、肿瘤疼痛等病症。清·程钟龄在《医学心悟》中说：芍药甘草汤"止腹痛如神"。 檀香、砂仁、丹参、蒲黄与五灵脂组成失笑散合丹参饮具有活血祛瘀，散结止痛，三棱、莪术具有破血散结功效。本例患者仅服中药汤剂，联合中成药逍遥丸治疗共3个月，其胃镜病理基本治愈。主要表现在：胃体、胃窦已由中度萎缩性胃炎，逆转为中度慢性浅表性胃炎；同时肠上皮化生完全消除。

**脑鸣**

弓某，男，60岁，退休教师，河北邯郸人。2013年12月3日就诊。

主诉脑内鸣响伴眩晕10年。

现病史：患者缘于10年前由于情志刺激而出现脑鸣，经脑CT检查，未见病变。间断性多家医院治疗（均口服西药，药名不详）效果不理想，并且自觉胃部不适。今转求中医治疗。现主症：患者于清醒时自觉脑内轻如蝉鸣，重如雷响，鸣不安枕，难以入睡，伴有头晕，口干，大便黏不成形，难以排解，舌质淡胖嫩，苔白厚腻，脉沉细滑，诊为脑鸣，证属脾虚湿盛，痰浊上扰清窍。治宜健脾祛湿，清窍化痰泄浊，处方：陈皮12g、清半夏9g、车前子30g（包煎）菖蒲20g、郁金9g、炒白术60g、茯苓15g、远志12g、磁石30g（先煎）丹参30g、泽泻30g、甘草10g水煎分早晚两次口服，每日1剂。

12月8日复诊：服五剂后，仍有头晕，仍脑鸣音不减，只是觉得脑内的声音位置有所转移，似乎从脑后向前移动了点儿，大便较前好解，仍不成形，睡眠较前早睡一小时，苔脉如前，药已中病，效不更法。原方加肉桂3g、黄连6g。

12月13日三诊：服药五剂后，头晕及睡眠较前进一步好转，脑鸣自觉位置转移到耳后，近日大便偏稀，口干好转，舌脉如前，故去沙参、麦冬加葛根30g、车前子30g，余者继续守方。

12月13日四诊：服药五剂后，头晕及睡眠好转，脑鸣位置进入耳内变为耳鸣，并伴有耳痒呈阵发性发作，奇痒难以忍受，掏耳流水后才觉舒服，余无明显症状，舌暗苔厚腻，进一步调方如下：前方加柴胡12g、黄芩9g、龙胆草15g、制附子6g（先煎1小时）薏米仁20g。

12月18日五诊：服五剂后上述诸症均较前明显减轻，仍有耳鸣，睡眠时间进一步延长，几乎每晚能睡到5小时左右，白天精神状态较好。由于要离开本地一段时间，继续服前方10剂。

12月29日六诊：服药10剂后，耳鸣时间及强度均好转，耳痒次数较少，10天只在服药3天时发作一次，以后无再出现此证。患者自准备回家过年而要求停服中药汤剂，给予知柏地黄丸及龙胆泻肝丸中成药巩固疗效。

【体会】本例患者辨证为脾虚湿盛，痰浊上扰清窍，故选二陈汤加炒白术以健脾祛湿，并且炒白术用量要大则起到健脾祛湿止泻之功，与泽泻组成泽泻汤，对清阳不升，浊阴不降之眩晕疗效颇佳，加菖蒲、郁金、远志、磁石四药与交泰丸共凑清上窍之痰浊、交通心肾引火下行之功。患者在清醒时才能听到脑鸣音，而睡着后听不到，脑鸣是个主观感觉症状，随着睡眠的好转而好转。患者感觉到位置的向下转移直到进入耳内而成为耳鸣，并且伴有耳痒难忍，掏后流水，进一步辨证为肝胆湿热，加龙胆草等从逐渐清利肝胆湿热治疗而获效。

2014 國醫年鑒

GUO YI NIANJIAN

# 十 数字中医药

# 一、数字化技术在中医药领域的应用

## 1、医院信息化系统

医院信息系统（Hospital Information System，HIS）在国际学术界已公认为新兴的医学信息学（Medical Informatics）的重要分支。美国该领域的著名教授 Morris.Collen 于 1988 年曾著文为医院信息系统下了如下定义：利用电子计算机和通讯设备，为医院所属各部门提供病人诊疗信息和行政管理信息的收集、存储、处理、提取和数据交换的能力，并满足所有授权用户的功能需求。

医院信息化系统是指利用电了计算机和通讯设备，为医院所属各部门提供对病人诊疗信息和行政管理信息的收集、存储、处理、提取及数据交换的能力，并满足所有授权用户的功能需求。

医院信息系统主要由以下系统组成：

1.PACS 系统

PACS（picture archiving and communication systems）全称为医学影像存档与通讯系统。是近年来随着数字成像技术、计算机技术和网络技术的进步而迅速发展起来的、旨在全面解决医学图像的获取、显示、存贮、传送和管理的综合系统。PACS 在医院影像科室中迅速普及开来。如同计算机与互联网日益深入地影响我们的日常生活，PACS 也在改变着影像科室的运作方式，一种高效率、无胶片化影像系统正在悄然兴起。在这些变化中，PACS 的主要作用有：联接不同的影像设备（CT、MR、XRAY、超声、核医学等）；存储与管理图像；图像的调用与后处理。不同的 PACS 在组织与结构上可以有很大的差别，但都必须能完成这三种类型的功能。对于 PACS 的实施，各个部门根据各自所处地区和经济状况的不同而可能有各自的实施方式和实施范围。不管是大型、中型或小型 PACS，其建立不外乎由医学图像获取、大容量数据存储及数据库管理、图像显示和处理以及用于传输影像的网络等多个部分组成，保证 PACS 成为全开放式系统的重要的网络标准和协议 DICOM3.0。

2.电子病历（EMR）

电子病历（EMR，Electronic Medical Record）也叫计算机化的病案系统或称基于计算机的病人记录（CPR，Computer-Based Patient Record）。它是用电子设备（计算机、健康卡等）保存、管理、传输和重现的数字化的病人的医疗记录，取代手写纸张病历。它的内容包括纸张病历的所有信息。

3.区域医疗系统

随着中国新医改的推进，医疗卫生行业正受到前所未有的重视，医疗信息化建设逐渐成为 IT 市场的热点之一。实现以人为本的医疗服务体系，是新医改方案明确提出的目标。发展区域医疗，实现区域卫生信息化，建立电子健康档案，整合医疗卫生信息资源，是实现目标的关键工作。

4.移动护理系统

移动护理（Mobile Nursing）系统以无线网络为依托，使用手持数据终端（EDA），将医院各种信息管理系统通过无线网络与 EDA 连接，实现护理人员在病床边实时输入、查询、修改病人的基本信息、医嘱信息、生命体征等功能。可快速检索病人的护理、营养、检查、化验等临床检查报告信息。

移动护理系统还可以将二维条码标识技术应用于病人腕带，通过 EDA 附加的条码识别设备扫描腕带信息，准确地完成出入院、临床治疗、检查、手术、急救等不同情况下的病人识别。

5.临床路径系统

临床路径（Clinical Pathway）的概念源自美国工业管理概念，自 20 世纪 80 年代引入医学界后，并逐渐成为既能贯彻医院质量管理标准，又能节约资源的医疗标准化模式。临床路径管理是兼顾医疗质量管理和效率管理的现代医疗管理重要手段，为保证临床路径管理试点工作的顺利开展，卫生部于2010年1月8日召开全国临床路径管理试点工作会议，并由卫生部医政司已下发的112个病种的临床路径。

随着新医改的逐步推进，由路径知识库、临床路径执行平台、质控管理平台、绩效平台以医疗软件为基础建立的临床路径系统，将以电子病历系统为依托，与其他医疗信息系统相互融合，转变常规诊疗模式，规范医生诊疗活动，不断持续的改进医疗质量。

6.供应室追溯系统

供应室追溯管理系统通过RFID射频（或条码）技术结合院内无线网络以及PDA终端实时监控包盘状态，使包盘每个环节可控，并将目前市场主流的物流管理思想加入到系统中，能够实时跟踪包盘状态，方便查询问题包盘及相关责任人。

同时，系统能够对管理人员实时提供所关心的预警信息，如包盘数量预警、包盘过期预警、包盘灭菌异常预警等。

更重要的是，系统引入了工作流的理念，将供应室的管理工作通过工作流模式进行流程再造，从而形成了我们的系统特色。

7.体检软件系统

体检管理系统对医院体检中心进行系统化和规范化的管理，大大提高体检中心的综合管理水平、工作效率。我们的系统从业务数据的采集、输入、处理、加工和输出全由计算机来引领整个体检过程。为体检中心进一步实施客户健康管理服务和体检中心业务及行政管理的优化，提供了强有力的信息化支持。

体检管理系统为了能够适应不同体检中心的不同需求，系统的许多功能都可以灵活设置，包括体检科室、体检项目、体检套餐、各种模板、体检常见结果、体检总检建议、常见疾病、报告格式等等。

8.Lis系统

LIS系统配合医生工作站，完成检验过程管理功能，包括检验申请、标本采集管理、标本核收、标本重做、无主标本处理、结果填写及报告审核等功能，以及各类检验数据的分析统计，同时还能完成对病人费用的查询和补充等与ZLHIS一体化设计，为医院提供了完整的、低成本的检验系统解决方案。

提供病人历次检验结果对比；标本自动拆分/合并功能；标本的单个和批量审核功能；自动接收并解析仪器数据功能。

## 2、远程医疗系统

远程医疗运用计算机、通信、医疗技术与设备，通过数据、文字、语音和图像资料的远距离传送，实现专家与病人、专家与医务人员之间异地“面对面”的会诊。远程医疗不仅仅是医疗或临床问题，还包括通讯网络、数据库等各方面问题，并且需要把它们集成到网络系统中。

**远程医疗的组成**

远程医疗系统主要由以下三个部分组成：

A.医疗服务的提供者。即医疗服务源所在地，一般位于大城市的医疗中心，具有丰富的医学资源和诊疗经验。

B.远地寻求医疗服务的需求方。可以是当地不具备足够医疗能力或条件的医疗机构，也可以是家庭患者。

C.联系两者的通信网络和诊疗装置。其中通信网络可以包括普通电话网、无线通信网以及通信卫星网等；医疗装置包括计算机软硬件、诊疗仪器等。

**远程医疗的服务方式**

远程医疗系统的服务方式又分为实时（在线）方式和非实时（离线）方式两种。实时方式是指条件允许或紧急情况时使用，可以使患者获得及时的救助，但花费较高，操作难度较大；非实时方式是指将医疗服务需求方的资料随时传送给服务提供方，等待处理。位于大医院的专家可依据用户提供的资料作出相应的诊断。在医疗咨询、培训、教育等应用场所也经常用到。这种方式可大大减少对网络系统带宽的要求。

**构建远程医疗的主要技术**

**诊疗和临床检测工程技术**

如心电图、血压、血氧等生理和电生理参数的检测技术，B 超、CT 等医学成像技术，血、尿、体液的各种生化含量指标的检测技术。由于远程医疗的特点是患者在远地，有些面对面就诊时可以获取的信息可能无法获取或无法直接获取（例如触摸等）。面临的问题就是怎样将这些信息进行数字化，并联网进行传输，这就对传统的医疗设备提出新的要求。

**信息学技术**

包括各种医疗信息的存储、显示、处理、查询、管理以及各种数据库技术等。在远程医疗活动中，采集后的医疗信息进行存储也是一个难题，不仅存储量大，而且时间长，有的病人资料要保存几十年以备查询，因此熟练和合理的运用数据库乃至数据仓库至关重要；信息显示技术关系到诊断的准确性，所以要尽量选择较好的显示器；医疗信息的处理也发挥着重要作用，要让信息更易读更准确；对于海量的医学信息，科学管理有利于信息的分析和利用，大量的临床信息的纵横分析将揭示新的医疗现象和规律，这也有利于医学学科的发展。

**远程通信技术**

远程医疗中传送的医学信息主要有数据（data）文字（text）视频（video）音频（audio）和图像（image）等形式。其中数据和文字信息的数据量小，对通信要求不高。视频和音频信号数据量较大，在远程实时会诊中通常需要同时传送视频和音频信号。还经常需要用到一些医学影像信息，如 X 光片、CT 图像等静止图像（still image）和运动图像（motion image），这些都需要传输速度较快、较稳定的通信网络。

# 二、网络优秀中医药文化资源

## 1、中医药电子书

**《了不起的食疗方：小病治、大病防》**

《了不起的食疗方：小病治、大病防》（唐博祥主编，江西科学技术出版社，2012-04-01）详细阐述了 200 种常见治病食材，分析每种食物的属性，解析食物的治病因子，教你针对自身体质和病症，吃对餐桌上的美“药”；本书还深刻解读了 80 种常见疾病，针对每种疾病的病因，表现出的不同病症，辩证地给出食物诊疗方案。

**《阴阳一调百病消》**

《阴阳一调百病消：罗博士的养生真经（升级版）》（罗大伦著，中华工商联合出版社，2012-04-01），在本书中，罗博士给我们介绍了很多简单实用的养生方法，书籍的核心就是告诉大家在中医养生中，什么是阴阳，以及它和我们生活的关系。

**《九种体质使用手册》**

《九种体质使用手册》正本清源，去伪存真，树国医形象，扬中医正气。国家部长级干部传看的一本书，中国首席养生专家，中医体质学创始人。一部彻底改变国人养生观念的健康大书。

上百例典型病症诊治分析、近百种名方名药，98 个家用养生老方，42 个健康体质按摩法，35 年体质养生精华，9 种体质，9 种调养方法，国家级老中医助你一生健康。世界上没有两片相同的树叶，也没有完全相同的两个人，不同的人，身体状况也是不同的，不同的身体状况，需要不同的养生方法，进行“个体化养身”便成为了一种合理选择。

没有一种神奇的养生方法是适合所有人的，这就解释了为什么同样的养生方法，对于有些人来说是养生，而对于另一些人来说就是“害生”。不同体质特征不仅决定了这些人的形态结构、心理特征，还决定了他们容易得哪些病。同样的道理，我们讲养生，首先要读懂自己的身体，也得根据自己的体质类型，选择怎样吃，怎样起居，怎样度过一年四季，怎样保健，这就是体质养生，也就是国宝级老中医王琦提出来的个性化养生——辨清你的体质，因人施保，因人施养。

在进行“个体化养生”之前，你首选需要了解自己的身体，辨清自己的体质。不清楚自己的身体休质，怎么养生？

在《九种体质使用手册》中，老中医王琦用诙谐风趣的语言，轻松解读国人九种体质，妙语巧析百种珍贵药方，让你在畅读之中了解自己身体，找到生命密码，彻底成为健康的主人！

**《不生病的纪律》**

《不生病的纪律》根据《黄帝内经》的理论，将女性分为金木水火土五行人，指出每一行人不同的先天体质，重点需要保养的脏器，一生中易患的疾病和有效的专治方法。针对女人最关心的皮肤，乳腺系统，卵巢子宫系统等方面的问题，不仅给出简单，易操作的自疗方法，还告诉你疾病的产生规律，让你自己推衍出举一反三的祛病良方。

本书为您献上：

一、5 种心系统保养方案，12 种肝系统养护方案，9 种脾系统保养方案，10 种肺系统保养法，12 种肾系统养护法，让女性由内到外都得到滋养。

二、17 种为女性量身定做的五行养颜美体功法。

三、12 款种蕴含五行智慧的食疗和经络调治法，给女性身体最直接、最温暖的抚慰。

四、1 份简洁、明了的《五行属性查询表》，您可以根据自己的出生日期，很快查知自己的五行属性，然后迅速找到保持健康的密码。

五、1 份《女性常见疾病一站式疗法简表》，以说明书的形式让您轻松获悉本书所提到所有女性疾病的治疗方法，更直观、更简捷。

**《单桂敏灸除百病》**

现代人寒盛、气滞、元阳虚，这是许多疾病共同的病根。而艾灸具有艾草和火的阳性能量，可以驱寒气、通经络、补元阳。常用艾灸还可以调正气，正气盛就是免疫力强，病邪再强也不生病，就算是猖獗的流感也一样可以预防。

除了治病和防病，用艾灸还能找病。因为阳性能量有升发的特点，可以找到潜伏在经络和脏腑里的病邪，把它们从身体里逼出来。没有了这些潜在的威胁，身体健康才表里如一。

本书将千年中医传统艾灸疗法与 40 年临床经验精华融合，变成每个人都能学会、适合全家人使用的家庭艾灸健康方法。小工具、小艾灸发挥大作用，做自己的家庭医生就是这么容易。

## 2、中医药个性博客

**徐文兵的微博**

（微博地址：http：//weibo.com/137010645）

徐文兵，著名中医专家，出身中医世家，毕业于北京中医药大学。先后师从裴永清教授，研修《伤寒杂病论》及临床应用；师从周稔丰教授，学习五禽戏、病气诊断；师从苏有余先生，学习研修内丹功法；师从马世琦先生，研修形意拳。熟悉中药、经络、腧穴的形、气、性、用，以及组方配伍。现为北京厚朴中医学堂堂主，北京御源堂、平心堂中医门诊专家。多次受邀在北京电视台讲授健康知识；担任中国气象频道《四季养生堂》栏目长期主讲嘉宾；受著名主持人梁冬之邀，作客中央人民广播电台，主讲《重新发现中医太美之黄帝内经》；著有《字里藏医》等。

**罗大伦博士的博客**

（博客地址：http：//blog.sina.com.cn/luodalun ）

罗大伦 1968 年生，辽宁沈阳人，北京中医药大学中医诊断学博士，健管家，原任北京电视台《养生堂》节目主编。罗大伦博士一直致力于将古代的中医文化介绍给现代人，因此广泛地在互联网、电视、报刊等媒体上传播中医知识，曾出版了《百家讲坛 大国医》、《古代的中医——七大名医传奇》等八十多万字的中医科普著作，在《健康时报》等报刊长期撰写专栏文章，被评为“健康中国 2012 十大风尚人物”。

**保健大使戴光强的微博**

http：//verified.weibo.com/verify

（微博地址：http：//weibo.com/u/1608610881）

戴光强，教授、主任医师，著名医学保健专家，著名健康教育专家，著名卫生事业管理专家。中国疾病预防控制中心首届专家咨询委员会专家，中国健康教育协会常务理事，安徽省科普作家协会副会长，安徽省科技经纪人协会副会长。安徽省九届政协常委、省政协教科文卫体委员会主任，安徽省卫生厅原厅长。

**杨力养生的微博**

（微博地址：

http：//weibo.com/yangliyangsheng2011）

中国中医科学院研究生院教授、中国首席养生专家、北京《周易》研究会会长、国学大家、易学家。杨力教授学识渊博，精通文史哲医和养生文化，从事研究生《黄帝内经》、《易经》教学二十七年，近年来全身心投入中医养生文化的传播和普及，为了“让中国人多活十年”的目标，不遗余力，其中医养生公益讲座已在全国巡讲近千场，包括中央电视台《百家讲坛》、《大话养生》，北京电视台《医林奇观》、《晚晴》、《身边》等栏目，深受老百姓喜爱。中医养生著作《杨力养生 23 讲》、《杨力四季养生谈（增补本）》、《杨力抗衰老 36 计》、《杨力心理养生忠告》、《杨力讲疾病早发现》、《杨力讲饮食与营养》已走进千家万户。她把有五千年历史的中华民族传统养生经验进行了升华、提炼，对中华养生学作出了杰出的贡献。一部百万字巨著《周易与中医学》，令她蜚声海内外，目前累计印数已达 15 万册，现已有中、英、日、韩、汉繁体字等多种版本在全世界畅销，并屡获海内外大奖。更以《中医运气学》、《中医疾病预测学》奠定了她在中医学术界的地位，其累计出版著作已达到一千五百万字。

**24 小时健康加油站**

（微博地址：http：//weibo.com/208232396）

新媒体养生开创者：国内最早的养生博主，微博名人堂养生专家，全国首个推出微信语音养生节目者；同时也是私募合伙人、职业投资者。

**佟彤的新浪博客**

（博客地址：http：//blog.sina.com.cn/tongtongbjtj）

毕业于北京中医药大学中医系，后供职于中国中医科学院基础所。现为北京晨报首席记者，开设专栏《九九归医》、《佟彤分诊》。

江苏卫视《名医》，山东卫视《养生》，MSN 中文网《名医讲堂》凤凰网《健康三人行》节目的嘉宾主持；为北京卫视《养生堂》，湖南卫视《百科全说》，江苏卫视《万家灯火》，河北电视台《健康 56 点》宁夏卫视《健康大财富》等多档健康养生节目的主讲专家。

曾出版《不上火的生活》、《不疲劳的生活》、《脸要穷养身要娇养》、《药房里买得到的传世名方》等畅销书。

# 三、中医药数字化成果

## 1、中医专业查询数据库

**（1）中医药在线网：**中医药在线网以多个大型数据库与检索应用平台为支撑，利用先进的计算机技术，构建了一个能够在 Internet 环境下融合各个自治、异质异构的中医药数据资源的，并能为用户提供一个统一的全局范围内数据检索环境的信息共享平台，以支持中药数据库资源的共享、综合利用与开发。

（网址：http：//dbcenter.cintcm.com/cms/dbc/）

**（2）亚健康中医药文献数据库：**《“十一五”国家科技支撑计划：中医“治未病”及亚健康中医干预研究》课题“亚健康文献数据库检索系统”是采用小型数据库检索系统常用的开发工具微软公

司开发的 ASP 开发平台以及 Access 作为数据库后台研制而成。数据库主要特点是：1、实现了“亚健康文献数据库”检索功能，用户可按照不同字段进行模糊检索和精确检索；2、程序界面直观，操作灵活，使用方便；3、提供全文下载。

（网址：http：//yjk.cintcm.ac.cn/DB_default.htm）

**（3）博睿中医药数据库平台：**博睿中医药数据库平台是涵盖中医药产业、知识等各领域所涉及到资源信息的中医药数据库集群，在本平台中，用户可进行所有独立数据库的联合查询，也可以进入独立数据库进行高级检索。

（网址：http：//db.brainet.cn/）

**（4）中国中药数据库：**中药查询网中药数据库收录了经国家批准的中国中药说明书范本，目前数据量为 7897 条。内容包括：英文名/药材基原/生药材鉴定/中药化学成分/中药化学鉴定/理化性质/中药有效成分结构式的测定/炮制方法/药理作用/药理学/药代动力学/毒理学/药物配伍/药性/归经等。

（网址：http：//www.med126.com/pharm/cnmed/）

## 2、全科医学诊疗系统

全科医学诊疗系统是通过人机结合，让基层医生轻松成为合格的全科医生的一种计算机辅助诊疗软件系统。系统以海量的、全面的、准确的和结构科学的中西医全科医学知识库为核心，用计算机智能规范基层医疗单位的服务，为基层医生的诊疗工作提供适时指导和帮助。工作时为医生的诊疗过程提供全方位的实时帮助，相当于一位知识渊博的医学专家。学习时是医生快速提高自身医疗水平的培训工具，相当于一座海量信息的医学图书馆。

全科诊疗系统有如下几个特点：

1、内置目前国内规模最大的体系完整、结构科学、数据准确的医学知识库。

2、内设体系完善、条目齐全的中西医主诉用语库、体征用语库和病历模板，辅助医生完成四诊摘要，生成并规范病历管理。

3、西医部分可以处理内、外、妇、儿诸科在内的 2000 余种疾病（包括病理、病机、典型症状、临床表现和流行病学），辅助医生进行鉴别诊断和并发病诊断，生成治疗方案。

4、中医部分可以处理各科 700 余种疾病及其 1000 余种证型，辅助医生对病因、病机、兼证、类证、征候和证型进行分析，辨证施治。

5、治疗部分内含西药库、方剂库、中成药库、验方库、中草药库和本地药房库等，还设有食疗咨询、健康咨询等特色库，可以根据需要对症自动联机生成多种治疗方案，灵活实施两法治疗，系统会智能化地分析识别医师的治疗意图，根据患者病变状况对医师治疗过程中可能发生的失误，参照治疗原则进行预警提示，防止误诊误治，提高治疗效果。

6、简单易用的操作设计，完成诊断与下达处方，只需要轻松移动和点击鼠标。国家高度关注基层医疗机构医护人员素质的提高。温家宝总理在 2008 年度《政府工作报告》“推进城乡医疗服务体系建设”中指出：要重点加大全科医护人员和乡村医生培养力度，鼓励高素质人才到基层服务。2010 年由国家发改委、卫生部等五部委联合下发了《以全科医生为重点的基层医疗卫生队伍建设规划》，提出了到 2020 年培养 30 万名全科医生的战略目标。基层医生成长为合格的全科医生已经是时代的必然要求，如果不能与时俱进，必然会为社会所抛弃，但是，一个人要把海量的全科医学信息装入大脑谈何容易！所以全科医生的成长道路注定充满艰辛和险阻。全科医学诊疗系统的问世，在基层医生与全科医生的目标之间架起了一座快捷的桥梁。是迅速提升基层医生诊疗水平、扩大基层医生诊疗视野、丰富基层医生诊疗手段的最有效工具，是培养全科医生、迅速提升基层医疗单位卫生服务质量和水平的最有效途径。

# 2014 国医年鉴

# 十一 治未病与亚健康

# 一、治未病健康工程进展

## 1、河北保定：规范中医养生保健行业管理

河北省保定市作为全国21个中医养生准入试点牵头单位，以建设全国中医药“治未病”和中医药养生保健准入试点区为契机，对中医养生保健和中医美容行业加强法制化管理，促进行业规范化发展，形成了独具特色的“保定模式”。

实施行业准入试点，纳入卫生事业管理

保定市卫生局、工商局、公安局等多部门联合发文，要求保健按摩和中医美容管理从业人员必须参加由市中医药学会组织的业务和技能培训，考核合格者，取得中医医疗性保健按摩和中医美容上岗证后方可上岗。从业机构需到当地卫生行政部门申报待检，审核符合标准者，取得执业或项目许可证者方能执业。对未取得市卫生主管部门颁发的河北省中医医疗性保健按摩（中医美容）从业机构执业许可证的，一律不允许颁发特行证、工商执业许可证、收费许可证和卫生许可证，从而确保机构准入关。

加强相关部门协作，促进“治未病”体系建设

今年初，市卫生局、文化、财政等部门联合下发《关于落实国家中医药管理局加强中医药文化建设的指导意见》，将中医养生保健、中医美容行业纳入中医“治未病”范畴。今年8月，保定市出台了《关于进一步加快中医事业发展的意见》，提出要将中医药预防保健服务项目年内纳入公共卫生服务项目，按人均3~5元提取用于“治未病”工作。同时要求政府各部门按照有关规定，为行业发展提供便利：卫生部门要为中医药养生从业人员提供注册，保证执业人员的合法权益；物价部门要给予中医药养生保健服务项目设立并确定合理收费依据；卫生、社保部门要将“治未病”中医养生保健服务项目逐步纳入新农合和医保的范畴；各级财政部门要加强对“治未病”和中医养生保健工作的财政投入力度。

发挥行业协会作用，增强自我管理能力

保定市中医药养生保健与中医美容专业委员会成立，开展日常监管指导、接受消费者投诉、上岗培训、资质年检、企业等级评审、养生产品及器械认证等职能。所有审批的中医养生保健机构接受星级评定，按照《亚健康专业调理机构服务水平星级评定标准》，由市中医养生保健专业委员会同中和亚健康服务中心进行评定，最终确定350家中医养生保健示范单位。最近，市中医药学会与中和亚健康服务中心联合对从业人员进行百项亚健康中医调理技术进行培训，并争取到国家资质培训试点单位，对经过培训考试考核合格的从业人员发给国家承认的专业资质证书，从而形成了执业资质上岗和职业资质评定两条线，进一步推动了规范化管理。

## 2、河北石家庄市举办中医调理师培训班

2013年,河北省石家庄市卫生局在石家庄市中医院举办了第一期“国家中医预防保健调理师”培训班。全市各中医医疗机构30人参加了本期培训。

此次培训班，是由石家庄市卫生局主办，市中医药学会会同北京国际医学保健研究院共同承办的。目的是为了完善中医预防保健服务体系，提高中医预防保健人员队伍素质。通过中医预防保健理论授课和艾灸、刮痧、拔罐、推拿等具体操作手法的深入讲解和操作指导，参加培训人员不仅从理论上得到了很大收获，而且在技术上也学到了多种操作技巧，全部学员都完成了理论和实际操作考试。

## 3、山西打造“健康4S店”模式

203年从山西省中医药学会亚健康专业委员会成立大会暨“治未病”学术研讨会上获悉，山西将全力打造“健康4S店”模式，为百姓健康服务。

“健康4S店”是指一种以人为中心，推广中医常用养生保健方法为主要手段，为老百姓提供个性化综合治疗方案的新型养生保健服务模式。“我们参考以四位一体为核心的汽车4S店模式，让老百姓在没病时了解如何保养，小病时懂得如何调理，大病时可得到专业化对症治疗，恢复期时心中有底，知道如何确保前期疗效。”中华中医药学会亚健康分会副主任委员朱嵘介绍，“即做到未病先防、已病防变、已变防渐、瘥后防复。”

据悉，山西中医学院附属医院为该省“省级治未病基地”，此次亚健康分会的成立是继辽宁省亚健康学会建立后的第二个省级亚健康学会。

## 4、海南省首届中医“治未病”与亚健康高峰论坛暨“百项亚健康中医调理技术推广活动中国行”大型公益活动海口站启动仪式暨第四期全国“百项亚健康中医调理技术培训班”胜利召开

为进一步贯彻落实《国务院关于扶持和促进中医药事业发展的若干意见（国发[2009]22号）》的文件要求，充分发挥中医“治未病”的特色优势，积极探索构建“中医特色明显、技术适宜、形式多样、服务规范”的中医药特色预防保健服务体系，进一步提高中医药养生保健技术在亚健康调理上的应用，建设专业化的亚健康调理机构，促进亚健康产业的发展，推动中医药产业的发展和壮大，由中和亚健康服务中心、中华中医药学会亚健康分会办的海南省首届中医“治未病”与亚健康高峰论坛暨“百项亚健康中医调理技术推广活动中国行”大型公益活动海口站启动仪式暨第四期全国“百项亚健康中医调理技术培训班”于2013年1月15日-16日在海南省海口市中医医院胜利举行。

国家中医药管理局医政司中西医结合处赵文华处长、国家中医药管理局机关服务局局长、中和亚健康服务中心主任孙涛教授、海口市卫生局

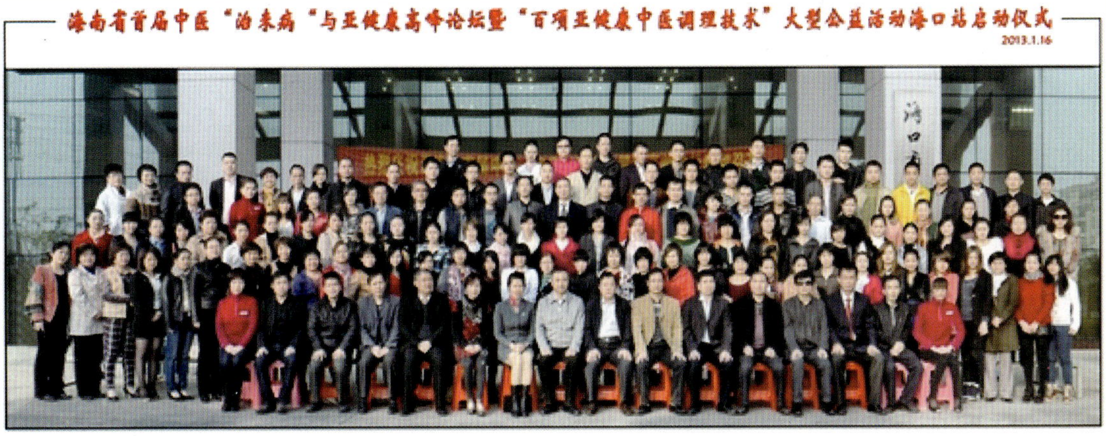


相关领导及海口市工商局相关领导等出席了此次活动。

此次活动详细阐述了亚健康产业在中医特色预防保健服务体系中的地位和作用，介绍了亚健康专业调理机构、百项亚健康中医调理技术推广示范单位的建设标准及运营模式，对通过考评的相关亚健康专业调理机构和百项亚健康中医调理技术推广示范单位进行了授牌。

“百项亚健康中医调理技术”是由中和亚健康服务中心、中华中医药学会联合评定的惟一的国家级中医养生保健技术。在此次活动上，主办单位从二百多项已经获评“百项亚健康中医调理技术”的技术中筛选了九项易于推广的技术，并组织相关入选技术的单位派遣专业的技术人员进行现场讲解、演示、交流，获得了广大学员的一致好评。

为了更好的推动海口市中医养生保健事业相关工作的开展，紧跟国家的相关政策，中和亚健康服务中心在此次会议上宣布了海南中和亚健康服务中心筹备办公室的成立并授牌。

此次活动的成功举办标志着亚健康产业在海口市的开展正式拉开序幕，这对于提升海南保健养生行业水平具有积极意义。

## 5、国家中医药管理局调研常用少儿预防保健干预技术项目

2013年3月11日，国家中医药管理局科技司副司长李煜一行来到深圳金色阳光幼儿园调研常用少儿预防保健干预技术项目。国家中医药管理局机关服务局局长、中和亚健康服务中心主任孙涛教授、科技司中医科技处处长王思成、广州中医药大学基础医学院副院长贺振泉教授、中和亚健康服务中心主任助理、培训部主任黄博明参加调研。深圳市卫生和计划生育委员会中医处处长廖利平、深圳金色阳光幼儿园董事长周超陪同调研。

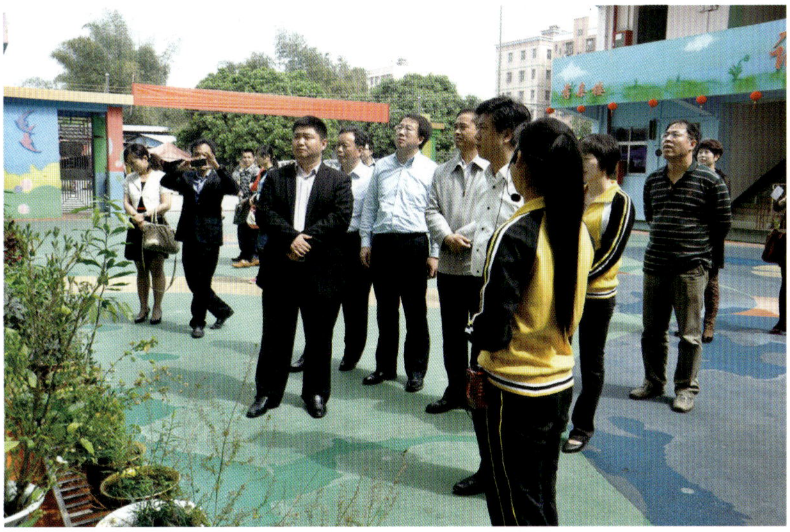

参观健康中药本草园

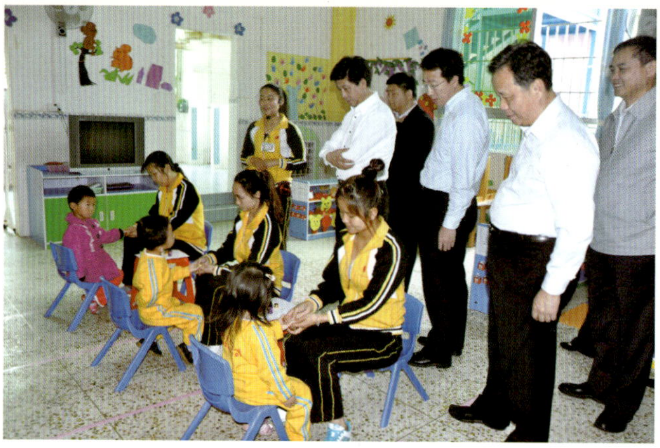

观摩少儿保健推拿

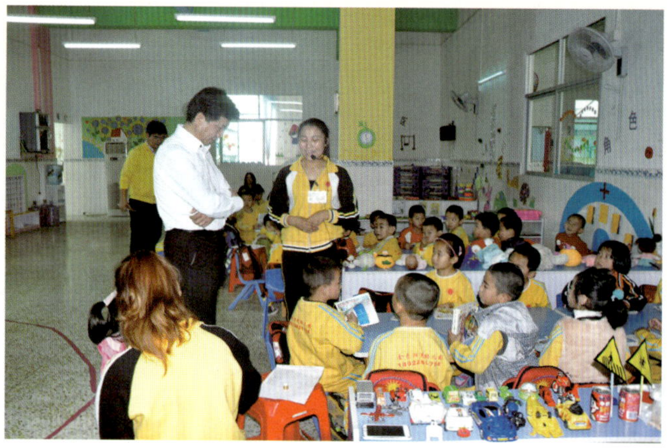

体验健康快乐教学

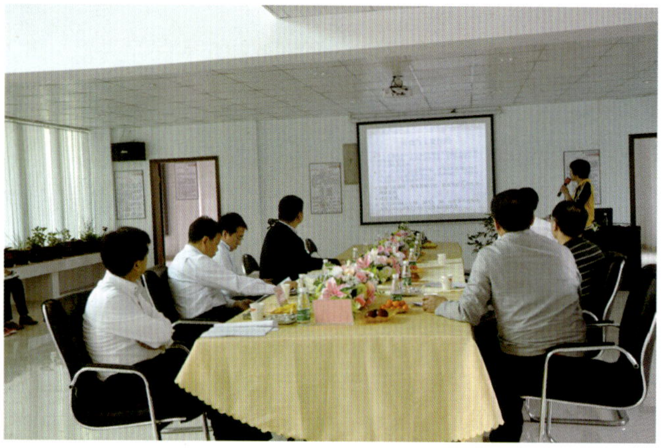

调研汇报会

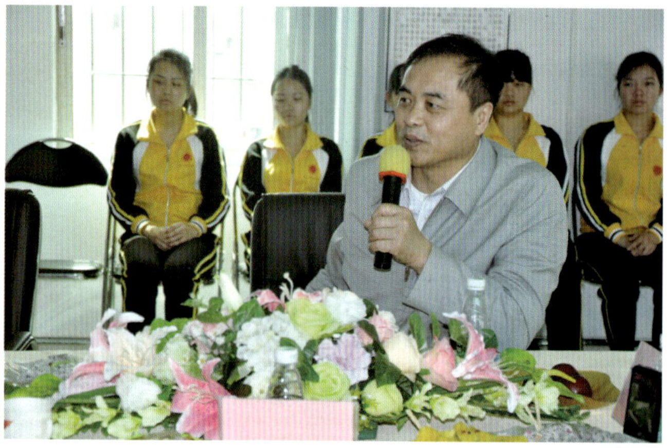

孙涛主任阐述常用少儿预防保健干预技术项目背景

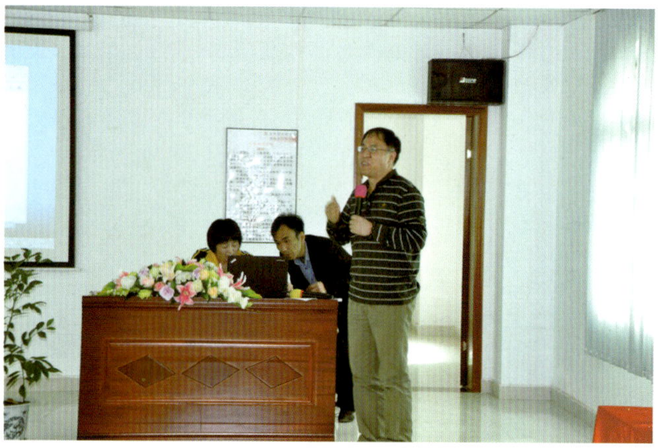

贺振泉院长汇报常用少儿预防保健干预技术科研开展情况

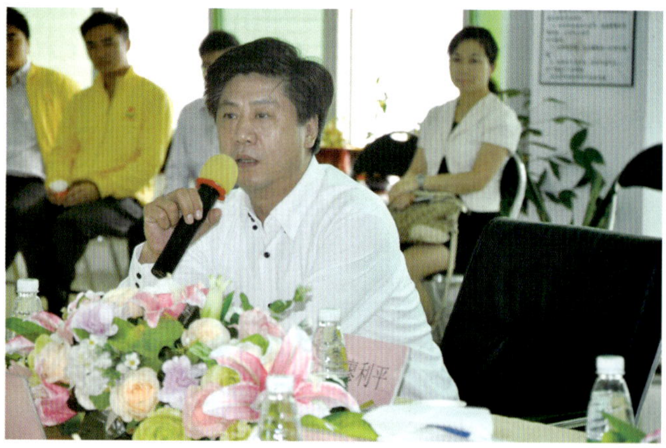

李煜副司长听取汇报

《常用少儿预防保健干预技术研究与示范》是由中和亚健康服务中心申报，吸收全国20余位知名教授、专家、学者，全国16个高校、单位、社团、医院、教育机构、公司共同承担的课题。其项目的实施将为现代儿童保健与中医治未病相结合，多方位开展具有中医药特色优势的儿童预防保健工作，充分发挥中医药特色与优势。研究少儿中医预防保健（治未病）关键技术，初步构建规范化、标准化的少儿中医预防保健服务体系有着十分重要的意义。

李煜副司长在调研会上肯定了以中和亚健康服务中心为牵头单位在常用少儿预防保健技术研究方面做出的成绩。他希望，通过各方的不断努力，争取早日构建中医特色明显、技术适宜、形式多样、服务规范的全国儿童预防保健服务体系，全面提高我国少儿的健康素质。

## 6、第二届全国亚健康产业高峰论坛暨2013年度中和亚健康服务中心理事会暨辽宁中和亚健康服务中心成立大会成功召开

第二届全国亚健康产业高峰论坛暨2013年度中和亚健康服务中心理事会暨辽宁中和亚健康服务中心成立大会于2013年3月18--20日在辽宁省沈阳市沈阳凯莱大酒店召开，中心理事、中华中医药学会亚健康分会各位副主委、秘书长、副秘书；世界中医药学会联合会亚健康专业委员会各位副会长、秘书长、副秘书；以及全国各地的一百多位企业领导出席了会议。

开幕式和主论坛由中心主任孙涛教授、常务副主任朱嵘研究员分别主持。国家中医药管理局医政司赵文华处长、辽宁中医药管理局张立军副局长、辽宁中医药大学石岩副校长等领导出席了论坛并致辞。赵文华处长就“构建中医预防保健服务体系总体工作构想”做了主题报告；孙涛教授做了“加快亚健康服务体系建设，推进预防保健试点工作”的重要讲话；保定市卫生局中医处吴伟民处长做了“加强引导 规范管理保障中医养生保健行业健康发展”的专题发言；中心常务副主任朱嵘做了为“全国亚健康服务体系构建、管理与运营”的专题发言。

会议同期，中心举行了2013年理事会会议，参会理事就中心2012年工作总结及2013年工作计划进行了认真讨论，重点研讨了2013年主要工作，大家进行了热烈发言。最后，理事会审议并批准了2012年工作总结和2013年工作计划。

在开幕式上举行了辽宁中和亚健康服务中心的成立仪式，标志着辽宁省的中医药预防保健体系建设又有了一只新生力量，并会极大的推进辽宁省的中医药预防保健体系建设，推进辽宁省的亚健康服务体系的建设。会议大会取得了圆满成功。

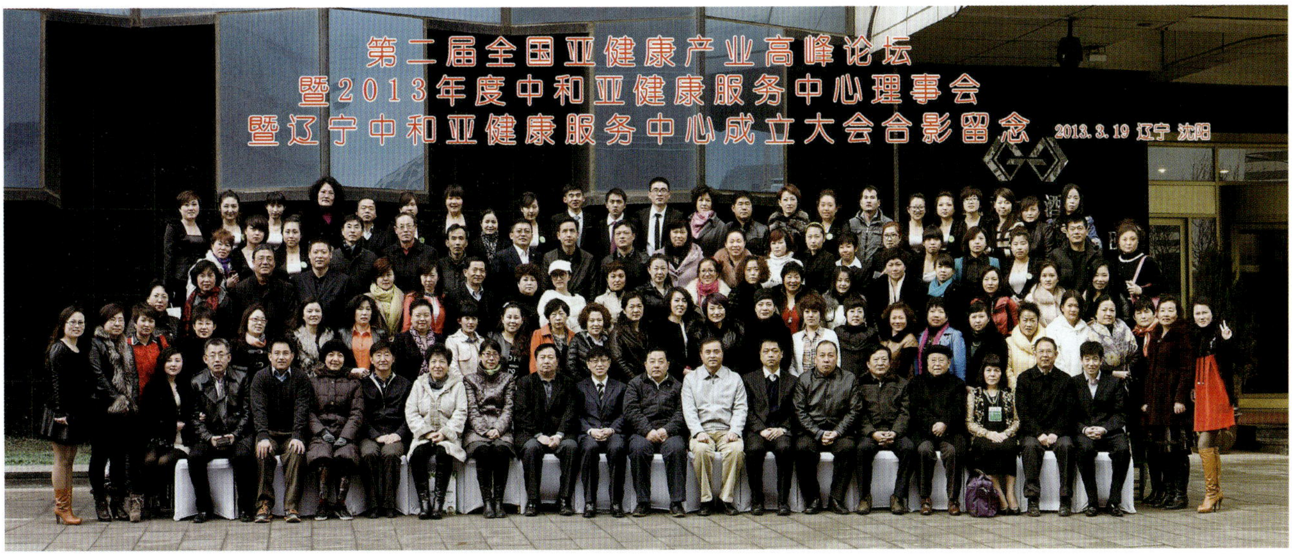


与会代表合影

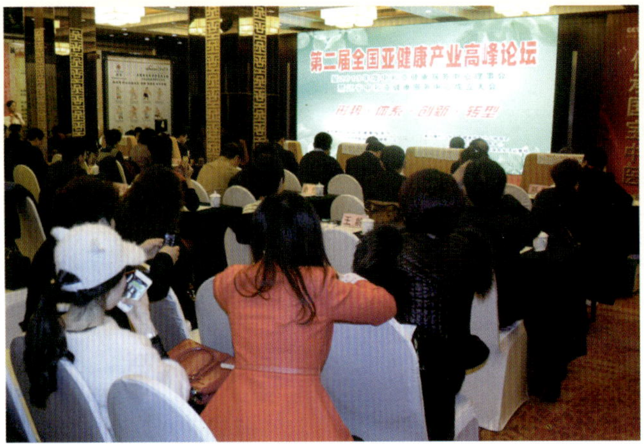


大会会场

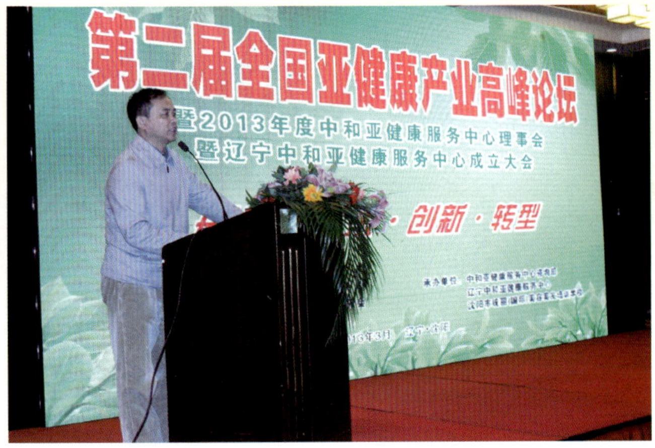


孙涛主任致辞

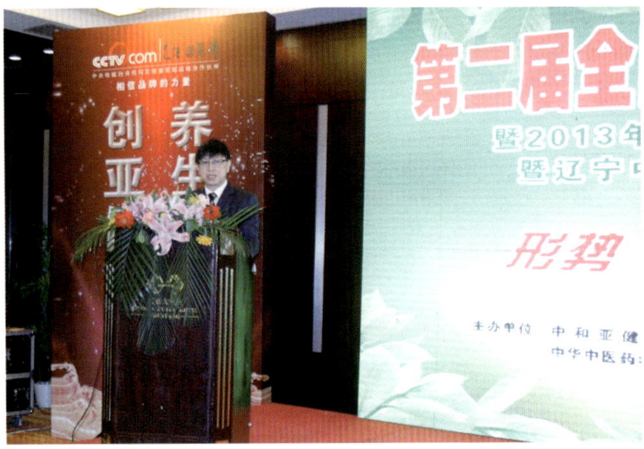


石岩副校长致辞

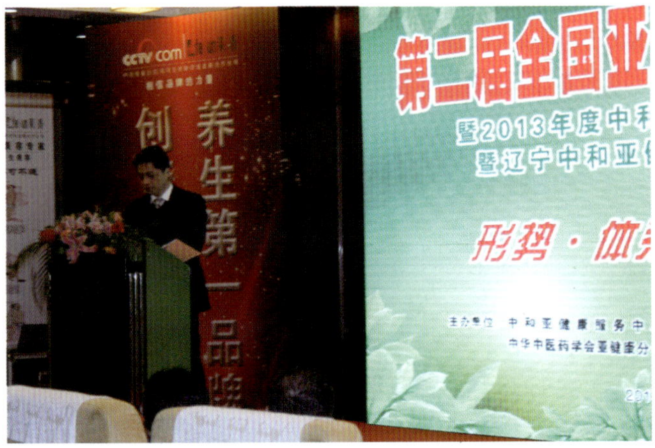


张立军副局长致辞

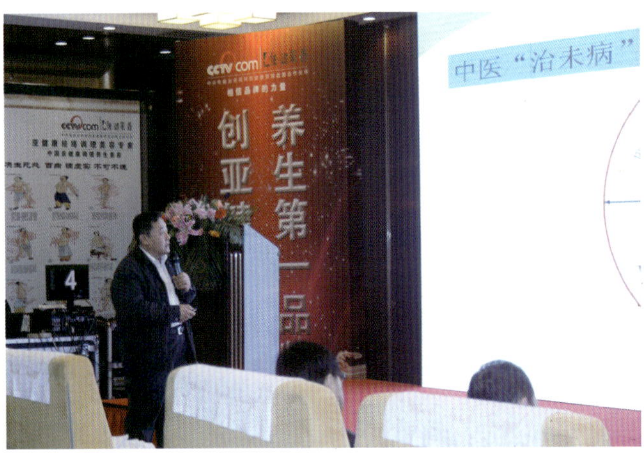


国家中医药管理局医政司赵文华处长做主题报告

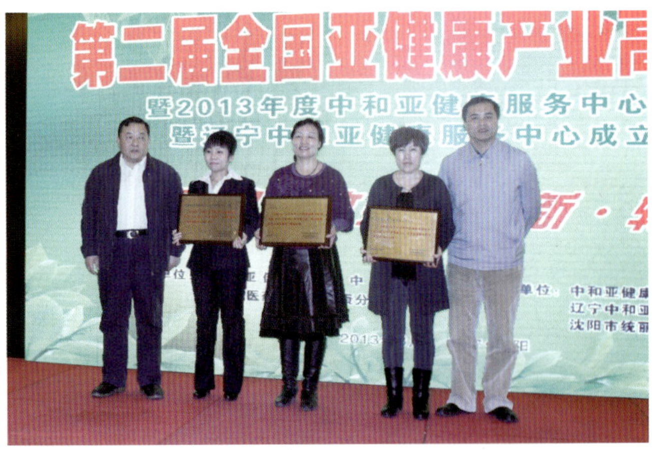


赵文华处长、孙涛主任颁发《百项亚健康中医调理技术》牌匾

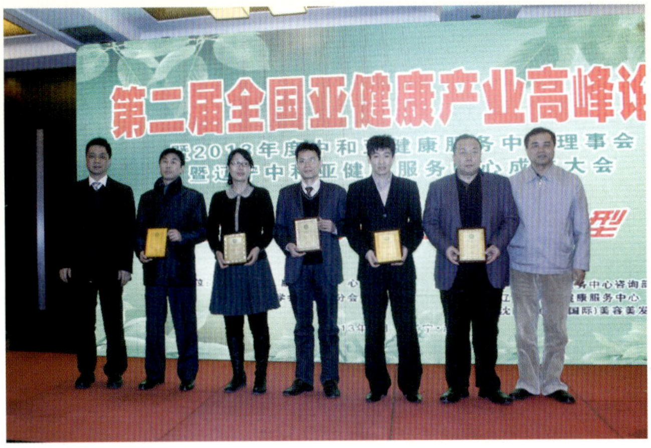


张立军副局长、孙涛主任颁发《全国亚健康专业调理机构服务水平星级评审委员会》委员证书

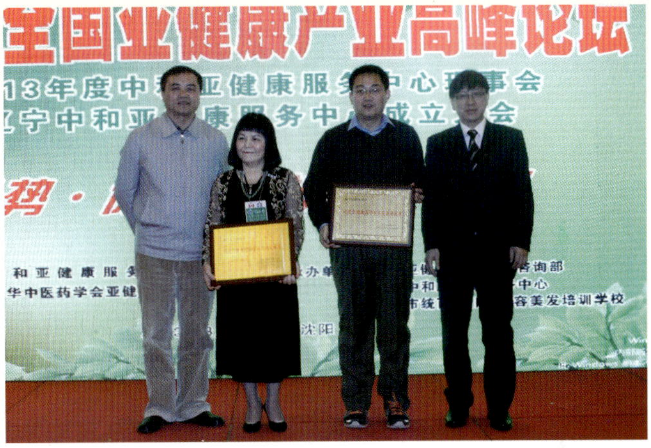


孙涛主任、石岩副校长颁发《促进亚健康国际学术交流贡献奖》

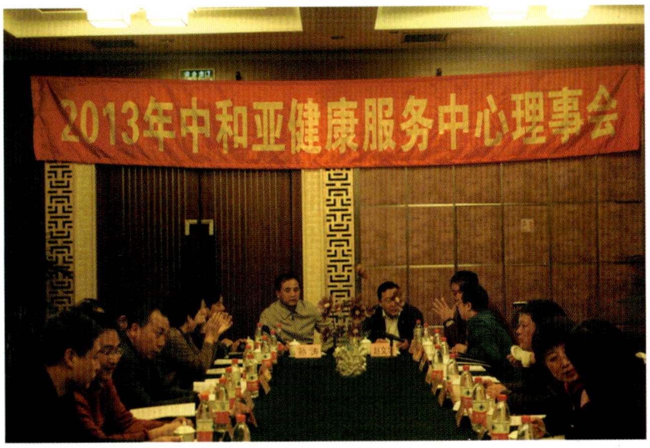


中和亚健康服务中心2013年理事会

## 7、2013年全国“治未病”与亚健康防治科普大会成功召开

2013年3月16日上午，由中华中医药学会亚健康分会、中和亚健康服务中心主办的“2013年全国治未病及亚健康防治科普大会”，在杭州海外海国际会展中心开幕，来自全国各地及海外的养生保健机构、医药机构和相关专家、学者300多人共聚一堂，共同探讨在进一步推进构建具有中医特色的预防养生保健服务体系中，如何实现中医药和亚健康产业的创新发展。国家中医药管理局吴刚副局长、国家中医药管理局机关服务局孙涛局长、中和亚健康服务中心常务副主任朱嵘研究员、波兰共和国驻华大使馆塔德乌什大使等领导和嘉宾出席会议。

本次会议为期三天，分主会场和分会场，主会场采取国际论坛流行方式进行，只举行简短的开幕式，增设专题演讲，分会场以学术报告为主并安排了嘉宾互动环节，同时举办了中医药保健技术和产品的展示，为中医药与亚健康领域的学术研究，交流、信息咨询、教育培训、产品研发、科技成果及推广等多方面提供了展示平台及服务。

中国中医科学院资深研究员孟庆云教授，就健康的意义，人类寿命，中医药养生保健的理论与方法等学术问题，做了精彩的学术报告。《中医药与亚健康》杂志主编曹东义，介绍了在我国中西医共存的时代，中医学独特的理论与技术特点，中医在看待生命、疾病、养生保健方面的优势与特色，杂志一年来通过宣传中医药与亚健康知识，宣传名医名院名科、名厂名店名牌产品，把优秀的养生保健理论与一定的养生保健技术、产品介绍给大众，收到了国内外广大读者的赞扬，杂志发行量大幅增加，成了大家交流健康知识和产品的平台，是互相联系的桥梁和纽带，今后会越办越好。

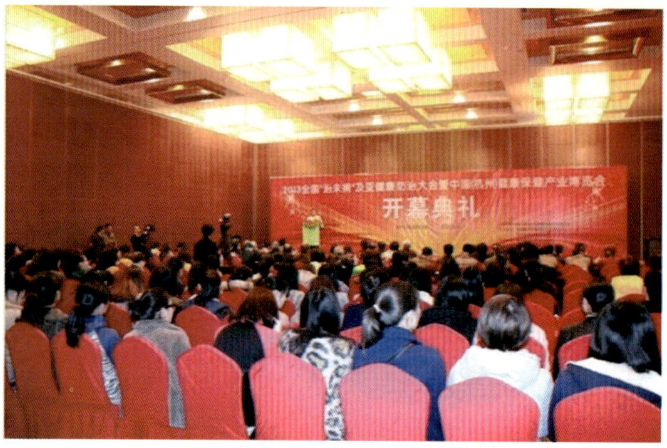


大会会场

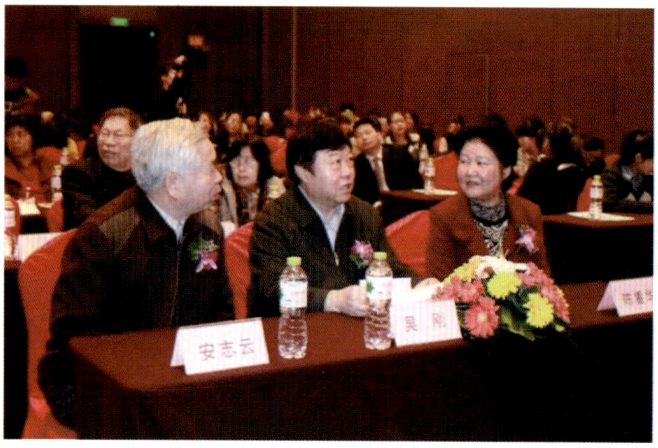


吴刚副局长出席会议

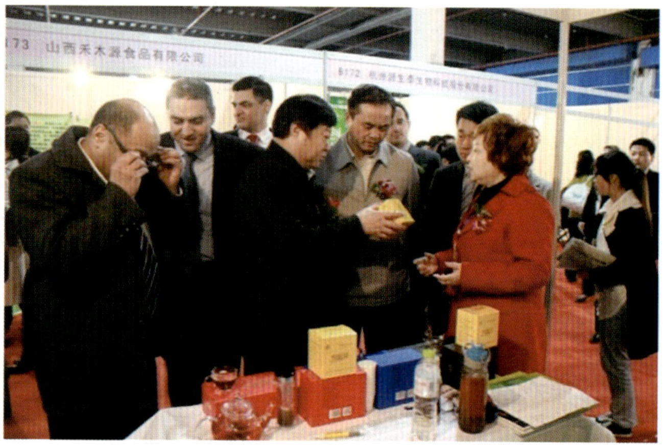


吴刚副局长参观博览会

## 8、第二届中医体质辨识与调理学术年会暨广东中和亚健康服务中心成立大会成功举办

2013年3月26日，第二届中医体质辨识与调理学术年会暨广东中和亚健康服务中心成立大会，在广东清远清新酒店的论坛中心拉开帷幕。国家中医药管理局机关服务局局长孙涛、国家中医药管理局医政司处长赵文华、中和亚健康服务中心常务副主任朱嵘、中国妇女发展基金会秘书长秦国英、广东省中医药局副局长李梓廉，广州中医药大学副书记孙晓生教授、台湾著名整合医学医师林承箕教授、著名中医养生专家常海沧教授等领导、专家及养生行业内学者近千人出席了本次大会。

会上，国家中医药管理局机关服务局局长、中和亚健康服务中心主任孙涛向广东中和亚健康服务中心颁发了牌匾及“全国亚健康专业调理机构服务水平星级评审委员会”委员证书，宣告广东中和亚健康服务中心正式成立。

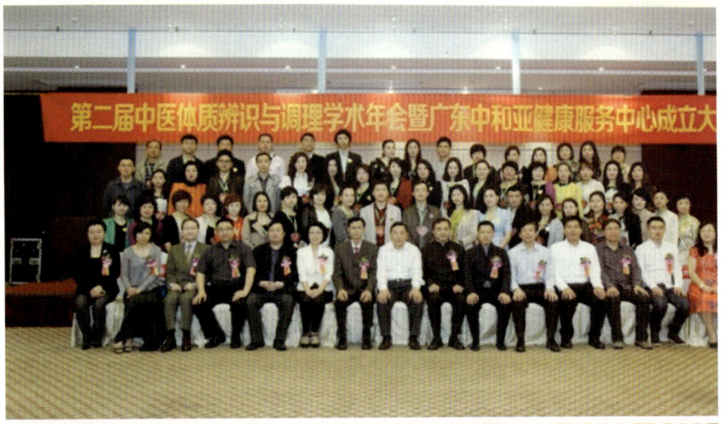

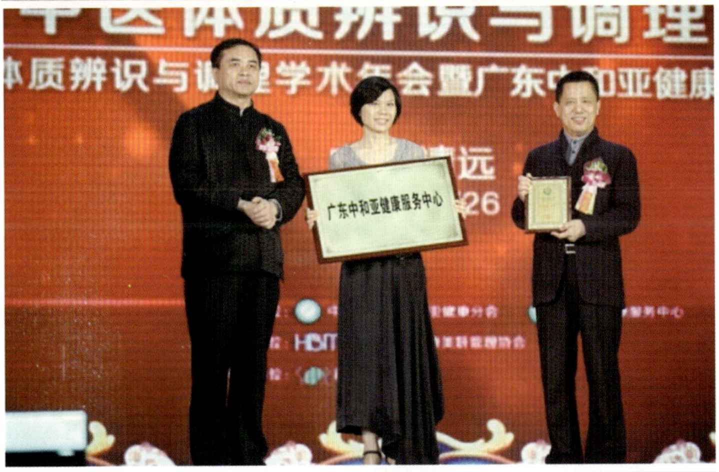

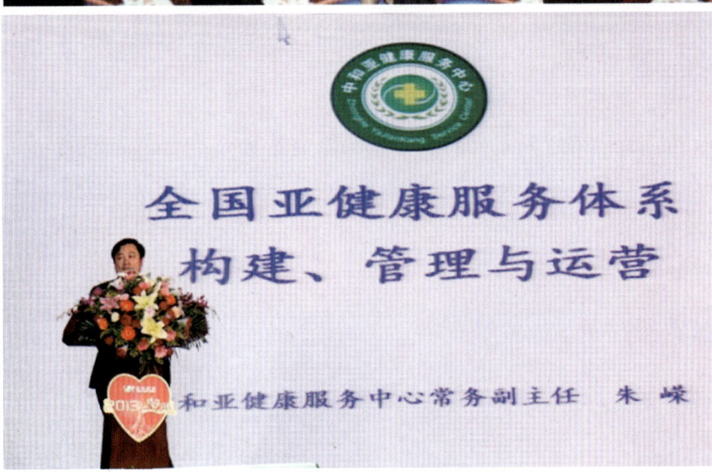


中和亚健康服务中心主任孙涛向广东中和亚健康服务中心颁发了牌匾并向广东省中心领导颁发"全国亚健康专业调理机构服务水平星级评审委员会"委员证书。

3月26日上午，中和亚健康服务中心常务副主任朱嵘为与会者讲解了《全国亚健康服务体系构建、管理与运营》课程，解析了国家对亚健康专业调理机构及养生保健机构星级评定的重要性，同时鼓励现场嘉宾顺应国家政策的趋向，抢占先机，为今后进入国家医保社保体系打下基础。

中和亚健康服务中心常务副主任朱嵘研究员讲解：全国亚健康服务体系构建、管理与运营。

国家中医药管理局机关服务局局长、中和亚健康服务中心主任孙涛，国家中医药管理局医政司处长赵文华，广东省中医药局副局长李梓廉，广州中医药大学副书记孙晓生教授也在本次大会中发表了重要讲话。

台湾著名整合医学医师林承箕教授开讲了《净静敬——养生抗老与整合医疗》课程，他将爱自己、爱家人、爱社会之大爱融合到一起来讲解养生事业。林承箕授课经常纷呈、生动幽默，他甚至直接在舞台上进行演示各种简单的养生动作，全场的热情气氛也被他完全调动起来。著名中医养生专家常海沧教授以崭新的思维方式，为与会观众们开讲了一场《鲜活生命•智慧人生》的课程。常教授耐心的讲述和睿智的思维方式，让全场观众心悦诚服，课程中，掌声不绝于耳。

通过主办单位、承办单位四季康美公司的共同努力，本次会议取得了圆满成功！

## 9、第七届国学国医岳麓论坛——红外检测引领养生服务新模式

2013年5月18至19日，由国家中医药管理局指导，中华中医药学会、中和亚健康服务中心主办的第7届国学国医岳麓论坛在长沙举行。国家中医药管理局副局长吴刚出席开幕式。

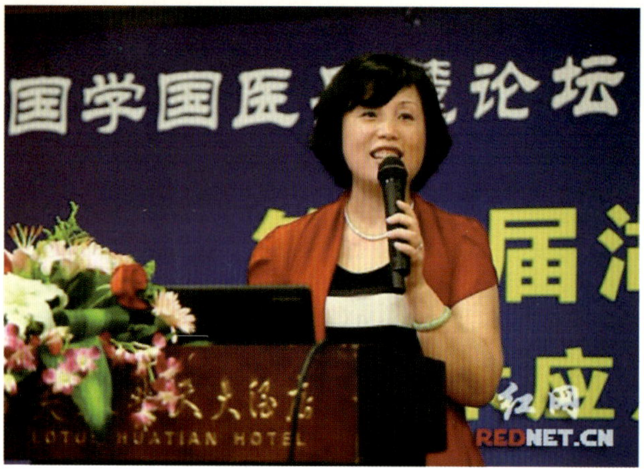


毛艺竣教授就亚健康红外检测技术的应用发言

本次论坛以“新模式，新发展，打造亚健康服务新型产业生态系统”为主题，提出了由亚健康红外检测技术引领的中医养生服务新模式，要求四星级以上养生机构要根据权威的红外检测结果给顾客提供专业、正确的养生指导，真正做到“正确养生，从红外检测开始！”

这种养生服务新模式开创了检测、咨询、干预、效果评估、跟踪服务等一系列环节，根据顾客的健康需求，按照相应的规范把各个服务环节循序渐进，程序到位。

中华中医药学会亚健康分会主任委员、中和亚健康服务中心理事长孙涛表示，在国家十二五规划中提到：到2015年，建立中医预防保健服务功能完善、中医特色突出、与人民群众需求相适应的中医预防保健服务网络。之前的工作重心是要求各中医院建立“治未病”科室，现在重点逐步转移到各地养生保健机构中。中医养生服务新模式的出现，能让消费者准确把握住健康的需求，获得效果满意，养生机构取得消费者信任获得相应利润满意，而社会和政府对于这种多方共赢的养生产业新局势更加满意。

一年一度的国学国医岳麓论坛，汇集了全国各地从事中医亚健康事业的专家、学者、院校、企业、机构和个人，论坛上对优秀的亚健康服务机构颁发星级评定的牌匾，对特色中医调理技术予以认证。并正式成立了“全国亚健康干预效果测评中心”，由国家中医药管理局副局长吴刚进行了授牌。

论坛主要解读了国家产业政策，引导亚健康行业发展，展示优秀亚健康中医调理技术，强调了规范亚健康服务模式，提高社会上养生保健机构的服务水平，给消费者带来切实有效的养生保健服务。

## 10、整理“非医疗性中医养生保健服务机构使用中医预防保健技术”工作方案座谈讨论会在国家中医药管理局召开

2013年6月6日上午9点，整理“非医疗性中医养生保健服务机构使用中医预防保健技术”工作方案座谈讨论会在国家中医药管理局一楼贵宾会议室召开。

会议由国家中医药管理局机关服务局孙涛局长主持，国家中医药管理局医政司赵文华处长、王瑾主任、薛静宜主任出席了会议，会议邀请的专家有湖南中医药大学副校长何清湖教授；东直门中医院徐荣谦教授；北京中医药大学针灸推拿学院副院长于天源教授；卫生部中日友好医院临床医学研究所魏育林研究员；广东中医药大学基础医学院副院长贺振泉教授；中国中医药科技出版社办公室罗会斌主任；中国中医科学院党办主任、中华中医药学会亚健康分会副主任委员樊新荣教授；中国中医科学院西苑医院原康复医学科主任、中国针灸学会砭石与刮痧专业委员会副主任委员耿引循教授；河南中医学院职业培训鉴定中心主任周运峰教授；中国中医科学院医史文献所民间传统医药研究室刘剑锋研究员。

赵文华处长对整个工作做了说明，指出这是治未病工程的一部分，是规范社会性养生保健机构的基础工作，并委托中和亚健康服务中心进行

整个工作的组织实施，医政司将与中和亚健康服务中心签订项目任务书，工作的最终结果是将筛选出的技术编辑成册，组织培训和推广。

中和亚健康服务中心常务副主任朱嵘研究员就整理“非医疗性中医养生保健服务机构使用中医预防保健技术”的工作方案做了汇报，与会专家就界定医疗性和非医疗性的中医技术问题、专家组的成员组成问题、项目的征集范围问题等进行了广泛的讨论。会议确定了下一步的工作计划，并对具体的执行方案也提出了的修改意见。

这次会议的成功举办，是对国家建设有中医特色的预防保健服务体系的进一步推动，使中医治未病工程向前迈进的一步。

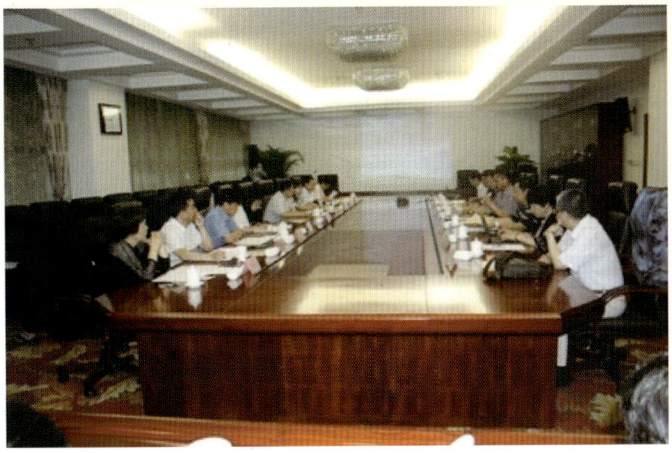

会议现场

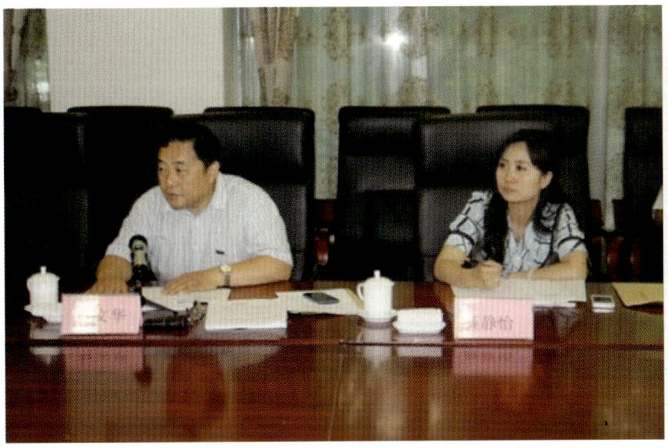

国家中医药管理局医政司赵文华处长做相关指示

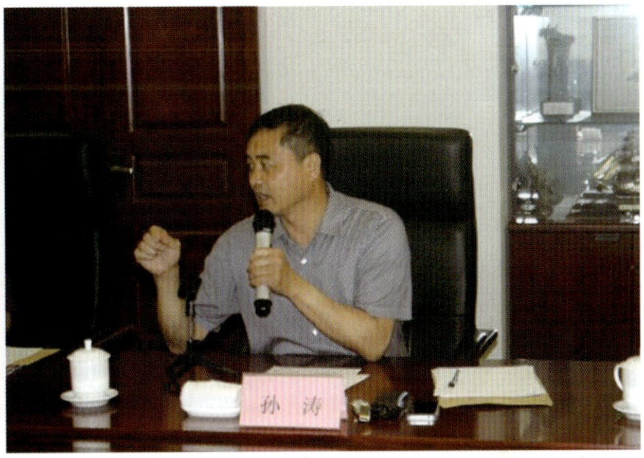


中和亚健康服务中心孙涛主任主持

## 11、儿童中医预防保健服务工作座谈会在深圳召开

2013年6月18日，国家中医药管理局医政司牵头的儿童中医预防保健服务座谈会在深圳胜利召开，出席本次座谈会的领导和专家有：国家中医药管理局医政司杨龙会副司长；国家中医药管理局中西医结合处赵文华处长；国家中医药管理局机关服务局孙涛局长，深圳市卫生和计划生育委员会中医处廖利平处长；中和亚健康服务中心常务副主任朱嵘研究员；首都医科大学北京儿童医院闫惠敏教授；北京中医药大学东直门医院徐荣谦教授；上海市中医院虞坚尔教授；辽宁中医药大学附属医院王雪峰教授；广州中医药大学南海妇儿医院潘佩光教授；广州中医药大学基础医学院贺振泉教授；山西运城中医小儿推拿学校校长孙德仁教授等。

本次座谈会主要探索儿童中医预防保健服务机制和模式；首先参观考察了中和亚健康服务中心联合深圳市金色阳光幼儿园打造的在本幼儿园开展的儿童中医健康服务模式；得到了参会专家的高度认可；并探讨了“国家中医药儿童健康工程”的实施方案；专家们一致认为，儿童中医预防保健服务意义重大，功在当代、利在千秋。该项目有助于中医预防保健工作开展，有利于少年儿童健康成长，尤其可提高中医药管理内涵，有助于培养新一代中医事业接班人。并针对儿童中医预防保健服务机制和模式提出一些建议；为开展“国家中医药儿童健康工程”奠定了良好的基础工作。

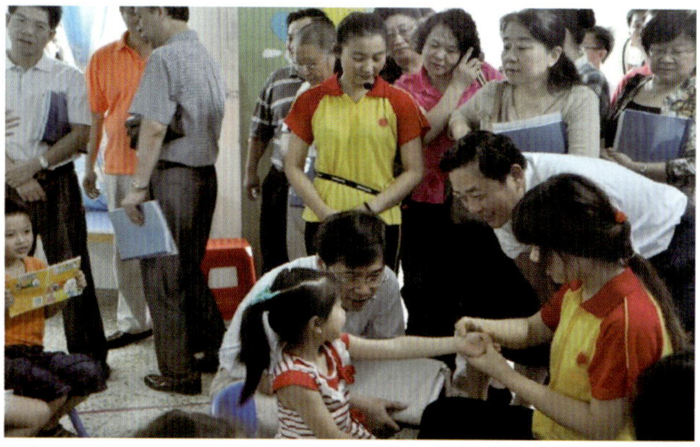

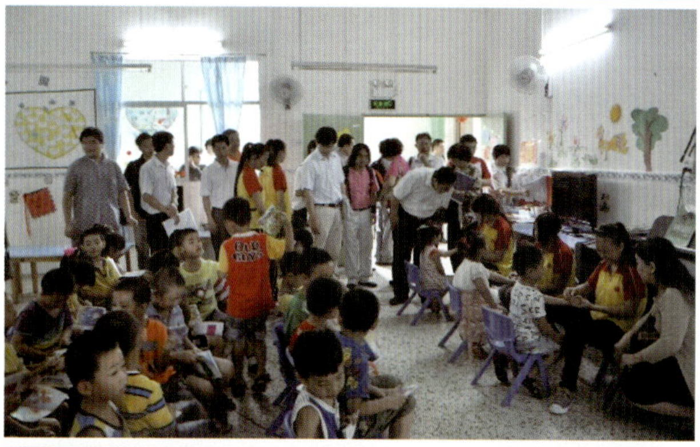

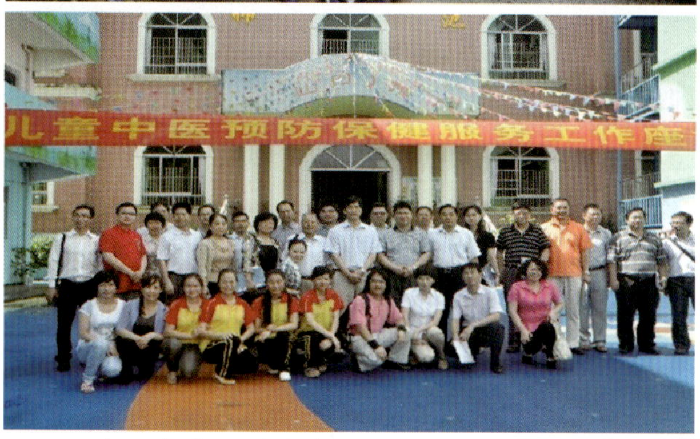


参观考察深圳金色阳光幼儿园集体合影

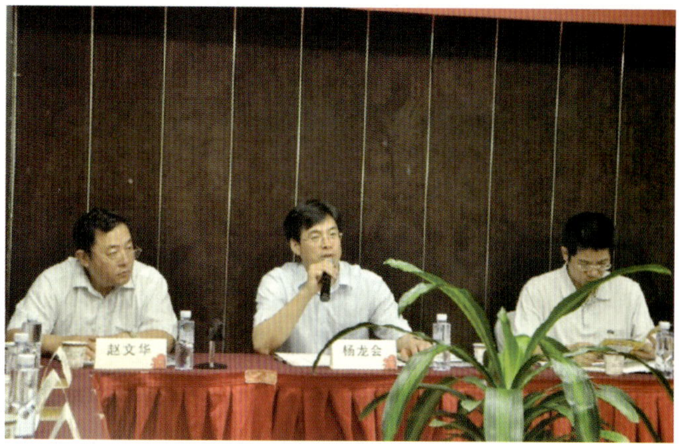


国家中医药管理局 杨龙会副司长发言

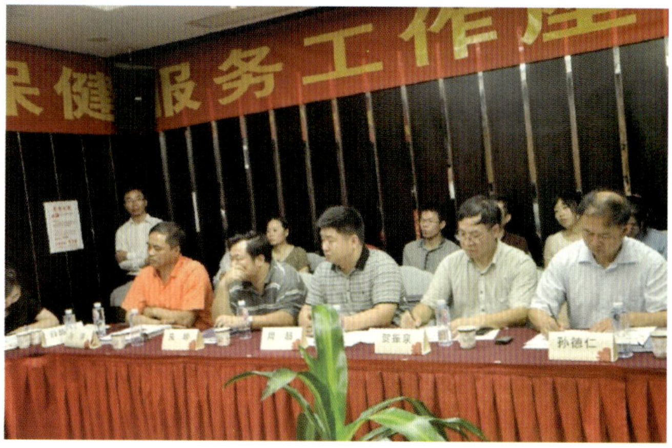


领导及专家认真讨论研究

## 12、第二期“手”护孩子健康工程启动：少儿推拿讲座进社区

“小儿腹泻，可逆时针方向摩腹。”2013年8月14日，在北京市朝阳区常营荟万鸿社区，北京中医药大学东直门医院儿科专家徐荣谦给居民做“儿童四时调摄及保健方法”科普讲座，拉开了第二期“手”护孩子健康工程公益活动序幕。

徐荣谦从儿童饮食、睡眠、生活习惯等方面讲解家长如何照顾孩子，并传授了摩腹、捏脊、按揉足三里、点按迎香、按揉四神聪等常用按摩方法。

“手”护孩子健康工程由中和亚健康服务中心与中华中医药学会亚健康分会共同主办，主题为“普及儿童中医养生保健知识，为儿童健康服务”，通过举办一系列儿科权威专家科普讲座及少儿亚健康推拿科普宣传活动，展示中医儿童预防保健思想、独特方法、保健功效等，在社区和幼儿园做儿童推拿科普推广。活动将持续到2014年7月。

## 13、“首届中和治未病与亚健康高峰论坛”暨“江西中和亚健康服务中心成立大会”在江西成功举办

由中和亚健康服务中心、中华中医药学会亚健康分会联合主办、江西中和亚健康服务中心、广州柔嘉集团具体承办的“首届中和治未病与亚健康高峰论坛”暨“江西中和亚健康服务中心成立大会”于2013年8月18-20日在江西成功举行。此次会议的主题为：“规范、转型、创新、突破”。国家中医药管理局副局长吴刚、国家中医药管理局医政司处长赵文华、国家中医药管理局机关服务局局长、中和亚健康服务中心主任孙涛、中和亚健康服务中心常务副主任朱嵘以及江西省卫生厅、江西中医药管理局、江西医学院等有关部门的领导和嘉宾出席了本次会议。

会议重点分析了在新形势下，亚健康产业面临的机遇与挑战，探讨了如何创新养生保健机构、亚健康专业调理机构的运营模式，如何促进合作共赢等问题。同时，与会的领导、嘉宾和参会代表还共同讨论了构建全国中医药预防保健服务体系技术支撑平台的相关问题。

会上，吴刚副局长做了关于“迎接挑战，抓住机遇，构建中医特色预防保健服务体系”的主题演讲，阐述了如何推动“治未病”工程以及中医药养生保健的重要意义，介绍了国家在“十二五”期间将重点围绕提高中医预防保健学术水平和服务能力、促进中医预防保健服务业高起点、规范化发展、推进中医预防保健创新体系和服务体系建设的相关决策，鼓励充分发挥中医预防保健服务在各级养生保健机构、亚健康专业调理机构的作用。他表示，今后将形成政府、企业、专家的多方合力，为共同普及“治未病”健康工程而努力。

本次会议是一个集政策研究、行业发展趋势应对、亚健康预防保健服务体系建设为一体的盛会，对为亚健康事业做出突出贡献的单位和个人做出了表彰，为整个行业提供了一个优质的交流平台，促进了亚健康从业者与政府、相关部门的交流与合作。

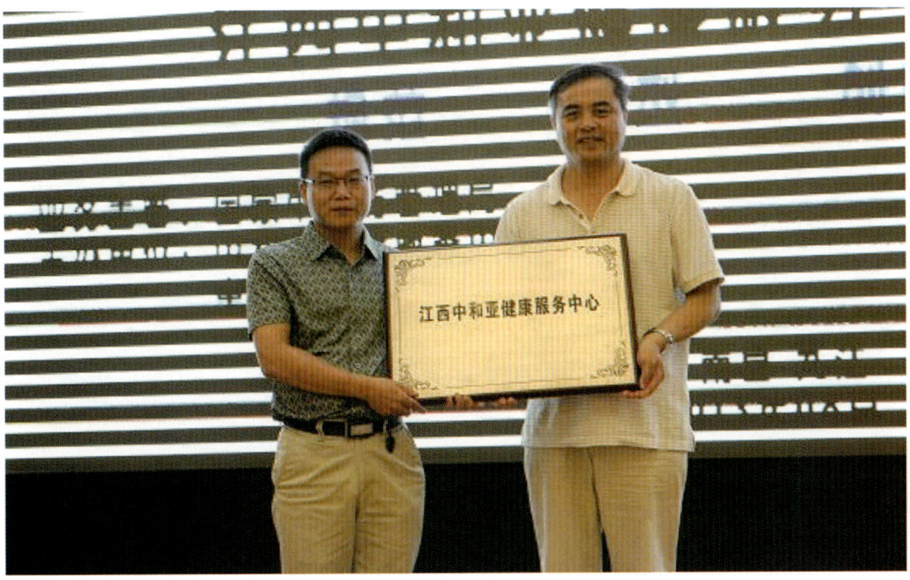

江西中和亚健康服务中心成立仪式

## 14、“第六届中和亚健康论坛”暨“2013年中华中医药学会亚健康分会年会”在北京召开

由中和亚健康服务中心、中华中医药学会亚健康分会联合主办的“第六届中和亚健康论坛”暨“2013年中华中医药学会亚健康分会年会”于2013年9月20-22日在北京成功举行。此次会议的主题为：“新政策、新产业、新模式、新技术”。国家中医药管理局副局长吴刚、国家中医药管理局医政司处长赵文华、国家中医药管理局机关服务局局长、中和亚健康服务中心主任、中华中医药学会亚健康分会主任委员孙涛、中华中医药学会副秘书长曹正逵、中和亚健康服务中心常务副主任、中华中医药学会亚健康分会副主任委员朱嵘等有关部门的领导和嘉宾出席了本次会议。

会议重点分析了在新形势下，亚健康产业面临的机遇与挑战，探讨了如何创新养生保健机构、亚健康专业调理机构的运营模式，如何促进合作共赢等问题。与会的领导、嘉宾和参会代表还共同讨论了构建全国中医药预防保健服务体系技术支撑平台的相关问题。同时，中华中医药学会亚健康分会年会同期举办，孙涛在会上做了中华中医药学会亚健康分会2013年度汇报。具体汇报了2013年度的工作总结以及2014年度工作概要。

会上，吴刚副局长亲切致辞，他认为，推动“治未病”工程以及中医药养生保健有着重要意义。他介绍了“十二五”期间国家将重点围绕提高中医预防保健学术水平和服务能力、促进中医预防保健服务业高起点、规范化发展、推进中医预防保健创新体系和服务体系建设的相关决策，鼓励充分发挥中医预防保健服务在各级养生保健机构、亚健康专业调理机构的作用。他表示，今后将形成政府、企业、专家的多方合力，为共同普及“治未病”健康工程而努力。

本次会议是一个集政策研究、行业发展趋势应对、亚健康预防保健服务体系建设为一体的盛会，为整个行业提供了一个优质的交流平台，促进了亚健康从业者与政府、相关部门的交流与合作。

## 15、经过6年试点，在北京、上海、广东等地经验的基础上——中医“治未病”服务将由点及面

为发展中医“治未病”服务，国家中医药管理局2007年启动了中医“治未病”健康工程，探索构建中医特色预防保健服务体系。经过六年的试点，形成了“治未病”工作的总体思路和方法。

据了解，“由点到面”开展区域中医预防保健服务试点，将成为下阶段工作重点。国家中医药管理局制定《区域中医预防保健服务工作指南》，加强对区域中医预防保健服务体系建设工作的指导，更好地满足不同人群需求，向百姓提供特色突出、管理规范、形式多样的中医预防保健服务。在此基础上，各地也进行了有益尝试。

北京：提升基层预防保健服务水平

北京市东城区积极构建中医预防保健服务体系，把慢性病综合防控工作作为健康城市建设的重要内容，以中医药健康管理社区为基础，政策为引导，信息化为支撑，全面推动政府、部门、社会、个人围绕健康开展工作。

东城区结合《健康北京人——全民健康促进十年行动规划》以及和谐社区建设，创新性地

提出了以提高居民健康素质为目标，以中医药健康管理为内容，以中医药机构合作为途径，以社区居民广泛参与为基础的“中医药特色健康管理社区”理念。采用中医药手段对社区居民个体和群体连续性全程健康管理，对健康危险因素全面监测、分析、评估和预防，利用有限资源，实现健康管理效果的最大化。并将建设“中医药特色健康管理社区”纳入《东城区总体发展战略规划（2011年～2030年）》和“十二五”规划之中。按照每年20%的社区完成建设目标，目前已有89个社区达标。

全区共组建了由全科医生、社区护士和防保人员组成的164支家庭医生式服务团队，覆盖了全区17个街道。根据社区卫生服务机构人力资源现状、服务能力和居民的实际需求，明确家庭医生团队式服务的重点服务对象。截至目前已与37万人进行签约服务，建立居民健康档案86万份，健康档案电子化率达到95.7%；为10.9万人建立了生活方式档案。

目前，全区完成中医体质测评4.6万人，培养具有一定中医知识的家庭保健员1.7万人。在北京市社区卫生服务考核中，东城区的健康档案电子化率、家庭医生式服务居民签约率、社区卫生服务机构满意度调查均排名全市第一。

上海：分级分类落实健康管理

上海长宁区在二级及以上中医医院设立区“治未病”中心，开展中医药预防保健服务，推广中医药适宜技术。在10家社区卫生服务中心建设“治未病”分中心，开展集中医门诊、中医康复、中医预防保健为一体化的中医药服务；在各居民社区卫生服务站建设40家“治未病”服务站，通过提供中医特色健康保健、养生方法指导、适宜技术服务，开展“治未病”健康文化宣传，引导社区居民进行个体健康状态评估；在商务楼宇设立由家庭医生及助手、中医医生、志愿者组成的10个“治未病”流动服务站，对职业人群提供健康管理服务。三是吸纳中医药养生保健机构，通过加盟，参与“治未病”健康工程。

针对不同人群、不同慢病管理过程中的不同环节，以及出现的不同症状等，分别由家庭医生、中医医生、社区志愿者，以及其他相关人员提供相应的服务，实施分级分类管理。

通过信息技术支撑，实现健康管理信息共享。系统开发信息管理平台，实现含中医药相关信息在内的居民健康管理、诊疗信息的整合与利用，家庭医生、中医医生均可通过信息管理平台，进行居民健康档案、慢性病患者随访管理数据的采集、维护和利用。居民则可通过“医健通”服务平台，实现健康档案查阅并获得相关的保健知识和中西医一体化的健康指导讯息。（胡彬）

## 16、儿童预防保健中医药大有可为

捏脊、摩腹等小儿推拿手法正日益在儿童家长中流行。2013年9月21～22日，由中和亚健康服务中心和中华中医药学会亚健康分会主办的第二届全国中医药与儿童健康学术大会在京举行。著名小儿推拿专家、上海中医药大学金义成教授，中华中医药学会儿科分会副主任委员虞坚尔等专家认为，中医药方法在儿童预防保健方面简便易行而且安全有效，应大力推广。

金义成表示，小儿生理特点是“肺常不足、脾常不足、肾常虚”，运用一些推拿手法养肺健脾、补肾益智，能解决小儿感冒、消化不良等常见病。山西省河东中医少儿推拿学校校长王建红介绍了该校推广的儿童养生保健调理技术，通过健脾胃以增食欲，强肺卫以增体质，使儿童正气旺盛、健康茁壮成长。

会议对国家中医药儿童健康工程的前期筹备情况进行通报和讨论，专家认为，应发展具有中国特色的儿童预防保健服务，将其纳入国家中医预防保健服务体系之中。会议期间，还举办了少儿亚健康推拿调理师（高级）培训班。

## 17、五行音乐调理受欢迎

2013年9月21日，第二届国际音乐治疗暨亚健康音乐调理学术大会在京举行。来自欧美和国内中西医、音乐等领域专家，就运用中医学“五音、五行与五脏”理论，建立中医诊察辨证与现代科技相结合的亚健康音乐调理效果测评体系，探索人体系统变化规律等问题进行了探讨。

全国亚健康调理音乐制作中心主任魏育林研究员说，近10年，亚健康音乐调理团队以改善亚健康失眠、胃肠失调等常见症状和促进人体健康为主要目标，完成了首个“研究-转化-模式-应用”周期的工作。这种科研为先导，多学科专家支持，社团组织搭台，企业参与的模式促进了亚健康音乐调理学术和产业的发展。

目前，中医五行音乐调理技术不仅应用于亚健康人群，而且已成为受肿瘤患者欢迎的身心调理手段。魏育林说，下一步团队会开展失眠音乐调理“证-乐匹配关系”研究；并让五行音乐调理走进医院、走进社区，为高血压、糖尿病患者服务。

## 18、“首届国学国医国药（万家）论坛”暨“首届河南省中医治未病与亚健康高峰论坛”成功举办

由中和亚健康服务中心、中华中医药学会亚健康分会主办的“首届国学国医国药（万家）论坛”暨“首届河南省中医治未病与亚健康高峰论坛”，9月7日上午在河南禹州举行。百名全国中医药领域的专家、学者围绕国学国医国药与中医预防保健服务体系的建立与完善进行了深层次探讨和交流。

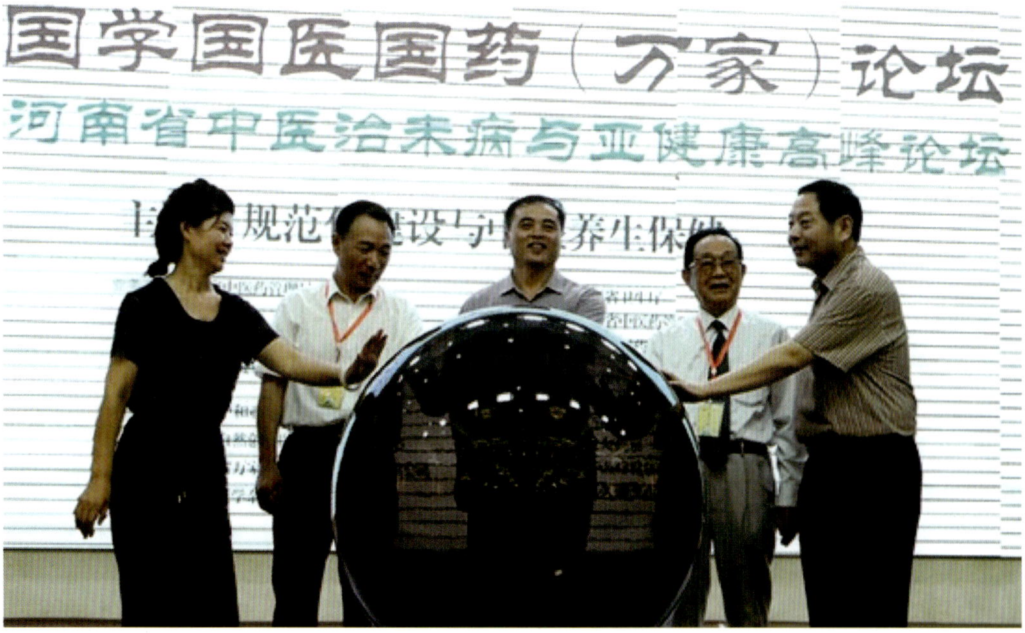


国家中医药管理局副局长于文明，国家中医药管理局医政司处长赵文华，国家中医药管理局机关服务局局长、中和亚健康服务中心主任孙涛，河南省卫生厅副厅长、河南省中医药管理局局长张重刚，中和亚健康服务中心常务副主任朱嵘等领导和嘉宾出席论坛并讲话。

本届论坛主题是“规范化建设与养生保健”，旨在促进中医药继承与创新和推动中医预防保健服务体系的建设，传播“治未病”理念，

总结完善服务规范，推进“治未病”健康工程实施。

据了解，预防保健是中医药学的重要组成部分，以“治未病”为核心理念指导下的养生理念和技术方法，成为中华民族独特的健康文化，长期以来在保障中华民族繁衍生息和人们身心健康中发挥着独特作用。特别是随着健康观念变化、医学模式转变和医学目的的调整，中医“治未病”理念和预防保健受到前所未有的关注，显示出广阔的发展前景。积极发展中医预防保健服务（“治未病”服务），是中医药事业又好又快发展的重要内容，有利于促进中医药全面继承与创新。

此次论坛的召开有利于建设完善中医预防保健服务技术（产品）体系，强化中医预防保健服务人才队伍建设，满足人民日益增长的健康需求。通过专家报告、嘉宾互动、产品技术展览展示等形式，进一步为健康产业的学术研究、交流、信息咨询、教育培训、产品研发、科技成果及权威技术推广应用等多方面提供交流、展示、服务的平台。

论坛开幕式上，于文明为河南中和亚健康服务中心主任李桂英等5人颁发了“全国亚健康专业调理机构服务水平星级评审委员会委员”证书。

## 19、四川中和亚健康服务中心成立

2013年9月25日，首届四川省中医治未病与亚健康高峰论坛在成都举办，会议围绕中医治未病思想与亚健康的研究等话题进行了深入探讨。四川中和亚健康服务中心宣布成立。

与会专家，就亚健康中医体质干预方法研究、亚健康状态干预与中医调理研究、星级亚健康专业调理机构的经营思路及发展方向等内容做了交流。四川中和亚健康服务中心主任任荣表示，他们将对省内亚健康调理机构进行规范管理，并指导各机构更好地开展治未病服务。

## 20、“首届江苏中医治未病与亚健康高峰论坛”暨“江苏中和亚健康服务中心成立大会”举办

由中和亚健康服务中心、中华中医药学会亚健康分会联合主办、江苏中和亚健康服务中心具体承办的“首届江苏中医治未病与亚健康高峰论坛”暨“江苏中和亚健康服务中心成立大会”于2013年10月26-27日在江苏南京成功举行。此次会议的主题为：“新政策、新趋势、新突破”。国家中医药管理局医政司处长赵文华、国家中医药管理局机关服务局局长、中和亚健康服务中心主任孙涛、中和亚健康服务中心常务副主任朱嵘以及江苏省中医药管理局、江苏省中医药学会等有关部门的领导和嘉宾出席了本次会议。

会议重点围绕国家中医药管理局提出的构建具有中医特色预防保健服务体系试点城市的相关工作进行了政策解读，对美容行业、亚健康中医调理市场的现状及存在的问题进行了分享，对中医养生保健机构规范化建设进行了宣讲，研讨了亚健康服务水平星级评定标准以及健康“4S店”运作模式等问题。与会人员积极参与，通过演讲、小型研讨会等形式进行了学术交流。

本次会议是一个集政策研究、行业发展趋势应对、亚健康预防保健服务体系建设为一体的盛会，为江苏省的整个养生保健行业提供了一个优质的交流平台，促进了亚健康从业者与政府、相关部门的交流与合作。

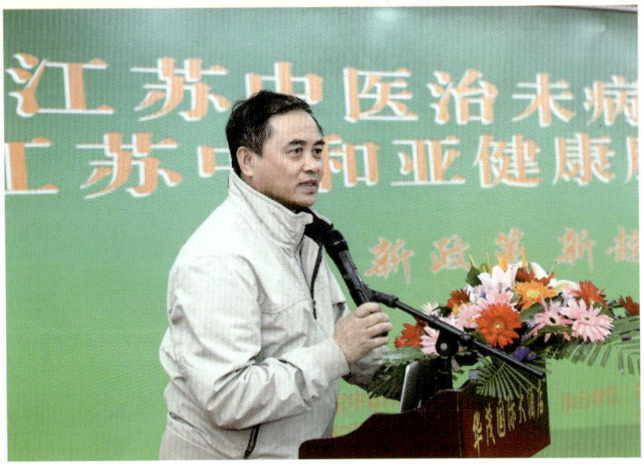

孙涛主任在会上致辞

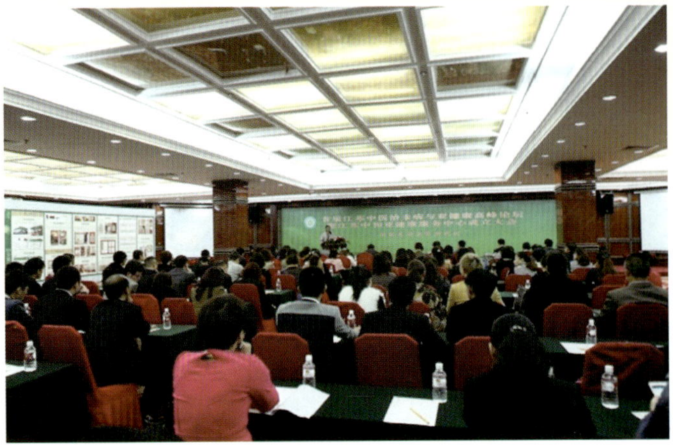

会议现场

## 21、首届安徽中医治未病与亚健康高峰论坛成功举办

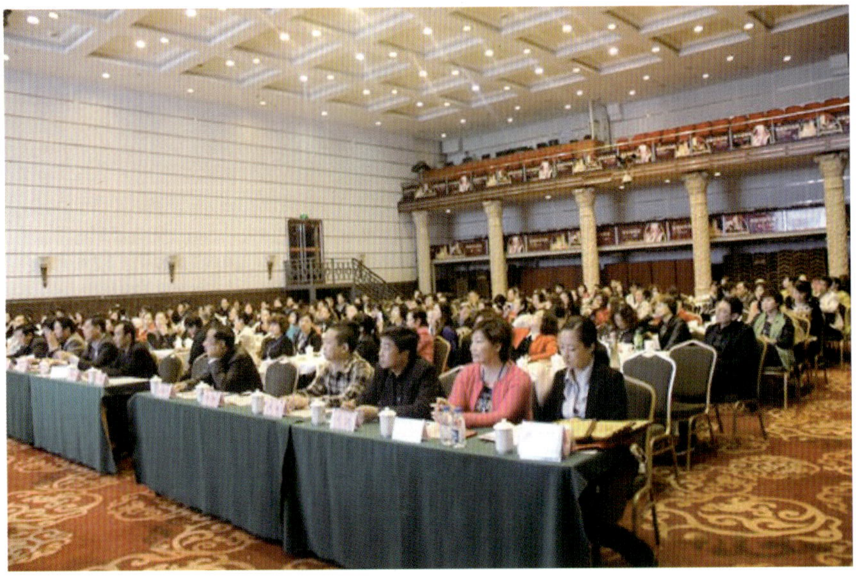

大会现场

由中和亚健康服务中心、中华中医药学会亚健康分会联合主办、安徽中和亚健康服务中心具体承办的“首届安徽中医治未病与亚健康高峰论坛”暨“安徽中和亚健康服务中心成立大会”于2013年11月9-10日在安徽合肥成功举行。此次会议的主题为：“新标准、新模式、新产业”。国家中医药管理局医政司处长赵文华、国家中医药管理局机关服务局局长、中和亚健康服务中心主任孙涛、中和亚健康服务中心常务副主任朱嵘以及安徽省中医药管理局、安徽省中医药学会、安徽省中西医结合高等专科学校等有关部门的领导和嘉宾出席了本次会议。

会议重点围绕国家中医药管理局提出的构建具有中医特色预防保健服务体系试点城市的相关工作进行了政策解读，对美容行业、亚健康中医调理市场的现状及存在的问题进行了分享，对中医养生保健机构规范化建设进行了宣讲，研讨了亚健康服务水平星级评定标准以及健康“4S店”运作模式等问题。

本次会议是一个集政策研究、行业发展趋势应对、亚健康预防保健服务体系建设为一体的盛会，为江苏省的整个行业提供了一个优质的交流平台，促进了亚健康从业者与政府、相关部门的交流与合作。

会上，安徽中和亚健康服务中心宣告成立，作为安徽省内从事亚健康专业服务的社会团体，安徽中和亚健康服务中心将为本省的亚健康产业发展做出积极努力。

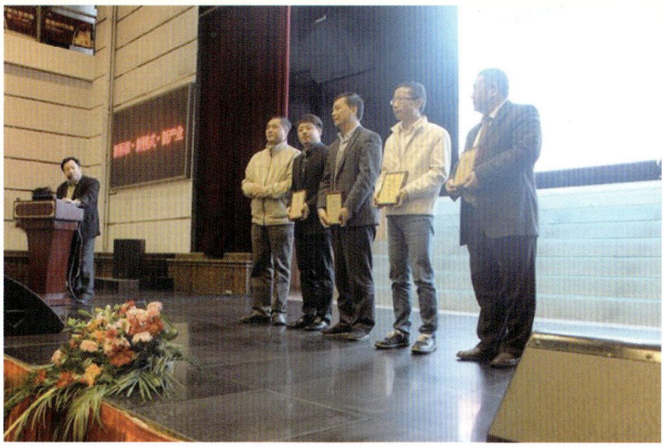

孙涛主任颁发《全国亚健康专业调理机构服务水平星级评审委员会》委员证书

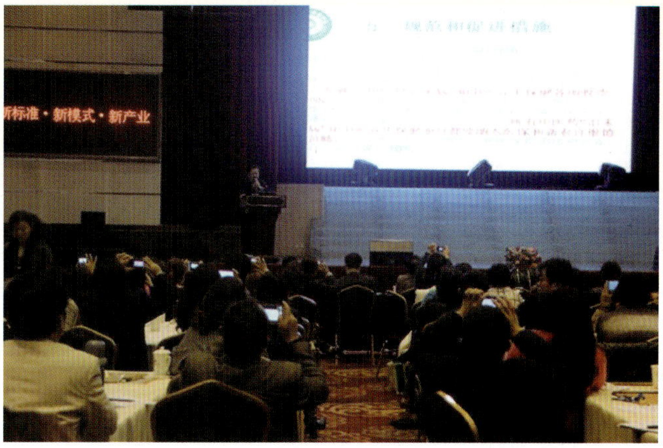


中和亚健康服务中心常务副主任朱嵘对构建具有中医特色预防保健服务体系试点城市相关政策进行解读

## 22、"首届山东中医治未病与亚健康高峰论坛"暨"广育堂中医药文化论坛"举办

由中和亚健康服务中心、中华中医药学会亚健康分会联合主办、山东中和亚健康服务中心具体承办的"首届山东中医治未病与亚健康高峰论坛"暨"广育堂中医药文化论坛"于2013年11月17日在山东济南成功举行。此次会议的主题为："新政策、新产业、新模式、新技术"。国家中医药管理局医政司处长赵文华、国家中医药管理局机关服务局局长、中和亚健康服务中心主任孙涛、中和亚健康服务中心常务副主任朱嵘以及山东省中医药管理局、山东省中医药大学、山东方健制药有限公司等有关单位和部门的领导、嘉宾出席了会议。

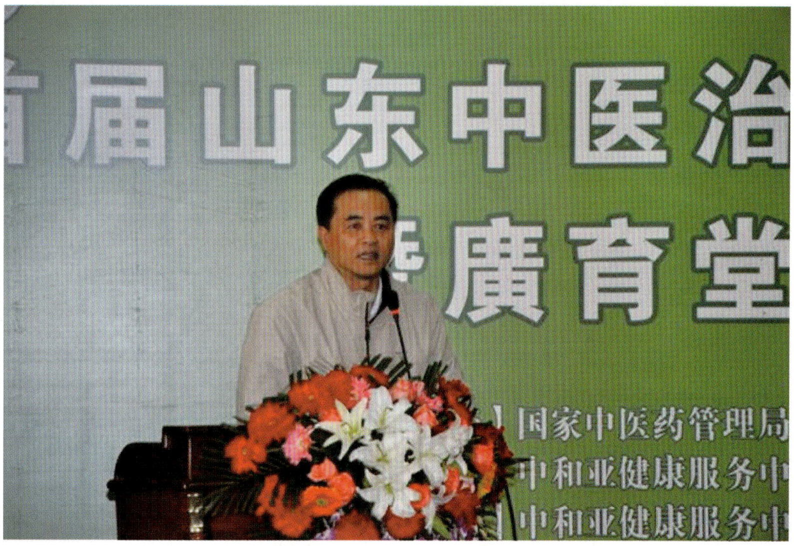


孙涛主任在会上致辞

会议重点围绕国家中医药管理局提出的构建具有中医特色预防保健服务体系试点城市的相关工作进行了政策解读，对中医药与亚健康领域的政策、法规、技术、贸易展开深层探讨。与会人员积极参与，通过演讲、小型研讨会等形式进行了学术交流。

本次会议是一个集学术、产业推广、第三方权威监督；标准、规范制定；专业人才培训；新产品新技术为一体的盛会，为山东省的养生保健行业提供了一个优质的交流平台，促进了亚健康从业者与政府、相关部门之间的交流与合作。

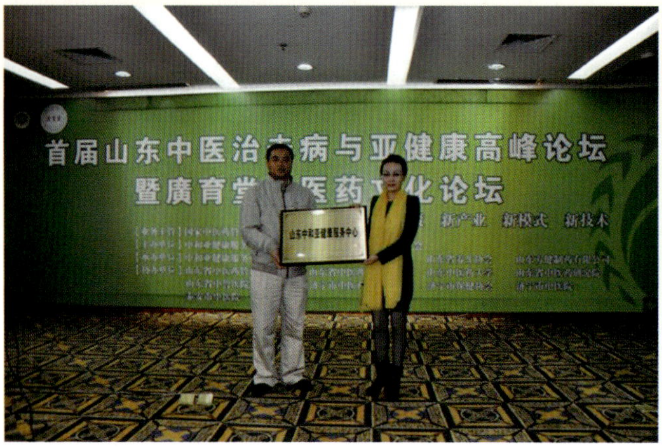

孙涛主任为山东中和亚健康服务中心颁发牌匾

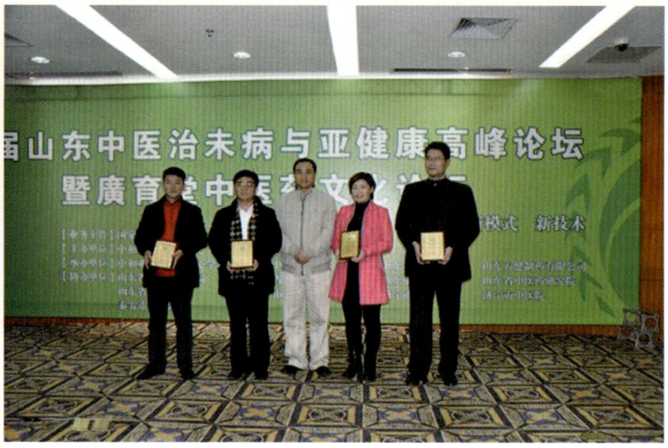

会上，孙涛主任为全国亚健康星级机构评审委员颁发聘书

## 23、三年内石家庄将建100个健康管理乡镇

从2013年起到2015年，河北石家庄市将加快区域中医预防保健服务平台建设，实施中医预防保健服务项目，基本形成中医特色明显、技术适宜、形式多样、服务规范的多元化中医预防保健服务格局。

市卫生局日前印发了《石家庄市区域中医预防保健服务工作实施方案》，要求市中医院建立"治未病"中心，总面积不少于1000平方米。县级中医院建立"治未病"科，总面积不少于60平方米。社区卫生服务中心、乡镇卫生院等基层医疗卫生机构设立中医"治未病"指导室，总面积不少于15平方米，为辖区居民提供中医养生保健指导等服务。对0～36个月儿童、孕产妇、65岁以上老年人开展中医健康指导，对高血压和糖尿病患者进行中医健康干预，到2015年，重点人群覆盖率达到70%以上。

《方案》要求成立中医家庭医生服务团队，培训中医家庭保健员。到2015年，创建49个"中医药特色健康管理社区"和100个"中医药特色健康管理乡镇"，居民中医药知识知晓率达到80%以上。

## 24、中医中药健康文化中国行活动启动

推广中医药养生文化、探索慢性病防治新途径为主旨的"德行天下，孝传万家——中医中药健康文化中国行"活动10月19日在北京启动。

这项活动由中国医疗保健国际交流促进会亚健康专业委员会主办，将针对老龄化社会中常见慢性病防治问题，通过举办一系列健康教育和服务活动，弘扬中医药传统养生文化，建立"医院+社会+家庭"综合防治模式，传播"防、治、养"相结合理念。江西德圣惠民药业有限公司捐赠价值2000万元医药健康品，由活动组委会用于特定慢性病患者人群。国家中医药管理局原副局长诸国本等出席启动仪式，并向中医药健康教育专家代表颁发了聘书。

## 25、发展健康服务，中医优势独具

在全民医保基本实现，基本医疗卫生制度初步建立的新历史条件下，国务院出台关于促进健康服务业发展的首个指导性文件，并将“全面发展中医药医疗保健服务”作为主要任务之一，表明中医药健康服务业已经站在稳增长、调结构、促改革、惠民生的国家发展战略高度之上；而对“全面发展”的强调，则是对中医药在健康服务业中具有全方位价值的肯定。

中医药临床疗效确切、预防保健作用独特、治疗方式灵活、费用比较低廉，特别是随着健康观念变化和医学模式转变，中医药越来越显示出独特优势，可以满足人民群众日益增长的多元化健康新需求，符合健康服务业发展的新趋势，展示出强大的生命力和广阔发展前景。

意见中“发展中医药医疗保健服务”的具体任务从两个方面做了阐释。

一是重在提升中医健康服务能力，充分发挥中医医疗预防保健特色优势，提升基层中医药服务能力。众所周知，“基层中医药服务能力提升工程”正在全国深入推进，这既是满足基层群众的基本医疗保健服务需求，也成为推进中医药健康服务业发展的重要内容。

二是推广科学规范的中医保健知识及产品。几千年来，从某种意义上说，中医是作为中国人的生活方式存在的，然而随着“西风东渐”，中医与我们日益疏离。重新让中医回归我们的生活，发挥养生保健、健康服务的作用，必须注重科学有效知识的宣传和养生保健产品的研发推广应用。

细心的人们还会注意到，在意见里，中医药除作为主要任务之一，还渗透在其他各个方面的工作中，比如发展社区健康养老服务、发展健康文化和旅游、发展健康服务产业集群中都有“中医”字样。中医药不仅仅是一个独立的产业，也延伸到健康服务业的更多领域，意味着发展中医药对于我国健康服务业的整体推进和全面提升具有关键作用。

中医药不仅是我国独具特色的卫生资源，也是我国独具特色的健康服务业资源。如果说中国的医改离不开中医药，那么建立覆盖全生命周期、内涵丰富、结构合理的健康服务业体系，更加离不开中医药的广泛参与和深度耕耘。中医药本身所具有的特色和优势既丰富了健康服务业的内涵，也将提升其境界，使具有中国特色的健康服务业体系成为具有国际竞争力的国家优势品牌。

2020年的8万亿健康服务业“盛宴”，意味着中医药将迎来又一次历史性机遇，尤其将对独具特色的中医药养生保健优势和能力，带来巨大的释放。加快发展健康服务业，是深化医改、改善民生、提升全民健康素质的必然要求，独具优势的中医药自当顺应历史大潮，为建立中国式健康服务业体系贡献力量。

## 26、发展中医药健康服务有十个着力点

2013年11月5日，中华中医药学会召开贯彻落实国务院《关于促进健康服务业发展的若干意见》专家研讨会，研讨如何促进中医药健康服务业发展。

国家中医药管理局规划财务司司长曹洪欣认为，《若干意见》体现四个转变，发展中医药健康服务应抓住十个着力点。

四个转变是：从重医疗向重健康转变；从实

现保基本医疗向全面推进健康服务的转变；从政府主导到政府引导的转变；从政府准入到非禁即入的转变。文件明确规定，政府发挥引导作用，社会多元资本和社会广泛的介入及个人积极参与，形成了维护健康的主体。

曹洪欣指出，中医药服务的重点领域大致包括十个方面：首先是中医药养生保健服务体系。发展健康服务业，养生保健需战略前移。由此将催生一批新的职业，如健康调理师、保健按摩师。

第二是中医医疗服务体系。重点是社会力量办中医医疗。

第三是中医药保健养老。发展医养结合将有非常广阔的空间，许多地市中医院建设已把医养结合纳入重点，中医占主导地位。

第四是中医药旅游养生。这是一个新生领域。今年甘肃省已直接提出来倡导推进中医药旅游养生服务业。

第五是中医药文化产业。中医药文化不是单纯宣传文化知识，内涵外延很广，发展空间广阔。

第六是中医药科普知识传播。要推广科学规范的中医药知识，但养生机构不规范现象比比皆是，知识传播规范和监管应引起重视。

第七是中医药健康信息平台。包括中医药健康信息分析、诊断、自我调整和健康管理等。

第八是中药健康产业。

第九是中药保健设备和器械。

第十是中医药国际服务贸易。现在国际上对中医药健康服务需求非常广，中医药国际贸易空间很大。

## 27、浙江首家“五星级”亚健康调理机构挂牌

2013年12月初，在全国亚健康专业调理机构服务水平星级评审委员会专家的严格审评下，浙江省嘉善县红珊瑚亚健康专业调理中心在全国率先被评定为亚健康调理服务五星级单位。

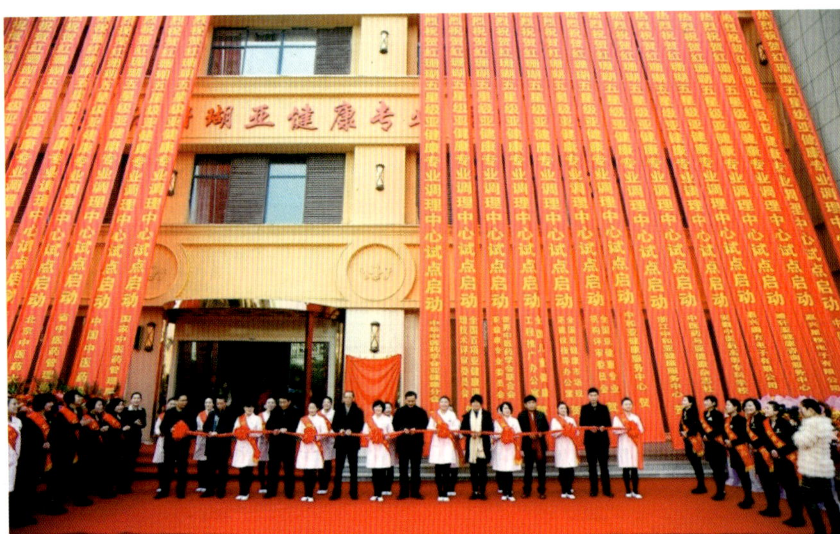

“中医养生保健机构规范化建设研讨会”剪裁仪式

2013年12月28日上午，被国家中医药管理局列为中医养生保健服务机构准入试点地区的嘉兴市嘉善县，中医养生保健机构规范化建设研讨会在此隆重召开。国家中医药管理局机关服务局局长、中和亚健康服务中心理事长孙涛教授与浙江省中医药管理局以及省中医药大学的领导为嘉善“红珊瑚亚健康专业调理中心”授予“全国亚健康调理五星级服务单位”牌匾，这是全国亚健康调理服务机构星级评定中浙江首块五星牌匾。标志着浙江省正式挂上“五星级”标识。

据该中心经理叶希军介绍，作为“百项亚健康中医调理技术推广示范基地”， 红珊瑚亚健康专业调理中心为亚健康人群，特别是妇女、儿童提供辨识、分类、评估、调理等一系列健康调养服务。中心引进了数十项规范化的亚健康中医调理技术，还依据“五星级专业调理机构”标准，配备了亚健康红外测评系统，通过红外热成像技术，对人体进行整体辨证分型，从而给予正确的

亚健康中医调理技术干预方案。

目前，全国五星级亚健康专业调理机构已有十余家，带动亚健康专业调理机构规范化发展。

红珊瑚亚健康专业调理中心将带动浙江嘉善养生保健机构的规范化建设。以标准系统化的“中和健康4S”店为嘉善人民健康护航。

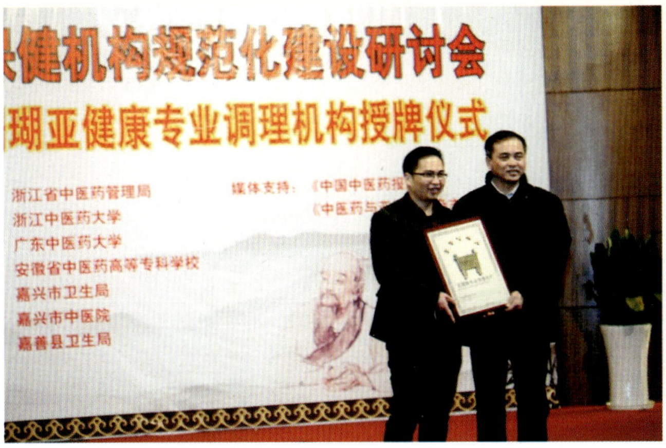


国家中医药管理局机关服务局局长、中和亚健康服务中心理事长孙涛教授为红珊瑚亚健康专业调理中心总经理叶希军颁发五星牌匾

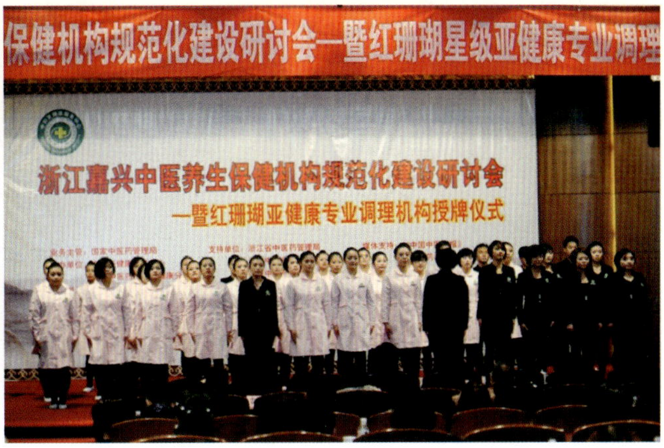


红珊瑚亚健康专业调理中心全体员工

# 二、治未病健康技术展示

## 1、“大寿大乐养生酒”多耙点亚健康调理技术

“大寿大乐养生酒”为养生药酒，组方源于祖传方剂，基酒来自于国酒之乡——贵州茅台镇，原料采自贵州高原天然品质的食用药材，运用 GMP 生物技术平台精制而成，品质高，口感好，制作过程不加任何色素和添加剂。药物借酒力驱动，运行于人体经络血脉之中，调节阴阳气血，强身健体，益寿延年。

大寿大乐酒药效独特，气味芳香，回味甘甜，还能随意加冰加水饮用，不仅是健体强身的补品，也是佐餐、休闲的佳品。

**【原　理】**

“大寿大乐养生酒”结合现代中医药学、生命科学与养生理论，汇集调、养、补于一体，经传统工艺和现代技术结合，精心酿制的优质产品。

基酒：贵州茅台是国酒之乡，其酒醇美甘爽，长寿长乐酒取茅台佳酿为基酒，可谓美酒。

良药：本品采用名贵药材及贵州特有地产中药精制而成，经检测，含有人体所需的天然活性营养物质，含有多种氨基酸、多种维生素及微量元素，不含防腐剂及人工色素。

大寿大乐酒以多种中药用高温萃取技术提取而成，能多耙点作用于人体，具有补肾壮阳，养阴生津，益气补血，健脑安神，增强人体免疫功能，对神经衰弱，失眠多梦，头晕耳鸣，慢性腰腿痛等亚健康症状有调理作用。

大寿大乐酒富含多种氨基酸、多糖、小分子肽及微量元素等营养成分，其酒精度为 48 度。该酒中的中药配方具有温补元气、通经活络、祛风除湿、舒筋止痛之功效，可增强饮用者食欲，改善其睡眠，并具养颜、消除疲劳的功效。该酒还能调节免疫，增强体质，预防感冒，促进新陈代谢，延缓衰老，迅速恢复体能。该酒理气止痛活血，故可促进血液循环，调节血压，对关节炎引起的疼痛有止痛的效果。对中老年人肾虚，有很好的补肾功能。对因劳心伤神、病后体虚、劳累、天气变化、饮食不当、遇劳诱发的全身不适症状有良好的调理效果。对女性痛经、男性性功能减退等症，也有良好的调理效果。

**【功　效】**

延年益寿防衰老、调节机能抗疲劳、生精补肾调节男女性功能、健脑安神宜睡眠。

**【适应症】**

肾虚腰痛、女性痛经、男性性功能减退、急慢性胃肠疼痛等。对胃肠功能紊乱、畏寒怕冷、中老年尿频、腰酸背痛、头晕耳鸣、失眠健忘、便秘等亚健康症状有非常好的作用。

**【应用方法】**

宜长期慢饮，不宜短时暴饮。

坚持每天两次，早晚各一次，每次饮用 25ml。

**【禁忌症】**

儿童、严重晚期风湿患者及高龄孕妇不可饮用，不可与西药混合服用。

## 2、EMC 经络非力学整脊亚健康调理技术

“EMC”是爱因斯坦狭义相对论质能关系式公式中的三个字母，“E”代表能量；“M”代表质量；“C”代表速度，这里用“能量”、“质量”、“速度”分别表达神经与经络的相互作用原理。比喻此整脊技术是通过调整身体经络能量来对脊柱进行的调理，调理时不需用大的外力就能使骨盆和骶椎、腰

椎、胸椎、颈椎复位。

【原　理】

**1、脊椎、脊神经、与经络、脏腑的关系：**

人类是“脊椎动物”，人体脊椎的健康关系着大脑和神经系统功能、脏腑功能等。脊柱也影响督脉和相关经络的通畅，所以对人体健康关系很大。

**2、脊椎亚健康与人类右侧负重劳动进化的关系：**

**“人类右侧负重劳动进化”**简称**“右侧负重体态”**，是人类偏于右侧用力而逐渐进化成的一种体态。很多亚健康症状，通过纠正脊柱的这种**“右侧负重体态”**来达到调理的效果。

**3、五节椎体与五脏及相关经络的关系：**

中医经络的“五腧穴”，在骨科学分别是指：T3（第三胸椎）是肺腧；T4/T5 为影响心脏功能的心腧；T9/T10 是脾腧；T12 椎体是肝腧；L2 为肾腧，这些腧穴都会受脊柱影响而对脏腑功能产生作用。

**4、脊椎、神经、交感神经、脏腑、经络的整体关系：**

矫正右旋的骨盆和右旋的 5 节椎体（指五腧穴对应的椎体）的意义在于调整脊神经、神经根、交感神经的功能，减轻疼痛症状。

**5、脊椎右旋障碍与亚健康之“未病状态”**

在 20 年来手法整脊“0 距离”的手法摸骨的实践临床中发现：脊椎右旋现象已经是十分普遍，早期表现在各种“功能性障碍”和“亚健康”或者“类似骨科病”的症状的症候群出现。且具有“隐蔽性”，在影像学检查中难以发现。“EMC 整脊法”矫正脊椎右旋障碍，可以大面积解除脊柱亚健康症状，最为安全、快速、低成本操作简单的方法。

**6、脊椎右旋障碍解读“亚健康”**

对于“亚健康”与脊椎之间的关系没有引起应有的关注。人类是脊椎动物，“治未病”、“抗衰老”应重视脊椎健康，人体脊椎关节的疼痛是因为椎体压迫的结果，而疼痛是神经和经络两个信息系统的“联合障碍报警求救信号”，当脊椎侧弯、旋转移位被有效解除之后疼痛立即消失，也就意味着障碍的解除。

【适宜人群】

育龄前的青年男女、少年儿童、青壮年、中老年、亚健康群体；脊柱疼痛、慢性病前期人群。

【功　　效】

**1、准确检查诊断和健康评估：**按照《EMC 神经与经络叠加反射图》（见附）准确检查脊椎、神经、经络脏腑、骨盆、骶椎、腰椎、胸椎、颈椎。

**2、有效干预和快速复位，轻触式整脊：**对症施术，疏通全身经络，恢复脏腑功能。

**3、对亚健康实现筛查、康复和预防干预：**在亚健康的任何年龄段都可以在筛查之后立即干预。

**4、美容健康：**脊椎缺陷与面部皮肤衰老有关，所以矫正脊柱也有美容效果。

【调理方法】

一、检查与健康评估：

**1、腰骶部右旋对应经络检查：**大肠经手三里双侧（右+）（左-）对应腰部神经。

手法检查方法：

（1）调理者站立，面对坐位的受术者，调理者右手如掰手腕状握住受术者右手拇指和大鱼际，以左手拇指点按受术者的右前臂的“手三里穴”（必须点按准确）应为阳性反应。

（2）在以相反的动作：左手握住受术者的左手大拇指，以右手点按其左侧“手三里穴”必然是“阴性”。所表达的是人类右侧负重体态时，腰部椎体向右侧弯，右侧椎间隙小于左侧压迫右侧要神经，而通过经络反映出来。准确率为 98%。

**2、心脏亚健康的对应经络检查：**心经、肺经、心包经（左+）（右-）对应检查头部、颈部、胸部、心脏等。手法点穴检查方法：

（1）调理者面对坐位的受术者，右手握住受术者左手的拇指外展，使手三阴经向上，以左手拇指按压受术者的心经（A3）位置应为阳性，（即可断定心经有阻碍）心包经阳性（表示心血管供血障碍），在其背部“心腧穴”即（T4 第四胸椎右旋障碍）检测心脏亚健康的准确率 95%，如果提前预防，及时检查，提前矫正第四胸椎，可以预防心脏相关亚健康的发生。

（2）与前面动作相反。

**3、检查骨盆的前、后髂嵴连线、骶椎、腰椎、胸椎、颈椎脊椎**右旋障碍和对应神经、经络脏腑的检查。手法点穴检查：

**（1）前髂嵴连线检查：**

受术者仰卧位，调理者立于受术者右侧床边，调理者立于受术者右侧，双手四指并拢，如一板状直尺，双手食指背先触及受术者左右两侧的软肋处，此时可以感到受术者左侧髂骨与左侧软肋是靠近的。相反，右侧软肋下触及不到右侧髂骨，于是向下移动，并读出和询问受术者：下来一指、下降二指、下降三指，有没有骨盆？知道触及右侧髂骨为止并加以记录和读出误差数据。

**（2）后髂嵴连线检查：**

先令受术者俯卧位，调理者两拇指摆做水平尺状，先向上推至双侧软肋处，再保持双拇指水平状向下触摸双侧髂嵴，可见右侧髂嵴紧靠软肋，左侧髂嵴距离同侧软肋 3-4 指的宽度，与前髂嵴连线完全相反。并以深色笔做好标记。

**（3）骶正中嵴检查：**以双手拇指尖为触点，检查 S1 骶正中嵴，可见其向左偏离额状正中线。这些细节是普遍性存在的是导致脊椎整体右旋移位的重要原因和关键性细节。

**（4）腰椎、胸椎、颈椎的右旋障碍检查**

脊椎整体的检查必须是按照自下向上的顺序，在骶正中嵴定位检查并做好标记后，逐节向上检查，并且做好准确的标记。

**4、 直腿抬高试验**（矫正前后运动功能的恢复程度）令受术者直腿向上抬高至最大限度，并确定抬高的角度，以确定受术者在矫正脊椎右旋前后的运动功能恢复程度。两侧的方法相同。

5、以上的所有检查程序，在每个矫正步骤之后都可以进行前后对照的检查。

6、诊断、健康评估建立标准化健康档案和康复方案。

二、调理方法：

EMC 经络整脊，以轻触式的安全手法矫正骨盆、骶正中嵴、腰椎、胸椎、颈椎。轻触式非力学整脊可以分为仰卧式和俯卧式两种。

**1、仰卧位髂嵴连线矫正：**轻力度的“非力学整脊”相当于先打开系统“电子锁”的**“应答反应程序”，**对于不能移动或俯卧的受术者，可以仰卧位进行整脊，即可达到整体矫正的效果。仰卧位多适用于婴幼儿、驼背、年老体弱的受术者。事实上 EMC 经络整脊师都是依靠经络能量进行整脊的，所以仰卧位也可以实现“非力学”整脊。操作方法：调理者单手或双手轻触受术者的腰腹部，做左旋的轻手法旋转按摩，9 次、18 次、27 次，即九的倍数。矫正后检查，阳性反射点消失，直腿抬高角度加大，症状减轻，功能明显恢复，前髂嵴恢复至标准的水平线极为有效。

**2、俯卧位髂嵴连线矫正：**单手或双手做左旋转逆时针轻手法按摩 9 次、18 次、21 次即可，有效率 99%。EMC 经络整脊是利用经络的传导，调理者与受术者的经络产生的“同频共振效应”，类似于激活唤醒了微观智能系统层面“电子锁”的应答反应，从而使身体激发自愈合效应。

**经络按摩的同时进行骨骼肌松解：**

1、**按摩 12 经络和全部竖棘肌：**这是非力学整脊之后的第二个程序。在按摩的同时进行检查。

例如：脊椎两侧的竖棘肌是“华佗夹脊穴”，向外一寸是膀胱经，其内部解剖结构就是椎体和神经根、交感神经的位置，是进一步的整脊、检查和搜寻障碍点。一旦发现痛点，就意味着该节椎体还有右旋移位现象，需进一步定点矫正。

再例如：心经或心包经发现阳性反射点，就可以断定 T4 椎体右旋移位，当定点矫正 T4 椎体之后，心经的压痛点自然消失。发现异常右旋椎体再定点复位。表面看起来，方法与常规的保健按摩无明显差别，但效果不同。因为 EMC 经络的能量是来体外，所以能够实现“非力学整脊”。

2、**应用“五腧穴”检查和调理五脏：**“五腧穴”与西医神经学是重叠对应的，可以通过矫正椎体对肺、心、脾胃、肝胆、肾进行对症解锁和功能调理。调理的方法可以参照 EMC 球状经络模型所示固定的红色和绿色特定穴位进行检查对照，红色标记都是固定的标准位置，直接标明了因为脊椎右旋障碍压迫神经根所致的阳性反射点，使用它进行诊断和调理起来非常方便快捷。准确率达到 85%以上。矫正检查、再矫正，再检查。通过检查可以掌握调理效果是否减轻或解除。

3、**EMC 经络定点椎体复位：**右旋移位的椎体就一定是脊椎亚健康的“亚健康椎”，或是与内脏亚健康相关神经节的椎体。可用手指、掌根、大小鱼际以轻力度实现“非力学”定点矫正，如果使用力学定点整脊也安全省力。

4、整体松解全身肌肉和紧张的韧带、骨骼肌和神经与经络。

三、调理标准必须达到：

1、骨盆、骶椎、腰椎、颈椎基本复位。

2、全身症状明显减轻或消失。

3、全身对应阳性反射点消失。

4、右侧负重异常体态消失。

5、受术者自觉症状有明显的改善。

**【禁忌和注意事项】**

孕妇、高龄危重病人、开放性骨折、晚期癌症受术者。

**附：EMC 神经与经络叠加反射图**

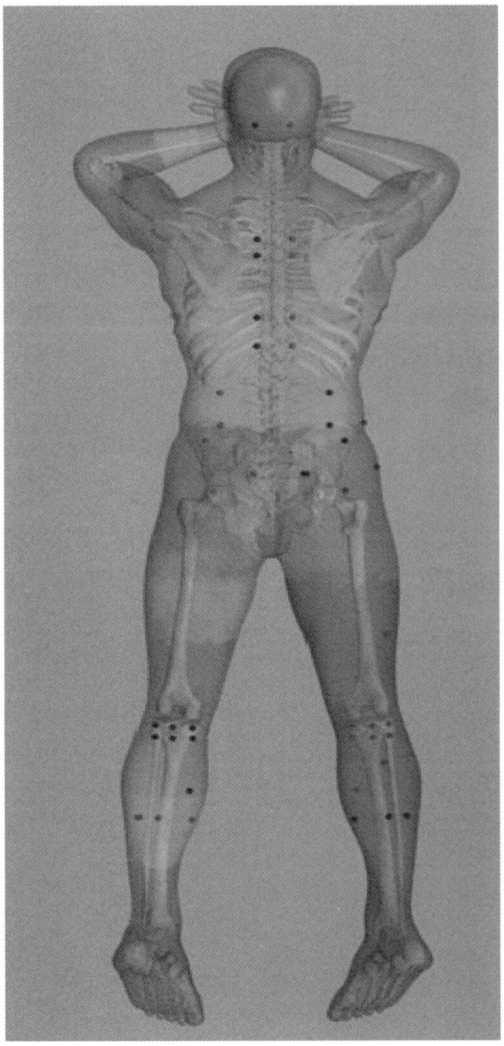

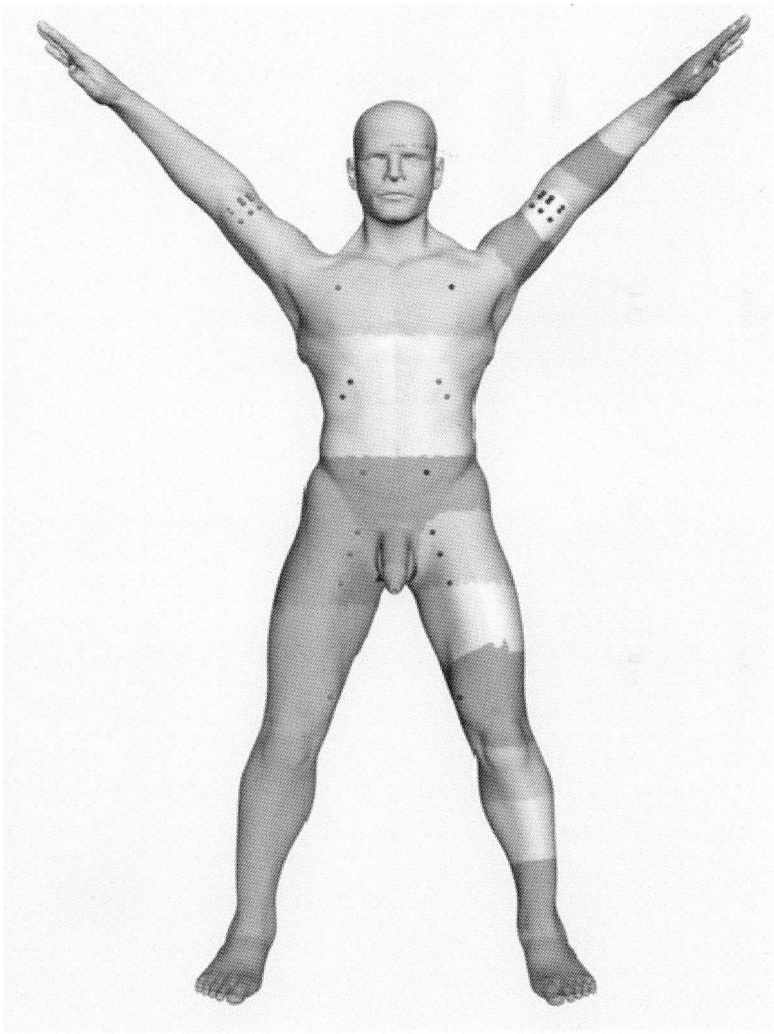

# 3、艺馨堂自然康寿疗法亚健康调理技术

艺馨堂自然康寿疗法亚健康调理技术是以“自然之道、养自然之身” 为引导，以细胞学和经络学原理为根据，以“排毒、补养、激活、”为手段，以提高人体细胞免疫功能和自我修复功能为目标，在不破皮的基础上实现细胞健康，人体自然健康的一种新的养生模式。

此种养生模式是根据细胞健康，人体自然健康的思维模式，将健康依赖于外部改变成靠自身来修复自己受损的组织，实现人体自我康复。

总的方式为内外排毒、内外补养、激活细胞潜能，“套餐”加辨证的方式进行。

**【原　理】**

人体亚健康绝大多数是毒素与垃圾给人体的终端组织——细胞造成的伤害，二是细胞缺氧或缺少营养引起细胞功能失调，以上原因的积累引起组织功能变异。采用给人体排毒法让细胞得到一个良好的生存环境，运用补充营养的方法让细胞强壮起来，当组织功能丧失严重时，激活休眠细胞与人体自身的细胞参于组织修复，实现细胞健康，人体自然健康。

**【适宜人群】**

糖尿病前期、颈部不适。

**【功　效】**

快速提高人体细胞的自身调节功能，让自身免疫系统恢复，自我预防疾病能力增强，实现人体自我康复。

**【调理方法】**

1、采用熏蒸床熏蒸，由汗腺把毒素与垃圾排出体外。熏蒸设备是我单位自主知识产权的全杉木熏蒸床。

2、根据经络学原理，辫证选择不同穴位施灸。

3、选择不同中药搭配，制作成枕，让人睡眠时枕用，刺激末梢神经。

**【注意事项】**

1、大出血与经期不适宜用。

2、婴幼儿不宜用。

3、水温保持 40 度左右，不要太烫与太凉，水不能淹过肚脐眼。

4、在艾灸时不要烫伤皮肤，经期、孕期与出血症不宜灸，婴儿不宜灸。

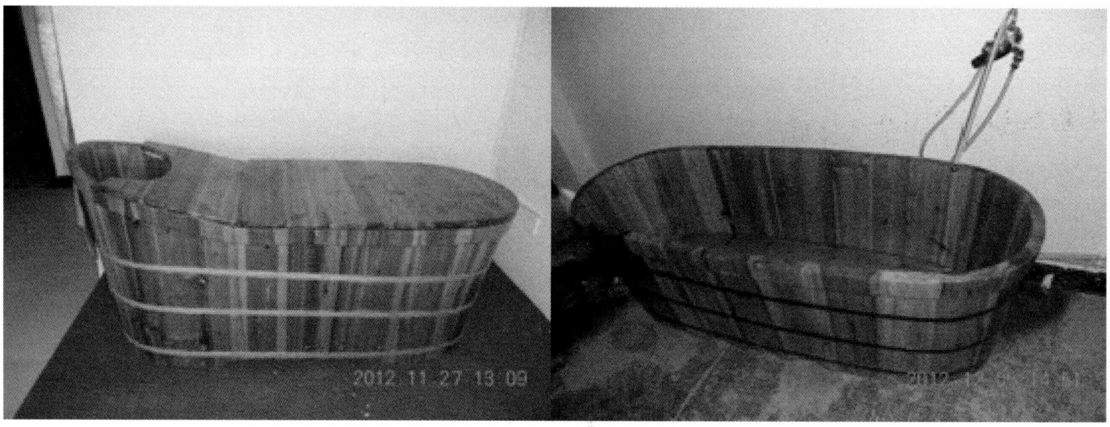

简易泡澡桶

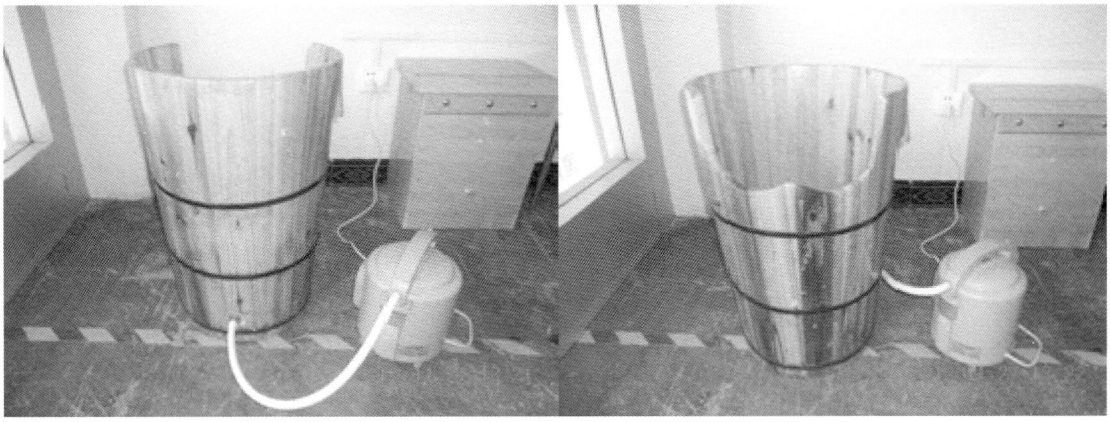

简易熏蒸桶

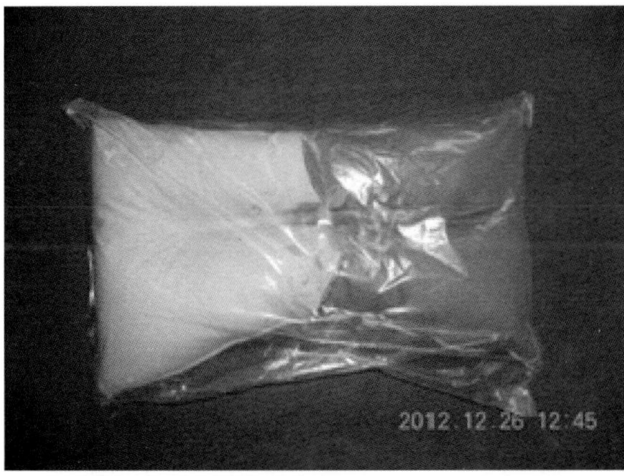


枕得康

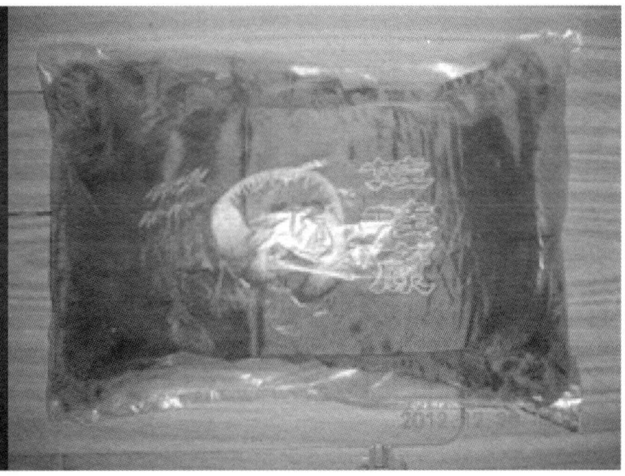

儿童枕

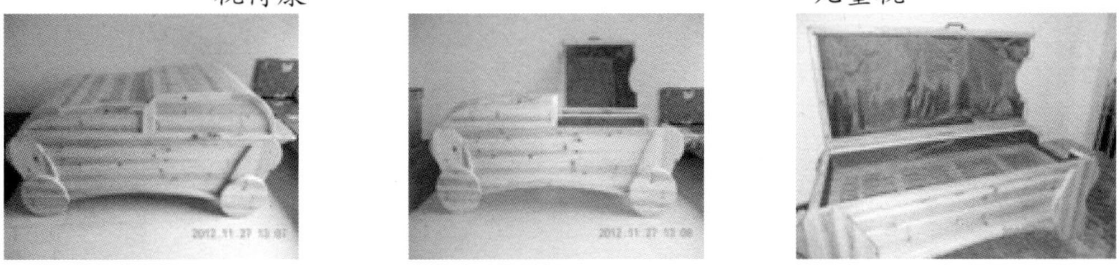

“健康快车”熏蒸床

# 4、周氏特色整脊疗法亚健康调理技术

【原　　理】

周氏特色整脊疗法主要是运用特色的按摩手法作用于脊柱部位进行疏通、矫正，使整个脊柱恢复正常生理功能，帮助恢复体能，消除疲劳。

【适宜人群】

脊柱功能退化的老年人群，长期在办公室，脊柱长期处于不利姿势的白领人群及失眠人群。

【功　　效】

疏通活络、软化血管、疏通血管、改善睡眠。

【调理方法】

脊柱调理按摩

1、开天门 24 次；

2、开天窗 9 次；

3、点按颊车 30 秒；

4、按压足部穴位（足临泣、申脉、昆仑、太溪、承山、承筋、止于委中），每穴约30秒；

5、提拿肩颈，手背滚法配合前臂大面积滚背至有热感（2分钟）；

6、龙凤戏颈：大拇指掌指关节揉按风池，再用双手掌侧回推，反复数次（3分钟）；

7、肘压泰山：肘用于大椎两侧，力量沉于肘画圈按压，力量不变缓慢下移，注意避开脊柱；

8、扳肩压胸椎法（3分钟）；

9、肘压脊柱两侧：左右各三遍，始于大椎两侧终于委中（3分钟）；

10、理脊柱两侧：双手加力推。可上上下下或直推到底（2分钟）；

11、分理脊柱两侧：方向由脊柱向外顺肋骨方向，由外向内挤压脊柱（5分钟）；

12、捏推脊柱两侧，双手同步移行（3分钟）；

13、揉压命门：掌根横擦双肾，或拇指、掌根由内向外摩肾区至有热感（2分钟）；

14、侧扳腰椎上提髋关节（双手扣住髋关节向上提三次）（2分钟）；

15、拍打太阳经：掌根由大椎两侧拍打至委中（可双掌叠压推）（2分钟）。

**【禁忌症】**

孕妇禁止使用此方法。

## 5、和谐泥灸亚健康调理技术

和谐泥灸是一种高科技结合传统中医的治未病外用技术，和谐泥灸是在祖国传统艾灸基础上传承发扬、创新发展而来的。

**【原　理】**

通过将含有对人体有益矿物质的火山能量泥、邱天道膏药基质以及邱天道临床经验秘方相结合，对肌体产生远红外、天然岩矿热辐射及温热效应来达到灸法调理目的，其中天然岩矿火山能量泥的热辐射作用结合天然中草药以及邱天道膏药基质的远红外透皮吸收，三效合一，使药力直达腠理，开启经脉络脉，扶正祛邪，调理亚健康。和谐泥灸舒适安全，适合家庭操作，坚持常年施灸，可以养生保健，强身保健。

**【使用说明】**

**1、乾坤和谐泥灸**

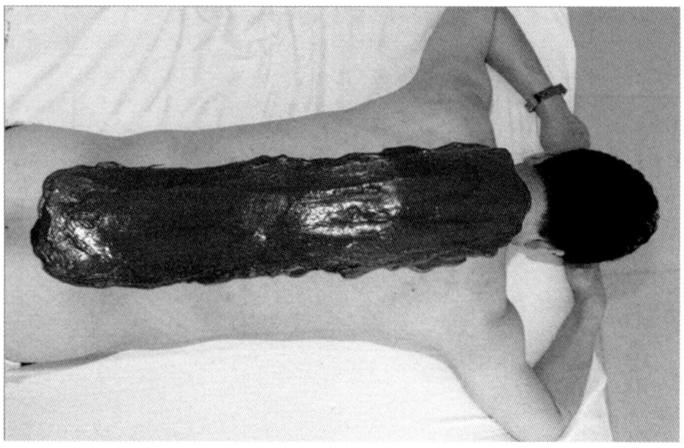

**【适宜人群】**

适用于颈肩腰腿痛及各种原因引起的疼痛。

**【功　能】**

通经活络，活血止痛。

**【主要成分】**

鸡血藤、木蝴蝶、射干、天仙藤、钩藤、海风藤、银藤、白花蛇舌草、半枝莲、土茯苓、川芎、当归、炒白芍、丹皮、桂枝、川乌、金银花、生甘草、邱天道膏药基质，邱天道泥灸基质及临床配方等精制而成。

**【操作方法】**

用微波炉的中高火将和谐泥灸加热3-5分钟融化备用（激活到彻底化开），清洁皮肤后用热毛巾热敷3分钟，待人体感觉泥灸温度适宜后（45-48度），将其均匀的摊涂在相关部位或阿是穴（疼痛处），盖上专用膜，45—60分钟后，取下泥灸。

疗程：每天一次，10天一疗程。

**【禁　忌】**

高过敏皮肤、孕妇、高血压、皮肤病患者。

**2、任督通和谐泥灸**

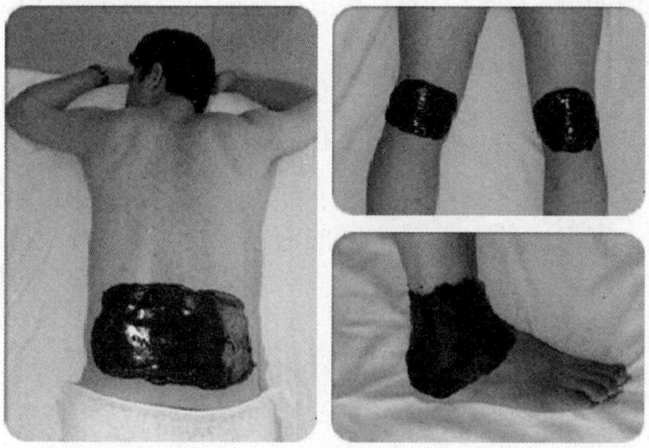

【适宜人群】

颈部不适、脊柱亚健康人群。

【功　能】

具有靶向定位、缓速持久、通络开痹、活血止痛、补肾益髓，促进组织代谢，促进脊柱关节亚健康康复的功能。

【主要成分】

大小白花蛇、乌梢蛇、炙马钱子、狗脊、苏木、松节、儿茶、延胡索、血竭、三七、乳香、没药、桃仁、红花、牛膝、透骨草、自然铜、丹参、香附、白芍、川芎、当归、甘草，邱天道膏药基质，邱天道泥灸基质及临床配方等精制而成。

【操作方法】

用微波炉的中高火将和谐泥灸加热 3-5 分钟融化备用（激活到彻底化开），清洁皮肤后用热毛巾热敷 3 分钟，待人体感觉泥灸温度适宜后（45-48 度），将其均匀的摊涂在相关部位或阿是穴（疼痛处）；盖上专用膜，45—60 分钟后，取下泥灸即可。

疗程：每天一次，10 天一疗程。

【禁　忌】

高过敏皮肤、孕妇、高血压、皮肤病患者。

## 6、高锶天然泉水亚健康调理技术

【原　理】

水是生命之源，健康之本。水质决定体质，体质决定健康。

李时珍的《本草纲目》设《水部》，称水为百药之首，可见水对人的健康有多么重要。科学研究已经证实：生病吃药不过是恢复人体内水结构的正常状态，因此营养学家提出“药补不如食补，食补不如水补”。

饮水后，水溶解各种营养物质，输送到人体的各个组织与器官。同时，水把生命代谢的废弃物溶在其中运出体外。

人的细胞内含有细胞内液，细胞外有细胞外液。细胞大部分是由水组成，又是在水中生存。人体如果缺水，首先是细胞外液减少直至丧失，这个时候，细胞内液就会向细胞外渗透，直至细胞内液丧失。这样，细胞就失去了活性，人体的器官就会逐渐衰竭，最终导致死亡。

巴马百年饮用高锶天然泉水，出自“长寿之乡”广西巴马长寿山燕洞泉，2011 年 12 月该地水源获得国家唯一锶型稀缺水源地认证。 该水是天然磁化小分子团水，经常饮用，能活化组织细胞，激发生命活力。

**一、巴马水特点**

**（一）稀有水源地**

巴马长寿山燕洞泉，是国家认定的稀有锶型优质水源地，按照国家规定明文限量开采，水量有限，物以稀为贵。

**（二）独有高锶**

巴马百年饮用高锶天然泉水，其“锶”含量达 0.438-0.570 mg/L，超过国家标准（0.2 mg/L），在巴马所有水中含量最高，是人体最适合吸收的含量比例，更有助于健康长寿。

**（三）珍贵自涌泉**

燕洞泉完全源自长寿山脉地下深层，经过千年不断矿化自涌的泉水，其水温、水量、水质经国家有关部门长期勘探检测稳定性好，高度优于一般地表水、河水、湖水、井水等。

**（四）磁化活性持久**

巴马长寿山的地磁含量极高，达0.4-0.58高斯，其千年以上的天然磁化切割，造就了独特的小分子团六环水，半幅宽为69HZ，是生命水、细胞水，活性年限长、结构稳定。

**（五）弱碱性与血液最匹配**

巴马百年饮用高锶天然泉水，经国家有关部门多次测定，PH值（水的酸碱度）在7.04-7.48之间，与人体血液的PH值7.35-7.45最匹配，各项污染物、放射物、微生物、毒理性指标均达标，长期饮用，可保持碱性体质，益寿延年。

**（六）矿物质微量元素比例最佳**

巴马百年饮用高锶天然泉水，含有锶、锂、锌、硒、碘化物和偏硅酸等多种矿物质、微量元素，营养丰富全面，尤其是钙镁含量达210 ㎎/L左右，是非常适合人体的弱碱性硬水（不是超硬水、重硬水）。

**二、微量元素“锶”简介**

锶是人体所必须的微量元素，人体中几乎所有的组织都含有锶。锶主要分布在骨骼中，约占人体骨骼内微量元素总量的90%。锶是人体牙齿及骨骼的正常组成部分，在人体内的代谢与钙极为相似，能促进骨骼发育生长。缺锶会引起龋齿、骨质疏松、阻碍新陈代谢、产生牙齿和骨骼发育不正常等症状。

经研究发现，锶与钙、镁、硅、锂一样，可降低心血管病的死亡率，其机理是锶在肠道内与钠竞争，从而减少钠的吸收，并增加钠的排泄。经调查发现冠心病、肺心病病人头发内锶含量明显低于健康人。长寿老人聚居地的土壤和水中锶明显高于对照组地区，这些都表明锶与维持人体正常生理功能有密切关系。

在所有巴马水中，“巴马百年”含锶量最高，而水量有限。“高锶小分子团水”也因此弥足珍贵。

**三、小分子团水**

**（一）特点**

小分子团水由6个水分子缔结而成，一般水的分子团由10-15个水分子缔结而成，细胞膜水通道非常狭窄，小分子团水的直径与细胞膜的亲水性通道的直径相近，能通过细胞膜水通道。它带有大量的动能，运动速度快，称为活性水。这种活性水的渗透力高，溶解力强，其溶解能力比一般水高30%以上。

这种活性的水进入人体后，不断地激活人体细胞，并能更多地携带对人体有益的养分、矿物质和氧气进入每一处细胞，使人体细胞内外都充盈干净的、有活力的、营养丰富的液体，这样就能大大促进细胞的生长、发育，使人体更具活力。

**（二）结构变化**

1、一个水分子由二个氢原子和一个氧原子构成，三角形结构，结合角为105度。

2、水分子团结构是一种动态结合，即不断有水分子加入某分子团，又有水分子离开该水分子团。

3、水分团的大小与水的温度、离子浓度、PH值、外界施加的能量。如：电场、磁场、声波、射线、红外线、压力等等有关，它们都会对水分子团结构变化有影响。

4、当外界影响（能量）撤离一段时间后，由于氢键作用，还可能回复到原来的分子团结构。

5、水喝到胃中后，由于胃内的温度、PH值、离子浓度等影响，喝下去的水的分子团结构会发生变化。

**【功　效】**

**一、改善睡眠**：坚持饮用能调节植物神经，促进人的深度睡眠；

**二、呵护眼睛**：长期配合护眼液使用，能促进眼睛干涩等亚健康快速康复；

**三、调节体重**：每天饮用2000ml以上，调节内分泌，调节体重；

**四、消除便秘**：每天空腹饮500ml，提胃气，排毒素，除便秘；

**五、解除疲劳**：长期饮用能平衡代谢，恢复体力，使精力旺盛；

**六、消除色斑**：易被皮肤吸收，淡化色斑，修复肌肤，润肤美白；

**七、平稳血压**：小分子团水进入脱水细胞，打开毛细血管床，使血液循环畅通，调节血压；

**八、调理心脑血管**：充分补充钙、锶、镁、偏硅酸，防止血管变硬，减少血液黏度，畅通心脏的营养、氧气供给通道；

**九、消除体寒、肩酸：**增加血液供氧量，加快血液流动，排除肩部乳酸，改善手脚凉。

**【适应症】**

失眠、眼涩、眼疲劳、体重异常、皮肤干燥、便秘、疲乏、精神不佳、手足寒、血压血脂异常等亚健康症状。

广泛适用于理疗养生，也适宜健康人饮用，益寿延年。

**【使用方法】**

**一、科学把握饮水量**

1、日常饮水：每天饮用1500毫升，基本维持体内水平衡。

2、保健饮水：每天饮用2500毫升小分子团水。如一个体重 60公斤的成年人，体内含水40升，按每天更换 2.5 升的水，全部更新体内水至少需 18天。坚持这样循环，就能达到最佳的保健作用。

3、调理饮水：每天饮用2500毫升以上小分子团水进入身体细胞。如一个体重 60公斤的成年人，每天更换 2.5 升水，这样体内的水 18 天内全部更新。

**二、科学把握饮水时间**

每天分4个时段来饮水，宜多次少量，适时适量，以人体无不适感为佳，不宜暴饮。每杯水饮用的时间一定要控制在4分钟以上。每个时段的饮水量大体上平均分配为：

1、早上空腹可以比平均量多饮一些水，至少500毫升；

2、上午10点左右300 毫升以上；

3、下午3点左右500毫升以上；

4、晚上睡前半小时可饮200毫升的水；

5、其余时间适量饮用500ml。

饮用巴马水须长时间坚持，一般 3-6 个月为一个周期。

**【注意事项】**

一、喝温水比喝冰水止渴；

二、不要一次过量喝水；

三、剧烈活动后或劳动疲劳后不要饮水过快；

四、饭前和饭后不要大量喝水；

五、睡觉前不要喝太多的水；

六、喝水不要过快、过猛。

# 7、扶阳罐足疗亚健康中医调理技术

扶阳罐是创新型医疗器械设备，与其配套的扶阳罐温刮温灸温推亚健康调理技术入选我国与世界卫生组织合作研究“中医药‘上工治未病’工程项目以及中医药对亚健康防治干预研究”项目。

**【原　理】**

足部是足三阴之始，足三阳之终，穴位分布密集。双足分别有 60 个穴位与内外环境相通，且与重要的内脏器官有着经络或神经的关联，可以反应身体不适。根据生物全息理论，双足具有众多的反射区，包括了人体各脏腑器官健康与否的全部信息。

如果经常按摩足底，刺激这些穴位，可促进血气运行，调节内脏功能，疏通全身经络，从而达到祛病强身，益气化淤，增强元气之目的。从理疗观点看刺激足底能使局部血管扩张，末梢神经兴奋，血液循环加快，新陈代谢增强，从而增加血中的氧含量；通过神经反射作用使体内环境得到调节、稳定和平衡，调动人体潜在的自我防御能力，提高免疫功能，从而达到调理亚健康的功效。

扶阳罐足疗亚健康中医调理技术是一种新的技术方法，配合扶阳素调理介质起到畅通足部经脉，调补经脉之气，扶正祛邪，调和气血，协调阴阳，祛风散寒的功效。通过扶阳罐温灸、温刮、温推足三阴经、足三阳经等相关经络、穴位进行全面的疏通和调整，可以调节全身经络与五脏六腑的功能，使经络气血运行通畅，扶正固本。

**【功　用】**

现代医学认为脚是人体的第二心脏，脚有无数神经与大脑紧密相连，与人体健康息息相关。足部反射区按摩疗法，是我国传统医学中独特的保健治疗方法之一，是祖国医学的宝贵遗产。进行足部按摩能刺激足部穴位，促进内分泌功能，加强机体的新陈代谢，激发经络的调控作用。足部的经络得以疏通，气血得以流畅，能够促进人体正常生理功能的恢复。

扶阳罐具有温通经络，祛风散寒，扶阳固脱，升阳举陷，扶正祛邪，调和气血，协调阴阳的作用。从现代医学角度来看，扶阳罐能够改善血液微循环、促进新陈代谢、活化细胞、平衡内分泌、改善组织营养状态，快速将阻滞在人体内的病理代谢产物通过皮肤和血液循环排出体外，缓解肌肉疲劳与痉挛，最终增强和改善人体免疫系统的功能，达到调理五脏六腑，缓解疼痛，激活足部神经、血液、淋巴系统，调整经脉，增强脏腑器官功能，抗衰老，促进体力恢复的效果。

**【适应症】**

足部调理能够针对多种亚健康，如：神经衰弱、失眠、眩晕、头痛、便秘、关节炎、腰痛、疲劳、高血压前期等。

应用扶阳罐温刮、温灸、温推的手法刺激足部经络及穴位，可以调节人体各部分的机能，从而达到防病、调理亚健康的目的。

**【应用方法】**

**一、器械**

扶阳罐　按摩床

**二、介质**

1.扶阳经络油

成分：黄芩、连翘、独活、红花、血竭、川芎、金银花、薄荷脑、玉桂油、食用植物油等。

适用：配合扶阳罐对四时感冒、脘腹疼痛、腰酸背痛、风湿痹痛等亚健康状态的调理。

2.护肤油、按摩膏或者润肤膏也可以选用。

**三、足疗的调理操作**

1、先对扶阳罐用清洁养护液进行抗菌清洁、消毒并插上电源预热，准备刮痧介质扶阳经络油和消毒好的温热毛巾。

2、受术者泡足后，排空小便，毛巾擦干足部水分，端坐或者仰卧于按摩床上。

3、手法放松足部及小腿，涂抹扶阳经络油。

4、持罐在足部足底、足背皮肤上轻快地走动，预热足部皮肤。温灸、按揉足部各反射区。

5、持罐温灸、按揉足尖部位的头部反射区，运用罐的凸点处点按头部反射区。

6、持罐温灸、按揉足中上部分的胸部及上腹部反射区，运用罐的凸点处点按该反射区。

7、持罐温灸、按揉足中下部分的下腹部反射区，运用罐的凸点处点按该反射区。

8、持罐温灸、按揉足跟部分的盆腔、臀部反射区，运用罐的凸点处点按该反射区。

9、重点温灸按揉：涌泉、悬钟、三阴交、解溪、昆仑、太冲等足穴并运用罐的凸点处点按这些穴位。

10、持罐温揉、温刮足三阴经、足三阳经。

11、再次温刮、温推足底、足背。温刮、温推小腿一遍：足三里至解溪，阴陵泉至三阴交，委中至昆仑，分别温灸足三里、三阴交、承山穴。

12、再次温刮、温推足背，运用罐的凸点温推足背骨缝。

13、对另一只足部重复以上步骤调理。

14、对受术者足部、腿部及腰背部进行放松，嘱受术者饮用温开水，完成本次扶阳罐操作。

15、对扶阳罐等用品、用具进行清洁或调换。

**【使用提示】**

1、排除足部骨折、扭伤、足部畸形、小儿麻痹症后遗症、骨关节增生、类风湿性关节炎、骨与软组织肿瘤、内脏疾病等引起的足部疾患。

2、扶阳罐的刮痧头采用高温瓷制作，使用中请注意勿重摔或掉落，否则瓷头可能破裂，若瓷头有破裂痕迹请勿使用，以免割伤皮肤。

3、若配合介质药油使用扶阳罐而有气味和脏物残留时，请先拔下扶阳罐电源插头，用刷子与清洁养护液进行清洁或用棉布沾少许清洁养护液加刷子擦试刮痧头，切勿用水浸泡和用水冲洗，以免损坏或漏电。

4、扶阳罐在使用过程中，调理头有一定的温度，请注意摆放，以防烫伤。不用时请断开电源开关并拔下电源插头。

5、不要在潮湿环境下使用扶阳罐。单次扶阳罐调理时间不宜超过 60 分钟，每次调理时间不宜超过 180 分钟。对高龄对象、有心脏病史者、妊娠妇女及儿童手法宜轻柔，时间要求缩短。

6、使用扶阳罐作调理时，严禁用被褥等覆盖，若扶阳罐温度过高应从调理处移开，待温度正常后再使用。

7、在受术者身体有寒湿的情况下，使用扶阳罐刮拭后会出现不同的痧象，属正常现象，在 3-5 天后会自然消退。操作过程中有疲惫，沉重感者是正常反应，应向调理对象解释清楚。

8、使用扶阳罐调理时，还可以配合涂抹扶阳经络油或者扶阳素油，以提高效果。

9、做完调理，要饮足量温开水，以提高功效发挥。使用扶阳罐后三小时内不要用冷水洗澡，请勿进食冷饮食品，保持局部温度，以防寒邪侵入。

【禁忌症】

在正常使用扶阳罐的前提下，尚无不良反应，但要注意以下禁忌症：

1、严重心脑血管疾病（尤其带有心脏起搏器患者），肝肾功能不全者禁用扶阳罐。身体植入金属的患者请慎用扶阳罐。

2、孕妇禁用扶阳罐。月经正常的妇女月经期间慎用扶阳罐。

3、传染性皮肤病或皮肤有破损处不宜使用扶阳罐。

4、血小板减少性紫癜，白血病及血友病等出血性疾病及有出血倾向者禁用扶阳罐。

5、外伤性骨折，严重水肿禁用扶阳罐。危重疾病患者禁用扶阳罐。

6、神经紧张，过饥过饱及饮酒后等情况下不宜使用扶阳罐。

7、为了避免对人体烫伤，生活不能自理或对热疗不敏感的患者不宜使用扶阳罐。

8、扶阳罐调理时，若感觉不适、或有不良反应时，要立即停止使用。

## 8、久美神话女性生殖养护调理技术

【简　介】

久美神话女性生殖养护系列调理服务技术通过定期清除女性阴道、子宫内的代谢物，同时滋养和修复阴道和子宫受到的慢性损伤，帮助女性恢复自身的抵抗力和自我修复能力。从而维持女性生殖系统健康状况，达到健康美丽延缓衰老的目的。

女性生殖保养服务技术由：净、修、润、调、紧、鲜、香、妙、养九大经典服务项目组成。核心服务项目为：净元素、调元素、养元素。

【原　理】

历代医家认为：十二经脉皆上行于面部，任、督、冲三脉均起源于胞中（含胞宫），维持协调女性的阴阳平衡。女性生殖系统因特殊的生理结构和生理活动，加之经期残留的血污和坏死的细胞脱落组织成为细菌入侵的靶器官，导致女性面部长斑长痘、面色暗黄、肥胖、内分泌失调、更年期提前等问题。

女性生殖养护作用于女性重要器官——阴道、子宫和盆腔，采用高科技护理仪+中草药排毒丹丸或滋润修复品+中草药盆腔熏脐+专业咨询和细致体贴专业的人工护理，四效合一，达到排出生殖系统毒素、促使阴道内细胞再生、恢复增强阴道弹性，促进女性雌激素分泌、起到缩阴、通经活血、暖宫养宫、调节内分泌、推迟女性更年期、美容养颜的效果。

【功　用】

1、排出毒素：定期清除女性阴道、子宫内的毒素和代谢废物。

2、修复损伤：修复阴道和子宫受到的慢性损伤，帮助女性恢复自身的抵抗力和自我修复能力。

3、营养滋润：疏通冲任二脉，补充生殖系统气血、能量，以及所需的营养物质，提升生殖系统的功能和免疫力。

4、调节平衡内分泌：激活卵巢功能，营养保护卵巢、促使卵巢分泌内源性雌激素，保持内分泌平衡，延缓衰老。

5、提升生活品质：保持健康，提升性生活品质，释放压力，享受心身合一的愉悦。

【适应人群】

已婚女性。

【应用方法】

一、外调：净元素 养元素

（一）净元素：排毒滋养护理

1、服务操作流程：

①外阴清洁

②腾药熏脐盆腔理疗

③女性护理仪理疗封闭式理疗

④女性护理仪开放式水疗

⑤丹丸深层排毒清理

2、功能效果

①女性护理仪：臭氧

功能效果：女性护理仪可以产生高浓度臭氧水溶液，通过冲洗生殖道的方式清洁生殖道黏膜表面，达到清洁效果。

②子宫氧吧仪：负氧离子

功能效果：激活肌体多种酶，促进新陈代谢，改善睡眠。负离子可改善肌体的反应性，增强肌体抗病能力，促进修复。

③丹丸成份：血竭、冰片、蜈蚣、僵蚕等名贵中草药组成。

功能效果：通经活络，调理气血，平衡内分泌，清热解毒，活血化淤，利湿化浊，强力排毒、排污，祛腐生肌。

④藤药成分：艾叶、蛇床子、菟丝子、大葱须、红花、当归、泽兰、血竭、白芷等。

功能效果：温经暖宫、活血化瘀、软坚散结、调理气血、通经活络、调节内分泌。

（二）养元素：恢复或保持阴道微生态菌群平衡

1、服务操作流程：

①外阴清洁；

②腾药熏脐盆腔理疗；

③女性护理仪理疗封闭式理疗；

④女性护理仪开放式水疗；

⑤日本生产养阴圣品“益生菌”纳入宫颈。

2、功能效果：

采用“以菌抑菌，天敌治理，生物相克避害”的微生态平衡理论，通过向阴道内直接补充大量有益活菌（益生菌），迅速调节阴道内菌群平衡，建立一道强有力的有益菌活菌屏障，修复细菌、病毒及手术对阴道内及子宫内 E 菌膜的损害，重新恢复女性阴道自洁功能，有效提高生殖系统免疫力，生态养护阴道，守住门户，恢复平衡。

3、禁忌症：未婚、孕期、经期女性不宜。

【健康调理提示】

（一）分期应用

1、调理期：1 次/3 天，连续 12 次；

2、巩固期：1 次/5 天，连续 12 次；

3、保养期：1 次/7 天，连续 12 次以上。每 12 次为 1 个疗程。

（二）保持良好卫生习惯，饮食有序、劳逸结合、生活规律、坚持锻炼、愉悦心情。

二、内服：调元素

（一）调月经：桂香固体冲剂

（1）产品组成：4 包/盒，温开水 100 毫升冲服。

（2）主要成分：

**益母草**：败毒散瘀，消肿定痛，用来作驻颜的药，可令容颜光泽，除粉刺，活血败血，调节解毒。

**肉桂**：补元阳，暖脾胃，除积冷，通血脉，治命门火衰，肢冷脉微，亡阳虚脱，腹痛泄泻，腰膝冷痛，及虚阳浮越，上热下寒。

**干姜、小回香**：温中散寒，通脉暖宫。

使用了桃仁、当归、川芎、丹参、蜂蜜等药食同源的材料及多味珍稀特效的药材。

（3）使用方法：月经开始第 1-2 天服用，每天 2 次，每次 1 包。加开水 100ml 冲

服。连续服用 3-5 个月。

（4）功能效果：针对经期女性起到活血化瘀，暖宫通脉，温宫暖肾，调经止痛，

清除血毒，化腐生肌，排毒养颜的功效。

（5）适应人群：希望经期轻松愉悦，排淤排毒、暖宫止痛的女性。

（6）禁忌症：没成年女性孕期女性、闭经的女性不宜。

（二）调卵巢内分泌：宁心红杞胶囊（是否有相关资质）

（1）产品组成：2 瓶/盒，每瓶 60 粒。

（2）主要成分：精选经选红花、枸杞、昆布、桑葚、山楂等中药材，配伍组方，利用高科技生物

练技术研制而成。含有独特的受体因子，药物成份可以直接到达卵巢，促进卵泡上生成新的FSH受体，让FSH与卵泡快速充分地结合，滋润营养卵巢组织，激活休眠的卵泡，增加卵泡的数量，分泌女性自身的雌孕激素，达到有效调节体内的激素水平，从而改善身体的不适症状，增强免疫力。卵巢由小变大，功能得以恢复，使女性回复年轻态。

（3）使用方法：

25岁-以上：2-3粒/天；35岁以上：3-4粒/天；40岁以上：4-6粒/天；45岁以上：6-8粒/天；月经量少者，经期可服用，月经量多者，经期不服用；更年期症状期：前半年按8粒量服用，逐步减量；至少服用半年以上，可终身服用。

（4）功能效果：全方位平衡内分泌，营养卵巢、打通内分泌轴、提升卵巢分泌内源性雌激素的功能，全面改善因卵巢衰老引起的面色晦暗、失眠、疲劳、不良情绪、月经失调等问题。

（5）适应人群：希望保持卵巢年轻态、保持内分泌平衡、延缓全身各脏器功能衰老速度的女性。

（6）禁忌症：25岁以下健康女性、孕期女性不宜。

## 9、扶阳罐风寒头痛亚健康调理技术

扶阳罐亚健康调理技术曾入选我国与世界卫生组织合作研究“中医药‘上工治未病’工程项目以及中医药对亚健康防治干预研究”项目。

**【原　理】**

外感风寒湿邪，侵袭经络上犯巅顶，清阳之气受阻，气血不畅，阻遏脉络而头痛；痛连项背，恶风畏寒，或肝、脾、肾运化不良，阴阳失衡，致内伤头痛。因各种原因造成脑部缺血、缺氧而致头晕。头痛头晕还可伴随其他症状，严重影响生活质量，使工作和学习的效率下降。

扶阳罐对风寒头痛亚健康状态的调理技术是一种新的调理方法，配合扶阳调理介质，以罐带手，补而不过，去邪而不伤正，具有扶正祛邪，调和气血，协调阴阳的功效。通过扶阳罐温灸、温刮、温推督脉、膀胱经、足太阳、手足少阳经穴的穴位，对这些经络和穴位进行全面的疏通和调整，可以通经络、调气血、有利于改善局部血循环，增强脑部供氧。

**【功　用】**

扶阳罐具有温通经络，祛风散寒，扶阳固脱，升阳举陷、扶正祛邪，调和气血，协调阴阳的作用。从现代医学角度来看，扶阳罐能够改善血液微循环、软化血管、促进新陈代谢、活化细胞、平衡内分泌、改善组织营养状态，快速将阻滞在人体内的病理代谢产物通过皮肤和血液循环排出体外，祛风散寒、祛风解表、清头利目，行气活血、通络止痛、平衡阴阳，最终增强和改善人体免疫系统的功能，达到调治风寒头痛等亚健康状态的目的。

**【适应症】**

恶寒发热、头痛头晕、鼻塞、风寒者，鼻塞不通，兼有发热恶寒，头痛身痛，鼻塞而兼有发热微恶风寒，鼻流浊涕，眼昏头痛，肩颈酸痛、腰酸背痛等及日常保健。

**【应用方法】**

**一、器械**

扶阳罐　理疗椅

**二、介质**

扶阳素油（辛姜）

成份：辛夷、干姜、羌活、桂枝、荆芥、川芎、食用植物油等。

适用：配合扶阳罐对风寒感冒、头痛头晕，及夏月内伤暑湿，头痛无汗、呕吐腹泻等亚健康状态的调理。

**三、风寒头痛亚健康状态的调理操作**

1、先对扶阳罐用清洁养护液清洁、消毒并插上电源预热，准备好刮痧介质扶阳素油（辛姜），消毒好的温热毛巾。

2、受术者俯坐在理疗椅上。

3、用按摩手法给客人进行肩颈部位肌肉的放松。用抹法从印堂至神庭抹三遍，从攒竹沿眉线至太阳穴抹三遍。从额头经阳白至太阳穴抹三遍。从神庭沿发线至太阳穴抹三遍。

4、扶阳开穴：涂抹辛姜扶阳素油，用手法分别对百会、太阳、翳风、风府、风池点按。各穴点按三次，力度由轻到重。

5、温灸头部：持扶阳罐温灸百会及四神聪穴位，温推额部自印堂经神庭至头维，再自印堂经阳白至太阳，自睛明绕眼眶一周，再从百会向后至风府及左、右风池，各推、刮 9～18 次。

6、受术者偏头，温灸一侧太阳、翳风、风府、风池穴。持扶阳罐从耳门沿胆经绕耳一周温灸耳部，向下温刮耳部，再折耳部温灸耳背部，向下温刮耳背。（温度控制：受术者感觉温度高时，手法宜快速，反之，宜缓慢）。先左后右。

7、温灸颈肩部：

A.持扶阳罐重点温灸大椎穴及风府。

B.温灸左右肩井穴。

8、温刮颈肩部：

A.持扶阳罐直线温刮督脉，从风府至大椎，重点温刮大椎穴 9～18 次。

B.温刮两侧肩部，从风池经肩井至巨骨 9～18 次。先左后右。风池、肩井加按、揉、拔、走罐的手法以增强效果。

C.温刮两侧膀胱经.从天柱至肺俞 9～18 次，重点温刮、温灸肺俞。

9、推揉、走罐：持扶阳罐对督脉（风府至大椎），胆经（风池至巨骨）推揉走罐，左右横推肩井。操作力度适中，速度舒缓。

10、放松按摩肩颈，嘱受术者饮用温开水，完成本次扶阳罐操作。

11、对扶阳罐等用品、用具进行清洁或调换。

**【使用提示】**

1、排除颅内肿瘤、严重感染、脑血管意外、眼、鼻及耳科方面的疾病、血压异常、眼屈光不正、严重贫血等疾病。

2、扶阳罐的刮痧头采用高温瓷制作，使用中请注意勿重摔或掉落，否则瓷头可能破裂，若瓷头有破裂痕迹请勿使用，以免割伤皮肤。

3、若配合介质药油使用扶阳罐而有气味和脏物残留时，请先拔下扶阳罐电源插头，用刷子与清洁养护液进行清洁或用棉布沾少许清洁养护液加刷子擦试刮痧头，切勿用水浸泡和用水冲洗，以免损坏或漏电。

4、扶阳罐在使用过程中，刮痧头有一定的温度，请注意摆放，以防烫伤。不用时请断开电源开关并拔下电源插头。

5、不要在潮湿环境下使用扶阳罐。单次扶阳罐调理时间不宜超过 50 分钟。

6、使用扶阳罐作理疗时，严禁用被褥等覆盖，若扶阳罐温度过高应从理疗处移开，待温度正常后再使用。

7、在受术者身体有寒湿的情况下，使用扶阳罐刮拭后会出现不同的痧象，属正常现象，在 3-5 天后会自然消退。

8、使用扶阳罐理疗时，还可以配合涂抹扶阳经络油或者扶阳素油，以提高疗效。若皮肤或体质敏感者，使用前要进行敏感测试，在前臂内侧或耳后涂抹 24 小时后，无红斑和异常感觉即可正常使用。

9、做完理疗，要饮足量温开水，以提高功效发挥。使用扶阳罐后三小时内不要用冷水洗澡，请勿进食冷饮食品，保持局部温度，以防寒邪侵入。

**【禁忌症】**

在正常使用扶阳罐的前提下，尚无不良反应，但要注意以下禁忌症：

1、严重心脑血管疾病（尤其带有心脏起搏器患者），肝肾功能不全者禁用扶阳罐。身体植入金属的患者请慎用扶阳罐。

2、孕妇禁用扶阳罐。月经正常的妇女月经期间慎用扶阳罐。

3、传染性皮肤病或皮肤有破损处不宜使用扶阳罐。

4、血小板减少性紫癜，白血病及血友病等出血性疾病及有出血倾向者禁用扶阳罐。

5、外伤性骨折，严重水肿禁用扶阳罐。危重疾病患者禁用扶阳罐。

6、神经紧张，过饥过饱及饮酒后等情况下不宜使用扶阳罐。

7、幼儿需在医师指导下使用扶阳罐。

8、为了避免对人体烫伤，生活不能自理或对热疗不敏感的患者不宜使用扶阳罐。

9、扶阳罐理疗时，若感觉不适、或有不良反应时，要立即停止理疗。

## 10、扶阳罐肝郁亚健康调理技术

扶阳罐亚健康调理技术曾入选我国与世界卫生组织合作研究“中医药‘上工治未病’工程项目以及中医药对亚健康防治干预研究”项目。

**【原　理】**

肝主疏泄、调畅气机、调节血量以及调畅情志，如因肝气郁结，疏泄失司，气血不畅，则表现为两胁胀满或窜痛，胸闷不舒，且胁痛常随情绪变化而增减，肝气上逆，双目干涩、眩晕耳鸣，咽中似有异物梗阻；肝气横逆，侵犯脾胃，胃失和降而脘痛、呕逆，吐酸水、饮食不调；肝气郁结而致气滞血瘀，则胁部刺痛不移，周身倦怠、急躁易怒、纳差腹胀，或逐渐产生症瘕积聚。此外，如月经不调、神经官能症、慢性肝肚疾患、肝脾肿大、消化不良等病症和亚健康症状也常和肝郁有关。

扶阳罐对肝郁亚健康状态的调理技术是一种新的调理方法，配合扶阳调理介质，以罐带手，补而不过，去邪而不伤正，具有疏肝理气，养肝活血、通络止痛、解郁安神的功效。通过扶阳罐温灸、温刮、温推胆经、肝经、脾经和胃经上的穴位，对这些经络和穴位进行全面的疏通和调整，以协调阴阳及调整脏腑，从而达到行气导滞，疏肝解郁，调理肝胆的保健功效。

**【功　用】**

扶阳罐具有温通经络，祛风散寒，扶阳固脱，升阳举陷、扶正祛邪，调和气血，协调阴阳的作用。从现代医学角度来看，扶阳罐能够改善血液微循环、软化血管、促进新陈代谢、活化细胞、平衡内分泌、改善组织营养状态，快速将阻滞在人体内的病理代谢产物通过皮肤和血液循环排出体外，最终增强和改善人体脏腑和免疫系统的功能，达到调治肝郁等亚健康的目的。

**【适应症】**

肝郁、肝胆不适、肝胆虚弱、腰背酸痛、腹部不适、腹部胀气，肋部疼痛、全身无力易发困等日常保健。

**【应用方法】**

**一、器械**

扶阳罐　按摩床

**二、介质**

1.扶阳经络油

成分：黄芩、连翘、独活、红花、血竭、川芎、金银花、薄荷脑、玉桂油、食用植物油等。

适用：配合扶阳罐对四时感冒、脘腹疼痛、腰酸背痛、风湿痹痛等亚健康状态的调理。

2.扶阳素油（天益）

成份：柴胡、黄芩、香附、青蒿、食用植物油等。

适用：适用于配合扶阳罐对胁肋胀满、抑郁不乐、胸闷脘胀、嗳气吞酸、肝气郁结等亚健康状态者的调理。

**三、肝郁亚健康状态的调理操作**

1、先对扶阳罐用清洁养护液清洁、消毒并插上电源预热，准备好温刮温灸介质扶阳素油（天益）扶阳经络油，准备好热毛巾和干净的毛巾各一条。

2、受术者排空小便，俯卧于按摩床上。用按摩手法进行胁肋部和腿部肌肉放松。

3、涂抹天益扶阳素于胁肋部。

4、温灸期门、章门，每穴 2 分钟。

5、温推胁肋部（顺肋骨方向）9 遍。

6、温刮胁肋部（沿肋骨方向）9 遍，不强求出痧。

7、涂抹扶阳经络油于下肢。

8、温灸风市、血海、阳陵泉、阴陵泉、足三里、三阴交，每穴 2 分钟。

9、温推下肢肝、胆经（阴升阳降）9 遍。

10、温刮下肢肝、胆经 9 遍，不强求出痧。

11、温推下肢脾经、胃经（阴升阳降）9遍。

12、温刮下肢脾胃经9遍，不强求出痧。

13、再次温灸上穴。

14、用按摩手法放松腿部肌肉，嘱受术者饮用温开水，完成本次扶阳罐操作。

15、对扶阳罐等用品、用具进行清洁或调换。

【使用提示】

1、必须排除器质性疾病，尤其是肝胆系统和胃肠道的恶性病变，如急、慢性肝炎、肝胆结石、肝癌、慢性胃病、妊娠期呕吐、尿毒症、脑瘤、胃癌、脑垂体或肾上腺皮质功能减退等。

2、扶阳罐的刮痧头采用高温瓷制作，使用中请注意勿重摔或掉落，否则瓷头可能破裂，若瓷头有破裂痕迹请勿使用，以免割伤皮肤。

3、若配合介质药油使用扶阳罐而有气味和脏物残留时，请先拔下扶阳罐电源插头，用刷子与清洁养护液进行清洁或用棉布沾少许清洁养护液加刷子擦试刮痧头，切勿用水浸泡和用水冲洗，以免损坏或漏电。

4、扶阳罐在使用过程中，刮痧头有一定的温度，请注意摆放，以防烫伤。不用时须断开电源开关并拔下电源插头。

5、不要在潮湿环境下使用扶阳罐。单次扶阳罐调理时间不宜超过50分钟。

6.使用扶阳罐作理疗时，严禁用被褥等覆盖，若扶阳罐温度过高应从理疗处移开，待温度正常后再使用。

7、在受术者身体有寒湿的情况下，使用扶阳罐刮拭后会出现不同的痧象，属正常现象，在3-5天后会自然消退。

8、使用扶阳罐理疗时，还可以配合涂抹扶阳经络油或者扶阳素油，以提高疗效。若皮肤或体质敏感者，使用前要进行敏感测试，在前臂内侧或耳后涂抹24小时后，无红斑和异常感觉即可正常使用。

9、做完理疗，要饮足量温开水，以提高功效发挥。使用扶阳罐后三小时内不要用冷水洗澡，勿进食冷饮食品，保持局部温度，以防寒邪侵入。

10、理疗完毕，要对扶阳罐及时进行清洁，将刮痧头和导线上残存的介质药油擦抹干净。

11、如发现扶阳罐有损坏时，应停止使用，立即与经销商联络。勿自行拆解修理，以免造成人身伤害、触电等不良事故。

【禁忌症】

在正常使用扶阳罐的前提下，尚无不良反应，但要注意以下禁忌症：

1、严重心脑血管疾病（尤其带有心脏起搏器患者），肝肾功能不全者禁用扶阳罐。身体植入金属的患者请慎用扶阳罐。

2、孕妇禁用扶阳罐。月经正常的妇女月经期间慎用扶阳罐。

3、传染性皮肤病或皮肤有破损处不宜使用扶阳罐。

4、血小板减少性紫癜，白血病及血友病等出血性疾病及有出血倾向者禁用扶阳罐。

5、外伤性骨折，严重水肿禁用扶阳罐。危重疾病患者禁用扶阳罐。

6、神经紧张，过饥过饱及饮酒后等情况下不宜使用扶阳罐。

7、幼儿需在医师指导下使用扶阳罐。

8、为了避免对人体烫伤，生活不能自理或对热疗不敏感的患者不宜使用扶阳罐。

9、扶阳罐理疗时，若感觉不适、或有不良反应时，要立即停止理疗。

## 11、扶阳罐乳房胀痛亚健康调理技术

扶阳罐亚健康调理技术曾入选我国与世界卫生组织合作研究“中医药‘上工治未病’工程项目以及中医药对亚健康防治干预研究”项目。

【原　理】

女性乳腺最常见的亚健康状态是乳房胀痛。由于情绪压抑，压力，劳累导致的肝气郁结出现乳房胀痛，并伴有月经不调。是肝、脾、胃三经气血逆乱，肾阴耗伤，冲任失调，痰浊、津液凝滞乳络所

致。

扶阳罐对乳房胀痛亚健康状态的调理技术是一种新的治疗方法，配合扶阳调理介质，以罐带手，补而不过，去邪而不伤正，具有疏通人体经络，恢复肝气通畅、散结解郁、疏通乳络、消肿散结的功效。通过扶阳罐温灸、温刮、温推肝经、脾经和胃经上的穴位，对这些经络和穴位进行全面的疏通和调整，以协调阴阳及调整脏腑，从而达到疏肝、健脾、和胃、固肾、调冲任，实现经络气血通畅，瘀滞消散之保健功效。

**【功　用】**

扶阳罐具有温通经络，祛风散寒，扶阳固脱，升阳举陷、扶正祛邪，调和气血，协调阴阳的作用。从现代医学角度来看，扶阳罐能够改善血液微循环、软化血管、促进新陈代谢、活化细胞、平衡内分泌、改善组织营养状态，快速将阻滞在人体内的病理代谢产物通过皮肤和血液循环排出体外，最终增强和改善人体脏腑和免疫系统的功能，达到调治女性乳房胀痛等亚健康的目的。

**【适应症】**

乳房疼痛、胀痛。延缓乳房下垂，增加乳房的弹性。也可用于胸部及乳房的日常保健。

**【应用方法】**

**一、器械**

扶阳罐　按摩床

二、介质

1、扶阳经络油

成分：黄芩、连翘、独活、红花、血竭、川芎、金银花、薄荷脑、玉桂油、食用植物油等。

适用：配合扶阳罐对四时感冒、脘腹疼痛、腰酸背痛、风湿痹痛等亚健康状态的调理。

2、扶阳素油（金艾）

成份：金艾、豆蔻、香薷、食用植物油等。

适用：配合扶阳罐对身肥体胖、肠胃不适、精神疲倦及全身不适等亚健康状态的调理。

**2、　乳腺亚健康状态的调理操作**

1、先对扶阳罐用科菌清洁养护液消毒并插上电源预热，准备好温刮温灸介质金艾扶阳素油、扶阳经络油，准备好热毛巾和干净的毛巾各一条。

2、受术者排空小便，俯卧于按摩床上。

3、手法放松颈、肩、背部，用扶阳经络油扶阳开穴，涂抹于肩颈背部。

4、持扶阳罐温灸：温灸肩井，肩中俞，肩外俞，秉风，天宗，肩贞，肝俞，胆俞，每穴两分钟左右（以症状侧为主）。

5、持扶阳罐温刮：温刮风池至巨骨，肩胛内缘，天宗，肩贞，膀胱经（以肝胆俞为主）。

6、持扶阳罐温拨：温拨肩井，肩胛内缘，肩贞，膀胱经。

7、持扶阳罐温灸：温灸肩井，肩中俞，肩外俞，秉风，天宗，肩贞，肝俞，胆俞，每穴两分钟左右，以症状侧为主。

8、持扶阳罐温推：持罐温推肩部，由下往上温推膀胱经，顺肋骨走向温推背扩肌。

9、温滚：持扶阳罐温滚膀胱经。

10、受术者仰卧，用手法放松胸部并涂抹金艾扶阳素油（避开乳中）。

11、温灸：持扶阳罐温灸玉堂、中府、屋翳、乳根、渊液。先左后右，以症状侧为主。

12、温推：持扶阳罐从乳房周边向乳中方向温推，以症状侧为主。

13、下肢涂抹扶阳经络油，持扶阳罐温灸：血海，三阴交，足三里。

14、用按摩手法放松下肢。嘱受术者饮用温开水，完成本次扶阳罐操作。

15、对扶阳罐等用品、用具进行清洁或调换。

**【使用提示】**

1、扶阳罐的刮痧头采用高温瓷制作，使用中请注意勿重摔或掉落，否则瓷头可能破裂，若瓷头有破裂痕迹请勿使用，以免割伤皮肤。

2、若配合介质药油使用扶阳罐而有气味和脏物残留时，请先拔下扶阳罐电源插头，用刷子与清洁养护液进行清洁或用棉布沾少许清洁养护液加刷子擦试刮痧头，切勿用水浸泡和用水冲洗，以免损坏或漏电。

3、扶阳罐在使用过程中，刮痧头有一定的温度，请注意摆放，以防烫伤。不用时须断开电源开关并拔下电源插头。

4、不要在潮湿环境下使用扶阳罐。单次扶阳罐调理时间不宜超过 50 分钟。

5、使用扶阳罐作理疗时，严禁用被褥等覆盖，若扶阳罐温度过高应从理疗处移开，待温度正常后再使用。

6、在受术者身体有寒湿的情况下，使用扶阳罐刮拭后会出现不同的痧象，属正常现象，在3-5天后会自然消退。

7、使用扶阳罐理疗时，还可以配合涂抹扶阳经络油或者扶阳素油，以提高疗效。若皮肤或体质敏感者，使用前要进行敏感测试，在前臂内侧或耳后涂抹24小时后，无红斑和异常感觉即可正常使用。

8、做完理疗，要饮足量温开水，以提高功效发挥。使用扶阳罐后三小时内不要用冷水洗澡，勿进食冷饮食品，保持局部温度，以防寒邪侵入。

9、理疗完毕，要对扶阳罐及时进行清洁，将玉石刮痧头和导线上残存的介质药油擦抹干净。

10、如发现扶阳罐有损坏时，应停止使用，立即与经销商联络。勿自行拆解修理，以免造成人身伤害、触电等不良事故。

**【禁忌症】**

在正常使用扶阳罐的前提下，尚无不良反应，但要注意以下禁忌症：

1、严重心脑血管疾病（尤其带有心脏起搏器患者），肝肾功能不全者禁用扶阳罐。身体植入金属的患者请慎用扶阳罐。

2、孕妇禁用扶阳罐。月经正常的妇女月经期间慎用扶阳罐。

3、传染性皮肤病或皮肤有破损处不宜使用扶阳罐。

4、血小板减少性紫癜，白血病及血友病等出血性疾病及有出血倾向者禁用扶阳罐。

5、外伤性骨折，严重水肿禁用扶阳罐。危重疾病患者禁用扶阳罐。

6.神经紧张，过饥过饱及饮酒后等情况下不宜使用扶阳罐。

7、为了避免对人体烫伤，生活不能自理或对热疗不敏感的患者不宜使用扶阳罐。

8、扶阳罐理疗时，若感觉不适、或有不良反应时，要立即停止理疗。

## 12、扶阳罐少儿肺虚亚健康调理技术

扶阳罐亚健康调理技术曾入选我国与世界卫生组织合作研究“中医药‘上工治未病’工程项目以及中医药对亚健康防治干预研究”项目。

**【原　理】**

肺虚少儿平素易反复感冒、咳嗽。肺弱或肺气虚的孩子大都脸色苍白，乏力多汗，常常伴有气喘、气急，抵抗力差，尤其是变天的时候，就容易生病。少儿脏腑柔嫩，气血未充，对疾病的抵抗力较差，加之幼儿寒暖不能自调，乳食不知自节，故外易为风、寒、暑、热之侵袭，内易为饮食所伤。

中医认为，脾为生痰之源，肺为贮痰之器，痰热蕴肺最易患喘咳。因此，对经常患感冒咳嗽的肺虚少儿，也要护理好脾胃。

扶阳罐对少儿肺虚亚健康状态的调理技术是一种新的调理方法，配合扶阳调理介质，以罐带手，补而不过，去邪而不伤正，可调整胃肠机能，使少儿经络得以疏通，气血周流如常，起到健脾助消化和强壮作用，可以改善食欲、预防感冒、使少儿机体抗病能力增强，达到调理亚健康的目的。

**【功　用】**

扶阳罐具有温通经络，祛风散寒，扶阳固脱，升阳举陷、扶正祛邪，调和气血，协调阴阳的作用。从现代医学角度来看，扶阳罐能够改善血液微循环、软化血管、促进新陈代谢、活化细胞、平衡内分泌、改善组织营养状态，快速将阻滞在人体内的病理代谢产物通过皮肤和血液循环排出体外，最终增强和改善人体脏腑和免疫系统的功能，达到调治少儿肺虚等亚健康的目的。

使用扶阳罐调理少儿疾病，能够规避少儿依从性差，不配合的不足。运用扶阳罐调理能够消除少儿在调理过程中的恐惧心理，没有副作用，利于症状的康复。本技术属于中医非药物调理法，完全符

合现代医学界推崇的“无创伤医学”和“自然疗法”的要求。

【适应症】

少儿肺虚、体质虚弱、容易反复感冒、呼吸急促粗重等，及少儿日常保健。

【应用方法】

一、器械

扶阳罐 按摩床

二、介质

1、扶阳经络油

成分：黄芩、连翘、独活、红花、血竭、川芎、金银花、薄荷脑、玉桂油、食用植物油等。

适用：配合扶阳罐对四时感冒、脘腹疼痛、腰酸背痛、风湿痹痛等亚健康状态的调理。

**2、少儿肺虚亚健康状态的调理操作**

主穴：百会、风池、风府、足太阳膀胱经背部第一侧线（重点风门、肺俞、肾俞）中府、膻中、气海、关元。

（1）先对扶阳罐用清洁养护液清洁、消毒并插上电源预热，准备好温刮温灸介质扶阳经络油，清洁好扶阳床，准备好热毛巾和干净的毛巾各一条；

（2）少儿排空小便，仰卧于按摩床上。在相应部位涂抹扶阳经络油；

（3）点按手太阴肺经相应腧穴，补肺经，点按揉相应主穴，并捏脊 3-5 遍；

（4）温灸百会、风池、风府；

（5）温推、温灸足太阳膀胱经背部第一侧线，重点在风门、肺俞、肾俞反复操作；

（6）温灸中府、膻中、气海、关元；

（7）饮食不佳：结合温灸中脘、足三里；

（8）对扶阳罐等用品、用具进行清洁或调换。

【基本原则】

一、扶阳罐温灸时间 3 分钟左右（累计时间），以潮红为度；扶阳罐温推次数 9 遍，以潮红为度；扶阳罐温刮以皮肤微红出痧为度，力度不宜过重，不强求出痧，对于热证要注意掌握适应症，温刮时可关闭电源。

二、扶阳罐调理时，温灸的时间一定要把握好，避免烫伤少儿，也可以做隔布灸。温灸穴位感觉烫时，可在穴位附近移动罐体，反复移动几次后再回到原穴位温灸。

三、晕刮的处理，有的少儿在接受治疗时，可能会出现头晕、面色苍白、心慌、出冷汗、四肢发冷，恶心欲吐、神昏扑倒等晕刮的现象，家长不必惊慌，应迅速让少儿平卧，饮温糖水一杯。用扶阳罐刮拭百会、内关、足三里、涌泉，力度可稍重。要注意，过度疲劳者和过饥过饱者忌刮。

四、调理操作顺序：先头面，次上肢，再胸腹、腰背，最后是下肢。先推主穴，再推配穴。上肢部位，不分男女，习惯于先推拿左手，也可先推拿右手。

五、一般一个疗程 7 次，每天一次，一般调理 1 到两个疗程。

六、五岁以内婴、幼儿不主张使用扶阳罐。五岁以上幼儿吵闹不安不配合时，严禁强行使用扶阳罐理疗，以免造成损伤。

七、扶阳罐应由医师或者按摩师进行操作，家长可在专业人员的指导下操作，严禁将扶阳罐交由幼儿自行操作，以免发生意外事故。

【使用提示】

1、扶阳罐的刮痧头采用高温瓷制作，使用中请注意勿重摔或掉落，否则瓷头可能破裂，若瓷头有破裂痕迹请勿使用，以免割伤皮肤。

2、若配合介质药油使用扶阳罐而有气味和脏物残留时，请先拔下扶阳罐电源插头，用刷子与清洁养护液进行清洁或用棉布沾少许清洁养护液加刷子擦试刮痧头，切勿用水浸泡和用水冲洗，以免损坏或漏电。

3、扶阳罐在使用过程中，刮痧头有一定的温度，请注意摆放，以防烫伤。不用时须断开电源开关并拔下电源插头。

4、不要在潮湿环境下使用扶阳罐。单次少儿扶阳罐调理时间不宜超过 30 分钟。

5、使用扶阳罐作理疗时，严禁用被褥等覆盖，若扶阳罐温度过高应从理疗处移开，待温度正常后再使用。

6、在受术者身体有寒湿的情况下，使用扶阳罐刮拭后会出现不同的痧象，属正常现象，在 3-5 天后会自然消退。

7、使用扶阳罐理疗时，还可以配合涂抹扶阳经络油或者扶阳素油，以提高疗效。若皮肤或体质敏感者，使用前要进行敏感测试，在前臂内侧或耳后涂抹 24 小时后，无红斑和异常感觉即可正常使用。

8、做完理疗，要饮足量温开水，以提高功效发挥。使用扶阳罐后三小时内不要用冷水洗澡，勿进食冷饮食品，保持局部温度，以防寒邪侵入。

9、理疗完毕，要对扶阳罐及时进行清洁，将刮痧头和导线上残存的介质药油擦抹干净。

10、如发现扶阳罐有损坏时，应停止使用，立即与经销商联络。勿自行拆解修理，以免造成人身伤害、触电等不良事故。

【禁忌症】

在正常使用扶阳罐的前提下，尚无不良反应，但要注意以下禁忌症：

1、严重心脑血管疾病（尤其带有心脏起搏器患者），肝肾功能不全者禁用扶阳罐。身体植入金属的患者请慎用扶阳罐。

2、传染性皮肤病或皮肤有破损处不宜使用扶阳罐。

3、血小板减少性紫癜，白血病及血友病等出血性疾病及有出血倾向者禁用扶阳罐。

4、外伤性骨折，严重水肿禁用扶阳罐。危重疾病少儿禁用扶阳罐。

5、神经紧张，过饥过饱等情况下不宜使用扶阳罐。

6、为了避免对人体烫伤，生活不能自理或对热疗不敏感的少儿不宜使用扶阳罐。

7、扶阳罐理疗时，若感觉不适、或有不良反应时，要立即停止理疗。

## 13、扶阳罐少儿脾虚亚健康调理技术

扶阳罐亚健康调理技术曾入选我国与世界卫生组织合作研究“中医药‘上工治未病’工程项目以及中医药对亚健康防治干预研究”项目。

【原　理】

少儿脾虚证现在越来越多。因脾胃不足而导致的各种症状：如泄泻、食积、胃胀、食欲不振、厌食、烦躁、睡眠不安等。脾虚少儿面色萎黄无华，体倦乏力，形体偏瘦，厌食或拒食，或稍微多食大便中即有不消化残渣，大便多不成形，易出汗，平时易反复感冒。

少儿脾胃虚弱多是因长期饮食不规律、过食生冷食品、长期服用抗生素或是某些疾病如慢性肺炎引起的。脾胃虚弱的少儿多面色发黄或面部色素沉着不均匀（花斑），头发稀疏，消瘦，指甲脆薄、有白点，经常发作性地脐周疼痛，时轻时重。

扶阳罐对少儿脾虚亚健康状态的调理技术是一种新的调理方法，配合扶阳调理介质，以罐带手，补而不过，去邪而不伤正，可调整胃肠机能，使少儿经络得以疏通，气血周流如常，起到健脾助消化和强壮作用，可以改善食欲、预防感冒、使少儿机体抗病能力增强，达到改善亚健康目的。

【功　用】

扶阳罐具有温通经络，祛风散寒，扶阳固脱，升阳举陷、扶正祛邪，调和气血，协调阴阳的作用。从现代医学角度来看，扶阳罐能够改善血液微循环、软化血管、促进新陈代谢、活化细胞、平衡内分泌、改善组织营养状态，快速将阻滞在人体内的病理代谢产物通过皮肤和血液循环排出体外，最终增强和改善人体脏腑和免疫系统的功能，达到调治少儿脾胃虚弱等亚健康的目的。

使用扶阳罐调理少儿疾病，能够规避少儿依从性差，不配合的不足。运用扶阳罐调理能够消除少儿在调理过程中的恐惧心理，没有副作用，利于症状的康复。本技术属于中医非药物调理法，完全符合现代医学界推崇的“无创伤医学”和“自然疗法”的要求。

【适应症】

少儿脾虚、腹胀、便秘、多汗、食欲不振、面色萎黄、神疲倦怠、形体瘦弱、脐周疼痛等，及少儿日常保健。

【应用方法】

一、器械

扶阳罐　按摩床

二、介质

1、扶阳经络油

成分：黄芩、连翘、独活、红花、血竭、川芎、金银花、薄荷脑、玉桂油、食用植物油等。

适用：配合扶阳罐对四时感冒、脘腹疼痛、腰酸背痛、风湿痹痛等亚健康状态的调理。

2、醒脾扶阳素油

成份：厚朴、藿香、豆蔻、佩兰、桂枝、黄芪、川芎、薄荷、食用植物油等。

适用：配合扶阳罐对阳虚腹冷、脘腹满胀、消化不良、大便秘结或便溏、中焦湿热、风寒凝积等亚健康状态的调理。

**三、少儿脾虚亚健康状态的调理操作**

主穴：中脘、梁门、神阙、天枢、足太阳膀胱经背部第一侧线（重点脾俞、胃俞、肾俞、大肠俞）足三里、上巨虚、下巨虚。

1、先对扶阳罐用清洁养护液清洁、消毒并插上电源预热，准备好温刮温灸介质醒脾扶阳素油、扶阳经络油，清洁好扶阳床，准备好热毛巾和干净的毛巾各一条。

2、少儿排空小便，仰卧于按摩床上。在腹部涂抹醒脾扶阳素油。

3、扶阳罐温摩腹部，补脾经，补胃经，补大肠，捏脊3-5遍并点按揉相应主穴。

4、扶阳罐温灸中脘、梁门、神阙、天枢；温推中脘—神阙；环推腹部（以逆时针为主）。

5、持扶阳罐温振腹部。

6、温推、温灸足太阳膀胱经背部第一侧线，重点在脾俞、胃俞、肾俞、大肠俞反复温灸。

7、涂抹扶阳经络油，温推足阳明胃经足三里—解溪穴，重点在足三里、上巨虚、下巨虚温灸。

8、易便秘者：将逆时针环推腹部改为顺时针环推腹部，添加推下七节骨和揉龟尾。

9、对扶阳罐等用品、用具进行清洁或调换。

【基本原则】

1、扶阳罐温灸时间3分钟左右（累计时间），以潮红为度；扶阳罐温推次数9遍，以潮红为度；扶阳罐温刮以皮肤微红出痧为度，力度不宜过重，不强求出痧，对于热证要注意掌握适应症，温刮时可关闭电源。

2、扶阳罐调理时，温灸的时间一定要把握好，避免烫伤少儿，也可以做隔布灸。温灸穴位感觉烫时，可在穴位附近移动罐体，反复移动几次后再回到原穴位温灸。

3、晕刮的处理，有的少儿在接受调理时，可能会出现头晕、面色苍白、心慌、出冷汗、四肢发冷，恶心欲吐、神昏扑倒等晕刮的现象，家长不必惊慌，应迅速让少儿平卧，饮温糖水一杯。用扶阳罐刮拭百会、内关、足三里、涌泉，力度可稍重。要注意，过度疲劳者和过饥过饱者忌刮。

4、调理操作顺序：先头面，次上肢，再胸腹、腰背，最后是下肢。先推主穴，再推配穴。上肢部位，不分男女，习惯于先推拿左手，也可先推拿右手。

5、一般一个疗程7次，每天一次，一般调理1到两个疗程。

6、五岁以内婴、幼儿不主张使用扶阳罐。五岁以上幼儿吵闹不安不配合时，严禁强行使用扶阳罐理疗，以免造成损伤。

7、扶阳罐应由医师或者按摩师进行操作，家长可在专业人员的指导下操作，严禁将扶阳罐交由幼儿自行操作，以免发生意外事故。

【使用提示】

1、扶阳罐的刮痧头采用高温瓷制作，使用中请注意勿重摔或掉落，否则瓷头可能破裂，若瓷头有破裂痕迹请勿使用，以免割伤皮肤。

2、若配合介质药油使用扶阳罐而有气味和脏物残留时，请先拔下扶阳罐电源插头，用刷子与清洁养护液进行清洁或用棉布沾少许清洁养护液加刷子擦试刮痧头，切勿用水浸泡和用水冲洗，以免损坏或漏电。

3、扶阳罐在使用过程中，刮痧头有一定的温度，请注意摆放，以防烫伤。不用时须断开电源开关并拔下电源插头。

4、不要在潮湿环境下使用扶阳罐。单次少儿扶阳罐调理时间不宜超过30分钟。

5、使用扶阳罐作理疗时，严禁用被褥等覆盖，若扶阳罐温度过高应从理疗处移开，待温度正常后再使用。

6、在受术者身体有寒湿的情况下，使用扶阳罐刮拭后会出现不同的痧象，属正常现象，在 3-5 天后会自然消退。

7、使用扶阳罐理疗时，还可以配合涂抹扶阳经络油或者扶阳素油，以提高疗效。若皮肤或体质敏感者，使用前要进行敏感测试，在前臂内侧或耳后涂抹 24 小时后，无红斑和异常感觉即可正常使用。

8、做完理疗，要饮足量温开水，以提高功效发挥。使用扶阳罐后三小时内不要用冷水洗澡，勿进食冷饮食品，保持局部温度，以防寒邪侵入。

9、理疗完毕，要对扶阳罐及时进行清洁，将刮痧头和导线上残存的介质药油擦抹干净。

10、如发现扶阳罐有损坏时，应停止使用，立即与经销商联络。勿自行拆解修理，以免造成人身伤害、触电等不良事故。

【禁忌症】

在正常使用扶阳罐的前提下，尚无不良反应，但要注意以下禁忌症：

1、严重心脑血管疾病（尤其带有心脏起搏器患者），肝肾功能不全者禁用扶阳罐。身体植入金属的患者请慎用扶阳罐。

2、传染性皮肤病或皮肤有破损处不宜使用扶阳罐。

3、血小板减少性紫癜，白血病及血友病等出血性疾病及有出血倾向者禁用扶阳罐。

4、外伤性骨折，严重水肿禁用扶阳罐。危重疾病少儿禁用扶阳罐。

5、神经紧张，过饥过饱等情况下不宜使用扶阳罐。

6、为了避免对人体烫伤，生活不能自理或对热疗不敏感的少儿不宜使用扶阳罐。

7、扶阳罐理疗时，若感觉不适、或有不良反应时，要立即停止理疗。

## 14、扶阳罐易疲劳亚健康调理技术

扶阳罐亚健康调理技术曾入选我国与世界卫生组织合作研究“中医药‘上工治未病’工程项目以及中医药对亚健康防治干预研究”项目。

【原　理】

中医认为，疲劳属于虚劳的范畴，与五脏的失调有密切的关系。主要是肝肾亏虚，肝、脾、肾的功能失调，加之长时间的精神紧张，身心劳累，积劳内伤，形神过耗，内外相因，导致人体气血阴阳失衡，渐至元气亏损，脏腑机能衰退，气血生化不足所致。对于不同的人和不同情况，疲劳可以表现在不同的部位上，除全身乏力外，有四肢怠惰、腰腿酸软、精神不振、视力疲劳、阳痿早泄、反应迟钝等等，疲劳既可出现在健康人身上，也是很多疾病中出现的某一个症状。长期发展表现为注意力涣散、记忆力减退、学习、工作效率下降、食欲不良、体重减轻、困倦而失眠、头昏脑胀，久之则可引起神经衰弱等。

扶阳罐对虚劳的调理是一种新的调理方法，配合扶阳调理介质，以罐带手，补而不过，驱邪而不伤正，具有补肾健脾，解郁活血的功效，通过扶阳罐温灸、温刮、温推，刺激经络、穴位，以激发精气、调和气血、旺盛代谢、通利经络、固本壮元、令脏腑机能得以恢复，增进人体健康等目的。

【功用】

扶阳罐具有温通经络，祛风散寒，扶阳固脱，升阳举陷、扶正祛邪，调和气血，协调阴阳的作用。从现代医学角度来看，扶阳罐能够改善血液微循环、软化血管、促进新陈代谢、活化细胞、平衡内分泌、改善组织营养状态，快速将阻滞在人体内的病理代谢产物通过皮肤和血液循环排出体外，最终增强和改善人体脏腑和免疫系统的功能，达到调治疲劳等亚健康的目的。

【适应症】

疲劳、持续性疲劳、慢性疲劳、乏力、怠惰、肌肉疼痛、多发性关节痛、反复头痛、睡眠不佳、心情抑郁、无法集中注意力、记忆力下降、反应迟钝、头痛、肌肉与关节痛、肠胃不适等及日常保健。

【应用方法】

一、器械

扶阳罐　按摩床

二、介质

1、扶阳经络油

成分：黄芩、连翘、独活、红花、血竭、川芎、金银花、薄荷脑、玉桂油、食用植物油等。

适用：配合扶阳罐对四时感冒、脘腹疼痛、腰酸背痛、风湿痹痛等亚健康状态的调理。

2、扶阳素油【固肾】

成份：淫羊藿、川芎、牛膝、杜仲、小茴香、食用植物油等。

功用：适用于配合扶阳罐对腰膝酸软、神疲乏力、肾阳偏虚的亚健康状态者的调理。

3、扶阳素油【金艾】

成份：金艾、豆蔻、香薷、食用植物油等。

功用：用于配合扶阳罐对脾肾阳虚、精神疲倦，不思饮食，痰湿体质症等亚健康状态者的调理。

三、虚劳的调理操作

1、先对扶阳罐用清洁养护液进行清洁、消毒并插上电源预热，准备刮痧介质扶阳经络油、扶阳素油（固肾、金艾）和消毒好的温热毛巾。

2、受术者排空小便，俯卧于按摩床上。用按摩手法放松腹部，用热毛巾擦洗腹部。

3、用按摩手法对头肩颈部、腰背及双下肢放松。

4、扶阳经络油抹于指腹对百会、风池、风府、大椎、肩井、天宗等穴位进行按揉。

5、用扶阳罐温灸百会、大椎、风池、风府、肩井、天宗，扶阳经络油均匀涂抹肩颈，用扶阳罐温推风府至大椎，风池至巨骨，推至潮红。

6、刮拭头部两侧胆经，风府至大椎，刮风池至巨骨。

7、用扶阳罐对刮拭部位进行推揉。

8、将固肾扶阳素油均匀涂抹于背部，持扶阳罐温灸腰阳关、命门、肾俞、腰眼、腰俞、至阳。

9、持扶阳罐从腰俞推至大椎。沿着膀胱经向下推至秩边，推至潮红。

10、从脊柱沿着肋骨推向胸腹部。

11、刮拭督脉及两侧膀胱经内线至出痧，推揉、弹拨两侧膀胱经。

12、温灸命门、肾俞、腰阳关、腰眼、腰俞。横推带脉。

13、扶阳经络油均匀涂抹腿部膀胱经，温推膀胱经，从承扶至昆仑；温刮膀胱经，从承扶至昆仑，不强求出痧。推揉腿部膀胱经刮拭部位。

14、用拍打、叩击手法对客人背部及下肢进行放松。

15、受术者仰卧，放松头面部，上肢及双下肢。

16、扶阳经络油均匀涂抹于上肢，用罐先推揉手臂后侧阳经，从下至上，再绕到内侧阴经从上至下。

17、按所温推经络循行区域及方向刮拭，刮至潮红，不强求出痧，再推揉手部经络。先左手后右手。

18、金艾扶阳素油均匀涂抹于腹部，温灸中脘、神阙、关元、天枢。

19、扶阳罐紧贴于腹部，以神阙穴（即肚脐眼）为中心缓慢向外扩大温推，再向中心收缩温推至神阙为一遍，共推五遍。

20、从耻骨联合向上推至剑突下，再从胃经向下推至归来，先左后右，横推带脉。

21、扶阳经络油均匀涂抹于腿部脾经、胃经及胆经，点揉温灸血海，梁丘，膝眼，足三里，三阴交。

22、用扶阳罐温推外侧胆经，胃经，由上至下，推至解溪，绕到内测，推内测脾经，肝经。

23、刮所推部位，由上至下，以慢沉为主，不强求出痧。

24、温灸百会，双手劳宫，双脚涌泉各 2 分钟。

25、嘱受术者饮用温开水，完成本次扶阳调理操作。

26、对扶阳罐等用品、用具进行清洁或调换。

【使用提示】

1、排除引起疲劳的其他疾病，如恶性肿瘤、自身免疫性疾病、地方性传染病、慢性精神病、内分泌疾病、药物中毒等。

2、扶阳罐的刮痧头采用高温瓷制作，使用中请注意勿重摔或掉落，否则瓷头可能破裂，若瓷头有破裂痕迹请勿使用，以免割伤皮肤。

3、若配合介质药油使用扶阳罐而有气味和脏物残留时，请先拔下扶阳罐电源插头，用刷子与清洁养护液进行清洁或用棉布沾少许清洁养护液加刷子擦试刮痧头，切勿用水浸泡和用水冲洗，以免损坏或漏电。

4、扶阳罐在使用过程中，刮痧头有一定的温度，请注意摆放，以防烫伤。不用时须断开电源开关并拔下电源插头。

5、不要在潮湿环境下使用扶阳罐。单次扶阳罐调理时间不宜超过 50 分钟。

6、使用扶阳罐作理疗时，严禁用被褥等覆盖，若扶阳罐温度过高应从理疗处移开，待温度正常后再使用。

7、在受术者身体有寒湿的情况下，使用扶阳罐刮拭后会出现不同的痧象，属正常现象，在 3-5 天后会自然消退。

8、使用扶阳罐理疗时，还可以配合涂抹扶阳经络油或者扶阳素油，以提高疗效。若皮肤或体质敏感者，使用前要进行敏感测试，在前臂内侧或耳后涂抹 24 小时后，无红斑和异常感觉即可正常使用。

9、做完理疗，要饮足量温开水，以提高功效发挥。使用扶阳罐后三小时内不要用冷水洗澡，勿进食冷饮食品，保持局部温度，以防寒邪侵入。

10、理疗完毕，要对扶阳罐及时进行清洁，将刮痧头和导线上残存的介质药油擦抹干净。

11、如发现扶阳罐有损坏时，应停止使用，立即与经销商联络。勿自行拆解修理，以免造成人身伤害、触电等不良事故。

**【禁忌症】**

在正常使用扶阳罐的前提下，尚无不良反应，但要注意以下禁忌症：

1、严重心脑血管疾病（尤其带有心脏起搏器患者），肝肾功能不全者禁用扶阳罐。身体植入金属的患者请慎用扶阳罐。

2、孕妇禁用扶阳罐。月经正常的妇女月经期间慎用扶阳罐。

3、传染性皮肤病或皮肤有破损处不宜使用扶阳罐。

4、血小板减少性紫癜，白血病及血友病等出血性疾病及有出血倾向者禁用扶阳罐。

5、外伤性骨折，严重水肿禁用扶阳罐。危重疾病患者禁用扶阳罐。

6、神经紧张，过饥过饱及饮酒后等情况下不宜使用扶阳罐。

7、为了避免对人体烫伤，生活不能自理或对热疗不敏感的患者不宜使用扶阳罐。

8、扶阳罐理疗时，若感觉不适、或有不良反应时，要立即停止理疗。

## 15、福珍灵通络包亚健康中医调理技术

**【原　理】**

经络在人体起到运行气血，协调脏腑功能，平衡人体阴阳，滋润四肢百骸的作用。所以一旦经络出现问题，脏腑的功能，阴阳气血就会紊乱而产生亚健康问题。所以《内经》又强调说：经脉者，所以决生死、处百病、调虚实、不可不通。就是说经络是气血运行的通道，同时对脏腑组织间的功能起到沟通和协调作用。一个人如果经络产生瘀阻，就会产生不同的亚健康症状，严重的可导致疾病。

所以疏通经络，能很好的消除亚健康问题，预防疾病，本技术基于此原理开发。

**【成　份】**　威灵仙 、苍术 、桂枝 、穿山甲 、人参、 枸杞、山楂、百合、玉竹、杏仁、大枣、生姜、白果。

制法：将药材粉碎研磨，用 65 度以上白酒泡制后密封装袋。

**【功　　效】**

疏通经络，活血化瘀，消肿止痛，追风祛寒。适用于风寒体虚、免疫低下、身体疼痛的亚健康人群。

**【使用方法】**

使用少量酒与生姜用榨汁机搅拌均匀，取适量姜汁与福珍灵通络包搅拌均匀，取一塑料薄膜平铺

开，将搅匀的福珍灵平铺在薄膜上，均匀铺至直径约15厘米，厚约5毫米。然后敷贴于身体不适处，让身体静养于床上一至两小时。一般敷贴过程中，会先有排风的冷感，然后出现发热出汗排毒的现象，起床时取下塑料薄膜，用汤匙刮下福珍灵通络包收起（专人可用 7—10 次），待身体闭汗干爽后可自由外出活动。贴敷调理后，2小时内不可洗澡。疲劳、乏力、厌食、烦躁者，敷贴于后背，前胸，静躺2小时即可。颈椎酸麻不适，敷贴于颈椎不适处2小时即可。腰疼不适，敷贴于不适部位2小时即可。每天一次，一周为一疗程，一般一疗程可见效。

【注意事项】

1、本品为外敷贴用品，皮肤敏感者慎用，皮肤溃烂者禁用。孕妇禁用。

2、本品须密封置于干燥处，避免孩童接触。

3、本品保质期24个月。请于标注日期前使用。

附：产品内侧图片

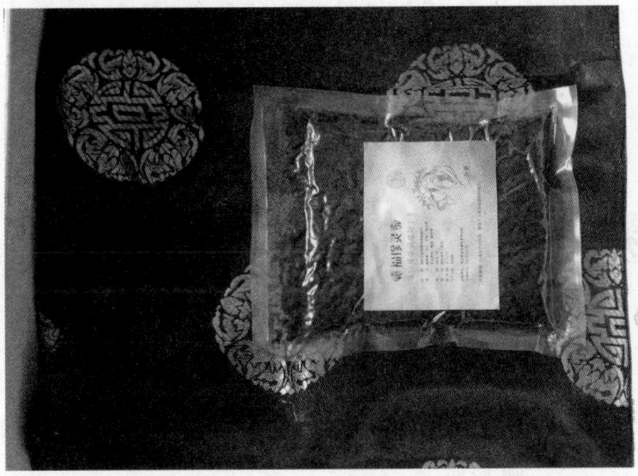

## 16、二仙膏亚健康中医调理技术

【原　理】

二仙膏是根据经典古方精制而成的纯中药制剂，其遵循中医理论“虚者补之”的原理，

具有补气养血，滋阴助阳之作用，适用于虚证引起的疲劳过度，心悸气短、乏力、自汗、腰膝酸软、遗精早泄、性欲减退、潮热盗汗、神经衰弱等症，是亚健康状态的理想调理技术；亦可作为滋补强壮药物用于易感冒体质，免疫功能低下，性功能减退，神经衰弱等亚健康的调理。

【成　份】

人参、枸杞子、鹿角胶、龟板胶、牛鞭（干）黄芪（蜜炙）熟地黄（砂仁拌）制何首乌、五味子（酒制）沙苑子（盐炒）牛膝、核桃仁、黑芝麻（炒）山药（炒）远志（制）丹参。辅料为蜂蜜。

【功　　效】

1、全面调节人体中枢神经系统，气血同补，修复和调节中枢神经，安神与抗疲劳双管齐下，解除因精神疲劳、体疲劳、混合性疲劳引起的神经衰弱、失眠多梦、心悸心慌、健忘、乏力等症状，尤其适宜疲劳综合症的调理。

2、缓解失眠后引起的失眠性抑郁、失眠恐惧、烦躁不安、焦虑、强迫等症状。

3、“调-补-养”三位一体，调节阴阳平衡，增强人体的免疫力，修复和营养中枢神经，缓解各种失眠症状。

4、有效调理亚健康、体质虚弱、浑身酸痛、失眠健忘；及因工作、学习、生活等压力大造成的精神压抑，精神困顿，精神抑郁，体质偏差等。

【适 应 症】

本品用于调理腰膝酸软、倦怠乏力，失眠健忘、气血两虚、慢性疲劳综合症、性欲减退等亚健康症状。

【性 状】

本品为棕褐色稠厚的半流体；气香，味甜。

【用法用量】

口服。一次20克，一日2次，开水适量冲服。

【注意事项】

1、忌辛辣食物。

2、糖尿病患者慎用。

3、凡脾胃虚弱，呕吐泄泻，腹胀便溏、咳嗽痰多者慎用。

4、感冒期间病人不宜服用。

5、服本药时不宜同时服用藜芦、五灵脂、皂荚或其制剂；不宜喝茶和吃萝卜，以免影响效果。

6、本品宜饭前服用。

7、服用二周或服用期间症状无明显改善，或症状加重，或出现新的严重症状，应立即停止并去医院就诊。

8、对本品过敏者禁用，过敏体质者慎用。

9、本品性状发生改变时禁止使用。

10、请将本品放在儿童不能接触的地方。

11、如正在使用其他药品，使用本品前请咨询医师或药师。

12、本品须密封，置阴凉处保存。

13、本品保质期36个月。

## 17、世家康健易医固脊疗法亚健康调理技术

【原 理】

人的脊柱是非常重要的组织，所有人体的神经都是从脊柱发出，脑神经有12对，脊神经有34对。脊柱包括颈椎、胸椎、腰椎和尾椎，脊柱任何一节的不正和错位，都可以引起相应神经支配的部位不适从而导致亚健康问题。据相关统计，导致亚健康的原因80%跟脊柱有关。

本技术主要是运用独特的世代家传的中医手法和理念，以中医整体观为指导，结合现代医学理念，通过经络调理和脊柱调理相结合的方式，整体调理人体，恢复生命的自我完善功能，让脊柱恢复的同时，达到调理相关亚健康症状的目的。本法特点为经络、骨骼、淋巴综合调理，效果显著，安全易学，无副作用。

【适宜人群】

颈椎不适、头晕、身体疼痛、易感冒、免疫力低下等脊柱相关亚健康症状人群。

【功 效】

疏通经络，通气活血，调和阴阳，平调脏腑，正骨固脊，增强人体免疫力，恢复健康状态。

【调理方法】

调理方法共分五步：

1、温通经络

用热水袋敷督脉大椎、命门、尾闾部位，至其全身微微出汗为止。督脉为阳气总督，此为鼓舞阳气，激发经气，经气通则气血活，骨易正，筋愈柔。

2、通督脉

用掌跟沿脊柱从大椎穴旁开 0.3 寸处向下推揉，止于长强穴位置处，左右各三遍。

3、循经

颈部：用拇指行一指禅拨法，在肩颈部位，肺腧穴、肝腧穴附近，寻找筋节或结节，用拨法拨开，每穴约200次。

腰部：在腰腧穴、腰眼、八髎穴附近寻找筋节或结节用拨法拨开，每穴约200次。

下肢：在委中、承山、三阴交、足三里穴位附近寻找筋节或结节，每穴约200次。

循经后可疏通身体瘀滞，帮助气血流通，使经络运行通畅。

4、关节复位

受术者呈坐位，施术者立于其身后，双手托住手术者头部下颌处，令受术者放松，轻轻提拉旋转颈椎，手法要轻柔和缓，左右各18次。

再令受术者呈俯卧位，用拇指检查受术者脊柱错位情况，嘱受术者放松，用拇指将错位关节横推复原。

5、淋巴调理。

用按摩精油分别涂抹在腋下淋巴、颈下淋巴和腹股沟淋巴部位，用手掌行搓法，每处约 3 分钟，至受术者深部有热感为佳。

腋下淋巴图

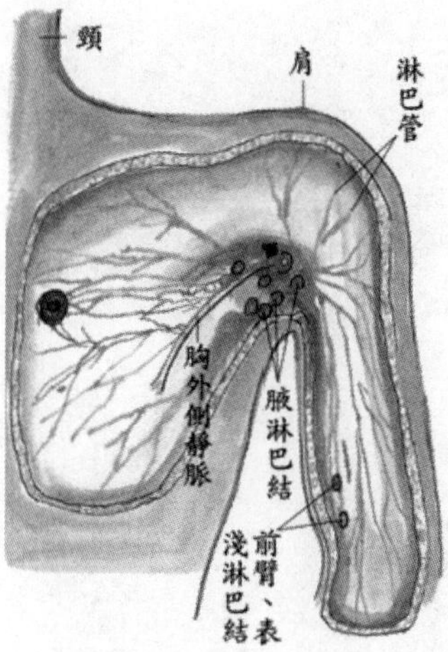


颈下淋巴图：

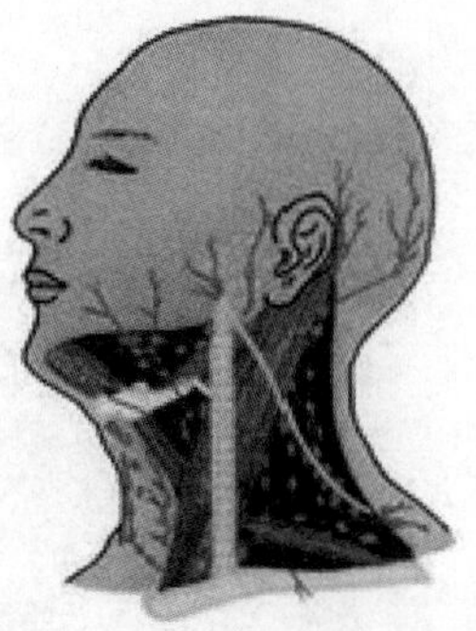

腹股沟淋巴图：

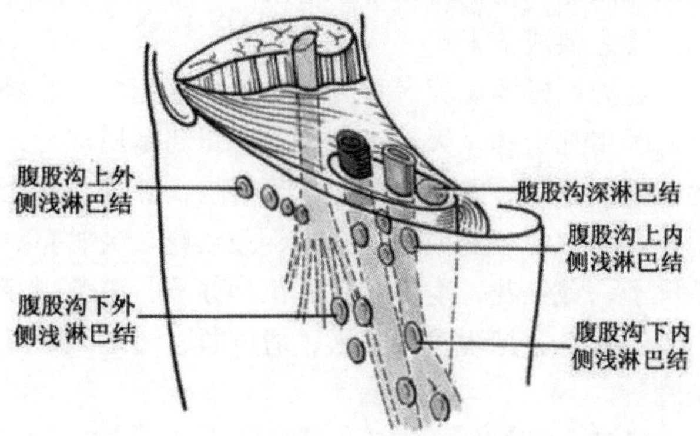


调理结束后，嘱受术者休息片刻，并饮温开水一杯。以上为固定程序，调理过程中，可根据受术者情况，调理师适当调整针对亚健康症状做重点调理。

【注意事项】

1、易医养生师双手要保持清洁，勤修指甲，手法适度；

2、调理环境安静，室温适宜；

3、调理一般在饭前进行，调理完后避风寒；

4、调理体位：选择体位以便于手法操作和舒适为原则。施术者端坐，受术者，根据选穴不同，分别采用坐位、仰卧位和俯卧位；

6、疗程和时间：10 天为 1 疗程，每次约 2 个小时。一疗程结束后可休息 2-3 天，观察并评价其效果，再决定下次调理并作相关调整。

## 18、神乐百脉疏通膏亚健康调理技术

【原　理】

中医外治法历史悠久，敷贴疗法尤其受到广大群众的欢迎，在经络和穴位上用中药或者相关材料进行贴敷，可以通经活络，祛风止痛，驱寒胜湿，有很好的保健效果。

神乐泥灸，选用有益于人体的的火山矿物质泥、中药等混合，经过特殊加工而成，既不粘附皮肤，又使用方便，敷贴以后，能使人体内部产生舒适的热感，适用于养生保健的使用。

泥灸的温热作用，可使局部毛细血管扩张，改善血液循环，新陈代谢加快，疏通经络，局部的充血、水肿获得改善，驱寒除湿，进而减轻对神经根的压迫和刺激，使身体疼痛亚健康症状得到极好的改善。同时，泥灸在冷却的过程中，体积缩小，对

组织有压迫作用，可以行水消瘀。

**【主要成分】**

纯天然矿物质泥，膏药基质，中草药，天然蜂蜡，医用凡士林，天然玉石微粉。膏药基质成分：远红外纳米粉、香油、精油、薄荷脑、矿物质泥类褐色泥粉。中草药成分：艾叶、藏红花、炙甘草、菟丝子、藏红花、麦冬、雪莲花、苏子、白芍、穿山甲、细辛、炮附子、独活、清风藤、追地风、乌贼骨等。

**【功　效】**

祛风除湿，活血化瘀，消肿止痛，舒筋壮骨，通络开痹，具有促进组织修复和缓解血管痉挛等作用。是调理因风、寒、湿引起的身体疼痛亚健康人群的极好选择。

**【适 应 症】**

肩颈不适、肌肉酸痛等亚健康症状。

**【调理方法】**

用微波炉将泥灸加热 2-3 分钟，备用。清洁疼痛部位，先用灸油轻轻推按相关部位 5 分钟，待泥灸温度适宜后，滩涂在灸区，厚度在 1-2 厘米，盖上专用薄膜，让受术者卧位休息 30-45 分钟后取下泥灸，贴上专用贴即可；3 小时后揭下专用贴，使皮肤休息 8 小时以上，可继续使用。

每日一次，5 次为一疗程，一般一疗程即可见效。

**【注意事项】**

1、从微波炉中拿出泥灸后，在给受术者贴敷前，调理师应感知一下温度，贴敷后要随时询问受术者，谨防烫伤。

2、局部皮肤破损或急性化脓性炎症禁用；有出血倾向者禁用；过敏体质者禁用；使用本品出现不适或过敏者应停止使用。

3、部分人群灸后局部会有发红、发紫或发黑现象，此是泥灸所拔之“瘀毒”溢于肌肤而致，一段时间即可自行消退，无需特殊处理。

4、微波加热时，请打开盒盖。

5、泥灸不用时应在密封、阴凉、干燥处贮藏。

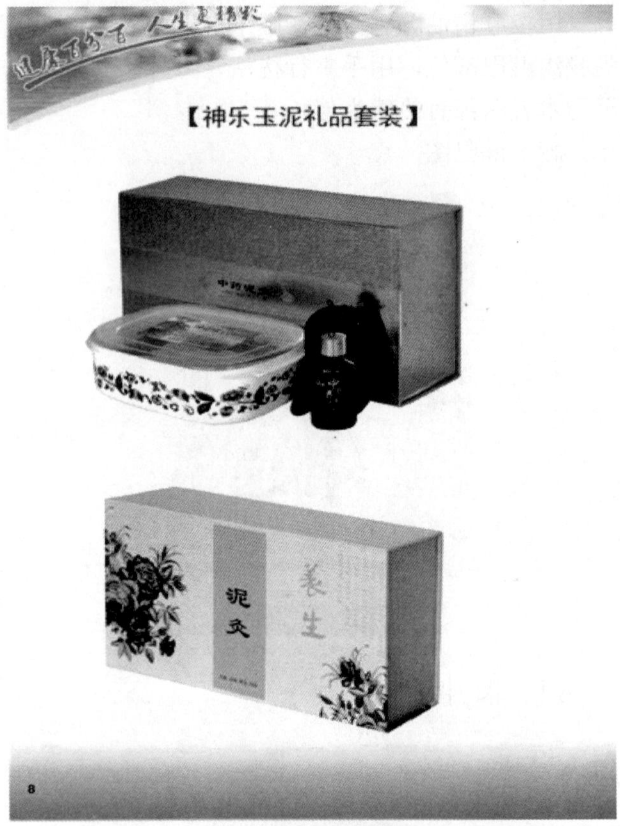


泥灸外包装

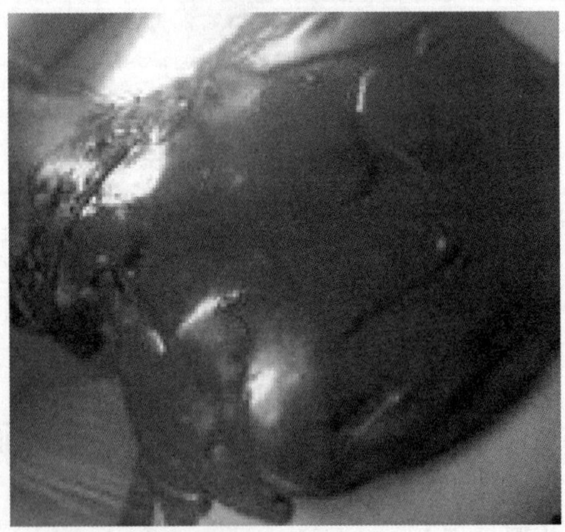

使用示意图

# 19、扶阳罐气血虚弱亚健康调理技术

扶阳罐亚健康调理技术曾入选我国与世界卫生组织合作研究“中医药‘上工治未病’工程项目以及中医药对亚健康防治干预研究”项目。

**【原 理】**

人到中年以后，往往呈现神疲肢倦、面色憔悴、面色无华、肌肤粗糙、斑点增多，这些都是缘于五脏功能失调。中医认为，颜面与脏腑气血的盛衰有关，面容老化的关键原因是气血虚亏。气血是滋养皮肤、令面容保持较好年轻的物质基础，气使皮肤莹润光滑，血使皮肤颜色红润。气血两虚是导致面容老化与虚损的根本所在，若气血充足，则皮肤健美，容颜润泽。

扶阳罐对因气血两虚引起的面容老化调理方法是一种新的调理方法，配合扶阳调理介质，以罐带手，补而不过，去邪而不伤正，具有疏通人体经络，调和气血的功效。通过扶阳罐调理，对经络和穴位进行全面的疏通和调整，以协调阴阳及调整脏腑，增强脏腑的生理功能，达到气血运行通畅之目的。

**【功 用】**

扶阳罐具有温通经络，祛风散寒，扶阳固脱，升阳举陷、扶正祛邪，调和气血，协调阴阳的作用。从现代医学角度来看，扶阳罐能够改善血液微循环、软化血管、促进新陈代谢、活化细胞、平衡内分泌、改善组织营养状态，快速将阻滞在人体内的病理代谢产物通过皮肤和血液循环排出体外，最终增强和改善人体脏腑和免疫系统的功能，达到调治气血虚弱等亚健康的目的。

**【适应症】**

神疲肢倦、面色憔悴、面色枯黄、皮肤干燥、贫血、消瘦、植物神经功能紊乱、手脚冰凉、畏寒怕冷、脾虚、气血虚弱等及日常保健。

**【应用方法】**

**一、器械**

扶阳罐　按摩床

**二、介质**

1、扶阳经络油

成分：黄芩、连翘、独活、红花、血竭、川芎、金银花、薄荷脑、玉桂油、食用植物油等。

适用：配合扶阳罐对四时感冒、脘腹疼痛、腰酸背痛、风湿痹痛等亚健康状态的调理。

2、扶阳素油（金艾）

成份：金艾、豆蔻、香薷、食用植物油等。

适用：配合扶阳罐对身肥体胖、肠胃不适、精神疲倦及全身不适等亚健康状态的调理。

**1、气血虚弱亚健康状态的调理操作**

1、先对扶阳罐用清洁养护液进行清洁、消毒并插上电源预热，准备温刮温灸介质扶阳经络油和金艾扶阳素油。

2、受术者排空小便，仰卧于按摩床上，用头套护住头发，给受术者清洗面部。涂抹介质于脸部进行放松按摩。

3、持扶阳罐温推颈部淋巴，翳风至巨骨，5 遍，先左后右。

4、推揉额部，左侧太阳至右侧太阳 1 遍。

以上步骤可有效缓解抬头纹及前额疼痛。

5、温推脸颊部，以罐地陶瓷凸点温推鼻梁，从印堂推至鼻梁左侧鼻通穴进行按揉，再推至迎香穴进行按揉推至人中 3 遍，先左后右。

6、扶阳罐罐底部平面温推眼部 3 遍，先左后右；凸点温推上眼睑：睛明穴—攒竹穴—丝竹空—瞳子髎—太阳；凸点温推下眼睑：睛明穴—承泣穴—瞳子髎—太阳；提拉眼角作上下往返运动，上行稍重，下行稍轻。

以上步骤可缓解眼睛疲劳延缓视力下降，消除鱼尾纹。

7、从下往上温推提拉脸部肌肉，凸点温推鼻通穴至听宫穴 5 遍，先左后右；凸点点按承泣穴、四白穴、颧髎穴、听宫穴、听会穴、耳门穴；凸点温刮脸颊部穴位承泣穴、四白穴、颧髎穴，由下往上刮，有眼袋者由上往下刮。

以上步骤可缓解黑眼圈、眼袋。

8、由承浆温推经地仓至颊车穴，再推揉返回至承浆 5 遍，先左后右。凸点点按承浆、地仓、颊车穴，提升嘴角，上下往返运动，上行稍重，下行稍轻。

9、温推下颏部，由下往上推。可提升下巴，下颏轮郭线修饰。

10、温刮神庭至太阳，5 遍，先左后右，补法为主，力度轻柔均匀。

11、温刮印堂至迎香，鼻通至太阳，迎香至太阳，地仓经颊车穴经下关至太阳，承浆至翳风，廉泉至翳风，5 遍，先左后右，补法为主，力度轻柔均匀。

12、对面部进行刮拭，每边 2 分钟。

13、对面部放松。嘱受术者饮用温开水，完成本次扶阳罐操作。

14、对扶阳罐等用品、用具进行清洁或调换。

**【使用提示】**

1、扶阳罐的刮痧头采用高温瓷制作，使用中请注意勿重摔或掉落，否则瓷头可能破裂，若瓷头有破裂痕迹请勿使用，以免割伤皮肤。

2、若配合介质药油使用扶阳罐而有气味和脏物残留时，请先拔下扶阳罐电源插头，用刷子与清洁养护液进行清洁或用棉布沾少许清洁养护液加刷子擦试刮痧头，切勿用水浸泡和用水冲洗，以免损坏或漏电。

3、扶阳罐在使用过程中，刮痧头有一定的温度，请注意摆放，以防烫伤。不用时须断开电源开关并拔下电源插头。

4、不要在潮湿环境下使用扶阳罐。单次扶阳罐调理时间不宜超过 60 分钟，每次调理时间不宜超过 180 分钟。

5、使用扶阳罐作理疗时，严禁用被褥等覆盖，若扶阳罐温度过高应从理疗处移开，待温度正常后再使用。

6、在受术者身体有寒湿的情况下，使用扶阳罐刮拭后会出现不同的痧象，属正常现象，在 3-5 天后会自然消退。

7、使用扶阳罐理疗时，还可以配合涂抹扶阳经络油或者扶阳素油，以提高疗效。若皮肤或体质敏感者，使用前要进行敏感测试，在前臂内侧或耳后涂抹 24 小时后，无红斑和异常感觉即可正常使用。

8、做完理疗，要饮足量温开水，以提高功效发挥。使用扶阳罐后三小时内不要用冷水洗澡，勿进食冷饮食品，保持局部温度，以防寒邪侵入。

9、理疗完毕，要对扶阳罐及时进行清洁，将玉石刮痧头和导线上残存的介质药油擦抹干净。

10、如发现扶阳罐有损坏时，应停止使用，立即与经销商联络。勿自行拆解修理，以免造成人身伤害、触电等不良事故。

**【禁忌症】**

在正常使用扶阳罐的前提下，尚无不良反应，但要注意以下禁忌症：

1、严重心脑血管疾病（尤其带有心脏起搏器患者），肝肾功能不全者禁用扶阳罐。身体植入金属的患者请慎用扶阳罐。

2、孕妇禁用扶阳罐。月经正常的妇女月经期间慎用扶阳罐。

3、传染性皮肤病或皮肤有破损处不宜使用扶阳罐。

4、血小板减少性紫癜，白血病及血友病等出血性疾病及有出血倾向者禁用扶阳罐。

5、外伤性骨折，严重水肿禁用扶阳罐。危重疾病患者禁用扶阳罐。

6、神经紧张，过饥过饱及饮酒后等情况下不宜使用扶阳罐。

7、为了避免对人体烫伤，生活不能自理或对热疗不敏感的患者不宜使用扶阳罐。

8、扶阳罐理疗时，若感觉不适、或有不良反应时，要立即停止理疗。

## 20、通体连环循温灸法亚健康调理调理技术

**【原　理】**

通体连环循温灸法亚健康调理调理技术是传统悬灸疗法的改进，它通过机电一体化的艾灸床来实现连环循温悬灸，在核心穴位命门、神阙、脊中、

中脘、至阳、膻中等核心穴位及任脉、督脉、太冲脉、膀胱经实行连环循温灸法，在临床上做到通络解穴、温灸命门、行气活血、扶阳养阴的功用。是对传统艾灸疗法的改良和创新。

【功　用】

扶阳气、通经络、行气血、除寒湿、散秽浊、养正气，通过通体连环循温灸法，真正做到平衡阴阳，增强精、气、神，内外共调。

【适应症】

适应当下社会众多亚健康状态人群，如精神紧张，焦虑不安；易感疲惫乏力，精力下降；失眠，多梦易醒；腰酸背痛；食欲不振；易患感冒，免疫力低下，特别针对寒湿性体质人群有显著调理效果。

【使用方法】

一、命门通体连环循温悬灸

1、认识命门：命门穴别名属累穴，精宫穴。其名解：命，人之根本也，门，出入的门户也。命门穴因其位处腰背的正中部位，内连脊骨，在人体重力场中为位置低下之处，脊骨内的高温高压阴性水液由此外输体表督脉，本穴外输的阴性水液有维系督脉气血流行不息的作用，为人体的生命之本，故名命门。命门属累穴，属，类别之意。累，堆迭也，属累名意指本穴气血由督脉之气堆迭而成，亦即为地部经水，是人体阳气的根本，是原气发动之机，生命活动的动力。精宫穴解为：精，髓也，指穴内气血来自脊骨。宫，宫殿也，精宫名意指穴内物质来源于脊骨。

2、功能：命门穴的功能作用为接续督脉气血，藏真火，称之为命门火。对男子所藏生殖之精和女子胞宫的生殖功能有重要影响，对各脏腑的生理活动，起着温煦、激发和推动作用，对饮食物的消化、吸收与运输，以及水液代谢等都具有促进作用。对腰痛、疲劳综合症、男性性欲减退、手足冷等亚健康有很好的调理效果。

3、使用方法：取雷火灸艾柱 3 个按照位置摆好后，让客人先饮温热水 1-2 杯，然后安排客人躺在艾灸床上，盖上棉被或毛毯，由客人操控遥控手柄，将艾柱托盘调至最低位置后点燃艾柱，待艾柱燃烧 1 分钟后，按下自动摇摆和自动排烟按钮，接受命门穴及周围重要穴位的通体连环循温悬灸。普通人可长期艾灸命门穴保健养生，尤其是老年人，经常灸疗命门穴，还可以提振精神、延年益寿！

二、神阙通体连环循温悬灸

1、认识神阙：即肚脐部位。神阙是人体最隐蔽、最关键、最要害的穴窍，长寿大穴。它是人体具有最大信息元的穴位，先天与后天的连接点，处于人体中央，五脏六腑之中枢，与运动、循环、消化、呼吸、泌尿生殖、内分泌、免疫等系统紧密联系，神穴的神经末梢丰富，皮质最薄，易渗透。故施之以灸，能充实生命能源。中医理论认为，自然界之所以出现季节和时序的变化是因为天地阴阳之气的升降变化。一般而言，每一段时序各有不同的主气，比如：“春夏阳气多而阴气少，秋冬阴气盛而阳气衰。”人与自然相应，人体内在的阴阳自然也要受到自然界阴阳消长变化的影响。春分、秋分、夏至、冬至是自然界天地阴阳之气升降变化及消长的转折时期，人与此相应，也会表现出阴阳变动更为明显甚至剧烈之势，如果人体内在的自稳功能不能对此作出适当的反应，及时地调整机体的阴阳，使之与自然界的阴阳节律相适应，就会出现阴阳失衡的亚健康状态。肚脐正位于人体的“黄金分割点”上，是调整人体功能的最佳作用点。神阙穴是五脏六腑之本为任脉、冲脉循行之地、元气归藏之根，为连接人体先天与后天之要穴。

2、功能：神阙穴的作用主要有①温补脾肾，回阳救逆；②调理脾胃，理肠止泻；③熄风开窍，宁心安神；④交通心肾，制约膀胱；⑤温经通络，祛风除湿；⑥调和气血，调补冲任。神阙穴可对腹中虚冷、腹痛腹泻、小儿厌食、老人便秘、妇人宫寒引起的痛经等亚健康有很好的调理作用。

3、使用方法：取雷火灸艾柱 3 个按照位置摆好后，让客人先饮温热水 1-2 杯，然后安排客人趴在艾灸床上，盖上棉被或毛毯，由客人操控遥控手柄，将艾柱托盘调至最低位置后点燃艾柱，待艾柱燃烧 1 分钟后，按下自动摇摆和自动排烟按钮，尽情享受神阙穴及周围重要穴位的通体连环循温悬灸。

三、督脉通体连环循温悬灸

1、认识督脉：督脉乃阳脉之海，起于小腹内胞宫，下出会阴部，向后行于腰背正中至尾骶部的长强穴，沿脊柱上行，经项后部至风府穴，进入脑内，沿头部正中线，上行至巅顶百会穴，经前额下行鼻柱至鼻尖的素髎穴，过人中，至上齿正中的龈交穴。督脉起于长强穴、止于龈交穴，单 28 穴，分别是长强、腰俞、腰阳关、命门、悬枢、脊中、中枢、筋缩、至阳、灵台、神道、身柱、陶道、大椎、哑门、风府、脑户、强间、后顶、百会、前顶、囟会、上星、神庭、素髎、水沟、兑端、龈交。

2、功能：督脉总负责六条阳经气血运行，起于会阴，并于脊里，上风府，入脑，上巅，循额。邪犯督脉，则角弓反张，项背强直，牙关紧闭，头痛，四肢抽搐，甚则神志昏迷，发热，苔白或黄，脉弦或数。督脉上行属脑，与足厥阴肝经会于巅顶，与肝肾关系密切，督脉之海空虚不能上荣于充脑，髓海不足，则头昏头重，眩晕，健忘；两耳通于脑，脑髓不足则耳鸣耳聋；督脉沿脊上行，督脉虚衰经脉失养，则腰脊酸软，佝偻形俯；舌淡，脉细弱为虚衰之象。督脉主司生殖，为“阳脉之海”，督脉阳气虚衰，推动温煦固摄作用减弱，则背脊畏寒，性欲减退，女子小腹坠胀冷痛，宫寒痛经，腰膝酸软，舌淡，脉虚弱亦为虚象。

3、使用方法：取雷火灸艾柱 9 柱按照位置摆好后，让客人先饮温热水 1-2 杯，然后安排客人躺在艾灸床上，盖上棉被或毛毯，由客人操控遥控手柄，将艾柱托盘调至最低位置后点燃艾柱，待艾柱燃烧 1 分钟后，按下自动摇摆和自动排烟按钮，尽情享受督脉背部核心穴位及周围重要腧穴的通体连环循温悬灸。

四、任脉通体连环循温悬灸

1、认识任脉：任脉是奇经八脉之一，与督、冲二脉皆起于胞中，同出“会阴”，称为“一源三岐”。起于小腹内胞宫，下出会阴毛部，经阴阜，沿腹部正中线向上经过关元等穴，到达咽喉部（天突穴），再上行到达下唇内，环绕口唇，交会于督脉之龈交穴，再分别通过鼻翼两旁，上至眼眶下（承泣穴），交于足阳明经。任脉行于胸腹正中，上抵颏部。任脉调节一身之阴经调节阴经气血，为“阴脉之海”：任脉循行于腹部正中，腹为阴，说明任脉对一身阴经脉气具有总揽、总任的作用。另外，足三阴经在小腹与任脉相交，手三阴经借足三阴经与任脉相通，因此任脉对阴经气血有调节作用，故有“总任诸阴”之说。调节月经，妊养胎儿：任脉起于胞中，具有调节月经，促进女子生殖功能的作用，故有“任主胞胎”之说。

2、功能：本经主治腹、胸、颈、头面的局部病证及相应的内脏器官疾病，少数腧穴有强壮作用或可治疗神志病。如疝气、带下、腹中结块等证。任脉不通可表现为月经不调，带下色白，小腹积块，胀满疼痛，睾丸胀痛。任脉虚衰可表现为小腹坠胀，月经不调，头晕目花，腰膝酸软，舌淡，脉细无力。任脉起于胞中，行于身前，沿正中线上行，对于阴经气血具有调节作用，有“阴脉之海”之称。任脉阻滞不通则经闭；任脉不通，气血失养则宫寒，带下色白；气滞瘕聚则少腹积块，胀满疼痛，游走不定；任脉不通，肝经气滞，则睾丸胀痛。

3、使用方法：取雷火灸艾柱 9 柱按照位置摆好后，让客人先饮温热水 1-2 杯，然后安排客人趟在艾灸床上，盖上棉被或毛毯，由客人操控遥控手柄，将艾柱托盘调至最低位置后点燃艾柱，待艾柱燃烧 1 分钟后，按下自动摇摆和自动排烟按钮，尽情享受任脉胸腹部核心穴位及周围重要穴的通体连环循温悬灸。

五、亚健康症状调理举例

1、脾肾阳虚腹泻

调理：用艾灸床灸天枢、神阙、关元、足三里、脾俞、肾俞、大肠俞、命门，每日灸一次，10 天为 1 疗程，疗程间隔 5 天，调理 2 个疗程即可见效。

使用方法：取雷火灸艾柱 9 柱按照位置摆好后，让客人先饮温热水 1-2 杯，然后安排客人趟在艾灸床上，盖上棉被或毛毯，由客人操控遥控手柄，将艾柱托盘调至最低位置后点燃艾柱，待艾柱燃烧 1 分钟后，按下自动摇摆和自动排烟按钮，便能轻松艾灸。

2、脾胃不和

调理：用艾灸床灸中脘、天枢、神阙、足三里，每日灸一次，连灸多日。

使用方法：取雷火灸艾柱 5 柱按照位置摆好后，让客人先饮温热水 1-2 杯，然后安排客人趴在艾灸床上，盖上棉被或毛毯，由客人操控遥控手柄，将艾柱托盘调至最低位置后点燃艾柱，待艾柱燃烧 1 分钟后，按下自动摇摆和自动排烟按钮，便能轻松艾灸。

【注意事项】

1、艾灸要循序渐进，遵循“先阳后阴、先上后下、先少后多”的规律，初次使用灸法时要注意掌握好量，先少量、小剂量。

2.、建议开始连续使用 3-5 天，保证最佳效果，后期根据年龄及身体状况可灵活安排：

（1）老年保健：每连续艾灸 5-6 天可停下 2-3 天，继续保持连续 5-6 天的灸量；当然，每个星期艾灸 3、4 次也同样有很好的保健效果；

（2）青年保健：每隔 3-4 天艾灸一次效果最佳，若时间允许，可安排每隔一天灸一次；

（3）少年保健：4-6 天艾灸一次就可有较好的效果，若时间允许，可安排每 3 天艾灸一次。

艾灸后半小时内不要用冷水洗手或洗澡，艾灸后要喝较平常多量的温开水（绝对不可喝冷水或冰水），以助排泄器官排出体内毒素；同时注意保持良好习惯，如饮食有序、劳逸结合、生活规律、坚持锻炼，每天饮水量保持 2000～3000 毫升，多食五谷杂粮和蔬菜水果。

【禁忌症】

1、有严重心脑血管疾病（尤其带有心脏起搏器患者），肝肾功能不全者；

2、孕妇的腹部，腰骶部及月经正常的妇女月经期间；

3、有传染性皮肤病或皮下出血者；

4、血小板减少性紫癜，白血病及血友病等出血性疾病及有出血倾向者；

5、急性外伤性骨折，严重水肿；

6、婴幼儿；

7、精神紧张，过饥过饱及饮酒后等；

8、高压高于 170、低压低于 50 者。

## 21、花生食疗血压异常亚健康调理技术

【原　理】

花生又名落花生，属蝶形花科落花生属一年生草本植物。原产于南美洲一带。世界上栽培花生的国家有 100 多个，亚洲最为普遍，次为非洲。中国食用花生有悠久的历史，据中国有关花生的文献记载其栽培史约早于欧洲 100 多年。花生被人们誉为“植物肉”，含油量高达 50%，品质优良，气味清香，因此广受人们喜爱。花生除供食用外，还用于印染、造纸工业。

同时花生也是一味广受欢迎的滋补中药。我国古代就有传说，花生具有滋补益寿、长生不老之功，而被人们誉为“长生果”。清代赵学敏在《本草纲目拾遗》中写道，花生仁“味甘气香，能健脾胃，饮食难消运者宜之”。中医认为花生味甘，性平，入脾、肺经。可补脾益气，润肺化痰，滑肠，催乳。主治脾虚气弱，饮食减少，消瘦无力或小儿营养不良；久咳肺虚或肺痨咳嗽；产后气血亏虚，乳汁分泌不足；肠燥便秘等。民间验方用醋浸泡花生仁 7 天以上，每晚服 7～10 粒，连服 7 天为一疗程，可使一般血压偏高异常人群调理至正常。将花生壳洗净，用以泡水代茶饮，对血压和血脂异常者也有一定调理效果。

花生食疗血压异常亚健康调理技术是在传统食疗的基础上，通过先进的生物工程技术以花生粕为原料，运用现代生物酶工程技术，筛选特定的酶对其进行限制性水解，从而产生花生生理活性短肽，为新型花生食疗产品，本技术产品可用于血压异常亚健康状态的调理，是对传统食疗技术的改良和创新。

【功　用】

新型花生提取物加强了花生血压异常方面调理的功能，使更专于血压异常亚健康的调理。主要功用有：

1、增强免疫力

花生短肽是小分子活性肽，可不经降解直接被小肠吸收，迅速补充营养，直接参与人体氨基酸分子和蛋白质的合成，促进蛋白质活性基因部分发挥作用，增强免疫力。

2、降低血浆胆固醇水平

动物实验发现，花生短肽能有效地降低血浆的总胆固醇，并且还能升高血浆高密度脂蛋白，在实验中还发现花生肽能够减少肥胖模型大鼠腹部的脂肪含量。

3、调理血压效应

经研究发现花生短肽 ACE 抑制活性突出，调理血压机理的研究证实其为一种 ACE 竞争型抑制剂。动物模型实验，验证花生短肽具有显著降低原发性高血压大鼠尾动脉收缩压的功效。

【适应症】

本技术适应于免疫力低下人群，以及血压异常亚健康人群的调理，尤其适宜血压异常伴有血脂异常的亚健康人群。

【使用方法】

本食疗技术可以作为日常饮食的辅助食品，可添加到牛奶，果汁，稀饭，米糊里。也可单独食用，每次使用量 5—10 克，一日 2—3 次，可长期服用。

【注意事项】

1、本品易吸潮，在使用和贮存中要注意防潮。

2、本品应贮存在阴凉干燥处，不得与有腐蚀性、有毒有害的物质混放在一起，并应注意防鼠防虫。

3、本品不能代替药品。

## 22、灵芝食疗血糖异常亚健康调理技术

【原　理】

灵芝，自古以来就被认为是吉祥、富贵、美好、长寿的象征，有“仙草”、“瑞草”之称，是多孔菌科植物赤芝或紫芝的全株。原产于亚洲东部，中国分布最广的在江西，灵芝作为拥有数千年药用历史的中国传统珍贵药材，具备很高的药用价值，经过科研机构数十年的现代药理学研究证实，灵芝对于增强人体免疫力，调节血糖，控制血压，辅助肿瘤放化疗，保肝护肝，促进睡眠等方面均具有显著效果。

中药使用的灵芝主要为赤芝和紫芝，其药性甘、平。归心、肝、脾、肺、肾五经。临床主治虚劳、咳嗽、气喘、失眠、消化不良，恶性肿瘤等。具有扶正固本、滋补强壮、延年益寿的功效。现在，灵芝作为药物已正式被国家药典收载，同时它又是国家批准的新资源食品，无毒副作用，可以药食两用。东汉时期的《神农本草经》、明代著名医药学家李时珍的《本草纲目》，都对灵芝的功效有详细的极为肯定的记载。

现代科学研究表明，灵芝的药理成分非常丰富，其中有效成份可分为十大类，包括灵芝多糖、灵芝多肽、三萜类、16 种氨基酸（其中含有七种人体必需氨基酸）蛋白质、甾类、甘露醇、香豆精苷、生物碱、有机酸（主含延胡索酸），以及微量元素 Ge、P、Fe、Ca、Mn、Zn、等。灵芝对人体具有双向调节作用，所治病种，涉及心脑血管、消化、神经、内分泌、呼吸、运动等各个系统，对失眠以及衰老的防治作用十分显著。

灵芝也是一种广受欢迎的膳食材料，民间主要是用其混合其它食材炖煮或煎服，也可酒浸后服用，是众人皆知的滋补佳品。灵芝食疗血糖异常亚健康调理技术是在传统中医的基础上，运用现代科技，将灵芝的培育和加工进一步深化，使之适用于血糖异常亚健康的调理。

首先在培育上，运用生物工程技术以小麦、玉米为原料，筛选特定的灵芝菌种对其进行特定培养，又在制作灵芝菌丝体的固态培养、挤压膨化等技术方面进行了改进，使制造的灵芝菌丝粉保持了传统灵芝固有的功效和特性，并且生物活性更高，更易于亚健康人群的应用。

【功　用】

1、调节血脂

对血脂异常者，灵芝菌丝粉可明显降低血胆固醇、脂蛋白和甘油三脂，并能预防动脉粥样硬化斑块的形成。对于粥样硬化斑块已经形成者，则有降低动脉壁胆固醇含量、软化血管、防止进一步损伤的作用。

2、改善心脏供血

临床试验均表明，灵芝菌丝粉可有效地扩张冠状动脉，增加冠脉血流量，改善心肌微循环，增强心肌氧和能量的供给，因此，对心肌缺血具有保护作用，可广泛用于心脏供血异常的调理。

3、调理血糖

灵芝菌丝粉调理血糖的原理是由于促进组织对血糖的利用。服用灵芝菌丝粉后可抑制脂肪酸的释出，改善血糖、尿糖等症状。灵芝中的水溶性多糖，可减缓非胰岛素依赖型糖尿病的发生。

【适应症】

本产品适应于免疫力低下人群，以及血糖异常亚健康人群的日常调理。

【使用方法】

本产品可以作为日常饮食的辅助食品，可添加到牛奶，果汁，稀饭，米糊里。也可单独食用，每次使用量5—10克，一日2—3次，可长期服用。

【注意事项】

1、本品易吸潮，在使用和贮存中要注意防潮。

2、本品应贮存在阴凉干燥处，不得与有腐蚀性、有毒有害的物质混放在一起，并应注意防鼠防虫。

3、本品不能代替药品使用。

## 23、四季康美气虚体质亚健康调理技术

【原　理】

四季康美气虚体质亚健康调理技术主要是内外通调、五行相生相克、本草归经的方法，达到健脾润肺、培土生金、宣肺补气，改善脾肺气虚引起的胸闷气短、心慌、气喘等症状。

【功　效】健脾润肺，培土生金，宣肺补气。

【适宜人群】气虚体质的人。

【调理方法】

一、调理流程：

（一）第一步内调：珍宝饮2包/天、宣和饮4包/天，增补脾肺之气。

（二）第二步涂抹：

1、宣和精华液 1ml/次涂于肺部及颈部、神阙调理原露3ml/次涂于中上焦任脉，健脾益肺。

2、腹部涂温灸膏（2g/次），温中益气、祛除寒湿。

（三）第三步按摩：宣和按摩油3ml/次涂于颈部及肺部，借助按摩手法操作补充脾肺之气。

二、配套产品：

平衡宣和套组，神阙调理原露，珍宝饮，宣和饮。

【注意事项】

1、施术者双手要保持清洁，勤修指甲，手法适度。

2、调理环境安静，室温适宜。

3、调理一般在饭前进行，调理完后避风寒。

4、皮肤易敏感者，请慎用!可视皮肤状况及气候变化调整使用。

5、若是轻手涂抹后，应避免接触眼睛及脸部，避免敏感部位.以防活性成分的刺激。

6、应避免放置在小孩容易拿取商品的地方。

7、疗程和时间：3天1次，30天为1疗程，一疗程结束后可休息2-3天，观察并评价其调理效果。

**附：使用产品说明**

**平衡宣和套组**

【组　成】宣和饮，宣和精华液，平衡温灸膏，宣和按摩油。

【功效及作用】行气健脾，宣肺化痰，除湿散满，温阳化湿。

**宣和饮**

【成　份】罗汉果、桔梗、桑椹、紫苏等。

【功能及作用】补中益气，润肺化痰，除湿散寒，解烟瘾。

【用法用量】每日3-5次，每次1包，热水冲泡饮用。

【不良反应】暂无不良反应。

【注意事项】本品为内服品，热水冲服时小心烫伤。

【贮　存】密封置于阴凉干燥处。

【保　质　期】二年（请于标注日期前使用）。

宣和精华液

【成　　　份】瞿麦提取液、香附叶提取液、桂枝提取液。

【功　　　效】祛湿除寒、紧实带脉；改善痰湿体质，促进水湿代谢。

【用 法用 量】涂抹于腰、腹、腿、眼袋等水肿处及肾区。

【不 良反 应】暂无不良反应。

【注 意事 项】本品为外用品，皮肤非常敏感者慎用，皮肤溃烂者禁用。

【贮　　　存】密封置于阴凉干燥处，避免孩童接触。

【保　质　期】二年（请于标注日期前使用）。

平衡温灸膏

【成　　　份】桧目、薄荷、姜、丁香、肉桂等。

【功能及作用】温热去寒止痛，提升气血循环、醒神去疲，强化水湿代谢。

【用 法用 量】取适量涂抹于任何不适部位，配合按摩效果更佳。

【不 良反 应】暂无不良反应。

【注 意事 项】本品为外用品，皮肤非常敏感者慎用，皮肤溃烂者禁用；若是轻手涂抹后，应避免接触眼睛及脸部，避免敏感部位，以防活性成分的刺激。

【贮　　　存】密封置于阴凉干燥处，避免孩童接触。

【保　质　期】二年（请于标注日期前使用）。

宣和按摩油

【成　　　份】葡萄籽油、甜杏仁油、姜精油、肉桂精油、檀香精油、葡萄柚、柠檬精油等。

【功能及作用】促进多余水分及毒素排导。

【用 法用 量】涂抹于腰、腹，配合独家引进瑞典深层律动按摩手法；每次 3-5 ml。

【不 良反 应】暂无不良反应。

【注 意事 项】本品为外用品，皮肤非常敏感者慎用，皮肤溃烂者禁用。

【贮　　　存】密封置于阴凉干燥处，避免孩童接触。

【保　质　期】二年（请于标注日期前使用）。

神阙调理原露

【成　　　份】植物固醇、香附叶提取液、艾叶提取液等。

【功能及作用】调理任脉及阴经，通经络、补元气、活血化淤。可提神醒脑、改善过敏鼻炎、鼻塞、皮肤吸收不良、眼睛疲劳；调节情绪、双向调节（亢奋、低下）；黑眼圈、眼袋、视力模糊；调节内分泌、各种妇科问题等。

【用 法用 量】任脉及阴经循行的部位上均可有效调理；黑眼圈、眼袋、眼睛酸涩疲劳—涂抹于眼部并加以按摩；感冒、鼻塞、过敏性鼻炎—每天早晚滴入鼻腔内，各两滴；皮肤过敏、护肤品吸收不良—洁肤后倒 3-5 滴涂抹于面部；疲劳、消化不良、宿便、月经失调—每天早晚滴 3-5 滴于肚脐内，搓热双手温热脐部，20 分钟后加以按摩至吸收即可；阴道瘙痒干涩—取适量涂抹于阴道或以生理盐水混合后冲洗阴道；滋补经络、脉气—涂抹于全身各条经络。

【不 良反 应】暂无不良反应。

【注 意事 项】本品为外用品，皮肤非常敏感者慎用。

【贮　　　存】密封置于阴凉干燥处，避免孩童接触。

【保　质　期】二年（请于标注日期前使用）。

珍宝饮

【成　　　份】薏仁、山楂、淮山、红糖等。

【功能及作用】滋阴养血，补充营养，活血化瘀，改善女性气血亏虚面色萎黄。

【用 法用 量】每日 3-5 次，每次 1 包，热水冲泡饮用或干嚼。

【不 良反 应】暂无不良反应。

【注 意事 项】本品为内服品，热水冲服时小心烫伤。

【贮　　　存】密封置于阴凉干燥处。

【保　质　期】二年（请于标注日期前使用）。

# 24、四季康美气郁体质亚健康调理技术

【原　理】

四季康美气郁体质亚健康调理技术主要是内外通调、五行相生相克、本草归经的方法，达到疏肝理气的效果，改善气郁引起的好叹气、胸胀、健忘、情绪低落等症状。

【功　　效】疏肝理气。

【适宜人群】气郁体质的人。

【调理方法】

一、调理流程：

（一）第一步涂抹：

1、神阙调理原露 1ml/次及舒活调理乳（2ml/次）涂于胸部，宽胸理气。

2、涂抹舒活活络霜 2g/次于胸部及腋下，活化胸腺。

（二）第二步按摩：舒活按摩油 2ml/次于胸部，借助按摩手法强化理气散瘀的效果。

（三）第三步内调：滋养胶囊、壮元胶囊早晚各 3 粒，调补气血。

二、配套产品：

平衡舒活套组，滋养胶囊，壮元胶囊。

【注意事项】

1、施术者双手要保持清洁，勤修指甲，手法适度。

2、调理环境安静，室温适宜。

3、调理一般在饭前进行，调理完后避风寒。

4、皮肤易敏感者，请慎用!可视皮肤状况及气候变化调整使用。

5、若是轻手涂抹后，应避免接触眼睛及脸部，避免敏感部位，以防活性成分的刺激。

6、应避免放置在小孩容易拿取商品的地方。

7、疗程和时间：3 天 1 次，30 天为 1 疗程，一疗程结束后可休息 2-3 天，观察并评价其调理效果。

**附：使用产品说明**

**平衡舒活套组**

【组　　成】神阙调理原露，舒活调理乳，舒活活络霜，舒活按摩油。

【功效及作用】疏肝理气解郁，行气活血化瘀。

**1、神阙调理原露**

【成　　份】植物固醇、香附叶提取液、艾叶提取液等。

【功能及作用】调理任脉及阴经，通经络、补元气、活血化淤。

【用 法用 量】早晚滴 3-5 滴于肚脐内，搓热双手温热脐部，20 分钟后加以按摩至吸收即可。

【不 良反 应】暂无不良反应。

【注 意事 项】本品为外用品，忌口服。

【贮　　存】密封置于阴凉干燥处。

【保　质　期】二年（请于标注日期前使用）。

**2、舒活调理乳**

【成　　份】杜松提取液，薄荷提取液，澳洲坚果籽油、益母草提取液等。

【功　　效】滋润胸部肌肤，增加胸部肌肤弹性，活化胸部气血，改善胸部青筋、瘀结。

【用 法用 量】每次取 2.5 ml 按摩胸乳，每天 2 次。

【不 良反 应】暂无不良反应。

【注 意事 项】本品为外用品，皮肤非常敏感者慎用，皮肤溃烂者禁用。

【贮　　存】密封置于阴凉干燥处，避免孩童接触。

【保　质　期】二年（请于标注日期前使用）。

**3、舒活活络霜**

【成　　份】元胡、郁金、桃仁、红花、菖蒲、麝香等。

【功能及作用】理气、活血散瘀，改善气滞血瘀所产生的肿胀痛。

【用 法用 量】配合好幸福按摩精油，涂抹于乳腺管阻塞不畅处轻揉按摩。

【不 良反 应】暂无不良反应。

【注 意事 项】本品为外用品，皮肤非常敏感者慎用，皮肤溃烂者禁用。

【贮　　存】密封置于阴凉干燥处，避免孩童接触。

【保　质　期】二年（请于标注日期前使用）。

**4、舒活按摩油**

【成　　　份】月见草油、依兰、天竺葵、茴香、鼠尾草等。

【功能及作用】刺激乳腺，活化血液淋巴循环。

【用 法用 量】涂抹于胸、腹，配合独家引进瑞典深层律动按摩手法；每次3-5 ml。

【不 良反 应】暂无不良反应。

【注 意事 项】本品为外用品，皮肤非常敏感者慎用，皮肤溃烂者禁用。

【贮　　　存】密封置于阴凉干燥处，避免孩童接触。

【保　质　期】二年（请于标注日期前使用）。

**5、滋养胶囊**

【成　　　份】蜂胶、樟芝、蒜精、蒲公英等。

【功能及作用】调节体内五脏六腑的机能运作，增强免疫力。

【用 法用 量】调理期：温水口服，早晚各3粒；保养期：温水口服，早晚各1-2粒。

【不 良反 应】暂无不良反应。

【注 意事 项】本品为口服保养品，感冒发烧时请到医院治疗。

【贮　　　存】密封置于阴凉干燥处，避免孩童接触。

【保　质　期】二年（请于标注日期前使用）。

**6、壮元胶囊**

【成　　　份】大豆异黄酮、蜂皇浆、冬虫夏草等。

【功能及作用】补充气血，增强免疫力。

【用 法用 量】调理期：温水口服，早晚各3粒；保养期：温水口服，早晚各1-2粒。

【不 良反 应】暂无不良反应。

【注 意事 项】本品为口服保养品，感冒发烧时请到医院治疗。

【贮　　　存】密封置于阴凉干燥处，避免孩童接触。

【保　质　期】二年（请于标注日期前使用）。

## 25、四季康美湿热体质亚健康调理技术

【原　　理】

四季康美湿热体质亚健康调理技术主要是内外通调、五行相生相克、本草归经的方法，达到清热利湿，引火归元，导热下行；改善湿热引起的口苦、带黄异味、小便短赤等症状。

【功　　效】清热利湿，引火归元，导热下行。

【适宜人群】湿热体质的人。

【调理方法】

一、调理流程：

第一步内调：凤梨蔬果复配冲泡包2包/天，调节肠道蠕动，加强肠道湿热排导。

第二步泡脚：爽肤浴1包/次，导热下行。

第三步涂抹：生机净化调理露1ml/次于腹部，清热利湿。

第三步按摩：清扬按摩油3ml/次涂于腹部，借助按摩手法强化湿热的祛除。

二、配套产品：

平衡清扬套组，凤梨蔬果复配冲泡包。

【注意事项】

1、施术者双手要保持清洁，勤修指甲，手法适度。

2、调理环境安静，室温适宜。

3、调理一般在饭前进行，调理完后避风寒。

4、皮肤易敏感者请慎用，皮肤有创伤者不宜。

5、若是轻手涂抹后，应避免接触眼睛及脸部，避免敏感部位.以防活性成分的刺激。

6、女性经期量多者暂停使用；经量少者可轻度操作；子宫肌瘤囊肿者轻度操作；怀孕期不做。

7、疗程和时间：3天1次，30天为1疗程，一疗程结束后可休息2-3天，观察并评价其调理效果。

8、刷前后喝温水或花茶，有助于排毒，少吃辛辣食品。

**附：使用产品说明：**

1、平衡清扬套组

【组　　成】凤梨蔬果复配冲泡包，生机清净调理露，草本常青爽肤浴，清扬按摩油。

【功效及作用】清热利湿，引火归元，导热下行。

1.凤梨蔬果复配冲泡包

【成　　份】凤梨蛋白酶、乳糖、果聚糖、薏仁、胚芽等。

【功能及作用】补充体内活性酶，加速肠道新陈代谢，清理肠道湿热，导热下行。

【用法用量】每日 1-2 次，每次 2 包，冷水冲服。

【不良反应】暂无不良反应。

【注意事项】本品含活性酶，不能用热水冲服。

【贮　　存】密封置于阴凉干燥处。

【保 质 期】二年（请于标注日期前使用）。

2、生机清净调理露

【成　　份】九节菖蒲提取液、连翘提取液、艾叶提取液。

【功　　效】清热、凉血、祛燥。

【用法用量】虚火部位均可使用。直接涂抹于胸口膻中处、肝胆胁肋处；皮肤过敏、暗疮、发炎、口腔溃疡、乳腺胀痛、阴道干痒、不适、痔疮等 1 天 3 次涂抹于患处。情绪烦躁早晚涂抹于颈部甲状腺部位。

【不良反应】暂无不良反应。

【注意事项】本品为外用品，皮肤非常敏感者慎用，寒气较重者使用一周后用量下降。

【贮　　存】密封置于阴凉干燥处，避免孩童接触。

【保 质 期】二年（请于标注日期前使用）。

3、草本常青爽肤浴

【成　　份】苦参、白藓皮、明矾、丁香、皂角、木通、薄荷、茜草、益母草等。

【功能及作用】消炎、杀菌、止痒、除臭。

【用法用量】1 包-2 包/次，1 次/天，煮沸泡脚，15 次/疗程。

【不良反应】暂无不良反应。

【注意事项】本品为外用品，症状明显时，水温升高、泡时加长、增加产品用量效果会更好；洗脚盆及擦脚毛巾应分别使用以免传染他人，鞋袜要进行消毒处理。

【贮　　存】密封置于阴凉干燥处，避免孩童接触。

【保 质 期】二年（请于标注日期前使用）。

4、清扬按摩油

【成　　份】葡萄柚、天竺葵油、姜精油、迷迭香精油等。

【功能及作用】刺激、调节肠道的蠕动。

【用法用量】用于腹部，配合独家引进瑞典深层律动按摩手法。每次 3-5 ml。

【不良反应】暂无不良反应。

【注意事项】本品为外用品，女性经期量多者暂停使用；经量少者可轻度操作；子宫肌瘤囊肿者轻度操作；怀孕期不做。便溏者，用生机清净调理露改涂心肺区。

【贮　　存】密封置于阴凉干燥处，避免孩童接触。

【保 质 期】二年（请于标注日期前使用）。

## 26、四季康美痰湿体质亚健康调理技术

【原　　理】

四季康美痰湿体质亚健康调理技术主要是通过内外通调、五行相生相克、本草归经的方法，达到宣肺化痰、行气导滞、除湿散满、升清化浊的目的，改善痰湿引起的体重异常、便溏、困倦、四肢沉重等症状。

【功　　效】宣肺化痰，行气导滞，除湿散满，升清化浊。

【适宜人群】痰湿体质的人。

【调理方法】

一、调理流程：

（一）第一步药浴：常青浴 2 号 1 包/次，祛湿

化浊。

（二）第二步涂抹：

1、宣和精华液 1ml/次涂于带脉健脾化浊。

2、温灸膏 2g/次涂于腹部，温中散湿。

（三）第三步按摩：宣和按摩油 2ml/次涂于腹部，借助按摩手法强化健脾燥湿效果。

（四）第四步内调：凤梨蔬果复配冲泡包 2 包/天，宣和饮 4 包/天，促进浊物的代谢。

二、配套产品：

平衡宣和套组，常青浴 2 号，宣和饮，凤梨蔬果复配冲泡包。

**【注意事项】**

1、施术者双手要保持清洁，勤修指甲，手法适度。

2、调理环境安静，室温适宜。

3、调理一般在饭前进行，调理完后避风寒。

4、皮肤易敏感者，请慎用!可视皮肤状况及气候变化调整使用。

5、若是轻手涂抹后，应避免接触眼睛及脸部，避免敏感部位.以防活性成分的刺激。

6、应避免放置在小孩容易拿取商品的地方。

7、疗程和时间：3 天 1 次，30 天为 1 疗程，一疗程结束后可休息 2-3 天，观察并评价其效果。

**附：使用产品说明**

**平衡宣和套组**

**【组　　成】**宣和饮，宣和精华液，平衡温灸膏，宣和按摩油。

**【功效及作用】**行气健脾，宣肺化痰，除湿散满，温阳化湿。

**1.宣和饮**

**【成　　份】**罗汉果、桔梗、桑椹、紫苏等。

**【功能及作用】**补中益气，润肺化痰，除湿散寒，解烟瘾。

**【用 法用 量】**每日 3-5 次，每次 1 包，热水冲泡饮用。

**【不 良反 应】**暂无不良反应。

**【注 意事 项】**本品为内服品，热水冲服时小心烫伤。

**【贮　　存】**密封置于阴凉干燥处。

**【保　质　期】**二年（请于标注日期前使用）。

**2.宣和精华液**

**【成　　份】**瞿麦提取液、香附叶提取液、桂枝提取液。

**【功　　效】**祛湿除寒、紧实带脉；改善痰湿体质，促进水湿代谢。

**【用 法用 量】**涂抹于腰、腹、腿、眼袋等水肿处及肾区。

**【不 良反 应】**暂无不良反应。

**【注 意事 项】**本品为外用品，皮肤非常敏感者慎用，皮肤溃烂者禁用。

**【贮　　存】**密封置于阴凉干燥处，避免孩童接触。

**【保　质　期】**二年（请于标注日期前使用）。

**3.平衡温灸膏**

**【成　　份】**桧目、薄荷、姜、丁香、肉桂等。

**【功能及作用】**温热去寒止痛，提升气血循环、醒神去疲，强化水湿代谢。

**【用 法用 量】**取适量涂抹于任何不适部位，配合按摩效果更佳。

**【不 良反 应】**暂无不良反应。

**【注 意事 项】**本品为外用品，皮肤非常敏感者慎用，皮肤溃烂者禁用；若是轻手涂抹后，应避免接触眼睛及脸部，避免敏感部位，以防活性成分的刺激。

**【贮　　存】**密封置于阴凉干燥处，避免孩童接触。

**【保　质　期】**二年（请于标注日期前使用）。

**4.宣和按摩油**

**【成　　份】**葡萄籽油、甜杏仁油、姜精油、肉桂精油、檀香精油、葡萄柚、柠檬精油等。

**【功能及作用】**促进多余水分及毒素排导。

**【用 法用 量】**涂抹于腰、腹，配合独家引进瑞典深层律动按摩手法；每次 3-5 ml。

**【不 良反 应】**暂无不良反应。

**【注 意事 项】**本品为外用品，皮肤非常敏感者慎用，皮肤溃烂者禁用。

**【贮　　存】**密封置于阴凉干燥处，避免孩童接触。

**【保　质　期】**二年（请于标注日期前使用）。

**5.常青浴2号**

【成　　份】伸筋草、威灵仙、秦艽。

【功能及作用】温经散寒，助阳除湿、舒筋通络。

【用 法用 量】热水煎煮20分钟，倒入浴桶，即可泡浴，每次泡浴时间不少于20分钟，1包/次。

【不 良反 应】暂无不良反应。

【注 意事 项】本品为泡浴类，防止水温过高而烫伤，少吃辛辣食品；皮肤有创伤面不宜。

【贮　　存】密封置于阴凉干燥处，避免孩童接触。

【保　质　期】二年（请于标注日期前使用）。

**6.凤梨蔬果复配冲泡包**

【成　　份】凤梨蛋白酶、乳糖、果聚糖、薏仁、胚芽等。

【功能及作用】补充体内活性酶，加速肠道新陈代谢，清理肠道湿热，导热下行。

【用 法用 量】每日1-2次，每次2包，冷水冲服。

【不 良反 应】暂无不良反应。

【注 意事 项】本品含活性酶，不能用热水冲服。

【贮　　存】密封置于阴凉干燥处。

【保　质　期】二年（请于标注日期前使用）。

## 27、四季康美血瘀体质亚健康调理技术

【原　　理】

四季康美血瘀体质亚健康调理技术主要是内外通调、五行相生相克、本草归经的方法，达到活血化瘀、温宫散寒，改善血瘀引起的面色暗、瘀斑等症状。

【功　　效】活血化瘀，温宫散寒。

【适宜人群】血瘀体质的人。

【调理方法】

一、调理流程：

（一）第一步内调或下塞：平衡玉门锭1粒/次，修复血瘀受损粘膜组织。

（二）第二步涂抹：平衡温灸膏3g/次于腹部，散寒祛瘀。

（三）第三步按摩：温灸按摩油3ml/次，借助按摩手法操作强化腰腹部、活血化瘀。

（四）第四步敷膜：温灸暖宫膜粉1包/次外敷腹部，强化局部活血化瘀的效果。

（五）第五步内调：净化胶囊、滋养胶囊、壮元胶囊早晚各3粒，活血化瘀。

二、配套产品：

平衡熏灸套组，净化胶囊，滋养胶囊，壮元胶囊。

【注意事项】

1、施术者双手要保持清洁，勤修指甲，手法适度。

2、调理环境安静，室温适宜。

3、调理一般在饭前进行，调理完后避风寒。

4、皮肤易敏感者，请慎用!可视皮肤状况及气候变化调整使用。

5、若是轻手涂抹后，应避免接触眼睛及脸部，避免敏感部位，以防活性成分的刺激。

6、应避免放置在小孩容易拿取商品的地方。

7、疗程和时间：3天1次，30天为1疗程，一疗程结束后可休息2-3天，观察并评价其效果。

**附：产品使用说明**

**平衡熏灸套组**

【组　　成】平衡玉门锭，温灸暖宫膜粉，平衡温灸膏，温灸按摩油。

【功效及作用】活血化瘀，温宫散寒，活化子宫卵巢机能，调节女性荷尔蒙。

**1.平衡玉门锭**

【成　　份】覆盆子，芡实，蒲公英，花椒，小茴香等。

【功能及作用】修复受损粘膜，调节身体PH值，暖宫散寒。

【用 法用 量】阴道下塞：调理期，前3天每晚从阴道放入1粒，以后隔两天放1粒；保用期，每3至5天放置1粒。口服：饮酒前或吃辛辣食品

前半小时，温水口服1粒。

【不良反应】暂无不良反应。

【注意事项】阴道下塞使用时需放护垫。

【贮　　存】密封置于阴凉干燥处。

【保 质 期】二年（请于标注日期前使用）。

**2.温灸暖宫膜粉**

【成　　份】生姜，艾叶，红藤，赤芍，燕麦，茯苓，苍术等。

【功　　效】温暖子宫，促进子宫内污物排出，消炎杀菌。

【用法用量】取适量膜粉用温开水按照5：1的比例调成膜团状，然后撕拉开膜团敷在小腹部，盖上保鲜膜20分钟左右后整片去下来即可。

【不良反应】暂无不良反应。

【注意事项】本品为外用品，皮肤非常敏感者慎用，皮肤溃烂者禁用。

【贮　　存】密封置于阴凉干燥处，避免孩童接触。

【保 质 期】二年（请于标注日期前使用）。

**a)　平衡温灸膏**

【成　　份】桧目、薄荷、姜、丁香、肉桂等。

【功能及作用】温热去寒止痛，提升气血循环、醒神去疲，强化水湿代谢。

【用法用量】取适量涂抹于任何不适部位，配合按摩效果更佳。

【不良反应】暂无不良反应。

【注意事项】本品为外用品，皮肤非常敏感者慎用，皮肤溃烂者禁用；若是轻手涂抹后，应避免接触眼睛及脸部，避免敏感部位，以防活性成分的刺激。

【贮　　存】密封置于阴凉干燥处，避免孩童接触。

【保 质 期】二年（请于标注日期前使用）。

**b)　温灸按摩油**

【成　　份】葡萄籽油、姜精油、肉桂精油、茴香油、月见草油等。

【功能及作用】促进下腹部和淋巴循环，改善气滞血瘀症状。

【用法用量】涂抹于腰、腹，配合独家引进瑞典深层律动按摩手法；每次3-5 ml。

【不良反应】暂无不良反应。

【注意事项】本品为外用品，皮肤非常敏感者慎用，皮肤溃烂者禁用。

【贮　　存】密封置于阴凉干燥处，避免孩童接触。

【保 质 期】二年（请于标注日期前使用）。

**3.净化胶囊**

【成　　份】葡萄籽、金银花、综合维生素等。

【功能及作用】清除血液中的毒素，改善情绪及酸性体质等。

【用法用量】调理期：温水口服，早晚各3粒；保养期：温水口服，早晚各1-2粒。

【不良反应】暂无不良反应。

【注意事项】本品为口服品，逆向排毒长痘时减量。

【贮　　存】密封置于阴凉干燥处，避免孩童接触。

【保 质 期】二年（请于标注日期前使用）。

**4.滋养胶囊**

【成　　份】蜂胶、樟芝、蒜精、蒲公英等。

【功能及作用】调节体内五脏六腑的机能运作，增强免疫力。

【用法用量】调理期：温水口服，早晚各3粒；保养期：温水口服，早晚各1-2粒。

【不良反应】暂无不良反应。

【注意事项】本品为口服保养品，感冒发烧时请到医院治疗。

【贮　　存】密封置于阴凉干燥处，避免孩童接触。

【保 质 期】二年（请于标注日期前使用）。

**5.壮元胶囊**

【成　　份】大豆异黄酮、蜂皇浆、冬虫夏草等。

【功能及作用】补充气血，增强免疫力。

【用法用量】调理期：温水口服，早晚各3粒；保养期：温水口服，早晚各1-2粒。

【不良反应】暂无不良反应。

【注意事项】本品为口服保养品，感冒发烧

时请到医院治疗。

【贮　　存】密封置于阴凉干燥处，避免孩童接触。

【保　质　期】二年（请于标注日期前使用）。

## 28、四季康美阳虚体质亚健康调理技术

【原　理】

四季康美阳虚体质亚健康调理技术主要是通过内外通调、五行相生相克、本草归经的方法，达到温煦经脉、散寒祛瘀、温通升阳、升阳固阳的目的，改善阳虚引起的怕冷、手脚冰凉、精神不振、嗜睡等症状。

【功　　效】温煦经脉，散寒祛瘀，温通升阳，升阳固阳。

【适宜人群】阳虚体质的人。

【调理方法】

一、调理流程：

（一）第一步涂抹：

1、经络传导调理露3ml/次涂于脊柱、膀胱经，散寒祛瘀。

2、温灸膏6g/次涂于脊柱、膀胱经，温补阳气、驱寒祛湿。

（二）第二步按摩：扶阳按摩油5ml/次，借助按摩手法操作脊柱、膀胱经，升阳固阳。

（三）第三步内调：壮元胶囊早晚各3粒，补充肾阳。

二、配套产品：

温煦扶阳套组、平衡温灸膏、壮元胶囊。

【注意事项】

(一) 施术者双手要保持清洁，勤修指甲，手法适度。

(二) 调理环境安静，室温适宜。

(三) 调理一般在饭前进行，调理完后避风寒。

(四) 皮肤易敏感者，请慎用!可视皮肤状况及气候变化调整使用。

(五) 若是轻手涂抹后，应避免接触眼睛及脸部，避免敏感部位.以防活性成分的刺激。

(六) 应避免放置在小孩容易拿取商品的地方。

(七) 疗程和时间：3天1次，30天为1疗程，一疗程结束后可休息2-3天，观察并评价其效果。

附：使用产品说明

一温煦扶阳套组

【组　　成】益元按摩油、扶阳按摩油、活力精华液、经络调理原露、温煦扶阳膜粉。

【功效及作用】补中益气、温煦经络、滋养任督二脉、平衡阴阳。

**1.益元按摩油**

【成　　份】油橄榄油、甜杏仁、天竺葵油、亚香茅油、甜橙油

【功能及作用】改善任脉不适，活化脏腑，滋养阴脉脉气。

【用 法用 量】取适量于穴位或涂抹全身。

【不 良反 应】暂无不良反应。

【注 意事 项】本品为外用品，皮肤非常敏感者慎用，皮肤溃烂者禁用。

【贮　　存】密封置于阴凉干燥处，避免孩童接触。

【保　质　期】二年（请于标注日期前使用）。

**2.扶阳按摩油**

【成　　份】葡萄籽油、甜杏仁、油橄榄油、甜橙油。

【功　　效】调解任脉不适，刺激脏腑反射区及神经，提升阴脉脉气。

【用 法用 量】取适量于穴位或涂抹全身。

【不 良反 应】暂无不良反应。

【注 意事 项】本品为外用品，皮肤非常敏感者慎用，皮肤溃烂者禁用。

【贮　　存】密封置于阴凉干燥处，避免孩童接触。

【保　质　期】二年（请于标注日期前使用）。

**3.活力精华液**

【成　　份】葡萄籽油、九节菖蒲、角鲨烯。

【功能及作用】增加精力、大补元气，固摄冲任，滋补性腺。改善如虚弱疲劳、精神不振、手脚冰凉、性冷淡。

【用 法用 量】取适量涂抹于按摩部位。

【不 良反 应】暂无不良反应。

【注 意事 项】本品为外用品，皮肤非常敏感者慎用，皮肤溃烂者禁用。

【贮　　　存】密封置于阴凉干燥处，避免孩童接触。

【保　质　期】二年（请于标注日期前使用）。

**4.经络调理原露**

【成　　　份】麻黄、桂枝、姜黄提取物、细辛。

【功能及作用】改善肾气不足、脊椎受损所影响的问题、活化腺体调节内分泌。

【用 法用 量】取适量用于按摩，早晚涂抹背部，脊柱，肩颈，百会穴。

【不 良反 应】暂无不良反应。

【注 意事 项】本品为外用品，皮肤非常敏感者慎用，皮肤溃烂者禁用。

【贮　　　存】密封置于阴凉干燥处，避免孩童接触。

【保　质　期】二年（请于标注日期前使用）。

**5.温煦扶阳膜粉**

【成　　　份】天山雪莲、乳香、当归、没药、麻黄、薄荷、透骨草、杜仲、生姜等。

【功能及作用】排出体内风寒湿邪，增强脊椎功能，补充督脉能量。

【用 法用 量】取适量膜粉用温开水按照5：1的比例调成膜团状，然后撕拉开膜团敷在肩颈、关节、脊柱部位，并盖上保鲜膜以免受凉，20分钟左右整片取下来即可。

【不 良反 应】暂无不良反应。

【注 意事 项】本品为外用品，皮肤非常敏感者慎用，皮肤溃烂者禁用。

【贮　　　存】密封置于阴凉干燥处，避免孩童接触。

【保　质　期】二年（请于标注日期前使用）。

**6.平衡温灸膏**

【成　　　份】桧目、薄荷、姜、丁香、肉桂等。

【功能及作用】温热去寒止痛，提升气血循环、醒神去疲，强化水湿代谢。

【用 法用 量】取适量涂抹于任何不适部位，配合按摩效果更佳。

【不 良反 应】暂无不良反应。

【注 意事 项】本品为外用品，皮肤非常敏感者慎用，皮肤溃烂者禁用；若是轻手涂抹后，应避免接触眼睛及脸部，避免敏感部位，以防活性成分的刺激。

【贮　　　存】密封置于阴凉干燥处，避免孩童接触。

【保　质　期】二年（请于标注日期前使用）。

**7.壮元胶囊**

【成　　　份】大豆异黄酮、蜂皇浆、冬虫夏草

【功能及作用】双向调节脏腑机能、增强免疫力、改善过敏体质。

【用 法用 量】调理期：温水口服，早晚各3粒。保养期：温水口服，早晚各1-2粒。

【不 良反 应】暂无不良反应。

【注 意事 项】本品为内服品，用温水服用。

【贮　　　存】密封置于阴凉干燥处。

【保　质　期】二年（请于标注日期前使用）。

## 29、四季康美阴虚体质亚健康调理技术

【原　理】

四季康美阴虚体质亚健康调理技术主要是通过内外通调、五行相生相克、本草归经的方法，达到养阴降火，祛燥除湿的目的，改善阴虚引起的五心烦热、咽干口燥、失眠多梦、皮肤干燥等症状。

【功　　效】健脾润肺，滋阴润燥，滋养肾阴。

【适宜人群】阴虚体质的人。

【调理方法】

一、调理流程：

（一）第一步药浴：常青浴1号1包/次，清热去火。

（二）第二步通经络：通络百益。药草油3ml/支/次，借助工具操作，进行上焦和上肢的经络疏通。

（三）第三步内调：净化胶囊、滋养胶囊、壮元胶囊早晚各3粒，滋养肾阴。

二、配套产品：

常青浴1号，通络百益，净化胶囊，滋养胶囊，壮元胶囊。

**【注意事项】**

1、泡浴时调节好水温，避免烫伤。

2、施术者双手要保持清洁，勤修指甲，手法适度。

3、调理环境安静，室温适宜。

4、调理一般在饭前进行，调理完后避风寒。

5、皮肤易敏感者，请慎用!可视皮肤状况及气候变化调整使用。

6、若是轻手涂抹后，应避免接触眼睛及脸部，避免敏感部位.以防活性成分的刺激。

7、应避免放置在小孩容易拿取商品的地方。

8、疗程和时间：3天1次，30天为1疗程，一疗程结束后可休息2-3天，观察并评价其效果。

**附：使用产品说明**

**通络百益套组**

**【组　　成】**益木调理油，益火调理油，益土调理油，益金调理油，益水调理油，益能调理油，益静调理油。

**【功效及作用】**舒通全身经络。

**1.益木调理油**

**【成　　份】**柴胡、柠檬、薄荷、松树、葡萄籽油。

**【功能及作用】**调理肝脏功能，疏肝利胆、改善肝气淤滞。

**【用 法用 量】**取适量涂于身体肝胆反射区、肝经、胆经循行路线按摩或配合摩蝎刷疏通。

**【不 良反 应】**暂无不良反应。

**【注 意事 项】**本品为外用品，皮肤非常敏感者慎用，皮肤溃烂者禁用。

**【贮　　存】**密封置于阴凉干燥处。

**【保 质 期】**二年（请于标注日期前使用）。

**2.益火调理油**

**【成　　份】**黄芩、肉豆蔻、薄荷、佛手柑、葡萄籽油。

**【功　　效】**强心利肠、改善心力疲惫疲倦感，赋予心脏活力。

**【用 法用 量】**取适量涂于身体心和小肠的反射区、心经、小肠经、胸口、乳房按摩或配合摩蝎刷疏通。

**【不 良反 应】**暂无不良反应。

**【注 意事 项】**本品为外用品，皮肤非常敏感者慎用，皮肤溃烂者禁用。

**【贮　　存】**密封置于阴凉干燥处，避免孩童接触。

**【保 质 期】**二年（请于标注日期前使用）。

**3.益土调理油**

**【成　　份】**肉桂、石菖蒲、甜橙、肉豆蔻、葡萄籽油。

**【功能及作用】**培土养元，化湿开胃，调理脾胃，改善消化不良、胀气不适。

**【用 法用 量】**涂于身体脾胃的反射区、脾经、胃经、胃脘区按摩或配合摩蝎刷疏通。

**【不 良反 应】**暂无不良反应。

**【注 意事 项】**本品为外用品，皮肤非常敏感者慎用，皮肤溃烂者禁用。

**【贮　　存】**密封置于阴凉干燥处，避免孩童接触。

**【保 质 期】**二年（请于标注日期前使用）。

**4.益金调理油**

**【成　　份】**尤加利、薄荷、松树、百部、葡萄籽油。

**【功能及作用】**活氧润肺、改善呼吸系统不适，预防感冒。

**【用 法用 量】**取适量涂于身体肺和大肠的反射区、肺经、大肠经按摩或配合摩蝎刷疏通。

**【不 良反 应】**暂无不良反应。

**【注 意事 项】**本品为外用品，皮肤非常敏感者慎用，皮肤溃烂者禁用。

**【贮　　存】**密封置于阴凉干燥处，避免孩童接触。

【保 质 期】二年（请于标注日期前使用）。

5.益水调理油

【成 份】月桂、迷迭香、杜松、锁阳、黄芪。

【功能及作用】促进生殖循环，利尿排浊，利水消肿，润体补肾养颜。

【用 法用 量】取适量涂于身体肺和大肠的反射区、肺经、大肠经按摩或配合摩蝎刷疏通。

【不 良反 应】暂无不良反应。

【注 意事 项】本品为外用品，皮肤非常敏感者慎用，皮肤溃烂者禁用。

【贮 存】密封置于阴凉干燥处，避免孩童接触。

【保 质 期】二年（请于标注日期前使用）。

6.益静调理油

【成 份】薄荷、岩兰草、川芎、柴胡、黄芩、葡萄籽油。

【功能及作用】滋阴润体，疏阳扶阴，活血行气，促进身体平衡。

【用 法用 量】取适量涂抹于阴经走向。

【不 良反 应】暂无不良反应。

【注 意事 项】本品为外用品，皮肤非常敏感者慎用，皮肤溃烂者禁用。

【贮 存】密封置于阴凉干燥处，避免孩童接触。

【保 质 期】二年（请于标注日期前使用）。

7.益能调理油

【成 份】姜、肉桂、松树油、独活、香附子、葡萄籽油。

【功能及作用】强筋健骨，赋予机体之正面阳刚能量，祛风胜湿，赋予机体活力。

【用 法用 量】取适量涂抹于阳经走向。

【不 良反 应】暂无不良反应。

【注 意事 项】本品为外用品，皮肤非常敏感者慎用，皮肤溃烂者禁用。

【贮 存】密封置于阴凉干燥处，避免孩童接触。

【保 质 期】二年（请于标注日期前使用）。

8.常青浴1号

【成 份】苦参、白藓皮、明矾。

【功能及作用】消炎杀菌，止痒，除臭。

1、改善体质湿热形成的各种皮癣、湿疹、富贵手的瘙痒、红肿、脱皮、化水流脓等现象。

2、改善因体质湿热下注足部所致的多汗潮湿而诱发的脚气、脚臭、脚痒等症。

【用 法用 量】热水煎煮（或浸泡）20分钟，倒入浴桶，即可泡浴或泡脚；每次泡浴时间不少于20分钟，1包/次。

【不 良反 应】暂无不良反应。

【注 意事 项】控制好水温，以防烫伤，少吃辛辣食品，皮肤有创伤面不宜。

【贮 存】密封置于阴凉干燥处，避免孩童接触。

【保 质 期】二年（请于标注日期前使用）

9.净化胶囊

【成 份】葡萄籽、金银花、综合维生素。

【功能及作用】清除血液中的毒素，改善情绪及酸性体质。

【用 法用 量】调理期：温水口服，早晚各3粒。保养期：温水口服，早晚各1-2粒。

【不 良反 应】暂无不良反应。

【注 意事 项】本品为内服品，用温水服用。

【贮 存】密封置于阴凉干燥处。

【保 质 期】二年（请于标注日期前使用）。

10.滋养胶囊

【成 份】蜂胶、樟芝、蒜精、蒲公英。

【功能及作用】调节体内五脏六腑的机能运作，增强免疫力。

【用 法用 量】温水口服，早晚各3粒；

【不 良反 应】暂无不良反应。

【注 意事 项】本品为内服品，用温水服用。

【贮 存】密封置于阴凉干燥处，避免孩童接触。

【保 质 期】二年（请于标注日期前使用）。

11.壮元胶囊

【成 份】大豆异黄酮、蜂皇浆、冬虫夏草。

【功能及作用】体质虚弱、抵抗力下降、气血虚、产后、大病初愈。

【用 法用 量】调理期：温水口服，早晚各3

粒。保养期：温水口服，早晚各 1-2 粒。

【不 良反 应】暂无不良反应。

【注 意事 项】本品为内服品，用温水服用。

【贮　　存】密封置于阴凉干燥处，避免孩童接触。

【保　质　期】二年（请于标注日期前使用）。

## 30、圆通经络自然疗法亚健康中医调理技术

圆通经络自然疗法是以传统中医理论，古老的中医学的经络学为原理，以现代生理学为基础，全息生物学为指导，创造性地融合在一起推出的“以经络为核心，以体疗为主导，以药物外治为辅佐，以食疗为基础，以其他为补充”的中医特色综合自然疗法，传承性地再现“砭、灸、药、按跷、导引”等多法于一体，是蕴含传统中医整体功能功效的全息型调养、调理、调治为一体的纯中医绿色疗法。

【原　理】

应用中医辨证论治原则，由中医专家根据“望、闻、闻、切”四诊并结合经络检测，确认亚健康症状的原因、部位、性质以及邪正关系，判断其性质，再制定个性化综合调理方案。

主要手段为通经活络、整体疏通、协调阴阳、行气活血、扶正祛邪。通过特定的砭法、拔罐、按摩、药浴、艾灸、导引等对症调理，既祛除体内湿寒等邪气，又通过特制中药渗透经络，激活人体自身免疫系统，唤醒自我修复功能，调理各种亚健康。

【功　效】

该技术是中医外治康复技术的经验总结，在中医养生保健，中医亚健康综合调理，中医慢性病辅助康复等方面，效果显著，特色明显、优势突出。

功效如下：

1、疏通经络，调理脏腑，平衡阴阳。

2、行气活血，促进血液循环。

3、活化细胞、促进细胞增殖。

4、活化神经与肌肉组织。

5、调节消化作用。

6、具有止痛作用。

7、消除疲劳。

8、净化身体。

9、美容、瘦身、健体。

【适 应 症】

肩颈疼痛、肝胆不舒等亚健康。

【应用方法】

一、肩颈疼痛

1、用推、按、揉等手法重点疏通膀胱经、胆经、小肠经、三焦经、心包经等经过头项处的经络。以局部发热为度。

2、点穴：依次点按风池穴、气舍穴、缺盆穴和肩井穴以及列缺、通里、三间、合谷等穴位，然后点按阿是穴。以酸胀疼痛缓解为度。

3、用药油涂抹相关疼痛部位，用砭石刮痧进行局部疏通，同时点按阿是穴。

4、操作结束之后，擦拭干净调理部位，用药酒涂抹，并拍打，使其渗透，帮助通经活络。

附药酒成分：透骨香、云实皮、茜草、大血藤、伸筋草、川木通等。

二、肝胆不舒

1、令受术者俯卧，后背涂抹药油。用砭石刮痧，重点刮后背肝腧、胆腧穴部位。

2、用砭石沿华佗夹脊用点、按、揉等手法进行疏通，同时点按下肢期门、太冲、行间、阳陵泉、足三里的穴位。

3、在肝胆区涂抹药酒，用揉法渗透，以疏肝利胆、行气解郁。药酒成分：茵陈、夏枯草、蛇莓、车前子、银步等。

4、导引锻炼：双腿分开，上身保持中正，拇指掐中指，掌心向下，置于小腹前。双目微闭，自然呼吸。此法可疏通肝胆经，帮助排除邪气。此法每日两次，每次 30 分钟。

以上是操作流程，始终围绕经络调理为主进行，以祛瘀除邪，疏通经络为调理思路，多种方法综合应用。有时会根据受调理人辨证情况，嘱其回

家进行食疗调理，并指导食疗食材。

【注意事项】

个体差异，轻重补泻，因人而异。如年老、体弱、孕妇，只能用轻手法，不宜用激烈的手法按摩。

## 31、固医堂血压增高亚健康调理技术

【原　理】

中医认为，“气为血之帅”，《血证论》：“运血者，即是气”；“气为血之帅，血随之而运行”；《医学入门》：“血随气行，气行则行，气止则止”。气血在脉管中运行产生的压力就是血压，因此，血压和气的运动密切相关，气血通畅、压力和缓，则血压正常；气血阻滞（气虚、气滞）气血上逆则血压升高。本技术由经络调理和稳压养生膏两部分组成。经络调理的特色是注重经筋调理，配合经脉调理，彻底疏通经络，通畅气血。稳压养生膏，健脾益气养血、活血化瘀通络，两者配合，标本兼顾，可平稳血压，对血压增高的辅助康复有效。

【功　效】益气养血通络，行气活血化瘀。

【适 应 症】头晕、头痛、失眠、乏力、体重超重、浮肿等亚健康人群中伴血压升高者。

【应用方法】

第一天：头项疏通

1、以中药熏蒸肩颈30分钟（仰卧位）。

2、开颅外诸穴（俯卧位）：双手对称以中指点按风府、天柱、风池、天牖、安眠、翳风每穴6—9次。（5分钟）

3、推颅外经筋：沿风府→天柱→风池→安眠→天牖→翳风的方向，先右侧，后左侧，以一手拇指按压皮肤，另一手小鱼际按压拇指（增大力度，增强渗透力），双手配合推按后颅外一周，遇深部结节以拨法拨开，每侧10分钟。

4、推督脉：展油，推风府→大椎6—9次，大椎→长强三次。

第二天：膀胱经、肝胆经疏通（躯干部）

1、以中药熏蒸30分钟（仰卧位）。

2、（俯卧位）双手握拳，以双手四指第一指关节着力点，自上而下以拳推法推膀胱，经三次，找出膀胱经上的阳性反应点（结节、痧点、疼痛等）。

3、在阳性反应点处用闪罐、走罐、留罐及弹拨等手法，做通深部经筋。

4、（侧卧位）先右侧，后左侧，按揉渊液穴处经筋，沿胆经循行推渊液→环跳三次，按揉急脉穴处经筋，沿肝经循行，推期门→急脉三次。

第三天：膀胱经、肝胆经疏通（下肢部）

1、以中药熏蒸双腿部30分钟。

2、按揉肝经曲泉穴、阴包穴处经筋和胆经环跳、膝阳关、阳陵泉处经筋，沿肝胆经的循行分别推肝胆经三次。

以上经络调理部分连做三天为一小疗程，中间间隔一天，四个小疗程为一大疗程。

【注意事项】

要求亚健康者严格按照疗程调理，调理期间，应密切观察被调理者的血压情况，以便及早调整方案。

## 32、树德堂皮肤亚健康中医调理技术

【原　理】

中医传统理论将皮肤亚健康的产生归结于脏腑机能的紊乱、气血阴阳的失调、六淫致病因素的侵袭、情志过极的影响等。皮肤亚健康的调理应充分体现辨证求因，审因论治、依法统方的辨证施治原则，着重进行整体调节，不仅包括面部的调理，也包括全身的调理，这样才能使皮肤亚健康态得到纠正和康复，进而达到皮肤健康“4S”（smooth，平滑；shining，有光泽；soft，柔润；sexy，美感）的目的。

"经脉者，所以决生死，处百病，不可不通"。树德堂皮肤亚健康中医调理技术，以祖国医学的脏腑经络学说为理论依据，采用推拿、艾灸、刮痧等多种外治方法和操作手法，作用于人体特定经络腧穴，改善血液循环，增强新陈代谢，具有平衡阴阳、疏经通络、调和气血的作用，从而达到消除疲劳、营养肌肤、延缓皮肤衰老、美化容颜形体之目的。

**【功　效】**

宣导气血，疏通经络，温助阳气，养筋荣脉，舒缓皱纹，润泽肌肤，美颜抗衰。

**【适 应 症】**

树德堂皮肤亚健康中医调理技术适用于皮肤干燥、粗糙、敏感、瘙痒、肤色暗沉、肤色不均、毛孔粗大、细纹增多等皮肤亚健康态。

**【应用方法】**

树德堂皮肤亚健康中医调理技术可以分解为两大部分：常规基础技术方案和针对具体亚健康态的强化性特定技术方案。试述如下：

一、常规基础性技术方案：循经穴位美容按摩

（一）头面部按摩

1、按摩放松面部肌肉，舒缓紧张情绪；

2、中指指腹滑到迎香穴按揉数次；

3、经鼻翼中指按揉两侧睛明穴，以酸胀为佳，并用中指指腹轻柔向上挑起；

4、双拇指分别按两侧眼球数次；

5、继而拇指偏峰分别从两侧睛明推上、下眼眶至瞳子髎；

6、双手中指交替直推前额，即从印堂直推至前发际神庭穴并按揉数次；

7、至两侧太阳穴经头维穴至太阳穴反复按揉，有深透为度；

8、双手拇、食二指捻捏法从印堂、前额中央至两侧太阳穴，并经两侧眼眶攒竹、鱼腰、丝竹空再至两侧太阳穴；

9、双手中指向上按揉瞳子髎数次，可防止眼角皱纹老化；

10、以双手食、中指掌面轻轻弹叩印堂穴至两侧太阳穴；

11、双手拇指交替揉按前额，即从印堂直揉至前发际神庭穴，直至百会穴、四神聪、承灵穴；

12、双手食、中指经额推向两侧面颊、桥弓穴，至肩井穴为止，反复数次；

13、双拇指从山根至迎香分推鼻翼至颧髎数次；

14、双拇指沿口唇周围分推人中、大迎、颊车；

15、中指点揉地仓穴，使口腔内有津液渗出为度；

16、双拇、食指分别分推承浆穴；

17、双手四指轻啄前额、面颊部数次，可防止粉刺痤疮；

18、以双手食、中指夹住双耳廓上下揉搓数次；

19、两手拇、食指揉捻双耳；

20、两中指托揉两侧风池；

21、双手大鱼际抹前额、面颊，护理全面部；

22、双手四指轻叩前额、颞部及面颊部结束。

（二）采用点、揉、推、运、按、振、波浪式揉法、三指叠按法、手掌振颤法按导腹部的关元、天枢、中脘、巨阙、神阙、膻中、带脉七穴。

（三）按摩合谷、内关、足三里和涌泉穴四大经典"长寿穴"。

（四）配合使用护肤药物精油作为推拿介质。

二、针对性特定技术方案：多种调理方法合理配合，协同起效。以色素沉着为例。

（一）推拿：

1、先按摩放松腰背肌肉，肘尖点按膀胱经，按压束骨穴，再直擦督脉及夹脊。

2、仰卧位点按面部穴位放松肌肉，再自上而下沿足阳明胃经推擦，按揉足三里。

（二）艾灸

1、取穴：神阙穴、足三里

2、方法：用鲜姜切片，直径 2-3 厘米，厚约 0.2-0.3 厘米，中间刺孔，吸去姜汁，再将其致于灸头处，放在神厥穴及双侧足三里，灸后皮肤温热。每日或隔日治疗 1 次，时间：20-30 分钟。10 次为 1 疗程。

（三）面部刮痧

1、先清洁面部，再在面部均匀涂抹刮痧乳，以额头、眼周、面颊、下颌区的次序用砭石刮板刮试。

额头：双手持刮痧板分别从额头中间向两侧刮

拭，并用刮板按揉太阳穴、丝竹空。

眼周：从睛明穴分别沿上眼眶和下眼眶刮至眼外角瞳子髎穴，并按揉瞳子髎穴。

面颊区：从迎香穴沿着颧骨内下方经颧髎穴，向外刮至听宫穴，并按揉迎香和听宫穴。

下颌区：从承浆穴向两侧刮拭至下颌角处。

2、面部刮痧手法要轻，要求不出痧，以患者舒适为度，一般每次 5 分钟即可，3 天一次，3 次为一疗程。有皮下出血倾向疾病、或皮肤有溃疡、疮疖以及新鲜伤口处禁刮。

（四）可以配合内服祛斑美肤茶。

**【注意事项】:**

一、艾灸注意事项

1、要专心致志，耐心坚持 施灸时要注意思想集中，不要在施灸时分散注意力，以免艾条移动，不在穴位上，徒伤皮肉，浪费时间。对于养生保健灸，则要长期坚持，偶尔灸是不能收到预期效果的。

2、要注意体位、穴位的准确性 体位一方面要适合艾灸的需要，同时要注意体位舒适、自然，要根据处方找准部位、穴位，以保证艾灸的效果。

3、防火 现代人的衣着不少是化纤、羽绒等质地的，很容易燃着，因此，施灸时一定要注意防止落火，尤其是用艾炷灸时更要小心，以防艾炷翻滚脱落。用艾条灸后，可将艾条点燃的一头塞人直径比艾条略大的瓶内，以利于熄灭。

4、要注意保暖和防暑 因施灸时要暴露部分体表部位，在冬季要保暖，在夏天高温时要防中暑，同时还要注意室内温度的调节和开换气扇，及时换取新鲜空气。

5、要防止感染 化脓灸或因施灸不当，局部烫伤可能起疮，产生灸疮，一定不要把疮搞破，如果已经破溃感染，要及时使用消炎药。

6、要掌握施灸的程序 如果灸的穴位多且分散，应按先背部后胸腹，先头身后四肢的顺序进行。

7、注意施灸的时间 有些病证必须注意施灸时间，如失眠症要在临睡前施灸。不要饭前空腹时和在饭后立即施灸。

8、要循序渐进，初次使用灸法 要注意掌握好刺激量，先少量、小剂量，如用小艾炷，或灸的时间短一些，壮数少一些。以后再加大剂量。不要一开始就大剂量进行。

9、防止晕灸 晕灸虽不多见，但是一旦晕灸则会出现头晕、眼花、恶心、面色苍白、心慌、汗出等，甚至发生晕倒。出现晕灸后，要立即停灸，并躺下静卧，再加灸足三里，温和灸 10 分钟左右。

10、注意施灸温度的调节 对于皮肤感觉迟钝者或小儿，用示指和中指置于施灸部位两侧，以感知施灸部位的温度，做到既不致烫伤皮肤，又能收到好的效果。

二、刮痧注意事项

1、空腹、过度疲劳患者忌刮；身体瘦弱、皮肤失去弹力者忌刮；

2、局部有痈肿、疮疡、溃烂或肿瘤患者忌刮；

3、患有心脏病、水肿病人忌刮；

4、血友病、出血性、出血性紫癜和其他出血疾患者均不能进行刮痧治疗。

5、低血压、低血糖、过度虚弱和神经紧张特别怕痛者则需轻刮。

## 33、慈惠仁经络排毒亚健康调理技术

慈惠仁经络排毒亚健康调理技术是一套“治其外，应其内”的亚健康调理技术，是增强自身的免疫系统，提高生命自愈能力为根本的技术。

中医外治有着悠久的历史，清代著名外治之宗吴师机著有《理瀹骈文》，记载了上千种外治法，并说“外治之理即内治之理”，相比于内治，操作更简便，损害小。本技术是集开穴、清淤、升阳以及祛邪扶正为一体的创新专利外治技术，通过拔出体内瘀滞垃圾，来激活自身正气运行。本技术可通畅经络、谐调阴阳、改善气血运行，促进细胞新陈代谢，达到自我调节，自我修复，自我重建等一系列自愈过程，从而调理亚健康。

经络排毒养生实践立足于传统中医学和现代医学理论，立足于预防亚健康的实际功用，以简单、

易操作、无副作用为主要特点。是具有综合性调理的革新型经络清淤技术。该技术在清淤的同时强身健体，泻而不虚，祛邪扶正，使经络通畅，调理各种亚健康。《黄帝内经》曰："夫十二经脉者，人之所以生，病之所以成；人之所以治，病之所以起；学之所以始，工之所以止也。"通过对经络中阻碍气血运行的代谢产物清理，人体的自愈能和免疫功能得到很好的加强，可以达到抗衰老，消除疲劳，调理亚健康的效果。

【原　理】

十二经皮部是十二经脉支出的络脉浮行于体表的部分。五脏六腑的皮部，是距离该脏腑较近的皮肤表面区域，即覆盖该脏腑的皮肤表面区域。由于络脉分而又分，往往不能分清哪一部分络脉属于哪条经脉，邻近络脉之间的紧密联系，使络脉之间相互传送经气得以顺利进行。五脏六腑的皮部与脏腑通过相互之间距离很近的络脉紧密联系，因此，脏腑的皮部可以为我们调理脏腑提供很好的路径。也为通过脏腑来调理经络提供了很好的思路。

十二经脉的经气，必须禀受五脏六腑之气而产生。五脏六腑生化气血津液，通过十二经脉输送并濡养人体各部分器官。五脏六腑受十二经脉的灌溉，是强调十二经脉的联络和传输的作用，而五脏六腑是十二经脉经气的生发之源，不能忽视脏腑是根本的实际情况。中医经络学说既强调由十二经来调理脏腑之疾，也强调经脉的瘀阻可以通过脏腑得到解决，还可以通过五脏六腑的皮部得到调理。慈惠仁根治性经络排毒疗法正是依据十二经皮部和五脏六腑皮部的作用，利用药贴渗透开穴打通经络和罐具吸拔功能进行调理。它主要吸拔十二经皮部和五脏六腑的皮部区域，将体内经络中，乃至脏腑的风寒、痰湿、瘀血、热毒等，经体表皮肤吸引出来，把体内垃圾和病气排解出来，使经脉得以畅通，脏腑功能得以健全，从而气血能够渗灌到全身各个部位，恢复人体自愈能力，调理各种亚健康。

本技术根据五脏六腑在躯干的位置，将胸腹和背腰部的相应区域，划分为肝区、肺区、肾区、胃区等等。这些区域，或者说是部位，包括了该经所循行的腧穴，是距离该经所属脏腑路线较近的部位。通过五脏六腑皮部的这些主要区域，以及十二经脉上其他腧穴的所在部位，来拔除相应经脉和脏腑之瘀邪。将一些腧穴所在的部位划分成区，也体现了排毒疗法的特点。慈惠仁根治性排毒疗法通过十二经皮部区域，五脏六腑的皮部区域，以及经脉中其他腧穴所在的部位，在人体正常生理的作用下，排除体内垃圾，疏导经络，进而将各种病气从体内排出，达到调理的目的。

《灵枢·营卫生会篇》道："人受气于谷，谷入于胃，以传于肺，五脏六腑，皆以受气，其清者为营，浊者为卫，营在脉中，卫在脉外，……。"《内经》中告诉我们，经脉的作用主要是沟通表里内外和通行营卫气血两大项。营、卫即营气和卫气，同是水谷变化而生。《难经》中说："血为营，气为卫，相随上下，谓之营卫。"这就是说，营气实际是血气，即脉中实实在在的血气，循行中脉内，司营养的作用，是人体生存的根本。卫气则是一种比较剽悍疾利的气，经脉不能遏阻，所以行于脉外而司保卫的作用。脉内的血气是人生存的根本，即真气、元气。脉外循行的卫气保护脉内的血气不受侵害。人体通过生理功能不断地产生卫气来很好地起保护作用。排毒疗法在调理脏腑，疏通经络的同时，也疏通了卫气，卫气循行通畅，会更好地起保护作用。所以，人体内正气不但不会被排出来，相反，卫气一旦畅通无阻，会更好地保护正气。

【功效】

祛瘀除湿，通畅经络气血。

【适 应 症】

腰背酸胀，因各种亚健康引起的身体各处酸、麻、胀、痛、痒等不适感。

【应用方法】

慈惠仁根治性经络排毒过程中需要使用开穴贴、化淤贴、封穴贴、淋巴排毒提升液、特制真空气罐。

第一步，用温热毛巾将必要的穴位及附近擦净，再用酒精消毒皮肤表面；然后分别在相应部位贴上开穴贴、化淤贴，在身体上停留 18 个小时。

第二步，使用特制真空气罐在相应的病灶穴位开始排毒过程。每天 3 次，每次 40 分钟。但要避开 11：00—13：00 这个时间段。排毒的天数由接受者自身的亚健康状态来决定，直到毒素排净为止。在排毒过程的第三天开始直至排毒过程结束，每天先要使用淋巴排毒提升液在淋巴部位轻拍 1-3 分钟。

第三步，整个排毒过程完毕后第 7 天在相应部位贴封穴贴 3 小时以上即可。至此，一个络排毒养生保健过程全部完成。

不同的亚健康身体，排除的垃圾和病气也不同，排毒部位的表现也不相同。在达到吸拔力度和时间严要求的条件下，排毒部位在起罐后出现的情况可分为三种：

第一种情况是排毒部位皮肤发白，手摸发凉，起白水疱。这种情况说明患者风湿重一些，若白疱中夹有白沫说明受风重一些；第二种情况是排毒部位呈紫色，说明火毒重一些，病火较大。紫的程度不同、病毒、病火轻重程度也不同；第三种情况是第一、第二两种情况的混合，既有风寒，又有火毒，这是比较常见的，排毒部位皮肤发红、紫、出脓水，夹有白沫等。排毒时排毒部位内感到疼痛，表明正在排火毒。感到奇痒，是在出风寒。排毒时排毒部位的情况多种多样，因人而异，因病而异。经络排毒后，就可以使各种亚健康现象恢复正常，提高人体免疫能力、自愈能力，从而达到调理效果。

**附：**

**一、慈惠仁根治性经络排毒开穴贴 1 号**

**【成　　份】**干里光、内当归、大黄、赤芍、肉桂、生地、元参、等多味地道药材，精细配伍。

**【功　　效】**拔毒吸脓、暖筋骨。

**【注意事项】**1、在使用前请用温毛巾清洁局部贴敷即可。

2、必须在身体停留 18 小时以上。

**二、慈惠仁根治性经络排毒化瘀贴 2 号**

**【成　　份】**仙鹤草、厚朴、丹参、熟地、蛇床子、血竭、等多味地道药材，精细配伍。

**【功　　效】**清热解毒，凉血消炎、行气活血、软坚散结、破淤生新等功效（既能消除主病，又兼调理养生，消除潜伏病，改善局部微循坏，维持人体正常生理代谢等综合功能。

**【注意事项】**1、在使用前请用温毛巾清洁局部贴敷即可。

2、必须在身体停留 18 小时以上。

**三、慈惠仁根治性经络排毒封穴贴 3 号**

**【成　　份】**黄茂、人参、白术、甘草、陈皮、当归、柴胡、等。

**【功　　效】**补气健体、使后天生化有源，气虚诸证自可痊愈，也可提升中气，恢复中焦升降之功能，使下托，下垂之症自复其位。

**【注意事项】**

1、在使用前请用温毛巾清洁局部贴敷即可；

2、有皮肤创伤、皮肤病者禁用；

3、皮肤对贴敷过敏者禁用；

4、有按心脏起搏器患者禁止拔罐；

5、孕妇及婴幼儿禁用；

6、严重精神分裂症禁用。

## 34、半导体激光治疗仪亚健康调理技术

本技术是现代最新科技与中医理论的完美结合，创造性的把激光医学与中医经络穴位有机结合起来，用于调理疼痛亚健康。

**【原　　理】**

激光是一种非自然光，系由激光器产生的一种光，又称为受激辐射光。是 20 世纪以来，继原子能、计算机、半导体之后，人类的又一重大发明。

激光按其强度可分为强激光和弱激光，强激光主要用于工业、科研、军事等领域，弱激光主要用于通讯、医疗等领域。一般情况下，对于可见波段的连续激光而言，功率在 500 毫瓦以上的激光为强激光，500 毫瓦以下的激光为弱激光。

本技术采用低强度激光作为能量作用于生物组织，不会造成生物组织的损伤，对机体无任何伤

害，没有残留，并良性刺激机体产生一系列光化反应和生物效应，从而达到治疗和保健的目的，医学上称之为“低强度激光治疗法”。

激光医学研究表明：对活体细胞的热损小以及破会效应小的激光波长在 700nm—1300nm 的范围内，这个波长范围即所谓的“人体光学窗口”。

人体组织主要由水、血红蛋白、黑色素组成，在人体光学窗口范围内，810nm 波段的综合吸收效果最低，所以入射机体时的调理深度最大；650nm 血红蛋白吸收率最高，被誉为“生命的黄金波长”。

本技术采用 810nm 和 650nm 双波段激光照射，解决并平衡了激光照射疗法的低吸收率和低穿透率弊端，让调理效果达到最优化。

【功 效】

1、**改善血液循环：**SUNDOM-300IB 型半导体激光治疗机直接照射血流减少的疼痛部位或间接照射支配此范围的交感神经节均可引起血流增加，促进致痛物质代谢，缓解疼痛；

2、**激活脑内啡肽系统：**机体接受 SUNDOM-300IB 型半导体激光治疗机照射后可增加脑肽代谢，使脑内类吗啡样物质释放加快，从而缓解疼痛；

3、**抑制神经系统传导：**SUNDOM-300IB 型半导体激光治疗机发出的激光不仅抑制应激信号的传导速度，亦抑制应激信号的强度及冲动频率，同时，激光对疼痛刺激引起的末梢神经冲动、传导速度、强度及冲动频率均有抑制的作用；

4、**组织修复：**SUNDOM-300IB 型半导体激光治疗机的激光照射可促进新生血管的生长和肉芽组织增生，刺激蛋白质合成。毛细血管是肉芽组织的基本成分之一，是完成伤口愈合的前提条件，肉芽组织毛细血管越丰富，组织供氧量越充分，有助于各种组织修复细胞的代谢和成熟，促进胶原纤维（蛋白）的产生、沉积和交联。

【适 应 症】

用于各型急慢性疼痛、神经性疼痛等亚健康症状。

【应用方法】

一、选穴

每一种症状的激光照射调理都有多个可选穴位，因穴位所在经络不同，位置不同，调理效果也不相同，所以第一步是根据症状，选取最佳调理穴位。

二、调理时间及剂量选择

时间设置：

1、症状较轻部位及敏感部位，一般以 5—15 分钟为宜；

2、风寒病重又不涉及敏感的部位，照射时间可选 20—30 分钟；

3、正常使用选择 20 分钟为宜。

剂量选择：

1、有水肿的部位应从低功率开始，消炎可逐渐增大功率。初选可在 300—500 毫瓦之间；

2、凡涉及内置部位，一般不可超 350 毫瓦，其他部位可适当调至 400 毫瓦及以上；

3、头部及神经敏感部位功率一般不超过 120 毫瓦；

同一穴位每天照射不超过两次。

剂量判断：

1、微热：被照射部位感到微热最佳，说明照射效果达到最好；

2、灼热感：①、说明此处症状较轻；②剂量过大，需减剂或挪位；

3、冰冷、无感：①说明此处病邪较重；②剂量过小或时间过短；③应加大剂量或延长时间。

三、调理案例

**头痛**

症状及危害

头痛程度有轻有重，疼痛时间有长有短。疼痛形式多种多样，常见胀痛、闷痛、撕裂样痛、电击样疼痛、针刺样痛，部分伴有血管搏动感及头部紧箍感，以及恶心、呕吐、头晕等症状。继发性头痛还可伴有其他系统性疾病症状或体征，如感染性疾病常伴有发热，血管病变常伴偏瘫、失语等神经功能缺损症状等。头痛依据程度产生不同危害，病情严重可使患者导致痴呆、帕金森症，引发更严重的脑病（中风、肿瘤），丧失生活和工作能力。

激光治疗取穴方案

1、头痛点：

【取穴方法】前臂桡侧曲池与阳溪连线，上三分之一处；

2、阳溪：

【功能作用】吸收天部之热并向天部提供水湿。

【取穴方法】臂背横纹桡侧端凹陷处；

3、百会：

【功能作用】醒脑开窍，安神定志，升阳举陷，通督定痫

【取穴方法】两耳尖连线教育头顶中线处，头顶正中间；

4、印堂：

【功能作用】印堂穴的主治疾病为：头痛、前头痛、失眠、高血压、鼻塞、流鼻水、鼻炎、鼻部疾病、目眩、眼部疾病等。

【取穴方法】两眉头连线之中点；

5、太阳：

【功能作用】太阳穴的主治病症为：头痛、偏头痛、眼睛疲劳、牙痛等疾病。

【取穴方法】眉梢向后一寸处，两侧各一；

6、风池：

【功能作用】壮阳益气。

【取穴方法】枕骨下大筋两侧凹陷处；

7、风府：

【功能作用】散热吸湿。

【取穴方法】枕骨下大筋中间凹陷处；

8、合谷：

【功能作用】推动天部层次的气血运动，向天部层次输送水湿云气。

【取穴方法】第二掌骨二分之一处与第一掌骨缝边缘处，纵向取法：可用拇指第一节量取。

穴位速记口诀：

上肢阳溪头痛点，治疗头痛是首选，

拜会印堂太阳照，“二风”合谷要记全。

根据头痛病症的不同，激光治疗选取穴位应做侧重选择，选择规律如下：

1、前头痛：重点照射印堂，辅以其他穴位；

2、侧头痛：重点照射率谷（耳尖直上入发际一点五寸）；

3、后头痛：重点照射风府。

激光照射方案：

用激光治疗机直接照射压痛点或穴位，选取相应的3～5个点，一般每日1次，5～7次为一疗程。

参考剂量：

60mW～300mW，（以照射部位有温热感，可轻微针刺感为好，百会穴附近由于发根多，神经末梢分部较密集，对激光非常敏感，一般患者在输出功率60mW时已有明显热感，所以治疗照射时，输出功率一定要从小到大慢慢调节），每个靶点3～5分钟，注意需保护眼睛。

**三叉神经痛**

症状及危害

三叉神经痛是最常见的症状，以一侧面部三叉神经分布区内反复发作的阵发性剧烈痛为主要表现，女略多于男，多发生于中老年人，右侧多于左侧。特点是：三叉神经分布区域内，发病骤发，骤停、闪电样、刀割样、烧灼样、顽固性、难以忍受的剧烈性疼痛。说话、洗脸、刷牙或微风拂面，甚至走路时都会导致阵发性时的剧烈疼痛。疼痛历时数秒或数分钟，疼痛呈周期性发作，发作间歇期同正常人一样。

三叉神经痛可能导致下颌反射减弱甚至消失，面部刺激反射减弱，甚至面瘫。

激光治疗取穴方案

1、率谷：

【功能作用】现代常用于治疗血管（神经）性头痛、神经性耳鸣（耳聋）结膜炎等。

【取穴方法】耳尖直上一点五寸；

2、风池：

【功能作用】壮阳益气。

【取穴方法】脑后两侧凹陷处；

3、承浆：

【功能作用】连通体表体内。

【取穴方法】下唇下缘凹陷处；

4、合谷：

【功能作用】推动天部层次的气血运动，向天部层次输送水湿云气。

【取穴方法】第二掌骨二分之一处与第一掌骨缝边缘处，纵向取法：可用拇指第一节量取；

5、阳陵泉：

【功能作用】阳陵泉穴的主治疾病为：腰痛、

膝盖疼痛、脚麻痹、消化不良、关节筋迟缓或痉挛肿痛、抽筋、麻痹、腰腿疲劳、胃溃疡、坐骨神经痛、胆囊炎、高血压、遗尿等。

【取穴方法】小腿外侧腓骨小头（上部）凸起下方的凹陷处；

6、下关：

【功能作用】胃经气血在此分清降浊。

【取穴方法】颧骨弓下缘凹陷处，与上关对应。

穴位速记口诀：率谷风池承浆选，合谷下关阳陵泉。

激光照射方案：

用探头直接照射压痛点或穴位，每次选 3～5 个点，每日一次，7 次为一疗程视症状定疗程次数。功率 300mW～400mW，时间 5～8 分钟（以照射部位有温热感或轻微针刺感为好），注意保护眼睛。

**【注意事项】**

1、如不按照规定方法使用控制器件、调整器件或进行操作，会产生危险辐射量；

2、由于光输出探头直接照射人体，机器的供电电源必须有良好的接地保护；

3、探头中装有光学系统，使用时请轻拿轻放，避免碰撞，防止探头受到剧烈震动，并防止探头受热、受潮。探头镜片用无尘布或其他软布擦拭，可有效维护仪器；

4、由于探头内装有光学系统和激光器，使用时一定小心，轻拿轻放。正确拿取探头方式应抓取探头后端铁质防护罩，探头方向朝外。不可直接拖拽探头连接线或直接用手触摸探头光源点所在面；

5、开机使用时，务必先戴好防护眼镜，再将探头组件戴在调理部位，连接主机，接通电源，绝对禁止激光照射眼睛；

6、不允许照射甲状腺。孕妇腹部及腰骶部不得照射。有黑痣的地方、头部及毛发较重部位及体表黑色素沉积严重部位改为小功率照射或避免照射，以免吸收光能过多造成照射部位灼伤；

7、恶性肿瘤及癌症患者不得使用；

8、仪器从较低温度进入室温状态时不要立即开机，应等其温度升至室温后再开机。不得在潮湿环境下使用，主机上不得放置任何东西；

9、使用时，必须避免与易燃易爆品及麻醉剂、氧化性气体（如氧化亚铁、氯气）距离过近。用于清洗和消毒仪器的溶剂和可燃性溶液必须在使用前使其挥发完全，防止气体点燃；

10、请将仪器放置在小孩及宠物无法触及的地方；

11、不要将紧急停止开关当做开关使用，否则不利于仪器维护；

12、在紧急状态下，应立即按下紧急开关（红色，蘑菇形，下方有一圈黄色）终止激光，待危机解除后，旋转开关，再次通电；

13、本治疗机出厂均通过严格的调试和检验，使用者不得任意拆装治疗仪任何部分。遇到故障应及时与厂方或当地的维修点取得联系。

## 35、清畅疗法亚健康调理技术

**【原　理】**

本技术重点在于改善细胞生存的内、外环境，由此达到改善血压高、血糖高等亚健康问题之目的。使用独创的拔罐解冻疗法清理人体体液，改善细胞生存的外环境；应用生物酶（酵素）分解人体肝胆肠道以及全身细胞内的有毒有害物质，改善细胞的内环境。

**【功　　效】**

改善细胞生存的内、外环境，改善人体微循环及微环境，由此达到改善血压高、血糖高等亚健康问题之目的。

**【适宜人群】**

血压异常、血糖异常等亚健康人群。

**【调理方法】**

一、罐法调理步骤

将路加正能量液涂抹在表皮穴位，用真空拔罐技术吸拔；留罐 10 分钟后起罐。

基础选穴：

后背：大椎、天宗、天髎、沿背部脊柱两侧排罐，罐和罐之间上下靠紧、左右靠紧。

前胸：膻中穴、下脘、气海、两侧天枢。

双臂：外关、内关、少海。

双腿：血海、梁丘、阴陵泉、涌泉、足三里、承山、三阴交。

阿是穴。

二、路加生物酵素调理步骤

利用菠萝蛋白酶清除肠道内宿便；利用脂肪分解酶分解有害脂肪，尤其是血管中的脂肪堆积物；利用蛋白质分解酶、糖分解酶以及脂肪分解酶共同作用，清除细胞内的各种副反应产物及有毒有害物质，改善细胞内环境。

**【成　　份】**菠萝蛋白酶、脂肪分解酶、蛋白质分解酶、糖分解酶等。

**【功能及作用】**补充人体所需酵素。用于高血压、高血糖等慢性病亚健康的辅助调理。

**【用 法用 量】**以菠萝蛋白酶为主的酵素混合物洁畅酵素，每日一次，睡觉前1小时6-9克温开水冲服，服用后2小时空腹。其它酵素混合物每日三餐各6-8克代餐，或三餐饭前1小时各3-6克，温开水冲服。

**【注意事项】**

1、施术者双手要保持清洁，勤修指甲，罐法适度；

2、调理环境安静，室温适宜；

3、调理一般在饭前进行，调理完后避风寒；

4、调理体位：选择体位以便于罐法操作和使客人舒适为原则。施术者端坐，受术者，根据选穴不同，分别采用坐位、仰卧位和俯卧位；

5、疗程和时间：10天为1疗程，每次拔罐约10分钟。一疗程结束后休息3天，观察并评价其疗效。

## 36、扶正堂经络养生操亚健康调理技术

**【原　理】**

扶正堂经络养生操是运用中国传统中医的经络学说结合现代人体运动学原理所创的一套调理亚健康的养生操。通过人体的主动运动和对特定的经络穴位的拍打刺激可以激发人体的正气，使气血调畅，达到肌肉与筋骨、气与血的双向平衡。

**【适宜人群】**

办公室人员、长期伏案工作者等亚健康状态的人群。

**【功　效】**

疏通筋骨，调动气血，解除由于久坐等长时间单一姿势造成的气血不通症状。

**【调理方法】**

一、关节护理（肌肉与筋骨的平衡）

（一）颈椎护养（取直立站姿，双脚与肩同宽）

1、两手交叉放于头后枕部，压着一起往前低头8次（用相同的频率）；

2、双手压住额头，压着额头一起往后仰8次；

3、双手压住头的一侧，然后往另一侧压头8次（先左后右）；

4、往一边摆头（先左后右）8次；

5、头部做前伸再后仰的动作（低头尽量伸长颈部再往后上方勾）8次：锻炼颈后肌肉的力量；

6、头部先后仰再前伸（仰头尽量再往前伸颈部再往回勾）8次：锻炼颈前肌肉的力量。

这一组动作可以锻炼颈部肌肉的力量，还可以缓解紧张的颈部肌肉。

（二）肩关节护养

1、手放在肩上，肩关节向前做旋转动作8次，再向后做旋转运动8次（先左肩后右肩）；

2、两手都放在肩上，同时做旋转动作（先向前做旋转8次，再向后做8次）。

此动作可有效缓解肩周肌肉紧张粘连的状态。

（三）脊椎护养

1、胸椎：两手握拳相对，然后胸椎向侧后方做旋转动作8次（先左后右）；

腰椎：腰部略弯，两脚分开比肩稍宽，使手臂自然下垂，然后腰部向侧后方做后旋运动8次（先

左后右)。

2、两手掌心相对，手臂下垂，然后腰部做前屈动作 8 次，以手指触到地面为好。

3、两手放于腰部，然后腰部做后屈动作 8 次。

(四) 髋关节护养

两腿呈弓字步，两手压住膝盖做压腿动作 8 次(先左后右)。

(五) 膝关节

其中一条腿膝关节稍弯曲，脚尖点地，弯曲的膝关节做内旋和外旋动作(先左后右)。

(六) 踝关节

两手臂外展伸直，与肩同平，一条腿做前伸，然后身体保持平衡，同时前伸的那条腿的脚腕做背屈和掌屈动作各 8 次；然后前伸的腿再做后伸，身体保持平衡，后伸那条腿的脚腕做背屈和掌屈动作各 8 次(先左后右)。

二、经络穴位的护养(气血的平衡)

(一) 头部经络

1、敲打百会穴 8 次：点按百会可提升阳气，唤醒百脉；

2、搓热双手做洗面的动作，然后两手的手指分开夹住耳朵来回搓动直到发热为止，之后两手掌放于头后枕部左右搓热：这组动作可以提升头面部的气血供应。

1.上肢经络

1、敲打中府穴(气从中府出)：一手外展伸直，与肩持平，另一手半握拳扣打对侧的中府穴(先左后右)；

2、沿着肺经传感路线拍打：空掌拍打(先左后右)，拍打至手部时，做拍手的动作 16 次；然后两手握空拳敲打合谷穴，再反过来对打后溪穴 16 次；最后一手握拳，拍打另一手掌(拍打手背)；

3、敲打极泉穴(血从极泉出)：一手外展伸直，与肩持平，另一手半握拳扣打对侧的极泉穴(先左后右)；

4、沿着心经的路线拍打(先左后右)。

(三) 胸腹部

1、两手掌揉或拍打大包穴 16 次：宽胸理气，疏解忧郁；

2、揉动神阙：一首压住另一手，然后揉动神阙穴。

(四) 下肢经络

1、两手空掌拍打气冲穴 16 次；

2、两手空掌拍打风市穴 16 次；

3、两手空掌拍打血海穴 16 次；

4、两手拍打足三里穴 16 次；

5、两手背敲打三阴交穴 16 次；

6、稍微弯腰，两手握拳，用手背搓热腰肾(阳气归于肾)；

7、直立，尽量踮起脚尖，同时手握拳，挺胸收腹，最后脚跟突然着地，同时嘴巴发出声音(排出浊气)。

**【注意事项】**

1、 要求环境空气清新安静，最好是在室外。

2、 做关节运动时尽量做到关节的最大功能活动范围内，保持一定的频率，不可用力过猛；做完以后注意避风寒。

3、 此经络操适合天天做，且操作简单、易学、效果明显，尤其适宜长期不运动的亚健康人群。

## 37、扶正堂养胃健脾亚健康调理技术

**【原　理】**

扶正堂养胃健脾亚健康调理技术是运用扶正堂特有的手法以药草油作为媒介，通过对人体的腹部和脾胃经络上的刺激，促进或者抑制肠胃的蠕动，可以驱除脏腑瘀滞达到调整阴阳、调理脏腑、健脾益肾、疏通气血，促进脾胃运化功能的目的。

**【适宜人群】**

消化能力差，各种肠胃亚健康，女性亚健康人群。

**【功　效】**

对脏腑功能失调或亚健康状态进行针对性的推拿，以驱除脏腑瘀滞达到通和上下、分理阴阳、去旧生新、健脾益肾、疏通气血、通经活络、增强

体质，提高人体免疫力的作用。

**【调理方法】**

一、手法调理

（一）背部三线（俯卧位）

推背部三线：先左后右，一线是华佗夹脊也是脊肌，由腰骶部往上疏通，到肩部时双手拇指倒推至肩部斜方肌中束往肩峰方向，然后用疏通小肠经，从手排出；第二条线是膀一线也是竖脊肌的最长肌，同第一条线；第三条线是膀二线距督脉3寸的位置，用虎口疏通，同上。

（二）腹部（仰卧位）

1、展油：顺时针和逆时针各十八圈，蝴蝶掌排毒；

2、空掌揉神阙三遍；

3、掌跟揉升、横、降结肠三遍，蝴蝶掌排毒；

4、四指指腹拨升、横、降结肠三遍，蝴蝶掌排毒；

5、四指揉升、横、降结肠三遍（重点结节处，有宿便的地方），蝴蝶掌排毒；

6、排场法：两手交替推升、横、降结肠三遍；

7、双手推带脉八遍。

（三）侧身带脉（侧卧位）

1、展油；

2、虎口疏通臀部肌肉：四指和拇指指腹做着力点；

3、虎口疏通带脉：以四指和拇指指腹做着力点，两手交替从背侧推向腹侧；

4、虎口来回疏通到腹部时变为掌跟从腋下排出。

（四）腹部（仰卧位）

点穴三遍：顾客屈膝屈髋，一只手点按上、中、下腕，另一手点按神阙、天枢穴，做腹式呼吸，待呼气腹部松软时同时点按下去。然后是一手点按神阙、天枢穴，另一手点按气海、关元、中极，呼气时缓慢的点按，最后两只手拇指点按天枢和大恒穴。

（五）抖肠：五指指腹按住肚脐上横结肠的位置，抖动起来。

（六）斜压胃囊。

（七）推三线：正推三线，反推三线。一线是腹正中线，二线是过天枢穴，三线是过大恒穴。

（八）侧拉排毒：先左侧后右侧，双手交替斜拉腰腹至腹股沟排出。

二、任脉（体位：仰卧位）

（一）展油：两手掌交替推前正中线，从上往下推（由天突穴向关元穴推）。

用拇指和四指指腹交替推任脉，从天突穴推至肚脐下的关元穴在向两边分开推至两腰腹处。

（二）反推任脉，从腹部推向胸部在分开用两手掌跟压中府，拉至腋下排出。

督脉总管一身之阳气，任脉主管一身之血，所以疏通任督二脉可以调动气血，扶正祛邪。

**【注意事项】**

一、施术者双手保持清洁，勤修指甲。施术时禁止带首饰（手表、手链、戒指取下来），长发需要盘起来或扎好。

二、调理环境要安静，室温适宜，忌空调或风扇直吹身体。

三、施术部位有急性损伤、骨折和严重水肿，传染性皮肤病、皮肤有破损，有出血性疾病和出血倾向者如血小板减少性紫癜、白血病及血友病等，大醉、大饱和大饿之人，腹部有急性炎症如：急性肠炎、胃炎、阑尾炎等不宜做调理，有严重肠胃疾病的如：肠胃溃疡和穿孔等，腹部有癌症肿瘤等，孕妇和女性月经期、妊娠期，有严重内脏疾病的人不适宜做调理。

四、调理一般在饭前或饭后一小时进行，调理完毕后注意避风寒。

五、调理体位根据调理部位的不同采用：俯卧位、仰卧位、侧卧位。

六、疗程和时间：2天一次，每次调理约60分钟左右，十天为一疗程。

七、手法要求：服帖连贯，以舒适为度。对于实症、便秘者可以手法稍重顺时针去摩腹（推升、横、降结肠）；对于虚证、便溏者以轻手法逆时针去摩腹。

# 38、扶正堂通督纠脊亚健康调理技术

**【原理】**

扶正堂通督纠脊亚健康调理技术是运用扶正堂独特的理筋复位等手法作用于我们人体的任督二脉以及膀胱经和小肠经络上，通过手法的良性刺激可以是局部气血通畅，血液循环加快，可以有效解除粘连和紧张的肌肉，以达到纠正脊椎、肌肉与筋骨平衡的状态。

**【适宜人群】**

久坐（办公室人员、开车等）长期伏案工作的人，肩颈和脊椎痛症亚健康人群。

**【功效】**

疏通经络，调动气血，纠正错位的脊椎小关节，解除脊椎两边肌肉紧张的状态。

**【调理方法】**

手法调理

一、手法放松（体位：俯卧位）

（一）头部点穴放松：百汇穴三次，四神聪三次，风府、风池、翳风穴各三次，之后指柔头部放松。

（二）揉拨膀胱经：用大小鱼际或掌跟揉拨两边膀胱经，从肩部揉到脚，在揉拨回来，先左后右。

（三）平衡肢体关节，四平八稳，一手放于督脉上的大椎下，一手放于尾骨上，往相反的两个方向撑拉。然后再两对角撑拉。

（四）平脊法：顾客张口，调理师用手掌从尾骨开始往上按压 2 遍。排出体内浊气。

（五）八卦掌：两手掌交替放于脊柱两侧的膀胱经上旋转按压，可纠正背部小关节错位。

（六）抖背：双手放于背部抖动背部肌肉。

二、（体位：俯卧位）

（一）展油：药草油放于手掌心，充分打湿手掌，在从上往下推至臀部在往上贴服着身体回来包肩上颈部。

（二）推八髎穴：两手拇指交替推八髎。

（三）推臀部三线，放松臀部肌肉。

（四）推背部三线：先左后右，一线是华佗夹脊也是脊肌，由腰骶部往上疏通，到肩部时双手拇指倒推至肩部斜方肌中束往肩峰方向，然后用疏通小肠经，从手排出；第二条线是膀一线也是竖脊肌的最长肌，同第一条线；第三条线是膀二线距督脉 3 寸的位置，用虎口疏通，同上。

（五）疏通肩胛骨：两手拇指交替倒推肩胛骨内侧缘，然后两手正推肩胛内侧缘，最后从腋下排出。先左后右。

（六）诊断：骨度寸量法，以顾客的手掌并拢伸直时为准，用手掌把背部分为七段；

1、八髎反射区：男妇科问题，生殖系统。

2、大小肠反射区：消化系统肠道问题。

3、肾部反射区：腰肾问题。

4、脾胃反射区：脾胃消化等问题。

5、肝胆反射区：肝胆功能问题。

6、心反射区：心功能问题。

（七）肺反射区：肺功能问题。

疏通脊肌，也就是华佗夹脊，这是脏腑的反射区，从腰骶部开始一点点的来回疏通。

（八）指拨膀胱经：从肩部往下拨至腰部时可双手重叠去拨。

（九）肘部滚法疏通膀胱经：

1、肘尖点按环跳穴三遍，力度不宜太重，以酸胀为度，然后肘部滚揉放松臀部肌肉。

2、顺着往上滚揉膀胱经，至肩部。

3、倒勾肩周：肘绕肩胛缝拉至肩部斜方肌处三遍从腋下排出。

（十）疏肝理气，斜拉两肋骨缝（从胸侧往背侧斜拉，以指腹为主）

1、提拉腰线。

2、提拉肋骨缝。

3、放松肩部肌肉，两手拿揉两肩。

（十一）放松颈部，点按风池、风府；点按天宗、肩贞穴；大小鱼际放松点按部位。

（十二）手掌搓热督脉和背部膀胱经。

三、腿部（体位：俯卧位）

（一）展油

（二）掌跟推

（三）虎口推

（四）两拇指指腹一起推

（五）掌跟分推放松

（六）掌跟揉按放松

（七）虎口排毒

（八）手掌搓热

（九）盖上毛巾，拍打腿部经络

四 、颈椎（体位：侧卧位）

（一）颈三线（一线是颈夹肌：风池到大椎　二线是斜方肌上部肌束：翳风穴到肩井穴也是颈部动脉线　三线是颈部淋巴线：淋巴区）

1、一线用拇指揉按，从颈部向肩部揉按。

2、二线以拇指指腹打圈推揉疏通。

3、三线是淋巴区所以手法轻柔，用拇指指腹打圈揉推。

（二）断脂法。一只手的拇指指腹疏通肩胛内侧缘。从肩胛内侧缘的中点处向肩部疏通。

（三）肘尖点按肩井穴，跪指疏通肩部。

（四）反推三线（1、颈部淋巴线 2、颈部动脉线 3、颈夹肌）

（五）排毒：导流至手指尖排出。

五、放松倒三角（体位：侧卧位）

将客人的胳膊抬起来放于头部

（一）两手交替展油

（二）放松肩胛三线：一线是肩胛内侧缘，一只手拇指指腹从肩胛下角向肩胛上角方向疏通。二线是肩胛外侧线，分两段，一段是肩胛外侧缘，第二段是过腋下到手臂，一只手拇指指腹推揉。三线是肩胛骨中间鼓起的一块肌肉，用拇指指腹推揉。这三线是肩部肌肉容易粘连的部位，经常放松可缓解肩周疼痛以及肩周炎。

六、任脉（体位：仰卧位）

（一）展油：两手掌交替推前正中线，从上往下推（由天突穴向关元穴推）。

（二）用拇指和四指指腹交替推任脉，从天突穴推至肚脐下的关元穴在向两边分开推至两腰腹处。

（三）反推任脉，从腹部推向胸部在分开用两手掌跟压中府，拉至腋下排出。

督脉总管一身之阳气，任脉主管一身之血，所以疏通任督二脉可以调动气血，扶正祛邪。

**【注意事项】**

一、施术者双手保持清洁，勤修指甲。施术时禁止带首饰（手表、手链、戒指取下来），长发需要盘起来或扎好。

二、调理环境要安静，室温适宜，忌空调或风扇直吹身体。

三、施术部位有急性损伤、骨折和严重水肿，传染性皮肤病、皮肤有破损，有出血性疾病和出血倾向者如血小板减少性紫癜、白血病及血友病等，大醉、大饱和大饿之人以及孕妇，妇女妊娠和月经期的腰腹部和有严重内脏疾病的人不适宜做调理。

四、调理一般在饭前或饭后一小时进行，调理完毕后注意避风寒。

五、调理体位根据调理部位的不同采用：俯卧位、仰卧位、侧卧位。

六、疗程和时间：2 天一次，每次调理约 60 分钟左右，十天为一疗程。

七、手法要求：服帖连贯、渗透，以舒适为度。

## 39、扶正堂温阳固肾亚健康调理技术

**【原　理】**

扶正堂温阳固肾亚健康调理技术是运用扶正堂独特的手法作用在身体的腰肾部位和相关的脏腑经络，通过手法的刺激可以促进腰部气血循环，舒筋通络，使腰部健壮有力。

**【适宜人群】**

久坐、腰肌劳损等腰背和腿痛症的人群。

**【功　效】**

舒筋通络、温肾固肾，消除腰部疲劳和疼痛，使腰部活动灵活、健壮有力。

**【调理方法】**

2．手法调理

（一）背部三线（俯卧位）

推背部三线：先左后右，一线是华佗夹脊也是脊肌，由腰骶部往上疏通，到肩部时双手拇指倒推至肩部斜方肌中束往肩峰方向，然后用疏通小肠经，从手排出；第二条线是膀一线也是竖脊肌的最长肌，同第一条线；第三条线是膀二线距督脉 3 寸的位置，用虎口疏通，同上。

（二）腰部（俯卧位）

1、展油：顺时针打圈（先大圈 18 次，后小圈 18 次），再逆时针打圈（先大圈 18 次，后小圈 18 次），蝴蝶掌放松提拉。

2、侧推：双掌交替单侧推肾部（先左后右）

3、诊断：拇指交替推腰部华佗夹脊

4、点穴：点按腰部膀胱经和长强穴（3 次）

5、拨腰部肌肉，以竖脊肌为主（3 次）

6、搓热腰肾：两手掌放于脊椎两侧膀胱经，同时往相反的方向搓热膀胱经，然后双掌搓热背部三线（膀胱经和督脉）

7、横搓：以两只手的侧面（小鱼际）横搓，从腰骶部一直往上搓热至肾部（分三线搓热，膀胱经和督脉）

8、提肾气：两手掌从腰骶部轻轻向上推提肾气。

（三）任脉（体位：仰卧位）

1、展油：两手掌交替推前正中线，从上往下推（由天突穴向关元穴推）。

2、用拇指和四指指腹交替推任脉，从天突穴推至肚脐下的关元穴在向两边分开推至两腰腹处。

3、反推任脉，从腹部推向胸部在分开用两手掌跟压中府，拉至腋下排出。督脉总管一身之阳气，任脉主管一身之血，所以疏通任督二脉可以调动气血，扶正祛邪。

**【注意事项】**

一、施术者双手保持清洁，勤修指甲。施术时禁止带首饰（手表、手链、戒指取下来），长发需要盘起来或扎好。

二、调理环境要安静，室温适宜，忌空调或风扇直吹身体。

三、施术部位有急性损伤、骨折和严重水肿，传染性皮肤病、皮肤有破损，有出血性疾病和出血倾向者如血小板减少性紫癜、白血病及血友病等，大醉、大饱和大饿之人以及孕妇，妇女妊娠和月经期的腰腹部和有严重内脏疾病的人不适宜做调理。

四、调理一般在饭前或饭后一小时进行，调理完毕后注意避风寒。

五、调理体位根据调理部位的不同采用：俯卧位、仰卧位、侧卧位。

六、疗程和时间：2 天一次，每次调理约 60 分钟左右，十天为一疗程。

七、手法要求：服帖连贯、渗透，以舒适为度。

## 40、晴轩关节疼痛亚健康调理技术

**【原　理】**

关节不适多因经络不畅、气血不通、湿寒之气无法排出体外，所以导致气滞血瘀形成虚寒、痰湿体质，现在根据中草药的调理性和精油的高渗透性及中医养身专业技术起到疏通经络，排除毒素，调和气血，从而使身体达到机体平衡由内而外的健康。

**【功　效】**

通过穴位点按，经络刺激，排除毒素，消除四肢疲劳、沉重的现象。改善风湿引起的亚健康状况。预防腿部水肿、发胖、抽筋等问题。使下肢血液快速回流到五脏六腑，达到内外平衡之功效。

**【适应人群】**

虚寒体质、痰湿体质的人

**【应用方法】**

步骤一：

用追风祛湿疏通 1 号药油；成分：陈皮、广藿香、苍术、肉桂、生姜等中药。

用法：取本品 3ml 均匀涂于整个按摩部位，配合专业按摩手法点穴按摩 8-10 分钟。（开穴手；肩贞、少海、阳池、脚；环跳、委中、太溪承山）

步骤二：

追风祛湿疏通 2 号药油；成分：当归、人参、黄芪、丹参、茯苓、白术等中药。

用法：取本品 2ml 均匀涂于整个按摩部位，配合专业手法疏通按摩 5-10 分钟。（寸推、交替推十二条经络）

步骤三：

追风祛湿疏通 3 号药油；成分：藏红花、三七、阿里山透骨草、天竺葵等中药。

用法：取本品 2ml 均匀涂于整个按摩部位，配合专业手法疏通按摩 5-10 分钟。（刮十二条经络）

步骤四：

风湿骨痛调理液针；成分：威灵仙、苍术、生姜、当归、木瓜、牛膝、樟脑、红花、防风、生附、桂枝等。

用法：取本品 2ml 均匀涂于整个按摩部位，配合专业手法疏通 3 分钟。（委中穴可先用刮痧板来回轻快地刮红，再用手拍打出痧来）

步骤五：

止痛消肿归元膏；成分：天然火山矿物泥、天然玉石、天然能量石及藏红花、野生人参、雪莲花、当归、川芎等中药。

用法：归元膏微波炉加热软化 1-3 分钟（放入微波炉前必须打开盒盖）→自然冷却→热毛巾清洁调理部位→药油按摩调理部位→敷归元膏→盖保鲜膜→休息 45 分钟。

15 次为一疗程，前 5 次每天 1 次，后 10 次 3 天 1 次。情况严重者可每天 1 次。

**【注意事项】**

施灸后禁止着凉、禁止对着风口吹、禁止食刺激辛辣食物，禁止冷食。五小时禁止洗澡，严重高血压患者不能在上半身施灸，儿童和孕妇不能用。膏药性体质者可能会引起过敏，不建议使用。

## 41、晴轩疏肝利胆亚健康调理技术

**【原　理】**

肝、胆、肠道都是毒素的源头，而万病之源都来自毒素的堆积，晴轩疏肝利胆亚健康调理技术采用中草药油和液针的有效成分，通过穴位点按，经络刺激排除肝胆毒素，减轻肝胆的代谢负担，使肝脏功能正常进行解毒、分解、合成、分泌、储存、转换和代谢。

**【功　效】**

疏肝理气、加速毒素代谢。

**【适应人群】**

1、皮肤晦暗，粗糙，长斑，长痘易过敏人群；

2、小腹凸起，腰部易长赘肉人群；

3、头疼、失眠、多梦、脾气急躁、易怒；

4、便秘，口臭。

**【应用方法】**

步骤一：

疏肝利胆调理液针；成分：香附、当归、川芎、丹参、生地、紫胡、党参、白术、黄芪、茯苓等。

用法：取本品 2ml 均匀涂于按摩部位配合专业手法疏通 3 分钟（拍打吸收）。

步骤二：

理气通脉滋养 1 号药油；成分：杜仲、牛膝、独活、石楠藤、续断等。

用法：取本品 3ml 均匀涂于按摩部位，配合专业手法点穴按摩 8-10 分钟（开穴；太冲、阳陵泉、阴陵泉、肝俞胆俞）。

步骤三：

理气通脉滋养 2 号药油；成分：没药、乳香、干姜、苍术、桂枝等。

用法：取本品 2ml 均匀涂于按摩部位，配合专业手法按摩 5-10 分钟。（推肝胆区膀胱经、推整条肝胆经脚上的肝胆经）

步骤四：

理气通脉滋养 3 号药油；成分：防风、羌活、僵蚕、木瓜、黄柏等。

用法：取本品 2ml 均匀涂于按摩部位，配合专业手法按摩 5-10 分钟。（刮痧；先刮背上的肝胆区，再刮脚上的肝胆经）

步骤五：

疏肝利胆归元膏；成分：天然火山矿物泥、天然玉石、天然能量石、鹿茸、当归、积雪草、芦荟、玉竹、桃仁、连翘等。

用法：归元膏微波炉加热软化 1-3 分钟（放入微波炉前必须打开盒盖）→自然冷却→热毛巾清洁调理部位→药油按摩调理部位→敷归元膏→盖保鲜膜→休息 45 分钟。

15 次为一疗程，前 5 次每天 1 次，后 10 次 3 天 1 次。情况严重者可每天 1 次。

附：

疏肝利胆调理液针 30ml

理气通脉滋养 1 号药油 5ml*10

理气通脉滋养 2 号药油 10ml*3

理气通脉滋养 3 号药油 10ml*3

疏肝利胆归元膏 300g

成分：威灵仙、桂枝、防风、川穹、鸡血藤、千年健、五加皮、枸杞、旱莲草、瓜络、红花等。

功能及作用：益气固表，强卫御邪。本品用于体弱经常感冒者的辅助调理。

**【注意事项】**

1、施灸后禁止着凉、禁止对着风口吹、禁止食刺激辛辣事物，禁止冷食。

2、五小时禁止洗澡，严重高血压患者不能再上半身施灸，儿童和孕妇不能用。

3、膏药性体质者可能会引起过敏，禁用。

## 42、旭进堂律动床亚健康调理技术

**【原　　理】**

中医认为，人体气血是相关联的，气为血之帅，血为气之母。血的运行，有赖于气的推动。主要依靠心气的推动，肺气的宣发肃降，肝气的疏泄调达。气行则血行，气滞则血瘀。在病理上，气虚或气滞，可导致血瘀，称为“气虚血瘀”、“气滞血瘀”。如气机逆乱，血亦随气的升降出入的逆乱而异常，血随气升，可见面红、目赤、头痛、甚则出血；血随气陷，则脘腹坠胀、或下血崩漏等。

本技术所用律动床具有选定的特定的频率，其振动具有良好的行气功效，从而达到气行血活，平调阴阳，调畅脏腑气血运行的目的。

**【功　　效】**

行气活血，平衡阴阳，调畅脏腑气血运行，改善微循环。

**【适 应 症】**

亚健康人群

**【应用方法】**

用户平躺律动床上，打开开关，持续二十五分钟即完成一次调理。每日使用两次。每日使用时间不超过六十分钟。

**【注意事项】**

下列人群不宜使用亚健康调理律动床：1、接受外科手术尚未恢复者；2、骨折患者；3、孕妇；4、七岁一下儿童。

下列人群需医生进行相应评估后使用：1、心脏起搏器置入患者；2、高血压、心脏病病史的人；3、视网膜病变；4、脊椎病变如不稳定脊椎伤。

产品外观照片

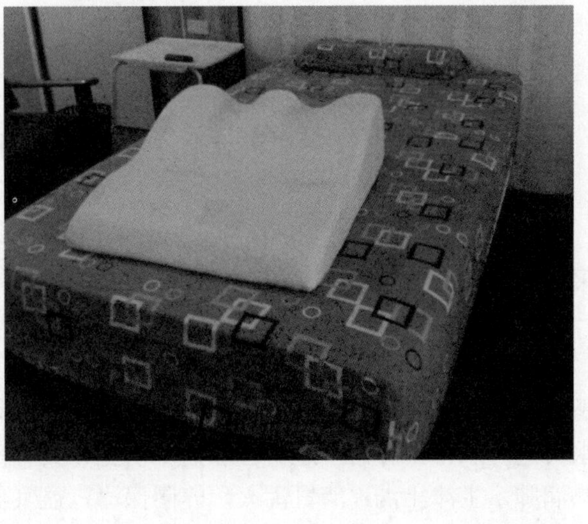

## 43、旭进堂亚健康调理技术

**【原　　理】**

1952 年舒曼（Schumann）指出，地球和电离层可以构成一个谐振腔体，腔体中存在一个特殊的谐振频率，这一频率主要由地球的尺寸决定，并由全球的闪电放电激发。这个谐振频率被称为舒曼共振（Schumann Resonance）。舒曼共振的频谱在 ELF 波段，频率为 8Hz 左右，恰好人类大脑的 α 波与 θ 波也近于 7.8Hz，于是有人将舒曼共振称为"地球的脑波"。

舒曼波是一种有益的脉动韵律波，出现在大气的电离层。它的频率是 7.83 赫兹，恰好和哺乳动物脑里海马体的频率相同。人脑的这一部分是负责重要的记忆和生存的功能。我们的神经系统也会对舒曼波的电磁脉冲产生反应。以上说明了人是一个电或能量系统。因此，我们的健康和生存，就有赖于平衡的天然能量，以及我们与它的相互作用。美国宇航局（NASA），在载人太空仓里装上舒曼波产生器，就是为了维持太空人的身心健康。

舒曼波的存在给我们一个启示，中医早就有“天人合一”说法。外界的自然环境时刻影响人体气血运行，干扰阴阳平衡，造成脏腑经络的偏盛偏亏，这也是亚健康形成的一个基础，也提示我们恢复人体健康的途径。本技术根据天人合一思想，利用舒曼波共振原理和现代电子技术，建立一个阴阳相对平衡的外界环境，达到补气行血目的，改善人体阴阳失衡状态，调整人体气血运行，调畅脏腑经络功能。

**【功　　效】**

补气行血，改善阴阳失衡，调整人体气血运行，调畅脏腑经络

**【适 应 症】**

亚健康人群

**【应用方法】**

开启调理仪后，需要进行调理人员在 100 平方米范围安静活动。

**【禁忌症】**

此波属于自然无伤害频率，无禁忌症和注意事项。

**产品外观照片**

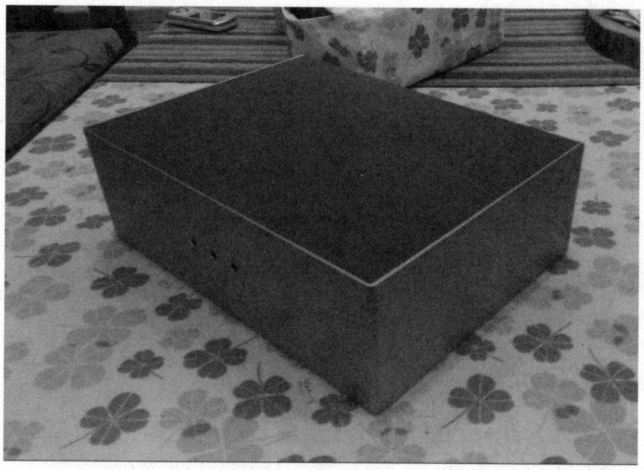

## 44、三高水疗亚健康调理技术

本技术是一种特殊的养生水疗法，本水疗法所采用的水源是由电解水机设备供应。

**【原　　理】**

电解水机设备，是一种创新高科技专利产品，是目前唯一具有综合功能的水疗产品。用豪格电解水机进行水疗，补而不过，去邪而不伤正，具有清热润肺，生津止渴，清胃泻火，养阴保津，益气健胃，温运中州，祛风散寒，扶阳固脱，升阳举陷、扶正祛邪，调和气血，协调阴阳的作用。从现代医学角度来看，水疗法能够改善血液微循环、去除人体多余自由基、软化血管、促进新陈代谢、活化细胞、平衡内分泌、改善组织营养状态，快速将阻滞在人体内的病理代谢产物通过皮肤和血液循环排出体外，最终增强和改善人体免疫系统的功能，从而达到康复和改善三高亚健康症状的效果。

**【适宜人群】**

亚健康人群。

【功 效】

清热润肺，生津止渴，清胃泻火，养阴保津，益气健胃，扶正祛邪，调和气血，协调阴阳。

【调理方法】

养生水疗调理：

1、亚健康人群饮水方法，前三天饮用“日常饮用”档，然后饮用“烹调料理”档；待症状缓解后，调整为“日常饮用”档；

2、亚健康人群饮水量，早晨空腹饮用500ml，上午 600ml，下午 800ml，夜晚 600ml，夜晚睡前500ml。

3、饮用方法：

（1）保持新鲜，提倡生饮；

（2）每日3升，多喝慢饮；

（3）使用玻璃杯、陶瓷杯、塑料杯装豪格还原水，避免使用金属杯；

（4）饮用热水时用五分之四的常温还原水与五分之一的热还原水混合或直接加热到50度左右，不建议将还原水加热100度。

【禁忌症】

1、有严重心脑血管疾病（尤其带有心脏起搏器患者），肝肾功能不全者；

2、服用利尿剂者。

## 45、本韵玉石温面艾灸法皮肤亚健康调理技术

本技术是一款创新的皮肤养生产品。传承中国五千年中医养生文化，开创玉石温面艾灸疗法。让皮肤恢复自然健康的最佳状态。

【原 理】

艾草中医称为百草之王，拥有良好的治疗功效。《本草纲目》载“艾叶能 灸百病。”《本草从新》中又说，“艾叶苦辛，生温，熟热，纯阳之性，能回垂绝之阳。通十二经，走三阳，理气血，逐寒湿，暖子宫……以之灸火，能透诸经而除百病。”

根据古方之原理，本技术将其用在皮肤养生——清、调、养、补、健。精选其五年以上陈艾草70%，配以多种名贵本草植物30%，根据功能的不同，制成相对应的清、调、养、补、健艾绒。通过本韵独创的——玉石温面艾灸仪，将皮肤由内而外清通，调顺，养白，嫩滑，柔润。

玉石温面艾灸仪——远红外保健磁片的磁力作用，清洁血液，畅通血脉，促进皮肤的气血运行，活化细胞，美养肌肤。特配玉石片，加强经络疏通，促进毒素排出，抗菌消炎，温玉更有微量素吸收，润肤生肌的效果。

【适宜人群】

适合于95%以上肌肤。色素沉着，色斑，色素不均，痤疮，暗疮，皮肤萎黄，干燥有

皱等皮肤亚健康状态。

【功 效】

可加速皮肤的血液循环，使老化细胞代谢，新细胞再生加强，淡化色斑，减少皱纹，使肤色红润白嫩，延缓衰老。眼部方面：可改善眼袋、黑眼圈、眼睑下垂、皱纹、延缓眼部的松弛老化现象，使眼部恢复光彩。

【调理方法】

1、手法调理：运动皮下组织，疏通毛孔，排出深层污垢，激活皮肤细胞，促进皮肤的吸收与代谢，焕活皮肤新生。

（1）大量给水，精油导入。

（2）平面按压皮肤，深层运动皮下组织。

（3）按照皮肤生理纹路进行按摩。（从里向外上方打圈，从下颌至额头九线行进）

（4）皮肤不红，且将深层污垢排出。

2、面部温灸使用方法：点燃艾绒放入艾灸器中产生温热的刺激，用温热的玉石面旋转、提拉按摩肌肤，配合艾油（或精油）的渗入在肌肤经络或患处四周，帮助肌肤温通经络、温补元气、调和气血、润泽肤色、散发出健康美丽的神采。艾灸方式：根据皮肤的纹理以下向上打圈，上有力下无力，提拉熨平。额头——太阳穴——眼部（瞳子髎、承泣、四白）——脸颊——鼻翼——嘴周——颌尖——颈部——耳周。

3、配合穴位艾灸疗，针对性解决皮肤问题，强化皮肤的功能：

清：《雪耳·清肌套》清理皮肤内外环境，畅通毛孔，减轻皮肤压力活化肌肤。

配合穴位：太溪穴：（清毒素 保健康）

调：《人参·调肤套》调整与修复，调理皮肤功能。

配合穴位：神门穴：（调心神 固容颜）

养：《灵芝·养颜套》疏通皮肤经络，养气血，养颜化斑。

配合穴位：血海穴：（养娇颜　好气色）

补：《虫草·臻补套》补充抗氧化，抗衰老的活力能量，补充流失的胶原蛋白，维生素及微量元素。

配合穴位：足三里：（补元气 抗衰老）

眼：《悦活新生美眸套》通过眼部皮肤疏通补水，促进吸收与代谢，从源头解决各种眼部皮肤问题。

配合穴位：太冲穴：（促循环 添神采）

通体：《丝滑嫩白通体套》本草花香通体护肤，清调养补，活化身体每寸肌肤，细白嫩滑。

配合穴位：足三里 阴陵泉（清） 神门 太溪（调） 三阴交　太冲穴（养） 涌泉穴 内关穴（补）

**【注意事项】**

1、有传染性皮肤病禁用。（例：病毒性泡疹、湿疹、皮癣等）

2、认真清洁，消毒玉石片。

3、按疗程设置进行护理。（基本疗程）连续三天，后三天/次，根据皮肤恢复情况 5-7 天/次。

4、温玉艾灸疗一定配合相应的精油使用，保持皮肤润滑状态。

5、检查玉石面是否光滑，防止划伤皮肤。

6、注意玉石片的温度适宜。（勿过烫，过凉）

7、根据皮肤的需求配上相应的艾绒。

## 46、一指通禅点穴推拿中医调理技术

**【原　理】**

按摩古称案抚、矫摩、摩挲，早在殷商时期，已成为治病保健的重要手段；先秦时期还出现了使用及制作按摩工具的记载；晋唐时期，推拿成为宫廷医学教学的四大科目之一；宋元时期在养生保健中得到广泛应用，并为当时道家所推崇，且这一时期很重视手法分析；至明代，按摩改称为“推拿”，太医院将其列为医政之一，形成小儿推拿的特殊体系；至清朝则形成了一指禅推拿、正骨推拿、内功推拿等新的流派。本技术即属于一指禅推拿。

**【功　效】**

本技术除痉挛、分离粘连、抗菌消炎、退肿止痛、滑利关节、整复错位、理筋散结等作用。本技术是将推拿与点穴有机结合，双管齐下，可以更加舒通经络、排除邪气、益气养血、扶正固本、平衡阴阳、改善血流，促进脏腑生血、行血、统血功能。

**【适应症】**

身体疼痛、关节疼痛亚健康等。

**【操作手法说明】**

本法以指（拇指为主）代针，将剑指法、香炉法、蛇行法、探爪法、雀嘴法与传统推拿的点、按、摩、抖、滚、揉、搓、叩、击、捏、抹、摇等相结合，借助指尖、指背、指根、掌、肘的有效部位，配合呼吸、角度、频率等因素，使力道形成点、线、面的外观，直达疼痛部位并灌注全身，随补随泻随发随收。

手法施术部位，集中作用于原穴、洛穴、俞穴、募穴和阿是穴，通过十二皮部影响经络：尤其是作用于动脉时，可暂时阻隔血流，放松则血液骤然向运端冲击，肢体循环立即改善；在神经走行方向点按时，可使该段神经暂时失去传导作用，达到麻醉止痛的效果；而按压交感神经，则会使血管舒张痉挛消除。 由于以上的综合作用改变了受者的血氧供应，从而影响到胸压、腹压和颅内压，增强了体曼同频共振和脑电波的有序化。使神经元之间的非突触性调节比以往更活跃，具有比任何处用药物更准确更安全经济更直接的特性，调节范围也更广，从而使整个机体功能推移到一个崭新的动态平衡。

其中重点手法如下：

整复错位：手法通过对受术者肢体施加定向、定量的牵拉、屈曲、杠杆等作用力，纠正骨骼、关节、肌腱等异常解剖位置，解除其对组织牵拉、扭转、压迫刺激，或改变突出物与神经根的空间关系，缓解、消除局部疼痛。

分离粘连：手法直接刺激关节韧带，缓解韧带痉挛性绞锁，松解筋膜滑囊粘连，使肌肉韧带得以放松、关节得以松动，从而阻断疼痛——痉挛——疼痛的恶性循环。手法亦经后关节面冲击神经细支、关节绒毛，解锁阻塞碎片。阻断其诱发疼痛及干扰相关节段运动功能病理过程，促进非受限关节运动以改善局部反应性受限运动。

消除肿痛：手法力使局部产生变形促使组织液由高压区流向低压区，节律性轻重交替手法的变化则增强毛细血管内外物质交换，加速静脉回流、淋巴液流动，从而分解、稀释组织损伤后形成的炎症介质、抑制局部创伤性炎症。手法良好的活血化瘀效应，有利于局部水肿、血肿的吸收，降低组织高压，消除神经末梢刺激性疼痛。

解痉抗痿：手法经肌肉牵张反射直接抑制肌肉痉挛，通过消除疼痛源间接解除肌肉痉挛。作用于骨骼肌的手法，促使肌纤维收缩伸展，增加肌乳酸等代谢产物吸收，从而减除骨骼肌疲劳，增加肌蛋白数量，肌容积得以扩大。

促进修复：手法提高肌纤维结构强度，调整肌肉弹性；同时增加关节囊滑液分泌，改善软骨营养，从而促使出现变性、结构紊乱等病变组织修复。

**一指通禅点穴推拿的特点：**

1、本法以“气质轻柔、均匀致密、力道坚劲、持久深邃”为特点，有素者甚至能“一指而直达四末，一穴而贯通无碍”。

2、将功法与心法相结合，将手感与施治相结合，正所谓“功本无功领悟之中，术本无术心是出路”。

3、以特殊的手法排除淤积于受术者体内多年的风、寒、湿邪毒，调节局部温度、酸碱度、电解质及气血流量，善于从根源上发现和解决问题。

4、将排除邪气和补充气血同时进行，达到泻中有补、补泻结合的双重功效。其深厚的穿透力还可深入某些难以外触的器官，针对性强涉及面广。

5、本法不采用传统的扳法、背法、顶法、拔伸法、端提法，有效的减少意外伤害的风险和禁忌症。

6、此外，与普通推拿以调理穴位——经络——脏腑相比，本法则着重调理经脉——络脉——周身；与普通推拿以调理肌肉——筋腱——神经相比，本法则着重调理皮部——经筋——气血。

7、与普通推拿主要作用于消化系统、运动系统、呼吸系统相比，本法则主要作用于心血管系统、神经系统、血液系统、内分泌系统和免疫系统。

8、与普通推拿以力学效用为主相比，本法则以复杂的生化效应、生物场效应为主。

9、与普通推拿间接作用于心脑肾相比，本法则可靶向作用于这些器官。

10、与普通推拿“以热攻寒”相比，本法首次提出了“邪去而自热”的理论，对于解决四肢冰凉亚健康症状，具有实际的指导意义。

11、与普通推拿相比，本法更侧重于辩证施治，集中体现在阴阳、补泻和标本三方面。

**【禁忌症】**

以下情况禁止按摩：各种急性传染病，急性骨髓炎，结核性关节炎，传染性皮肤病，皮肤湿疹，水火烫伤，皮肤溃疡，肿瘤，以及各种疮疡等症。此外，妇女经期，怀孕五个月以上的孕妇，急性腹膜炎、急性化脓性腹膜炎、急性阑尾炎患者。某些久病过分虚弱的、素有严重心血管病的或高龄体弱者。

**【注意事项】**

1、按摩前要修整指甲、热水洗手，同时，将指环等有碍操作的物品，预先摘掉。

2、态度要和蔼，严肃细心，要耐心地向患者解释病情，争取患者合作。

3、患者与医生的位置要安排合适；特别是患者坐卧等姿势，要舒适而又便于操作。

4、按摩手法要轻重合适，并随时观察病人表情，使患者有舒服感。

5、按摩时间，每次以20～30分钟为宜，按摩次数以十二次为一疗程。

6、患者在大怒、大喜、大恐、大悲等情绪激动的情况下，不要立即按摩。

7、饱食之后，不要急于按摩，一般应在饭后二小时左右为宜。

8、按摩时，有些患者容易入睡，应取毛巾盖好，以防着凉，注意室温。当风之处，不要按摩。

## 47、御足瘦“泡脚十三针”体重异常亚健康调理技术

此技术由三部分构成即点穴、推拿、泡脚。因为点穴推拿技术中重点涉及十三个穴位，利用点穴原理故以“十三针”命名，实则没有任何针类工具，而泡脚主要用来改善体质和睡眠状况、驱寒祛风。三者相辅相成。

**【原　　理】**

中医学认为，体重过重主要是脾胃功能失调，水谷精微不得输布，脂浊痰湿内聚而成。过食肥甘膏粱厚味之品可致肥胖；或由于脾肾气虚，痰、水湿内停蓄于肌肤，造成肥胖；或由于中老年以后，肾气渐衰，五脏六腑功能减退，水谷精微不能正常输布而蓄积，引起肥胖。其病机为本虚标实，本虚为脾胃先天不足，运化失常，标实为痰、湿等浊邪内聚。

点穴结合推拿可以调理脏腑，使脾肾等脏腑功能恢复正常。作为传统中医学宝库中的一支奇葩，点穴不仅调理体重超重效果显著安全，而且可以调节人体的阴阳平衡、内分泌失调引起的胃肠功能紊乱、便秘、腹泻、胃胀气、失眠、多梦、健忘、肩背腰部疼痛等亚健康症状。

中医认为：“胖人多痰、肥人多湿”，一般食欲过于旺盛的人，都是身体机能不协调的人，他们多有脾胃不运的毛病，而且多湿、多痰及气虚。推拿点穴可以在人体体表循着经络的走向，进行点按、推拿等手法，并针对某些穴位（如承满穴、不容穴等）进行重点刺激，以特定的组合推拿手法，走遍全身 12 条经络，调理脏腑功能、抑制食欲、消除异常饥饿感和疲劳感，改善微循环、平衡阴阳，使体内多余脂肪加速分解代谢转化成能量，从而达到减肥瘦身的目的。

本技术还可针对不同的肥胖部位进行按摩，有针对性地让某些部位瘦下去。中医学认为人体是一个有机的整体，体表的异常与内脏功能失常有密切的关系，内外之间的反映是通过经络系统而传达的。人体的脐周是一个生物全息系统，具有向全身输布气血的功能和对机体宏观调控的作用，当点穴深刺腹部穴位时，会刺激腹腔内脏神经及周围的组织而引起相应的内脏系统的应激反应，直接对人体的内环境稳定产生影响，进而引起全身的变化。运用点穴推拿手法，通过辨证取穴，强化经络运行，从而调节五脏六腑的功能，加强新陈代谢，促进胃肠蠕动，排泄胃肠内容物，清理宿便。再配合泡脚温经散寒和补气补血的调理法，以消耗、转化和利用体内多余的脂肪，从而达到减轻体重的目的。

泡脚是平日最常用的保健方法，是传统的中医疗法之一。通过水温和药性温热性刺激，通过经络腧穴的作用，达到治病、防病的目的，其功效有独到之处，虚寒者能补，郁结者能散，可散风寒，通经络，扶阳气，固气脱，消瘀块，散结滞，改善虚寒型体质。本技术通过这两种疗法的结合，提高了减轻体重的效果，从而预防和保健了相关亚健康。

**【功　　效】**

抑制了体重超重人群亢进的胃肠消化吸收，从而减少能量的摄入；另一方面刺激了体重超重人群迟钝的自主神经（交感神经），使其功能活跃，增加能量消耗，促进体内脂肪分解，加速人体代谢。

**【适 应 症】**

适用于以下五种原因引起的体重超重亚健康人群的调理：

（一）胃腑实热型超重。多口渴，喜饮，舌红、苔黄腻，脉滑。

（二）脾虚湿盛型超重。常见手脚无力不喜运动，饭后浑身发软欲卧口中粘，小便不利，晨起眼睛浮肿，舌淡红、苔薄腻，脉沉细或细滑。

（三）肝郁气滞型超重。多胸胁苦满，胃脘痞

满，月经不调，失眠，多梦，舌苔白或薄腻，脉弦细。

（四）脾肾阳虚型超重。极易疲劳、动则汗出无力，腰酸腿软，阳萎怕寒，舌淡红苔白，脉沉细无力。

（五）肝肾阴虚型超重。常见头昏眼花，头胀头痛，腰酸腿软，五心烦热、低热，舌尖红、苔薄，脉细数或微弦。

【应用方法】

依据中医学术思想指导，点穴推拿调理要辨病辨证相结合予以取穴推经施治。主要用穴包括天枢、大横、中脘、下脘、梁门、太乙、水道、中极、外陵、气海、关元、足三里、丰隆、三阴交等。配穴有脾经、胃经、肾经、带脉、膀胱经穴位，随证加减，对于实性体质手法多余清泻为主，虚性体质以温补手法调理。清泻手法力度稍重，推拿时顺经络逆向操作，温补手法则反之操纵。本技术重在简单、有效易学，所以在第一步和第二部配合呼吸法则操作。呼吸法则为逆式呼吸：用胸腔吸气、用腹部呼气。全程配合。

第一步：（开穴期）意在打开身体的代谢通道，让客人配合呼吸法则依次点按梁门至中极腹部穴位三遍，至周身发热即可，晚上睡觉前热水泡脚（前三天每天如此操作）。

第二步：（调理期）意在调节已经形成的多余脂肪，增加身体消耗，让客人配合呼吸法则依次操作推拿背部膀胱经、、盘捏腹壁、推拿带脉、腿上脾胃经点按殷门、委中、承山等穴位三遍。晚上睡觉前热水泡脚（隔一天操作一次）。

第三步：（巩固期）意在定型脂肪，改善体型，四肢由下至上推拿定型，腹部两侧由内向脐周推拿，背部向脊椎方向推拿。（最后三天连续操作技术）。

【注意事项】

（一）有外伤出血；皮肤溃烂，斑疹；严重心脏病；重度高血压；糖尿病出现并发症；醉酒等症状者不能使用此疗法。

（二）每次结束时必须喝一杯温开水以促排泄，且结束六小时内不能让局部接触风寒水湿等邪气。

（三）做过两次或者以上人流者慎做，力度应轻缓。

（四）泡脚不宜大汗淋漓，周身微热即可。

（五）点穴时客人一定要配合呼吸法则，吸气时点按、呼气时离手、力度轻缓舒畅。敏感部位力度应轻。（小腹、乳头）

（六）推拿是全程保持连贯，以便于疏通经络帮助脂肪游离定型。

（七）疗程操作期间饮食清淡，以新鲜水果蔬菜多食，不宜过食肥甘腻厚食物，每餐八分饱。不许饮酒和饮食饮料。

（八）注意合理安排休息，做到早睡早起。

（九）每天早上八点前定时排便，清除肠道垃圾。

## 48、中华按跷术

【原　理】

《黄帝内经》中认为，按跷，是中国古代医学的六大方法之一，中华按跷术发源于中原，成熟于汉唐盛世，后被逐渐遗失，通过挖掘整理，我们将之重现出来。

该技术要求被调理人躺在按跷床上，按跷师用脚趾、脚掌、脚尖、脚跟、脚两侧，对人体四肢、前胸后背、奇经八脉、十二条经络，全方位深层疏理，清理气滞血瘀，从而调理各种亚健康。

【功　效】

疏通经络、活血化瘀、扶正祛邪、平衡阴阳、改善微循环、增加新陈代谢、减压放松、解除疲劳、提高免疫力。

【适 应 症】

腰酸背疼、四肢麻木、胃胀便秘、宫寒、脚寒、腿寒等。

【应用方法】

第一：客人俯卧在按跷床上。

第二：按跷师用脚掌、脚心、脚跟对人臀部的肾经、膀胱经进行揉、点、按，3-5 遍，15-20 分钟深层疏理，让臀部里外通透，深层发热为止。

第三：按跷师用脚掌、脚心、脚的侧面对人的腿部肝胆经、脾胃经、肾经、膀胱经揉、搓、踩，从上至下 3-5 遍进行疏理，让腿热、脚热、关节热，祛风散寒。

第四：按跷师用脚掌、脚心、脚的侧面对上肢的肺经、大肠经、心经、小肠经、心包经、三交经揉、搓、踩，从上至下 3-5 遍的疏理，使上臂、小臂、关节里外发热，活血化瘀。

第五：按跷师用脚掌、脚心、脚跟对背部的任脉、督脉、肾经、膀胱经揉、点、按，将背部竖脊肌从上到下 3-5 遍，深度搓热，缓解背部僵硬。

第六：让客人翻身仰卧在按跷床上，按跷师用脚掌、脚心、脚跟对人的腹部任脉、带脉、胃经、肝经、脾经、肺经揉、点、按，从上至下 3-5 遍，深度搓热，驱寒暖宫。

以上技术每次调理一个半小时左右，便每周一次，对以下症状有明显的效果：腰酸背疼、四肢麻木、胃胀便秘、宫寒、腿寒、脚寒、痛经。

**【实操如图所示】**

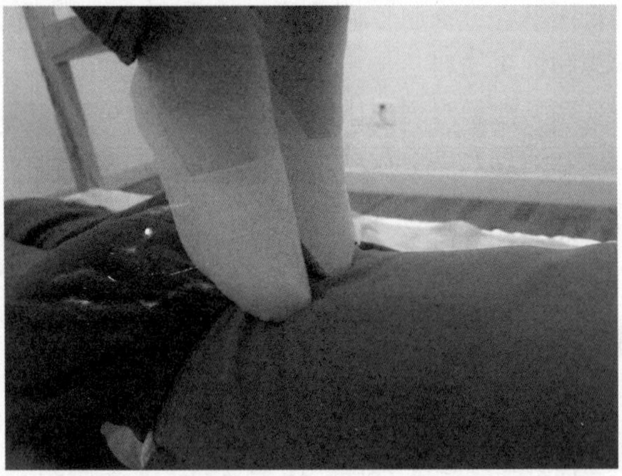

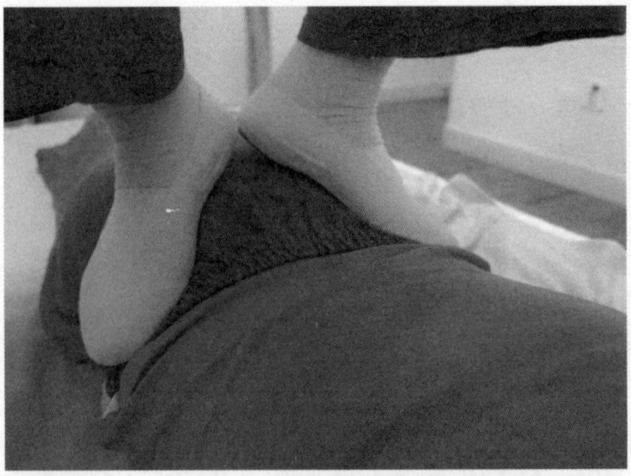

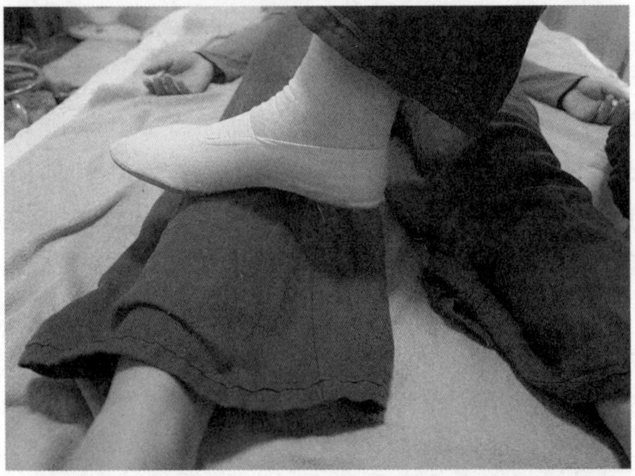

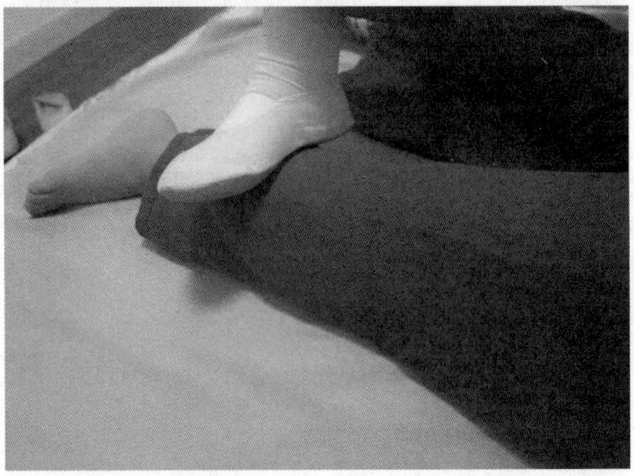

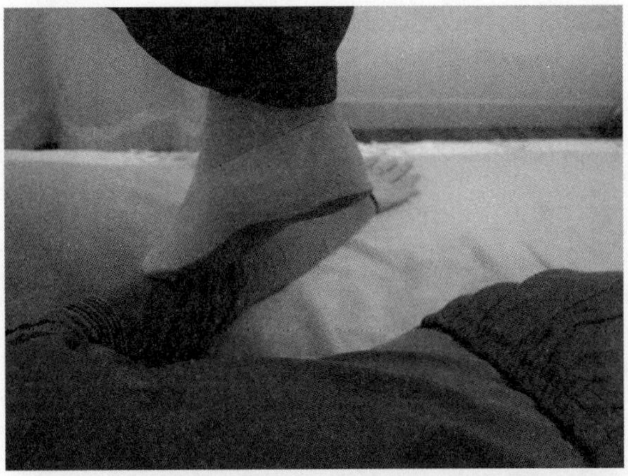

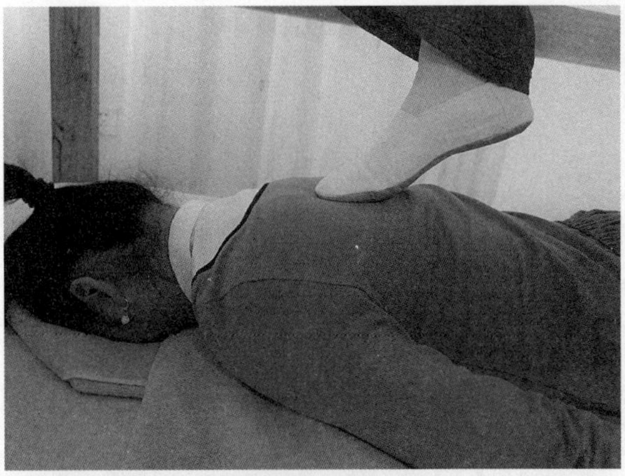

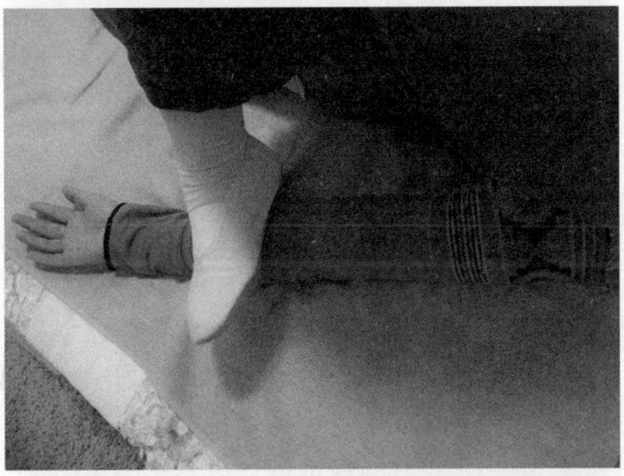

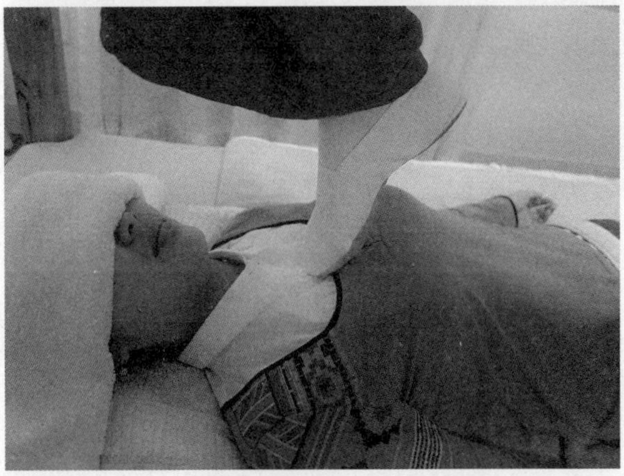

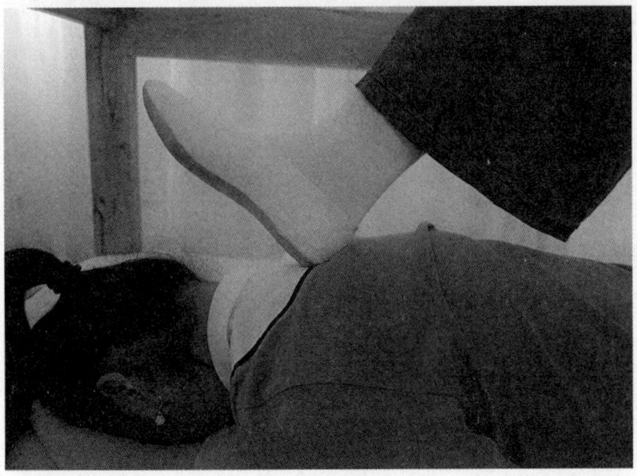

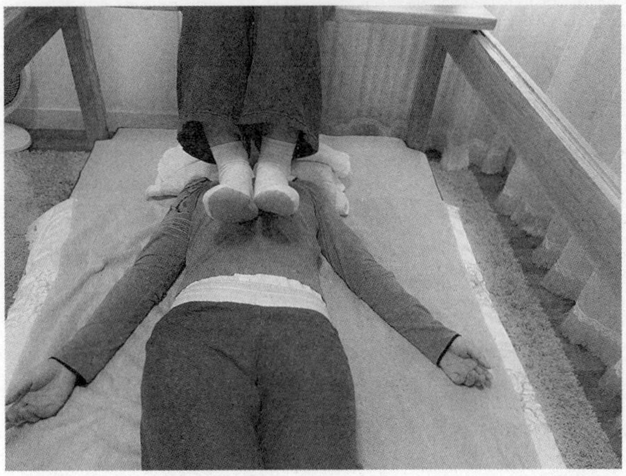

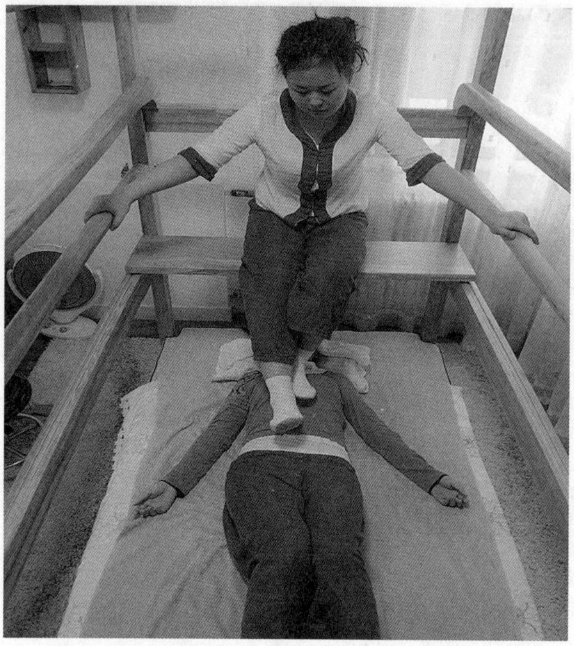

【注意事项或禁忌症】

按跷师保持足部清洁卫生，无脚气、无皮肤病。

【不适应人群】

高血压、15 岁以下-85 岁以下者。

## 49、中医封包综合治疗仪亚健康调理技术

【原 理】

中医封包综合治疗仪亚健康调理技术是以传统中医理论为基础，利用现代医疗科技手段，将中医外治与现代康复、亚纳米、智能控制等多项技术结合，研制而成的智能新型中医技术产品。

中医外治法是祖国医学宝库中一个很重要的内容，是与内治法同等重要的一个治疗方法，中医外治历史悠久，疗效独特，作用迅速，具有简、便、廉、验之特点；治疗范围遍及内、外、妇、儿、骨伤、皮肤、五官、肛肠等科，与内治法相比，具有“殊途同归，异曲同工”之妙，清代外治专家吴师机曰：“外治之理，即内治之理；外治之药，即内治之药，所异者法耳。”根据应用的途径不同，中医外治的方法主要可分为整体调理，皮肤、官窍粘膜，经络、腧穴调理，其它调理四大类，而实际应用上又并不能将所有的外治方法截然分开，往往存在着在分类上的互相交叉。根据中医辨证论治的原则，中医封包综合治疗仪有骨痛、风痛等多种复合磁疗包，通过远红外线和复合磁场的共同作用，将有效的活化物质施于皮肤、孔窍、穴位等，通过皮肤、粘膜透入体内，经经络传导，作用于调理部位，充分发挥其活血通络、祛风除湿、消肿止痛、强筋壮骨、行气消胀、散寒调经等作用，进而促进机体功能的恢复，达到调理亚健康的目的。

【功效及适应症】

中医封包综合治疗仪调理技术具有活血通络、祛风除湿、消肿止痛、强筋壮骨、行气消胀、散寒调经等功效，适用于颈肩关节疼痛、脊柱亚健康调理、躯体亚健康调理、慢性病辅助康复调理等。

【应用方法】

**关节疼痛亚健康**

**骨刺复合磁疗包**

【成分】威灵仙、细辛、白花蛇、当归、熟地、川芎、川乌、杜仲、骨碎补等。

【功效及适用症】

舒筋活络、软化骨刺、消除硬结。用于调理因颈腰椎功能减退引起的身体疼痛、头痛头晕、下肢无力及肢体麻木等。

【调理操作方法】

选用 A 型治疗仪

一、准备

⑴ 确认远红外包连接线头与控制器连接口正确连接；

⑵ 复合磁疗包和远红外线包磁扣正确连接；

⑶ 将远红外线包面敷于调理部位皮肤处并固定；

⑷ 接通电源，电源指示灯亮，5 秒后发出“嘀”的提示音，治疗仪准备就绪。

二、开机

按“开/关”键，治疗仪开机。

三、温控

调理温度可在 36-48 度之间任意调节。

四、关机

（1）治疗仪暂停状态下，10 分钟将自动关机；

（2）治疗仪工作 30 分钟后，调理结束自动关机；

（3）治疗仪暂停状态下，长按“开/关”键 5 秒，自动关机。

**肌肉疼痛亚健康**

**风痛复合磁疗包**

【成分】防风、麻黄、乌头、细辛、桂枝、木瓜、苍术、川芎、秦艽、牛膝等。

【功效及适用症】

舒筋活络、温经散寒、祛风除湿、消炎止痛。用于调理因感受风寒湿邪气引起的身体、关节疼痛，腰膝酸软无力等。

【调理操作方法】

选用 A 型治疗仪

一、准备

⑴ 确认远红外包连接线头与控制器连接口正确连接；

⑵ 复合磁疗包和远红外线包磁扣正确连接；

⑶ 将远红外线包面敷于调理部位皮肤处并固定；

⑷ 接通电源，电源指示灯亮，5 秒后发出“嘀”的提示音，治疗仪准备就绪。

二、开机

按“开/关”键，治疗仪开机。

三、温控

调理温度可在 36-48 度之间任意调节。

四、关机

（1）治疗仪暂停状态下，10 分钟将自动关机；

（2）治疗仪工作 30 分钟后，调理结束自动关机；

（3）治疗仪暂停状态下，长按“开/关”键 5 秒，自动关机。

**【禁忌症及注意事项】**

1、恶性肿瘤、活动性肺结核、有出血倾向、孕妇、急性扭伤 24 小时内者禁用。

2、远红外线包必须与复合磁疗包配合使用，不得单独使用。

3、 使用前在医师指导下，排除禁忌症，对症选择相应的复合磁疗包，按正确方法使用。

4、 皮肤感觉障碍者慎用。

# 50、体液清淤亚健康调理技术

**【原　理】**

机体内的体液在致病因素的影响下，失去了正常的运行途径和规律，逐步停蓄凝结成为一种黏稠状的、有害的液体，引起细胞微循环障碍，从而引起各种亚健康症状。

微循环障碍，营养物质不能顺利从动脉毛细血管经由体液进入细胞、细胞内的废物也不能顺利排出到体液再进入静脉毛细血管和毛细淋巴管，导致组织内生物垃圾和毒素沉积，引起身体各种亚健康疾病发生，中医学称之为血瘀和痰凝。

我们通过改善人体温度以及体液流动性来达到改善亚健康状况的目的。

**【功　效】**

增加组织间液的流动性，化解顽痰；增强细胞的物质传输能力，改善细胞的微循环。

**【适宜人群】**

心脑血管相关亚健康人群。

【调理方法】

一、罐法调理步骤

将正能量液涂抹在表皮穴位，用真空拔罐技术吸拔；留罐 10 分钟后起罐。

基础选穴：

后背：大椎、天宗、天髎、沿背部脊柱两侧排罐，罐和罐之间上下靠紧、左右靠紧。

前身：膻中穴、下脘、气海、两侧天枢。

双臂：外关、内关、少海。

双腿：血海、梁丘、阴陵泉、委中、承山、三阴交。

阿是穴。

二、正能量液中药草本原液使用说明

**成份：**茯苓、川芎、苍术、羌活、红花、当归，小茴香、肉桂等。

**功能及作用：**透皮吸收效果好、出痧快、化痰逐瘀，强卫御邪。用于慢性病亚健康患者的辅助调理。

**用法用量：**取本品适量用于患者相应部位或穴位即可。

【注意事项】

1.施术者双手要保持清洁，勤修指甲，罐法适度；

2.调理环境安静，室温适宜；

3.调理一般在饭前进行，调理完后避风寒湿气；

4.调理体位：选择体位以便于罐法操作和使客人舒适为原则。施术者端坐，受术者，根据选穴不同，分别采用坐位、仰卧位和俯卧位；

5.疗程和时间：10 天为 1 疗程，每次拔罐约 10 分钟。一疗程结束后休息 3 天，观察并评价其疗效。

## 51、晴轩乳腺增生倾向亚健康调理技术

【原　理】

晴轩乳腺增生倾向亚健康调理技术以经络学说为原理、现代医学为依据，根据中草药的调理性和精油的高渗透性及中医养身专业技术起到疏通经络，排除毒素，调和气血，祛瘀散寒、软坚化结从而达到乳房健康有弹性。

【功　效】

利用中草药油配合液针（非注射）及中医养身专业技术疏通乳腺导管组织及经络，利用归元膏激活腺体细胞，促进毒素排出体外，从而达到乳房健康有弹性！

【适应人群】

乳房胀痛等乳腺亚健康症状的调理。

【应用方法】

15 次为一疗程，前 5 次每天 1 次，后 10 次 3 天 1 次，情况严重者可每天 1 次。

步骤一：

化瘀丰润疏通 1 号药油；成分：当归、连翘、犁头草、黄连、鹿茸生长因子等。

用法：取本品 3ml 均与涂于按摩部位，配合专业手法点穴按摩 8-10 分钟。（开穴肩颈、曲池、乳根）

步骤二：

化瘀丰润疏通 2 号药油；成分：云香、玉香皮、麝香、香归、水消、贝罗香等。

用法：取本品 2ml 均匀涂于按摩部位，配合专业手法按摩 8-10 分钟。（双手重叠大八字展油舒缓，拇指交替推任脉从乳根过提升乳房，疏通腋下淋巴，做单侧乳房疏通经络肝胆、胆经、脾经、胃经、肾经）。

步骤三：

化瘀丰润疏通 3 号药油；成分：天然草本植物因子、虫草、柴胡、丹参、金银花、苦参、乳香等。

用法：取本品 2ml 均匀涂于按摩部位，配合专业手法按摩 8-10 分钟。（先刮檀中穴在刮乳房对应反射区）

步骤四：

化瘀散结调理液针，成分：紫胡、香附、青陈皮、当归、白芍、川芎、延胡索、莪术、郁金、桃仁、橘叶、橘络等。

用法：取本品 2ml 均匀涂于按摩部位，配合专业手法疏通 3 分钟。（拍打吸收）

化瘀丰润乳腺归元膏，成分：天然火山矿物泥、莪术、三菱、瓜蒌、乳香、三七、木香、鸡血藤、藏紫檀、当归、秘鲁人生花等。

用法：归元膏微波炉加热软化 1-3 分钟（放入微波炉前必须打开盒盖）→自然冷却→热毛巾清洁调理部位→药油按摩调理部位→敷归元膏→盖保鲜膜→休息 45 分钟。

**【注意事项】**

施灸后禁止着凉、禁止对着风口吹、禁止食刺激辛辣食物，禁止冷食。五小时禁止洗澡，严重高血压患者不能在上半身施灸，儿童和孕妇不能用，膏药性体质患者可能会引起过敏。

附：产品使用说明

**【产品组合】** 化瘀散结调理液针 30ml

化瘀丰润疏通 1 号药油 5ml*10

化瘀丰润疏通 2 号药油 10ml*3

化瘀丰润疏通 3 号药油 10ml*3

化瘀丰润乳腺归元膏 300g

**【成　　份】**当归、连翘、犁头草、黄连、鹿耳生长因子等。

**【功能及作用】**益气固表，强卫御邪。本品用于体弱经常感冒者的辅助调理。

**【用 法用 量】**取本品适量用于相应部位或穴位即可。

**【不 良反 应】**暂无不良反应。

**【注 意事 项】**本品为外用品，皮肤非常敏感者慎用，皮肤溃烂者禁用。

**【贮　　存】**密封置于阴凉干燥处，避免孩童接触。

**【保　质　期】**三年（请于标注日期前使用）

## 52、晴轩颈椎亚健康调理技术

**【原理】**

肩颈酸痛、肌肉僵硬多是因经络不畅导致气血无力濡养，所以形成韧带钙化，晴轩颈椎亚健康调理技术根据中草药的调理性和精油的高渗透性及中医养身专业技术起到疏通经络，排除毒素，调和气血，从而使身体达到机体平衡。

**【功效】**

利用中草药油和液针配合益气活血归元膏，用中医养生专业技术疏通肩颈僵硬肌肉及经络，达到祛湿散寒、活血化瘀、温经通络、行气止痛的功效。

**【适应症】**

1.肩颈酸痛及肌肉僵硬者。

2.由肩颈问题引起的记忆力下降、头痛头晕、脱发、失眠多梦、手臂麻木者。

3.经常开车、从事久坐、电脑工作者。

**【应用方法】**

15 次为一疗程，前 5 次每天 1 次，后 10 次 3 天 1 次。情况严重者可每天 1 次。

步骤一：

益气活血疏通 1 号药油；成分：麝香、桂枝、野生眼镜蛇、蜂蝗、蝎子、黑蜘蛛等。（开穴风池、风府、肩颈、天宗每个穴位各 6 次）

用法：取本品 3ml 均匀涂于大椎及肩颈部位，配合专业手法点穴按摩 8-10 分钟。

步骤二：

益气活血疏通 2 号药油；成分：藏红花、当归、红花、制南星、赤芍、生川乌、生草乌、冰片、水蛭等。

用法：取本品 2ml 均匀涂于大椎及肩颈部位，配合专业手法按摩 5-10 分钟。（肩颈展油包肩点风池、风府，推颈椎七节，双手疏通夹肌，拇指交替单侧推膀胱经，双手交替拿捏肩颈在双手半握拳推大板径，双手搓热膀胱经肩颈至大椎停留结束）

步骤三：

益气活血疏通 3 号药油；成分：红花、透骨草、制南星、独活、冰片、水蛭、桂枝等。

用法：取本品 2ml 均匀涂于大椎及肩颈部位，配合专业手法按摩 5-10 分钟。（刮痧板刮风府至大椎到阳池，再刮夹肌穴，然后刮膀胱经）

步骤四：

解僵祛痛调理液针；成分：防风、羌活、独活、白芷、威灵仙、桂枝、苍术、黄柏、木瓜、僵蚕等。

用法：取本品 2ml 均匀涂于肩颈部位，配合专业手法疏通 3 分钟。（拔罐大椎、肩颈、天宗）

步骤五：

益气活血肩颈归元膏；成分：火山矿物泥、野生人参、雪莲花、姜黄、细辛、广藿香、川芎、当归等中药。

用法：归元膏用微波炉加热软化 1-3 分钟（放入微波炉前必须打开盒盖）→自然冷却→热毛巾清洁调理部位→药油按摩调理部位→敷归元膏→盖保鲜膜→休息 45 分钟。

【注意事项】：施灸后禁止着凉、禁止对着风口吹、禁止食刺激辛辣食物，禁止冷食。五小时禁止洗澡，严重高血压患者不能在上半身施灸，儿童和孕妇不能用，膏药性体质患者可能会引起过敏。

附：产品使用说明

【产品组合】解僵祛痛调理液针 30ml

益气活血疏通 1 号药油 5ml*10

益气活血疏通 2 号药油 10ml*3

益气活血疏通 3 号药油 10ml*3

益气活血肩颈归元膏

**【成 份】**麝香、桂枝、野生眼镜蛇、蜂蝗、蝎子黑蜘蛛等。

**【功能及作用】**益气固表，强卫御邪。本品用于体弱经常感冒者的辅助调理。

**【用 法用 量】**取本品适量用于相应部位或穴位即可。

**【不 良反 应】**暂无不良反应。

**【注 意事 项】**本品为外用品，皮肤非常敏感者慎用，皮肤溃烂者禁用。

**【贮 存】**密封置于阴凉干燥处，避免孩童接触。

**【保 质 期】**三年（请于标注日期前使用）

## 53、晴轩腰椎亚健康调理技术

【原理】

腰酸背痛、肌肉僵硬多是因经络不畅导致气血无力濡养，所以形成韧带钙化，晴轩颈椎亚健康调理技术以经络学说为原理、现代医学为依据，根据中草药的调理性和精油的高渗透性及中医养身专业技术起到疏通经络，排除毒素，调和气血，从而使身体达到机体平衡由内而外的健康。

【功效】

活化神经系统，促进血液循环，缓解疼痛，舒缓紧绷僵硬的肌肉，改善头晕、头疼，减轻肌肉痉挛，恢复或重建脊椎力学平衡，改善神经血管压迫，恢复四肢血液循环、使身心处于放松状态。并有效改善由于姿势不当，面对电脑，长期伏案工作造成的肌肉疼痛，肩颈疼痛、腰部疼痛等症状。

【适应人群】

1.腰酸背痛，背部肌肉酸痛人群；

2.颈椎、腰椎亚健康所引起的头疼、眩晕、视力模糊、记忆力下降、食欲不振、呕吐、反胃、等人士。

【应用方法】

15 次为一疗程，前 5 次每天 1 次，后 10 次 3 天 1 次。情况严重者可每天 1 次。

步骤一：

胸椎保养疏通 1 号药油；成分：牛膝、白金条、当归、独活、天麻、川芎、草乌、伸筋草等。

用法：取本品 3ml 均匀涂于按摩部位，配合专业手法点穴按摩 8-10 分钟。（开穴肾俞、腰阳关、命名、大椎）

步骤二：

腰椎保养疏通 2 号药油；成分：穿山甲、穿山龙、羌活、独活、血竭、三七、田七等。

用法：取本品 2ml 均匀涂于按摩部位，配合专业手法按摩 5-10 分钟。（展油推整条脊椎，推整条夹脊穴，推整条膀胱经，拇指交替推脊柱，双手重叠按压脊柱，手肘推按调整脊柱，搓热整条脊柱）

步骤三：

骶尾椎保养疏通 3 号药油；成分：葛根、羌活、防风、连翘、藏红花、杜仲等。

用法：取本品 2ml 均匀涂于按摩部位，配合专业手法按摩 5-10 分钟。（刮整条脊柱、夹脊穴和内

膀胱经）

步骤四：

补气养骨调理液针：

成分：威灵仙、桂枝、防风、川芎、鸡血藤、千年健、五加皮、枸杞、旱莲草、瓜络、红花等。

用法：取本品 2ml 均匀涂于按摩部位配合专业手法疏通 3 分钟。（拍打吸收）

补气养骨归元膏；成分：天然火山矿物泥、天然玉石粉、天然能量石、藏红花、雪莲花、炮甲珠、锁阳、仙灵脾、巴戟天、连翘、芦荟等。

用法：归元膏微波炉加热软化 1-3 分钟（放入微波炉前必须打开盒盖）→自然冷却→热毛巾清洁调理部位→药油按摩调理部位→敷归元膏→盖保鲜膜→休息 45 分钟。

【注意事项】

施灸后禁止着凉、禁止对着风口吹、禁止食刺激辛辣事物，禁止冷食。五小时禁止洗澡，严重高血压患者不能再上半身施灸，儿童和孕妇不能用，膏药性体质患者可能会引起过敏。

附：产品使用说明

【产品组合】：补气养骨调理液针 30ml

胸椎保养疏通 1 号药油 5ml*10

腰椎保养疏通 2 号药油 10ml*3

骶尾椎保养疏通 3 号药油 10ml*3

补气养骨归元膏 300g

【成　　份】威灵仙、桂枝、防风、川穹、鸡血藤、千年健、五加皮、枸杞、旱莲草、瓜络、红花等。

【功能及作用】益气固表，强卫御邪。本品用于体弱经常感冒者的辅助调理。

【用 法用 量】取本品适量用于相应部位或穴位即可。

【不 良反 应】暂无不良反应。

【注 意事 项】本品为外用品，皮肤非常敏感者慎用，皮肤溃烂者禁用。

【贮　　存】密封置于阴凉干燥处，避免孩童接触。

【保 质 期】三年（请于标注日期前使用）

## 54、晴轩健脾养胃亚健康调理技术

【原理】

晴轩健脾养胃亚健康调理技术通过排除肠内滞积的垃圾和毒素，促进肠胃蠕动，改善肠道功能，养肤养颜；健脾利湿，温中散寒，理气和胃，提高脾胃功能，加强运化能力，缓解脘腹胀满，调和肠胃，刺激肠胃蠕动帮助排气，加强脾肠胃免疫能力。

【功效】

养护脾胃，温经散寒，补肾益精。

【适用人群】

1、脾胃虚弱消化不良、神疲乏力胃痛，胃胀；

2、长期便秘（大便干燥、便溏）；色斑、痤疮、口臭、腹部肥胖等人群。

【应用方法】

15 次为一疗程，前 5 次每天 1 次，后 10 次 3 天 1 次。情况严重者可每天 1 次。

步骤一：

健脾养胃调理液针；成分：太子参、白术、云苓、陈皮、白蔻仁、苡仁、、山药、扁豆、葛根、厚朴、苍术等。

用法：取本品 2ml 均匀涂于按摩部位配合专业手法疏通 3 分钟。（拍打吸收）

步骤二：

肠胃疏通调补 1 号药油；成分：决明子、石羊参、大黄、茨实、泽泻等。

用法：取本品 3ml 均匀涂于按摩部位，配合专业手法点穴按摩 8-10 分钟。（开穴；中脘、血海、足三里）

步骤三：

肠胃疏通调补 2 号药油；成分：田七、陈皮、柴胡、白芍、知母、龙胆草等。

用法：取本品 2ml 均匀涂于按摩部位，配合专业手法按摩 5-10 分钟。（拇指推冲脉，打太极安抚排气，四指推大小肠，推胃脘，拇指重叠推升结肠、横结肠、降结肠，拇指推带脉，双手合十菱形切揉，

双手掌交替排气，吸寒气，双手搓热胃部）

步骤四：

肠胃排毒一滴通；成分：人参、炙甘草、木香、苦柚子、茯苓等。

用法：一次取 2-3 滴滴入肚脐内，用手捂住肚脐 2 分钟，顺时针打圈 5-10 分钟，可居家用，适用于便秘患者。（刮痧；脾经胃经）

步骤五：

定罐（足三里）

步骤六：

健脾养胃归元膏；成分：天然火山矿物泥、天然玉石、天然能量石、雪莲花、蛇床子、地肤子、甘草、阿胶、紫河车、女贞子等。

用法：归元膏微波炉加热软化 1-3 分钟（放入微波炉前必须打开盒盖）→自然冷却→热毛巾清洁调理部位→药油按摩调理部位→敷归元膏→盖保鲜膜→休息 45 分钟。

**【注意事项】**

施灸后禁止着凉、禁止对着风口吹、禁止食刺激辛辣事物，禁止冷食。五小时禁止洗澡，严重高血压患者不能再上半身施灸，儿童和孕妇不能用，膏药性体质患者可能会引起过敏。

附：产品使用说明

【产品组合】 健脾养胃调理液针 30ml

肠胃疏通调补 1 号药油 5ml*10

肠胃疏通调补 2 号药油 10ml*3

肠胃排毒一滴通 10ml*3

健脾养胃归元膏 300g

【成　　份】威灵仙、桂枝、防风、川穹、鸡血藤、千年健、五加皮、枸杞、旱莲草、瓜络、红花等。

【功能及作用】益气固表，强卫御邪。本品用于体弱经常感冒者的辅助调理。

【用 法用 量】取本品适量用于相应部位或穴位即可。

【不 良反 应】暂无不良反应。

【注 意事 项】本品为外用品，皮肤非常敏感者慎用，皮肤溃烂者禁用。

【贮　　存】密封置于阴凉干燥处，避免孩童接触。

【保　质　期】三年（请于标注日期前使用）

## 55、新泾康亚健康调理技术

**【原　理】**

“新泾康”多肽蛋白片是天然水蛭素高新技术产品，它以酸性多肽（天然水蛭素）为主要原料，辅以螺旋藻、黑木耳、枸杞等药食同源物质，经科学配比精制而成。水蛭类药材的药用始载于《神农本草经》：“逐恶血、瘀血”，破“血瘕积聚”。天然水蛭素是从吸血水蛭的唾液中提取出来的低分子多肽，它迄今为止世界上所发现的已知物质当中最强的天然抗凝血酶物质，被誉为世界三大素之一（什么是世界三大素：胰岛素、青蒿素、水蛭素）。多肽蛋白片配方作用机理为利用天然水蛭素抗凝、溶栓、调节血脂及血液粘稠度的生物特性，溶解血液中血栓斑块，同时进一步清理粘附在血管内壁的其他物质，达到清除血毒的目的，它是防治人类心脑血管血管疾病的特效天然健康产品。

**【成　　分】**

酸性多肽、黑木耳提取物、螺旋藻粉、葛根提取物、枸杞提取物、牡蛎粉、乳糖淀粉。

**【适用人群】**

亚健康人群、三高五高人群。

**【食用方法及用量】**

每日 2 次，每次 1-2 片，温水吞服。

**【注意事项】**

本品不能代替药品，有出血倾向者、妇女经期及孕妇禁用。储存应密闭，置干燥通风处。

# 2014 國醫年鑒

# 十二 百家学说

# 浅谈中医骨诊治疗中青年心脏病症

苏秋玲

中医骨诊疗法，早在1700多年以前文献上就有了这方面的理论阐述。我的恩师刘鳌博士在祖辈秘传的基础上，经过50年的临床，不断归纳、创新总结，形成了独特的门派——中医骨诊疗法。该法用于预防和治疗心脏病、冠心病等病症，收到了立竿见影的效果。

骨诊疗法是指通过脊椎骨来诊断和治疗疾病，这一方法在中医古籍中也不多见，但是，现代医学已经发现逾百种疾病与脊椎骨有关联。比如颈椎枕骨异常，可发生头痛、头晕、视力和语言障碍；C1骨节异常可引起上述不适外，还可能导致失眠、面瘫；C6骨节异常可引起心律失常、血糖不稳、血压不稳、上肢外侧疼痛。胸椎T1骨节异常可引起上臂后侧部痛、肩胛骨痛、气喘、咳嗽；T4骨节异常可引起心慌、心悸、胸闷、左上胸痛等。骨诊学所涉猎的范围不但大而且深，特别是对疾病发展的不同层次，都能起到一定的诊疗作用和治疗效果。骨诊学认为：人体每块骨骼的位置或形态发生变异及引起周围组织的变化，都会给人体带来不同程度的影响，特别是骨骼的变化，都会影响与之相关联的五脏六腑发生相应的变化，最后形成疾病或某种疾病的宿因，有了这种宿因的存在，遇到外界诱发因素的刺激，人体就会很快发病。

近年来，由于生活节奏加快，工作压力逐渐增大，心理压力更加繁重，失眠、胸闷、憋气、心慌、气短、心绞痛等心脏病症及心梗病人呈年轻化，知识分子、高层管理人员等高层次人群患者逐年递增，特别是一些中青年领导者、白领阶层更加突出，有很多人还在中年，正是人生、事业走向巅峰之际就英年早逝，给家庭和事业造成无法挽回的损失，真是触目惊心。

这些年来，利用中医骨诊疗法，治疗心脏病、冠心病及胸闷、气短、心跳过速、过缓等各种症状收到了非常好的疗效。特别是年轻患者治疗效果更加突出，这部分病人年纪轻，病程短，脊椎骨骼质量好，一般椎体没有增生，很多人症状虽然非常厉害，但医院检查没有器质性病变，骨诊治疗可以完全康复，只要椎体形态康复病症就会不再复发。这部分病人由于长时间紧张、繁重的伏案工作，大部分人坐姿不正，偶尔休息片刻往往斜靠在老板椅上，使身体的重心偏向一侧，久而久之导致脊椎也歪向一侧。有一部分人喜欢歪着坐，使身体重力完全落在一侧，使两坐骨（屁股）长期持重不一，从而使骨盆发生轻微的倾斜变化，由于这种变化是微妙的，患者没有任何知觉，只有当两腿伸直后两足跟有些轻微的长短变化，这种长短腿的变化，也是造成后天脊椎位置改变的隐患之一。人体由于长期的不良姿势和习惯（歪、斜、扭）位的坐姿，使背部肌肉过度疲劳，严重地影响了背部肌肉及其组织的气血循环，使椎体间韧带长时间处于紧张失衡状态，从而使椎体间韧带得不到足够的气血滋养而弹性减弱变得僵硬，难以维持和保护椎体间的平衡状态，从而造成椎体位置和形态的改变而发生背部难受、疼痛，特别是胸椎椎体的微妙变化，它使相对应的五脏六腑也发生潜移默化的变化，尤其是肺、心、心包络所对应的椎体位置，它们在人体两肩岬骨之间，是人体伏案工作承受力最大也最容易疲劳的，也是人体搬、提重物，扭头转身最灵活、最容易受到伤害的脊体部位，有很多病人就是因为后背疼痛来做骨诊治疗的，当我检查完告诉他们椎体位置形态有问题会影响心脏的功能时，他们自己证实都有不同程度的心慌、心悸、胸闷、气短、心跳过速过缓及心绞痛等心脏病症状。有很多心脏病的病人，其症状非常明显，做骨诊检查胸椎椎体周围的病灶与病情非常吻合，特别是一些曾经得过心梗，从死亡线上抢救过来的病人。

人体由于不良习惯姿态及外伤所造成的椎体的错位、增生、骨桥是造成后天疾病的根源，特别是胸椎椎体位置的病理变化，加速影响了其椎体所对应的脏器的气血供给，加重了内脏的功能负担，也使内脏神经系统的功能出现不同程度的失调、紊乱。这些功能性的气血变化，也就更加速了内脏功能的病理性变化进程，当然这种变化是缓慢发展的，而且也是逐渐加重的，特别是心肺脏器，一个是君主之官，一个是相搏之官，指挥并统帅着全身的其它脏器的功能，他们也是人体中最重要最精密的器官，所以任何一点椎体位置的微妙变化都会给人体造成危害甚至危险。

人体脊椎骨骼的健康是后天身体健康的基础，《黄帝内经》云："骨正筋柔腠里密"，只有好的身子骨才能百病不侵，脊椎任何症状和不适都不容忽视。骨诊认为人体的任何不适和症状都可以在脊椎上找到相对应的治疗部位和病灶，这种理论与现代科学的全息论吻合，也符合中医理论所阐述的整体观念——"有主内必行诸外"，这种内外一体的诊断方法，是我们充分利用骨诊疗法来调整人体脊椎位置形态的变化，改变内脏的气血循环及内脏神经系统的功能，达到治疗、预防心脏病症的目的。骨诊疗法安全可靠，无副作用而且效果显著，治愈率非常高，是一种预防保健的绿色疗法。

# 中医干细胞疗法治疗强直性脊柱炎

宋承峰　段玉伟

【关键词】：五补一激　骨髓造血干细胞　激活　中医

强直性脊柱炎在中医学里属于痹症范畴，其主要发病原因，现代医学认为与遗传基因、免疫功能降低直接相关，其次是营养不良造成了脏腑功能下降，患者在不利的环境下，如天气变化、潮湿、寒冷、燥热等而发病，产生局部性小血管性炎症。初期主要发病在骶髂关节滑膜发炎，关节边缘模糊，关节间隙加宽；中期则关节间隙狭窄，关节边缘骨质腐蚀与致密增生交错呈锯齿状；晚期主要表现为关节间隙消失，有骨小梁通过，呈骨性融合。

临床表现：初期腰背部酸痛，骶髂关节有滑膜发炎，卧久（夜间）或坐久时明显，翻身困难，晨起或久坐起立时腰背部晨僵明显，但活动后减轻。血常规检查：C 反应蛋白增高、血沉增快、HLA-B27 阳性、类风湿因子阴性。

西医治疗：临床应用非甾体抗炎药、扶他林、芬必得消炎止痛。抗风湿药首选甲氨蝶呤、雷公藤，经柳氮磺吡啶和非甾类抗炎药治疗无效时，可采用甲氨蝶呤，少数病例即使用大剂量抗炎药也不能控制症状时，使用糖皮质激素药强的松 30～40mg。在以上药物治疗无效时可改用生物制剂益塞普、类克，在病人有条件的情况下可选用国际最先进的方法——干细胞疗法。那就让我们了解一下干细胞的有关知识。

未出生的婴儿胚胎干细胞起源在脐带血中，能发育心、肝、脾、肺、肾、骨架等器官。成体干细胞是婴儿出生后在骨髓中发育一直处于休眠、储藏的状态，在一定的条件下释放到血液循环中供养各器官组织，替换衰老的细胞和修复损伤的器官组织。红细胞、白细胞（免疫细胞）血小板 60%在肋骨、肩胛骨、骶骨、髋骨中起源，其余均在脊髓中发育。由此可知人体生长发育靠遗传基因 DNA、胚胎干细胞，红细胞、白细胞、血小板相互依存相互制约各显其能、各尽其职才能发育成健康的身体，而胚胎干细胞、红细胞、免疫细胞、血小板均来源于骨髓血中。中医学早在西汉文帝、景帝时期发现骨髓造血，表明气血关系均有骨髓血中产生，在西汉武帝时代《黄帝内经》中又阐明"气血—生精—精又生髓—髓又生血"循环相生的医学理论。中医与西医表达的方式不同，实质上医学理论是一致的，中医的医学理论经过西医剖析更证实中医阐明髓生血（干细胞、红细胞、白细胞、血小板）的哲学理论是科学而实用的。现代医学认为正常人体中具备遗传基因和骨髓中潜藏着休眠的 90%干细胞、循环系统有 5%的干细胞、脏器官中有修复和更换衰老的器官中有 5%干细胞。干细胞的作用就是能再造一种全新的、正常年轻的组织器官。在一定的条件下从骨髓中释放出衍生新的器官组织替代修复病变或衰老的组织器官。但是干细胞修复病变的器官组织有一个条件，那就是免疫功能正常，没有病毒的侵蚀，才能修复损伤的器官，或再造一个全新的组织器官，同时红细胞和血小板均在正常值之内，才能达到修复更换衰老的器官。也就说红细胞和白细胞（免疫细胞）血小板的生成也有一个条件，必须具备一定的营养物质：氧气和人体内具备有必需的微量元素、维生素、水、蛋白质、脂肪、糖等等，才能使红细胞和白细胞（免疫细胞）血小板正常地发育。

中医是如何促进干细胞的生化去修复损伤衰老的脏器官呢？我们东方医学自然门玉德堂采用“五补一激”疗法调理五脏六腑正常生理、补气、生精、益髓的方法促使干细胞生化增强。具体做法是选用“健骨祛风药酒”，以白条参、西洋参、杜仲、当归、熟地、沉香、鹿茸、汉龟板、虎骨、猴骨、穿山甲、白花蛇、雪莲花为基础方，根据中医藏象学的升降浮沉之法，虎骨补春天之阳气主升，白花蛇补夏天之气主浮散寒，猴骨补秋天之气主降肺气，雪莲花补肾壮阳补冬天真阳之气，鹿茸、龟板补任督二脉之气。穿山甲活血通络使大循环、小循环、微循环畅通，输送营养物质代谢产物，方剂中的药物配伍根据是：任督二脉交媾在人中、聚集真阳之气在（气海）丹田、由丹田之气供养肾脏、由肾化生精气、由精生髓再生血的医学理论配伍的。完全和现代科技医学所讲的骨髓造血（干细胞、红细胞、白细胞、血小板），血生精髓的医学理论一致。健骨祛风药酒具有升、降、 浮、沉、补气生精益髓的功能，含有人体内必须的微量元素与维生素，能供养人体内未分化的起源细胞（全能干细胞、多能干细胞、单能干细胞）合成转化成血红蛋白与白细胞营养脏器官。那么又如何促使储藏休眠的干细胞正常释放到血液中去不断地更换损伤衰老的器官组织呢？我们采取“健骨祛风药酒”和“天龙丸”并用来促进骨髓造血干细胞的生化。因为“健骨祛风药酒”主要含人体内所需微量元素铁、铜（地黄、当归）锌、锰、硒（沉香、穿山甲、西洋参）钼、磷、钙、钾（鹿茸、龟板、猴骨）与维生素 A（红薯）D（小米、西红柿）E（核桃），能供养人体内未分化的起源细胞（全能干细胞、多能干细胞、单能干细胞）生成、转化成血红蛋白白细胞，营养脏器官恢复免疫功能，促进损伤骨组织再建、重塑。健骨祛风药酒与天龙丸配合，后者可以促进健骨祛风药酒中所含的微量元素钙、磷、铁、铜、硒与维生素 A、D、E 吸收、合成、转化、营养、代谢，这就是当代科技医学所说的激活骨髓干细胞的过程，这种过程也叫“五补一激疗法”。

通常人体中必须的营养物质有：氧气、水、糖、脂肪、蛋白质、微量元素、维生素等，用以维持人体中的正常发育，整个生理过程有吸收、合成、转化、营养、代谢，能促进骨髓造血。当脏腑功能紊乱减退时气血虚损，用“天龙丸一号”增强肺呼吸，促进肺泡的生化功能，输送氧气使人体中营养物质不断新陈交换，激活脏器官中的细胞。

强直性脊柱炎患者对于自身免疫功能不稳定，是因为遗传基因 DNA 片段有损伤，是自身携带顽固性病毒细菌侵蚀骶髂关节面形成滑膜发炎，关节边缘模糊，并稍致密，关节间隙加宽；中期关节间隙狭窄，关节边缘骨质腐蚀与致密增生交错呈锯齿状。我们采用“玉德堂黑膏药”杀菌、攻毒、消肿，促进免疫功能增强，同时配合补肾生精益髓刺激骨髓造血干细胞的药物。因 为膏药的主要成分含铅和少量的砷微量元素，加工膏药使用的黄丹粉（黄丹粉必须加工）主要含铅与砷微量元素，而砷微量元素是辅助骨髓造血必须的，少量有益，多则有害。有害的表现为突发身亡，有益的作用机制是砷元素进入机体内破坏某种細胞呼吸酶，使组织细胞不能得氧气而死亡、枯萎。所以中医多数局部外用，专治瘰疬、癣疮、溃疡腐肉，也就是说，当体内遗传因子发生突变时，产生畸形的蛋白质，白血球（免疫细胞）的正常产生与死亡会受到干扰和抑制，砷元素则能迅速使畸形的蛋白质产生自我消灭的能力，从而使白血球（免疫细胞）迅速生长恢复正常。故而中医以砷元素来攻毒、杀菌恢复白血球（免疫细胞）的再生功能，抵抗外界病菌的侵入与内源病毒复制。其次配合使用麝香通经络，增强大循环、小循环、微循环，主要利用麝香所含的微量元素砷与钾，因为钾能使细胞保持一定的水分，钾微量元素还能调节酸碱平衡使软骨关节面不受侵蚀，使血肿或水肿消退，缓解微小动脉压迫障碍，关节的肿胀消退，使微小动脉恢复供血供养的功能。 砷微量元素能消肿杀灭顽固病毒细菌，特别针对骶髂关节的病毒细菌有灭绝的作用，又能使基因 DNA 片断链接键损伤处修复，促进骶髂关节的再建、重塑，所以必须用玉德堂黑膏药辅助治疗骶髂关节中的顽固性病毒。

强直性脊柱炎患者因遗传基因 DNA 片断自身携带病毒抑制骨髓造血使免疫能力降低，不能防卸风寒湿的生克制化，在不适应外界的环境气候条件下使中后期病人有晨僵、厌食、乏力、疼痛的临床表现。必须配合“天龙丸二号”祛除骨中的寒气。因为健骨祛风药酒中的虎骨、猴骨、雪连花、鹿茸、汉龟板、杜仲等药物只能补气血壮元阳，祛除骨中陈年老寒远远不能奏效。圣人云：寒气不去阳气不生，故而用“天龙丸二号”祛寒辅助健骨祛风药酒补气生血壮阳才能恢复真阳之气化生营养物质营养脏腑，这种五补一激、激活骨髓干细胞疗法完全应用了自然医学学派的升、降、浮、沉与黄帝学派的君、臣、佐、使之法。

由上所述，强直性脊柱炎用自然医学“藏象五行学”分析病因病机，以健骨祛风药酒为君、天龙丸一号为臣、玉德堂黑膏药为佐（将药）天龙丸二号为使，相互配合、制约中完成了补气生血、补肾壮阳、生精益髓、髓又生血（干细胞、红细胞、免疫细胞、血小板）血又生精的正常生理，完全与当代科技医学理论骨髓生血相同。传统医学治疗疑难病症擅用君臣佐使之大法：刺激骨髓造血，以干细胞修复损伤衰老的器官组织细胞为主，配合攻毒杀菌的药物促使免疫细胞生化增強为辅，给生精益髓创造一个无顽固性病毒的条件而不再抑制骨髓造血，骶髂关节才能不被病毒细菌所侵蚀，才能使损伤的骨组织再建、重塑，强直性脊柱炎才能治愈。

同时提示病家：早期强直性脊柱炎患者大约 1～2 年治愈，因为早期强直性脊柱炎患者发病的年龄段在 12～30 岁中间，这个年龄段正是身体发育的阶段，骨髓造血功能性最强，免疫细胞发育较快，为亚健康萌芽阶段，正气盛、邪气衰、病毒复制较低，营养物质配合合理就会恢复较快。中早期強直脊柱炎患者发病在 12～30 岁年龄段，因未确诊延误了治疗最佳阶段，约发病 5～8 年。其原因是骨髓造血干细胞在器官中低于万分之三不能修复受损的器官组织，不能使正常的骨骼在发育中不断地再建、重塑。也就是说，骨的生长并不是完全僵硬不变的，而是骨组织不断地推陈致新，由软骨细胞增殖形成软骨细胞柱，并将成熟的细胞推向骨干的中部，由于软骨细胞的增大并死亡，该空间被新的骨细胞不断填充占据更新。相反当营养不良细胞不断地变异，病毒细菌不断地抑制骨髓造血时使免疫系统功能性降低，骨关节不断地被侵蚀，使软骨破坏形成骨钙化呈锯齿状。这种病状约 2～3 年治愈，免疫功能性强需 2 年治愈，免疫功能性弱需 3 年左右治愈。中后期病期较长身体较弱有晨僵、厌食、泛力髋关节或累及股骨关节缺血坏死，这种病状需要 3～4 年治愈，因为身体虚弱不能耐寒抗暑，营养不良脏腑功能减退，20～30 岁的病家相似 60 岁的身体素质，在血液或脏器官中将抽血检查无干细胞，所以修复损伤或衰老的脏器官较慢，加上病毒繁殖损伤超越了免疫系统功能，需要 3～4 年治疗。治疗过程中还容易出现反弹的现象，说明正邪相战，容易反复无常，需要继续辅助正气杀灭病毒最后才能治愈。

后期由于骶骨关节、骶髂关节、髋关节、股骨关节损伤坏死，直接使脊柱关节僵硬强直出现竹节状，到了这个阶段发病的年龄一般在 20～40 岁之间，骨髓造血功能相对较弱，因为髋关节、肩胛骨造红细胞；脊柱、股骨造干细胞。也就是说骨髓造血包括：干细胞、红细胞、免疫细胞（白细胞）血小板、相互作用、相互制约中完 成正常生理功能，当骶髂关节、髋关节、股骨关节、脊柱关节产生病变时，造血功能相对较弱，所以需要 3～5 年治疗才能恢复正常生理功能，使病人不再疼痛，而骶髂关节融合与脊柱关节融合时则不能恢复。由此可知当骨髓造血功能相对较弱时，以补助五脏功能生精，以精生骨髓。当脏腑功能相对较弱产生病变时，以促进骨髓造血修复损伤衰老的脏器官组织。最后明示病家强直性脊柱炎后期的要点：脏腑功能与骨髓造血功能同时减退，故难以恢复。提示病家有病早治，花钱少、疗效好、治愈率高。

曾有不少病家不断来电咨询：西医干细胞疗法与中医干细胞疗法有哪些不同？西医干细胞疗法是干细胞移植疗法，通过专用的细胞分离液提取、纯化后具有高纯度、高活性、高浓度的细胞作为临床治疗；直接通过高端介入技术将细胞输入病灶，使得细胞在最短的时间内起到最佳的治疗作用，干细胞移植技术最显著的作用就是能再造一种全新的、正常的年轻的器官组织。中医干细胞疗法，用补肾生精益髓的方法来激活骨髓中储藏休眠造血干细胞，治疗过程由肾化生精气、精生髓、髓生血，这就是现代科技医学所讲的骨髓造血（干细胞、红细胞、白细胞、血小板）血生精髓的医学理论，同时要与攻毒杀菌的药物配合治疗才是一个完整的治疗方案。

# 中医太极系统假说——解读经络的奥秘

赵子仙

**【内容摘要】**：中医的核心理念是人体太极系统。人体太极系统中心是健康与疾病转化的枢纽。中医所言气的升降出入运动、脏腑经络、生理病理、诊断治疗、养生保健、天人相应等理论都是围绕着人体太极系统中心而展开。需要提出的是，地球引力是引起慢性疾病的重要因素。每一种疾病都有精确对应的治疗开关—灵枢点。经络是人体太极系统重要组成部分。经络是以人体组织结构为物质基础，围绕人体中心，以波的形式，沿着圆的轨迹，螺旋式循环往复运动，接收和发出信息的网络系统。它是维持机体内外环境平衡和谐统一的桥梁。

**【关键词】**：中医　太极系统　模式　经络波　灵枢点

经络的实质是什么？国内外学者从不同的角度对此进行了大量研究，提出了多种假说。比如，杨洪钦等提出用生物场来分析外周动因激发假说中的外周动因问题，认为经络系统是能量和信息的传输通道，且能量与信息在其中只能以孤立子的形式传输。焦玄等在中医特色理论——整体观念的指导下，结合信息环节在中医理论中的作用，提出了经络的“信息系统”假说。孙北贵结合神经生化，分子生物学及发育生物学有关知识，在细胞信息理论的基础上提出细胞通讯和经络实质假说。认为表皮、真皮、骨骼、肌肉和神经组织细胞通过低阻贯通式的小分子通道形成联胞。在此，谈谈本人在长期的读书临证中，对经络的一点肤浅认识。

人，生存在自然界，宇宙的运动，太阳的照射，地球的引力，气候的变化，都对人体健康有不同的影响。月亮围着地球转，地球自转，并围绕太阳公转；太阳系又围绕银河系的中心运动。宇宙中的物质结构不外乎分子、原子、质子和中子等等，这些物质结构都是在一定的范围内围绕一个中心按圆形轨迹运动。人体也不应例外，人体的气机升降出入运动，也一定是围绕着一个中心按圆的轨迹运动。那么，人体这个中心在哪里呢？气又是怎样升降出入的呢？为此，本人参阅了许多书籍（也许是本人孤陋寡闻，未能找到答案）。伽利略说过：“知识来自观测，不是来自书本”。带着许多的疑问，经过不断读书、临证、思索、研究，终于明白了人体的中心所在：肚脐与第二腰椎棘突下命门在体内连线的中点。并由此发现了人体是一个完整的、精密的太极平衡系统。

人体太极平衡系统，按照中医理论和系统科学框架，可有以下分系统：形体（结构）太极系统、经络（信息）太极系统、心神（概念）太极系统。

以下仅就经络（信息）太极系统做一简单的描述。

首先，描述人体太极系统图景：人直立，将两脚伸直向左右分开斜立，两手伸直向上左右分开斜举。要求：左手拇指端与肚脐、右脚大拇趾端连成一直线；右手拇指端与肚脐、左脚大拇趾连成一直线。以上述人体中心点为中心，以手中指端到中心点的距离为半径做一立体球形，这一球形就构成了中医人体太极系统模式。把它画成平面图，辅以传统的阴阳鱼，就成了平面太极系统模式。

中医人体太极系统是从上到下、从左到右、从前到后、从内到外多维多层次的立体结构模式。中医的经络是人体太极系统的重要组成部分。我们从人体太极模式来看看十二经脉的走向：《灵枢·逆顺肥瘦》篇说："手之三阴，从脏走手；手之三阳，从手走头；足之三阳，从头走足；足之三阴，从足走腹"。从太极图景可以看出，阴经从下往上走，阳经从上往下走。清·胡煦《周易函书约存》说："阳以上而下为顺，以下而上为逆。阴以下而上为顺，以上而下为逆。其位使之然也"。又说："阳从阳位升，阴从阴位降，造化之理，并行而不悖者也。太极初生，而阴阳两象，悉已全具，即其象也。左阳位也故阳升于此。右阴位也，故阴降于此"。故此明了，中医的气是围绕中心点而左升右降（猜测与宇宙的引力有关）。

十二经脉和络脉，虽然各自是一个独立的太极系统，但互相之间没有明确的界限，而是你中有我，我中有你。"譬如一室千灯，光光互通，重重交摄，不相妨碍"。也如现在的各省市电视台，发出的电磁波在空间是互相涵容，相融无碍。十二经脉是客观存在的，但它只是描述在体表位置的标志，是人体地图上的经线。地球上的经纬网如果没有纬线，能迅速、精确地找到地球上任何一个地点的地理位置吗？因此，仅依十二经脉循行部位治疗疾病是不够精确的，多凭医家的个人学识和临床经验而论疗效。经络太极系统理论就很好地解决了这一难题。太极系统临床上的运用，就是以十二经脉在体表位置的标志而精确地找到治疗疾病的开关——灵枢点。灵枢点是《灵枢经》的精华，是灵验祛疾止痛的枢纽。每一种病都有精确对应治疗的灵枢点。对常见病、疑难病、慢性病、亚健康人群，能够精确定位治疗，效果奇特。对颈肩腰腿痛及一些常见的疼痛，有立竿见影的效果。《灵枢经·九针十二原》有言："今夫五脏之有疾也，譬犹刺也，犹污也，犹结也，犹闭也。刺虽久，犹可拔也；污虽久，犹可雪也；结虽久，犹可解也；闭虽久，犹可决也。或言久疾之不可取者，非其说也。夫善用针者，取其疾也，犹拔刺也，犹雪污也，犹解结也，犹决闭也。疾虽久，犹可毕也。言不可治者，未得其术也"。这正是阴阳对立统一的太极系统妙用的真实写照。

中医所说的气的升降出入运动、脏腑经络、生理病理、诊断治疗、养生保健、天人相应等理论都是围绕着太极系统中心而展开。需要提出的是，中医"天人相应"观，大多数人认为是指自然环境、天气气候变化对人体的影响，却鲜有人知道，地球引力是引起慢性疾病的重要因素。

量子物理学家德布罗意告诉我们，凡是物质皆有与之对应的波。人也有放射性，在人体周围有一种看不见的气，也可说是量子场。经络就是人体内五脏六腑及其他组织结构，受宇宙射线、地球引力、心脏跳动等综合作用的影响而发出的放射波，称为经络波。由于五脏六腑及其他组织结构不同，所处位置有别，因而发出不同频率不同的波（光波、生物电磁波、声波），由此形成十二经络。

海森堡不确定性原理指出：粒子的速度（动量）和位置不能同时准确确定。两者之一测定得越准确，另一者的确定便越不准确。同一道理，通过解剖学，看到体内器官、组织、细胞、蛋白质、核酸的同时，就看不到充满活力的人的思维、意识、经络波。就像一台电脑，你拆开它看内部元件构造的同时，它们所应用的操作系统软件如 windows、mac 等是无法用肉眼看到的。

经络（信息）太极系统是以人体组织结构为物质基础，围绕人体中心，以波的形式，沿着圆的轨迹，螺旋式循环往复运动，接受和发出信息的网络系统。它是维持机体内外环境平衡和谐统一的桥梁。太极系统其大无外，可大到宇宙；其小无内，可小到细胞，DNA 双螺旋结构。

中医太极系统理念，无史可寻，无资料可查，但其原理蕴含于中医理论体系之中。它是本人在临床中发现疾病痛点与治疗的灵枢点，是相互对立、又相互依存、相互转化的关系。由此想到源远流长丰厚华美的中华民族优秀的传统文化——太极图。"一阴一阳之为道"，这一抽象的哲学概念，竟是人体生命过程中功能状态的变化运动规律！这是中医"道"的境界，它可"阐天地变化之妙，述万物生化之机"。

简单性是几个世纪物理学家追求的目标，简单性信念认为，自然界是按照简单的规律运行的。"理论的简洁性表明对基本规律的把握，简单优美的理论才是真理"。

大道至简！

# 电针灸治疗精神病的临床实践总结

郸城中医疑难病研究院　郸城县针灸研究所　周怀明　单玉丽

**【摘要】**：目的：评价电针灸治疗对精神病人拒食、拒药、兴奋躁动、伤人毁物、逃跑等精神症状的疗效。方法：用针灸以一定电流量通过人体穴位引起患者局部麻、酸、痛、胀感等厌恶感的刺激，以达到治疗目的的一种方法。结果：患者精神症状得到控制，较好地解决了精神病人治疗过程中的实际困扰问题，无一例出现明显的不良反应。结论：对精神病患者拒食、拒药和破坏性的亢奋行为应用电针灸治疗，疗效确定，安全可靠，无副作用。

**【关键词】**：电针灸治疗　精神病　临床实践

精神病医疗过程中常常会遇到患者拒食、拒药、兴奋躁动、伤人毁物、逃跑等情况，这些行为严重影响到对精神病患者正常治疗的开展和管理，有时甚至会危及其他病人及工作人员的安全。为保障对精神病患者的积极治疗，必要时我们对出现相关精神症状的患者实施了电针灸治疗。现将精神病电针治疗总结如下：

## 一、临床资料

精神病人出现拒食、拒药、兴奋躁动、伤人毁物、逃跑等精神症状，在反复耐心做工作无效后，实施电针灸治疗。应用电针灸治疗953人次，其中男性516例（54.1%），女性437人次（45.9%）；精神分裂症516例（49.6%），躁狂抑郁症285例（29.9%），癔症65人次（7%），反应性精神病73人次（8%），其它57人次（6%），治疗拒食、拒药285人次（29.9%），兴奋躁动、伤人毁物435人次（45.6%），逃跑233人次（24.4%）。电针灸治疗前检查血常规、尿常规、肝功能、胸透和心电图等，排除器质性精神病，对伴有心血管疾病患者禁用此疗法。

## 二、治疗方法

电针灸常用穴位：头颞、太阳、百会、人中、合谷、足三里、三阴交等穴位，一次治疗1至2个穴位，先将针灸扎进穴位，再接上电极，用脉冲电针治疗仪，治疗电量视患者病情而定，治疗时间20至30分钟，其程度是通过针灸刺激，使患者针刺部位产生胀、麻、酸等难受感，产生对电针灸刺激的厌恶条件反射，从而控制和矫正患者的相关的精神症状。

## 三、治疗结果

953人次电针灸治疗中，其中有432人次经一次治疗后相关精神症状得到控制，包括拒食124人次，拒药152人次，兴奋躁、伤人毁物、逃跑156人次；402人次经2至3次电针灸治疗后有关精神症状得到控制，包括拒食118人次，拒药152人次，兴奋躁动、伤人毁物、逃跑132人次；45人次经4至7次治疗后有关精神症状得到控制，包括拒食8人次，拒药12人次，兴奋躁动、伤人毁物、逃跑25人次。7次以上电针灸治疗症状无改变，行为不能控制者有76人次，是总人数8%，其中拒食21人次，拒食25人次，伤人毁物、逃跑30人次，这些人采用强制药物治疗，精神症状才逐渐缓解。电针灸治疗总有效率为92.0%，其中拒食治疗有效率92.6%，拒药治疗有效率92.7%，兴奋躁动、伤人毁物、逃跑治疗有效率90.1%，953人次治疗无一例出现明显不良反应。

## 四、典型病例

**病例1**：李某某，女23岁，曾因未考上大学，患上了精神病，2006年08月12日到我院就诊，当时哭笑无常。家人介绍情况说："就从没收到录收通知单后，整个人都变了，变得很怪，整天傻笑、说她已经考上清华大学了，就这样她一天一天变得越来越傻，到街上到处乱走，有时过马路真的很危险，到后来就得一个人天天看她，时间也快一年多了，最后没办法，经别人介绍说周怀明扎针能治精神病”。经针灸治疗每天一次，留针 30～40 分钟。十二次为一疗程，治一个疗程后，病情稳定，随后又用穴位注射治疗 2 个疗程，病发症全部消失，2008 年 06 月随访一切正常。生活幸福。

**病例 2**：赵某某，女，26 岁，学生，病史 6 年。6 年前生一男孩后，因生育年龄较小精神过度紧张，产后即出现不寐症状，逐渐终夜不得安眠，断断续续一直到现在。曾经用过多种中医、西医疗法都未能从根本上改善睡眠质量，不得不以西药维持，以致不吃药就不能入睡。随着年龄的增大失眠症状愈加严重，2008 年 10 月，到我院针灸科，经针刺治疗，每天一次，12 次为一疗程，采用针刺取穴百会、印堂、四神聪、风池、合谷、内关、足三里、三阴交等。手法平补平泻，留针 30～40 分钟。治疗一个疗程后，基本能达到正常睡眠状态，随后又治疗三个疗程，一直到现在睡眠状况良好。

**五、讨 论**

近年来，随着精神病药物的快速发展，电针灸治疗这种精神病常用的治疗方法，应用逐渐趋于淡化，期待着精神药物能解除精神病人出现的拒食、拒药、兴奋躁动、伤人毁物、逃跑等症状，但有时短时间内难以凑效，正常的治疗无法进行，安全管理也存在相当大的难度。电针灸治疗是运用中医穴位，通过针刺后辅以电刺激所产生的反应，产生厌恶心理而影响行为，达到纠正不良行为，也可以说是现代医学的行为医学。当患者的行为即将出现或正在出现时，附加一个令人不快的刺激，如致吐药物、针刺或没有危险的电击，使患者产生厌恶的主观体验]。一次电针灸治疗后，如患者再出现相关精神症状或不良行为时，医生提出再给他做电针灸刺激治疗，患者会出现对电针灸刺激治疗的厌恶性条件反射，从而约束自己改变行为方式，以更好的效果救治于患者。

# EMC“球状经络”量子功能的最新发现和应用

## ——解读经络与脊椎、神经、细胞、基因的关系

廖京建

古老的经络学的应用已经几千年了，目前全球主要在针灸理疗、推拿按摩、灸疗点穴、中医理疗，保健按摩等方法中得到了广泛应用。人们对这些经络应用的认知已经成为极为普遍的一般常识。

但科学的发展是无止境的，“EMC（EMC 三个英文字母是爱因斯坦狭义相对论 $E=mc^2$（能量=质量×光速的平方）经络是不可见维光，在人体三维空间之外是以光速运动的，古代中医所说天人合一所描述的，正是这种光电运动。EMC 非力学整脊技术，就是通过脑波与经络以光电速度将矫正指令发射到细胞、细胞核、DNA 和染色体中，智能化的细胞会出现应答反应，实现了非力学整脊。简而言之，就是利用经络的光电速度进行整脊。它具有极为高的可复制性和可重复性）能量的 98%为“不可见光”，这种“不可见光”在现代物理学被称为“能量耗散结构”，叫做“场态经络”。神经系统的“生物电流”的强弱与“经络磁场”的强弱成正比。经络系统 98%的智能化的生命未知能量和宝贵的功能没有被发现和利用。

EMC 球状经络量子功能的开发，是以右脑功能（也称为全脑功能）的开发为前提条件的。该法使学员和患者 98%的人体经络潜能得以利用，具有在双手接触受术者身体的瞬间，使骨盆、骶椎、腰椎、胸椎、颈椎自动化整体复位的功能。打开了一扇从物质生命中基因和染色体的层面开始，非手术、非治疗、非药物、低成本、无痛苦、无伤害的预防“亚

健康”，使脊椎病自愈康复的大门。

经络作为人体的生物磁场，是一种源于体内脑电和神经系统生物电流的“体外超级能量”，这种“体外能量”运动于人体三维物质结构之外的多维空间。这种“场态”的能量，向外和宇宙整体场融为一体，相互间持续的“交流”与“注入”，双向交换能量和信息；向内覆盖并且影响着人体所有脏腑中的细胞、基因和染色体。

从这个意义上来说，经络运动是一种和“宇宙整体场”同频共振的“生物量子运动”，经络的运动符合量子运动的规律。应用“量子生物学”来解读古代中医“天人合一”、“子午流注”的思想就不难看出，中国古代中医思想所表达的，正是这种生物量子运动。

长期以来，中医经络学创造出的许多医学奇迹和“不可思议”的疗效，所谓的“不可思议”就是没有专门为中医设计的现代科学理论的支持，这是中医长期被误解、质疑的原因，因而抑制了中医全方位的发展。

一直以来，在牛顿力学面前，中医经络学似乎显得被动和无助，在机械唯物主义者的科学质询面前，经络学似乎“身无立锥之地”，只有“招架之功而无还手之力”。而在生物量子力学的支持下，古老的中医经络学则大放异彩，光芒四射。

应用生物量子力学解读和科学化地表达中医经络学，意味着古代中医经络学在科学理论解读和表达方面实现自我解放，将两种力学原理的物理学规范加以明确的区分。在理论研究和正确解读方面进入了正常的理论轨道，改变和结束了长期以来被曲解，误读，艰难生存，缓慢发展的被动局面。

这些历史性的的经验教训，是提醒和鞭策中医界在现代化科学理论表达方面必须与时俱进，不断进行理论更新、技术创新和进行深化的科学研究。

“实践的结果”是检验真理的唯一标准。经络量子理论已经用“实践的结果”验证了人体脑波和经络量子运动创造的“非力学整脊”的事实。经络学与“生物量子力学”的“合一”是一个值得庆幸的事，解决了长期以来，两个或多种学科之间交流表达的语言障碍。

EMC 经络整脊技术发现了人类脊椎病具有基因遗传的规律，同时也找到和利用了“经络与基因”之间存在的“智能化量子功能”，为脊椎病“自动化解锁”的非治疗性技术成为“不可能的可能”。

**EMC 经络整脊技术中包含了以下几个重要发现：**

1、 发现人类脊椎病的成因和一致性、重复性的共同特征，“右侧负重的异常体态”。人类是脊椎动物，左脑支配右侧负重的历史已经持续了 350 多万年，这种一致性、重复性、适应性的损伤和缺陷，由父母相同的基因缺陷逐代强化并通过受精卵遗传给下一代。

2、 发现右侧负重的两种作用力：在地球引力的作用下，作用力（F1）和反作用力（F2）垂直作用于人体脊椎和椎间隙，叫做“A 压力”，还有一直被忽略的，更具破坏力的右侧负重劳动的“B 压力”。两种不同的力作用于骨盆造成脊椎的整体右旋。

3、发现地球所有人种都经过 300 多万年右侧负重劳动进化过程，所以存在相同的骨盆与脊椎右旋的异常缺陷，发现在活体上 5 节骶椎都是“可动关节”，S1、S2、S3、S4、S5 的骶正中嵴一致性的偏向左侧，导致马尾神经扭曲变形。

4、 发现祖父母、父母、子女、孙子女四代血亲完全相同的脊椎缺陷，和逐代加重强化遗传的现象。

5、 发现 80 后年轻男女“老年病年轻化”（指脊椎病和脊椎相关内脏疾病）的现象，以及其后代的脊椎缺陷更加明显的普遍性遗传现象。2013 年 6 月 4 日集中检查了 100 多对年轻父母与其幼年子女脊椎右旋现，统计数字表明子女与父母存在相同脊椎右旋的比例已达 100%，（另有光盘资料为证）。

6、 发现“亚健康”症候群体存在脊椎右旋的现象达 100%。各种慢性内脏疾病的群体存在骨盆与脊椎右旋的人数达 100%。各种慢性病存在脊椎右旋的人数达 100%。各种疑难病存在骨盆与脊椎右旋达 100%。各种外伤后遗症脊椎右旋达 100%。各种遗传性疾病脊椎右旋达 100%。

7、 发现当骨盆与脊椎右旋压迫神经根时，对应部位的经络出现准确的疼痛反射点，在数秒钟的“非力学能量整脊”初步解除脊椎右旋后，所有反射点立即减轻或消失，症状在瞬间出现缓解。说明椎体、神经、与经络之间的密切关系，这说明“痛则不通”与脊椎压迫神经有关，中西医的理论在这里实现了统一。

8、发现“不同的个体”经络报警求救“密码”的一致性，都与骨盆与脊椎右旋压迫神经的部位相对应。并且找到了一致的规律，矫正后患部对应反射点立即缓解或消失。在 EMC 整脊师面前，患者的身体就是最准确的“检查仪器”，徒手按压穴位和摸骨检查，准确率在 95%以上，使检查费用降低，准确率大幅度提高，说明患者的肉体本身就具备“超级检查系统”的功能。

9、发现经络具有“量子运动”的特性，这是古代中医和气功理论一直以来在理论方面遇到的“瓶颈”，人体经络的量子功能不是“特异功能”而是每个地球人的“先天本能”，用牛顿力学“力量+速度”在这里是无法解的，而换以“能量+光速”来解释，就顺理成章而又很平常的生命现象。

10、发现经络学与骨科学、神经学、细胞学、基因遗传学之间不可分割的关系，人类作为脊椎动物，脊椎的每一个缺陷的细节和因此导致的脊神经功能障碍，都会被基因“记录在案”。应用量子核磁共振检测发现：在脊椎矫正后患者症状立即明显减轻。但患部病变的骨骼、肌肉暂时观察不到相应的好转改变，而首先出现好转的是 DNA、染色体、细胞。脊椎被矫正后，被修复了基因的细胞开始裂变，修复病变和受损的神经、骨骼肌、内脏和纤维环、椎间盘。在数天后再次检测才可以观察到脊椎、脊神经、内脏修复逐步恢复正常的信号。

EMC 球状经络在经络物质层面应用的基础上，生命观的改变和脑功能的开发，使我们恢复了更多的先天本能。直到此时，我们才发现我们与人类的祖先之间的时空距离不再遥远，在“时间”与“空间”构成的无边际的宇宙“能量容器”中，我们的脑波与他们的大爱“同频共振”。

EMC 球状经络与骨科学、神经学、基因遗传学的“合一”，也得益于“经典力学”和“生物量子力学”。展望未来，经络学的应用将不仅停留在针灸、推拿、按摩、理疗的有限应用，多学科的“合一”与继续深入的科学研究将揭示出隐藏其中的更多的科学奥秘。

# 浅议针灸治疗乳腺增生

徐金佐　李亚晨

近年来，乳腺病已成女性多发病，乳腺增生症的发病率已达育龄女性的 60%以上。据中国中医乳腺病防治研究中心流行病学统计的最新研究发现，女性乳腺肿瘤发病率增加了 39%，发病年龄提前了 10 岁，渐趋于年轻化，并且与受教育程度和工作压力有很大关系，以白领女性居多。“当女性总是处于怒、愁、忧等不良情绪状态，就会抑制卵巢的排卵功能，出现孕酮减少，使雌激素相对增高，导致乳腺增生等相关乳腺疾病”。

目前，到门诊体检有乳腺增生问题的女性占到全部受检女性的 70%到 90%。而其中乳腺癌的发病率正以每年 3%的速度递增。乳腺癌不属于妇科癌症，但它是女性肿瘤中发病率最高的一种，已超过子宫颈癌的发病率。调查显示，我国每年有 4 万人死于乳腺癌，成为城市女性的“第一杀手”。北京协和医院乳腺中心专家最新透露的数字表明：我国女性乳腺癌发病率与五年前比上升了三倍多。其中发病率最高的是北京、上海、广州、深圳等经济发达的大城市，生活水平的高低与发病率的高低成正比。不经意间，我们身边的某个人或自己的好朋友，就不幸遭遇这一厄运。看着她们从欢蹦乱跳迅速地变为奄奄一息，我们的心再也难以保持平静：储蓄健康无疑是我们生活中的头等大事！

## 一、关于乳腺癌的一些事实数据

美国有关乳腺癌的统计资料显示：乳腺癌是现代女性最常见最多发的恶性肿瘤，全球每年约有

120 万妇女被确诊为该病，并有 50 万女性因此而死亡。在女性人口中，8 位中就有 1 位将遭受乳腺癌的威胁。平均每 2 分半钟即有 1 位女性被诊断为乳腺癌患者。在 2006 年，平均每 13 分钟就有 1 位女性死于乳腺癌。仅在这一年，有 212，920 位女性受到乳腺癌的侵袭，大约有 40，970 位患者将面临死亡。在 1990 到 2002 年期间，因对乳腺癌的认识及自我检查意识的提高，乳腺癌的死亡率以每年 2.3 的百分比递减。同样在此期间，接受乳房 X 光线摄片的 40 岁左右的女性数字在急剧增长。在 1985 年，只有 2%的女性在过去两年接受过拍摄。到 2000 年，这个数字已经增加了 70%。

除了皮肤癌，乳腺癌已经成为女性最普遍的癌症。乳腺癌紧接于肺癌，成为女性第二大杀手。乳腺增生长期困扰着女性朋友，严重地影响着女性的心理健康和生理健康，严重者影响到生活和工作。

**二、中西医对乳腺癌的一般处置**

目前，西医对乳腺增生的治疗普遍运用两点：一、对发现患者乳腺增生后定期作检查，观察它的增生速度，长期用药；二、乳腺增生达到可以切割的时候就实行手术切割。而中医针灸对乳腺增生采取对证治疗，分型辩证：婚前婚后、产前产后、孕前孕后。根据患者的体质大至分 4 型：一、**肝郁型**：其症多见乳房胀痛结块，多于经前或生气后加重，疼痛可向肩背腋下放散，胸闷不舒，腹胀纳差，月经周期紊乱，舌质不红或有瘀斑，脉弦。掌色无华，纹线杂乱在手腕纹靠掌的连接处。二、**肝火型**：其症多见乳房胸胁灼热胀痛，两乳结块，生气后乳痛加剧，心烦易怒，口苦咽干，目赤，月经错前，舌红苔黄，脉弦数，掌色赤存红点。三、**肝肾阴虚型**：其症多见乳房结块疼痛，时轻时重，胸闷，胁肋隐隐伴痛，头晕目眩，手足心发热，腰膝酸软，舌红少苔，脉细数。**四、气血双虚型**：其症多见乳房结块疼痛，劳累后加重，身倦乏力，纳差，头晕目眩，心悸怔忡，面色不华，舌淡，脉沉细。

**三、穴位针灸在乳腺病治疗中的应用**

人身有脏、腑、气、血、筋、脉、骨、髓，其精气分别会聚于 8 个穴位，称为“八会穴”，八会穴与其所属的八种脏器组织有密切的联系。如膻中位于两乳之间，内应肺，因诸气皆属于肺，故为“气会”；中脘为胃之募穴，因六腑皆禀于胃，故为“腑会”。除此之外，章门为脾之募穴，因五脏皆禀于脾，故为“脏会”；心主血，肝藏血，膈俞位居心俞之下、肝俞之上，故为“血会”；阳陵泉位于膝下，膝为筋之府，又为胆经合穴，胆合肝，肝主筋，故为“筋会”；太渊属肺，位于寸口，肺朝百脉，寸口为脉之大会，故为“脉会”；大杼位于项后第 1 胸椎棘突旁，第 1 胸椎又名杼骨，诸骨自此擎架，连接头、身、四肢、故为“骨会”；绝骨属胆经，胆主骨所生病，骨生髓，故为“髓会”。

针灸对治疗乳腺增生主要作用如下：

1、 调和阴阳。人体在正常情况下，保持着阴阳相对平衡的状态。如果因七情六淫以及跌扑损伤等因素使阴阳的平衡遭到破坏时，就会导致“ 阴胜则阳病，阳胜则阴病 ” 等病理变化，而产生 “ 阳盛则热，阴盛则寒 ” 等临床症侯。针灸治病的关键就在于根据症侯的属性来调节阴阳的偏盛偏衰，使机体转归于 “ 阴平阳秘 ”，恢复其正常的生理功能，从而达到治愈疾病的目的。 针灸调和阴阳的作用，基本上是通过经穴配伍和针刺手法来完成的。例如：由肾阴不足，肝阳上亢而引起的头痛，治当育阴潜阳，可取足少阴经穴针以补法，配足厥阴经穴针以泻法。

2、 扶正祛邪。扶正，就是扶助抗病能力；祛邪，就是祛除致病因素。疾病的发生、发展及其转归的过程，即正气与邪气相互斗争的过程。《素问・刺法论》说：“正气存内，邪不可干。 ” 既病之后，机体仍然会不断地产生相应的抗病能力，与致病因素作斗争。若正能胜邪，则邪退而病向愈；若正不敌邪，则邪进而病恶化。因此，扶正祛邪是保证疾病趋向良性转归的基本法则。针灸治病，就在于能够发挥其扶正祛邪的作用。大凡针刺补法和艾灸有扶正的作用；针刺泻法和放血有祛邪的作用，但在具体运用时必须结合腧穴的特殊性来考虑。例如：膏肓、气海、命门等穴，多在扶正时用之；而十宣、中极、人中等穴，多于祛邪时用之。

3、 疏通经络

人体的经络“ 内属于脏腑，外络于肢节 ”。十二经脉的分布，阳经在四肢之表，属于六腑；阴经在四肢之里，属于五脏。并通过十五络的联系，沟通表里，组成了气血循环的通路，它们“内溉脏腑，外濡腠理”，维持着正常的生理功能。就病理而言，经络与脏腑之间也是息息相关的。病起于外者，经络先病而后可传于脏腑；病生于内者，脏腑先病而后可反映于经络。例如，太阳伤寒，首先出现头项腰背疼痛的经络症侯，然后出现脏腑症侯。

针灸治病，就是根据经络与脏腑在生理病理上相互影响的机理，在腧穴部位进行针刺或艾灸，取得“通其经脉，调其气血”的作用，从而排除病理因素，治愈疾病。补虚与泻实，补虚，就是扶助正气；泻实，就是祛除邪气。在疾病过程中，正气不足则表现为虚证，治宜补法；邪气亢盛则表现为实证，治宜泻法。《素问·通评虚实论》说：“邪气盛则实，精气夺则虚。”《灵枢·经脉》说：“盛则泻之，虚则补之。”这是针灸补泻实的基本原则。如果违反了这个原则，犯了虚虚实实之戒，就会造成“补泻反则病益笃”的不良后果。本经补泻：在一般情况下，凡属某一经络、脏腑的病变，而未涉及其他经络脏腑者，即可在该经取穴补泻之。这就是“不盛不虚以经取之”的本经补泻法。异经补泻：假使经络发生了彼虚此实，或彼实此虚的病理变化，那么，针灸治疗就不局限于采用某一经的穴位。例如，合谷配复溜不仅是两经同用的处方，而且手法不同，效果亦异，用泻法可治感冒无汗，用补法可治阴虚盗汗。

1、补虚泻实。补虚，就是扶住正气；泄实，就是祛除邪气。在疾病过程中，正气不足表现为虚证，治宜补法；邪气亢盛表现为实症，治宜泄法。

2、清热与温寒。清热，指热证用“清”法。温寒，指寒证用“温”法。这与治寒以热、治热以寒的意义是一致的。《灵枢·经脉》说：“热则疾之，寒则留之”。《灵枢·九针十二原》说：“刺诸热者，如以手探汤，刺寒清者，如人不欲行。”“疾之”和“如以手探汤”，是指治热病宜浅刺而疾出“留之”和“如人不欲行”，是指治寒病宜深刺而留针。凡热邪在表，或热闭清窍而臻神昏不省人事等，针刺应浅而疾出，如用三棱针在大椎或井穴点刺出血少许，确有清热泄毒，桓神开窍之效。假使热邪入里，即“阴有阳疾”，亦可采用深刺久留的方法，直到热退为止，如热未退，还可反复施术。凡寒邪入里，或寒邪内生之疾，针刺应深而留针，并可酌加艾灸以扶正壮阳，温散寒邪。假使寒邪在表，壅遏络脉而肢体痹痛，亦可浅刺疾出，用三棱针点刺放血。此外，热证可用“透天凉”法；寒证可用“烧山火”法。

1、治标与治本。标本的含义颇广。要之，内为本，外为标；正气为本，邪气为标；病因为本，证状为标；先病为本，后病为标。《素问·标本病传论》说：“知标本者，尤举万当，不知标本，是谓妄行。”这是强调标本在辨证论治中的重要性。应用治标与治本的原则是：缓则治其本、急则治其标和标本兼治。

**案例 1**：周女士，31 岁，职业教师。据本人介绍，她的双侧乳腺月经期间胀痛，而且已经 6 年了，一直都没有在意，然而在今年体检中发现双侧乳腺增生，平时感觉左侧腋窝部酸胀疼痛，两边的乳房都能摸到包块。医生告诉她，病情已经很严重，需要手术，听了这些，她的心情非常紧张。回想起自己家族似乎有几例乳腺疾病患者，自己的表姐就因为患有乳腺癌在前年去世，母亲也曾患过乳腺癌，但是初期发现得早，治疗后双乳不再完整。一想到这些，周女士就开始紧张，害怕自己也会因此而死亡。

经检查双侧乳腺，发现两侧乳房偏外侧都能摸到硬的包块，用手一捏，疼痛难忍，左侧乳房外上象限可及一活动的肿物，这些乳腺增生的位置位于肝经和心包经经脉循行的区域。于是针刺膻中穴，然后针刺心包经的内关穴，结合晴轩症候调理技术进行疏通调理；留针期间要患者用手按摩增生的乳腺，患者说感觉肿块明显变软了，拔针时再次用手摸乳腺包块，已经变软了，用手拿捏疼痛消失了。

**案例 2**：赵女士，45 岁，私企会计。四年前，赵女士无意中发现双侧乳房中各长了一个肿块，医院诊断她是乳腺增生病，但是因为当时不疼不痒，所以没有做任何治疗。四年来，肿块渐渐增大，但一直也没有觉得有什么不适，直到大半年前，赵女士感觉乳房开始胀痛，在月经来前 10 天尤其疼痛得厉害，月经过后胀痛略减，肿块也会变得略小，但下次来月经时又会故态复萌，这才引起了她的注意。当她再次去医院检查时，医生的话把她吓了一跳，原来她是患了肝郁型乳癖，双乳内外上象限均有 6×6×4 cm $^3$大的包块，检查心肺没有异常，也没有乳头溢液。于是针刺膻中穴，然后针刺乳根穴，留针期间要患者用手按摩增生的乳腺，患者说感觉肿块明显变软了，拔针时再次用手摸乳腺包块，已经变软了，用手拿捏疼痛消失了；后期配合晴轩症候调理技术疏通调理了两个疗程，现在赵女士的胸腺已经 2 年没发现肿块了。

# 现代基因信息工程药品治愈艾滋病技术原理与临床

海陆高科（北京）基因医学研究院、美国基因信息工程大学、美国基因信息医学工程院、中国基因信息医学工程院　刘祖海

现在基因信息工程药品问世，艾滋病不再是不可治愈疾病。

艾滋病又称获得性免疫缺陷综合症。是当今主要不可根治致死病之一，其临床表现为全身器官衰竭和免疫功能低下所致一系列机会感染（卡氏肺孢子病等）及卡波西肉瘤。本病大多侵犯青壮年，男多于女。主要通过性接触或经血液在人群中传播，由于传播的速度和病死率极高，曾有 20 世界瘟疫和超风瘟疫之称。从 1988 年我国已有首例艾滋病报告到 2013 年，估计约有一千多万人感染艾滋病。

1983 年法国，Momnetaynier 首选从 AIDS 病人白人血液中分离出淋巴病相关病毒（LAV）。1984 年美国 GTallo 发现此病毒并命名为人类嗜 T 淋巴细胞病毒。Ⅲ型（HTLⅧ）同时证实 95%—96%AIDS 患者血中存在着 HTL 抗体，后经证实，LAV 与 HTLV—Ⅲ号系同一种病毒。目前已确认此病毒为 ALDS 病源。1988 年国际组命名称之为人类免疫缺陷病毒（HIV）。

通过二十多年对艾滋病毒分离，得到了两种型亚型：HIV-1 和 HIV-2 和变异株。HIV-1、HIV-1-2 和 HIV+3、HIV-113-2 等这些病毒和变异病毒在基因对病毒信息磁场信息表达和原病毒基因信息表达是同步的信息表达强度和内生物电场在不断加强，使得病毒复制时间在不同程度缩短。

经过对全世界 6 种人种体外培养免疫细胞艾滋病毒感染检测，得到结论：黑种人和黄种人百分之百感染艾滋病毒、白种人百分之九十九感染。原为苏联高加索地区人种，百分之八十八人感染，通过现代基因信息工程对反复不感染人种测试。这些人种免疫细胞基因对信息表达是不同步的。

目前艾滋病通及五大洲。但以北美洲、欧洲（西欧较多）和非洲居多。其中美国是最早发现艾滋病国家，也是艾滋病较多国家。迄今艾滋病流行已转向亚洲，特别是中国的临国、泰国、印度、缅甸等国。中国也进入了艾滋病感染快车道，估计每年全世界有一亿六千多万人感染。

目前主要是遗传及病原性感染传播途径：

1、性传播，同性恋及双性恋。男性（占 73%）通过性肛交传播。病毒由精液通过直肠粘膜侵入血中，也可通过异性接触感染，由男性传给女性，再由女性传给男性。在非州，AIDS 则主要通过异性接触而广泛传播。

2、静脉注射药瘾者（约占 17%）。

3、出身于 AIDS 患者家庭婴儿（约 1.4%）认为母婴垂直传播所致。

4、病原性感染被 AIDS 患者血液污染的注射器针头刺伤、输血手术及器官移植，或接触被患者血液或带毒体液、污染物品而未有个人防护者。易感染人群普遍感染男性高于女性，人种方面与人类在漫长进化和遗传过程中免疫细胞信息磁场信息由于没得到相关类似病毒侵袭造成免疫细胞信息磁场信息进化缺陷。

人一但感染 HIV 后，病毒终生在细胞内不被清除，抗 HIV 抗体呈阳性，仅能证明有过 HIV 的感染而抗体本身对人体并无保护作用。HIV 能选择侵犯 OKT 标志淋巴细胞，对位于辅助性 T 细胞（OKT4 或

TH）表面的细胞介素-2。受体抗原有亲和性，也就是基因对信息表达是同步或接近同步。才可与其结合后侵入细胞质，病毒在此失去被膜经易转录作用形成单股 DNA，再转录成双股 DNA。这些 DNA 在患者淋巴细胞感染体中，作为前病毒潜伏下来，后经 mRNA 转译为病毒蛋白形成病毒。从细胞膜芽生，复于被膜上再侵入别的 T 淋巴细胞，如此周而复始，使机体免疫细胞处于崩溃状态，免疫细胞最多时可感染几千到上万个病毒。消耗免疫细胞基因内能量（碱基生物电磁能力）使免疫细胞内能量耗尽失去抗体抵抗功能。导致免疫功能衰竭细胞死亡。最终失去免疫功能。导致一系列感染（包括真菌，病毒，原虫和多类细菌感染）及卡波西肉瘤，病性严重，发展迅速，扩散广泛在短期内导致死亡。

患者感染HIV后80%不表现临床症状。10%—20%患者经过 2—10 年（平均 5 年）的潜伏期后出现临床症状。潜伏期长短与感染 HIV 剂量有关，经输血感染剂量较大，潜伏期相对较短，性接触感染剂量较少，故潜伏期较长，急性感染期一般无症状，有时可出现单核细胞增多症状或急性脑膜炎、脑炎，此期一般持续 3—21 天，典型症为发热，出汗，肌肉关节痛，乏力，淋巴结肿大，咽炎，恶心、呕吐，头痛，腹泻，神经症状和脑膜刺激症。血中抗 HIV 抗体由阴性转阳性。持续性全身淋巴结病综合症。特点为在不存在其他可引起淋巴结肿大情况下，全身淋巴结包括股股沟部至少 2 个淋巴结结肿大（>1cm）至少有 3 个月。淋巴结活检显示反应性增生，同时有发热（37.8）体重下降（71%）腹泻等前驱症状间断持续 3 个月以上，乏力盗汗 3 个月以上。并有 TH/TS 倒置。至少有一种异常，细胞淋巴细胞下降，淋转率下降，抗体呈病毒阳性。

由于艾滋病毒于附着人体 T 淋巴细胞表面，使其失去抵抗外来侵袭能力。耗尽基因内能量，因而造成免疫功能衰竭。引起多种机会感染，多由原先潜伏在肺内微生物，如细胞病毒隐球菌、鸟型分枝杆菌，引起机会感染，最常表现卡氏肺囊虫肺炎（PCP）是表现为呼吸困难，和肺部浸润。

消化道感染：常见迁延反复的腹泻。可由隐孢子中沙门氏杆菌，痢疾细菌，可呈急性或亚急性起病。阿米巴引起，腹泻症状依病源而异。神经细胞感染由弓型体，隐球菌或巨细胞病毒等引起脑膜炎，脑炎，空肠弯曲，可出现癫痫、瘫痪、痴呆。

黏膜及皮肤感染，常见有症类病毒。如 CMN 单纯疱疹病毒。HSV 节状疱疹病毒。VzV 及疱疹毒引起口腔皮肤生殖器，肛周中度或重度疱疹，反复发作，长期不愈。还有认为多种细菌或真菌感染等。

恶性肿瘤以卡波西（KAPOSI）肉瘤（KS）最常见出现于全身皮肤，黏膜和内脏，初发生于手足小腿，然后慢慢地向心胸扩展波及躯干。 头面颈，外生殖器等。瘤体由高粱米至扁豆大小不等。皮类为红色或紫红色斑疹，丘疹，结节或斑块，是弥漫性浸润或出血。其他感染最常见是由巨细胞病毒引起脉络视网膜炎，早起眼底检查有渗出或出血。后期导致视力缺陷。

病源及血清检查：感染后两周从血清即可查出 HIV 抗源血症持续 15 日—5 个月后，潜伏发病的抗原又出现。HIV 感染 1—3 个月血清中生出病毒包膜蛋白，抗体，继之出现核心抗体。有天然抗原 ELISA 重组抗源或合成肽。ELISA，法国于血清筛查，临床诊断，有蛋白印迹法、HB、免疫荧光（IFA 及放射免疫沉淀 RIP）等用于确诊。确诊①KS 或 PCD 或其他致病感染。②有细胞免疫缺陷，如 TH 持续减少，TH/TS 比例倒置。③成人患者免疫球蛋白升高。白细胞介素-2 降低。胸腺 $Va_2$ 和而酸、V-干扰素增高，HIV 抗体，或 HIV 阳性。

艾滋病的感染者治疗：

潜伏期：用现代基因信息工程药物艾康宁 1 号关闭 HIV 逆转录酶基因对信息表达，使下一代艾滋病毒不能对基因复制，切断了病毒复制途径，通过基因内生物电场来破坏艾滋病毒生物电场，使病毒解体死亡。口服每周 2 支，35 天抗体由阳性转阴性，彻底清除出抗体内艾滋病，清除率为 100%，临床 5000 例，5 个人种。

发病期：艾康宁 1 号、2 号和 3 号同用，清除艾滋病毒。基因修复破坏免疫细胞每周用量 20 克，30 天修复破坏免疫细胞。治疗率 100%，5000 例。

晚期：清除病毒修复免疫细胞，基因修复被染正常细胞，艾康宁 3 号每天口服 2 粒，60 天治愈率为98%以上。

现代基因信息工程，解读了人类基因信息密码，正在形成现代基因信息工程全部人类疾病完整制药体系，将为人类健康保驾护航。

# 预诊、预测、预疗、预后、预防模式

华夏意象文化艺术书院　殷杰

人类一直为疾病所困苦，医学也为诊治疾病所左右，而疾病的前期、晚期，既缺乏研究也未能加大应有投入。

传统中医学有辉煌的创造，两千多年前，《黄帝内经》提出“上医治未病，中医治欲病，下医治已病。”上医属于养生学，中医属于保健学，或都叫预防医学，下医才是今天理解的医学。

现代中医学，应该发展，需要超越，还应该有全新的突破。中医的理法方药可以用于治欲病，治初病，治已病，治危病。治危病即治疗危亡、垂危之病。治初病即治疗疾病刚刚新生、初患，尚未成病，属于“中医治欲病”范畴，是对现行医疗模式的拓展。本文以五题进行论述：一、新模式　先导预疗，二、新程式　信息邪气，三、新病因　灵奇发现，四、新功能　超凡预诊，五、新境界　特急特效。

## 一、新模式　先导预疗

预疗，由预诊、预测、预疗、预后、预防等五大步骤、环节、疗程组合而成。作为亘古未有全新的医疗模式，其特性有五。其一，创造性，之前无现成模式。其二，超越性，超越古今中外。其三，奇特性，突破现行诊断模式预知和预疗，显得灵奇异常。其四，完满性，从预知到预疗有一个完满性体系。其五，先导性，特定疾病的前期先导性预报，先导性治疗，或者进行先导性预防。

预疗模式对危重病可避免意外危机，尤其那些一旦发病便遭遇灭顶之灾，比如肺静脉栓塞、肺动脉高压、猝死、心肌梗死、脑溢血等，生死存亡就在发病时几分钟，抢救几乎根本不可能，有先导性预诊、预疗，便可免除悲剧发生。如著名相声演员侯耀文心源性疾病突逝，令人警醒。

## 二、新程式　信息邪气

预疗，即尚未成病的前期治疗。任何疾病在形成疾病之前，还有两个阶段——信息阶段、邪气阶段，这是全新的命名。这两个阶段，相对独立，每一个阶段，又是一个过程；也即是从信息阶段开始，发展至邪气阶段，有一个逐步发展过程，由邪气阶段发展至成病阶段，也同样是一个逐步发展过程；这两个发展阶段是一个量变过程，而从信息阶段到邪气阶段，是一个质变过程。

若是疾病已成，对患者为害较大、较重，而在信息、邪气这两个阶段，对人体损害不多，而且，它可以向疾病进展，也可能逆反回转健康。而采用预疗模式，对这两个阶段进行预疗，极易康复，比已经形成疾病时再治疗既少受伤害，又快速简捷。

## 三、新病因　灵奇发现

事物发展、变化都有其因果关系，疾病无不有其病因，不论中医、西医，都有其病因学。

西方现代医学对疾病病因认识，在微观领域，病因学与其诊疗方法和手段统一。然而，过分局限于微观，仅限于疾病、病害、病灶。

中国医学病因学关注的是宏观领域，人天关系把握，关注的是人体的功能状态，气化运行机制，也即关注的是人。严格讲中医不是治病，是治气、调气，升华精气神，恢复人体功能。

中国医学现代化转型，传统病因学说也必然创新、拓展，现代中国医学、病因学，应该有独特的发现和创造。

就治疗而言，现代中国医学治疗的突破口有三：其一，现代的疑难怪病、危重、危亡时机突破，此即前文的治危病。其二，疾病形成，对人体伤害较为严重，有些疾病发现已经不治，必须扩大治疗领域，这就是治初病。其三，养生，保健，即治未病，以提高人类生命质量，这应该是未来医学主要模式。未来医学、医院，不应该仅为病人服务，必然也为健康人服务。

有些疑难顽症、怪异病，中西医无从诊断、治疗。现在提出的创始的预疗，为治初病，也是中西医尚未顾及的领域。养生则创造了许多既是综合文化艺术养生法，又是疗法，也可以作为预疗的辅助疗法。

病因学上也有发现、突破和创新。预疗竟然发现了一个系列，称之为“病因系”，两两相对为一组，多至五组、十大病因：病因、病态、病根、病源、病势、病息、病基、病生、病化、病架。就此，也可以看出预疗的特殊价值和开拓意义。

**四、新功能　超凡预诊**

预疗作为一种医学模式，其体系构成，由预诊、预测、预报、预疗、预后等五大流程、五重环节组合而成。其中预诊是第一环节，也是实现预疗的关键性程序，组合几个环节的枢纽。预诊左右预测的路径，预诊正确，便可预报，预诊结果，决定预疗与否及其效果，预诊有助预后进行。

预诊，有五大本质特征：其一，功能超凡性，绝非常规诊疗技术手段，功能性诊断；其二，特指针对性，必须把握主攻疾病；其三，特异复合性，强化优化重组协同；其四，专业应用性，无从其他替代转变；其五，适当宽容性，也适应于其他服务。

预诊但作为医术，也可为常见病进行预诊，诊断早期、晚期，以便应对治疗。预诊最适用于诊断某种疾病初始前期的信息、邪气阶段；预诊必须也能够对三个方面的确诊：是什么病？什么阶段？此阶段区间中什么程度、位置。这一预诊的准确性，对特定疾病的初病、前期准确判定，决定是否预疗。

预诊，最本质的特征在于其超凡的功能性，即预诊是一种高级智慧功能，相比于常规诊疗技术手段，而且超凡，超越一般特异功能。殷杰教授的灵境功能、宇境功能具有特别超凡的意义。当然，还修炼、获得其他超凡的功能，将另文论述。

预疗的流程有五：首先预诊、预测出什么阶段，是信息阶段还是邪气阶段？其发展程度如何？以决定可以预疗，或者预报。

如果预疗，其次，即需要预诊病因，预疗时，即以灵境功能、宇境功能消除病因，病因消失，疾病前期阶段消除，不药而愈。

其三，十大病因的消除，全靠这些功能运作。为消除病因，一、为它们定位，二、测定其生命态势，以便以功能消除。

其四，预诊，可以判断预疗效果，边疗边诊，以确定治疗效果。预疗、预诊疾病的前期阶段，信息微弱得很，治疗、诊断效果判断，需要更精细、严谨。

其五，预诊，也可以应用于常规疾病，对其恶化、危亡进行预诊、预测，以便应对。

**五、新境界　奇异特效**

预疗作为一种全新的医学模式，特别是疾病的前期治疗，无论从医学模式、医学思想，还是治疗原理、治疗技术，都是开创性的。

预疗医学模式有上述五大特性、五大环节、五组病因，五大本质特征、五大预疗流程，所有这些综合作用，又成就了五大特效。

一、预疗医学原理和预疗特效

预疗医学模式，不仅仅是一大发现，一大创造，而且，构建成特异的医学原理，也使得预疗有特效。依照宇宙全息生命学，任何疾病也都是一个独立的生命，并有一个生命从诞生、发育、成长、成熟、衰老、死亡的过程。预疗就是切断疾病的成长进程，俗话说“掐死在摇篮中”，从新生、发育阶段就下手，让其胎死腹中，如此治疗，自然非常快捷、特效。

预疗特效、特异性之医学原理，还在于发现、测定属于预疗医学模式的病因学和这些病因系。再以灵境功能、宇境功能消除这些病因，其神奇、特异、特效，不言而喻，无坚不摧，无往不胜，这是任何常规医疗都无可比拟。

二、预疗前期危急病症的特效

预疗特效在于其回春的价值，专门应付那些一旦发病便面临生命危亡的危急、危重疾病，抢救延误而发生悲剧。唯一回春之术，便须得提前预疗，预疗便彻底解决生命危机。即使没有预疗，但能动态预诊，预测，预报，每一个环节也都有其意义，可以避免意外危亡事故，就应该避免在预报时间内，不去危险的缺医少药山野郊外，避免长途汽车、长途飞机旅游。

危急、危重疾病发病时，竭尽恶化，医药无效。比如心源性疾病，前期即行预疗，自然快速特效了，更避免了发病时的危亡。再比如肺静脉栓塞，形成疾病时，在肺上病灶点，生命态呈现一强烈聚集态，发病时，即可能猝死；而在信息阶段，仅在肺前有一条纵向细小短线气路，在邪气阶段，仅在肺的周围有一旋转的细长气线，两者都极其微弱，此时以功能预疗，不仅奇异特效，而且它们都在肺外发育，对肺还极少伤害，最重要完全避免常规诊断发现难，以至于发病猝死。

三、预疗前期疑难顽症的特效

疑难顽症也是常规医疗经常治疗的疾病，它们的难点在于易于误诊、错诊，或者久治不愈，或者最终治疗失败。疑难顽症久拖不绝的治疗，对患者往往造成伤害。

预疗，以功能预诊、预测，对脏腑扫描、考查、治疗，不仅没有任何伤害，相反，却有着额外的效益，如同对全身心一次调理，对其他的次要疾病，也进行了一次治疗，这是预疗特效、特异性的副产品。

预疗疑难顽症的特效，尤其应该关注其生命态、功能态，疑难顽症成病后，大都形成一个较大的气团、气场，有些都深入大脑，而大脑封闭复杂，一般药力难以深入其内。预疗模式中许多病因就在大脑中，加之信息阶段，大多仅有一个信息点，邪气阶段，也仅一小片，预疗疑难顽症前期的奇异、特效，自不殆言。

四、预疗前期怪异疾病的特效

所谓怪病、怪异之病，是在遥疗中发现、定型的，一般这类病不仅中西医无从确诊，也无从治疗。

怪异病的气化运行机制、功能状态非常复杂和凶险，伤害极大，其一，全身气场、头部气场、某些脏腑气场都被破坏，气场都裂开；其二，此病发现全新的气机，不是“先天气”、“后天气”，而是依赖“天、地气”，从上下两方进入，在人体内合成。有病时，天、地气进不了体内，病情严重时，天、地气反向；其三，人体力库收缩内陷，病情严重，多至三个力库如此损害。

此类疾病原先主要是遥疗对象，治疗时间也比较长，现在预疗、预诊此病，就轻松而有特效。它们在信息阶段，仅全身气场有点短缺，其他气场完好无损；天、地气正常，力库也正常；邪气阶段，全身气场仅裂缝长一些，天、地气已经进了体内，仅未曾连接起来而已，力库基本正常。从这些生命态势、气化机制，遥疗都需要相当投入，通过预疗却非常有特效，几乎是奇迹。

五、预疗医学模式超越性特效

预疗作为一种医学模式，是一种超常的创造，并有多重超越，特效便是其重大超越，有五种超越。其一，超越现代西方医学。西医被紧闭在疾病中心，仅仅在治病，并未关注救人。预疗却不仅在治病、救人，特别超越性特效，两者更有天壤之别。其二，超越传统中医。传统病因研究仍然是一个难题，比如“中风”的病因。是内因还是外因，长期没有定论。有外邪，内部也可以产生毒邪，外因也非仅六淫，内因并不就是七情。预疗模式病因学，超越天人合一，，发现十大病因，这是一个新思路，又是新的定位，还是新的生命形态和内涵。其三，超越遥疗。遥疗以治危病擅长，预疗主攻治初病，就两者分工不同，则各有所长，就难易程度，显然，预疗简捷得多。遥疗面对晚期垂危疾病，要起死回生，虽然屡出奇迹，但太危重近乎危亡，难以避免回天无力；而预疗突袭前期初患阶段，尚未形成疾病，窒息它们于摇篮之中，轻而易举，预疗的特效自然倍增了。

预疗医学模式既可以和其他医学模式协同，也可以与遥疗模式结合，发挥更大的作用。预疗模式的发现、开拓，也是现代中国医学的新探索的成果，又是一个新的起点。有些疾病前期不一定预疗，预诊、预测准确，预报了，患者本人以养生方式、预后方式、气功修炼，依靠生命力中的自活力、自卫力、自愈力，也能够痊愈。

# 对朱丹溪滋阴学说的思考

抚顺市中心大药房中心店　杨金峰

朱丹溪是“金元四大家”之一，滋阴派的创始人。他提出了“阳常有余，阴常不足”的理论，在这个理论指导下，这个学派的人，善于应用降火药和滋阴的药物。因为他注重滋阴降火，所以，被称为滋阴派。

《金匮要略》里写道：“师曰：五脏病各有得者愈，五脏病各有所恶，各随其所不喜者为病”，从这段论述中我们可以看到，人体不同的生理器官是具有先天的必然性的。清末医家钦清安的火神派，因为认识到了人体器官内存在着阳常不足，阴常有余，需要经常温补脏腑的器官，创建了火神派。那么，还会不会有一个经常发热伤阴的器官，也就是阳常有余，而阴常不足的器官？也就是说，人体里还有没有一个人体器官，它怕热而不怕冷？

临床的事实证明，人体内的器官，确实存在着这样的，怕热不怕冷，阳常有余而阴常不足的器官。而且，这个器官不是一个而是两个。这两个器官，一个是肺，另一个是小肠。这两个人体的生理器官，是阳常有余，阴常不足的。如果人体的这个阳常有余的器官，一旦出现了阳少了，又不能很快的恢复，那么，人的生命也就将要完结了。

其实，朱丹溪的医书就和很多的古中医书一样，看起来是很麻烦的。他也和很多的古中医书籍一样，看到了人体局部的一些生理的恒定现象，他们只是看到了现象，并对这些恒定的生理现象进行了思考、推理和假想，但他没有给这个生理现象找到背后正确的落脚点。他们看到和认识到的事实是对的。但他们解释这个现象背后的道理却是不正确的。他们没能认识到，为什么人体就有这样的器官，他们的阳，怎么就能阳常有余。也没能认识到是什么脏腑器官，在支持着这一外在的阳常有余的生理现象。

滋阴派只是用想象，弄出了个什么君火、相火这样的含糊不清的概念。滋阴派没能够对“阳常有余，阴常不足”给予一个客观、具体、真实、正确的解答。

为什么阳会常有余，是什么脏腑的阳常有余？这是滋阴派所没有揭示得了的。

朱丹溪书中提到了君火、相火之类的概念。那么，君火、相火在人体的哪？难道人体内真的长出了什么君和臣吗？它们是器官还是什么物质？其实，他都不知道，他们的认识，还停留在表面，没有深入到内层，没有把阳常有余，阴常不足的现象落到具体，落到实处，他们不知道也找不到这个发火的器官，也找不到、说不清为什么这个器官他就能经常地发火。于是，他们就假想，就猜测，就神话般的弄出了个什么君火、相火。因此，他们所谈的道理，就是一个假想、比喻和猜测，这样的结论，是当不得真的。

他比喻完了，可以不管了，那后人怎么去找这个朱丹溪的君火、相火？就是开肠破肚，也是徒劳的。因为，君火、相火他根本就是一个想象出来的假概念，就如古人看待打雷和下雨一样。打雷是事实，可古人不知道为什么能打雷，于是想象着天上有个雷公，在管理和控制着打雷的事情。下雨，由龙王在控制。打雷和下雨是事实，但雷公和龙王的存在，就是想象出来的，就是推理和假想出来，同样也是错误的认识。只有科学发展了，找到了打雷和下雨背后的原因了，现代科学给出结论了，才让我们认识到了事实的真相。

中医，不能停留在这样的乱想、乱猜，无根无据的基础上的。我们如果到天上去找雷公，到海里去找龙王，古人或许会那么做，但如果现代人也那么做，那就会成为现代人类的笑柄。君火、相火的出现，这是古人的认识上的局限性，现代人如果还在谈人体内的君火、相火，而不去客观地、科学地揭示君火、相火的真实意义，那么，中医被现代人讥讽，视为落后，那也就不足为奇了。所以，我们看到君火、相火现象，我们决不能在人体里去找君和臣，因为，人体里根本就没有什么君和臣，现代的中医人，必须要揭示君火、相火的真实意义，否则，中医还会让现代人讥讽，被视为落后。

那么，人体里到底有没有一个阳常有余的器官，一个“生生不息”，永远亢奋的相火或君火，并事实的出现了“相火妄动，即属邪火，能煎熬真阴”这个事实呢？

虽然朱丹溪的滋阴派没能把君火、相火落到实处，但他们发现了人体确实存在的一个现象。这个认识是非常的重要也非常的有价值的，虽然滋阴派不知道他在哪，但滋阴派从现象上看到了，并把这个认识通过临床实践在经验的基础上找到了药，找到了方，用到了临床，事实地取得了不小的成绩。这也是滋阴派最大的发现和最大的贡献。

人体确实存在着两个永远都不会熄灭的火，他是经常的，或可以说是永远的不灭之火，这个火也确实是经常的有余，至少是他不会不足，这个火如果没了、少了，人体就会马上补充上去，如果不能及时补充，时间一长，人体的生命就要结束。

这个火是什么？这个经常发火的器官，它在人体的哪里？我的临床事实和现有的中医临床的事实告诉我，这两团火，一个在肺，一个在人体的小肠里。

为什么我想到了肺和小肠里有两团火？也就是说，为什么肺和小肠的阳，永远都是常常有余的？因为，滋阴派的临床事实让我们看到了，人体内确实存在“阳常有余，阴常不足”的客观事实，这是其一。其二，我对客观的阳常不足，阴常有余，进行了客观的临床试验。其三，中医又讲了，肺主宣发，肺喜湿而恶燥，宣发、温热代表了肺的最核心的动态，宣发和温热是肺之阳最好的功能体现，其四，我从现代医学理论上找到了根据。

首先我们要知道，什么是肺阳。

中医说，阳胜则热。热就是阳存在和阳多少的显像，就是阳的代表。那么，人体的热来自哪里？现代医学给出了答案，血糖是人体内主要的热量的来源。我们知道，人体的血糖，是来自于食物的，存在于血里的，人是离不开食物的，食物的源源不断地摄入，保证了人体的血糖源源不断。血糖存在于血里，是血把糖的热量带给了人体的各个生理器官的。

现代医学揭示了肺和心脏的血液循环，是一个小循环。由于肺内血液的小循环所用的时间比人体血液的大循环所用时间短，因此，肺内的血流就会不断地更新，也就不断的会有新的血糖的供应。这就客观的导致了肺循环内的血糖的供应量足够，并多于其他器官。因此，肺的血糖供应，就会首先得到满足，从而，肺的热量供应就是要比其他器官多。热量多，那么阳就会相对的盛。所以，就会出现“阳常有余”的事实。如果连肺的血糖供应量都不足了，那么，可想其他器官的血糖将会怎么样，这是生理机制所不允许的。

中医没有一个肺阳之说，我也进行了思考，为什么中医里就没有一个肺阳之说，也没有补肺阳的中药。因为，肺之阳的取得，太容易了，在一般的食物里，就能取得。因此，补肺阳的药物都没有必要出现。只要是人有生命存在，它就是永不熄灭的，只要人还能吃饭，肺的阳就不会消失。所以，肺是有阳的，肺阳也是存在的。肺阳是与生命同在的。

中药学里，我们找不到一味药是补肺阳的药，这也让我想到了肺阳就是滋阴派所说的那个阳常有余的器官。因为，肺之阳，是不需要补的。当人体无法供给和维持这个肺之热的时候，人的生命就结束了。那就是中医说的，阴阳离绝，精神乃绝。肺就如同人体热量的吸收器，人体只要还有热量，那就首先要被肺所吸收，被肺所利用。如果肺的热量没了，那么，人体的一切器官的热也就不存在了。

再看中药治疗肺热的方剂。桑菊饮、麻杏石甘汤，都是辛凉解表的方剂。我们说，肺主宣发，肺为什么能宣发，一定是它有热量。有能量，它才会主宣发。宣发是什么？就是由里向外的热的外出，其实，辛凉解表药，都是解的肺之热，不过这个清解的肺热是从体表排除的，所以叫辛凉解表药。

我们现在再来看第二种中医临床常用的清热的方剂，也是针对肺，但这个针对的是肺有虚热，用滋阴润燥法。所谓的肺有虚热，一定是肺阴虚而有热，方剂学里的麦门冬汤，主治干咳，少痰，口燥，咽干，咳血。治疗肺阴虚热的方剂，还有百合固金汤、玉液汤、增液汤，都是清肺虚热的。

那么肺有寒症吗？有治疗肺寒的方吗？

有人说麻黄汤是去肺寒的，还有什么三拗汤、华盖散、九味羌活汤是去肺寒的。其实，这些都不是去肺寒的。我说的是它们不是去肺寒，而不是说它们不是去寒的。它们是辛温解表的，它们要去的寒，不是在肺，而是在表。这个表，包括皮肤和汗孔。为什么？因为，肺的功能就是宣发，什么能导致肺的宣发功能无法发挥，宣发受阻？那就是体表因受寒而汗孔密闭，就会让肺的宣发的功能无法发挥。什么阻碍了肺的宣发？是体表受寒，所以，才会发热、无汗。显然肺无寒症，其实，旧中医在很多的时候把表症和肺病混淆了。虽然肺热要由表解，表和肺关系密切，肺热要由表出，但是，表不代表肺，表是中医里的一个很特殊的具有自己生理功能的一个生理组织。肺热、肺病，可以通过有表而解。肺主表和表有病不是一个概念。

从很多治疗风寒感冒的中药方剂上，我们看到了其病的起因是患者感受了风寒，引起了咳嗽，发热，流鼻涕的症状，我们以为这是肺受寒了，其实，都不是，都是人体的表皮受寒而密闭不宣导致的，根本就不是肺为寒所伤，恰恰是表的遇阻，导致了肺热不能正常宣发，才会有风寒感冒肺不解，时间一久，就会导致肺的病变，这时的肺，其实恰恰是热得很，这时的表病，如果长时间的不解开，肺在里的热，就会聚集，就会化火。

所有的治疗肺病的药也好，方也罢，我们看到有治疗肺寒的吗？没有，一个都没有。最多也不过是虚热，要滋肺阴，不用清肺热。有人提出来了，苏子、陈皮、半夏、生姜、干姜，难道不是清肺寒的药吗？苏子半夏不是温肺化痰的吗？我说，它们都不是，因为半夏和苏子，是降胃的药。

为什么说苏子半夏不是温肺化痰的？因为，我们可以在临床上治疗胃胀，呕吐这样的胃功能不下降的疾病里，我们用苏子、半夏，就可以让胃发挥下降的功能。这样的事实，我们就知道了，苏子半夏不是温肺化痰的。那为什么苏子半夏可以化痰？因为，现代医学已经告诉我们，胃是可以吸收少量的水分和液体的。胃吸收少量的水分和液体，如果不能及时的被人体代谢出去，它就会成为痰，只有胃的下降功能正常了，胃才不会吸收过多的水分，所以，让胃下降的功能及时、正常地发挥，肺里的痰自然就少了。这就是苏子半夏能化痰的原因。

阳常有余，阴常不足，所指是肺。治疗肺热，一个是清热，一个是滋阴，或者是二者同时应用。但是，肺的阳常有余，阴常不足的现象和事实，只是阳常有余，阴常不足含义的一个方面。其实，阳常有余，阴常不足，还有另一个人体器官也是这样的——小肠。一个客观的事实，大家都知道，那就是饭后发困。为什么饭后会发困？现代医学给出的解释是，人体消化食物，血液就会向消化器官集中，于是大脑缺血、缺氧，导致了饭后发困。由于人每天都要吃上几顿饭，因此，血液就会多次的向消化系统集中，血糖是存在于血液里的，这就导致了消化系统经常的被血液和血糖光顾。血糖是热量，小肠是消化的主要器官，因此，小肠内的热量就会经常地高于其他器官，热是阳的表现，是阳的身影，因此，小肠就会出现，阳常有余的生理现象，因此我说，小肠是人体内第二个阳常有余的器官。

我们在已有的中药里面找不到补小肠之阳的药物。从中医的方剂学里，我们也找不到补小肠阳的药。小肠是食物的分解地，存储地，如果这里的热量和功能一旦少了，人的营养就没了来源。《素问·灵兰秘典论》说：“小肠者，受盛之官，化物出焉”，为什么小肠能化物，有化物的能力？这是在说，小肠的先天功能就是可以化物的，这是小肠的生理本质，是与生俱来的。

现代医学认为，小肠是营养吸收的主要器官。中医治疗糖尿病，用苦参、黄芩、黄柏可以降糖，它为什么能降糖，因为苦参、黄芩、黄柏可以消减小肠里的热量，降低小肠的功能。

有人会问，神曲、麦芽、山楂难道不是助消化的药吗？我认为是，但是它们能帮助消化食物，但他们并不能提高小肠的热，也不能给小肠生阳。

从以上的分析，我认为，滋阴派所发现的客观事实，无疑是正确的，但他们回答正确事实所给出的理论认识，是脱离生理的客观事实的。其实，很多的中医正确的现实和取得疗效，其背后的道理很多都不是中医理解的那样。为了中医的发展，我们必须要对中医有效背后依据的理论进行再认识，再思考。这样才能让中医药不仅有效，更要有理，从而加快中医现代化的进程。

# 根治肾炎是防止肾衰竭和肾坏死的捷径

王 森

**【摘要】**：肾炎病是患者扁桃体、皮肤感染链球菌或其他细菌病毒后，医治不及时、不彻底，导致机体抵抗力下降，病原体由表入里，经血流进入肾脏引起肾小球发炎，造成肾小球滤过功能和肾小管、集合管的重吸收功能紊乱的一种常见病。主要危害青少年，中老年者亦有发生。患者因少尿或无尿，体内的废水、尿素氮、尿酸盐，以及体内没代谢完的药物、毒物得不到有效清除，机体发生中毒，甚至发生肾坏死、肾衰竭并危害心肺、肝等多个系统、多个脏器而导致死亡。笔者通过三十余年的医学钻研和临床实践，医治了肾炎病患者五仟余人，积累了一些经验，这次借助国家的交流平面，在此发表，以供各位志士同仁参考，为广大患者防病健体尽心尽力。

**【主题词】**：肾炎　肾衰竭　肾坏死

一、肾炎病概说

人要生存，就必须吃饮食，饮食物被身体利用后的剩余部分变成了有毒的废物。废物有固态的，即食物的残渣——大便通过大肠，由肛门排除。液体废物通过肾脏变为尿液，由尿道口排除。本文以液体废物排除困难的主要病种的“肾炎病”进行专题阐述。

“肾炎病”全名叫“肾小球炎”，主要病因是链球菌侵入扁桃体和皮肤组织造成化脓感染后，病原体经血流进入肾脏而继发感染而成本病，此外其他的细菌病毒也可引起肾炎病的发生。肾小球因感染发炎后，血液滤过率降低，肾小管、肾小囊的重吸收加重增强，导致体内水液和废物潴留，尿素氮、矿物盐及其他毒物在体内过多积蓄。肾炎病初期因只有一部分肾小球遭到破坏，各种临床症不很突出，仅见小便减少，颜色加深如红茶（经实验室检查尿中有红细胞）。同时，下眼睑及阴囊囊膜水肿，但此病发展非常迅速，造成大量的肾小球受害，可在三、四天内波及全身，出现头面胸腹严重肿账，手按之出现凹陷，平复较慢。每日尿量由 1500 毫升递减为 400-500 毫升以下，甚至不足 50 毫升，患者食欲明显减退、入食即吐，血压明显升高，心率较正常人增快一两倍以上，小便混浊，同时有大量的鲜红血液解出。实验室检查除见大量红细胞、血细胞、淋巴细胞、中性细胞外，还可见各种电解值明显紊乱，因误治、失治可迅速发展成慢性肾炎，甚至引起肾衰竭、肾坏死，并且危害心、肺、脾、肝造成多个系统、多个脏器受累而死亡。

二、高发人群

此病男性多于女性，多见于 5-15 岁的青少年人群，潜伏期大多数为 4-7 天，最长者可达 20 天。中老年人发病率比青少年少，但治愈率比青少年低。为了减少肾衰竭和死亡的发生积极预防和治愈肾炎是关键问题。

三、临床资料

1、1978 年一个偶然的机会，我在一本中医杂志上发现了白茅根煎剂是治疗慢性肾炎的良药，受益很大。于是用鲜茅根 100g，土淮山 150g，猪肾 1 具炖汤，每天一剂，分三次吃肉喝汤，连服二个月治愈了一个长达三年之久的慢性肾炎病人。他给我引来了七位病人，为了使更多的患者康复，求知欲迫使我查阅钻研了有关治肾病的资料 50 余册，写了 3 万多字的心得体会。三十三年共收治患慢性肾炎病人 2000 余人，慢性肾炎病人 3000 余人，其中有 250 余人因未坚持治疗而导致病加重，有 130 余人因失治，并发肾衰竭住进了县市医院。死于医院的有 70 余人，80 余人转危为安。我很少用西药，中药是根据古人治水肿病的两个经方，即五苓散、五皮饮化合并加减而成，随症因人因病灵活施治，有效率约95%以上，治愈率达80%以上。

四、预防治疗方法及方解

积极治疗和根除扁桃体炎和各种皮肤病是防止肾炎病发生的重点，扁桃体炎和皮肤病发生时又并发肾炎者，在加快根除原发病灶的同时积极医治肾炎。到目前为止西医方面还没根治肾炎的特效药，有许多人主张用呋噻米消肿缓减症状，用强的松“抗炎”，并发心肺感染时用青霉素头孢类抗生素控制消除感染，对肾炎来说都是治标不治本的，因西医药是无法根治肾炎的。我总结前人的经验，选用了白术、泽泻、猪苓、茯苓、桂枝、陈皮、大腹皮、桑皮、生姜皮九味药为基本方加扁蓄、瞿麦、茅根等自命名为复方加减二五汤，剂量因年龄、体重、休质强弱而定，灵活加减。运用此方三十余年从未发现过副作用。

方解：方中的白术常用剂量15-20g，茯苓20-30g，猪苓因多用反而伤肾，故常用5-8g，白术、茯苓健脾培土，以防水泛，猪苓助白术、茯苓引水归源，桂枝10-20g温肾阳除水湿，陈皮10-15g理气化浊，大腹皮10-20g消胀除满，桑白皮15-25g泻肺气通调水道，生姜皮10g调营和胃除肤胀，瞿麦30g，萹蓄30g祛肾中湿热，茅根利水止血，湿热重者加栀子15-20g，腹胀严重者加黑丑牛、槟榔10-15g，呕吐者加藿香30g，食欲减退者加鸡内金、麦芽适量，病初夹外感风寒者加麻黄10g，使水湿从汗而解。此方为我治肾炎的经验良方。

方歌：

肾炎病用二五汤，五皮五苓共合方，蓄麦茅根随加减，肾炎服之保安康。

五、临床病例：

1、杨某，男，10岁。住遂宁开发区福江花园，就诊时间2012年10月7日。主诉：同年5月周身患密集性脓疮继发急性肾炎，在某市院治疗4个多月，用了许多青霉素、呋噻米治疗，并嘱其每天一次顿服强的松50毫克（即10#）连服一年半。就诊时脓疮早已痊愈，但肾炎已转成慢性，水肿反复出现，血中血细胞、红细胞时多时少。患者因滥用激素药导致骨质疏松，双膝双肘关节膨胀，脸型由国字型变为了倒三角型。初诊时我开了复方加减二五汤五剂，叮嘱每二日服一剂，煎药时加白蔻5g（打碎），内金15g，麦芽15g。强的松头两天由原医嘱的顿服50毫克减为了5毫克，早晚各服一次，第三、四天每天服一次，只服5毫克，6日以后每隔一日服5毫克，10天时停用了强的松。五剂药吃完时血中的红白球每个高倍视野7个成了2个，水肿完全消除了，我吩咐患者停止了体育运动和跑跳及快走等活动，改为慢行，连服此方三十剂而愈，整整一年后复查肾功能恢复得很好，脸型早就恢复了原状，身高增长了六厘米。

2、周某某，男，48岁。住遂宁市桂花镇，1998年3月6日就诊。因患慢性肾炎5年未治愈，反复发作，时轻时重，基本上丧失了劳动力。服我的复方二五汤加减60剂，并用冬瓜、白萝卜加苡仁炖老鸭子肉吃了两个月，共治疗四月而愈，十年后随访再未复发。

# 浅谈治疗哮喘

蒋可定

题记：疗效是中医的生命，简便是中医的特色，安全是中医的专长，仁德是中医的基础，诚信是中医的气质，传承是中医的必然。

一、哮喘病的临床症状

支气管哮喘是常见的过敏性疾病，有热喘寒喘哮症喘症之分，也有一年四季都发病的，吃了某些刺激性的食物，嗅到花香，油漆等过敏性物质，会诱发哮喘，遇到季节性气候的变化和寒冷的天气，哮喘会大发作，咳喘不断，胸闷气急，不能平卧，严重缺氧形成面青唇紫，形瘦神疲，尤其以儿童和青少年占多数，小孩在咳喘急时，常是鼻涕、眼泪、清痰俱下，形象甚为可怜，哮喘持续发作，形成肺呼吸肌体虚弱无力，肺肌体受损，呼吸系统免疫功能衰退，易于感染发炎，故需常用激素和抗生素，病人抵抗力日益衰退，重喘时易发生休克，如不及时作输氧等急救，便会窒息而死。窒息而死的时有所闻，台湾歌星邓丽君因哮喘而客死在泰国，令人无不痛惜。哮喘的发病率以英国和澳大利亚为最高，哮喘是一种非常可怕的病种。

二、西医论哮喘的病机

中西医在探讨哮喘的病因、病理上，存在着截然不同的论述，大相径庭，相距太远。西医认为："哮喘是一种以气道变应性炎症和气道高反应性为特点的疾病，而不是以往所认为哮喘仅是由于过敏源或刺激物所引起的支气管痉挛为特点的疾病，…… 吸入糖皮质激素只能控制哮喘，目前尚未有根治哮喘的措施"。西药治疗重喘病人能起到急救、缓解和减轻的作用，能治其标（表），不能治其本，用药物治疗哮喘显得那样的难乎其难。哮喘属于世界性的疑难之症，2004 年全球约有三亿哮喘病人，一年有十八万病人死于哮喘，发病率并以10%的速度在递增。

三、中医论哮喘的病因是肾虚

我国素有"外不治癣，内不治喘"和"名医不治喘"之说。古今中外的医家都感到哮喘难治，中医学认为：哮喘是一般由某些物质（花粉、油漆、吸烟、化工原料）等的刺激，也可由某些疾病（肺炎、肺结核、重感冒）等和风寒侵入肺部，外感暴咳，内伤久咳，可分外感实证内伤虚证两种因素，多因人体正气不足而引起支气管痉挛而发哮喘，也有遗传的因素，大致可分为：（一）外感风寒型；（二）痰湿内盛型；（三）肺气虚弱型；（四）心肾虚损型。中医认为：哮喘是和人体的肺、脾、肾三功能失调有关，肺虚不能生气，运气不畅，脾虚痰湿内生，肾虚导致肾不纳气，形成肺、脾、肾三经络严重受阻，阴阳失调，气滞血瘀，故而难治。肾主呼吸，即控制气的呼出和吸入，肾不纳气，便形成呼出的气多，而吸（纳）入的气少，病人总感到吸不上气，感到气不足，形成呼和吸的不平衡，肺就必须有急促呼吸的方式来多吸气，以求得呼和吸的平衡，藉以补充氧气的不足，而急促的呼吸便是喘。可见喘之根是肾虚，哮喘病人就经常处于严重缺氧的生理常态之中，过着胸闷气短痛苦的日子，治喘是以"肺为表，脾为本，肾为根"的治疗方针。中医认为这就是哮喘的发生、发展和治疗的内部规律，人们只能充分认识，掌握和因势利导来利用这个规律，方能快速治好哮喘，医学界不妨运用一下这神秘的规律，能收到立竿见影的效果。

四、点穴快速解决肾虚

喘之根是肾虚，肾虚是中医最多遇到又是最难解决的大难题，本人经三十余年的探索，在一个偶然的机会里，发现了人的腿部的三条无穴经络段，即是肾经的筑宾至阴谷段，阴谷至横骨段，和膀胱经的委阳至昆仑段，这是个重大的发现，否则就征服不了哮喘，一旦用点穴疏通了就能快速解决肾虚的大难题，再配合有关经穴，就能快速治好一些难以治好的疑难杂症，如用来治疗哮喘。

实例一：邝女士，上海居民，42 岁，哮喘 23 年，经中西医治疗久治无效。其子 14 岁，因遗传因素哮喘十年，久治无效。自 1992 年 12 月 12 日起作点穴治疗，当场止喘，40 余次治愈，母子两人欣喜若狂，哮喘至今没复发。

实例二：陈某，男孩，七岁，哮喘 3 年，发作时来势凶猛，在 1993 年 12 月 15 日一个寒冷的天气，哮喘发作直送医院急救，在急救内作输氧治疗，本人在该院院长好奇的眼光下作了一次现场表演，点穴一小时后，陈某便止喘了，显得那样的轻而易举，那样的不费气力，从此便脱离了胸闷气急的苦海，40 次点穴治愈，至今没复发。

实例三：悉尼居民 Miss Lyn. 54 岁，哮喘 20 年，西医说：悉尼气候潮湿，喘是治不好，如果住在沙漠附近干燥的地方就不会喘。似乎能治好哮喘已没有希望了。1998 年 6 月 4 日起我用点穴治好了她的喘。（因我在悉尼行医六年）本人创建的此法称之谓"哮喘病点穴快速疗法"应当之无愧，这就提醒人们：中医的点穴绿色治疗法才是哮喘的真正克星。

五、治疗哮喘的主要经穴

中医认为：肺为气之主，肾为气之根，肺主出（呼）气，肾主纳（吸）气，若肾精不足或肾阳不足则难以气化，肾无生气之根，肺难为气之主，阴阳不交，上下不济，出入升降失常而致咳喘不断，

《景岳全书》说："若脾肺气虚者，不过上中二焦，化源未亏，其病尤浅，若肝肾气虚，则病出下焦，而本末俱病，其病尤深"。早在七十年代美国医学家就断言："气管炎、肺气肿、哮喘是不可逆性病变"。而中医的点穴疗法使哮喘已成为可逆性病变，还能快速治好，中医的针灸、气功、中药都可治好哮喘，因肾虚导致肾不纳气难以解决，加上肝、肾气虚的病人难以治好，故我国仍有几千万哮喘病人。

点穴时要患者俯卧，先重点腿部的三条无穴经络段，就能快速解决肾不纳气的大难题，继而重点背部膈俞到肾俞段，再点百会以下的督脉经穴，颈椎第六节，定喘穴及膀胱经穴，重点膏肓到膈关段，反复几次约半小时，一般的便可止喘。然后仰卧，重点天突到膻中段，重按神阙穴（要十分重视脐呼吸）尤其肓俞上下有条小硬条束，用力疏通，重点十肋尖穴，重点胃经的缺盆、气户、不容到天枢段，足三里、丰隆、解溪、还有内关、列缺、大陵、悬钟、曲池、太渊等穴，重点肺、脾、肾三经全部穴位，真操作起来是相当复杂的，因为哮喘确实是难以被征服的，还需配合我的独特的手法才见效，否则就不见效。

为时一小时（以后每次 40 分钟），一般的一次点穴气道便可快速通畅而止喘的占多数，故称之谓"一次止喘"，也有两次止喘的，鼻塞点阳白、风市穴、十分钟鼻子通畅了，一旦止喘，便可停止服用一切治喘药物，不喘不用，再喘再用，用药物治喘药害性极大，尤其是多用激素，使病人内分泌正常生理状况的平衡受到严重的破坏，这种不平衡一旦形成就无药可治，将和病人终身相伴，害了病人的一生，而且用激素治喘也只能控制不能治愈。

这个发现作用极大，千百年来委中到委阳是一条横线，而应该是委阳一直线下去直通昆仑，膀胱经从背后是二条线下来的，到了委阳变成一条横线了，因此膀胱经的委阳到昆仑段，就无人去理会它，使它一直处于不畅通的病态中，严重影响治病的疗效。膀肾是表里关系，是管人体的水液的。肝火、胃火、心火、肺火等阳盛的疾病较难治好，因为是肾水不足之故。肾水足了水升火降，阳盛的疾病就容易治好，妇女的不孕和习惯性流产，均因肾水不足之因。内分泌和造血主要原料也是水，肾又管人体的阴和阳、肾主骨、主脑、主纳气，肾为人体脏腑之本，十二经脉之根，三焦之沅。而肾经却在横骨到阴谷和阴谷到筑宾的无穴经络段上，严重受阻形成肾虚，因而肾的正常运作的功能大受影响，形成肾水不足，导致好多功能性疾病久治无效，成为疑难之症，一旦用点穴疏通了这三条无穴经络段，快速解决了肾虚，就能快速治好许多疑难之症。如肾纳气了，哮喘就当场止喘了，而且完全不用药物，这在中医界是一大突破，一特大发现。

六、何谓"一次止喘"

哮喘病人是很难止喘的，那些经中西医久治无效的重喘病人，四方求医八方求药，病重乱投医，对他们来说是司空见惯的，长时间在痛苦和生死线上奋斗和挣扎，但这些病人只需经过我一作点穴疗法，一般的就当场止喘，或当天止喘，也有二次点穴止喘的，继续治疗 40 次便停止点穴了，整个疗程不喘，以后八年十年十五年二十年也不喘，亦就是经一次点穴后便止喘了，从此就脱离了胸闷气急咳喘不断的苦海，从此就告别了吞服治喘药物的苦味，从此就结束了提心吊胆常去医院的苦日子。这"三个苦"也真够苦的了，因此叫"一次止喘"，前面病例中的陈某没有听我讲过治疗时期禁止吃冷饮和海鲜的警告，吃了几只海虾才喘了一次，直到 40 次点穴结束没喘过，如不吃海虾，那陈某也是属于"一次止喘"的病例。

患有肺心病、肺气肿和肺炎、重感冒、肺结核等炎症的患者点穴就无效，还有吸烟者和患有严重湿疹者点穴无效，年龄过大 55 岁以上的能减轻但不能治愈。强调一定要"急则西医治疗，缓者中医治疗"的方针。2005 年 7 月 1 日我参加了山东潍坊市召开的"2005 年全国中西医结合防治哮喘学术研讨会"，在部分与会代表面前，我为七名重喘病人作了快速治喘的现场表演，六名病人当场止喘，中西医代表才相信中医真有快速治喘法的存在，我的快速治喘法，懂得经穴的人士只需五天就学会了，第六天便可去为病人治喘了，并能快速见效。

七、人们向往着回归自然

德国名医（顺势医生）哈尼曼说："最理想的治疗是快速地、温和地、永久地治愈病人，并能以最短促、最可靠、最安全的方法来根除疾病……”，人们如进入中西医药品大药房，琳琅满目的中草药中成药和西药，叫你数不清到底有多少品种，用来治疗各种疾病，还不包括医院里专用的药品和高价的进口药品。“是药三分毒”，中草药是自然植物毒较少，也是有毒的，西药多数是合成的，毒性强药害重后遗症大，如会造成耳聋、眼失明、脑瘫、半身不遂、致癌变，重者失去健康失去生命等，大幅度的更容易伤及肝肾等内脏器官，形成产生另外的疾病的连锁反应，此起彼伏，又要不断地使用别的药物，成为离不开药物的“药罐子”，具有无法抗拒的依赖性，离开了药物就会有生命危险。患者感慨的想象“治病能不用药不打针该有多好啊”。我创造的多种快速疗法，是完全不用药不打针的绿色自然疗法，又无任何副作用。推广和运用中医的自然疗法是人类医药发展的必然趋势，是人类健康的需要。

# 蟒针的神奇功效

龙国日

蟒针是祖国医学遗产的一部分，是一种传统的古老针具，属于传统疗法中特种针法之一，是中华民族长期与疾病斗争中逐渐形成的一种独特疗法。

蟒针是在古代“九针”的基础上发展起来的，《黄帝内经》中记载有镵针、员针、提针、锋针、铍针、员利针、毫针、长针、大针九种针具。蟒针就是九针针具中最后两种针（长针、大针）的结合体。

蟒针最长达 80 厘米，最粗直径 1 毫米，针尖稍钝，在行针过程中有利于避开神经和血管。

普通针刺疗法只能对一到两个穴位进行刺激，而蟒针则可以根据经络的循行走向，刺激十多个穴位，起效比较快。《蟒针赋》：“粗兮长兮犹蟒虫，降妖斩魔驱邪风，惊痫癫狂狷瘫痹，针到病除显神通。”主要描述了蟒针擅长治疗的各种疾病，如：小儿惊风、癫痫、狂躁症、抑郁症、神经官能症、关节拘谨、小儿脑瘫、中风后瘫痪、外伤导致的截瘫以及各种风湿、类风湿疾病等。

我的老师王实古教授在上世纪六十年代拜擅用蟒针治病的沙灵、沙玉二僧为师，经过二十多年的临床实践，积累了丰富的理论与临床经验，总结编写了《蟒针疗法》一书，为后人学习应用蟒针疗法打下了坚实的基础，对蟒针疗法的传承、发展作出了巨大的贡献。本人在 2001 年被王实古教授指定为蟒针唯一传人。

蟒针治疗范围比较广泛，如：小儿脑瘫、中风后遗症、强直性脊柱炎、脊椎畸形、偏头痛、颈椎病、肩周炎、腰椎间盘突出、各种萎缩麻木、老年关节退行性病变等多种疾病。

专家建议，中风之后的康复越早越好，而以蟒针为主的综合疗法就显出了优势，因为蟒针具有疏通经络、调理气血的特点，可以逐步改善中风后留下的各种后遗症。

蟒针可以实现“内中外同治”。“内”就是采用中药疗法，“中”就是用蟒针、普通针灸疏通经络，“外”就是现代的低、中、高频，推拿、康复、电针等治疗。

蟒针有许多特殊的针法，比如：

1、对峙针法，是指在同一条经络线上，两只蟒针从相反两个方向，向一个方向或病灶进针，针尖达到几乎相接的对峙程度。对峙针法偏重于补，适应于各种剧痛、关节炎、颈椎病、腰脊劳损、坐骨神经痛等症状。

2、分针疗法，是指在同一条经络线上，两只蟒针在靠近病灶地方向相反方向针刺，达到分流程度。分针疗法偏重于泻，适用于局部肿胀、骨质增生、关节腔积液、热痛等疾病。

3、弧形针法：进针的针身沿经络成弧形，针尖达到所要达到的终止处，弧度大小不等，视穴道而定，这就是弧形针法。弧形针法属于补法，适用于三叉神经痛、头痛、腰痛、癫狂、癔病等。

使用蟒针治疗一般需要留针 20-30 分钟，不过也要根据患者的身体情况确定，如果是第一次使用，留针时间可以相应减少一些。

传统中医对强直性脊柱炎的治疗，除了以蟒针疗法之外还要配合中药、针灸（小针）电针、理疗、推拿等各种方法的综合治疗，疗程一般是 10 天一个小疗程、20 天一个大疗程。

**人物连接：**

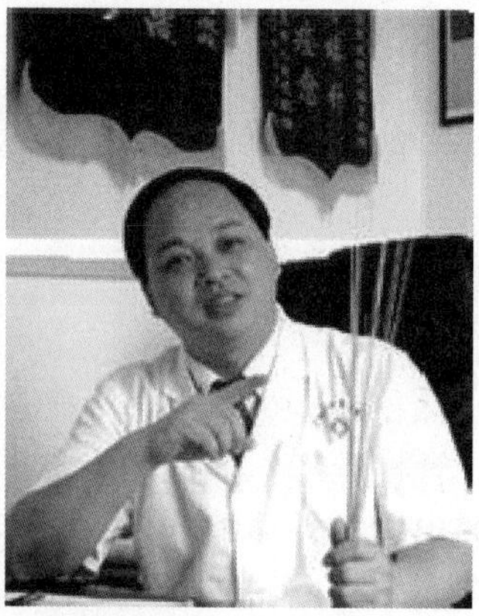

龙国日教授、主任医师，我国蟒针唯一传人，国家高级特色疗法师，中国特种针法研究会秘书长，加拿大传统医学理事兼国际医事顾问，香港国际中医药学院课题教授，香港中西医结合学会注册研究员，原广东顺德湖南商会副会长。1995 年加入中华医学会、海南中西医结合学会、中医药学会。1997 年加入中国特种针法研究会，并被中国特种针法研究会派遣到英国、爱尔兰、俄罗斯、马来西亚、泰国、越南、柬埔寨等国进行学术交流，宣传中医、针灸等中华传统医学和为患者开展诊疗服务做出了突出贡献。荣获“中华世纪优秀人物”称号。1998 年因高超的医疗技术和突出工作成绩，被评为中国特种针法研究会总干事，破格晋升为教授，同时被任命为中国医疗队副队长并代理队长主持工作。著有多篇论文先后在《世界名医论坛》；《中国获奖名医宝典》；《世界医药研究》；《老年病防治新进展》；《世界论文集》；《国医年鉴》；《华厦瑰宝》；《百年中国》等国内外著名刊物或专集上发表，其中《中西医配合穴位注射治疗急性阑尾炎 68 例》被评为 99“紫荆花”国际医学金奖。《小儿脑瘫患者的希望》论文荣获“二十世纪杰出青年医家”国际金奖。2004 年荣获中国世纪大风采“ 中华优秀人物”荣誉称号。2009 年荣获“金针奖”、“中华名医称号”、“中国传统医学终身成就奖”“中国传统医学 60 年功勋人物”。回国后为发扬光大蟒针疗法。先后在海南、广东、湖南、北京、安徽、浙江、江苏、云南等地区医院进行巡回给各类疑难杂症病人治疗，让大批疑难杂症患者得到了康复。曾被南方都市报、广州卫生报、健康专刊、儋州日报、浙江日报、珠江日报、珠江商报、南方日报、惠州日报、东江时报、杨子晚报、盐城晚报、佛山电视台、青岛电视台以及国内外几十家报刊、电视等新闻媒体进行了多次报道和专访。

# 我治中风偏瘫的经验

四川省仁寿县脑血栓病专科医院、四川省仁寿县文林镇卫生院　李学明

**【摘要】**：古代对中风偏瘫的认识，由于历史的条件和各人的经验，在治法上颇不一致，但终未突破过现代医学中所提的脑充血、脑溢血、脑梗塞、脑血栓这一难关。至清代末，张锡纯氏等医学结合现代医学知识，虽阐明了其发病机理，但在用药上对脑中瘀血力度不足，所以在我国脑血管病人很多，发病很快。各种不同的病因引起的脑血管疾病总发病率和死亡率均居各类疾病的首位，与恶性肿瘤、心血管疾病同为现今人类死亡率最高的三大疾病。本人借古流今，在治疗中风偏瘫这一病中，经历 40 余年，用中医药辩证论治，治逾近万患者，取得一定经验，现将此经验浅诸于世，供同道参阅。

**【关键词】**：中风偏瘫　中医中药治疗

从古代发展到今天的中医，是随着科学的研究方法所获得的成就前进的，历代使用而疗效不衰，重复使用依然疗效卓著。中药治病，只要与症相符，就是准确有效的，只要辩证准确，患者能配合，中药的治疗效果极好，有时是让大家难以置信的，关键在于我们能否正确地认识并灵活运用其性能。老一代告诫我们，学医不比学诗文，之可崇尚一家，

医必博览群书，而知所取舍，能随症用药而不误他人。

中风偏瘫的有关记载始见于《内经》，因本病起病急骤变化迅速，与风性数行善变的特性相似，故以中风名之。其表现为卒然昏扑，不省人事，伴有口眼歪斜，偏瘫，语言障碍，四肢重，肢体不能自如动作等为主症。而这种症状往往发生在病人身体的一侧，或左或右，古人说左歪者，邪反在右；右歪者，邪反在左。风中五脏六腑之俞所中侧偏风，张仲景曰：夫风之为病，当令人半身不遂。经书以风立论，围绕这个“风”字。经过了漫长的医疗实践，有志者，见古人方论无有全功，则各立论，诸如：刘河间主火；李东恒主气；朱丹溪主湿；王安道则提出“内中风”，张景岳又倡导非风之说。现代人总结前人经验，开始结合现代医学知识，进一步探讨发病机理，认识到本病的发生，主要在于肝阳化风，气血并逆，直冲犯脑，依照侵及人体的部位，分深浅不同而分为中络、中经、中腑、中脏4种不同症状。(1)中络的症状是病邪侵犯肌肤而麻木、不灵活。因为络的部位是浅在的。(2)中经的主症是感觉筋骨重滞不堪，原因为络小经大。经病就会连及筋骨而“重不胜了”。(3)中腑的主症是神志昏迷，人的元神是藏于脏而通于腑。腑病则元神望闭于内。故不分老、中、少。(4)中脏的主症是舌难言、口吐涎。因为诸阴均连于舌本。腑受邪则阴气不能通于舌下。所以舌跟不能言语而吐涎了。除了上述症状外。如果邪气较轻，脉象是迟缓的，有些病人会全身感到瘙痒，而出现见疹。如果心气不足而邪气侵袭的病人，则会出现胸满而短气的现象。本人也是一生从事中医药临床已近退休，目睹了中医药在我国走过漫长的岁月，半个世纪过去了，各行各业都已发生了天翻地覆地的变化，据本人所知道的县和乡镇卫生院用中药的也不多了，而其他中医也快成西医了，这是令人惋惜。

中医药辩证治疗是我 40 余年来治愈了很多瘫痪患者的经验总结

一是中药治疗。现录方于下：风引汤加小续命汤加减：水蛭、蜈蚣、土鳖虫、三七、牛黄，细末冲服；天麻、制附子、制川乌、制草乌（先煎 1 个半小时）白术，桔梗、黄芩（北细辛、菊花、桂枝（后下），归尾（酒洗）川芎（酒炒）肉巴吉、石斛、黄芪、远志、甘草（蜜灸），首乌（酒灸），益智仁、怀山药，桑螵蛸等名贵药材，本方精选了善化瘀血的，水蛭、三七、蜈蚣；善通透屏障之牛黄；善衔接经络、神经之土鳖虫；善开巧化痰，醒脑之天麻，附子；善活动气血，搜风的川乌、草乌；强精骨补气的巴吉天、黄芪、何首乌等为本方之主药。如病人病情稳定在 1 月内服此方，步能行，手能握，言语清面不歪，疗效最佳。三月内服则效慢，一年以后效差，因时间过长，瘀血干瘤，脑神经压阻坏死，半侧肢体经络日渐僵化，故治之效慢，这是本人经验之谈。我运用本方加减治疗脑溢血、脑梗塞、脑血栓、面瘫、顽固性头痛、眩晕、大腿股骨压神经、血性脉管炎等引起的疾病收到良好的效果。这正体现了中医异病同治的法则。

二是针灸治疗：首先的穴位是：头痛灸，白合、太阳、上关、听会、风池。针的穴位：上肢：商阳、三商、合谷、阳溪、手三里、曲池、肩髃；下肢：环跳、阳陵泉、足三里、绝骨、太冲等穴位。患者侧卧或坐。但要注意晕针患者的及时处理。方法：先针以上穴位后，把针抽出，灸的名称叫（真武神灸）是我家传，所用的灸条是自己做的，药物有：艾绒、麝香、甲珠、全虫、蜈蚣、水蛭、川乌、草乌、乳香、没药、白芷、羌活、三七、血竭、牛膝、麻黄、姜黄、北细辛、丁香、雄黄、硫黄。上药共为细末，卷成药条，沾上油在蜡灶上点燃，用大拇指母在药条上占去灸抽针的穴位上灸，每穴灸三下，后用白低折成6成厚，把药条点燃后吹灭，把折成的纸包在吹灭的药条上在每个穴位上处一下，病人感觉很热就行了，但一定不能烧伤（注意孕妇和脾虚者禁用）。

# 慢性阻塞性肺疾病防治浅析

河北省盐山县人民医院　赵文鹏　刘忠义

【关键词】 肺疾病　慢性阻塞性　中医药疗法

慢性阻塞性肺疾病（COPD）是一种常见的慢性呼吸道系统疾病，以渐进性气道不完全可逆性气流受限，伴肺部对有害颗粒或气体异常炎症反应为特征。慢性阻塞性肺疾病稳定期临床症状虽有缓解，但其肺功能仍继续恶化，并且自身免疫功能降低及外界各种因素的影响，病情常反复发作。

慢性阻塞性肺疾病属于中医学的“痰饮”、“肺胀”、“喘咳”、“水气病”范畴。中西医都认为本病有两个发病因素。一是外因，包括理化刺激，过敏反应，病原体侵入机体的“实邪”。一是内因，由于长期呼吸道阻塞导致呼吸功能减退，以及支气管局部防御机能减退和整体抗病能力减低的“正虚”。本病发作期病位在肺，但与脾肾关系密切，并影响于心。以痰气阻塞气道和痰瘀互阻于脉络为主要病机。临床表现为咳，痰、喘呈反复性发作，气促呈进行性加重。治疗以“祛痰保肺”为目的，在疾病的一定病期、一定的条件下“祛痰之实，可以安正”。急性期以祛邪滌痰为主，缓解期扶正必注重视病邪的清除以对病势的截断与扭转。

一、急性发作期

（一）风寒型（急性发作初期）：咳嗽喘促，不能平卧，痰多白沫，或发热恶寒，或肢体浮肿，苔白腻，脉弦紧。治宜解表散寒、温里化饮，以小青龙汤为主。处方：麻黄 10 克、桂枝 10 克、法半夏 10 克、细辛 6 克、白芍药 12 克、五味子 12 克、干姜 6 克、甘草 6 克。水煎服。

这种情况多发生于秋冬之际，患者阳气不足，卫阳不固，外寒引动内饮，伏痰挟邪上逆，咳嗽气喘，痰液稀色白量多，或兼恶寒发热之表症，此谓“痰为邪薮”。“小青龙汤”重用麻黄、桂枝发汗散寒，宣肺平喘，以散外邪。方中细辛辛散开肺化饮，五味子收敛肺气，二者配伍，一开一阖，止咳平喘效果很好。咳嗽初起，细辛量稍多，以宣肺止咳。咳嗽日久，五味子用量稍多，以敛肺止咳。干姜、细辛、五味子三者相伍，但必用白芍药和营血以制约辛散温燥太过。内有郁热者或化热之初，口渴烦躁者加生石膏，即“小青龙加石膏汤”，或加鱼腥草、苇根、冬瓜仁清化痰热。素来阳气虚衰，气血不足之体，可减麻黄、细辛用量，可合熟地 30 克、当归 15 克（贞元饮）扶正护元，以免阳气发越太过。

（二）痰热型（呼吸道感染加重期）：发热、面赤、痰壅气喘，痰难以咯出，或黄白相兼，苔黄腻，脉浮滑而数。治宜清热祛痰化饮。处方：瓜蒌 30 克、鱼腥草 30 克、桑白皮 30 克、苇茎 30 克、桔梗 12 克、黄芩 15 克、苏子 15 克、前胡 10 克、川贝 10 克、甘草 6 克。水煎服。

本证多因外邪郁闭未解，痰饮化热之期，重用瓜蒌、鱼腥草、苇茎、桑白皮清热祛痰利膈，畅通气道。若发热面赤烦躁者加生石膏、知母清解肺胃积热。胸闷息高，咳声重浊者合“三子养亲汤”白芥子 10 克、莱菔子 15 克、紫苏子 10 克。另外，皂荚祛痰力甚强，如痰浊壅盛，气喘不得卧者，可加皂荚 1.5 克（皂荚去皮、子焙焦为末）冲服，或皂荚 3-5 克（去皮子）入煎剂亦可。皂荚具有去壅作用，畅通气道而改善气道阻塞，唯独体实者可用。

（三）水气凌心型（伴心功能不全）；咳喘气急，张口抬肩，不能平卧，伴面色苍白，口唇指甲紫绀，舌淡暗或紫暗无苔，脉沉细数。治宜温阳利水，散结化饮。处方：制附子 20 克（先煎）太子参 15 克、白术 20 克、茯苓 30 克、亭苈子 15 克、椒目 15 克、桃仁 15 克、丹参 30 克、五味子 15 克、炙甘草 6 克。水煎服。

本型为肺病及心。肺主治节，肺内宿痰伏饮致瘀阻滞脉络，水饮上逆凌心所致。必重用附子温肾祛寒饮，白术，茯苓健脾利湿化饮，葶苈子，椒目利水消痰。桃仁、丹参化瘀利脉，太子参、五味子、炙甘草益心气。如病情危急，喘逆头额汗出，浮阳外越之象者，用山芋肉30克，生龙骨30克，生牡蛎30克，敛阴回阳救逆。病情较缓者，可加水蛭10克，地龙15克以涤瘀利脉，改善心脏功能。

二、稳定期

慢性阻塞性肺疾病（COPD）急性期过后，病情进入稳定期。临床症状虽有缓解，但其肺功能仍继续恶化，并且由于自身防御和免疫功能的降低，以及外界各种有害因素的影响，经常反复发病或呈急性发作。因此，稳定期的治疗应注重提高患者的机体免疫与肺局部功能，同时对伏痰瘀浊的清除，必重视病势的截断与扭转。可以认为慢性阻塞性肺疾病是由慢性气管炎—肺气肿—肺心病—多脏器衰竭的病程进展。中医认为慢性阻塞性肺疾病，是由痰饮阻肺，气滞痰瘀互结阻络以及肺病及心脉络损伤 由轻到重的病理进程变化。该病难以根治是由于存在这样的损伤链，打断这一损伤链是控制该病的关键。

稳定期治疗：以益气固本治其本，涤痰逐瘀治其标。自拟方剂“参灵益金汤”：太子参10克、灵芝30克、仙灵脾20克、当归15克、核桃仁20克、川贝10克、寸冬10克、桔梗10克、五味子15克、丹参30克、杏仁10克、炙甘草5克。水煎服或制蜜丸。若卫阳不固汗出者，可加炙黄芪60克，脾肾阳虚便溏者，可加补骨脂15克，砂仁10克，减去寸冬、杏仁。此方宜加减变化，常服才能有效减少急性发作次数。对于虚喘者，可用人参、蛤蚧各等份研细末（参蛤散），每服4克至6克，每日两次，黄酒送服。“参蛤散”补肺益肾纳气定喘效果较好。

此外，每年立冬季节加服膏方壹料，炙黄芪120克，台党参120克，核桃肉120克，白茯苓90克，生山药90克，枸杞果90克，黑芝麻90克，炒白术90克，补骨脂60克，怀牛膝60克，五味子45克，灵磁石90克，鹿角片45克，阿胶60克和冰糖500克收膏，共服40日。本方可加冬虫夏草45克，以补肺益肾纳气。《本草纲目拾遗》“冬虫夏草乃感阴阳二气而生，夏至阴生，故静而生草，冬至阳生，故动而生虫。入药能治诸虚百损，以其得阴阳之气全也”。

慢性阻塞性肺疾病患者多为老年体弱，机体抗病能力下降，对气温变化极为敏感，易感风寒诱发急性发作。除了药物治疗外，必须从事体育锻炼，增强体质，才能有效提高患者的生活质量与防治效果。

**参考文献：**

[1]中华医学会呼吸病分会慢性阻塞性肺疾病学组，慢性阻塞肺疾病诊治指南（2007年修订版）[S]、中华结核和呼吸杂志，2007，30（1）：20.

# 纳新与吐故——当代中医学之发展方向

山东省青岛市黄岛区仁海诊所　于殿生

中医学为什么会萎缩？一言蔽之，那就是因为某些中医理论不能客观反映人体生理、病理，以及对疾病的诊断、治疗等方面的本质，从而不能正确地指导临床实践。

有人说，中、西医理论无法沟通，事实则不然，中、西医所面对的是同一个病人，同一个病情，只是从注重宏观、微观之侧重点不同，对其解释不同，治疗方法各异而已。

因此，确切地说，当代的中医学，就是用现代科技武装起来的、并吸收包括西医知识在内的中国传统医药学——这就是“纳新”。中医学所需要的纳新有：（1）西医的生理、解剖知识；（2）借用西医学中必要的辅助检查手段；（3）虚习学习西医对危、急、重症的诊疗技术。其次，要厘清中医学中的无用部分，特别是由五行学说演绎出来的一系列似是而实非的理论，理应从中医学中分离出来，使中医理论更精确、更明了——这就是吐故。中医学应该吐故的是——从中医理论中剥离五行学说。

本文着重阐述从中医理论中脱离五行学说的

根据。

一、四季配属五行的错误

在一年四季中，春天阳气渐盛，阴气渐衰，夏天阳气极盛，阴气极衰；然则物极必反，阳气盛极就会渐渐衰退、阴气衰极也会渐渐旺盛，这就成为秋季；进一步发展，阳气衰极、阴气盛极，即到了冬季。这就是说，四季的寒温变化，只是阴阳相互消长转化的过程，而与五行学说无关。

二、四季脉搏配属脏腑的错误

事实上，春季阳气上升，万物俱荣，人体也同样具有勃勃生机，因而出现柔中略带刚劲的“弦脉”，并非与肝脏的功能相关；夏季阳气盛极、天气炎热，人体为了有利于散热，外周血管扩张，因而出现浮而大的“洪脉”，心脏的功能亦非如此；秋季阳气渐衰，阴气渐长，天气逐渐转凉，人体为了减少散热，外周血管渐渐收缩，因而出现浮而弱的“毛”脉，如此并不能与肺脏的功能相提并论；冬季阳气极衰，阴气极盛，天气寒冷，人体为了有利于保温，外周血管极度收缩，因而出现下潜的“沉”脉，这同样与肾脏的功能不能相比拟。这说明四季脉搏的不同变化，只是人体适应自然界阴阳相互消长过程中的不同反应，而与五行学说没有必然联系。

三、东西南北中方位配属五行的错误

A、先看地球北半球：东（木）西（金）南赤道（火）北北极（水）中（土）

B、再看地球南半球：东（木）西（金）南南极（水）北赤道（火）中（土）

因为地球南半球与北半球的五行定位无法统一，所以，中医传统上东西南北中方位配属五行是错误的。

四、寸口脉根据五行分配脏腑的错误

寸口脉根据五行分配脏腑，由东西南北中方位配属五行衍生出来的。

A、 先看地球北半球寸口脉脏腑分配：

左手寸：南方火（心）；右手寸：西方金（肺）
左手关：东方木（肝）；右手关：中央土（脾）
左手尺：北方水（肾），右手尺：北方水（肾）

B、 再看地球南半球寸口脉脏腑分配：

左手寸：南方水（肾）；右手寸：西方金（肺）
左手关：东方木（肝）；右手关：中央土（脾）
左手尺：北方火（心）；右手尺：北方火（心）
（亦可有其它脏腑分配法）

由此可知，赤道以北半球的人们，可以利用五行“天人合一、天人相应”理论，在寸口部位分配脏腑，但赤道以南半球的人们则不适用。既然如此，试想赤道以北半球的人们到南半球时，又如何评脉呢？反之，赤道以南半球的人们到赤道以北来生活时，又如何将五行分配在寸口上呢？

毫无疑问，在现实中，地球南、北半球人们的脉搏，除了受寒、温、燥、湿等气候变化的影响而产生不同变化外，基本上是一致的。

五、五脏配属五行的错误

1、木与肝

从肝脏对消化系统静脉输送来的营养原料进行分解、合成、解毒，以及对消化、循环、神经诸系统所产生的影响来看，她不是仅仅能用“生长、升发、条达舒畅”的功能可以完全解释的，而是适宜的“寒”“热”、“升”“降”、“出”“入”诸因素相互作用的结果。如：过“寒”、过“降”，或 过“热”、过“升”，均不利于肝脏内一系列生化反应的完成，其功能必然受到或多或少的影响。

2、火与心

从心脏具有推动血液循行于脉中的作用来看，也不是仅仅能用“温热、上升” 的功能可以完全解释的。如：没有适宜的“升”、“降” 、“寒”“热”，心脏正常搏动的活动就无法实现。而无限制的“热”、“升”，就会心动过速；过度的“寒”、“降”，肯定会心动过缓。因此，正常的心脏功能，是“升”“降”“寒”“热”“出”“入”等因素相互协调、相互制约的综合结果。

3、土与脾

脾主运化的功能，同样也不是仅仅能用“生化、承载、受纳” 的功能可以完全解释的。如：没有适宜的“寒”“热”、“升”“降”、“出”“入”，脾脏的正常运化功能就无法实现。因为没有适宜的“寒”“热”，胃肠中的内容物就无法正常“腐熟”；没有适宜的“升”“降”，经过消化所生成的营养物质，就不能被正常吸收；同时没有适宜的“出”

"入"，胃肠的内容物，就不会正常向下推进。

4、金与肺

肺主呼吸的功能，同样也不是仅仅能用"清洁、肃降、收敛"的功能可以完全解释的。如：没有适宜的"寒""热"、"升""降"、"出""入"，肺脏的呼吸运动就无法完成。因为没有适宜的"寒""热"，肺脏就不能适宜地舒张、收缩；没有适宜的"升""降"、"出""入"，肺内的气体交换，就无法达到正常范围。

因此，肺脏血气交换的复杂活动，同样是"寒""热"、"升""降"、"出""入"等因素密切配合、相互制约等综合作用的结果。

5、水与肾

肾的水液代谢功能，同样不是仅仅能用"寒凉、滋润、向下运行"的功能可以完全解释的。而是适宜的"寒""热"、"升""降"、"出""入"相互作用的结果。过"寒"、过"降"则小便多，或为少阴寒化证，或为尿崩症；过"热"、过"升"则小便少，或小便浓缩析出成泌尿系结石，或持续性的小便量少，最终肾损害而成为尿毒证。

**六、五味配属五行的错误**

1、木与酸

植物或其果实，不只是酸，而是酸、甘、苦、辛味均有，但咸味的比较少。

"木"具有"生长、升发、条达舒畅"等性质。但酸味应该是比较少有这样的作用，似乎是"辛味"在这方面的功能要比较多一点。

2、火与苦

"火"具有温热、上升的特性。但黄连、栀子等，不但不能温、升，反而有寒、降的功效。倒是"辛味"有这样的作用，如辣椒、姜等。

3、土与甘

"土"具有生化、承载、受纳的性质。但与甘味的性质相去甚远，此比类几乎无意义。

4、金与辛

矿物质，不独辛味。有咸味，如芒硝是含有结晶水的硫酸钠；还有无味的，如石膏是含水硫酸钙。

"金"具有清洁、肃降、收敛等性质。事实上，"辛味"的作用恰恰与其相反，而是具有温热、升发、向上、宣通等功效。

5、水与咸

海水是咸的，河水是淡的，湖水有咸有淡。

"水"具有寒凉、滋润、向下运行的性质。"咸"有向下运行的特点，但不能滋润，它只能让邻近的含水植物等脱水。同时，也没有"寒凉"的作用，因为水具有导凉的性质，同时也具有导热的功能。如遇温度低，水就"凉"，而遇温度高水就"热"。

**七、五味配属五脏的错误**

1、酸与肝

单纯的酸性物质并不能补肝，而只能起到松弛肝胆管壁、肝细胞壁等等作用，以保障或改善肝脏的内部环境，以利于肝脏功能的正常发挥。而对其他脏器，亦莫不如此。

2、苦与心

单纯的苦性物质，亦不能补心。芩、连等苦味药，对心功能却能起到抑制作用。干姜等辛热药炮制后出现苦味，能助热，从而有兴奋心脏的作用。

3、甘与脾

甘性物质，不仅能补"脾"，而对人体全身的五脏六腑、四肢百骸无所不补。

4、辛与肺

辛辣性的物质，大部分伤肺，使肺的气管、支气管痉挛而出现咳嗽。除非肺部有凉时，用其温之。正常情况下，肺喜欢酸，或辛酸配伍，或适宜的辛甘酸咸等味的配合，可使肺组织松紧柔韧有度，以利于血气交换。

5、咸与肾

咸性物质，可以增加体液的渗透压，不利于肾对体液的滤过作用，水肿病人尤其灵敏。相对而言，淡味、酸味对肾脏益处大点。

**八、由五行学说演绎出来的脏腑表里说的错误**

1、肝与胆

在生理方面，胆囊仅仅是盛肝内分泌出来的胆汁的一个囊。在病理方面，胆囊炎症可以上行引起肝内胆管的炎症，而肝内胆汁分泌不正常时，或肝脏其它功能异常时，均可引起胆囊的舒缩障碍。因此，二者没有必要弄成表里关系。

2、心与小肠

所谓心移热于小肠的实质，即是情志生火后，并在饮水比较少的情况下，抗病能力低下，容易导致泌尿系感染。心脏主司泵血，而小肠主司对饮食物进行消化、并对其营养物质进行吸收。因此，二者的表里关系不成立。

3、脾与胃

“脾脏”，从《内经》“脾与胃以膜相连”，以及现代研究之“胰腺”有重要的消化功能来看，“脾”，理应是“胰腺”。胃的功能，主要是受承水谷，并将之搅拌成糜状及具初步消化的作用等。因此，二者无关乎表里。

4、肺与大肠

泄大肠糟粕、积气及积液以降肺气的实质，就是通过通导大便及肠内积气、积液，使腹腔内的压力减小后，胸膈相对下移度增加，胸腔内的容积也就相应增大，从而改善了肺的通气。肺是主司血气交换，大肠主要吸收肠内容物的水分，并排糟粕。二者不存在表里关系。

5、肾与膀胱

肾主泌尿，膀胱贮尿。膀胱有炎症时，可上行感染至肾；肾有病变时，其病理产物亦可对膀胱产生负面影响。二者的生理、病理既明，也就无须用模糊的表里关系进行诊断治疗了。

**九、由五行学说演绎出来的十二经及其循环路线的错误**

十二经循行路线、乃至相互顺接的内容，是通过临床所见、、猜测、艺术加工等形式，人为地编制而成：

1、如果说心包络能算一经的话，那么，肾包络、肝包络呢？而包裹心肺的胸腔则更不应该遗漏。

2、胆囊不过是替肝脏贮存胆汁的一个囊，自然不能与心、肺、肝等脏器“等同视之”。

3、“三焦”具体所指是模糊的，却能绘出个“经”来。

4、胆囊、膀胱、一个肾等脏器切除后能生存，就说明十二经循环圈是不符合实际的。

**十、由五行学说演绎出来的子午流注说的错误**

通过上讨论，我们已经知道“五行配属脏腑是错误的”、“由五行演绎出来的十二经循行路线是错误的”，那么，五行配属井荥俞原经合自然也是错误的，所以这种在错误的基础上，构建的公式，自然是不能成立的。

**十一、由五行学说等演绎出来的五运六气学说的错误**

理由于下：

1、本来一年只有四季，但为了照顾五行，就强划成五季。

2、“一候五日，一气三候，一时六气，一岁四时。”认为世界是五种物质之特性的运动生成的，故弄出五行学说，然后就弄出个“一候五日”来。

3、五行的分配十天干是：甲乙为木，丙丁为火，戊己为土，庚辛为金，壬癸为水。而推测五运则与此大不相同，须把十干的阴阳干重新调整一番，如《素问·五运行大论》所说：“土主甲己，金主乙庚，水主丙辛，木主丁壬，火主戊癸。”之所以化运的十干要不同于五行十干的阴阳配合，是因五行十干的配合，是以五方、五季等关系而确定的。尽管两种配属方法所产生的结果是五行的相生不变，但这同样说明了五行的配属不准确，可以任意相配、相互矛盾。

4、“六质者，即经曰木、火、土、金、水、火”，五行为了配六气，将火分成君火与相火两种，为什么没有“臣火 ”、没有“民火”呢？。另外木、土、金、水为何不弄上两个呢？

5、“六气者，即经曰风、暑、湿、燥、寒、火”，天气千变万化，而简单化成六种，将“六”视为真理而套来套去，而现实中与实际情况大相径庭。

6、“春季肝病较多，夏季心病较多，长夏脾病较多，秋季肺病较多，冬季肾病较多”，这些内容与实际情况不符。

**十二、由五行学说演绎出来的预测生死的错误**

五脏之间的相互资生、相互产生的负面影响，都有各自的不同规律，而绝非象五行配属五脏那样，套生演绎出来一系列的机械化的公式化的现象。

同时因为五行配属脏腑是错误的，所以，由五行配属脏腑理论演绎出来的预测生死的方法是错误的。

**十三、由五行演绎出来的灵龟八法及飞滕八法的错误**

理由如下：

1、八卦配属方位的错误。地球北半球之八卦图，南方是赤道，属火；北方属北极，属水。但是，地球南半球之八卦图，南方就是南极，当属水，北方就是赤道，当属火。因此，地球南、北半球“坎”“离”配属恰恰相反。

2、在前几个讨论中，已经证实：

（1）东西南北中方位配属五行的错误

（2）五脏配属五行的错误

（3）五行演绎出来的十二经及其循环路线的错误

（4）五行学说演绎出来的子午流注说的错误

**十四、由五行学说演绎出来的肝升肺降说与肝主左肺主右说的错误**

由于：（1）东西南北中方位配属五行的错误；（2）一年四季、一日四时配属五行的错误；（3）五脏配属五行的错误，因此，“肝主左”、“肺主右”，“肝升”、“肺降”理论，都是错误的。

注：由于篇幅所限，有关中医学脱离五行学说后产生的主要变化及其相应处理措施，将在拙作《脱离五行之中医学》（暂定名）中详细叙述。

# 师承仁和精诚济苍生

河北省盐山县人民医院　刘忠义　赵文鹏

从古至今，举氏名医，大都是具有精湛的医术和高尚的医德。所谓“仁和精诚”，是对上述意境的绝佳概括。师承对学医者来说，在接受具体业务知识的同时，更能被老师高尚的医德、崇高的敬业精神、谦和的态度、勤勉的作风所感染。从而为日后的行为和做人奠定必要的品德基础和一生的楷模。

中医学是一门自然科学，但同时更像一门艺术。当你真正置身于其中，品味祖先为我们遗留下来的宝贵文化遗产的时候，你会感受到一种强大的魅力在深深吸引着你，学习中医的过程也是一个修身的过程。大家普遍认为，中医药文化的核心价值是体现“以人为本”。医乃仁术，天人合一，调和致中是中医人“大医精诚”的理念。中医药文化可以用“仁、和、精、诚”四个字来概括。仁：体现了中医仁者爱人，生命至上的理论思想，以救死扶伤，济世活人为宗旨，表现为尊重生命、敬畏生命、爱护生命；和：体现了中医崇尚和谐的价值取向，表现为天人合一的整体观，阴阳平衡的健康观，调和致中的治疗观，以及医患信和，同道谦和的道德观；精：体现了中医的医道精微，求精于勤治学，追求精湛的医术；诚：体现中医人的人格修养的最高境界，要求心怀至诚，言行诚谨，表现在为人处事贵诚端方。如上所述，大凡历代名医都具备如下共同品质，勤奋、好学、虚怀若谷、淡泊名利、胸襟坦荡、遇富者不谄媚，遇贫者不弃厌，尊敬同道而不诋毁，关爱患者视其如同亲人，不因一时应手而沾沾自喜，不因一时失利而垂头丧气，这就是中医药工作者精气神的不竭源泉。基于中医学的自身特点，学医者面对于医学经典的体悟、疾病的辩证、药性的认识、处方的构架都要经过自身在临床实践中长时间的积累和摸索“凡事必实验而后知”。故中医人才的培养和成长要经历一个漫长探求时期。对于现行的院校教育为主的中医培养模式的今天，重理论、轻实践，相对而言理论与实践相脱节，造成了学者知识结构单一，学术视野狭窄，缺乏良好的思维方式和创新能力。因此师承对于完成院校学习阶段的中医人才，更有必要通过各种形式的继承教育来加强自身的专业修养，强化临床诊疗技巧。

中医师承教育是加强中医人才培养进程的捷径，弟子跟师于临床如影随形，亲密无间，老师倾囊相授，耳提面命，传道解惑，其学术精华潜移默化地渗透到学习者脑海，领悟中医学宏观整体的认识思维，更加快捷地掌握中医理论知识和临床技巧，使学习者从单纯的院校理论到临床实践中少走弯路。师承教育无论对于提高学者的理论水平，还是临床技能，其效果远比个人慢慢摸索要便捷得多，是继承和发扬中医学的必经之路。

古人云：“师傅领进门，修行在各人”，师承是继承各学派学术思想特色的有效方法。许多名老中医不仅有着独到的理论见解，同时拥有非常丰富的临床经验。这些从实践中升华出来的真实灼见，如果不能被人继承与发扬，对中医药学无疑将是无法弥补的重大损失。中医传统的师承恰恰可以让学医人在老师的直接熏陶下，完成学术与品德的双重修养。为今后的成功铺就了捷径。在老师的“仁和精诚”思想感召下惠济众生。

# 有关脉诊的实质

山东省青岛市黄岛区仁海诊所　于殿生

## 一、概述

评脉，是根据不同的脉象来推断病情，可以了解身体是否倾向于健康，摸清疾病的部位、性质和进退等等情况。大体说来，脉象分正常脉象和不正常脉象，所谓有比较才有鉴别，没有正常脉象，也就无所谓反常脉象。正常脉象即是指：在平静状态下，脉搏不大不小、不上不下、不快不慢、往来和缓而有力。另外，又有因时、因地、因人、因病的不同。

那么，什么样的是病脉呢？除了上述的正常脉象之外，均是反常脉象，也就是病脉。之所以称正常脉象，是因为她是在阴阳平衡状态下、并与各种不同环境相适应的情况下所表现出来的脉象；之所以称反常脉象，是因为她是在阴阳不平衡状态下所表现出来的脉象。可以认为，反常脉象，轻者可称为不正常脉象，重者就是病脉，因为这也符合大多数事物的发生、发展和变化，都需要经过一个由量变到质变的过程的规律。根据上述原理可以得出结论：中医疾病的概念，就是阴阳不平衡。也可以认为，一般地说，当人体保持阴阳的相对平衡，身体就不会发生病变；反之，当人体打破了这种动态平衡，疾病也就随之发生了。这就是古人所说的“阴平阳秘，精神乃治；阴阳离决，精神乃绝”的道理。其中说的就是，阴阳平衡就身体健康；阴阳分离，生命就会终结；介乎平衡与分离两者之间，就是病态。

如此，具体地病脉又是如何表现的呢？就从这正常脉象“不上不下、不快不慢、不大不小、往来和缓而有力”以及因时、因地、因人、因病的不同情况为参照。任何事物的适度，就应该是“无太过、无不及”，通俗地说，就是既不要超出、也不要达不到这个适宜的范围。

## 二、有关脉诊的实质

（1）根据“不上不下”来分析：

脉的搏动以倾向于内外而分为浮沉。轻按于肌肉之上脉搏清析、重按于肌肉之下即变得小或无力、甚至触不到，这就是浮脉；反之，就是沉脉。出现浮脉的情况，大致有以下几种：外感时，病人调动有生力量到边防前线抵御外侮，故脉浮；身体因病虚弱，阴虚不能敛阳，阳气外浮，故脉浮。沉脉，则是气血虚少、或肥胖压迫脉管、或水湿停留、精神萎靡等导致脉管变细。脉但浮不沉，则气机过升、过上；脉但沉不浮，则气机过降、过下。无论过升、过上，还是过降、过下的情况，均是病理反应。

（2）根据“不快不慢”来分析：

正常脉象是正常人的一呼一吸，脉管搏动四至五次，低于这个范围就是脉搏慢，也就是心率慢，经常四次叫缓脉，三次就叫迟脉。迟脉，一般指热量不够，或是因为体内缺乏动力如阳气虚（即有凉），无力刺激心脏的正常搏动，或由于一些病因导致心脏的搏动功能受到抑制，这时往往伴有畏寒，肢冷，口淡不渴或腹泻等症。反之，一呼一吸，脉管搏动六次，就叫数脉。或因为体内热量过剩、或外有病邪、或阴虚已极阳气相对偏盛时，均可引起心率和脉搏的加快。并伴有阳盛的口渴、头痛、牙痛、便秘、溲黄、脉数而有力等证，或伴有阴虚的口干而不欲饮、目涩、耳鸣、五心烦热、便秘、脉数而无力等证。

（3）根据“不大不小”来比较：

脉搏过大，分两种情况：大而有力为实证，或身体强壮、营养过剩，致使体内壅塞不能；或体质强壮而与病邪剧烈抗争，因而出现脉搏亢进的情况，可伴有头痛、胸腹胀满、便秘等证。大而无力为虚证，为外强中干之象，大多为身体虚衰，阴虚无以敛阳，而出现的阳气浮越的情况，可伴有面红如醉、头晕目眩、口干不渴、心慌气短等证。脉搏过小也分两种情况，一种是气血不足以充盈脉管而致，一种由于病因造成脉管受压迫而成，前者多为虚证，后者则多为实证。

（4）根据“往来和缓而有力”来对比：

“往来”是指脉搏的前后时间，“和缓有力”是指脉搏柔和、不急不躁而又不虚弱。也就是脉搏节律一致、柔和而不软弱、有力而无倔犟之意。

**三、外因对脉象的影响**

（1）因时而异：

如春弦（柔中略带刚劲）夏洪（浮大有力）秋毛（浮而弱）冬实（沉而有力）。反之，均为病理情况，可根据不同情况诊断之。

（2）因地而异：

地有南北，南方地处炎热，外周血管扩张，故脉管大而浮数；北方寒冷，外周血管收缩，故脉搏沉迟而细。南方汗多，而尿结石较多；北方寒凉，则支气管炎较常见。

（3）因人而异：

人有胖瘦。体胖者，体内容积密度大，血管受压迫，故脉管细；体瘦者，体内容积密度相对减小，血管相对松弛，故脉浮大。体强者，心脏鼓动脉搏有力，而脉较盛；体弱者，恰恰相反，心脏鼓动脉搏无力，故脉细弱。

（4）因病而异：

外感病脉多浮大，外邪入侵，正气奋起抵抗，自然在边境交战，故脉浮；抗争激烈，故脉大。但脉见沉细者，或为正气不足以抗邪，或为病情过重，正气被迫退却实行防御措施。

另外，上部病变而脉搏过浮者，其气机上而不下；下部病变而脉搏过沉者，其气机下而不上。然而在治疗方面，过上者，下之；过下者，上之，务使以平为期，则是正确的治疗方法。

寸脉主上，关部主中，尺脉主下：

将双臂上举，自是寸部在上，尺部在下。心脏鼓动脉搏有力时，则脉可及寸（远端），否则，尺部或不能及（近端）。故身强者，寸脉亦觉盛大；否则，身弱者，尺脉亦或微细。此即满则溢，缺则亏的道理。

综述：以上略述脉诊实质之大概，以证明脉诊与传统理论中根据五行学说演绎出来的，所谓的左寸主心、右寸主肺、左关主肝、右关主脾、两尺主肾等情况，没有必然的联系。

# 十八反与临证

贵州省绥阳县中医院　刘显红　郑安敏

**【摘要】**：中药十八反属中药配伍禁忌，但临床经验表明，若辨证准确，运用得当，确能愈顽疾，起沉疴，收桴鼓之效。现选笔者近几年来典型案例予以说明，以期对十八反研究运用有所裨益。

**【关键词】**：十八反　心悸　胸痹　咳嗽　胃痛　缠腰火丹　喉痹　医案

“本草明言十八反，半蒌贝蔹及攻乌，藻戟遂芫俱战草，诸参辛芍叛藜芦。”这对中医人或中药工皆耳熟能详。 历年版《中华人民共和国药典》均将十八反列为中药临床应用的配伍禁忌。十八反临床运用颇有争议。虽然不少书中有记载，临床也有人运用，并且取得好的疗效，但是，临床上为了避免承担责任，很多中医不敢用，即使用也有担惊受怕感觉。兹就笔者运用反药验案举隅如下。

一、心悸

汪XX，男，78岁。因咳嗽、喘息、心悸1+月就诊。一月前受寒后感咳嗽、头昏、喘息、心悸在当地诊治，效不佳，遂转多家县市级医院诊治。诊为：1.心律失常（病态窦房结综合征、窦性停博、快慢综合征）；2.慢性肾功能不全；予口服中西药治疗无效。现感喘憋，心悸、头昏频发，甚则昏厥。偶咳嗽，痰黏少，纳呆，疲乏、微汗，口不干，大便正常，夜尿1-2次，舌淡，苔白腻，舌下少量瘀斑瘀点，脉结促。诊为心悸阳虚寒凝兼痰湿，予李可破格救心汤化裁[1]。方药：炙甘草30g，桂枝20g，炙麻黄10g，白附片30g（先煎1小时），细辛10g，防风10g，红参15g（另炖），石菖蒲15g，法半夏30g，苍术20g，磁石30g（先煎30分钟），山茱萸30g，干姜10g，酸枣仁20g，龙骨30g（先煎30分钟），牡蛎30g（先煎30分钟），藿香15g。水煎服，5剂。二诊：患者心慌、心悸、大汗淋漓明显好转，但仍头昏、喘息、乏力，纳呆，舌淡，苔白腻，脉沉细偶结：原方加葛根30g，草果10g。水煎服，5剂。三诊：原方加杏仁15g，丹参20g。水煎服，5剂。后痊愈。

二、胸痹

汤XX，男，73岁。主诉：心前区紧缩感、呼吸困难1天。18+年"高血压"病史，血压最高时达180/110mmHg，"脑梗塞"17年。"冠心病"14年，"PCI术后"7年，"心脏起搏器植入术后"1年，平素予马来酸依那普利控制血压。现感心前区紧缩，胸闷、胸痛、气短，动则更甚，背心冷、需用手捶打方可舒畅或减轻，伴脘腹隐痛、灼热感、呃逆及反酸，出冷汗，痰多色灰粘，大便常不成形、稀粘，夜尿5-7次、量少色微黄，舌淡、苔白腻水滑，舌下瘀斑瘀点。考虑胸痹阳虚夹痰湿瘀，予以温阳益气、宽胸豁痰、活血化瘀，以瓜蒌薤白桂枝汤和瓜蒌薤白半夏汤合附子理中丸化裁。方药如下：白附片20g（先煎40分钟），法半夏30g，瓜篓壳20g，茯苓20g，党参20g，厚朴15g，枳壳10g，苍术15g，薤白20g，，桂枝20g，干姜10g，川芎20g，三七粉10g（分吞），炙甘草*10g。3剂，水煎服。二诊：患者服药后胸痛、气短，背心冷、需用手捶打方可舒畅减轻，出冷汗明显减轻，遂带药3剂出院，后门诊服药10剂，随访暂无不适。

三、咳嗽

施XX，女，41岁，务农。因反复劳力性胸闷、气促4年，再发加重10天。患者说4年前无明显诱因出现劳力性胸闷、喘息，活动后加重，休息后可缓解，无呼吸困难及心前区压榨样感，无胸痛及放射痛，在广州某医院诊为"风心病"住院治疗好转后出院。10天前因受凉后上述症状加重，神萎，半卧位、咳嗽、咳痰、痰量多，为白色泡沫样痰，不易咳出，并咽部疼痛及声音嘶哑，间断出现颜面部及双下肢水肿，气短，肢体沉重，大便如常，小便量少，舌淡，苔薄白，脉浮数。考虑阳虚寒凝邪闭、内寒外饮、以小青龙汤化裁，方药：炙麻黄10g，桂枝20g，白芍15g，干姜10g，法半夏30g，细辛10g，五味子10g，党参30g，苍术15g，茯苓20g，杏仁10g，白附片30（先煎1小时，川贝母10（研粉分吞），炙甘草10g。免煎颗粒，3剂。二诊：患者无头昏、头痛，无恶心呕吐，精神比前明显好转，面色稍苍白，已无胸闷气短，偶咳嗽、咽痒则咳，大小便如常，舌淡，苔薄白腻，脉沉弱，治以温肾健脾，益气活血，疏风散寒，以苓桂术甘汤和四君子汤合真武汤化裁。方药：白附片30g，法半夏30g，炒苦杏仁10g，桂枝20g，茯苓20g，薤白20g，麸炒白术20g，姜厚朴15g，川贝母10g，党参30g，荆芥10g，防风10g，草果仁10g，生姜20g，炙甘草10g。免煎颗粒，3剂。三诊：后患者复诊二次，仍以苓桂术甘汤和四君子汤合真武汤化裁，患者痊愈。

四、胃痛

杨XX，男，39岁，因反复胃脘隐痛，饱胀满闷，绵绵不休，冷痛不适，打嗝、泛酸，偶有嗳气，喜温膏按，空腹痛甚，得食则缓，劳累或食冷或受凉后疼痛发作或加重，泛吐清水，食少，神疲乏力，手足不温，大便溏薄，舌淡苔白，脉虚弱。常觉口中粘腻，多以棉签刮舌面，胃镜示：浅表性胃炎，HP（-）。诊为胃痛（脾胃虚寒型）。治法：温中健脾，和胃止痛。予以胃寒散[2]化裁，方药：白附片15g，肉桂10g，干姜10，苍术15g，厚朴15，白芍15g，法半夏30g，延胡索15g，枳壳10g，吴茱萸5g，党参20g，茯苓20g，草果10g（后下），炙甘草 10g。水煎服，5 剂。二诊：患者自觉胃脘隐痛，打嗝、泛酸，舌苔黏腻明显减轻，大便稍干，再予原方5剂。以资巩固。

五、缠腰火丹

王XX，女，53岁，农民，患者5日前感右侧胁肋疼痛、似火灼烧，疼痛难忍，心烦气躁。在X百姓大药房诊为带状疱疹，予以阿昔洛韦软膏外敷，阿昔洛韦片、病毒唑片、板蓝根片口服，已用药4日，好转不明显，乃到我处诊治。查见右侧胁肋出现成簇而不融合的水疱，疱液澄清透明，疱壁紧张发亮，围以红晕。皮疹沿皮神经分布，单侧发疹，未超过体表正中线。现患者往来寒热、口苦咽干，面容憔悴、丘疱疹颜色较淡，疱壁松弛，疼痛略轻，口不渴或渴而不欲饮，纳呆、疲乏无力，舌淡胖，苔白厚或白腻，脉弦缓。近月来我地一直下雨，且患者居处潮湿。诊为蛇缠腰，脾经湿盛兼少阳证，予以二位拔毒散外敷，小柴胡汤合瓜篓散化裁[3]。方药：柴胡15g，黄芩10g，半夏15g，党参20g，苍术15g，全瓜蒌30g，红花5g，制川乌10g，甘草 5，生姜引（自备）。水煎服，5 剂。二诊：患者疼痛、纳呆、明显减轻，原方黄芩减为5g，其余不变，5剂，以资巩固。

六、喉痹

王 XX，男，60 岁，农民。患者诉声音嘶哑、咽部吞咽有阻塞感，干咳无痰，少气懒言，感到喉中有异物，纳可，二便正常，舌红苔薄白，脉沉。近来一直在农田里耕作。查咽喉见少许淋巴滤泡，色淡。乃阳虚寒凝痰结所致。治宜温阳散寒化痰。方用麻黄附子细辛汤合二陈汤加减：麻黄 10，制白附片30（先煎1小时），细辛10，半夏15g，桔梗10g，甘草6g，生姜20g。水煎服，3剂。二诊：患者诉上述症状明显减轻，原方减麻黄加党参 20g，干姜10g，茯苓20g。水煎服，3剂。后随访：患者诉症状已好，无不适。

临证善用相反之药者，首推汉代医圣张仲景其甘遂半夏汤、赤丸方；唐代医家孙思邈《千金方》中的“大八风散；明代外科学家医家陈实功《外科正宗》中的海藻玉壶汤；清代医家徐大椿《兰台轨范》中的“大活络丹；近、现代医家吴佩衡、范忠林、祝味菊、邓铁涛、李可、卢崇汉等。他们处方中都有大量反药应用，特别值得一提的是邓铁涛、李可老先生，他们可是善用、会用相反相畏药的高手。

《本经》中规定栝楼是反乌头的，在当代中医教科书里也没有将附子等同于乌头，栝楼与附子可以同用，如《中医内科学》五版、七版教材中的胸痹（心痛）阴寒凝滞证，在治疗方药中用栝楼薤白白酒汤加枳实、桂枝、附子、丹参、檀香，这里就是栝楼与附子同方[4]。附子与乌头这就像都同为人，手和脚功用是不同的。新世纪（第二版）全国高等中医药院校规划教材《方剂学》回阳救急汤《伤寒六书》及附方回阳急救汤《重订通俗伤寒论》中皆半夏附子同用，用以回阳（固脱）救逆，益气生脉[5]，也没有因乌头而牵连附子。

综述反药的配伍，只要辩证准确，有斯症用斯药，当用则用，不受“十八反”、“十九畏”之类成说的约束[6]，笔者临证运用多年，也未见偾事。其二、明代医药学家李时珍在《本草纲目》中分析得更为独到：“古方多有用相恶相反者。盖相须相使用同者，帝道也；相畏相杀同用者，王道也；相恶相反同用者，霸道也。有经有权，在用者识悟耳”。其三、反药配伍相反相激，使“激之以溃其坚”或“因势利导”。对于相反相畏之药合用可出奇制胜。其四、临床多年运用未见相反相畏相害，且有相得益彰之效。对难症、痼疾，一经投用，便入佳境。其五、即使能够相伍，应用时也必须小心谨慎，密切观察病情，中病即止，不能长期大量服用。其六，临证要胆大心细，切勿莽闯，善于探索、善于实践。

**参考资料：**

1、李可《李可老中医急危重症疑难病经验专辑》，山西科学技术出版社，2002年6月。

2、高允旺 《脑病心悟》，西安出版社，009年08月。

3、黄煌《黄煌经方沙龙》（第 1 期），中国中医药出版社，2007年1月。

4、张伯臾，等《中医内科学》，上海科学技术出版社。

5、邓中甲《方剂学》，中国中医药出版社，

2010年12月。

6、 朱良春、蒋熙、朱又春《朱良春用药经验集（修订版）》，湖南科学技术出版社，2011年2月。

# 《针灸甲乙经·皇甫谧自序》真伪考

新西兰注册中医师公会　罗鸿声

在中医医史研究中，《针灸甲乙经》的所谓的“皇甫谧自序”占有重要的地位，序中所述之事有三件已成为中医信史。①伊尹以亚圣之才，撰用《神农本草》以为汤液。②是仲景论广伊尹汤液为数十卷。③《黄帝内经》十八卷。今有《针经》九卷，《素问》九卷，二九十八卷，即《内经》也。但随医史研究的深入，许多学者对上述信史提出了质疑。为了正本清源，还医史的本来面目，我们有必要从以下几方面对《针灸甲乙经序》进行考证。

一、从历代典籍对《针灸甲乙经》的著录来考证：从现存史籍来看，最早记载《针灸甲乙经》的是北齐魏收所著的《魏书》。《魏书·崔彧传》云：“彧少尝诣青州，逢隐逸沙门，教以《素问》九卷及《甲乙》，遂善医术。”其后的《北齐书·马嗣明传》云：“马嗣明，河内人。少明医术，博综经方，《甲乙》、《素问》、《明堂》、《本草》莫不咸诵。”这两则史料表明，在南北朝时期，《针灸甲乙经》与《素问》、《明堂》、《本草》齐名，同为习医者必读之书。《隋书·经籍志》对《甲乙经》的记载是：“《黄帝甲乙经》十卷。注曰：音一卷。梁十二卷。”但未注明撰者。《隋书》是二十四中修史水平较高的史籍之一，修史严谨，其史志部分始修于唐太宗贞观十五年，成于唐高宗显庆元年。《隋书·经籍志》对皇甫谧的其著作均注明皇甫谧撰，唯独对《黄帝甲乙经》未注明皇甫谧撰。加上《晋书·皇甫谧传》所列举皇甫谧生前著作亦未有《甲乙经》。这就表明《隋书·经籍志》成书前，医家及史家均认为《黄帝甲乙经》与《素问》、《明堂》、《本草》一样，是一部佚名医家的著作，并非皇甫谧所撰。同时也表明当时的《甲乙经》并没有“皇甫谧自序”，若有的话，《隋书·经籍志》肯定会注明。“皇甫谧撰《甲乙经》之说”始出杨玄操的《难经·序》，其序云：“昔皇甫元晏总三部为甲乙之科”。从杨玄操《难经·序》后置名为“前歙州歙县县尉杨玄操序”判断，玄操当为唐太宗及唐高宗时人。至《旧唐书·经籍志》则载：“《黄帝三部针经》十三卷 皇甫谧撰。”《旧唐书·经籍志》是根据唐代毋煚所撰的《古今书录》编写的，而《古今书录》又是根据开元九年重修的《群书四部录》撰写的，故《旧唐书经籍志》所载书籍只反映了开元以前唐朝中秘所藏的书籍。也就是说将皇甫谧与《黄帝甲乙经》联系的时间则是唐高宗显庆元年（656）至唐玄宗开元九年（722 年）这段时间，“皇甫谧自序”很可能成于此时。

二、从“皇甫谧自序”的内容进行分析

“皇甫谧自序”中所述之事多与皇甫谧所著《帝王世纪》、《论寒食散方》以及《晋书·皇甫谧传》、《史记·扁鹊仓公列传》、《汉书·艺文志》所载史实不符。主要表现在以下几方面：

第一.《针灸甲乙经》序云：“上古神农始尝草木而知百药；黄帝咨访岐伯、伯高、少俞之 徒，内考五脏六腑，外综经络血气色候，参之天地，验之人物，本性命，穷神极变，而针道生焉。”而《太平御览·方术部二》第七百二十一卷所引皇甫谧《帝王世纪》则云：“黄帝有熊氏命雷公、岐伯论经脉，旁通问难八十一，为《难经》；教制九针，着《内外术经》十八卷。又曰：岐伯，黄帝臣也。帝使岐伯尝味草木，典主医病经方、《本草》、《素问》之书咸出焉。”故黄龙祥在“《针灸甲乙经》文献研究”一文中将传世本《甲乙经》序文与皇甫谧著《帝王世纪》相关文字加以对照后，认为“《帝王世纪》记载与黄帝论医问道者乃雷公、岐伯，而没有伯高、少俞之臣；编撰的医经为《难经》、《内外术经》，而不是《素问》、《九卷》、《明堂》；又尝百草者为岐伯而不是神农，因而，这两部书不大可能均出自皇甫谧之手。”

第二. 序文说“伊尹以亚圣之才，撰用《神农本草》以为汤液。” 也与《帝王世纪》关于伊尹的记载不符，如《帝王世纪》云：“初，力牧之后曰伊挚，耕于有莘之野。……汤乃求婚于有莘之君，有莘之君遂嫁女于汤，以挚为媵臣。至亳，乃负鼎抱俎见汤也。……汤闻其贤，设朝礼而见之。挚乃说汤，致于王道”并未说伊尹通医并撰用《神农本草》以为汤液。

第三. 序文说“按《七略》、《艺文志》，《黄帝内经》十八卷。今有《针经》九卷，《素问》九卷，二九十八卷，即《内经》也。”《七略》是汉代刘歆撮取刘向《别录》指要编撰而成，《汉书艺文志》又是删 《七略》之要而成，《别录》对所校的书都有详细的记录，《七略》则于每一书下都有解释，因此，《别录》、《七略》对《黄帝内经》是否包含《灵》、《素》肯定 有说明，凡是读过《别录》、《七略》的人都会明白《黄帝内经》是否包含有《素问》与《针经》。《别录》、《七略》在皇甫谧时代尚存于世，按理《甲乙经》序 应该引录《七略》对《黄帝内经》的解释才具有说服力，因为引录《七略》的说明和解释来说明《黄帝内经》与《灵》、《素》的关系比任何推测都具有权威性，但“序”中没有引用，反而是根据《艺文志》记录《黄帝内经》的卷数与《针经》加《素问》的卷数相同而推测《针经》和《素问》是《黄帝内经》，这只能说明“序”的作者未读过《别录》、《七略》，而皇甫谧是博览群书的学者，他肯定读过《别录》、《七略》，绝不会象“序”中那样仅根据《艺文志》中《黄帝内经》的卷数来推测。

第四. 序提到“比按仓公传，其学皆出于《素问》”，如果仓公之学出于《素问》，那么，在仓公所读书中，必定列出《素问》或《黄帝内经》之名，但按《史记扁鹊仓公列传》开列的仓公所读书目中既无《黄帝内经》，也无《素问》，反而仓公所读之书还被《素问》所引录，如《脉书上下经》、《五色诊》、《奇咳术》、《揆度》等。如果皇甫谧真的以《素问》、《九卷》、《明堂》三部撰集为《甲乙经》，那么他必定精通《素问》、《九卷》、《明堂》的内容，肯定也知道仓公治病多用药物，而《素问》所论治法以针为主，绝不会说仓公之学皆出于《素问》的。

第五. 序中说：“甘露（公元256-260年）中，吾病风加苦聋，百日方治，要皆浅近，乃撰集三部，使事类相从，删其浮辞，除其重复，论其精要，至为十二卷。”关于皇甫谧获风痹的时间，皇甫谧在其拒绝晋武帝征聘的《让征聘表》中说：“久婴笃疾，躯半不仁，右脚偏小，十有九载。又服寒食药，违错节度，辛苦荼毒，于今七年”。熊明在《皇甫谧考》一文中，通过对《晋书·武帝纪》、《晋书·皇甫谧传》、皇甫谧的《让征聘表》等文献相互印证，确定皇甫谧服寒食散当在魏高贵乡公甘露（公元256-260年）年间，而《让征聘表》作于泰始初（公元 265 年），则皇甫谧获风痹疾之年在三十一岁左右。从熊明的考证可知，皇甫谧获风痹疾之年在三十一岁左右即公元246年，当在曹魏正始8年，并非甘露中（公元 256-260 年）。若皇甫谧作《让征聘表》前十九年获风痹疾，那么，在获疾十二年后，又服寒食药，则服寒食药的时间在258年，即曹魏甘露三年，正当甘露中。据皇甫谧《论寒食散方》载：皇甫谧服寒食药后，违错节度，痛苦不堪，欲援刀自刺。《晋书·皇甫谧传》亦载“初服寒食散，而性与之忤，每委顿不伦，尝悲恚，叩刃欲自杀，叔母谏之而止。”在如此痛苦的情况下，绝不可能有精力去“撰集三部，使事类相从，删其浮辞，除其重复，论其精要”而为《针灸甲乙经》的。

通过以上几方面的考证，可以肯定《甲乙经》序不是皇甫谧所作，《甲乙经》也非皇甫谧所整理。既然《甲乙经》序不是皇甫谧所作，为唐人伪作，那么，《甲乙经》序所说的事都是臆测或虚构的，是不能作为医史研究的凭据的，所以，上述序中所说“中医信史”也不足为信。

**参考文献：**

1. 黄龙祥主编. 中医必读百部名著-针灸甲乙经[M]. 北京：华夏出版社，2008.

2. [唐]魏征. 隋书[M]. 北京：中华书局. 1973.

3.[西晋]皇甫谧.针灸甲乙经校注[M].张灿玾，徐国仟，校注.北京：人民卫生出版社，1996.

4.[西汉]司马迁撰.史记[M].[南朝宋]裴骃，集解.[唐]司马贞，索引.[唐]张守节，正义.北京：中华书局1959.

5.熊明.皇甫谧考[J].文献，2001，(4)：58-73

6.徐宗元辑.帝王世纪辑存[M].北京：中华书局，1964.

# 百姓养生健康是国泰民安之本

## ——液态电气石与人体健康

常秋荣

“融情安康”百姓养生馆采用“液态电气石”纯天然、绿色无污染的“液态电气石”材料及国际一流的液态电气石复合加热系统、能量激发装置、对人体有独特的保健调理功效。馆内室温控制在38-42，湿度适宜、在这种温热的环境下电气石的能量可以快速、强烈地以远红外线、负氧离子、及微电流的形式释放出来，它们共同构成的能量场可间接的通过空气向人体提供水能、电能、磁能、光能、热能等能量，天人合一，从而达到了不打针不吃药调病强身体的各种理疗效果。它的全名称叫“电气石细胞浴”意思是给我们的细胞洗澡。首先我们的身体是由细胞组成，细胞是生命中的最小的单位，细胞本身进行着呼吸，而在这细胞之中呼吸着的主题就是线粒体。它如同细胞中的发电机，人体的细胞通过它的新陈代谢进行，自我更新和维持生命，线粒体是细胞内的生命体，紧握着人类的健康长寿的金钥匙，称得上是生命体中的生命体，将会成为21世纪生命科学的主角。

液态电气石能量汗蒸给人体补充原动力，气滞则血瘀、气行则血行。能量汗蒸可以驱除寒潮毒湿这些致病因子，增强气血循环，畅通五脏。一小时的汗蒸所消耗的能量相当于我们慢跑十公里所消耗的能量。汗蒸所排出的汗液不黏不咸附着在我们的皮肤上、使皮肤光滑细腻很舒服。电气石是世界上唯一带电的晶体矿物质，其破碎的程度越碎汗蒸的效果越好。酸性体质是所有疾病的温床，时产生代谢疾病的根源。这是一个循序渐进的过程，轻微的酸性体质时，我们经常有疲倦、乏力、头疼、免疫力减弱、易感冒、失眠、食欲差、头昏脑胀等现象，此时我们只感到浑身不舒服，对工作生活的影响不大，一般不会引起注意。问题逐渐严重后就会产生便秘、皮肤病、消化不良、身体虚弱、内分泌失调、过度肥胖等症状。有的人到了这个阶段还不以为然，症状就会继续加重、患上高血压、心脏病、胃溃疡、肝病、肾功能减弱、神经失调等症。严重的会发生癌症。外表看来，酸性体质的人未老先衰，头发发黄、面容苍老、记忆力减退、性功能减退、反应迟钝和有老年痴呆的倾向。所以纠正酸性体质是维护身体健康不可忽视的重要环节。强大的负离子可平衡人体酸碱度。当人体体液酸性化时细胞带电能力下降，本馆释放的0、06毫安的生物电，可激活人体细胞使细胞达到正常带电。□气瘀为百病之长、血为百病之胎、久病必有瘀、怪病必有瘀□。本馆的红外线气疗血来疏通脏腑气血、使血液畅通、气机升降有度、平衡阴阳、从而祛除各种致病因子。活血化瘀、行气益气。从气治或血治或气血双治。着眼于□通□字以调气血而安脏腑为治疗原则。衰老的本质是为气血失调、气虚血瘀、其中□虚□现象、□瘀□是本质、□虚□是归宿、□瘀□是原因。因为任何一种病因和各种疾病的发生都将影响气血的正常循行、首先出现气血失调和流通受阻、导致瘀血停滞。由于瘀血的存在、气血失去平衡、脏腑得不到正常濡养、导致出现脏腑虚衰、精气神亏耗、气化功能受损、脏腑生理功能无法正常发挥、加重气血失衡、从而形成恶性循环、最后脏腑功能衰老以致死亡。且人体随着年龄的增长、在与自然和疾病的斗争中、正气必然受到消耗、由于气虚推动血液无力、更加重了瘀血的阻滞、形成了一种□虚实夹杂□气虚血瘀□的局面。所以瘀血实邪乃是人体衰老的主要原因、欲谋长寿之道、必消除衰老因子——瘀血。消除瘀血的妥善方法是□固本清源□气行则血行、益气有利于化瘀、临床所见、人体进入老龄、都有明显瘀血、如色素沉着、皮肤粗糙、老年斑、巩膜混浊，都是典型的瘀血体质。而老年人常见的疾病如动脉硬化、高血压、冠心病、脑血管病、老年性痴呆、前列腺肥大、颈椎病等都是瘀血病理的体现。也是最常见的导致衰老和致死的原因。瘀血实邪乃人体衰老之主因。调畅气血、平衡阴阳、纠酸排酸改善酸性体质是中医养生的基本主体思想。亚健康事业是功在千秋的大事业，人们对自身健康状态的关注，已从“已病图治”转变为“养生保健、未病先防”。21 世纪“亚健康”已被世人关注、医学从“消灭疾病”朝向“维护健康”，已是不争的事实！

融情安康百姓养生馆从事汗蒸保健已有 5 年，积累了很多的病例经验和照片资料。

例 1：有一位 60 岁患糖尿病多年的朋友、心脑血管病要做 8 个支架，在我馆汗蒸 4 年至今一个支架都没有做。

例 2：一位 50 岁的女士吃高血压药 10 余年，患忧郁症，心脏有 2 个支架，腰间盘突出手术腰内有 4 个铁钉。初来本馆汗蒸时、有朋友搀扶着更换汗蒸服，去厕所都要朋友搀扶。汗蒸约一个月可以自己换衣服进入汗蒸房，3 个月抑郁症恢复，将近半年时停止服用高血压药，每天高兴地来汗蒸。也恢复了正常的工作。

例 3：我馆收集的两个糖尿病的照片，两条腿上有很多的红色的像牛皮癣一样，经过将近一年的汗蒸，腿上皮肤的颜色基本恢复正常。几位医生朋友到我馆汗蒸，看到后说像这样的病到我们医院就得截肢。我乐着告诉朋友说，这到我们这啥事没有。

例 4：一位 55 岁的男士，2009 年 2 月到本馆汗蒸时，空腹血糖 26 个、尿中血糖为 4 个加号，手脚溃烂 4 年，经 4 年医治没有明显效果。来本馆汗蒸 5 天时溃烂的部位开始愈合，汗蒸两个月到医院化验尿中血糖 4 个加号没有了，空腹血糖由 26 个降到 11 个，而且自从他来汗蒸，什么药也没吃过。这几年一直坚持汗蒸、最好的时值是 6 个。他逢人便说汗蒸给他带来的好处，给我馆送来“祛病强身体健康千万家”的锦旗。

世界顶级预防医学权威雷·斯丹指出：“胰岛素抵抗的过程可以在任何年龄阶段被逆转、即使是在患糖尿病之后”。

例 5：一位患多年牛皮癣的大姐在我馆汗蒸，出来时只有上身出汗，经过两个月的汗蒸，全身都出汗了，牛皮癣就像开水烫过的一样，大面积的散开来。这位大姐害怕了不敢再汗蒸了。经过我一再的劝说又继续汗蒸，经过 3 天的汗蒸，全身的牛皮癣患处就像天空中的小星星一样变得稀疏了。我高兴地给大姐拍下了几张珍贵的照片。经过 16 个月的汗蒸，大姐身上的牛皮癣再也见不到踪影了。

类似病例就不一一数说。融情安康百姓养生馆是以清、调、补、养为主旋律。清体毒、调理酸性体质、补充气血、畅通五脏、驱寒湿、平衡阴阳。通过一个“蒸”达到一个“通”，寒则温之，凝则通之。所以对很多的亚健康和慢性疾病有很好的调理作用，还有极佳的美容作用。我们可以算这样一笔帐、如果汗蒸馆定位在社区、年卡 2000 元到 3000 元、一个工薪阶层的人（40 岁-50 岁），用于汗蒸每个月不足百元，十年才花 2 万到 3 万。如果我们在这十年内不幸患上心脑血管病、高血压、糖尿病、老年痴呆、风湿等病，我们个人乃至国家要花很多钱，如果需要支架搭桥手术治疗，国家个人可得要花费 10 万左右的费用。如果不幸患了糖尿病并且病情严重需要截肢保命时、那时患者及家人更是苦不堪言！

原卫生部部长陈竺指出：“在我们积极面对艾滋病、结核病和疟疾等传染病的同时，非传染性疾病已成为中国人民的头号威胁。目前患者已超过 2.6 亿，占人群死亡构成百分之八十五，最主要的心脑血管病每年致死人群高达 300 万、高血压 2.3 亿糖尿病近 1 亿、高血脂 1.6 亿；据《中国心脑血管病报告 2010》中风患者 1980 年 1 万，2008 年 200 万，增长了 200 倍。卫生部数据，住院费用年均增长：急性心肌梗 34.46%，脑出血 26.85%，脑梗 31.05%。第 66 届联合国大会会上指出、非传染性疾病、给全球带来巨大的经济负担和威胁，是 21 世纪发展的主要挑战之一。我国已经进入老龄化国家，平均每个老年人有3种以上的慢性疾病。国家每年要拿出高额的资金来支付这些医疗费。如果百姓通过汗蒸养生来调理好这些慢性疾病，既节省百姓高昂的医疗费用，又能达到心情舒畅身心健康的良好状态。管理好我们的血管、管理好我们的细胞、管理好我们的健康！这样就会减轻百姓和国家很大的的经济负担。我馆有很多的糖尿病及其他的病例照片、北京中医药大学的李洪娟教授，长期从事中医养生研究，非常关注社区健康教育，先后几次到我馆来体验本馆汗蒸效果，到实地考察，亲自在我养生馆使用医用红外线成像检测设备检则。不但检则了我们养生馆的红外线。还检则了负离子的释放含量，检则后李洪娟教授后赞不绝口。她还给在我养生馆汗蒸的六位会员做了汗蒸前后的红外线成像的对比，发现汗蒸前后的红外线成像图像变化很大，其中有一位女士梅核气的图像变化很明显。李教授亲切的对我说：“小常咱这汗蒸房可能能治疗抑郁症。”我高兴的说：“老师咱这有抑郁症的病例。”李洪娟教授并观看我馆的病例照片，她认为这种安全有效适合百姓养生的养生馆值得政府的认可鼓励和帮助，利用这种自然疗法养生保健，是中国应对人口老龄化医疗压力的好方法之一。她给我馆的汗蒸效果给予了很高的评价，她说我馆汗蒸“取得了药物不能达到的医疗效果”。李洪娟老师平易近人，从她的身上我学到了很多的知识、同时也深受鼓舞。我不是科班医学人士，但是很喜欢中医，更喜欢汗蒸，每当我看到来我馆汗蒸的朋友的很多慢性疾病很快得到调理、皮肤越来越漂亮时，我心里有说不出的成就感和自豪感，5年的苦与累顿时都觉得值了！

2012年6月，融情安康百姓养生馆被中华健康促进医学会评选为“中国健康促进医学会团体会员”。10月25日中华健康产业新闻发布中心又发表了我写的文章“汗蒸养生调理疾病是通往健康的最佳途径”。人民传媒网第一健康报专门为我馆制作了北京融情安康百姓养生馆的宣传网站。2013年1月被中华中医药学会、中和亚健康服务中心评选为“常秋荣个人液态电气石汗蒸亚健康中医调理技术”，已入选2011年第三批“百项亚健康中医调理技术”。2013年5月荣幸的参加了在湖南长沙举办的第七届国学国医岳麓论坛会，“液态电气石汗蒸亚健康中医调理技术”被录入《国医年鉴》并在《第七届国学国医岳麓论坛精选论文集》发表我写的"植入正能量远离疾病追求健康"一文。我在国学国医岳麓论坛会上讲解“融情安康百姓养生馆养生原理与养生病例”，受到在场的专家、教授的好评。中华健康促进医学会的领导、北京沐浴协会的领导、中华健康联盟会的领导、北京极地通达展览有限公司的领导、北京中医药大学的教授、北京大学的老师、中国老龄事业发展基金会的领导、国家中药管理局的领导，还有文艺界的演职人员、以及来自韩国、美国、日本、和黑人等国际友人、等都先后到我馆体验汗蒸，都对我馆的汗蒸效果赞不绝口。我馆现在已被推选为中华健康促进医学会会员单位、北京沐浴协会会员单位。中国健康产业新闻发布中心曾3次报道过我们北京融情安康百姓养生馆、融入感情使百姓平安健康是我们北京融情安康百姓养生馆的最大心愿！

生命由天赋、寿命靠人为、生身靠父母、健康靠自己。遗传只是生命的起跑线、养生保健才是生命的新起点。强生健体在于自己的精心所造！《黄帝内经》指出“病非人体之物、能得也能除。言不可治者、未得其术也。”用生活方式解决生活方式病，可将慢性病减少一半左右。西方医学之父希波克拉底告诉我们：“病人的本能就是病人的医生，医生只是照顾病人的本能而已。”让我们未雨绸缪、金贵银贵不如健康珍贵、防病大于治病！汗蒸养生调理疾病是通往健康的捷径！

# 四川养麝研究所："点亮"麝香永续利用之路

蔡永华

麝香在我国的使用已经有 2000 多年的悠久历史，《神农本草经》、《本草纲目》等诸多本草药典均将麝香列为诸香之冠、药材中的珍品，认为它能通诸窍、开经络、透肌骨……，很多著名的中成药，如安宫牛黄丸、苏合香丸、云南白药等都含有麝香成分。现代临床药理研究也证明麝香具有兴奋中枢神经、刺激心血管、促进雄性激素分泌和抗炎症等作用。

麝香是由成年公麝香囊腺中的分泌物干燥后形成的。麝，俗称香獐，野生麝主要分布在东北亚、南亚和中亚地区，其中以中国分布最广，从东北的长白山到青藏高原，遍布 20 余个省区。

我国生产的麝香不仅质量居世界之首，产量也占世界的 70%以上。然而，由于世世代代都通过"猎麝取香"，野生麝类资源越来越少，据统计，20 世纪 50、60 年代，我国约存野生麝 200、300 万头，年产麝香约 2000 公斤，到了 2001 年，野生麝的数量降到了 10 万头左右，濒临灭绝。

四川养麝研究所成立于 1983 年，是我国专业从事人工养麝的科学研究机构，其"林麝饲养和活体取香"技术曾获国家科技发明二等奖。

我国是世界上用麝香量最大的国家，年需求量在 1000 公斤以上。然而，由于过度捕杀，野生麝香来源面临枯竭。2003 年国务院将麝属所有种由国家二级保护野生动物调整为国家一级保护野生动物，全面禁止猎捕麝和收购麝香的行为，中药生产所需天然麝香全部从现有库存或人工繁殖所得天然麝香中获取。

一、人工养麝活体取香技

我国早在 1958 年就于四川马尔康建立了养獐试验场，开展人工养麝试验，并在 60 年代中期取得了林麝、马麝的驯养、繁殖、活体取香技术的成功。

麝具有胆怯、孤僻、急躁、机警和灵敏等特性，通过 50 余年的驯养，我国工作人员已能接近麝，并已掌握麝在人工环境正常生长、繁衍的技术。

人工养麝主要是通过自然交配、单公群母方式进行繁殖。四川养麝研究所在增长速度快的年份中，年平均配怀率 82.03%，最高达 94.00%；双胎率 79.13%，最高达 89.43%；仔麝成活率 79.45%，最高达 91.67%。并取得了人工授精技术的初步成功。建立了完善的谱系档案。具有案可查自繁自养 8 代以上。

此外，在疾病防治方面，四川养麝研究所已基本解决对麝危害严重的蹄叉化脓病、下颌骨脓肿病、球虫病、绦虫病等常见病、多发病的预防和治疗问题；形成了一套防疫体系。

四川养麝研究所还掌握了一套成型的活体取香技术：完成了从人工保定到取香、保存及确定取香最佳时间的成套技术。取香时间仅十几分钟，取后不伤麝体，无痛苦，取后再生，不影响繁殖，平均取香年限为 10 年。

人工合成麝香存在诸多局限，替代天然麝香尚需时间。人工养麝活体取香不伤麝体、取后再生，改变了'杀鸡取卵'的落后方式，是实现天然麝香可持续利用最为有效的途径。

二、 人工养麝发展之困境

为了保护野生麝资源，国家采取了许多限制措施，麝香不能进入市场，销售受限，养麝实际上无利可图。

其次，国家科技投入严重不足，人工养麝科技成果转化率低，产业化进程缓慢。

再者，目前的养麝方式不合理。一是养殖过程中，没有在养殖群体中形成合理的淘汰机制，增加了养殖成本。二是各养殖场、户在人工养麝过程中，采取的是公母仔各占 1/3 的养殖结构，而事实上只有公麝产香，这直接导致了产香总量低，产值小。

最后是缺乏技术交流、种群隔离。我国人工养麝研究在全国不同地域同期进行，各地养殖模式和方式各异。很少开展专题研讨会进行技术交流，也几乎没有种质交换行为，导致各地养麝技术只能在低水平状况下重复。

限于国家有关保密制度的规定，四川养麝研究所已有的成熟技术也基本上未对外推广。

这不能不说是一种遗憾！

# 辟谷养生医学原理探讨

德清宗源文化传播有限公司　丁志明

许多人不知道辟谷是何物，为了全面地让人了解辟谷养生，辟谷减肥的医学原理，在此做一个简单的剖析。辟谷即是避开五谷杂粮和避开负面信息能量，达到净化身心的意思，古人亦称：断食、休粮、断谷等。民以食为天。很多人都在研究如何吃，吃少了会怎么样；但极少人研究吃多了又会怎么样呢？特别是在当今社会，想吃什么就有什么，我们应该如何定夺这个吃与不吃的养生概念呢?本文和大家简单探讨一下。

现代医学研究表明，人体衰老和疾病，主要是大肠里宿便的堆积和发酵，产生了毒素及有害物质。尤其现代人们吃得多，吃得杂，导致肠胃负担过重，而辟谷通过辟谷养生指导师特殊的方法吸收能量，自然清气，不吃食物，松卸负担，让肠胃充分休息，清除宿便和毒素，达到养生、减肥、排毒、美容，所以要研究吃多了会怎么样，如何合理膳食也是一门学科。

人体有吸入清气的功能，也有排泄废物的通道，如排除粪、尿、汗、二氧化碳等，通常人们只用了排泄功能，而没有良好利用道家吐纳的功夫来养生保健。

医学生物原理表明：粪危害人体最大，大肠是专门收纳粪便的，加之现代工业化的食物污染和大量吃进脂肪和酸性食物，如果不及时清除，就会产生多种毒素，变成各种慢性疾病的加工厂，成为百病之源。所以要想祛病，须先清理肠胃，以保持体内环境清洁，从而促进各脏腑功能恢复正常，提高免疫能力，达到健康的目的。

人体代谢不好，就会产生糖尿病、高血压、高血糖、高血脂、心脏病、血液病、脂肪肝、乙肝、心脑血管、肠胃病、大便干结、便秘、痔疮、妇科病、风湿类疾病、肥胖综合症、鼻炎、哮喘病、全身浮肿、口臭等病，甚至被医学界称为不是癌症的不治之症，但通过辟谷均能收到意想不到的养生保健效果。

随着辟谷日程的增加，通过道家的吐纳之法，体内白血球数量超过正常的一倍或数倍，来吞噬病原菌，增强免疫功能，祛除疑难杂症乃至绝症。辟谷系统地改善和调节消化系统、循环系统、呼吸系统、神经系统、生殖系统、泌尿系统的功能，而且绿色，无任何毒副作用。

辟谷之所以养生美容，减肥，清除体内的毒素，代谢功能旺盛正常，是因为燃烧了多余的脂肪和毒素，清净血液，吸收自然能量和清气，不仅使胖人能变瘦，瘦人变胖，更是皮肤光泽润洁，细腻年轻，起到双向调节的养生保健作用。

辟谷状态下，由于身心放松，人体细胞处于缺食吸气的状态，使人体与自然气相通，加速细胞与外界物质和能量的交换，促进人体新陈代谢，充分吸取大自然的宇宙真气（能量），潜能得以开发，智慧得以开启，充分调动人体潜能和自然能量来维持正常生理活动。辟谷态还可降低体温，减缓人体脉搏跳动的次数，延缓衰老，健康长寿。

辟谷去掉了多余的脂肪和毒素，体内得到了全面的清洁，肠胃得到了调节和休养，心灵得到澄清和升华，性情得以陶冶和悦，视野开阔，了悟人生，明悟真理。使人产生新的人生观和世界观，对宇宙和自然有了全新认识。

辟谷减肥它不是纯粹的挨饿，而是通过辟谷养生指导师特殊的方法，注入辟谷信息能量，传授潜能训练方法而不饿，这才是辟谷减肥养生的核心。在此状态下，大脑始终处在一种全新自动状态，体能和潜力得到了充分的调节和发挥，身体负荷减轻，气血得到最充分的运用和发挥，脑细胞的功用充分得到更新和延长。

因此，人与自然宇宙沟通活跃，外界的多种能量信息源源不断地输入体内，故减肥养生不饥饿，而且很快乐，很轻松。辟谷结束，通常肢体灵活、双目有神、头脑清晰、思维敏捷，记忆力增强、理解力增强、意志力和忍耐力也大大提高，许多疾病也减轻或消除，尤其是辟谷减肥后，男性功能增强显著。

通过辟谷训练后，对自然及人生真谛拓宽了思索和理解，产生各种特异思维，解决许多常态下无法解决的问题和困惑，导致信念力和智慧的提升，明白了自然规律，化解生活诸多矛盾，实现自然健康和自然和谐。

# 顾氏女性三联亚健康调理技术

徐州市固医堂生物科技有限公司　顾洪

一、传播健康理念 服务亚健康人群

控制日益高发的亚健康人群，只有从源头上解决问题，增强人们的健康意识，以防代治、以防代调，充分贯彻中医“不治已病治未病”的理念，为此，固医堂多年来，以社区、街道、学校等为单位，开设健康讲座，健康沙龙会若干次，免费为教师、职工、居民进行亚健康体质检测及养生指导，并承担了当地广播电台的健康栏目，每天为城乡居民解答健康问题，为无数处于亚健康状态的人们找回了健康、找回了幸福！

二、传承中医技术 规范调理方法

现代高科技为古老的中医注入了勃勃生机，传统的针灸、刮痧、拔罐等中医治疗技术都带上了高科技的色彩，各种养生保健产品更是琳琅满目，各类养生会所如雨后春笋纷纷成立，给渴望健康的人们提供了方便，但仔细分析这些养生机构不难发现，他们几乎都是在做产品：什么宫廷秘方、瑶族泡浴、苗药熏蒸、各种各样的灸法等，抛开产品简单的使用方法，很难看到有专业的中医理论做指导，更没有规范的调理方法，因此，不可避免地存在着隐患，甚至给渴望健康的人们带来的是伤害，仅举一事例说明：

严重的食品污染、环境污染、药物“污染”等，导致人们体内的毒素堆积，从而使各类慢性病、恶性病的发病率不断升高，“排毒”养生几乎成了人们的共识，应运而生的便是各种各样排毒营、排毒项目，什么排血毒、排肝胆毒素、排肠毒、排肾毒等等，方式上有口服排毒、辟谷排毒、泡澡排毒等等，为了彻底排清毒素，有时还配合严格的控制饮食、甚至禁食，人们纷纷加入排毒的行列。那么我们来看看排毒结果吧：短时间排毒的、或本来身体比较健康的，排毒后短期内身体会感觉比较舒适，但长时间排毒的、或身体本来不是很好的，经过排毒，会越来越感到乏力，有的甚至血糖升高、血脂升高，究其原因，其实是忽视了人们的体质，盲目排毒扰乱身体正常代谢的负面结果。

从饮食结构、作息规律、沉重的工作压力、以及不良社会现象带来的精神压力、空调带给人们的“满身寒气”等分析，不难发现现代人的身体状况是多虚（严重气血不足）又多瘀（痰浊毒素堆积），但以虚为主。根据中医治则应该“先扶正后祛邪”或“扶正和祛邪并用”。各种排毒方法片面强调排毒祛邪而忽视了扶正，结果导致身体越来越虚，气血不足，脏腑功能下降，就会出现乏力、血糖升高等现象。片面跟风的深层原因其实就是缺乏规范的调理方案，虽然有些产品把养生调理方案归纳得很好（清、通、调、补），但具体实施起来，如蜻蜓点水，与其说是调理方案，还不如说是在给产品找卖点，缺乏中医理论的支撑，远期效果可想而知！

固医堂专家团队，凭借专业的中医理论知识、结合现代人的身体特征，围绕常见的亚健康体质、症状而建立的一套套调理方案，条理清晰、针对性强、操作规范，具有很强的可复制性，尤其适用于中医理论不是很专业的养生机构和亚健康调理机构使用，这些方案经得起理论和实践的双重考验，**尤其是经络调理技术，源于中医理论而又有所发展，已成为固医堂保证快速提高调理效果的法宝。**应广大加盟店店主的请求，《固医堂常见亚健康调理方案》和技术操作光盘正在制作中，愿不久的将来，固医堂能在亚健康调理领域，为行业树立起标杆。

三、钻研新技术　开发新产品

固医堂最初从基本的中医养生、亚健康调理做起，多年来接触了不少产品，但纵观这些产品，不管背景有多深厚，都是在实实在在卖产品，忽视养生理论指导，很容易被滥用和误用。固医堂凭借专业的中医知识和多年的经验，总结出了一系列调理技术，其中，“女性亚健康调理技术”入选“全国百项亚健康中医调理技术”项目。并研发出了系列配套产品，其中两项产品获国家专利。

固医堂现已研发出六大系列近 50 种养生康复产品，在产品的质量和使用方法上，不追求高科技，崇尚高质量、高品质、健康、绿色，

固医堂的清补药浴打破了传统药浴片面强调出汗、排毒容易耗伤人体正气的弊端，清补结合（两种配方，且泡浴方法不同），开创了健康泡浴的先河。

固医堂的中药炙不包含任何化学发热成分，借助红外光线及特制的中药酒，通络散寒除湿，温暖而舒适，患者特别乐意接受。

固医堂建立在药膳基础上的系列养生膏，是针对现代人生活节奏快、无法坚持制作，但又只有长期坚持才能有效的养生药膳而开发的养生膏。

**固医堂调理特色技术**

（一）. 高血压、冠心病、糖尿病、失眠、关节炎康复技术，能做到一次改善症状、两周内明显好转乃至康复。

（二）. 急慢性咽炎、鼻炎、扁桃体炎 3-5 次康复技术。

（三）. 月经不调、闭经 1-2 周期康复技术。

# 从黄帝内经说起

孙八十

人类作为高等动物，在宇宙空间的生存就是一个极大的考验。中医学的奠基经典《黄帝内经》总结了自然环境中人的生老病死与自然界各种环境影响、变化的规律，通过阴阳五行、对立统一、相克转化影响的原始的自然辩证，运用到医学上。中医的基本要义是以人为本，整体观念，辩证论治的因人、因时、因地的内因外因治疗体系通过对应的精神、药物、食疗、针灸等各种方法，扶正祛邪，达到阴阳平衡、精神乃治而恢复身心健康。

从春秋战国的诸家争鸣，华佗刮骨疗毒开外科之先河，仲景伤寒论的产生，李时针本草纲目，金元四大家的脾胃派、攻下派、滋阴派、气血论等等，他们都是在《内经》理论的基础上在各个时代、总结、完善人的生理与环境变化做斗争的结果，为中华民族的生存、发展，为中医学的进步做出了应有的贡献。

随着人类社会文明进化的步伐，科学技术的日新月异，对医学的应用和影响，西医的兴起对中医的传统理论提出了挑战，这是社会进步的自然规律，只能说明宏观思想与微观思想在新时期、新情况下的新变化，探本求源、万变不离其宗，两种医学路不同而结果一致——维护人类健康。

中医的理论是符合自然辩证，有科学基础，经得起历史、事实考验的，只有经过新的各种科学的验证，才能达到更准确的治疗效果。而西医是时代社会进化的科学产物、通过各种现代的光、电、化学、物理仪器设备，更直观的反映人体在各种一间下的生理、病理变化的规律，达到确切的治疗效果。如果违背了自然的发展唯物辩证法和进化论、只能是实验室的死标本。而事实的发展也在互相影响、相互而证着。

当前社会处于大变革、大动荡、大发展的历史

时期，传统的道德思想意识与现实的科学、文明在发生着质的变化。人们的思想极度开放、信息、网络与现实，道德与罪恶，物质与精神，科学与伪科学，唯物论与唯心论等都在转换着新的表现方式。精神传染、环境传染、生态失衡、自然灾害、温室效应等原因，对人类的生存、生理、精神等诸多方面产生了严峻的考验。如何应对新问题适应社会发展和人类的生存，这是在医学面前的新任务、只有在继承、发扬、学习、总结、实践、创新的基础上，结合当前社会各种新的科学技术和理论，与时俱进，创造新的医学理论和新的医学模式、适应社会、适应人类，不断迎接新的挑战。

# 谈四大名医说医德、医患关系

无论文学巨著或医学发展史，都有神医扁鹊三见齐桓公而后避之，虢太子死而复生的美谈，而遭秦太医李醯嫉妒而刺杀。华佗给关公刮骨疗毒，开外科之先河，给曹操针灸疗头痛之疾，而遭监禁，屈死牢狱。他们均死于非命，遭遇不公，这是社会时代的悲剧，医学界的损失。扁鹊留下的八十一难经，病有六不治；华佗的中藏经、五禽戏，以及他们的医术、医德，做人的精神，给后人留下了无限的遗恨、遗憾和深思。

明代医药学家李时珍，淡泊名利、虽穷困而尽毕生之力，献身医学，集中医药学之大成，给我们留下了《本草纲目》这部举世闻名的巨著，对中医药学的发展是不可磨灭的重大贡献。他总结和积累了丰富的医疗实践：病有两误：一医误、二自误。病有六不治：骄恣不伦于理一不治、轻身重财二不治、衣食不适三不治、阴阳并藏气不定四不治、形羸不能服药五不治、信巫不信医六不治。病有八要：一曰虚、二曰实、三曰冷、四曰热、五曰邪、六曰正、七曰内、八曰外。值得我们每个从医者认真学习、借鉴、领会其深刻含义。

隋唐医学家孙思邈，著有《千金要方》、《千金翼方》，他不光从诊断、治疗、药物、方剂、食疗、养生等方面给我们留下了丰富的学术思想，而他精湛的医术、渊博的知识、丰富的阅历、淡泊名利、修德洁身的人格，尤其是他医贵多思、精勤不倦、大医精诚、医本济世的高贵医德更是后人和医者的模楷，无愧后人尊其为药王，代代纪念。

社会在进步，科学在发展，人们的精神物质生活越来越丰富，传统的道德意识在更新，人们越来越注重物质要求和生活质量，追求自身价值，社会责任与公德慢慢淡化，医患关系恶化，目标一致而目的不同。在我们医疗范围中，流行着这样两句话，一句话是：三年当个大大夫，十年当个小大夫，医生两只脚，一脚在医院，一脚在法院。说的就是医患关系。

医者是治病救人的，人命关天，死而不能复生。人无全人，医无全术，稍有不慎，即成大错，意外难免。这就要求每个医生必须认真负责，要有良好的医术和医德，医患同心，互相理解沟通达到共识，排除干扰，净化医疗环境，保持正常的医疗关系和程序，避免医疗意外和人为的医疗事故。

另一句话说的是：做医生有三德（得），冻得、饿得、受得（德），冻得是指应诊经得起风寒暑热等恶劣的自然环境的考验，饿得是指经得起肌饿贫穷不受物质利益的诱惑，受得是指经得起社会患者各方的误解指责心理精神考验。

医生是一个高尚的职业，辛苦的职业，有风险的职业，做一个真正的医生，他不光要有渊博的知识，专业的技术，实事求是的科学态度，还要有高于正常人的道德修养，无私的奉献精神，三德虽是一句简单的话，但其义极深，含义极重，辛苦甘甜，尽在其中。

每个人都生活在现实社会中，生存是人的本能，谋生是生存的继续，贪是万恶之源。不要做一知半解，似懂非懂的庸医误人，不要做贪财坑人的黑心白狼。不要做期世盗名招摇撞骗、搞伪科学的假名医，医生是疗伤治病，救死扶伤的天使，是净化精神灵魂的美容师。

医无止境、医者仁心、大医精诚、医本济世。

# 人类人体第二烙印

"吸毒泥表疗法"发明者　任双全

人类人体第一次烙印是"种牛痘"，"种牛痘"是为了预防"天花"病，因此，每一个人为了预防"天花病"，都经历了"种牛痘"的过程，或多或少在人的手膀部位留下一块印记，这块印记让人们在预防"天花病"的心态是安详。

人类人体第二次烙印是中国人发明的，用中草药配制而成像"泥巴"状的物体称为"吸毒泥"，"吸毒泥"涂在人体某些部位可以从体表吸出体内毒素，称为"表疗法"。这种用"吸毒泥表疗法"的人体能增强人体免疫力，达到少吃药，少生病，精力旺盛，提高病人康复率，甚至可以预防癌病，特别是人体表面那些目前医疗界不能医治的肿瘤，只要用"吸毒泥"涂上，经过一段时间，患者就会康复，"吸毒泥"在治疗肿瘤的临床中是非常成功的，但更为可观的是那些医疗肿瘤后的患者，身体长得非常美丽健康，那病例简直是数不胜数，但凡"表疗后"的人体或多或少也会留下印记，因此，发明者称为"人类人体的第二次烙印"，这种治疗二次烙印让你身体健康、长寿。咱们中国人需要它，外国人也需要它，甚至外国的元首也需要它，谁不想自己更加美丽健康、长寿呢？

当你阅读到此时，你会说："笔者在骗人，那是天方夜谭，不可能的是"。但我却冷静地给你讲：实践嘛，实践是检验一切的，你不实践可以，但你可以看看别人的实践，你连别人的实践都不看，请不要先下结论。2012 年 4 月份，成都市翔宇营养师培训部有为冯裕春女士，来达州宣讲健康科普知识，我听了冯主任报告后，便向她汇报了我经过半个世纪发现、观察、实验、实践发明的"吸毒泥表疗法"后，她当时并不怎么理会我。我觉得冯主任对人民健康这么热心的一位领导，怎么对"吸毒泥表疗法"如此态度。于是我将平时少数使用"吸毒泥表疗法"患者的治疗访谈记录的视频寄给她，当时，她多次观看后，发觉这样多的患者为我讲话，而且都非常奇迹，2012 年 5 月份在成都市翔宇培训部接见了我，现场还介绍了几位有肿瘤和胎记的朋友，让我给他们做了"表疗"，当我告诉她，"冯主任您额头上那颗黑痣，便是患头部疾病的根源，您头部将来一定会生病的。"她马上警觉地说："前年头部因脑垂体而开过刀，"我又告诉她：刀虽然开了，但病根还在，您的头病还是未痊愈。她又讲"是呀，目前头经常晕，失眠"，我又告诉她，我能用"吸毒泥表疗"您额头上那颗痣，今后不但不失眠，而且面部的颜色也会有光泽。她大胆地让我给她将额头上那颗痣表疗掉，我又发现她下口唇上有颗像豌豆大小的血瘤，可她不知为什么不让我当天给她表疗掉，她还在成都市帮助我将"吸毒泥表疗法"向国家知识产权局申请了专利，6 月 19 日给我发来了专利受理书，7 月 29 日又发现了专利初步审查合格通知书。此时，她才让我表疗她下口唇那颗血瘤，因此在此一段时间里，她在公交汽车上看见一位大爷，口唇上那个血瘤像鹅蛋那么大，经谈话年轻时大爷的血瘤也只有豌豆那么大，她害怕了，她告诉我，您申请的专利初步审查通知书已发给你了，我这个血瘤，去过华西医院，专家说这个血瘤是不能治疗的，世界医疗界都无法医治。我很不谦虚地说：冯主任，世界医疗界不能解决的问题，不可能咱中国人不能解决。她作了十分充足的思想准备，准备了一个口罩，怕医治后形象不美，准备了十天喝稀饭。8 月 8 日下午 2 点钟，就在他的办公室，我用"吸毒泥"给她的下口唇上那个血瘤表疗了，不到 2 分钟开始发炎，说话吐词不明朗，我在她身边聊天，四点钟开始消炎了，6 点钟百分之八十消下去了，七点钟她与省里其它同志一同进餐吃晚饭，在桌上还给我夫妻敬了一杯酒。为此，她在网上还给我的"疗法"作了转播，9 月 20 日中央电视台华人频道邀请我做25分钟节目，她还为患者的经历身份讲了话，当我12月份去成都看望她时，她的变化也在我预料之中，比她青春时结婚照的冯女士还要美丽多了，此种神奇的医疗效果故事是很多的，更为让我高兴的是那些体表患恶性肿瘤的病人，在西南医院或华西医院不能做手术治疗的患者，他们只有在痛苦中生存，自生自灭，有位名赵顺珍的女士60来岁，臂沟上长个像鸭蛋大的肿瘤，医院不能治疗，只好每天给观音菩萨烧香，念阿弥陀佛，求神灵为她化掉，让她不能走、坐、卧的肿瘤，经人介绍我用“吸毒泥”为她治疗好了，我并承诺她：肿瘤治好是小事，今后你会长得年轻美丽，她说：“是呀，我年轻时会唱会跳，好多男娃儿追我，现在得病了，谁都不愿意接近我。”经过半年后她面带笑容，红光满面，身体健康，与我见面时双手紧握着我的手，激动得不知道如何感谢我才好，弄得当场的妻子都吃醋了。

“吸毒泥表疗法”给人带来了无尽之好，特别是那些体弱多病的人群，只需半年之内就能明显好的化，这是发明者用中医中药在人类健康的里程上，杀开的一条“血路”，是用中医内病外治的理论，起到“治未病”和治肿瘤病的效果，对于病人能起到帮助快速康复的作用。

说到这里有人曾问过我：“毛主席面部就有颗大痣，为什么还是活了八十多岁呢？”，是呀！毛主席万岁！是人民的呼声，也是我的心愿，根据科学家认为人的正常生命是120岁，根据毛主席身体素质，老年还畅游长江，他的医疗条件、生活条件只活八十多岁，我也感到很可惜，如果当年他老人家敢让我用“吸毒泥”表疗法为他将那颗痣消除掉，他在晚年头脑一定很清醒，心脑一定很健康，多活十年是没有问题的。可惜当年发明者还在观察发明时代，因为上世纪六十年代我就发现我的父亲一天天在变化，脸上的黑痣在长大、在变色，老年斑在扩大，七十年代初父亲就去世了，当我在视频上看见周恩来总理面部那些老年斑太多太黑了，76年春节，我悄悄地告诉我妻子，周总理活不久了，妻子严厉地说：“你狗日的乱说，给你龟儿带个坏分子帽子。”不久周总理去逝了，周总理的去逝我是掉了眼泪的，从些我便着手研究去掉这些人体体表“病根”的方法。当上世纪八十年代，我在病痛中发现自己右手腕上有个肿瘤，左心部有块黑斑，才大胆用中草药配制成泥巴，将“病根”除掉，但由于配伍不当，是流血掉了肉的，而今还存烙印，但我病好了，身体健康了，对妻子、儿子、儿媳、女儿都进行了表疗，然后亲友、周边群众，在北京、上海、昆明、重庆、成都、新疆等外地亲友都进行过表疗，为了他们的健康，比我送给他们任何礼物都贵重。

2003年开始与中华名医、中医疑难病症协会会员李本东医师在达州市滨河路正式对群众用“吸毒泥表疗法”，李本东医生是用自己身体亲自体验后，才与我合作的，因为我没有医生资质证书。只有上世纪八十年代由渠县卫生局颁发的“药品经营许可证”，李本东医生的妻子、亲人都作了表疗，她们身体都长得很好。

世界首创“吸毒泥表疗法”一经问世，发明者早就料到会遭到社会上的很多质疑，特别是关于提到你是根据什么原理呢？哪门学说？用什么理论基础？你凭什么说“吸毒泥”就能从人体表这些征兆上面吸出体内毒素垩？等等，要说问到这些我还真答不上来，但有位伟人曾说过：“白猫、黑猫，咬到耗子是好猫”的理论鼓舞了我，我认为身体健康，面部红润而美丽的人群，质疑不相信是可以的，但那些体弱多病，面部斑痕，急需康复的病人请你们实践吧！只需三至六个月就能看到你的身体比以前是否好坏，脸上是否有光泽，我将这种面部额头上的光泽称之为“康光”，凡是“吸毒泥”表疗者，“康光”大大增强，“康光”越多的人，身体越好，疾病越少，体内癌细胞越少，反之，“康光”越少的人，就成反比，到了病患严重而面临死亡的人，“康光”就没有了，到底“吸毒泥表疗法”给人类第二次烙印，为什么可增强免疫力，少生病、少吃药，甚至预防癌症，就像几百年前“肿牛痘”的发明者一样，为什么“种牛痘”可预防“天花病”一样不明白来因去果，只好让后人去用实践说话。

十八大三中会会精神，深化改革努力实现中国梦，激励了8300万共产党，鼓舞了亿万中国人，我作为一名孙子是共产党人的年老中国人，愿为美丽化人、美好中国、健康华人、长寿中国贡献微薄之力，但我毕竟是一介草民，要实现人人享受第二次“烙印”，没有顶层设计，没有国家的扶持，没有相关部门的支持和帮助是无法实现的。

## 张阳“针灸中药防治脑中风”

脑中风（心脑血管病）是人类生命的第一杀手，第一大灾难，占各病因死亡率的第一位。据 2008 年“健康时报”最新报道：目前我国 35 岁以上人群有 85%以上患有脑中风前期症状，如：高血压、高血脂、脑动脉硬化、心脑血管病、冠心病、心梗等，全国每 21 秒就有一人死于脑中风，每 12 秒就有一个新发病例，2010 年每 5 秒就有一名新发病例，2011 年报道每 2 秒就有一人倒下，连年倍增。因此脑中风普及预防工程势在必行！脑中风是世界性的医学难题，一般认为是大鱼大肉吃多了，以车代步运动少了的“富贵病”。张阳教授则认为，空气污染、水污染和粮食、水果、蔬菜含有大量的农药，这种污染是不可忽视的致病因素。据各国卫生组织研究报道：脑中风与农药有直接关系。脑中风病给家庭和社会带来了严重的不利影响，35 岁以上人群都应预防！

张阳教授，集 40 年临床实践，成功研究出“针灸中药防治脑中风特色疗法”，在脑中风防治领域中开辟了一条新路。

张阳教授在治疗脑中风患者的过程中，不打针、不输液、不服用西药，以独特的针灸特技和服用脑中风专项预防功能性食品“九传回生”一疗程（40）天，免去了患者一年两次输液和长期服药的负担，也大量减轻了国家的经济开支和个人的经济负担，所以针灸中药防治脑中风项目具有研究和推广意义。

“张氏特色针灸疗法”制定了针灸标准，找到了经络、穴位的准确位置，统一了针灸穴位标准，好学易懂，便于推广。并同中国针灸学会签订联合办学协议，创办特色针灸学校，面向社会招生，培训针灸医师，全国联网普及脑中风预防工程，降低脑中风的发病率和致残率，使中国中医针灸国粹发扬光大，造福人类。

一、张阳教授“针灸中药防治脑中风”课题经河北省科技厅技术鉴定，获成果推广证书，已达国内领先水平；

二、脑中风专项预防功能性食品“九传回生”获国家发明专利；

三、服用“九传回生”可避免心血管搭桥、支架手术和小脑萎缩帕金森综合症，极为有效。

## 中医“和法”在中西医结合消化内科的临床应用

于甘谷县中医医院　任爱理　黄晓义

**摘要**　目的：中医“和法”（肌体内环境神经递质受体干涉平衡法，简称内环境平衡法）是“异病同治”的基础，在中西医结合消化内科用于治疗常见病取得练好的效果，具体运用：一、治疗胃食管反流病；二，治疗胃炎与消化性溃疡；三、治疗肠结核；四、治疗便秘；五治疗肝胆胰疾病。

**关键词**　中医”和法“　消化内科　临床应用

中医常用的治疗大法有：汗法、吐法、下法、和法、温法、清法、消法、补法等八法。“和法”，也叫和解法（内环境平衡法，下同），是运用具有和解及疏泄作用的方剂，以达到祛除病邪，调整肌体，扶助正气的一种治疗大法。张仲景在《伤寒论》中创立了调和营血、和解少阳、调和胃肠、调和寒热、调和肝脾等和法。清・吴仪洛又对“和法”作了进一步论述，他指出：“凡病兼虚者，补而和之；兼滞者，行而和之；兼寒者，温而和之；兼热者，凉而和之；和之为广矣”。清-程国彭在《医学心悟》医门八法中对“和法”作了进一步发展，创立了“和法”的八项治则，“清而和者，温而和者，消而和者，补而和者，燥而和者，润而和者。兼表而和者，兼攻而和者”，为后世”和法“在临床应用中奠定了基础。

本法应用范围很广，如半表半里的少阳证（胆碱不足内环境失平衡症）肝胃不和（外周多巴胺升高胃肠肌动力低症）肝旺脾虚的腹痛、泄泻（迷走亢进胃肠肌动力与腺分泌亢进症），以及肝气郁结所致的月经不调等证（肾上腺机能亢进）。

根据病邪的所在、脏腑功能失调的不同，”和法“在具体应用时，有和解少阳（升胆碱能衡内环境）舒肝和胃（降外周多巴胺升高胃肠肌动力）调和肠胃等。和解少阳（升胆碱能衡内环境），适用于邪在半表半里之间的少阳证（胆碱不足内环境不平衡症）；舒肝和胃，适用于肝气犯胃，胃失和降（降外周多巴胺升高胃肠肌动力）；调和脾胃，适用于肝脾失调（内脏神经功能紊乱消化系病症）；调和肠胃，适用于邪在肠胃（内膜感染病症），寒热互见。

“和法”虽属治法当中较缓和的一种治法，但是如果使用不妥，亦能引起助邪或损伤正气。因此，凡邪在肌表，未入少阳，或邪已入里、阳明热盛者，或症见三阴寒证者，均不宜使用和法。

“和法”在临床的应用主要是通过使用和解剂来完成的。凡具有和解、解郁、疏畅、调和等作用，以治疗少阳病（肌体内环境神经递质受体调控平衡）或肝脾不和、胃肠不和等证的方剂，称之为和解剂。和解剂主要是对少阳胆经发病（肌体内环境神经递质受体调控平衡）而设，然肝胆相表里（内脏神经与外周神经），胆经（外周神经）发病有时可影响于肝（内脏神经），而肝经（内脏神经）发病有时会影响于胆（外周神经），并且肝胆（神经系统）发病往往又可影响脾胃（消化系统），同时又有“疟属少阳”之论，因此，凡治疗肝脾不和、肠胃不和以及疟疾的方剂，也都列入和解的范围。所以本类方剂又有和解少阳、和解肝脾、调和肠胃之分。

1.和解少阳（内环境平衡法）之剂，适用于邪在少阳，症见寒热往来，胸胁苦满，心烦喜呕，默默不欲饮食，口苦咽干，目眩等。代表方如小柴胡汤。

2.调和肝脾之剂（降外周多巴胺升高胃肠肌动力），适用于肝气郁结，肝脾失调，症见胸胁胀满，胁肋疼痛，嗳气吞酸，脉弦而缓等。代表方如逍遥散，四逆散，柴胡舒肝散等。

3.调和胃肠之剂（抗迷走兴奋药），适用于肠胃气机失调，症见心下痞满，恶心呕吐，肠鸣泄泻等。代表方如半夏泻心汤，痛泻要方。

西医理论认为，在中枢神经系统（肝胆经）的直接或间接影响下，消化系统（脾胃经）的运动、分泌功能都受自主神经系统-肠神经系统（肝胆经气）的支配，而下丘脑是自主神经的皮层下中枢（厥阴经），也是联络中枢神经系统与低位神经系统的重要中间环节。精神因素与消化道的关系密切，如精神状态的变化能影响胃肠道粘膜和肝脏等的血流动力学和分泌，也能引起胃肠道运动功能的变化，故消化系统疾病常伴忧郁、焦虑等表现。同时研究表明，在胃肠道和胰腺内存在多种能分泌肽类的内分泌细胞，其所分泌的肽类激素也存在于脑内，是为神经信息的传递物质，称为脑-肠肽，这提示神经系统和消化系统间可能有某种内在联系；这些激素对胃肠道的运动和分泌起十分重要的调节作用，故又称为调节肽。

在中医中药的应用方面，中医治则有“同病异治、异病同治”之说，所谓“同病异治”（同一疾病可产生不同内环境失衡状态）因而治疗方法不同。反之“异病同治”，就是说不同的疾病，在其发展过程中出现同一性质和症侯（不同疾病可产生同一内环境失衡状态），采用相同的治疗方法，即所谓“多病一方”。《丹溪心法-六郁》中提出：“气血冲和，万病不生，一有拂郁，诸病生焉。故人身诸病，多生于郁”。情志因素引起的病证很多，主要表现为心情抑郁，情绪不宁，胁肋胀痛，胸闷，食少，嗳气，或易怒善哭，以及咽中似有异物梗阻、失眠等各种复杂证状。而《景岳全书》中方“柴胡舒肝散”，很好的解决了以上诸证的治疗问题，该方系张仲景《伤寒论》方“四逆散”加减化裁而生。我们用该方加减在治疗消化系统常见疾病方面取得了良好的效果，具体运用如下：

一．治疗胃食管返流病：该方合旋复代赭汤加减；如有癔球症该方合半夏厚朴汤加减。

二．治疗胃炎与消化性溃疡：该方为主方，伴胃寒者，合良附丸加吴芋、荜拨、砂仁等；伴饮食停滞者，合保和丸加减；伴胃气虚者，合四君子汤加减；伴胃阴虚者，合养胃汤加减；伴有血瘀者，合桃红四物汤加减。

三．治疗肠结核、炎症性肠病、慢性腹泻、功能性胃肠病：该方为主方，证见脾胃虚寒者，合附子理中丸；证见脾肾阳虚者，合四神丸加减；证见肝旺克脾者，合痛泻要方。

四．治疗便秘：该方为主方，实证者，合大承气汤；虚证者，属气虚合四君子汤，属阴虚合增液承气汤，属阳虚合济川煎。

五．治疗肝、胆、胰疾病：以该方加金铃子散。如伴阳黄，热重于湿合茵陈蒿汤，湿重于热合茵陈五苓散，热毒炽盛合黄连解毒汤（如神志昏迷则合用安宫牛黄丸），如郁阻发黄，系结石所致加金钱草、郁金等，系蛔虫所致加槟榔、使君子、苦楝根皮等；如为阴黄，伴瘀血停积合桃红四物汤，伴脾虚血亏可合八珍汤加减化裁，伴寒湿阻遏合茵陈术附汤。

通过长期临床实践，应用中医“和法”及中医“异病同治”（不同疾病可产生同一内环境失衡状态）的原则，我们用中医经典方“柴胡舒肝散”，加减化裁治疗消化系统各类常见疾病，很有优势，它不仅在缓解病情、改善临床症状方面，起到了单用西药无法达到的效果，而且在改善其神经衰弱、植物神经功能失调所致情绪不稳定、忧郁、愤懑、疑病、头痛、失眠、健忘、疲乏、精力难以集中、工作效率低等神经机能失调的症状方面，起到了非常满意的效果，弥补了单用西药治疗的不足之处，同时，服用中药肠道内药物浓度高，有利于药物的直接作用，中药对兴奋和抑制胃肠运动方面具有双向调节作用，对消化系统的疾病中药可起到全面调理，缓慢持久见效的作用，此外，应用中药“和法”治疗消化系统疾病在增强人体自身免疫力和调节营养代谢失调方面也不逊色，尤其是在防治肝纤维化和肝硬化方面，更显示出了卓著的效果，非西药所能及。这些，文献早有报道。如能配合西药抗炎杀菌、促进胃肠动力、抑酸剂、质子泵抑制剂等，进行中西药结合治疗，两者相辅相成，疗效将更好、更安全。

**参考文献：**


1．李家邦主编，中医学，北京：人民卫生出版社，2003，12，

2．叶任高主编，内科学，北京：人民卫生出版社，2000，

3．成都中医学院中药方剂教研组，中医治法与方剂，北京：人民卫生出版社，1975.8。


# 上海莱香亚健康调理干预技术应用方法

亚健康是指人体处于健康和疾病之间的一种低质状态，表现为活力降低、功能和适应能力减退的症状，随着生活与工作压力的增大及环境的污染，其发生率有逐年上升的趋势。处于亚健康状态者，如不及时加以干预有可能进一步发展为疾病，因此积极寻求亚健康干预方法、方式是一种防患于未然的思想，是追求健康的新理念。

“莱香三养疗法”是由国家中医药管理局亚健康干预技术实验室战略合作单位上海莱香公司自主研发的亚健康调理干预技术与产品。“莱香三养疗法”亚健康经络调理技术、亚健康体质调理技术、女性亚健康调理技术与产品已入选我国与世卫组织合作研究中医治未病防治干预亚健康项目。

**欧宝亚健康经络调理方法**

**“欧宝”品牌产品结构：**

“一口服、二泡浴、三温灸、四穴疗、五气血、六经络、七脏腑、八专项”8大类50款亚健康经络调理产品，根据中医整体观，辨证论治，采用“清、

通、调、补”四步调理法祝您远离亚健康，创健康美丽人生。

（一）清

**体内清：“益生畅快饮”套盒**

（1）产品组成：12袋/盒，6g/袋（粉末）。

（2）主要成分：果蔬草本萃取综合酵素、水蜜桃果粉、凤梨果粉、蔬菜纤维等。

（3）使用方法：每天早饭后服1次，每次1袋用200ml的常温水搅匀后服用。

**体外清：“宫廷御方养元固本化积排毒浴”套盒**

（1）产品组成：养元固本化积排毒浴药包10包(120g/包)；养元固本化积排毒浴元液1瓶(10ml/瓶)。

（2）主要成分：荷叶、桃花、野玉桂、黑钩藤、威灵仙等。

（3）使用方法：将药包1袋放入水中煮开3-5分钟，然后将煮开的药包和药汁放入浴桶浸泡，同时加入20滴元液，泡浴后免冲洗。

**（二）通**

**“宫廷御方三焦排毒温灸套”套盒**

（1）产品组成：三焦排毒百草珍珠丹10粒；三焦排毒能量元液50ml；三焦排毒百草元液50ml；三焦排毒温灸膏50g；三焦排毒温阳精元（家居）5ml；通络能量刷1个。

（2）主要成分：安息香、依兰、檀香、生姜、黑胡椒、乳木果油等。

（3）使用方法：珍珠丹1粒涂于背部结节处按摩，三焦排毒能量元液5ml+三焦排毒百草元液5ml背部按摩30分钟→通络能量刷背部10分钟→三焦排毒温灸膏5g背部快速搓热；三焦排毒温阳精元（家居）：取3-5滴用于泡脚或按摩。

**（三）调**

**1、“宫廷御方乳疏套”套盒**

（1）产品组成：乳疏百草珍珠丹10粒；乳疏元液50ml；乳疏啫喱（院用）30g；乳疏啫喱（家居）30g。

（2）主要成分：多种草本酵素精华、玫瑰、天竺葵、薰衣草、葡萄籽油等。

（3）使用方法：珍珠丹1粒涂于胸部结节处按摩5分钟→乳疏元液5ml胸部按摩25分钟，乳疏啫喱（院用）3g涂于胸部结节处按摩→乳疏啫喱（家居）家居使用，取1.5g左右涂于胸部结节处按摩。

**2“魔幻大S能量精品套”套盒**

（1）产品组成：魔幻能量水50ml；魔幻荷尔蒙能量霜50g；魔幻荷尔蒙日霜（家居）30g；魔幻荷尔蒙晚霜（家居）30g；魔幻能量水（家居）100ml。

（2）主要成分：维生素E、荻苇草、檀香、橙花、红三叶草提取物等。

（3）使用方法：魔幻能量水5ml喷于改善部位→魔幻荷尔蒙能量霜5g涂于改善部位按摩至吸收。

**（四）补**

**1、“青春泉五谷能量饮”套盒**

（1）产品组成：粉末酵素代餐包16袋/盒。

（2）主要成分：蚕丝蛋白粉、糙米酵素、青仁黑豆、黄豆、薏仁、胚芽、燕麦等。

（3）使用方法：每次1袋，每袋加入200ml常温水搅拌后即可食用，每天可代餐一至二次。

**2、“青春泉能量酵膏”套盒**

（1）产品组成：青春泉能量酵膏 100g/瓶。

（2）主要成分：梅子、异麦低聚糖等。

（3）使用方法：每日2次，每次1-2匙，用35度以下温水冲服。

**3、“欧宝皇冠礼品装十年酵藏 ”**

（1）产品组成：十年酵藏·超浓缩500ml×2瓶 [液体]；青梅果酱100g/瓶。

（2）主要成分：百余种草本果蔬、梅子、牛蒡、山药、冬瓜、苦瓜、冬菇、异麦低聚糖等。

（3）使用方法：早、中、晚各30ml用常温水200ml稀释服用。

**4、“深层净化滋养至尊组合”套盒**

（1）产品组成：欧宝皇冠礼品装（发酵果蔬饮）500ml；青春泉五谷能量饮（代餐包）20g*10袋；青春泉生命饮30ml*10支；益生畅快饮6g*10袋；深层能量饮A100ml；深层能量饮B100ml；深层能量饮C100ml；深层净化饮100ml；深层滋养饮100ml。

（2）主要成分：红花、何首乌、桑葚、山药、梅子等。

唯健堂亚健康体质调理方法

**"唯健堂"品牌产品结构：**

"一口服、二泡浴、三元灸、四特效、五纤体塑性、六体质"6大类42款亚健康体质调理产品，根据中医整体观，辨证论治，采用"排、通、调、补"四部调理法祝您远离亚健康，创健康美丽人生。

**（一）排：**

**体内排："畅优活力饮"套盒**

（1）产品组成：12袋/盒，6g/袋（粉末）。

（2）主要成分：果蔬草本萃取综合酵素、综合蔬果粉等。

（3）使用方法：每天早饭后服 1 次，每次 1 袋；每袋用200ml的常温水搅匀后服用。

**体外排："排毒养颜泡浴"套盒**

（1）产品组成：排毒养颜泡浴包 100g*10包。

（2）主要成分：桃花、白术、生姜、威灵仙等。

（3）使用方法：将药包1袋放入水中煮开3-5分钟，然后将煮开的药包和药汁放入浴 桶浸泡，泡浴后免冲洗。

**（二）通：**

**"水漾浓情回春元灸套"套盒**

（1）产品组成：水漾浓情回春精元 20ml；水漾浓情回春元液 50ml； 水漾浓情回春本草元灸100g。

（2）主要成分：多种草本植物酵素精华、苍术、白术、丹参、黄芪、补骨脂等。

（3）使用方法：水漾浓情回春精元 2ml 八髎、臀部按摩→水漾浓情回春元液5ml八髎、臀部按摩→水漾浓情回春本草元灸微波炉高火加热3分钟→水漾浓情回春本草元灸涂于八髎、臀部，厚度约为2-3毫米，敷上保鲜膜停留45分钟以上。

**（三）调：**

**1、"国医本草野姜元阳套"套盒**

（1）产品组成：小分子能量精元 5ml； 野姜精元 10ml；元阳按摩元液 100ml；元阳丹 10 粒；元阳能量瓶 1个。

（2）主要成分：野姜油、酪梨油、迷迭香油、肉桂精华、乳香精华等。

（3）使用方法：取元阳丹一粒，涂于结节处或放入元阳能量瓶中涂于结节处按摩5分钟→野姜精元10滴+元阳按摩元液10ml操作部位按摩30分钟，取小分子能量精元祛疼痛10滴涂于部位按摩5分钟。

**2、"国医本草360度纤腰美腹套"套盒**

（1）产品组成：排毒元液（纤腰美腹）30ml；纤体元液（纤腰美腹）50ml；塑形元液（纤腰美腹）50ml ；一滴瘦（纤腰美腹）5ml。

（2）主要成分：苦参、香附、木香、黑胡椒、生姜、野柑橘、金银花、白术等。

（3）使用方法：排毒元液3ml 腰腹部按摩5分钟→纤体元液5ml+塑形元液5ml 腰腹部结合仪器按摩45分钟，居家一滴瘦10滴腹部顺时针打圈按摩。

**（四）补：**

**1、"畅优五行能量饮"套盒**

（1）产品组成：粉末酵素代餐包；20g×16袋。

（2）主要成分：蚕丝蛋白粉、糙米酵素、青仁黑豆、黄豆、薏仁、胚芽、燕麦等。

（3）使用方法：每次 1 袋，每袋加入 200ml常温水搅拌后即可食用，每天可代餐一至二次。

**2、"畅优能量酵膏"套盒**

（1）产品组成：畅优能量酵膏 100g/瓶。

（2）主要成分：梅子、异麦低聚糖等。

（3）使用方法：每日 2 次，每次 1-2 匙，用35度以下温水冲服。

**3、"唯健堂金钻礼品装十年酵藏 "**

（1）产品组成：十年酵藏·超浓缩 500ml×2瓶 [液体]；青梅果酱 100g×1瓶。

（2）主要成分：百余种草本果蔬、梅子、牛蒡、木瓜、莲藕、山药、冬菇、奇异果、异麦低聚糖等。

（3）使用方法：早、中、晚各30ml 用常温水200ml 稀释服用。

**花姿婷女性亚健康调理方法**

**"花姿婷"品牌产品结构：**

"一口服 、二汤浴、 三妇科净化 、四奇灸、五专项"五大类30个套盒。女性亚健康调理产品，根据中医整体观，辨证论治，采用"清、调、补、养"四部调理法祝您远离亚健康，创健康美丽人生。

（一）清：

**体内清：**“纤体健康饮”套盒

（1）产品组成：12 袋/盒，6g/袋（粉末）。

（2）主要成分：果蔬草本萃取综合酵素、综合蔬果粉等。

（3）使用方法：每天早饭后服 1 次，每次 1 袋；每袋用 200ML 的常温水搅匀后服用。

**体外清：**“皇家秘方排毒纤体汤浴”套盒

（1）产品组成：排毒纤体汤浴包 10 包（80g/包）。

（2）主要成分：黑钩藤、桃花、威灵仙等。

（3）使用方法：将浴桶加水，药液倒入浴桶中泡浴后免冲洗。

（二）调：

**“皇家秘方三焦通络排毒奇灸套”套盒**

（1）产品组成：三焦通调百草元液 50ml； 三焦通络百草精元 20ml；三焦排毒百草精元 20ml；三焦养元百草温灸膏 30g；通络能量刷 1 个。

（2）主要成分：当归、玄参、麦冬等、艾叶、细生地、藏红花、葡萄柚、茴香等。

（3）使用方法：三焦通调百草元液 5ml 背部开穴按摩 10 分钟→三焦通络百草精元 2ml+三焦排毒百草精元 2ml 肩背腰处按摩 40 分钟→通络能量刷刷背部 10 分钟→三焦养元百草温灸膏 3g 涂于肩背腰处，快速搓热。

（三）补：

**“皇家秘方开穴理筋奇灸套”套盒**

（1）产品组成：开穴理筋百草珍珠丹 10 粒；开穴理筋百草元液（头、颈、肩）50ml；开穴理筋液态奇灸（头、颈、肩）20ml。

（2）主要成分：多种草本植物精华元液 A、川芎、姜、葛根、羌活、迷迭香、没药、乳香、艾草、透骨草、蜂胶等。

（3）使用方法：开穴理筋百草珍珠丹 1 粒涂于头颈肩结节处，开穴理筋百草元液 3ml 肩颈部开穴按摩 20 分钟，开穴理筋百草元液 2ml 头部开穴按摩 10 分钟，开穴理筋液态奇灸 2ml 涂于颈肩疼痛不适部位。

（四）养：

**1、“益生八珍饮”套盒**

（1）产品组成：粉末酵素代餐包；20g×16 袋。

（2）主要成分：蚕丝蛋白粉、糙米酵素、青仁黑豆、黄豆、薏仁、胚芽、燕麦等。

（3）使用方法：将 1 袋倒入杯中，加入约 200ml 常温水搅拌后即可食用。 可每天可代餐一次或二次。

**2、“益生能量酵膏”套盒**

（1）产品组成：畅优能量酵膏 100g/瓶。

（2）主要成分：梅子、异麦低聚糖等。

（3）使用方法：每日 2 次，每次 1-2 匙，用 35 度以下温水冲服。

**3、“花姿婷经典礼品装十年酵藏 ”套盒**

（1）产品组成：十年酵藏·超浓缩 500ml×2 瓶 [液体]；青梅果酱 100g×1 瓶。

（2）主要成分：百余种草本果蔬、梅子、牛蒡、木瓜、莲藕、山药、冬菇、奇异果、异麦低聚糖等。

（3）使用方法：早、中、晚各30ml 用常温水 200ml 稀释服用。

# 七厘散加味抢救心脑血管病验案二则

李佩华

余从医 40 多年，治疗急危病患者二十余人，不少验案，疗效真是立竿见影，今提笔与同仁切磋交流，共同提高疗效，为中医药抢救危急症患者，特别提供自己几十年来用七厘散加味，治疗心脑血管病急危患者，近两年来 6 例其中典型病例 2 例：

例一：

敦化市退休干部张某某，男，92 岁。素来身体强壮、体胖，以往有坐骨神经痛史，血压 145/95。

2014年2月22日晚突发心绞痛，急送医院抢救，诊断心脏大面积梗死，患者疼痛难忍，以注射吗啡缓解疼痛。家属请我用中药救治，患者虽注射吗啡，但心区疼痛难忍，手足冷汗，急性痛苦病容。左寸脉沉结代虚无力，一派气虚阳脱欲绝之象。

急开七厘散加味：七厘散 2g，牛黄 0.5g，麝香 1g，三七 1.5g，水蛭粉 1g，野山参 2g，一次量共为末，附子 30g，炙甘草 30g，干姜 30g。水煎送服。药后二十分钟，痛疼缓解，4 小时后再服用一次，一夜至天明，痛疼消失，停注吗啡，行走饮食正常。三天后回家继续中药治疗。以七厘散加味共为细末，每服 2.5g，早午晚各服一次。十二天后停服七厘散加味，以活血祛瘀补肾养心重要调理，长期服用，以巩固疗效。

此患年高、体胖、脉沉结代，是心血不足，气虚血瘀之症。七厘散是伤科名药，活血化瘀止血消肿止痛，今增加麝香、三七、水蛭更增强破淤血之效而不伤新血，不留淤血于心脉中，血活淤去，心梗除，病愈矣。

此方妙在野山参一味，此患脉沉细微结代，血少精多。淤不散，心脉不通，心跳停，人即危重。七厘散加味增加入山参，气血双补，补五脏，安精神，定魂魄，止惊悸，开心益志；加牛黄者，化心痰，开心窍；用附子、肉桂、干姜，回阳救逆，用药后不到二十分钟，疼痛缓解，可见效之全在有麝香之力。

例二：

辽宁省大连市刘某，女，85 岁。2013 年 9 月初，突患大面积脑梗塞，医院抢救 7 天仍处于半昏迷状态。医院已下病危通知书。经用七厘散，加牛黄，麝香，三七，十二小时后，右手动，眼能辩人，但因患者年龄高，仍失语，左半身偏瘫，二便失调失禁，饮食靠鼻饲管，经治五天，出院中药调理，以七厘散加味治疗，

三个月能饮食少许，去掉鼻饲管，能简单会话，调理半年有余，已能坐，左手能抬起，讲话较清楚，患者家属非常满意。

以上二例是近几年用七厘散加味抢救危急患者中，年龄大，效果较突出案例，是发挥重要抢救的突出案例，这充分体现中药在抢救急危病人中的作用不可忽视。

# 论经络的表里、开合枢及阴阳量化关系

于建成　于建国

经络学说构建的六经和十二经之间的联系方式有三，一是表里关系，二是开合枢关系，三是阴阳量化关系。

一. 表里关系，六经的表里（内外、阴阳）关系为“未出地者，命曰阴处，名曰阴中之阴；则出地者，命曰阴中之阳”，“外者为阳，内者为阴”(《素问·阴阳离合论》)，十二经的表里关系“ 足太阳与少阴为表里，少阳与厥阴为表里，阳明与太阴为表里，是为足阴阳也。手太阳与少阴为表里，少阳与心主为表里，阳明与太阴为表里，是为手之阴阳也”(《素问·血气形志篇》)。

二. 开、合、枢的关系，“太阳为开，阳明为合，少阳为枢……太阴为开，厥阴为合，少阴为枢”(《素问·阴阳离合论》)。

三. 阴阳各自的量化关系，即太阳为三阳、阳明为二阳、少阳为一阳，太阴为三阴、少阴为二阴、厥阴为一阴，“所谓三阳者，太阳为经……所谓二阳者阳明也……一阳者少阳也(《素问·阴阳类论》)”。

《素问·阴阳离合论》：

帝曰：愿闻三阴三阳之离合也。岐伯曰：圣人南面而立，前曰广明，后曰太冲。太冲之地，名曰少阴、少阴之上，名曰太阳。太阳根起于至阴，结于命门，名曰阴中之阳。

中身而上名曰广明。广明之下名曰太阴，太阴之前，名曰阳明。阳明根起于厉兑，名曰阴中之阳。

厥阴之表，名曰少阳。少阳根起于窍阴，名曰阴中之少阳。

是故三阳之离合也：太阳为开，阳明为阖，少阳为枢。三经者不得相失也，搏而勿浮，命曰一阳。

帝曰：愿闻三阴？岐伯曰：外者为阳。内者为阴。然则中为阴，其冲在下，名曰太阴，太阴根起于隐白，名曰阴中之阴。

太阴之后，名曰少阴，少阴根起于涌泉，名曰阴中之少阴。

少阴之前，名曰厥阴，厥阴根起于大敦，阴之绝阳，名曰阴之绝阴。

是故三阴之离合也，太阴为开，厥阴为阖，少阴为枢。三经者不得相失也，搏而勿沉，名曰一阴。

《素问·阴阳离合论》阐述的六经之间三种关系的相互组合，可以用一个正方形的六面体来表示（见图1）。正方体的相对的两个角定为上下两极，在上的三个面依一阳、二阳、三阳旋转，在下的三个面与一阳相对的面为一阴，与在上的三个面反旋为二阴、三阴。这样，凡是上下相对的两个面即为三阴三阳经的表里关系；在三个维度（互成90°）上的两个折面分别为三阴三阳经的的开、合、枢关系。

六经的阴阳表里关系并不依一二三相对为表里，而是太阳为表、少阴为里，阳明为表、太阴为里，少阳为表、厥阴为里；六经的阴阳开、合、枢，刘衡如据《灵枢经》传本《九墟》校“开”为“关”，当从之（见图2），两维的平面关系，通过一枢、一关、一合成为三维的立体关系。

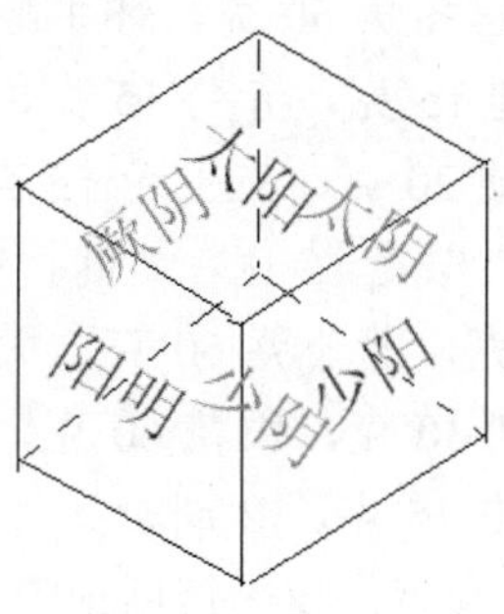


图1

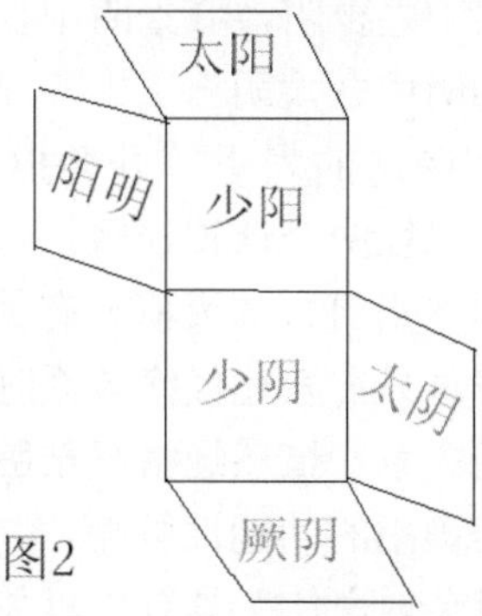


图2

“阳予之正，阴为之主。故生因春，长因夏，收因秋，藏因冬。夫常则天地四塞。阴阳之变，其在人者，亦数之可数”（《素问·阴阳离合论》），从这一段论述可以看出，经络和藏象（见《素问·六节藏象论》：春胜长夏，长夏胜冬，冬胜夏，夏胜秋，秋胜春，所谓得五行时之胜，各以气命其藏）理论模型都是依据春夏秋冬四季，只不过经络取其空间属性，藏象取其时间属性。这一点并不难理解，有如春分指代时间，春分点指代空间。

《素问·阴阳离合论》阐述的六经之间三种关系，把时间的三阴三阳次序在空间上做了重新组合，使得太阳与少阴的寒与热在温度这个维度上结合在一起，阳明和太阴的燥与湿在湿度这个维度上结合在一起，少阳和厥阴的风力强弱在风力这个维度上结合在一起。

六经和十二经的关系是，六经所行的是先天之气，调节先天阴阳；十二经所行的是后天之气，调节后天阴阳。先天之气的运动是不循环的，就像植物生长由下而上那样，所以，《内经》阐述六经时用植物作比喻，而阐述十一经与十二经时则不用。六经说只讲足三阴和足三阳，左右各十二条经脉，皆起于足而上行至头。六经皆为阴，三阴经就像植物的根，是“未出地者”，为“阴中之阴”；三阳经就像植物的芽，是“则（才）出地者”，为“阴中之阳”。 十二经与六经不同，所行的是后天之气，是调节后天阴阳的，它起于中焦伴行营卫，内行气血，循环而行。

六经和十二经之阴阳关系是“足之阳者，阴中之少阳也；足之阴者，阴中之太阴也。手之阳者，阳中之太阳也；手之阴者，阳中之少阴也。腰以上者为阳，腰以下者为阴。其于五脏也，心为阳中之太阳，肺为阴中之少阴，肝为阴中少阳，脾为阴中之至阴，肾为阴中之太阴”。

通过论证经络的表里、开合枢及阴阳量化关系，可以纠正以往两个认识误区：

一是通观《素问》、《灵枢》有关表里的论述，可以发现，表里只在表述经络关系时得到应用，绝没有表述脏腑关系。虽然经络联结脏腑，可中医理论中的脏腑是虚指的功能性脏腑，并非实体的解剖器官。牵强附会地说什么具有表里关系的脏腑有着生理上的配合、病理上的相关，也就难怪闹出肺癌可以治疗成大肠癌，使得病情向轻，这样贻笑大方的理论出炉了。要问表里关系的脏腑难道就没有生理上的配合、病理上的相关吗？那不得不反问，任何一脏一腑，又与其它所有的脏腑，有无关的吗？《素问》、《灵枢》已经把脏腑之间的生理病理相关理论模型从各个角度建立了，完全无需脏腑表里这一理论蛇足。

二是开、合、枢是论述怎么构建经络模型的，在《素问》、《灵枢》里再无其它意义，完全没有必要微言大义。虽然开、合、枢也可辨证，但归根结底还是经络辨证。“太阳为开，阳明为合，少阳为枢，故开折，则肉节渎而暴病起矣。故暴病者，取之太阳，视有余不足。渎者，皮肉宛膲而弱也。合折，则气无所止息而痿疾起矣。故痿疾者，取之阳明，视有余不足。无所止息者，真气稽留，邪气居之也。枢折，即骨繇而不安于地。故骨繇者，取之少阳，视有余不足……太阴为开，厥阴为合，少阴为枢。故开折，则仓廪无所输，膈洞。膈洞者，取之太阴，视有余不足，故开折者，气不足而生病也。合折，即气绝而喜悲。悲者取之厥阴，视有余不足。枢折，则脉有所结而不通。不通者，取之少阴，视有余不足，有结者，皆取之不足”（《灵枢·根结》），这里的开、合、枢的“折”，说的就是太阳经、阳明经、少阳经、太阴经、厥阴经、少阴经的“折”，借开、合、枢指代各经。开、合、枢不就意味着应该有阴阳两个门，分别使得阴阳开合出入。

# 解毒活血法治双下肢肿痛

四川自贡怡康中医诊所　王昆文

该患双下肢水肿不同于一般之水肿，乃属热毒壅滞于经络，且邪气嚣张，有走窜入心之势，不可小觑，故不用利水消肿为主，坚持以解毒活血通络及化痰散结为主，以解热毒流窜弥漫之势。幸辨证无误，病势得以挽回，转危为安。

殷某，女，23 岁，2012 年 12 月 22 日初诊。

患者神情萎顿，面色青晦。双下肢肿痛已半月，尤以小腿以下为甚，足背及内外踝皆肿平，肿处发热，且皮肤颜色暗红而略紫，足背稍显黑，双膝弯亦甚痛，肿甚不能穿鞋，显得十分痛苦，就连从座椅上站起来，走到诊桌旁那么几步，她都走不动，说话显得很吃力。胸闷心痛欲呕，食少，口干，小便黄。诊其脉沉而不甚清晰。

近日曾在市某医院做过验血等检查，结果显示血沉高，怀疑有类风湿，曾给予一些止痛药和消炎药，但未见好转。笔者据此症状分析，应属热毒壅滞于经络，且邪气嚣张，有走窜入心之势，不可小觑，又不同于一般之水肿。故为拟内服及外洗方各一剂如下，以活血解毒通络为主。

内服方：连翘 20 克，丹参 20 克，地龙 12 克，蚤休 12 克，忍冬藤 50 克，怀牛膝 20 克，生石膏 30 克，皂角刺 15 克，赤芍 15 克，防风 20 克，黄连 12 克，生地 20 克，三七粉 15 克，竹茹 15 克，法半夏 15 克，枳壳 15 克。2 剂。外洗方：当归 30 克，川芎 20 克，蒲公英 60 克，大黄 30 克，白芷 20 克，皂角刺 30 克，银花 60 克，防风 30 克，桑枝 60 克，陈皮 15 克。2 剂。

在这次初诊后，我一直惦记着这个病，不知她服药后有无效果，希望她两三天后来复诊。但过了 5 天都没有来。我还以为她的病情加重又去了医院诊治，可能不会来了。殊不知到了第六天，她竟然一个人来到了诊所，面带笑容，脸色已不似上次那么灰暗，足肿已消退了大半，也不再作胸闷心痛欲呕，真令我有些吃惊。她说，外洗药一洗就见了效，内服药煎了三次，故服了6天，所以今天才来复诊。目前是足背尚略肿，尤其是双膝弯仍较痛，皮肤颜色偏暗。我仍照前方加减予之。三天后她来第三诊，足肿痛继续减轻，已能穿鞋子，但膝弯仍稍觉痛。于是，笔者将前面内服方调整如下，即：去掉赤芍、丹参、枳壳、法夏、黄连、防风、地龙、竹茹，而另加益母草20克，冬瓜仁20克，五加皮20克，萆薢15克，野菊花12克，黄柏12克，花粉15克。外洗方药同前。5剂。

2013年1月10日，她来第四诊时才告诉我，其右乳房内上方有一团皮肤发红（如铜钱大），手按之似是空的，乳房内部疼痛。这个疾患实际上在她下肢肿痛之前就已发生，只不过当时乳房内自觉有一硬块且疼痛，在湖南某医院诊断为乳腺增生，经西医治疗后似乎消散，但仍一直疼痛，因此才回到自贡家中继续诊治。哪知回家仅两三天就出现下肢肿痛并日益加重，甚至超过和掩盖了乳房疾患。现在下肢肿痛好转后，乳疾又凸显出来。所幸的是，其疾患已由阴转阳，其内毒有外透之势，宜因势利导以解之。笔者诊其脉略数，为拟下方：忍冬藤50克，生地20克，银花25克，白芷10克，浙贝15克，连翘15克，赤芍20克，当归15克，花粉15克，柴胡10克，桔梗15?克，蒲公英25?克，皂角刺15克，夏枯草30克，丝瓜络15克，怀牛膝20克。3剂。

1月13日五诊。膝弯及乳房赤痛减轻，月经仍未行。拟方：连翘20克，忍冬藤50克，皂角刺20克，浙贝20克，玄参20克，蚤休12克，赤芍20克，白芷12克，银花20克，当归20克，柴胡10克，瓜蒌仁（炒研）20克，蒲公英30克，益母草20克，怀牛膝20克。3剂。

1月16日六诊。自诉前日（即14日）乳疮突然自行溃破，流出脓汁一小碗，后乳房即不痛。目前仅疮口略发痒，外已不红，而且月经亦行，自觉各方面都转正常，仅睡眠欠佳，舌苔稍腻，为拟清余毒方以善后。

按：此病之足肿痛，非一般的水肿，故不用利水消肿为主，而治法迥异。前后共六诊，坚持以解毒活血通络及化痰散结为主，且急则治其标，先治其下肢肿痛，后以治乳疾收功，其实，乳疾也是热毒流窜而致。初诊时，热毒之邪有流窜弥漫之势，来势汹汹，病情不容乐观。幸辨证无误，病势得以挽回，转危为安。

# 《症治论读释义》的出版历程及内容简介

河北省赞皇县东街卫生所　王树文

《症治论读》一书，系清代王念岐先生原作，成书于十八世纪中叶，一直以手抄本的形式在安徽太湖民间流传。1963年，太湖县医院郢九鸣等三位医师，曾进行订正增辑，以铅版印出，并改书名为《证治论读》。2011年陈用崇先生将家藏铅印本《证治论读》一书献出，交由王树文、刘世峰进行校注、释义后，定名《症治论读释义》于2013年10月正式出版。如果把齐六压作的序（1768年）看做是《症治论读》成书的标志，则该书从成书到出版共用了245年。下面将该书的流传过程、基本内容、学术特色做一介绍。

## 一. 流传过程

### 1. 成书

清代乾隆年间，安徽省太湖县出了一个文人兼名医，名字叫王念岐，字漪莲，又名凤喈，家住县北王家东山岭（今北中区）。王念岐出生一个月母亲就离开人世，刚十岁的时候，父亲又弃他而去。失去双亲的王念岐由外祖父母抚养，但是，后来外祖父母也相继弃他而去。再一次成为无依无靠的孤儿，他只好回到了爷爷身旁，在叔伯的疼爱下，走进私塾学堂，学习传统文化。他博览群书，后来著有《时艺诗古》、《四字鉴录批点》、《文龙芹香历诗抉选》等诗文著作，展示了不凡的才华，但后来都失传了。王念岐曾说□古人不为良相，愿为名医。斯言不我欺也□。由于王念岐经历坎坷，幼多疾病，所以他后来在课子授徒之余，旁究医理，悉心揣摩，呕尽心血十四年，纂辑成《症治论读》一书，成为简明扼要的中医入门启蒙书。王念岐先生医术高明，乾隆三十九（公元 1774）年太湖知县许琦因工作繁忙，夜以继日地工作了一个冬天，到第二年因劳倦内伤加外感得了久病重症，在百药不效的情况下，急请王念岐到署中诊治。王念岐用看似平淡无奇的方子，调治不足十日，就把顽疾治愈了。所以许知县于乾隆四十三（1778）年为曾为《症治论读》作序。

2. 流传

《症治论读》写成后一直没有正式出版，太湖县很多医生，都把这部书当作珍宝收藏，只有至亲密友，才可借阅，一般都秘不示人。仅靠抄写，在民间长期流传。

到了上世纪六十年代，也就是《症治论读》成书一百八十多年后，太湖县医院中医科郛九鸣先生，家中保存有一部手抄本，其先父应用这部书中的知识，为病者进行诊治，常收到奇效。郛先生从业二十余年，在临床上往往得到这部书的帮助。有时遇到疑难病症，几乎束手无策的，倚靠这部书，困难问题也迎刃而解。例如 1948 年秋天，遇到这样一个病症：病人男性，二十二岁，患腹痛已半月左右，已有几天不能进食。昼夜号哭，肌肉消瘦，皮槁毛枯，腹痛剧烈，两胁也痛得很，脉弦肢冷，目勇视而面青，曾请许多医生诊治无功。看那样子，已经危在旦夕了。郛先生认为这种症象与《症治论读》中“肝风腹痛木克土”一条相符，就照它的处方，用六君子汤加羌、防、柴、芍煎服。一剂下去，腹痛减轻；两剂就完全好了。像这样的例子，郛先生经历的至少有十多个。所以他更深刻地认识到了这部书的宝贵。于是以家藏手抄本为底本，又收集九部《症治论读》抄本，与同在中医科李子来、董迎仙两位医师共同校对，除订正讹误外，又在药性方面增加了一百六十多种，并增补了温病一卷。于 1961 年初步编定好，分为六卷，同时将书名改为《证治论读》。由太湖县医院油印一百部，除呈报省卫生厅核阅外，其余分发太湖县各公社医院，向广大医务人员征求意见。后来安徽卫生厅认为本书内容很好，可供中医带徒及中医温课之用。1962 年 10 月，太湖县卫生局召开中医座谈会，将此书作为主要资料进行讨论，得到了不少的宝贵意见，于是对初稿再行修订。1963 年太湖县医院将《证治论读》一书用铅版印刷内部发行，但印数不多，流传不广。

3 .出版

1981 年，福建永安中医爱好者、收藏家陈用崇先生，辗转得到太湖县医院印制的铅版《证治论读》一部，珍藏 30 年。2011 年 10 月，陈用崇在网上结识河北赞皇民间中医王树文、重庆荣昌副主任医师刘世峰。三人合作利用网络 QQ 群举办中医义务传习班，陈用崇以家藏铅印本《证治论读》做交流资料。鉴于本书用七言韵文及赋体写成，且学员得到的是陈先生拍照的电子书，存在竖排、繁体字、照片不清等问题，给初学者带来了不少困难，以致同一问题，陈先生要反复回答。于是陈先生委托王树文、刘世峰对全书进行阐释。经过阐释后的《症治论读释义》，基本上扫除了困扰初学者的障碍，可以做为初学者步入杏林的自学教材。2013 年 11 月底由学苑出版社正式出版。

正如曹东义先生所言：“这是一部经过几代人传送，不断研究整理而形成的学术著作，也是难得的中医科普著作，是理法方药俱备的实用手册。”

二. 内容简介

《症治论读释义》全书共 7 卷，分别为杂科、伤寒、温病、妇科、儿科、药性赋和汤头歌。

卷一杂科，首先介绍了五脏配五行、望闻问切四诊方法、表里寒热虚实等辨证方法，以及中风、中气、中寒、六种郁病、周身血病、虚损劳瘵、哮喘梅核、偏正头风、诸般腹痛等 100 多种病证的诊治方法。

卷二伤寒，以《伤寒论》为依据，结合后世医家论述，先后介绍了六经传变大略、十二经分布及引经药、六经分经证治、直中三阴、两感、合病、坏病及过经不解、一些兼症变症夹杂证、病后劳复食复色复、妇女产前产后伤寒病等的治疗方法。

卷三温病，总论部分首先介绍了温病的概念、温病与伤寒的区别、新感与伏邪、温病的两种辨证方法；各论部分分别介绍了风温、春温、暑温、湿温、伏暑、温疟疸疟暑疟、秋燥、冬温、疫喉痧等9类温病。

卷四妇科，首论调经要法和调经脉法，紧接着论述了月经先期、后期、经闭、痛经、崩中血下、石瘕肠覃及鬼胎似瘕、恶阻呕吐等70余种病症的辨治方法。

卷五儿科，对婴幼儿的生长发育、寿夭体态、面部色诊、脉诊、推拿火灸进行了详细论述，又对解颅及囟填囟陷、五硬五软胎肥胎怯、变蒸及变兼、急惊、时疫麻痘、五脏五疳等80多种具体病症进行了论述。后附救世四方，可做救荒之用；又附增删前人脉诀，简明实用，自成体系。

卷六药性赋，将400多种药物分寒热温凉四性，简要论述了其主治功能。又附反畏赋论述药物的配伍禁忌。

卷七汤头歌，将360首方剂分为发表、补益、攻消、清利、杂科、伤寒、妇科、幼科8类，简要介绍其功用主治。第9类所附验方是由邬九鸣等先生增辑。

本书内容丰富，堪称一部中医临证百科全书。

三．整理校释

首先，把铅印版的《证治论读》书名恢复为原名《症治论读》。

其次，改繁体字为简体字、加用新式标点。另外为方便阅读对书中小标题加数字排序，如：1、“论五脏配五行生克”。2、“论望闻问切法”。等等。

再次，将原书第6卷药性赋汤头歌分开为2卷，至此全书共7卷。

最后主要对全书内容进行简单释义。由于《症治论读》以歌诀形式写成，不少词语仅是为了押韵，与所述内容没有必然联系，故此我们在阐述原文时没有采用词性一一对应的直译法，而是根据文意进行综合阐释。我们的校注一般都明确标示“注”或“释义”，以与原著相区别。

编写具体分工：伤寒、妇科、药性赋和汤头歌由王树文执笔；杂科、温病、儿科由刘世峰执笔。

限于水平，我们对书中一些难解或者有疑问之处，采用存疑待考的方式予以保留，留待高明进一步阐释。

四．著论特点

1、内容丰富

《症治论读释义》一书，内容既有药性、汤头等基础学科，也涵盖内科、伤寒、温病、妇科、儿科等临床学科。还附有脉诊、救荒、验方等珍贵资料。《卷六·药性赋》分寒、热、温、平四性药，共载药460余种。简明扼要地论述了每味中药的功能和主治，如“寒性药”开篇即云：“薄荷散热消风，惊疹须用；菊花益肾明目，头风以清”。另有反畏赋，讲述十八反、十九畏、妊娠禁忌等用药禁忌。

《卷七·汤头歌》载方360余首，分为发表、补益、攻消、清利、杂科、伤寒、妇科、幼科8类，每首方歌简要介绍一首或数首方剂的组成、功用和主治。如九味羌活汤：“九味羌活汤防风，苍芷细辛甘草芎；黄芩生地葱姜引，三阳解表汤用通”。又如理中汤和附子理中汤：“理中汤能理中焦，参术炙草姜用炮；附子理中加一味，呕痢腹痛阴寒调”。

2、易学易记

中医学博大精深，内容丰富，但许多知识点之间（比如各味中药）缺乏连贯，依靠理解记忆和联想记忆，收效有限，因此背诵是学习中医学的重要方法。《症治论读释义》全书均用诗歌或赋体写成，如《卷四・论崩中血下症治》说：“妇人最苦是崩中，俨如山崩水泻汹。中气虚兮血无统，内热积兮血被冲。因而暴下如崩注，久成带漏病益癃。治有三法初宜止，次宜清热补后充”。简明扼要地介绍了崩漏病的症状、原因、治疗原则及步骤。后面紧接着介绍了崩漏的分型、治法和用药，读起来朗朗上口。适合作初学中医的入门读物。

3、理论联系实际

中医学是一门应用学科，《症治论读》开首一卷即杂科（内科），其重视临床可知。在对具体病症的论述中又时时体现了中医理论，这种理论联系实际的著论特点，与光明中医函授大学“寓医理于临床”的办学宗旨不谋而合。如《卷一・论诸般腹痛症治》论述：“肝风腹痛木克土，面青勇视脉沉弦。腹若重按痛亦减，痛来口苦两胁牵。六君子加柴胡芍，羌活防风一同煎”。病人表现为腹痛、重按疼痛有所缓解，口苦、两胁牵扯作痛、面色发青、眼睛直视、脉象沉弦，用六君子汤加减治疗。这是对肝风腹痛证治的描述，文中“木克土”一句，是对肝风腹痛机理的阐释，从而弥补了本书没有专门章节讲述理论的缺憾。

五．学术特色

1、辨证细致

《症治论读释义》一书非常重视辨证，如认为瘫痪一症，多为风寒湿邪为患。但其临床表现不同之处：病在左侧多瘫属于血少，病在右侧多痪是痰浊为患；瘫症手足本身难活动，痪症虽然能够活动但四肢无力；瘫症语言清晰，痪症言蹇语涩，时常口角流涎。

2、治法灵活

辨证论治是中医学的基本特点和灵魂，但现行中医教材往往胶柱鼓瑟，机械地辨证分型，缺乏灵活性和分期。《伤寒论》159 条说：“伤寒，服汤药，下利不止，心下痞硬。服泻心汤已，复以他药下之，利不止。医以理中与之，利益甚。理中者，理中焦，此利在下焦，赤石脂禹余粮汤主之。复不止者，当利其小便”。对下利一症的辨证、分型、误治进行了论述，体现了辨证论治的灵活性和分期。《症治论读·卷一·论久泻食泻肝泻肾泻症治》说：“上言初泻用五苓，只缘水谷两不分；若还分利泻不止，谷气中虚脾愈侵；此时宜服温中饮，渴向七味白术征；温中已服如不愈，中气下陷宜上升；补中益气当归去，加入乌梅故纸苓；假如升提肠仍泻，肉蔻丸子涩后增。” 论述了分利、补中、升提、固涩等泄泻的多种治法，不但可以灵活运用，而且具有初中末的分期。与《伤寒论》159 条一脉相承。

3、用药广博

《症治论读释义》一书用药品种相当广泛。每种病都分若干证型分别用药，每个证型一个主方，还要根据情况进行加减。例如白带一症，就用了四物汤、萆薢分清饮、补中益气汤、白芷暖宫丸、白带方以及牛角腮等。其中还有加减情况：赤带用四物汤加黄连、柴胡、黄芩、升麻、丹皮；脾虚的用六君子汤加吴茱萸、黑姜、苍术、南星；白带日久，可致气虚下陷，治用补中益气汤，加入半夏、炮姜、山药、茯苓。在辨证的基础上与暖子宫、固冲任的白芷暖宫丸合用，有标本兼治的效果。

**王树文简介：**

王树文（曾用名王叔文），男，1960 年 6 月生，河北省赞皇县人。1976 年开始学医，曾参加光明中医函大、成都中医刊大的学习，1992 年通过中医专科自学考试，1998 年通过中医本科自学考试，同年获中医执业医师资格，自 1977 年 1 月担任赞皇县东街卫生所乡村医生至今。1998 年被卫生部、中国农村卫生协会等单位授予“全国优秀乡村医生”称号，2012 年获石家庄市“乡村知名中医”称号。曾在《健康报》、《中国中医药报》等报刊发表学术文章 10 余篇，2013 年 11 月出版与刘世峰共同校注的《症治论读释义》一书。2013 年 11 月任全球中医药论坛总版主。临床擅长治疗外感病、脾胃病、慢性腹泻、皮肤病等；用针灸治疗小儿病，如腹泻、咳嗽等。

# 全息生命观及其全息医疗养生之道

周天元

有关“天人合一”的实质，近 50 年来，周天元据实通易而获宇宙多维平衡架构之内涵。认定超、大、中、小微宇宙循“-1~0~1 球式太极旋射缩张律”循环而运行。认为易学并非玄学，更非迷信，而是宇宙、自然、人类（天、地、人三才）生命美学的终极描述，是涵盖宇宙一切生命法则且包罗万象的真实科学（如果“科学”包括阴性世界和“精神”因子的话），且无不观象类物，见微知著而推天道以明人事乃至生命。宇宙全息统一论即为易学及易医之现代诠释，是唯一可遵循“三易”自然辨证之终极法则，並能由象知数，由数明理、由理推占的人类思维及行为准则和具终极关怀的宇宙认识论和生命和谐之方法论；是人类哲学、行为准则乃至“医疗、养生”的正、负走向之试金石；是宇宙、自然、人类和谐统一、持续健康之保证。并涵盖如下周氏数十代重演整合研究之大成——周氏八定律（易学定理，即生命与生态互为全息、整体平衡的美学定律，国家版权保护号——2012-A-00066469）：

**一、宇宙多维动态平衡全息律：**任何对称体之间或构成对称效应的二者之间具有一种驱使其整体统一的“动态平衡势场”（亦称“函三为一对称势场”），其势场的平衡趋势构成“宇宙动态平衡力”。在多维状态（多维多组对称）下构成多维动态平衡架构，且维维全息相关。宇宙的整体平衡全在其中（生命整体平衡，即终极健康法则亦在其中）。

**二、球式太极旋射缩张律：**正、反宇宙均呈球式太极旋射状对称运行，当正宇宙由奇点旋射膨胀时，反宇宙同时由最大极限向中心旋射塌缩；反过来，当反宇宙由塌缩后的奇点旋射膨胀时，正宇宙则同时由最大极限向中心旋射塌缩，即其宇宙模式及其运行只遵循“－1～0～1球式太极旋射缩张律”而运行。正、反二者能量互换守恒，物质交还守常。生命的阴阳节律全在其中（被国内外天文学者及生命科学学者称之为周氏宇宙模型，国家版权保护号-A-00066467）。

**三、五维时空万有中心律：**宇宙间的一切运行均处于五维时空的环状球式运行，即所谓随时间推移的横、纵、竖三维及其各维启始、回终而成环的始终环状运动。也就是说，所谓的三维也只能是伴有循环维的有始有终的三个不同向的环状维，即三向循环维；也就是四维空间，再加上时间维则系统之内的一切运行均处于各自具有中心的球式三向循环的五维时空运行，即万有中心的五维时空运行。知其始则必谙其终，故而获其律，预其果；知其调，拨其乱；还其本，延其寿。

**四、螺旋循环重演律：**一切宇宙及其生命的产生和演进均遵循着由弱渐强的螺旋式重演循环历程。这一重演历程中的每一渐强的循环及其循环上的每一轨迹点上均遗传着其渊源初始的全部信息和历经轨迹的全部信息；同时每一循环的轨迹质点上又都整合着与之对称的新的时空信息。重演就是源、流，老、新，昔、今对称整合而进取的唯一标示。对于生命和生态，不谙其渊源及其重演节律和时空轨迹则不可知得后续的演化趋势而必然陷入误区。例如，由未病至病的病理进展正是如此。

**五、函三对称统一律：**宇宙及其生命的原动力架构是一具有中间湮灭、整合标示区的互动互律、阴阳攀升机制的对称形态；对称双方及中间标示三者构成宇宙生命演进的统一场，是生命原动力之所在（三生万物），是动态平衡进程中由模糊态取向于精微之所在。三合则生，对立必死，模糊逻辑所标示的是无为则大为，模糊方精到。如精神愉悦是心理与生理对称攀升程度的标示；长寿则是先天生态因子与后天生态因子对称攀升的结果等。

**六、可持续循环自净平衡律：**参与运行的生态因子始终处于正向缓冲的重演代谢的循环过程，即和谐于循环重演律的过程。这一过程中的每一轨迹都具有对称攀升，湮灭整合的持续演进机制。宇宙生态、地球生态乃至生物生态的自然平衡之所以永恒持续，就在于生态与生命具备了自净循环、持续演进的平衡机制与空间，自然辨证法则正是如此，环境生态的平衡和人类的健康的必须前提正是这一机制与空间。

**七、绝对真理三要协同律：**涵盖于生命本原之渊源性、重演性及其预示性的存在是自然法则验证于“函三为一”的绝对真理的存在，是生命持续演进的唯一原动力根基和轨迹；也是判断真谛的唯一标准。生态哲学及其生命演进的终极法则正在于此。这便是中华文化中坚持全息养生以及中医药能存在数千年而不可能衰退的原因所在。同时，也是中医学中病因、病理演化的步骤之所在。

**八、美学—科学—哲学全息统一律；**哲学是美学性状、法则及其导向的总和。宇宙的一切取向及存在是美学的动态和谐取向及存在；美学是哲学之源，二者之间具有深刻的对称统一运作的全息相关，其正、负走向的中间标示是以科学（自然无为的认识论）为标准的人事。根植于自然美学的哲学不仅具科学性，更重要的在于她与天合道，与道合真的人生导向和全息健康的生命科学机理。

50多年来，笔者以此类天人合一、归真于道的全息生命观及其全息医疗养生的重大理论体系不仅解决了众多鲜为人知的重大自然科学难题（参见《楚天奇杰》一书），同时对生命科学中的诸多“循环论证”的权威理论进行了验证性修正和否定，同时对一些抵毁《周易》，批判中医的所谓权威们给予了有力的回击。笔者致力于阴阳学说和生命机理的挖掘，建立了“天地人、身心志、德智寿”全息养生、全息健康的大统生命学说，且顶着逆风数十年，坚持“高速是促进生命早亡的催化剂”；“抗菌素是扼杀生命自调机制的大毒”；“阴阳太极形式是生命原动力之生生架构，绝不可人为分割”；“割离精神与灵魂的身体是不会健康的”；“真正的健康长寿是全息生命因子的多维平衡”；“高效的治疗在于精神、心理、生理全息大统的养疗”等等众多独具见地的学术体系，并完成了“经络是多维等离子体势能下的电浆体运行通道”的重大课题（其中不少遭受过无理批判）。从而以“函三为一”的全息疗法解决了众多现代医学还难以解决的医疗难题，并在“全息养生观”的动态平衡的理疗原则下，相对托出易被忽视的微生态和微循环平衡问题，选育出“910”和“5406”微生物益生融合菌落，即微生态平衡剂和多样性植物皂甙等泡制的“心络酒”、“养肺滋补膏”、“滑膜风湿酒”、“颈椎化瘀酒”、“湿疹祛风散”、“抗毒祛湿膏”、“祛湿脚气散”、“滋阴补肾酒”等等高效方剂，例如治疗严重痛风可2-3天见效，一周之后可行走，一个疗程可活动自如；又如治疗高血压、一个疗程血管软化，血压达到正常值，二至三疗程痊愈，不再吃药；对乳腺增生，一疗程软中化结，二至三疗程全愈；高血脂肥胖症一个疗程显效，曾有10天减肥12斤的记录；治糖尿病，以改变患者酸性体质为前题，同时从本质上解决自身胰岛功能的恢复，修复受损β细胞，使糖代谢重归正常为治本之目的；化石丹被患者称之为神药，常有2小时之内止痛，一疗程化石的记录等等。同时在气功养疗的理论研究及实践上具有极深的造诣，对养生气功和排石气功作过深刻的易理研究（参见《中华昆仑瑜伽功》序言等），著有《全息养生学》、《全息生态学》、《心脏早博及心理障碍的全息疗法》、《阻塞性肺气肿全息疗法》、《脂肪瘤降解脱体疗法》、《肿瘤三联全息疗法》、《气功运行机理及其全息对应的养疗作用》等多种论著，多次获得国内外医学论坛“金奖”、“最佳成果创新奖”、“创新医学理论奖”（限10名）等大奖。近期，一种研究长达10年，以《黄帝内经》中“五谷为养，五果为助，五畜为益，五菜为充”为要义的营养守中食品“天然四五全息功能食品”和具有扶正祛邪、理气养肾、滋肝养心的“桑果酒”（国家专利）受到青睐。

# 影响中医药发展的三个问题

山东滕州药材公司　程力刚

中医药发展已历经数千年，但自中医药诞生至今，中医药始终无法走出华夏文化所影响的区域，是中医药不科学吗？当然不是，中华民族之所以能够健康地繁衍，成为世界上人口最多的民族，中医药起到了无可替代的保障作用。自现代医学诞生二百余年来，世界各民族传统医药，纷纷退出了历史舞台。惟有中医药，在华夏文化影响的区域内，成为唯一可与西医药分庭抗礼的传统医药系统，并且在许多疑难病症治疗上，显示出了现代医学所无可比拟的优势，无可否认，中医药是科学的，其传播速度缓慢是由其自身特点和文化背景以及其他客观原因造成的。

问题之一：中医药理论现代化问题

1. 中医药理论的哲学问题。

什么是中医药学？我们会回答：中医药学是一门防病治病的科学。这种回答固然正确，但却不能完全概括中医药学所包括的全部内容。如果我们认真研读一下中医必修经典—《黄帝内经》，我们就会深刻地体会到：中医药学所包括的不仅是防病治病，更重要的是告诉我们，怎样去认识世界和自然，认识人体机理，认识人体的疾病现象。透彻地讲，中医药学本身就是一种世界观，是中医认识自然，认识人体疾病现象的认识论，和解决问题的方法论。阴阳学说，五行学说，整体观念，构成了其认识论的基础，八纲辨证，三因治则，则是其解决问题方法论的核心。因而我们可以认为中医药学就是一门哲学，是自成一系的哲学体系，将其归结在任何一门哲学门下都是欠妥的。

中医理论的哲学性，决定了其基础理论的抽象性。中医药理论是在科技不发达的远古时代形成的，对于自然界和人体机理和疾病现象，只能根据当时的自然观和 人体观来解释，其间的相互关系，也只能根据现象和结果，用推理逻辑来演绎。由此而产生的中医药理论是十分抽象的。但这种抽象是来自千百万次实践的总结和归纳。中医药理论的形成体现了哲学与科学最完美的结合。中医药理论的哲学性，使得中医药理论更趋完整，慎密，合理。使得中医判断疾病的视野更为广阔，治疗疾病的手段更加灵活多变。中医理论告诉我们：世界上只有不会治的病，而没有不能治的病，这就是为什么许多让西医权威感到束手无策的疑难病症，用中医治疗会屡屡出现奇迹的原因。然而，也还是由于中医药理论的哲学性太强，太抽象，使得中医药难以象中国古代的四大发明一样迅速传播开来。

学习和研究中医药，必须首先弄懂什么是“阴阳”，什么是“五行“，不弄懂这些中医药理论中的基本哲学原理，就不能正确地理解中医的”八纲辨证“，就不能准确地判断疾病发生的根源，更不可能正确和准确地使用药物，达到所预期的治疗效果。

作为长期生活在华夏文化环境中的中国人，由于我们所继承的文化中包含了许多传承下来的古代哲理，并在日常生活中，自觉与不自觉地在应用着这些哲理，因此我们能够比较容易地接受和理解中医药理论，而作为与华夏文化无任河源渊源的西方人来讲，中医药理论是十分难以理解和接受的，甚至认为中医药理论是荒谬的。

怎样让我们的西方同行更容易地接受我们的中医药理论？唯一的办法就是实现中医药理论的现代化，用现代的科技思想来诠解中医药哲学理论。我们必须思考“阴阳”的现代涵义是什么？“五行相生相克”能否用现代科学来解释、旁证？古老的中医药与现代科学难道真的无相通之处吗？这些问题需要我们去寻找答案，中医药的发展需要一套具有现代化科技思想，完全用现代语言来表述的现代中医药理论！我们必须寻找答案，我们也应该能够找到答案。因为中医药能治病，而且几千年来我们的祖先一直用她治病，几千年来反复实践证明，中医药的疗效是可靠的，这足以证明中医理论是正确的。但中医治病的原理，是目前的西医药理论所无法揭示的。我们不应局限在西医学的框架内来验证中医药理论是否合理，是否正确，我们应该用各种方法，物理的、化学的、生物学的，甚至是天文学等各种现代自然科学的观点，来揭示中医药理论的科学性和正确性。我们应该也必须认识到：中医药学不仅是一门科学，更是一门哲学，一种世界观，这种世界观告诉我们：自然界是一个整体，人是自然界中的一部分，自然界的各种规律都会在人体内有相应的表现；自然界一切事物，都具有互为相反的两个特性，这就是阴阳；它不能截然分割，具有对立制约、互根互用、可相互转换、不断消长平衡的性质；还告诉我们：自然界各种事物中普遍存在着一种链条似的相互依存关系，这就是五行相生相克，这种相生相克关系，已被所发现的生物链的存在所证实。

2．中医药语言的现代化、统一化、标准化问题

中医药哲学思想不能实现现代化，导致中医药语言演化缓慢，在汉字演化过程中，许多汉字的字义数千年来发生了很大的变化，但在中医药典籍和应用语言中，这些汉字还表达着原来的古义，而我们的翻译家们，并非是古汉语专家，往往把这些汉字以今义翻译成外语，以至于出现误解作者，误达读者的原则性错误。翻译家们认为：将中医药典籍译成外语是相当困难的事情，因为在其他民族语言中，好多中医药专业用语找不到对应语。我们不能苛求翻译家们即是翻译家又是古汉语专 家，还必须通晓中医药哲学，我们中医药工作者也不可能成

为翻译家，但实现中医药语言现代化，将生僻怪异的中医药专用字词统一用现代字词来表达，将同义异字，异义同词的用语，统一标准改用现代词语，将分类烦琐，名称各异的病症，使用标准的现代医学名称，缩小和现代医学的距离，这些我们是完全可以办到的。

问题之二：中药的质量标准化问题

中药是中药材及其制剂的总称。中药的向外传播，除了受到中医药理论的制约外，落后的质量检测手段，模糊的质量标准，始终是制约中药发展的主要原因。翻开药典，我们不难发现，我们对中药质量的控制基本上没有有效的手段。《典》载药材五百余种，其中给出质量检测方法，有数据标准的，仅有一百多种，约占收录总数的五分之一。而这一百余种中药材的检测数据，竟然来自三十多种不同的检测方法。另有五分之四的《典》载药材，和五千余种未收入的品种，尚未有科 学有效的质量检测标准和办法，还依然要依靠古老的中药鉴别方法靠眼看 手模 鼻闻 口尝来检验其质量。我们不能否认传统的鉴别四法在历史上曾经起到过的对中药质量的保障作用，但我们必须清醒的认识到：我们今天所面对的，已不是单纯的古书 中记载的“地道药材“，异地引种，化学肥料生长激素的使用，植物生长规律的人为改变，大气、水、土壤的污染，都会对中药材有效成分的形成和积聚产生一定的影响，这种影响，是人类的感官器官无法察觉的，现在我们正在使用的中药材，是否还有古籍中所记载的功效，这已是未知之数。

中药材没有统一可靠的质量检测手段和量化的质量标准，其质量实际上处于严重的失控状态。中药材质量的不稳定，必然导致其制剂质量的不稳定，我们的中药临床疗效又凭什么来稳定呢？建立统一 规范的中药数据化质量标准，稳定中药的质量和疗效，这是中医事业发展的需要，也是中医药走向世界必须具备的先决条件。试设想，某个西方国家接受了我们的中医理论，要大量进口我们的中药，首先要问我们：这些药品用什么方法检验，其质量标准是什么？我们总不能授予祖传的“眼看手模鼻闻口尝”四大法宝吧？！利用 感官鉴别中药材质量，一个勤奋好学的天资较高的人，也需要十几年甚至几十年的时间才能较好地掌握，我们不能再搭配出口老中药师吧？

鉴于目前的科技水平，要想弄清各种中药材的有效成分，和中药复方中的有效成分组成，是不现实的，但这不能也不应该成为实现中药质量标准现代化的理有和 障碍。我曾经在 1997.6.23 日的《中药事业报》上提出了建立“相对中药质量标准“的理论构想，其中心思想，就是想暂时抛开有效成分含量这个难题，利用现有的普通的理化手段，对“地道药材”进行光学、物理、化学等测试，由此得出一套数据，将该数据作为衡量其他同类药材的标准。因这种标准不是绝对的有效成分含量标准，而是相对余地道药材的比较标准，因此称其为“相对质量标准”。这个标准并没有解决中药材有效成份含量测定问题，但它却把中药材质量波动，限定在一定的范围之内，使的中药质量得到相对的稳定，最 终达到稳定中药临床疗效的目的。

问题之三：中医药的传承和教育问题

“现在中医已没有名医”，这是我们经常听到的群众议论。二十多年前，全国各地农村中，活跃着许多祖传的地方名医，他们虽然不是全能中医，但每一个都拥 有一种或几种对付某种特定疾病的绝招，他们以高超的技术，低廉的收费，受到当地群众的推崇和爱戴，二十多年后，这些遍布全国各地的地方名医基本上都消失 了，其原因是国家基本上已不允许以师承的办法取得行医资格，中医的来源，必须是由国家承认的中医院校毕业的，或者是在上述学校进修培训合格的学员。可现行 的中医院校的教学方法，是有悖于中医自身特点的。因为，中医的许多最基本的东西根本无法以课堂授课的方式来传授。如“望闻问切”“八纲辨证”，中药的“四 气五味”和“眼看 手模 鼻闻 口尝”鉴定四法，而这些恰恰是中医必须要会的基本功，不会基本功，光会一套似是而非的理论，这样的毕业生到了医院怎么给人看病？只有凭想当然去碰，千人一 方，不知“三因”为何物；中药西开，那管药物有温凉？五年本科毕业到医院，一年后就是医师，五年就可晋主任，熬上十几年，考个付高，就可自称专家，全凭资 历文凭加考试，谁又管你治好了多少病人？

中医带徒一般要十几年的时间，拜师头三年，要熟悉中药，从认药开始，每一味中药不但要认识，还要知道产在那里，怎样鉴别真假，怎么炮制，有几种炮制方法；这段时间一般须三年。

三年后，你才有资格上药柜去抓药，这时候《药性赋》、《汤头歌》你必须倒背如流，师傅会给你讲一些君臣佐使配方原则，让你看《黄帝内经》、《伤寒杂病论》等中医重要典籍。

又三年后，师傅开始让你坐在身边，看他诊脉看病，口述处方让你誊写，师傅诊过脉后，会让你诊一遍，让你说出脉象，判断病人病因病情，用什么药治，对了给你嘉许，错了给你讲解，更正。如果你天资聪明，这九年你能全部掌握师傅所教的，你就可以独立看病了。如果师傅认为你还不行，怕你出去坏了他的名头，师傅可能还要再留你观察几年。

师傅带徒弟是实际操作，我们的中医学院是纸上谈兵；师傅带徒弟要求医药都懂；我们的中医学院医药分家，学医的不认识药，学药的不懂得医；学医的不会望闻问切，不懂八纲辨证你学的什么中医？学药的不知四气五味，不辩药材真假，不会加工炮制你学的什么中药？更何况中医药学院的教师来源就是这些学院毕业的学生，考上几年试，成绩突出就留校任教，自己都不会凭什么教人家？我甚至怀疑，中医学院的教授在实际临床治疗水平上是否能顶得上一个老乡医？一个中药学院的教授在中药鉴别和加工炮制上是否能顶的上一个中药店的老药工？当然讲理论乡医和药工肯定讲不过他们，可我们需要的是能为患者解除痛苦的医师和药师，而不是所谓的不懂中医药的中医药理论家！这就是我们的中医药教育现状！这是典型的误人误己误民误国的教育！教育就是这么个现状，不改革这种有千弊而无一利的教育中医还谈什么发展？

综上所述，中医药哲学思想的现代化和专用术语的统一化和现代化，中药质量标准化，中医教学的可操作化，是制约中医药发展的三个大问题，不解决这三个问题，中医药不可能有长足的发展，不可能走出日趋萎缩的困境。作为祖国医学的传人，我们有责任把中医发展壮大，让其服务于整个人类。让我们一起去努力，一起为之奋斗吧！

# 浅谈张仲景经方治疗疑难病

奉化市荣耀生物开发有限公司　王荣耀

张仲景（约150～219年），东汉时代人。经方治万病，是中国医圣张仲景对医学的特别重大贡献。运用张仲景经方治疗所有人，所有病，则是中医从业者对张仲景经方的继承和发展。

**一、辨证论治是中国医圣张仲景的伟大发明**

正如国医大师朱良春所说：“中医之生命在于学术，学术之根源本于临床，临床水平之检测在于疗效”。

张仲景的贡献，首先在于发展并确立了中医辨证论治的基本法则。张仲景把疾病发生、发展过程中所出现的各种症状，根据病邪入侵经络、脏腑的深浅程度，患者体质的强弱，正气的盛衰，以及病势的进退缓急和有无宿疾（其它旧病）等情况，加以综合分析，寻找发病的规律，确定不同情况下的治疗原则。

除了辨证论治的原则性之外，张仲景还提出了辨证的灵活性，以应付一些较为特殊的情况。如“舍脉从证”和舍证从脉”的诊断方法。即辨证必须有望、闻、问、切四诊合参的前提，如果出现脉、证不符的情况，就应该根据病情实际，认真分析，摒除假象或次要矛盾，以抓住证情本质，或舍脉从证，或舍证从脉。阳证见阴脉，表证见沉脉，和证实脉虚，其实质都是证有余而脉不足，即当舍证从脉而救里；而阴证见阳脉，提示病邪有向表趋势；里证见浮脉，多提示表证未尽解；证虚脉实，则宜舍脉从证。脉、证取舍的要点是从“虚”字着眼，即证实脉虚从脉，证虚脉实从证。这无疑为医者理清临床上乱麻一般的复杂症情，提供了可供遵循的纲要性条例。

对于治则和方药，《伤寒杂病论》的贡献也十分突出。

书中提出的治则以整体观念为指导，调整阴阳，扶正驱邪，还有汗、吐、下、和、温、清、消、补诸法，并在此基础上创立了一系列卓有成效的方剂。据统计，《伤寒论》载方113个，《金匮要略》载方262个，除去重复的，收178方，用药151味。这些方剂均有严密而精妙的配伍，例如：桂枝汤，药物组成是：桂枝三两、芍药三两、炙甘草二两、生姜三两、大枣十二枚。方中桂枝、芍药及其比例是很严格的，张仲景不允许人们随意改动而破坏其方义。如果把桂枝增至五两，则叫桂枝加桂汤；把芍药增至六两，则叫桂枝加芍药汤。可见，尽管本方的药味不变，由于剂量变了，也不能叫做桂枝汤。若桂枝汤加附子、葛根、人参、大黄、茯苓等则可衍化出几十个方剂。其变化之妙，疗效之佳，令人叹服。尤其是该书对于后世方剂学的发展，诸如药物配伍及加减变化的原则等都有着深远影响，而且一直为后世医家所遵循。其中许多著名方剂，在现代人民卫生保健中仍然发挥着巨大作用。例如：治疗乙型脑炎的白虎汤，治疗肺炎的麻黄杏仁石膏甘草汤，治疗急、慢性阑尾炎的大黄牡丹皮汤，治疗胆道蛔虫的乌梅丸，治疗痢疾的白头翁汤，治疗急性黄疸型肝炎的茵陈蒿汤，治疗心律不齐的炙甘草汤，治疗冠心病心绞痛的瓜蒌薤白白酒汤等，都是临床中常用的良方。

所以后世称张仲景的《伤寒杂病论》为“方书之祖”，称该书所列方剂为“经方”。

《伤寒杂病论》对针刺、灸烙、温熨、药摩、吹耳等治疗方法也有许多阐述。对许多急救方法也有收集，如对自缢、食物中毒等的救治就颇有特色。其中对自缢的解救，很近似现代的人工呼吸法。

这些都是祖国医学中的宝贵资料。

## 二、后人对张仲景经方的发展

现代医药的发展制服了一些过去无法治疗的疾病，但也引起人类疾病病因发生了不可忽视的性变化，由此，治疗办法同样发生了很大变化。世界五大绝症和已经命名的二十余万种疾病，主要是四大类疾病。当代人类疾病病因中，药源性疾病已经占有很大比例。人类在600万年进化过程中，本来是很少吃药的，到二十世纪以后吃药是成倍、成几十倍的增加，由此造成药源性疾病。化学物质毒害，主要是药物毒害。抗生素、放疗、化疗为主的药物是毒害母子两代人，子女继续毒害下一代，成为人类疾病的第一位病因。

第二个病因是毒血症。人类所有的疾病都是由于大便不畅通引发的内毒素产生的疾病。这是120年前，德国学者路易斯·库恩提出来的。世界只有一种疾病，就是毒血症，只是表现形式不同罢了。清除毒血症，就是现在通俗的说法是肠源性内毒素，所有症状都会消失。

第三个病因是营养缺乏症。药物首先伤害肠道功能，而肠道功能是人体吸收营养最重要的器官。高血压、糖尿病、白血病，实际上不需要终生服药。美国参议院1978年发表长达5000页的营养问题特别报告，具体说明了所有的癌症、白血病、艾滋病，所有的慢性病都是营养缺乏症。

第四个病因是血液流动不畅症。1965年，北京发生乙脑流行。当时只有29岁的修瑞娟，后来被国际微循环学界称为微循环王国的皇后，就发现乙脑患者的死亡，主要是微循环障碍，血液流动不畅，脑部微循环缺血、缺氧导致死亡。

## 三、发展张仲景经方治疗多种疑难病

伴随着人类疾病病因的变化，人类疾病诊断和治疗科学技术也发生了巨大变化。当代检测诊断技术，已经能清清楚楚地搞清楚疾病发生的部位，在人体内的病情变化程度，治疗过程中的病情好转还是恶化。

中药学的发展为中医药治疗疾病指出了针对性大方向。有人说《伤寒论》所载的方剂都是古方，古方不能治今病。由《伤寒论》引发，产生温病学说。中国当代以邓铁涛、朱良春为代表的一批国医大师，发展了《伤寒论》和温病学说，创造性地将《伤寒论》和温病学说相结合，极大地丰富了中国防治20余万种疾病的经验和办法。

叶天士（1667-1749），首次阐述温病发生发展规律，从根本上划清了温病与伤寒的界限。叶氏认为危重病人神昏谵语，既是《伤寒论》所说由燥屎所致，更重要的是因邪入心包，形成当代相当于既是肠源性内毒素，又是心肌受损这样的科学理论。宋朝成无己注释《伤寒论》，误解张仲景经方本质，开时方派先河，在当代中医界占统治地位。

回归张仲景经方本质，修正时方派医学理论，以二十一世纪新医学融合张仲景经方，中国将从此开创征服世界五大绝症和治疗 20 万种已命名疾病新时代。人类 20 余万种内科疾病的根本原因，都是药物毒害引发的“伏寒”。所以，包括白血病、癌症、艾滋病为代表的世界五大绝症，所有的疑难杂症、罕见病、遗传病，统统容易治。

先天伏寒证的产生原因为“男女媾精，阳气不足，寒伏于内”。先天伏寒作为疾病的共性存在，在不同的个体表现为不同的发病形式，高脂血症、动脉粥样硬化、高血压、冠心病、中风、糖尿病、肝炎、肿瘤、自身免疫系统疾病等临床各科疑难病症，均可以此为共性[1]。

除了急性期，癌症、白血病人不应该采用清热解毒法。清热解毒法见效快，但是伤害人体元气。这是经方治万病基本原则之一。

本人认为“多病必有一主病，一病必有一主方，一方必有一主药”。按照“经方、主病、主方、主药、寒、湿、痰” 11 个字思路，人类 20 余万种疾病都会变得容易治。

主要参考文献

[1] 黄永生，郭家娟，邓悦.先天伏寒证理论内涵及其对临床指导意义[J].实用中医内科杂志.2007，21（6）：3-4。

# 养生养心解毒方

香港中医李时珍古方应用研究会　刘伯俊

根深柢固的中医药文化在中国土地上流动了五千年。传统的道家中草药，师承李时珍草药风格，在祖传师承运作下，产生了很多有价值的祖传秘方，这就是充满智慧的中医们智慧创作成果。下面介绍几则祖传古方和古方加减的。

**药源性解毒方：**

现在有很多市民误食了过多份量的中草药，具有毒性的野生草药而死亡，或留医……

方一：木瓜生姜蔗糖汤：养心解毒和胃。

生姜：解药毒，驱寒和胃；　皮：利水

鲜木瓜：养心和胃；　皮：利水；　子：养心，黑头发

蔗糖：润心和胃.

生姜二两至四两洗一洗连皮切片，甘蔗糖二块（100 克至 200 克），鲜木瓜（番木瓜）一个至二个（约一斤），洗一洗连皮带子切片。

水：8 碗至 10 碗；　煲 10 分钟至 20 分钟。每次食两碗，相隔二小时再服。

方二：绿豆生姜陈皮蔗糖汤：润心解毒和胃。

生姜：解药毒，驱寒和胃；　皮：利水

陈皮：和胃化气

绿豆：和胃，解毒，清热

蔗糖：润心和胃

陈皮 6 克，生姜一两（五片）洗一洗连皮切片，甘蔗糖二块（100 克至 150 克），绿豆：200 克至 250 克（约半斤）洗一洗去尘。

水：15 碗至 20 碗；　慢火煲 90 分钟至 120 分钟（约 2 小时）煲到豆开花。每次食一碗或两碗，相隔二小时再服。

**中风病人适用调养方：**

方一：养生养心保健方：养生养心清除血管瘀塞。可加可减，灵活应用。

党参 10 克，罗汉果 6 克，大腹皮 6 克，茯苓 10 克，侧柏叶 6 克，沙参 12 克，辛夷花 6 克，枇杷叶 6 克，砂姜 6 克，茺蔚子 6 克，台乌药 6 克，泽兰 6 克，桂枝 6 克，豨莶草 6 克，白豆蔻 3 克，紫苏叶 6 克，桑树根 12 克，蔓荆子 10 克，夏枯草 6 克，干葛根 10 克，菊花 6 克，厚朴 6 克，宣木瓜 6 克，艾叶 3 克，毛冬青 6 克，鸡血藤 10 克。

煎药方法：八碗水，或按压药草水浸药草上面，

慢火煲剩余一碗半水，分三次服食。四小时服一次。

方二：老年人体虚保健方：养生养心补虚。可加可减，灵活应用。

党参 10 克，淮山 12 克，干葛根 15 克，侧柏叶 10 克，桑寄生 10 克，罗汉果 6 克，甘草 6 克，何首乌 10 克，茯神 20 克，夏枯草 6 克，紫苏梗 6 克，菊花 6 克，泽兰 6 克，益母草 6 克，木瓜 6 克，川萆薢 6 克，蔓荆子 10 克，台乌片 6 克，川朴 6 克，白荳蔻 6 克，鸡血藤 10 克，砂姜 6 克，桑根 10 克，槟榔 6 克，白蒺藜 6 克，石斛 6 克，辛夷花 6 克。

煎药方法：八碗水，或按压药草水浸药草上面，慢火煲剩余一碗半水，分三次服食。四小时服一次。

方三：痛风症关节痛方

制附子 3 克，芍药 9 克，党参 10 克，茯苓 12 克，干姜 9 克，炙甘草 6 克，桂枝 10 克，白朮 6 克，侧柏叶 10 克，地龙 6 克，木瓜 10 克，当归 6 克，玄胡索 2 克，桑根 12 克，葛根 12 克，川芎 9 克，竹茹 9 克，蔓荆子 10 克，苏梗 10 克，槟榔 6 克。

如果有皮肤痕痒者，袪除当归、川芎；加川萆薢三钱、海桐皮三钱。

方四：养生养心保健方，用于预防中风保健

附子 3 克，芍药 9 克，党参 10 克，茯苓 12 克，干姜 9 克，炙甘草 6 克，桂枝 10 克，白朮 6 克，侧柏叶 10 克，地龙 6 克，木瓜 10 克，川萆薢 6 克，玄胡索 2 克，桑根 12 克，葛根 12 克，海桐皮 9 克，竹茹 9 克，蔓荆子 10 克，苏梗 10 克，槟榔 6 克。

煎药方法：八碗水或按压药草水浸药草上面，慢火煲剩余一碗半水，分三次服食。四小时服一次。

方五：养生养心保健方，用于手足麻痹，肌肉麻痹，臂膀风痛，预防中风保健

制附子 2 克，蔓荆子 9 克，党参 6 克，茯苓 9 克，羌活 9 克，炙甘草 6 克，桂枝 6 克，独活 6 克，竹茹 9 克，侧柏叶 9 克，砂姜 6 克，木瓜 9 克，苏梗 6 克，桑根 9 克，葛根 15 克，萆薢 6 克。麻痹副配药物为：狗脊 9 克、豨莶草 6 克、鸡血藤 9 克、何首乌 6 克、 威灵仙 6 克、骨碎补 6 克。

方六：解毒养心和胃舒胸方，适用于老人虚弱症候群如胸闷，心胸不适，作呕。此处方可加可减，灵活应用。

党参 10 克，白木香 12 克，干葛根 15 克，侧柏叶 10 克，桑根 10 克，罗汉果 6 克，甘草 6 克，白荳蔻 6 克，茯神 20 克，夏枯草 6 克，紫苏梗 10 克，希莶草 6 克，泽兰 6 克，益母草 6 克，木瓜 6 克，川萆薢 6 克，蔓荆子 10 克，台乌片 6 克，川朴 6 克，白荳蔻 6 克，鸡血藤 10 克，砂姜 6 克，桑叶 6 克，槟榔 6 克，竹茹 10 克，淡竹叶 10 克，辛夷花 6 克，薏苡仁 6 克，结香花 6 克，沙参 10 克，木香 6 克，桂枝 6 克。

煎药方法：八碗水或按压药草水浸药草上面，慢火煲剩余一碗半水，分三次服食. 四小时服一次。

（注：本文大部份引用明代李時珍《本草簡要方》）

# 2014

## 國醫年鑒

GUOYI NIANJIAN

# 十三　杏林故事

## 1、王国强指出："将中医药发展纳入国家战略"

2013年1月召开的全国中医药工作会议上，王国强在工作报告中提出，要把中医药工作放到全局和大局中谋划，争取将中医药发展纳入国家战略，并对中医药的战略性地位加以阐述。

3月全国两会期间，作为全国政协委员的王国强提交了"将中医药纳入国家发展战略"的提案，引起关注和热议。记者观察到，面对围过来的"电视镜头"、伸过来的"录音笔"，在回答记者各类问题时，他总是将采访聚焦到他关注的这一话题上，畅谈中医药对国家整体发展的多重价值和作用。接受本报记者专访，他更将其思路"和盘托出"，详细解答了"将中医药发展纳入国家战略"的必要性、可行性和实施途径。

6月首届岐黄论坛举办。王国强提出了振兴中医药发展战略构想，系统阐述总体思路、基本原则、战略目标、重点任务。为凝聚共识，国家中医药管理局还在6月份召开了中医药发展战略座谈会，邀请各方专家学者建言献策。

## 2、中医药传统知识保护专门制度将建

2013年12月26日，中医药传统知识保护技术研究项目在京启动，将推动中医药传统知识保护专门制度建立。国家卫生和计划生育委员会副主任、国家中医药管理局局长王国强在会上要求，适时研究制定作为中医药传统知识专门保护制度核心的《中医药传统知识保护条例》，并与《非物质文化遗产法》等法律法规衔接，建立中医药传统知识的综合法律保护体系。

此次启动的研究项目将在全国31个省（市、区）范围内开展中医药传统知识调查，采取"工作和项目结合、行政技术两线并行"的方式，重点围绕分布在基层、民间的中医药传统知识进行抢救性调查、挖掘和整理，摸清家底，全面掌握中医药传统知识资源状况；有计划地分期、分批开展建立中医药传统知识保护名录和数据库，对有代表性的中医药传统知识建立档案，实现对中医药传统知识的防御性保护，为中医药传统知识保护利用与惠益分享提供技术基础；同时，为中医药传统知识价值评估和转化利用打好基础，逐步形成中医药传统知识价值评估、深度研发、转化推广的技术与应用平台。

王国强指出，要进一步提高对中医药传统知识保护研究的认识，加强中医药传统知识保护研究的组织工作，建立中医药传统知识保护研究工作的长效机制，并做好中医药传统知识保护研究的指导和宣传。

本次项目启动旨在进一步推进中医药传统知识保护研究工作。会上，国家中医药管理局科技司司长苏钢强介绍中医药传统知识保护研究总体情况，环保部生态保护司处长蔡蕾介绍与生物多样性相关的传统知识现状、问题及对策，国家知识产权局保护协调司处长崔海瑛介绍我国中医药知识产权工作。

本次启动会也开展以"项目实施方案介绍、中医药传统知识保护基本知识、调查技术规范、工作平台使用及中医药传统知识保护与非物质文化遗产保护"等为主题的中医药传统知识保护技术研究项目实施技术规范培训。

2004年，国家中医药管理局设立专项开展中医药传统知识保护研究，并提出中医药传统知识概念、内涵及建立保护名录、专门保护制度等建议。2008年，在国家知识产权战略制订工作中，建立中医药传统知识保护名录和专门保护制度被写入《国家知识产权战略纲要》。2009年以来，国家中医药管理局组织开展了一系列专题性研究，如针对传统

老字号、道地药材、民间民族医药和中医经典名方等。通过上述研究，初步解决了为什么要保护中医药传统知识的认识问题，但“保护什么”和“如何保护”的问题还没有得到解决。

## 3、历经几度分合，河北中医学院第三次崛起

2013年4月，教育部批准恢复独立建制的河北中医学院，恢复建院的基础是以河北医科大学中医学院、河北省中医药研究院为基础，组建河北中医学院。学校为省属公办普通高等学校，融教学、科研、医疗于一体，是河北省唯一一所独立设置的中医药本科院校。设中医学、针灸推拿学、中药学、中西医临床医学、护理学5个本科专业，以及研究生、专科生教育，在校生规模6000人，2013年面向全省招收本专科学生生1600名。

2013年高考后录取的新生，走进了位于石家庄西部的河北中医学院，成为第一批新生，但是，他们并不是河北中医学院历史上最早的学生。提起这段“三起两落”的往事，很多人并不清楚其中的原委。

**第一个河北中医学院的成立与合并**

河北中医学院的前身是经河北省政府批准，于1956年在保定市建立的河北省中医专科学校，1958年7月1日，校名正式定为“河北中医学院”。这一年河北省与天津市合并，撤销天津直辖市。1960年前后，国家经历了经济困难时期，一批大专院校也同时撤销。因河北省会由保定迁至天津，1962年河北中医学院随之迁往天津，并入天津中医学院。天津中医学院的前身是1957年成立的天津中医学校和天津中医进修学校。这一时期学院承担了20多项国家十年卫生科研规划项目及省市级科研课题，并连续举办了三期全国西医离职学习中医的专家研究班，引起全国重视。

1967年1月天津恢复为直辖市，当时正处于文革期间。1969年11月，天津中医学院迁往石家庄，与河北医学院合并为河北新医大学。1979年，河北新医大学更名为河北医学院。文革期间的中医系，从1970年开始招生，学制3年，1977年以后学制改为5年。1982年招收最后一批大学生。这期间，学院主持的《灵枢经校释》获卫生部科技进步二等奖，主持的《黄帝内经素问校释》获卫生部科技进步三等奖；《中国医学百科全书·方剂分册》获省教委科技进步一等奖。

**第二个河北中医学院十余年辉煌**

1979年，在石家庄市新石南路开始筹备恢复独立建制的河北中医学院，于1983年建成并开始招生，招收中医专业本科生120名。夏锦堂任院长。1984年1月1日，河北医学院的中医专业大学生、中医药教师和相应的工作人员移至河北中医学院新址。

这个时期，是我国改革开放的重要发展阶段，也是河北中医学院快速发展时期。学院由单一的中医专业，增设了针灸、中药、中西医结合、中医高护等专业。留学生教育也走在全国的前列，当时的外国留学生达到500名左右。

1995年前后，全国兴起办“万人大学”的风潮，以大并小，或者叫“抓大放小”。这年5月，河北中医学院、河北医学院和石家庄高等医学专科学校合并为河北医科大学。国内其他一些中医院校，也传来“合校”的动向，邓铁涛先生等“八老上书”反对“中西医合校”，认为这不利于中医事业独立发展，引起国家高度重视。中医领域的合校风潮被制止，河北中医学院撤销独立建制的事件，成了比较孤立的“河北现象”。

教育是中医事业发展的龙头，失去独立建制之后，全国很多中医院校逐渐疏远了与二级学院的河北医科大学中医学院之业务联系，河北中医事业因此蒙受了很大损失。眼看着全国其他中医学院快速发展，或者升级为中医药大学，河北中医界痛感“群龙无首”的失落。

**十年谋恢复，历尽艰辛终有果**

2004年，河北省中医药学会、针灸学会、中西医结合学会70多位专家联名呼吁恢复独立建制的河北中医学院。省人大代表组团外出考察，省政协多次提案，外省市中医院校17位校长联名支持河北中医学院恢复独立建制。

合并容易，分开南。教育部高校等级评估设置了新的标准，原来的河北中医学院占地仅 100 亩，不能达到高等中医学院独立建制的要求，重新征地建设困难重重。

2009 年，占地近 500 亩的石家庄卫生学校并入河北医大，为河北中医学院恢复提供了“硬件”条件。河北医科大学的一些领导也希望中医药事业的进步，支持回复独立建制的河北中医学院。

根据《国务院关于扶持和促进中医药事业发展的若干意见》，河北省人民政府做出了《振兴中医药事业的决定》，恢复组建独立建制的河北中医药学院进入实施阶段。2011 年，河北省召开了历史上最高规格的振兴中医药事业大会，重申恢复河北中医学院的决心，为最终复建奠立了坚实的基础。

新组建的河北中医学院，两校区占地面积 556.26 亩，教学科研仪器设备价值 3805 万元，两个校区都有完善的实验室、图书馆、运动场、学生公寓等教学和学生服务设施。

**第三次崛起，河北中医梦复兴**

河北省专家献策团李恩教授、马智教授等，在 6 月初的北戴河，分别征询河北省中医药学会、针灸学会、中西医结合学会专家的意见，写出了一份十分重要的建议，被省科协以专门文件的形式报送河北省委、省政府各部门。建议书对未来的河北中医学院发展，提出了七个方面的具体建议，希望其成为大师云集的高等学府，走出专家治校的特色之路，引领河北中医药事业快速发展。

老教授们的建议，代表了河北中医界的心声。分合的坎坷曾经损伤了河北中医的元气，未来的河北中医梦依然大有可为而绚丽多彩。

河北是中华民族的发祥地，泥河湾、娲皇宫、伏羲台、黄帝城承载着悠久的历史；燕赵大地也是中医药学的摇篮，扁鹊名闻天下，金元医学首先从这里繁荣。这里有源远流长的中医药历史；这里有深厚的中医药文化积淀；这里曾经名医辈出，护佑中华民族的繁衍生息；这里是中医的热土，充满着生机与希望。

雄关漫道真如铁，而今迈步从头越!

在国家的大力支持、各级领导的高度重视、中医界各位专家的爱护下，在人民群众日益增长的健康需要形势下，河北中医药事业的发展又一次迎来腾飞的空前机遇，也为中医药人才的培养提供了广阔的空间。

医随国运坎坷多，燕赵杏林又一春。大家希望继往开来，乘势而上，以河北中医学院恢复独立建制为契机，开拓创新，励精图治，让河北的中医药事业再展辉煌!

（曹东义）

## 4、深刻反思非典，世人需要正确认识中医

由中国民间中医医药研究开发协会、中国社科院中医药事业国情调研组、中国社科院信息情报研究院组织的“中医纪念人类成功战胜非典十周年座谈会”，2013 年 5 月 22 日在社科院 210 会议室召开。全国人大常委、社科院李慎明副院长、国家中医药管理局原副局长于生龙、总后卫生部原部长张立平、中国民间中医医药研究开发协会沈志祥会长等领导，国医大师陆广莘与近 30 位各地代表出席座谈会。

2003 年初春，非典疫情迅速蔓延，全国内地共确诊非典病例 5327 例，其中死亡 349 人。中国香港 1755 例，死亡 300 人；中国台湾 665 例，死亡 180 人；全球因非典共计死亡 919 人。疫情之初，以现代医学的“标准”治疗方式收效甚微，死亡人数上升，在全国乃至全球引起了人们的惊恐。中医药界主动请缨参加抗击非典。关键时刻，时任总书记亲临广东第一线鼓励中医发挥作用，时任总理也迅即做出批示，中医药工作者知难而进，在抗击非典中起到了至关重要的作用，甚至创造了“零转院、零死亡、零感染和零后遗症”医学奇迹，从而为推动中医药的振兴和发展提供了有力的证据和良好的机遇。2003 年 6 月 24 日，世界卫生组织宣布撤消对北京的旅行警告，并将北京从“非典”疫区名单中删除，至此一场标志着波及世界、历经数月的

疫病肆虐危机正式宣告结束。

这次座谈会由中国民间中医医药研究开发协会学术部高颖部长主持，在会议开始前首先向在非典过程中死难的同胞、抗击非典殉职的医务工作者，以及为中医药介入非典治疗做出突出贡献的科技部中医发展战略课题组组长贾谦先生志哀三分钟。

会议围绕 9 个问题展开讨论：1、中医药在非典防治中的作用；2、历来重大疫情与中医药防治之间的关系；3、当前及今后如何发挥中医药优势，提高疫情防控能力；4、非典后十年来中医药发展成就和国人的思想转变；5、认真谋划体制建设，组织和培养中医药疫病防治人才；6、摸清疫情发生规律，搞好中医药资源储备；7、中医药在全民健康保障及国家安全战略中的作用；8、中医药在非军事化斗争及紧急状态下的运行机制建设探讨；9、中医药参与疫病防治遇到的法律和技术性障碍引发的思考。

沈志祥会长当年曾是国家中医药管理局国际合作司司长，他首先介绍了非典时期的疫情状况，国内外复杂的防控形势，政府领导如何扭转防控初期的被动局面，在国际上取得有关国家的谅解、同情和支持。中医药在控制疫情、缩短病程、减少病死率等方面，都发挥了巨大的作用，中医药的安全性得到世界卫生组织各位专家一致肯定。吕炳奎、邓铁涛、路志正、陆广莘等著名中医药专家的积极呼吁，得到国家领导的高度重视。非典过后国家高度重视中医药参与传染病防治的作用，在其后的禽流感、猪流感防治过程中，得到了体现。

李慎明先生致辞说，非典疫情给人们留下了深刻的印象，值得反思的东西很多，这次座谈会的召开必将有助于中医药事业的振兴，有助于中医药走向世界。中医药的重要作用，引起世人高度重视，中华民族的伟大复兴，中国梦的实现，都离不开中医药的复兴。没有中医药参与的中国梦，就是残缺的中国梦。社科院积极推动中医药事业的复兴，支持有关专家参与这件大事，这是利国利民的好事。他强调要深入贯彻中西医并重的卫生方针，在提高临床疗效的同时，也要从学术原理上寻找规律，以理论指导实践。市场经济容易产生垄断，中医药生存的环境发生了改变，国家应该加大对中医药的扶持，“三个代表”就是要有所作为。通过对北京大院的走访调研，可以看到群众看病难、看病贵的现实状况非常严峻，毛泽东当年号召把医疗卫生工作的重点放到农村去，现在仍然具有重要的现实意义。中医药在广大农村应该得到很好地发展，目前的状况还远远不能满足群众对中医药的需求。

于生龙副局长系统回顾了中医药几十年的发展历程，建国后国家领导多次对中医药做出批示，尤其是 2009 年国务院出台扶持中医药发展的 22 号文件，加快中医药立法进程，都体现出国家对中医药事业的重视。经历过非典之后，认为中医擅长治慢病的传统观念得到扭转，人们看到了中医药在急性病、大的疫病流行时的重要作用。当出现禽流感等新疫情的时候，国家重视中医药的作用，在专家组组成、总体防治方案中，都有中医药的有关内容，让中医药人员立即参与防治工作。国家人口与卫生委员会李斌主任态度明确，坚定不移地支持中医药发展。在总体形势好转的当前，还有一些环节不顺畅，局部有些问题需要不断改进。我们不能关起门来谈中医问题，要把中医药放在国家的层面上，放在未来发展战略的层面上来看问题。过去我们中医界内部开会的时候欢欣鼓舞，但是一走出去就受阻，现在有社科院领导、专家们关注中医药事业的发展，以独特的视野从社会发展的高度看中医药的作用，这一点很重要，是社会各界共同促进中医药事业发展的体现。中医药的发展离不开政府的方针政策，民族医药与中医药一样，应该得到重视和扶持。在这里讨论非典给我们的启示，就是要进一步明确将来再有了疫情怎么办？需要做的事情很多，需要改进的地方也不少。既需要提高疗效，也需要理论概括。只有经过总结、深入反思，才能不断进步。

总后原卫生部部长张立平少将说，自己是学西医的，但是在卫生领域的领导岗位上工作了几十年，对中医药的了解也不断加深。几十年前的小时候，农村治疗痢疾、霍乱、急性热病，绝大部分都是靠中医药，效果很好。现在，很多中医院学术特色淡化，中医不姓中，这与政策导向有一定关系。中医药不挣钱，西医的检查设备多，产业化、市场化程度高，导致中医药行业走偏。中医药的教育也存在问题，关系到中医药人才的培养，这也与目前的卫生体制有关系。中医药内部，从管理体制到具体的卫生机构，普遍存在自我发展能力不强的问题，缺乏发展的能力与潜力，就难以提升中医药的社会地位。经历非典，使人们认识到了中医不是一个慢郎中，治急性传染病在很多方面也有西医不可比拟的优势，这个认识来之不易，要好好总结，深刻认识。

北京藏医院黄福开院长，回顾了当年中医药、藏医药参与非典防治的历史事实和重要作用，他格外强调了民族医药的独特意义，并且结合当年中药材供应断档、引起人们恐慌的情况，提出建立中药战略资源储备的建议。

国医大师陆广莘先生对于中医应对非典及突发疫情的原理、作用，进行了深入阐发。他回顾了自西医传入之后，人们对于中医学术的偏见。只注意医疗，“努力找病，除恶务尽”的对抗医疗，带来了严重的经济危机和生态危害，促使抗生素因耐药现象普遍，而被迅速淘汰。医学停留在物质层面的化学对抗，而不重视人体抗病能力的提高，使其进入了一个严重的误区。抗生素的滥用，使人群外周血白细胞数、男子精子数量和质量严重下降，化学制药的严重污染问题正在引起人们的警觉。人们面对严峻的现实，应该充分发挥中医药的作用，努力提高人体的自组织能力，把人体抗病能力提高起来，中医药以人为本才是正确的发展方向。有人要求研究生，硕士论文做到细胞水平，博士论文做到分子水平，以为越细微越先进，其实，细胞还算生命的基本单位，分子水平已经不是生命了，这种越细微越先进的观点，违反了进化论关于生命的观点。人们应该从线性因果关系的追求之中梦醒，用研究复杂性生命现象的整体科学看待中医学术。

曹东义长期从事外感热病研究，在 2005 年主编《中医群英战 SARS》的时候，邓铁涛先生为之题词：“中医药学历经突发的 SARS 之战后，世人开始正确认识中医。”但是，正确认识中医的事情，还远远没有做好，需要正确认识中医的，也不仅仅是普通的世人，中医界内部也需要深刻反思。“科学主义”是一种障眼法，是狭隘的科学观，看不到中医的科学性；“科学主义”崇尚硬技术，以为中医没技术，其对中医的危害是非常严重的。邓铁涛先生对此有着深刻的认识，他在 2003 年 4 月给中央领导的建议里，就以中医诊治热病的学术原理为根据，在一没有疫苗，二没有抗病毒西药的关键时刻，大胆地提出“战胜非典，我们中医有一个武器库”的著名论断，通过成功案例撰写文章，为中医药防治非典提供理论指导，得到了事实的证明。

非典十年之后再看中医药的作用，虽然得到了某种程度的重视，但是还远远没有达到应有的地位。

中医药几千年的历史辉煌，其中在传染病防治上也有突出的作用，其原创的免疫思想、实用的免疫技术，已经造福于人类。人痘疫苗的发明，在 300 年前传到欧洲和世界各地，经过琴纳、巴斯德等科学家的引进吸收、再创新，不断推广的疫苗技术，逐渐改变了人类与传染病斗争的历史，中医学的原始创新不容低估。

在今年的疫病防治中，仍然没有充分发挥中医药的作用，没有看到化学制药“药害”的严重性。到 4 月 20 日，全国共报告 96 例确诊病例，其中死亡 18 人，9 人康复。病例分布于北京（1 例）上海（33 例，死亡 11 例）江苏（23 例，死亡 3 例）浙江（33 例，死亡 3 例）安徽（3 例，死亡 1 例）河南（3 例），疫情涉及 6 省市，中医参与率不足 50%。上海的西医医疗条件，应该说远比江苏、浙江好，但是由于疫情突发在上海，对中医药的应用还没有得到充分施展，应该是一个原因。

细菌与病毒是完全不同的微生物，禽流感，顾名思义，是发生于禽类的流感，它传染给人类，是一个跨越式的变化过程。禽流感不是新病种，而是古已有之的老牌传染病。明代吴又可《瘟疫论》就观察到了“鸡病鸭不病，猪病人不病”的特异现象。但是，这种特异现象不是绝对的，有时会有人畜共患病的出现。这与病毒、细菌对宿主的适应性改变（变异）有关系。其实，病毒传播也需要严格的生存条件，不是什么地方都可以生存，什么动物都可以做宿主。再有，病毒引起动物的病变，其外来传入的病毒只是“种子病毒”，数量极少，占不到 1%，而危害动物的大量病毒，都是动物“自己造出来的”，这一点很重要。也就是说，病毒进入宿主身体的只是很少一点，这一点病毒如果得不到进一步的被复制、被制造，就会很快消耗掉了，根本不会引起宿主发病。只有宿主细胞按照病毒的遗传基因，大量地制造新的病毒，才会引起宿主发病，甚至危及生命。

也就是说，从病毒进入人体，到引起疾病，再到病重，这期间宿主机体可以发挥作用的环节非常多。中医药预防和治疗疾病，正是在人体抗病机制方面，发挥了抗病毒药所不具备的作用。

抗细菌的化学药品尽管有很多副作用，但是其种类很多，比较丰富，比如有β内酰胺类、磺胺类、氨基甙类、大环内酯类、喹诺酮类等，其更新换代也很快，但是抗病毒药非常少，而且疗效不肯定。公认抗病毒西药在发病后36至48小时有效，超过这个时限之后不仅无效，反而会加重患者的病情，严重损害肝功和消化能力，危害人体抗病作用发挥。非典时期香港、台湾患者的病死率高于内地，可以说明这个问题。今年禽流感上海地区病死率比较高，也是这一现象的重复发生。这说明中医药的作用没有得到应有的重视。

因此，可以说，在病毒性疾病的诊治时候，中医药不是“备选措施之一”，而应该是“必选”、“首选”措施，这样才能避免血的教训反复出现。

建议今后防治疫情的时候，首先要加强对中医药作用的宣传，“冬伤于寒，春必温病”，不受邪气侵犯是一个重要原则。《内经》说：“避其邪气，如避矢石”，积极预防是非常重要的一个环节，孔夫子看望生病学生伯牛的时候，在窗户里伸手过去，而不进入疫室，就是重视预防、隔离的体现。

第二、提高身体的抗病能力，是比隔离措施更重要的预防，这才是不得病，即使得病也容易恢复的关键，中医学称之为“正气存内，邪不可干”。养生保健是保持体力的重要措施，具体方法很多，比如顺时养生，饮食保健，起居有常，宽心养神，太极拳、八段锦强健体魄，都要求人首先是生活有规律。

第三、中医认为“病起于过用”，劳逸结合，不过渡透支体力，戒除不良习惯，避免大吃大喝，也是必要的预防方法。

第四、身体虚弱的人，接触禽类的工作人员，或者在人流密集场合工作的人，可以通过中医“体检”，也就是辨识“体质”，有针对性地加强抗病能力。中医药有很多强身健体的方法，可以防患于未然。

第五、在发病的早期，即使是“疑似病例”，也应该积极采取中医药的干预措施，早用药，早得益。因为中医治疗传染病，针对的是症侯，而不是病原体。所以无论是否确诊，都可以尽早使用中药干预和治疗。

第六、建议所有确诊患者的救治工作，都必须有中医药专家参与会诊，减低病死率，提高治愈率。

第七、所有参与新瘟疫、禽流感会诊的中医专家，都必须熟悉《伤寒论》、《温病条辨》等经典著作，根据症侯变化随时调整治疗方法和方药，绝对不能从头到尾只守着一个方药，借口“防止偏倚”而不辨证论治，或者只根据“抗病毒”实验开中药而背离中医精髓。因为面对复杂多变的病情而死守一方一药，那不是中医“随证治之”的传统特色，也不能提高救治水平，反而会造成中药治疗效果不好的“假效果”，进而影响中医的声誉。

安徽中医药大学顾植山教授，多年来研究五运六气对于疫情预测、疫病诊治的指导作用，并且在实践过程中不断验证，不断丰富和完善，他向与会代表介绍了自己的学术经验。

专程来自浙江温州民间的老中医潘德孚先生，近年来不断著书立说，阐述中医学术原理，为振兴中医献计献策。他说，对于传染病的发热，国外已经注意到是人体的抗病反应，不主张一开始就用解热药，国人却被一些错误观念误导，大量输液、用抗生素压制机体的抗病反应，造成滥用现象非常普遍，严重危害国人健康，这既有学术上重西轻中的偏向，更有制药企业商业化炒作的身影，我们应该提高警惕，防止医疗过程市场化、过度市场化，对民众健康、国家安全的危害。

林中鹏先生当年与贾谦先生一起，深入广州非典疫病重灾区，访问邓铁涛先生，把广东用中医药战胜非典的经验介绍到北京，通过科技部中医战略课题组的调研报告提建议，引起时任国务院总理的重视，批示之后召开了在京中医药专家座谈会，然后才有了小汤山非典患者人人服汤药，很快控制病情的佳话。回顾历史，不胜感慨，更希望汲取教训，发展中医药事业，有利于国家和民族复兴。

科技部科技新信息所杜艳艳研究员，介绍了贾谦先生从不认识中医药作用，到成为“梦醒第一人”的过程，用大量的事实说明了，只有深刻体验了中医药的神奇作用，才能感悟其博大精深。他们课题组当年很重要的一个工作，就是为领导、为同事介绍能治病的中医，其中有很多都是来自民间的中医，他们受西医学的影响比较少，经过几十年的实践检验，不仅身怀绝技，而且相当多的民间中医对传统理论认识也很深刻。非典过后，贾谦先生多次深入河南上蔡县，关注民间中医治疗艾滋病的情况，良好的疗效更坚定了他对民间中医的依重。他认为看到了复兴中医的希望，连续几年撰写研究报告，并主编和出版了《中医战略》的专门著作。

其他代表也踊跃发言，中国社会科学院中医药事业国情调研组组长陈其广研究员总结说，很难得来了这么多领导和专家，整个一天的专门会议，大家交流比较充分，在很多方面形成了共识，成果很丰盛。课题组将根据大家的意见，形成书面建议，报告给国家有关部门，为他们提供决策的参考。

（曹东义）

## 5、邓铁涛先生指出“科学主义”危害中医

国医大师邓铁涛先生对中医学有深厚的感情，几次上书中央领导，对于促进成立国家中医药管理局，确立中医药在公共卫生领域的地位，对中医药的发展倾注了满腔的热情。他看到经过几十年的发展，尤其是在国家中医药管理局成立之后，中医事业在组织上有了较快的发展与恢复。但是毋庸讳言，在表面繁荣的背后，隐含着深刻的学术危机。博士生复试的时候，竟然写不出十个中医处方；某些高职称的专家，在诊病的时候连脉也不摸了；众多的中医毕业生都不学习中医原著了，从经典到历代医家的著作都被冷落在一边，却去盲目地追求现代化，学西医、学外语，传统的系统理论被当作摆设，或者认为是即将被取代的陈腐说教，中医理法方药体系的完整性正在逐步被肢解、被改造，长此以往“大厦将倾，中医危矣”！现代医学对于中医学的“不尊重”，对于改造中医的热衷，引起了邓老深深的忧虑，他一次次不顾年事已高，站出来大声呼喊：《正确认识中医》、《为中医发展架设高速路》、《中医与未来医学》、《21世纪中医必将腾飞》、《再论中医药必须深化改革》！他为我们清醒地认识中医投去智慧的一瞥。

邓老在《正确认识中医》里，邓教授说：“站在世界的角度看，举凡中医处理疾病卓有成效的方法，在外国专家眼中，都是新鲜事物，是创新。举例如‘针刺四缝’治疗急腹症的蛔虫团梗阻，既简单又速效，又省钱。在外国医家看来却多么神奇！把这一疗法放到世界医学中去，就是现代化的成果。什么叫现代化？就医学而言，不应只追求形式，不应以时间定位，应该用最少的支出，以最短的时间，达到最佳的效果，这才是世界人民对现代化医学的要求。病人住院从头到脚，做各种仪器检查，出院交费几十万，这就是现代化吗？”“但可惜的是，我们当前的医、教、研，都努力引进西医的东西以图说明中医之理论，或以西医的理论改造中医的精华，以为是在创新。这种错误的倾向，影响中医的发展已数十年了，不能不引起我们的反省。”

2013年5月13日，邓铁涛先生致函曹东义，进一步指出“科学主义”对中医学术的危害，他说：（我）前天翻旧件，拈出你2005.11.15日的来信，谈关于禽流感问题的信。信中说：“其实，需要正确认识中医的，有相当多的是我们中医界内部的人士。‘学院派的中医’观念已经根深蒂固。”这个可悲的现象，是王斌思想的影响所致！最近《中医药报》上不断出现：“中医要科学，要打破神秘的藩篱”之类的要科学主义不要中医学的文章！我年事已高，无法去教育这些中医学院毕业的“中医掘墓人”！要打破藩篱（中医药报，2012.7.20，p3）的作者居然提“头发可以止血吗？”的问题。他连头

发与血余炭都分不开，到底这个藩篱是他自作的还是中医的呢？而《中国中医药报》也不加按语原文照登了！我希望你以批臭“告别中医”者的精神，执笔战斗。我的学生中你最为合适，你以为对吗？因写此信。再一次祝你省恢复原中医学院。我怀念杨医亚先生！匆此祝快乐。

曹东义为了落实邓铁涛先生的部署，分别于2013年6月14日和7月1日，在《中国中医药报》发表了两篇文章：“中西比较理清科学发展中医内涵”与“告别‘科学主义’，挺起中医脊梁”。

曹东义书说，一百年来，中医药饱受“科学主义”的伤害，至今仍然没有摆脱它的羁绊。发展中医药事业，必须告别“科学主义”对中医事业的干扰。

所谓“科学主义”是一个狭隘的观点，他们认为只有很少一部分经典物理、化学、数学、天文属于科学，这种科学只产生于欧洲十六世纪之后，其他知识都不属于科学；并且把科学绝对化，认为科学就是正确，是衡量一切的标准，是真理的化身。

从“科学主义”的表现形式来看，有的极为霸道，不容分说，强行指责中医不属于科学，这是赤裸裸的“科学主义”做派，主要来自于外界对中医的伤害；有的含含糊糊，吞吞吐吐，说中医不属于科学，这种羞羞答答的“科学主义”，主要是中医界内部受民族虚无主义影响而出现的倾向。这两种硬的、软的“科学主义”，对于中医事业的伤害都很大，几乎不分伯仲，因此，必须提高认识，排除其干扰，才能使中医逐渐走向自觉、自信、自立、自强。

**西风东渐，送来赤裸裸的“科学主义”**

清朝闭关锁国的政策，使中华民族丧失了了解西方，平等交流学术的机会，伴随着鸦片贸易而传来的西方科技，尽管带来了人类进步的曙光，但是，其强势东扩的过程里，也把科学主义极端自大的思想传到了中华大地。

在李约瑟博士撰写《中国科学技术史》的前后，一些人却热衷于从“劣根性”上“反思”中华民族为什么落后了，一时间，否定国学、取消汉字、消灭“旧医”的悲剧和闹剧，不断反复上演。

上世纪初，不少文化精英认为阴阳五行属于封建迷信，是算命先生骗人的把戏，中医是大多数人养生治病的保障，但是中医靠着阴阳五行诊治疾病，这简直就是国人的耻辱。一些人想把与中华民族相伴五千多年的中医学，打翻在地，扔到垃圾篓里，余云岫《灵素商兑》、取消中医提案等，就是建国前赤裸裸“科学主义”闹剧的巅峰之作。

余云岫说：“余默察人情，知国之不可为也：习于浮夸，狃于巧诈，以欺罔为得意，以后复为能事，习与俗成，恬不知耻。举斯民也，而欲纳于轨物，趋向科学，是犹沐猴而冠，不须臾而裂裳毁冕，复萌其攀缘腾跳之故态矣”。余老夫子自认为找到了丧权辱国缘由。他对民众的认识，对于国情的判断，是我们不能同意的。他要“救”中国，开出的却是一剂要中医命的猛药：《医学革命论》！他要革中医的命，而不是帮助中医改良。

1929年，余云岫提出废止中医案，其中一条说中医罪状是“提倡天地通，阻碍科学化”。他说：“人类文化之演进，以绝天地通为最大关键，考之历史，彰彰可按。”他把中医主张“天人相应”学说等同于巫蛊迷信。这是他思想深处的一个症结，是他反对中医的思想基础，而这样的人，在那个时代绝非个别现象。余云岫说：“旧医一日不除，民众思想一日不变，新医事业一日不能向上，卫生行政一日不能进展”，他把中医当成腐朽陈旧的旧医学，必欲取消而后快，主张禁止一切有关中医的书刊出版，禁止中医办学校培养新中医。

余云岫思想的余毒并没有被彻底肃清，2006年有人主张 “以文化进步的名义、以科学的名义、以维护生物多样性的名义、以人道的名义”，告别中医中药，并且搞万人签名，让中医药退出国家卫生体制，在民间自生自灭，交给公安局管理。

此后，不断有人出书、发文章，说“科学是件好东西，凡事给贴上科学的标签就仿佛身价百倍。”并说科学是从西方来的，是在十六世纪之后才有的，“但是在‘赛先生’进入中国，并逐渐被公认为好东西、成为正确和真理的化身之后，中医就也要来沾科学的光了。”

这段话有两点严重的错误：其一，“科学是件好东西”是对科学的歪曲，是其把科学庸俗化、荒谬化。科学是从不同角度探索未知领域的方法、知识体系和精神的总称，但是在他的眼里竟然成了“正确和真理的化身”，是可以利用的“好东西”，也就可以把科学当棍子用。实行“顺我者昌，逆我者亡”的科学霸权主义。凡是有人说中医合乎科学的，都被其列为“伪科学”，加以打击。

其二，中医不但没有“沾科学的光”，反而被狭隘的科学主义者百般诋毁、反复扫荡，只是因为狭隘的科学主义不是科学，不等于科学，其能力有限，并没有推倒、打败根基深厚的中医。相反，随着科学研究的深入，新近出现的系统科学、复杂性科学、控制论、信息论、黑箱理论、自组织理论等，在中医学里找到了最为典型的力证，科学家、哲学家们努力地从中医学里寻找智慧，探索为什么在那么早的时候，中医学就可以解决很多复杂性问题，它的方法论有多少可以转化为具有现代科学普适性的原理。这是科学主义者所没能预料到的。

**自我从属，造就羞答答的科学主义**

狐假虎威，科学主义借着科学知识的传播而到处扩张，一些深受科学主义影响的中医人，对于中医学术产生了信仰危机。从进入中医学院开始，就带着质疑的目光、批判的心态接受中医知识，这与古代中医学术传承完全不同。古人学习中医，或者出于“不在朝廷之上，便在医林之中”的心态，把中医学当做济世救民的德行，或者是寿亲养老的仁术，因病结缘，或者因情结缘，步入医林，是抱着崇敬、感恩的心态开始学习中医的。

深受科学主义影响的老师，羞答答地告诉学生们中医是古老的，也是朴素的；赤裸裸的科学主义立即补充说，古老的就是落后的，不改造就赶不上西医，就会被时代所抛弃。

在这样的心态下，“王教授”学了30多年中医，教了30年中医，没学会中医辨证论治的精髓，在退休的之后写出了《我负中医，中医负我》的万言长文，认为中医无论怎样说也是不科学。

在科学主义的影响下，对于“临床有效”的事实，也可以颠倒黑白，判定中医“有效而不科学”。

有人写文章说，自己中学毕业后，开始看中医书，采过草药，也炮制过一些药，还开过方子，治过病，其中一个病例给他触动很大。一天，他的爷爷突然昏迷不醒。后来只进不出，吃了9天饭，没有排泄。家里人找来当地许多医生，但都不见好转，命在旦夕。他经过辨证，开了党参、生地、大黄、黄芩、枳壳、猪苓、泽泻、滑石，用灯芯草和木通做引，抓了三剂。头一服两剂一起熬，水开即起，凉透再服。服后大约一个小时，他爷爷突然有了知觉，有要解手的表示。下午，再喂药。第二天居然开口说话了。吃完第三剂，他爷爷的病逐渐好了，还上山砍了三年柴。他爷爷对很多人说：“是我孙子救了我。”但是，这位当年的“土郎中”说：“学了科学史以后，我发现，这个‘成功’病例，用现代医学来分析可能会更准确。比如，当时我把这个病例判断为‘胃腑热积’，可能掩盖了不少更精细的东西。现在我猜，我爷爷可能当时属于轻微的脑血栓，脑血栓自动修复以后，病也就自愈了。”他认为这个例子说明，在中医的“成功”背后，可能蕴含了相当多的失败，包括病因判断模糊等。“现在回想起来，我当年给爷爷看病，肯定多开了药，浪费了钱，也破坏了本不应该破坏的生物多样性。估计，在这个方子中，有一味大黄就够了，其它都可以节约。”就是这样一个不争的事实，受到科学主义影响之后，他就用几个“可能”、“可能”、“我猜”、“估计”，就得出来一个“肯定多开了药，浪费了钱，也破坏了本不应该破坏的生物多样性”的判断，把一个白的事实说成是黑的，借着这个事件诉说中医的罪状，不断写出《告别中医中药》、《告全国网络读者的公开信》等文章，有时赤裸裸、有时羞答答地推销科学主义。

羞答答的科学主义善于诡辩，不仅大谈“中国古代无科学”，中国、中医所谓的辉煌历史，都是阿Q式的“先前阔”。他们歪读历史，戏说古人，误导青年。

余云岫反中医是从进攻《素问》、《灵枢》开始，“坠其首都”，想断中医之根源。司马迁说“扁鹊言医为方者宗”，开创中医学术集大成的扁鹊，自然就成了羞答答科学主义者选中的进攻目标。有人写了《扁鹊，我凭什么崇拜你？》，歪批历史，污损扁鹊，把中医的宗师说成是一个极不光彩的角色。

他说：“扁鹊，这位中医药行业的鼻祖，是中医药界人人尊敬推崇的神人，因为，在司马迁的笔下，他简直就是无所不能的医学奇人。最近，重新阅读《史记》这一篇文章，从另外一个角度去审视这位行业鼻祖，发现他却是一位不太光鲜的角色，多少年来，中医药界把他奉为医学神人而加以崇拜，在这位扁鹊先生学医和行医方式的影响下，使中医药的发展走上了一条神秘而怪异之路，他的一些所作所为至今还为中医药产生着很坏的影响。”他说扁鹊是个“中医盲”，但却喜欢自我吹嘘，是个“名欲狂”；扁鹊的医术是“吃”来的，使中医的学习传承方式充满了神秘诡异，中医的学习方式也一直摆脱不了“只可意会”的心悟之法；扁鹊脉学成就是“以‘切脉秀’来欺骗病人”；扁鹊的“六不治”是治病耍滑头；他说，扁鹊行医天下“随俗为变”是“在行医过程中随心所欲，不顾实际医疗能力的医学风气，至今还大有市场。中医常常敢言‘包治百病’，或许就肇端于扁鹊先生吧？”被司马迁称颂，历来受人尊敬的宗师扁鹊，在这位自称“川耗子”的笔下，逐渐被妖魔化了，他自称这样做是为了中医学的发展和振兴。这种深受科学主义毒害而不自知的人，在中医界不是个别现象。

刘明武先生说，不读圣经的牧师见不到，不念佛经的和尚也没有，不读《内经》的中医不难找。科学主义歪曲中医历史，亵渎经典，加重了信仰危机。

**挺起中医脊梁，肃清科学主义危害**

国医大师邓铁涛先生曾经对中医界存在的“自我从属”现象，有过深刻的论述，这是对在科学主义长期压榨下出现的用西医的标准评价中医、改造中医的各种言行的高度概括。因此，他主张抵制“泡沫中医”，防止只有表面上的职称系列齐全，而实际上却中医味越来越淡，中医院不姓中、不能姓中。应该“回归中医”，坚持传统、重温经典，年轻学子们要早上临床、早跟师学习、提高临床疗效；“做铁杆中医”，尽量能中不西、先中后西，用最先进的科技发展中医；他说“中医是未来医学发展的方向”，中医学是中华文化的瑰宝、中医药学是正在走向世界的中国第五大发明、中医学的先进理论部分是未来医学理论的重要组成部分、“中医是以人为本的医学”、“仁心仁术”是未来医学的最高精神境界。

邓铁涛先生在《中医与未来医学》中说：“不少治疗手段，看来对某一个病已经解除了，但会落下另一个终身遗憾。例如小孩发热，用抗菌素治疗，热退了，但耳朵却聋了。据报导，中国每年制造 3 万聋哑儿童；又如胃溃疡大出血，血止不了便把胃大部分切除。又如‘糖尿病足’，病在脚趾上，治疗方却把脚切掉，未能治愈又把腿切去了。这样的技术，就不能称为‘仁术’。不论现代手术已发展到如何高明的程度，但大方向肯定是错了。中医学对不少急腹症，可以用‘非手术治疗’治好。用‘仁术’来考量，这才是未来医学的方向。”一个学科的振兴，离不开理论的进步。邓老未来医学的思想，值得大家进一步探索。

科学主义不了解中医药的理论技术、历史贡献、现实作用与未来价值，变本加厉地提出“废医验药”的错误主张，要取消中医实行了几千年的指导理论，用定性定量分析的化学药品标准“检验中药”，不断地在各种场合、各种刊物上大肆兜售“废医验药”，蒙蔽了不明真相的广大民众，甚至按照西方的标准宣扬中医药必然被消灭，或者搞硬性网络签名取消中医药，其危害是非常明显的。

清朝著名医学家徐大椿说“医随国运”。中医伴随着国家命运的兴衰，艰难地走过了一百多年，随着汉字顺畅地进入计算机技术的突破，世界各地“孔子学院”的建立，“岁寒三友”之一的中医，也迎来了一个新的发展时期。

在趴在地上看世界的近代，中医学尽管不乏治疗疾病的良方妙药，也不乏使用这些技术的优秀中医，但是，中医的社会地位却每况愈下，逐渐衰落，建国初期几乎到了难以为继的地步，关键的因素是评价中医的标准出现了错误，科学主义到处泛滥。

党的中医政策得到落实之后，中医学术得到比较完整地保存，甚至在某些领域创造了世界性的奇迹，比如中医治疗乙脑、腺病毒肺炎、流行性出血热、甲肝合并乙肝、SARS、艾滋病、宫外孕、急腹症，以及针刺麻醉、防治太空病等，都展现了中医学优秀的特质。并且，在西医搭建的平台上，中医表现得更加优秀。一个中西医并重，团结合作的大好局面，充分说明了我国卫生体制在当今世界具有得天独厚的优势，可以比较好的解决人民大众的看病难、看病贵问题。中医学善于解决复杂问题的方法论优势，治未病、养生保健的丰富措施，可以为世界人民的健康长寿保驾护航。

中医学五千余年，枝繁叶茂，硕果累累，尽管也有花开花落，残枝败叶的季节，但是年复一年不断增长的年轮，说明其行的是“生而能成的大道”，是不断茁壮“肯定之肯定”的发展道路。中医学对于人体的认识，不是结构决定功能的“构成论”，而是整体生成论、自然生成论，所以格外看重精、气、神对于人体生命状态的重要性；它丰富的治疗手段，也是多元并举整体调节的，而不是单一靶点的化学成分对抗。中医成熟地运用了模型方法、黑箱信息调节，通过“模糊集合”把握人体动态的清晰。中医药是中华民族贡献给世界的独特医学体系，蕴含着中华民族的大智慧。

2003 年经历了突发的 SARS 新瘟疫，中医药发挥了让世人瞩目的巨大作用。在当年 11 月科技部举行的香山科学会议上，邓铁涛先生发表主题演讲说：“政府应为支持中医药的发展架设一条高速公路。21 世纪的中医药将以崭新的面貌出现于世界科学之林！如果认为上面的意见是正确的话，那么，目前最流行的一个口号：‘向世界接轨’，我认为错了，什么都向世界接轨，就把我们置于从属地位。21 世纪是重新评价中华文化，发掘中华优秀文化的时期，世界文化的发展不能缺少中华文化的参与，东西方文化是互补性很强的两种文化，我们不应该妄自菲薄，把中华文化处于‘自我从属’的地位。那句口号应该改为‘与世界双向接轨’。中国科学家有志气、有骨气、有智慧、有能力去创造中华民族更美好的未来。”

## 6、国医大师路志正关怀河北中医学院发展

国医大师路志正先生祖籍河北藁城，与元代名医罗天益同里，他对河北中医的关怀，不仅出于对家乡的关心，更体现着对祖国中医药事业兴衰的历史使命感，是出于浓厚的中医情怀。

路志正先生早年在家乡学医行医十几年，建国前就成为当地的一方名医。但建国初期，很多中医被要求学习西医知识，在 1952 年他就到了北京学习，随后以优异的成绩，被推荐到卫生部工作。在中医司技术指导科工作 20 多年，他多次回到河北省，进行中医药经验的调研，挖掘、总结和推广。他走过多少地方，办过多少事情，难以计数。

1954 年，石家庄市中医师郭可明治疗乙脑的经验，就是他最先认定的；唐山市工人医院气功师刘贵珍的经验，也经过他的整理。因此，在 1955 年中医研究院成立大会上，卫生部第一次表彰中医成果，河北省就占了四项之中的两项。

1958 年毛泽东主席发表了“中国医药学是一个伟大的宝库”的指示，在《人民日报》刊登之后，很快就以“中央文件”的形式转发全国执行。卫生部积极响应，打算召开全国中医药工作经验交流大会，会址选在河北省当时的省会保定市，路志正先生为筹备这个会议在保定住了很长的时间。

文革期间，他受到不公正待遇，全家被下放到家乡。在极端困难的情况下，他尽管身份不自由，仍然创造条件，以中医药技术为当地人民治病，并且把在身边没有机会上学的两个儿子、一个女儿都培养成了中医。没有教材，没有图书，他就“心传口授”，靠的是早年自己背诵的中医古籍，烂熟于心的经典著作。

平反后回到北京，他不选择留在卫生部当官，也不去中医学会工作，尽管这都是他最熟悉，别人难以替代的岗位，他凭着自身坚实的临床基础，50 多岁开始了治病和中医科研的第二次创业。这样一来，他也有了机会为河北培养更多的中医人才，招研究生、带徒弟、帮助基层中医进修人员，都有很多是河北的传人。

他曾在 15 年之中，连续担任 3 届全国政协委员，写了很多有关中医的提案，对有关中医药政策很熟悉，所提的建议大多都有落实。此外，他作为主要参与人员的“八老上书”，在中医界影响很大。

1990 年，国家进行机构改革，身在北京的路志正听说中医药管理局要被精简，就立即把这个坏消

息转告身在广州的邓铁涛先生，并由邓老牵头联合各地名老中医上书中央，这就是在中医药界著名的“八老上书”（邓铁涛、方药中、何任、路志正、焦树德、张琪、步玉如、任继学）。他们提出国家中医药管理局不能撤销，其职权范围和经费不能减少，另外还建议各个省都设立中医药管理局。1 个月后信访局回信，同意“八老”的意见，国家中医药管理局在机构合并之中得以保留。

事过 8 年，又一个“八老上书”（ 邓铁涛、任继学、张琪、路志正、焦树德、巫君玉、颜德馨、邱沛然）引起了国家领导的高度重视。事情的起因是 1982 年才恢复独立建制、正在快速发展的河北中医学院，在全国合校办万人大学的风波之中，率先与河北医学院、石家庄医专合并，组建了河北医科大学，在政策导向上称之为“抓大放小”，而且还有很多中医院准备合并到综合医院，中医学院合并到西医学院。“八老”着急了，于是又联名上书朱镕基总理，提出对中医、西医不能“抓大放小”。因为西医经过几十年快速发展，无论在办院规模，还是人才储备方面，西医都象一个身强力壮的壮年。中医历史虽然悠久，又是原创于中国，但是经过一百年的被冲击，被歧视和限制，建国初期甚至到了被取消的边缘，此后虽然经过国家扶持，仍然是元气大伤，虚弱如同一个少年。如果对中医、西医实行“抓大放小”，中医就会再一次陷入衰落的境地。时任总理朱铭基看后，批示给卫生部有关领导，经过激烈争论和艰苦的工作，全国中西医合校风波被刹车，并入西医院校的河北中医学院，成了极为孤立的个别现象。

合校后的河北医科大学，二级中医学院原来附属的很多部门，比如图书馆、财政、后勤、实验室等都实行“系统垂直管理”，换灯泡需要找后勤部，开大门需要找保卫部，河北医科大学中医学院实际上成了一个只能组织中医教学的“大权旁落”部门，招生、毕业分配、对外学术交流等，都与处于二级学院地位的中医学院无缘。国家有关业务领导的文件，首先发到医科大学，再传递过来，其他省市中医药医疗教学科研的单位，也不方便再和没有法人地位的中医学院进行合作。河北中医学院独立建制的失去，让有志于快速发展中医事业的愿望难以实现，也错失了很多独立发展的机会。

2004 年，河北省中医药学会、针灸学会、中西医结合学会 70 多位专家联名呼吁恢复独立建制的河北中医学院。省人大代表组团外出考察，省政协多次提案，外省市中医院校 17 位校长联名支持河北中医学院恢复独立建制。

为了早日实现河北中医学院恢复独立建制，省中医管理部门的领导、知名学者们，多次到路志正先生家中、或者去路老工作的广安门医院进行咨询、求教，请他出谋划策如何推进这个工作。路志正先生利用自己的影响力，在不同场合多次建议、呼吁恢复独立建制的河北中医学院。他每次见到时任河北省中医药管理局局长的王振邦，都要问恢复中医学院的事情，有的时候问得这个王局长张口结舌，难以答对，到国家中医药管理局汇报有关事情的时候，每次都说“我们省带了一个坏头，把中医学院丢了，别的省都比我们聪明，各位领导一定要帮助我们把中医学院找回来。”

燕赵自古多名医，虽然历经坎坷，毕竟精髓未亡，传承有序。在国家有关政策的鼓舞下，河北省委、省政府下决心重新组建独立建制的河北中医学院。消息传到北京，已过 90 高龄的路志正先生掩饰不住内心的喜悦，多次表示只要他能够做的事情，一定尽力去帮助，尽早玉成此事。消息传回石家庄，燕赵中医界都把路老视为慰藉心灵的靠山：我们有希望，路老帮我们。

经过河北中医界上上下下许多人的努力，终于迎来了河北中医学院的恢复，远在广州的国医大师邓铁涛先生通过电话向河北中医祝贺，在北京的路老更是见人就问进展情况。每有河北中医界的大事，比如师带徒、重要的学术活动，他都尽力帮助这个长期被边缘化，刚刚起步的河北中医学院。

9 月 23 至 24 日在石家庄举办“第二届冀港澳台中华传统医药文化发展大会”，组委会邀请路志正先生光临大会的时候，他很愉快地接受了邀请，并询问了有关河北中医学院招生、开学的情况。他在大会报到前一天来到石家庄，接受了河北中医学院新任书记、院长的拜访，并于 9 月 22 日上午，不顾旅途劳顿和年事已高，走访了中医学院老校区、新校区。

河北中医学院官网报道说，刚刚恢复独立建制的河北中医学院迎来了首届“国医大师”、国家级非物质文化遗产传统医药项目代表性传承人路志正先生的到访，他欣然受聘出任学院专家委员会名誉主任，王洪书记、孔祥骊院长共同为路志正先生颁发了聘书，路老接受了《月是故乡明》、《寿》两幅寄托了学院美好祝愿的赵同安书法作品[1]。93岁高龄的路老精神矍铄，他在王洪、孔祥骊、赵同安等学院领导的陪同下，兴致勃勃的参观了橘泉、杏苑两个校区，同时考察了学院的古籍图书馆和中药标本室，听取了学院领导关于学院建设与发展等相关工作的情况介绍，他充分肯定了学校各方面的工作，并对学校的发展给予了厚望。当前，我院正处于发展的关键时期，有幸聘请路老担任学院专家委员会名誉主任，对于进一步提高我院人才培养质量，提升办学水平，促进内涵发展，强化办学特色，促进我院人才培养质量的提高和师资队伍建设，将产生积极而深远的影响。

路志正先生以大师的情怀，把自己的厚爱播撒在这片热土上。他期待着作为中医药发祥地之一的河北省，人才辈出，再现辉煌。（曹东义）

1 http：//www.hbcmc.edu.cn

## 7、名师高徒再聚南通，朱良春先生现场答疑

2013年4月5至6日，在江苏南通举办了“国医大师朱良春学术思想暨临床经验学习班”，中华中医药学会李俊德副会长、继续教育部王奕主任、江苏省卫生厅、省中医药学会、南通市有关领导，与来自国内外的200多位代表出席了这次盛会。不少些代表在会议前后，到南通市中医院、南通良春中医院、良春中医药临床研究所进行参观学习。国医大师朱良春先生，虽已96岁高龄，仍然精神矍铄，亲自到会授课演讲，并在大会结束之前，回答大家关心的问题。

**向国医大师朱良春学什么？**

朱良春先生行医75年，他的学术经验非常丰富，业绩令人仰慕，他就像一本厚厚的巨著，让人大有叹为观止的感慨。面对这样的大师，应该如何向他学习，这是很多与会代表深思的一个问题。

朱良春先生的子女、门人，向与会代表汇报了自己学习朱老的心得体会，丰富的演讲内容，充分显示了“榜样的力量”。

广东省中医院陈达灿院长首先汇报他从师学习10年来的临床体会，2005年在南通召开首届名师与高徒传承大会的时候，他代表高徒在大会做过发言。他说，学习朱老使用虫类药，在皮肤科疾病的诊治中很常用，尤其是久治不愈顽固性的患者，确有突出疗效，而且很安全。有些虫类药比如蝎子，《本草》著作虽然称其有毒，但是他说有一次自己亲自尝药，一次服用20多个，并没有出现不良反应。但是，临床使用的时候，需要辨证准确。广东省中医院郭建文教授介绍了在脑病科应用朱老经验的体会。

来自英国的朱步先，在牛津开中医门诊已经21年，他是早年跟随朱老学习的资深弟子，他报告的题目是“朱师《劝学篇》的启示”。他的回忆把大家带到了那些难忘的岁月，那是1981年春天朱老在南通为进修学员所做的一次讲座，虽然已经过去了32年，但是仍然激励着他。他说，朱老的谆谆教诲，令人难以忘怀，当时“讲者神采飞扬，听着如痴如醉。”他把这些内容记在本子里，珍藏在自己的身边。从家乡泰兴调到《中医杂志》社的时候，他把这个本子带到北京；1992年到到英国去的时候，他当时带去的东西并不多，但是又把这个本子带到了牛津，其珍贵的程度可见一斑。

来自香港浸会大学中医学院的吕爱平院长，报告了对朱老创制益肾蠲痹丸的实验研究情况，他20多年之前开始研究，在国外权威学术杂志上发表了研究报告，为中医药走向世界打基础。他还对国内有关朱老的学术研究论文进行统计分析，使朱老学术传承的体系脉络一目了然。

江苏省政府参事张肖敏，虽从政多年，但是她曾任南通市中医院的院长，江苏省卫生厅厅长，她说自己更是一个朱老的学生，当年在朱老身边工作

多年，深受教益，至今仍然历历在目。对于朱老的学术专长，她现在仍然可以一一道来，说得生动而具体。

中日友好医院首席专家史载祥教授也是朱老早年的弟子，他在临床上诊治疾病，尤其是难治性的心血管疾病，还时常会应用朱老的独特经验。他这次带着多位博士、硕士弟子“寻根之旅”，到朱老这里来拜师学习。

中国癌症基金会暨鲜药学术委员会主任委员李建生先生，学习朱老虫类药应用经验，把虫类药鲜药萃取，制成胶囊剂，对于恶性肿瘤的防治，显示出独有的效果。

香港大学中医学院主任医师徐凯教授，江苏省中医院主任医师孙伟教授，河南省中医院副院长郑福增主任医师，山东省临沂市人民医院陈权主任医师等，都介绍了自己学习朱老的临床经验，上海龙华医院主任医师方邦江教授最近还出版了国医大师朱良春治疗急危重症的总结性学术著作。

南通本地朱老身边的子女、弟子朱建华、朱婉华、朱胜华、朱剑萍、朱又春、吴坚、高想、蒋熙主任等，也纷纷登台介绍朱老的学术成就和个人的学习心得。一时间少长咸集，群贤毕至，谈经论道，精彩不断，令人颇感收获丰厚。

**朱老语重心长传真经**

朱良春先生出版过大量的学术著作，他亲临会议作报告，这是大家非常期盼的。但是，他讲什么内容呢？大家心里纷纷猜测，但是谁也说不准。当朱老出现在大会主席台上，打开幻灯，一言一语作报告的时候，一行大字出现在大家的眼前：“掌握中医精髓，破解疑难杂症。”

中医的精髓是什么？朱老如何阐发中医的精髓？立即吸引了大家的注意力。

朱老旁征博引，以古今中外大量论述为佐证，指出：“中医药学，是世界上传统医学中迄今仍然存在，并继续发扬光大的一枝奇葩，是中华民族的骄傲，我们要爱护它、传承它。”但是，对于中医这一独特的学术体系，科技界、医学界，甚至中医界都缺乏应有的认识，出现了不该出现的“中医西化”现象，如不从思想上引起重视，大力扭转其偏失，就会迷失方向。朱老说：“根本还是我们在诊治疾病时，淡忘了辨证论治这个法宝，而是先从辨病论治着眼，这就陷入了歧途而不能自拔，大大降低了疗效。”

发展方向一旦迷失，学术滑坡难以避免。《韩诗外传》说：“磐石千里不为有地，愚民百万不为有人。”中医西化的趋势如果得不到遏制，将会造成中医学术的异化，整体治疗水平下降，必将危害整个中医事业的发展。

在辨病和辨证的关系上，朱老强调说：“辨证是首要的、绝对的，辨病仅供参考。”“我们可以不认识病，但绝不能不识证、不辨证。”

朱老通过“血紫质病”的治疗经验，说明辨证论治的重要性。两个时隔 50 年的疑难病例，病名一样，治疗方法却大不一样。朱老说：“辨证论治是把人体生命与疾病的纷繁复杂的现象，加以高度概括为八纲、八法。病变万端，错综复杂，也不会超过八纲；在治疗方面，古往今来，经方、时方，也离不开八法。”

朱老披露对疑难病的诊治思路，他说：“所谓疑难病，是指医者在临证时辨治感到棘手的疾病，问题在于辨证之‘疑’，论治之‘难’；事实上绝大部分还是可辨可治的，关键是我们如何正确掌握辨证论治规律，找到证的本质，辨‘疑’不惑，治‘难’不乱，自可得心应手，化解疑难病，为可辨可治。”

朱老认为，提高辨证论治水平，首先要从重视经典入手：“因为中医经典著作中，处处闪烁着‘伟大的真理，科学的预见’。我们要认真的温课，勤奋学习，联系临床实践，充分发挥其独特优势，寻回失去的中医‘元神’，战胜诸多疑难杂症。”

**“朱良春现象”背后有原因**

前些年，中日友好医院的史载祥教授，提出了“朱良春现象”，高度概括了朱良春先生在事业上的成功。透过“现象”看“本质”，作为人生典范，杏林楷模，朱良春先生是如何走向成功的？揭示其所以成功的“原因”，对于中医学人的启示应该是非常可贵的。曹东义认为朱老**带着感情步入医门，这一点非常重要。**

元代著名文人元好问为李东垣的著作写过序言，他在一首诗里描述过感情：“问世间情为何物，直叫人生死相许？”用情学习，带着感情做事业，是走向成功的先决条件。朱老年轻的时候，积极求学上进，在中学、中专的时候，都是成绩突出的青年，突患肺病，靠中医恢复健康。他没止步于此，而是被中医文化所化，立志“济世活人”步入医门，希望成为医学传人。他是带着感恩的心情，走上了中医药的道路，也是传统中医的成才之路：先结缘，后学医。这与今天通过高考进入中医学院完全不同，很多人是在高考指挥棒的指挥下，懵懵懂懂走进中医行列，直到毕业也没找到感觉，没有培养起对于中医事业的感情，缺乏历史使命感。出发点不一样，感情决定努力的程度，努力的程度决定日后成就的大小。

**拜名师，靠勤奋不懈，是朱老成功的第二个原因。**古代学中医的人，也有不同的出发点，有的就是为了生活，做个“衣食医”。也有的是科举不第、仕途坎坷，或者生意失败而投奔医林。跟着一般的郎中，靠拉抽屉抓药也可以成为一个中医。懂得一两个方剂、技能，也可以一辈子以医生自居。但是，这样的境界，这样的人才，难以担当大任，难以传道解惑。治一个病容易，治百病难。一招鲜是专家，道术并重是大家，是国医大师。

朱老先拜太医马培之的传人马慧卿先生为师，成了孟河医学的一员。日后由传统跟师奔向现代教育，进入苏州国医专校，成为那个时代的大学生，听章太炎先生授课、讲座。淞沪大战硝烟未散，只身来到上海，跟随中医国手章次公先生临床实习、一同出诊，并在上海红卍会医院义诊。由此可见，朱良春先生师出名门，名师出高徒，在他身上得到再次验证。

**胸有大志奋斗不息，是朱老成功的第三个原因。**朱良春先生在独立行医之前，受到老师章次公先生依重，被视为衣钵传人。这从他得到的一枚图章上可以看出来：“儿女性情，英雄肝胆，神仙手眼，菩萨心肠”，这个境界应该是一代宗师的奋斗目标。可这是当年一个 30 几岁的中医，对于一个刚过 21 岁中医的嘱托，其意义是不同凡响的。章次公先生在陆渊雷去世的时候，写的感慨是：“医门冷落，学人无多，卓尔不凡，渊雷而已。”他对自己的爱徒，刻这样一枚图章，无形之中，寄托了自己很多梦想。朱良春先生就是带着这样的梦想，走上临床，开始了自己的创业之旅。

**培育人才胸怀坦荡，是朱老成为中医大家的第四个原因。**朱老建国之前办学三年，毕业 20 多人。建国后办过各种学习班、进修班。目前，受到朱老栽培、教育的人，可以说不计其数，桃李满天下。朱老讲座，从来都是切合临床实际，把自己最有体会的宝贵经验和盘托出，让徒弟、学生、听课的人“学以致用”，提高临床疗效。这些学生、弟子之中，有成就的人也不胜枚举。然而，这些都不足以说明朱老在培育人才上的“独门绝技”。他培育三枝花的传奇事迹，才是他见识与胸怀的最好展示。蛇花子季德胜，一个字也不认识，竟然能成为国家干部，成为中国医学科学院的特约研究员，人们说那是他幸运；陈照 70 多岁，进入国办的医院，成为国家公职人员，有人认为是政策好；成云龙铁脚将军草能够成为国家科研成果，金荞麦片至今仍然在临床上被普遍应用，人们才发现是因为有朱良春先生慧眼识珠。朱老当年把这些散在于民间的零散经验，都做成了科研成果，而他自己不留名，不图利，都是无私的奉献。

假如没有朱老睿智的目光，就不会发现三枝花；没有宽阔的胸怀，也不能容下三枝花。因此，历史地看问题，三枝花的培育成功，充分展示了朱老的胆识与胸怀，是中医战略家所独有的大智慧。

**遭遇坎坷一笑释怀，是朱老卓然自立的第五个原因。**人生在世，顺境容易过，坎坷考验人。章次公先生被毛泽东称为“难得高士”，但是他在反右之前，做过三个月的禁闭，“被学习”的过程很苦恼，他的早逝也和人生境遇“过山车”有关系。朱良春先生也有逆境，他无私奉献了联合诊所、私立中医院，国家选调他到中医研究院工作，省里不放人，他都理解、配合。但是，想不到文革期间他竟然被关在火葬场一个星期，他想的不是个人的悲哀、不平，而是想起了章次公先生，并且很幽默地想起了章先生最短得一个医案：“有屎屙不出，良苦！”他挂着牌子挨批斗、游街示众，也没有打垮他的精神，他看到的是旁边站着的市委书记、市长和自己一样挨斗。“造反派要吃饭，我们也需要吃饭。”摘下牌子就回家。家里揭不开锅，卖书卖报不顶用了，就找造反派一一计算日用支出。在新疆病人到来、传达粉碎林彪集团文件等一系列活动上，他都表现出高度的政治智慧，为自己境遇好转争取了机会。

**年高创业敢为天下先，是朱老让人赞叹不已的第六个原因。**朱老的四女儿朱婉华辞职创业是一个大胆之举，但是，如果没有朱老的支持，就不可能成功。朱老 70 多岁创业，不断发展，为中医树立了榜样。做中医，不仅可以施展人生抱负，获得学术成就、获得健康的身体，快乐的精神，而且可以获得很好的生活条件；可以建立自己的平台，自己的团队，发展中医药事业，成为受人尊敬的国医大师，时代的明星。

中医大师的成功，是一种召唤，是养生保健的楷模，是“仁者寿”的真实展现，百岁老人心怀传统，传道、解惑，培养“朱家军”。这成功背后的原因，值得历史学家深入研究。司马迁在《史记》里写了扁鹊仓公列传，历代医家的事迹，时有史册传神。朱老是当代中医的榜样，是中医事业未来可以兴旺的样板。

**传承中医奋斗不息，是朱老让人学习的第七个原因。**耄耋之年的朱老，已经有了很好的条件，完全可以享受人生。但是，他给自己定的目标是“止于至善”，鼓励后学，传承、传递中医药优秀文化，打造中医传承的航母。建言献策，参加邓铁涛先生发起的“集体带，带集体”活动，率先在南通召开“名师与高徒传承大会”。出著作，发文章，讲学于海内外。鼓励后学，不遗余力。

大家共同赞叹，“朱良春现象”不仅是一个“现象”，现象背后的“原因”让人回味无穷。

**96 岁的国医大师朱良春先生，面对 200 多位到会代表、学生、弟子，进行了精彩的答疑：**国医大师朱良春学术经验传承研究室高想副主任，根据代表们两天之中的提问，整理了一些共性问题，请朱老回答。首先，请朱老介绍益肾蠲痹丸的研制过程。朱老介绍了益肾蠲痹法的思路，益肾蠲痹丸的临床和实验研究。大家普遍关心的第二个问题是恶性肿瘤术后、放化疗后转移（包括淋巴转移）的治疗。朱老强调扶正驱邪，扶正重在顾护胃气。第三个主要问题是，某些特殊虫类药的使用应该注意什么？朱老认为除蟾酥和斑蝥外，虫类药均无毒或小毒，可以使用；使用时注意异体动物蛋白过敏现象，初次使用可以加一些抗过敏中药，如徐长卿。

朱老耐心细致地回答代表们的问题，用大量临床经验说明有关问题，这样一来，一个小时很快就过去了。高想主任考虑到朱老年事已高，提出答疑结束，但朱老不允，要求把问题全部回答完。

**现在把朱老现场答疑发表在《中国中医药报》的内容整理如下：**

**问题 1　益肾蠲痹丸的研制思路和药物配伍有哪些深意呢？**

朱良春：痹证的治疗原则，不外寒者温之，热者清之，留者去之，虚者补之。如果初起或病程不长，风寒湿痹，当以温散、温通为正治，湿热痹则以清热利湿为主。久病则邪未去而正已伤，久病耗伤气血津液，就多错综复杂，比如说久病多虚，久痛入络，久病亦多痰瘀、寒湿、湿热互结，如此则邪正混淆，胶着难解，不易取效。应以攻不伤正、补不碍邪为基本指导思想。

我们体会到，痹证的形成与正气亏虚密切相关，就是一开始初起，也要充分顾护正气。我提出“益肾壮督治其本，蠲痹通络治其标”。益肾壮督提高机体抗病能力，使正胜邪却。蠲痹通络，多辛温宣散，走而不守，药力难以持久。通过益肾壮督，使药力得以加强，疗效巩固。

“益肾壮督”有两个意义：一是补益肝肾精血；二是温壮肾督阳气。阴充阳旺，自然可以驱邪外出，也可御敌不致再侵，何来反复发作？筋强骨健，必然关节滑利，客邪不会留注不去，痰浊瘀血无由而生，何患顽痹缠绵不愈？故益肾壮督是痹证治疗中首要考虑点，如此可使痹症迁延难愈的痹症得到根本的治疗，当然，“益肾壮督”仅仅是扶正固本，以利驱邪的重要治法，顽痹也并非仅用一法而治，而是根据临床实际需要，采用两种、三种或者更多的方法合用，疗效才好。比如“益肾蠲痹丸”就是融汇了益肾壮督、养血祛风、散寒除湿、化瘀通络、虫蚁搜剔诸法于一炉而组方遣药的。

过去认为类风关的骨质破坏是不可逆性的，但通过病理模型实验和临床观察证明，中药“益肾壮督”治本、“蠲痹通络”能阻止骨质破坏的进展，并使其大部分得到修复。

除了少数患者原来有胃病的，吃了此药后胃有点胀，极个别过敏的病人吃了后有皮肤瘙痒感，这两种情况，胃不舒服的可加一点徐长卿、凤凰衣，徐长卿15克，凤凰衣10克就行了，皮肤瘙痒一般加地肤子30克，白鲜皮30克，瘙痒的感觉没有了，我们还没有见到引起药疹的情况，也没有发现其他副作用。在2004年，经国家中医药管理局的检索筛选，认为“益肾蠲痹丸”是当前中成药中唯一有修复骨质损害的药品。

**问题2　恶性肿瘤手术并放化疗后转移和癌性疼痛的治疗应考虑哪些问题？**

朱良春：中医治疗肿瘤，第一，是救人，如果人都不在了还治什么病呢？首先以人为本，要扶持人的正气，调整阴阳。特别是恶性肿瘤术后、放化疗后转移的治疗，更要强调这一点。通过中医药治疗，往往能取得较好疗效，可以减轻病人的痛苦，提高病人的生活质量，延长病人的生存期。治疗肿瘤病人第一步是“话疗”，西医是化疗，而我们是“话疗”。是通过讲话劝导病人消除思想负担和顾虑。

我曾经面对一个失去信心的晚期食道癌老人，通过对话交流后，增强了对治疗的信心，病人顿时精神提起来，抬着担架来的，“话疗”之后能被家人搀扶下楼。来时已不能进食，回去后两小时即喂几口中药汁，经治疗两天后，进流质已畅通了，两周后能搀扶着上楼就诊。“医乃仁术”，这个“仁”呢，是两个人，这两个人就是“你”和“我”，是病人和医生的合作，互相信任，你对我信任，我对你负责，这样建立了信心，吃药才能效果好。用语言启发他，消除他的顾虑，对治疗疾病很重要，“话疗”对肿瘤病人特别重要。

其次是要在辨证论治上下工夫。恶性肿瘤的治疗大法是扶正驱邪，在肿瘤治疗的整个过程中始终要贯穿扶助正气，顾护胃气的原则。我一再强调扶正非常重要，保留一分元气就有一分生气。通过扶助病人的气血津液，使阴阳达到平衡。根据疾病所处的不同阶段，治疗的侧重也有所区别，早期邪盛而正气未虚，治疗以祛邪为主，兼以扶正，中期邪盛正伤，治疗扶正祛邪并重，晚期正虚邪盛，治疗扶正为主，兼以祛邪。务求攻不伤正，阴阳气血平和，重在补脾益肾。祛邪可加用虫类药如蜈蚣、地鳖虫、全蝎等。

肿瘤淋巴系统的转移较多，猫爪草、天葵子、半枝莲、白花蛇舌草都可加用，但不能忘记扶正。癌性疼痛非常痛苦，我们可用内服加外敷，减缓其疼痛。用制南星可减轻骨转移的关节疼痛，我的学生徐凯教授在临床上作过统计，证实了使用制南星治疗后可以减少麻醉药的用量。

这里的制南星，而不是胆南星，胆南星是化热痰的，至于用量可以由小量逐渐加量，一般从30克开始使用，入煎剂，无不良反应可逐渐加量，5克、5克的增加，最多加至50克。对放疗、化疗后白细胞、血小板下降，加用鸡血藤、炙牛角鳃、油松节等有佳效。

**问题3　虫类药有毒而峻猛，使用特殊虫类药应注意什么？**

朱良春：有人认为虫类药峻猛，有毒而不敢用，其实，除蟾酥和斑蝥我用得很少外，其他虫类药均无毒或小毒，可以放心使用，只有极个别体质过敏的病人，因食用异体动物蛋白而过敏。常规可在初次使用虫类药时加入一味中药徐长卿。徐长卿既可以防止过敏体质的反应，又可宽中理气，镇静安神。关于虫类药的剂量，我的文章《虫类药的应用》中都有说明，基本上是使用安全剂量。过量使用须从小剂量开始，逐步增加。

**问题4　目前关于附子用法用量的各种说法比较混乱，请朱老就此谈谈看法。**

朱良春：不可不加辨证地滥用附子，有斯证，用斯药。某些地域如四川潮湿之地，寒湿之邪较甚，易患寒湿一类的病证，故存在使用附子的条件；且由于药材和炮制不同，各地附子燥性亦异，切不可一概而论、无限量地加大附子用量。

好药要善用，不可滥用。李可先生是善用附子的好榜样。我们要学习他擅用附子的辨证和配伍。如他创订的“破格救心汤”，是救治急危重症的常用方，救治了无数的垂危重症。此方脱胎于《伤寒论》四逆汤类方和张锡纯的来复汤，两方合二为一，不仅可以互补，而且破格重用附子、山萸肉后发生了质变，更伍以大量甘草，一以监附子之毒，一以甘缓之性，使姜附逗留于中，则温暖之力绵长而扩达于外，使回阳之力持久”，这样的配伍可谓参透玄机。

**问题5　肾病使用激素后出现柯兴氏综合征，如何处理？对于顽固血尿的治疗有什么好办法？**

朱良春：说激素能很快减少蛋白尿，使肾功能指标正常，但激素有依赖性，不易减量。长期使用激素出现的副作用，如满月脸、水牛背、痤疮等，因此有些人找到中医如何把激素降下来，这些病人都有阴虚阳亢的症状，治疗重用生地黄30～40克，并可用仙灵脾20～30克，因仙灵脾有激素样作用，可减少激素量的使用。我们常用的穿山龙，味苦性平，入肺、肝、脾经，是一味吸收了大自然灵气和精化的良药，药性纯厚，力专功捷，有类似激素的作用，而无后者的副作用，且可止咳化痰、通利关节，提高机体免疫功能。可以用于免疫性疾病，一般用量30～60克。对阴虚阳亢比较厉害的可加玄参、石斛比较好。

对于肾炎血尿，比较复杂。对于急性血尿，可以用清热凉血的药很快止血。慢性，红血球满视野，用凉血药止不住，需要辨证论治，看病人整体情况：脉象、面色、舌质，再来用药，不能见血止血。初起湿热蕴结下焦，灼伤血络，应在清热利湿的同时，加用凉血之品，如生地榆、生槐角、苎麻根、木槿花等；迁延日久，往往气阴暗耗，正气不足，祛邪乏力，又使湿热留恋，虚实夹杂，用药不能妄投苦寒，宜顾及气阴，甘淡渗湿，通利膀胱，参入收敛止血之血余炭、仙鹤草之类。后期，则出现肾气不足，封藏失司，并兼瘀浊残留，故治以益肾固摄为主，参入化瘀止血、温经止血等药，如参三七、炮姜炭等。我们也常用象牙屑、琥珀末等，琥珀末不易溶入液体，可调成糊状服下。

**问题6　蜈蚣解蛇毒，可否与乌梢蛇同用？**

朱良春：蜈蚣和乌梢蛇可以同用。蜈蚣是季德胜蛇药片中的主药之一，因为蜈蚣善解蛇毒，有镇静息风作用，对神经毒有佳效。（国医大师朱良春学术经验传承研究室　高想　朱建华 整理）

有代表提出关于附子用法、用量的问题，目前各种说法比较混乱，请朱老发表看法。朱老明确强调说，反对不加辨证使用附子，强调有斯证，用斯药；反对无限加大附子用量。

有人问：“肾病使用激素后出现柯兴症，如何处理？顽固血尿如何治疗？”朱老认为应该按阴虚阳亢处理，并介绍说仙灵脾，有激素样作用，可减少激素的使用。

有代表又问：“蜈蚣解蛇毒，可否与乌梢蛇同用？”朱老说：“可以。”并且回顾了救治季德胜被眼镜蛇咬伤的治疗经过，主要采用泻下解毒的中药。

朱老的答疑过程，长达一个半小时，他的话语风趣幽默，全场气氛热烈。（朱建华、高想）

## 8、国医大师朱良春，感动台湾王金平

国医大师朱良春与台湾王金平先生的交往，开始于1992年，那是一个特殊的年代。

1992年1月，邓小平南巡，发表了重要谈话，对当时的经济改革与社会发展产生了深刻的影响。他强调说：“改革开放迈不开步子，不敢闯，说到底就是怕资本主义的东西多了，走了资本主义道路。要害是姓‘资’还是姓‘社’的问题。判断的标准，应该主要看是否有利于发展社会主义社会的生产力，是否有利于增强社会主义国家的综合国力，是否有利于提高人民的生活水平。”邓小平的讲话，解放了大家的思想，指明了经济建设的路子。在这样的背景下，南通市良春中医临床研究所正式成立。

这个时候的台湾，正是李登辉担任地区领导人的第一个任期，两岸关系处于时好时坏的动荡时期，虽然时局有时呈现缓和迹象，但是台湾同胞至大陆的往来还要受很多限制，尤其是政界要员要想来大陆交流还是相当艰难，甚至可以说步履维艰。但是，凡规矩常有例外，王金平先生就是一个敢于越雷池、最先吃螃蟹的探路者，他的策略也很巧妙：

变化身份，悄悄地来，静静地走，神不知鬼不觉，就完成了自己预定的计划。当然，他这次大陆之行，与国医大师朱良春先生的医学影响力密不可分。

原来，王金平先生的夫人患有类风湿关节炎，久治未愈，很是苦恼。听在大陆的台商朋友介绍说，南通有一名老中医朱良春先生，医术高明，擅长治疗风湿病，据其所知，治愈的疑难病人很多。于是，王金平先生就萌生了帮夫人来大陆看病的念头，但是，有一个障碍很难逾越。他当时正任台湾“增额立法委员”职务，属于特殊政治身份，不能直接前来大陆。

为了帮助夫人摆脱疾病痛苦，王金平先生只好以“台商”的名义，从张家港摆渡至南通。他想至南通后，在最短的时间里，找到朱良春先生。朱老当时正担任着南通市中医院院长，业务与行政的事情很多，每天都很繁忙，预约的病人很多，没想到很快就联系好了有关事情。朱良春老先生给其夫人进行了问诊、把脉，了解了病情，当天就开好处方，并且在汤药之外，还加上朱老自主研制的第一代益肾蠲痹丸制剂。由于时局的动荡，担心会带来不必要的麻烦，王金平夫妇当天就离开了南通。

光阴如梭，转眼已经过去了 20 年。台湾地区在经历了李登辉之后，也结束了民进党陈水扁执政的时代，迎来了国民党重新上台的马英九时期，台湾和大陆的关系也渐渐走向常态化。大陆和台湾的经济、贸易、学术等方面的交流也越来越频繁。

2011 年，南通市张国华市长带团至台湾进行商贸洽谈，随行的人员有南通经济技术开发区管委会屈宝贤书记、南通市台商协会刘景芳会长等一同前往。台湾的商会负责邀请和接待，台湾商会在举行招待会的时候，有幸邀请到已升任“立法院院长”的王金平先生来参加晚宴。席间，王金平院长得知客人是从大陆南通来的，就欣然提起：“你们南通有个朱良春老先生，他现在身体可好？”屈书记听王金平院长问起，便说：“朱老身体很好，现在还坚持上门诊看病呢！2006 年的时候，他率子女在我们开发区开了一家专治风湿病的医院。在我们那里，得了疑难杂病，都找朱老先生看病呢。”王金平院长闻讯之后，就向屈宝贤书记说起陪同夫人至南通看病的一番经历，并托屈宝贤书记代为问候朱老先生。

南通考察团回到大陆后，举行了一系列活动。在一次南通女企业家联谊会上，南通市台商协会刘景芳会长向朱良春先生的女儿、南通良春风湿病医院朱婉华院长，讲述了上述故事。朱婉华院长是南通女企业家协会名誉会长，听说了这个过程。

2012 年 6 月，朱婉华院长应邀参加了“第四届海峡两岸中医药合作发展论坛”。国医大师朱良春先生嘱咐朱婉华院长，到台湾后去了之后看望王金平院长。会议期间，经由台湾国民党主席马英九的秘书李静宜参议牵头，王金平院长在台湾立法院高规格接见了朱婉华院长。席间，朱院长向王金平院长介绍了医院的发展情况，赠送了医院自主研发的第二代产品浓缩益肾蠲痹丸，并代朱老向王金平夫妇表示了问候。王金平院长对朱老虫类药治疗各种疑难杂症的中医特色治疗方法赞叹不已，感叹中医的博大精深。

王金平院长向朱院长赠送了台湾高规格的赠礼：高山茶叶和当地产的酒，并送描金彩绘瓷盘（松鹤延年图）给朱老以表达为其夫人治病的感激之情。晚上，王金平院长邀请朱婉华院长一行至家里坐客，席间朱院长与王金平夫妇促膝长谈，谈起当年到南通治病的往事，王金平院长感激之情溢于言表，并诚挚邀请朱老中医世家祖孙三代能够到台湾坐客。

宽阔的海峡，隔不断两岸同胞的情谊，中医文化是连接两岸同胞的纽带，伴随着“中医药走出去”步伐的不断加快，两岸中医药的交流也会日渐繁荣，感人的故事一定会越来越多。（朱婉华）

# 9、刘维忠论甘肃医改的中医之路

甘肃经济总量少、人均水平低、财政收入少、自然条件差，是一个典型的西部欠发达地区。欠发达地区的医改不能走发达地区的路子，更不能走西方国家的医改道路。甘肃医改的方向在那里呢？通过这几年的探索和实践，我们趟出了中医药特色欠发达地区医改的新路子。

## 一、甘肃为什么走中医特色医改之路

**（一）走中医特色医改之路是甘肃人民对医疗卫生发展道路的选择。**美国人均医疗费支出占国民生产总值的18%，仍有近4000万人没有医保。他们的医疗模式是医疗高消费，医生高工资，在美国住院一周需要1万美元左右，医生是工资最高的行业之一。欧洲的医疗模式是高度福利化，但效率低，住院排队得好几个月。甘肃的医疗模式是什么、道路在哪里？从世界历史上看，“四大文明古国”中有中国、古印度、古埃及和古巴比伦，即世界学术界公认的“四大文明发源地”。但遗憾的是，除中国之外，其他三个文明古国的文化已在地球上消失了，只留下一些历史痕迹。什么原因呢？历史上几次大的瘟疫，欧洲每次死亡几千万人，中国由于中医的存在，死亡人口少，人活下来了文明自然传下来了。当然，历史上否定中医的人也不少，但实践证明他们错了。鲁迅的英年早逝，人们一直心存疑窦。上世纪80年代末，上海多位医学专家会读鲁迅的胸部X光胶片，一致断定鲁迅不是死于过去所说的肺结核，而是被肺气肿夺命。就是说，当时给鲁迅治病的日籍须藤医生，误将肺气肿当成肺结核导致的哮喘，采取不当治疗造成鲁迅的悲剧。当时，中医高手很有把握治愈肺气肿，且活人无数。梁启超嗜烟如命，贪杯好酒，又常常熬夜等不良生活习惯，导致年仅45岁时就已患呕血病。1923年在上海梁启超请法国医生检查身体，确诊已患心脏病。三年后又尿血不止，住进有洋人背景的北京协和医院，查出肾脏有毛病，经由手术，切掉右肾。不久，媒体披露，因值班护士用碘酒在梁体上标错位置，执刀者又没有核对，结果错切好肾，一时舆论哗然。孙中山、陈独秀、郭沫若、严复、袁世凯都不信中医，这些人除严复留学英国外，都有留学日本的背景。何祚庥批判中医的理由是：他母亲对中医十分反感，反感的原因是，他两岁时父亲得伤寒死了，说是被中医治死了；中医没有西医科学；中医阴阳五行理论是伪科学；看西医人越来越多，看中医人越来越少。从中国近几十年的历史看，解放初毛主席用不到世界1%的财政收入（62.17亿元）解决了占世界20%人口的基本医疗问题，靠的主要是中医药。2009年甲流时，美国死亡1.2万人，中国死亡人口不到800人，也主要靠中医药。1919年五四运动之后，西医迅速传入中国，特别是抗菌素的引入为迅速提高中国人民的健康水平发挥了巨大作用，但随着中医逐渐被弱化，西医的一些副作用逐步显现，如抗菌素大量使用后超级细菌的出现，激素副作用的出现，过度检查引发的疾病等。中医和西医是医疗卫生的两条腿，西医这条腿长中医这条腿短不利于卫生事业发展。2009年开始甘肃卫生厅和发改委、财政厅等组织专家开展了为期3年的《健康中国2020甘肃战略研究》，我们提出并实施了“用最简单的方法解决最基础的问题、用尽可能少的费用维护居民健康、走中医特色的甘肃医改之路”的思路。得到了国务院医改办、卫生部和国家中医药局的肯定。

**（二）甘肃是中医药的发源地之一。**8000年前“味百药而制九针”的伏羲是甘肃天水人，伏羲是中医阴阳理论的发明者，是《易经》理论的奠基人，他创造了河图、洛书、阴阳鱼、提出了禁止近亲结婚的概念，应该说他是中国最早的中医。5000年前甘肃庆阳又出了个老中医岐伯，黄帝请教了岐伯1080个中医养生的问题，岐伯每天回答一个问题，回答了近三年时间。汉代和春秋战国时期医学家们把这段对话陆续整理成书即《皇帝内经》。皇甫（fu）谧（mi）（215年－282年）是甘肃省灵台县人，魏晋间作家、医学家。他编撰了《针灸甲乙经》。其实，除此之外，他还编撰了《帝王世纪》、《高士传》、《逸士传》、《列女传》、《元晏先生集》等书。他一生以著述为业。在医学史和文学史上都负有盛名，

尤其 在医学上，是我国中医领域“针灸疗法”的创始人。还有武威出土的汉简、敦煌医学都是我国最早的医学文献之一。应该说甘肃是中医药最早的发源地，甘肃中医药工作做不好，上对不起祖先，下对不起后代。

**（三）甘肃是一个穷省。**全省人口占全国 2%，国民生产总值只占全国的 1%。我们在医改中确定了走中医特色的甘肃医改之路。确定了这么一个思路，最少的费用只能是中医，西医都很贵，所以我们发展中医，一个是中医能解决问题，第二个是中医便宜。为此，我们一方面治理过度医疗，一方面发展中医。现在超级细菌在全世界蔓延，中国也有了，甘肃也发现一例，抗生素大量使用，我们就非得治理过度医疗，解决抗生素的大量使用问题。治理过度医疗，抗生素降下来，用什么来代替，就是用中药来代替。治理过度医疗，我们确定了“四个排队”，乡以上医院，每个医生每月抗生素使用量、自费药使用量等排队，抗生素使用排名前 10 名的，组织专家进行评估，不合理用药都要处罚。全省 2010 年和 2011 年处罚了 2000 多个大夫，这应该说在全国力度最大的。我们每月把“四个排队”情况和给医生记录不良业绩情况，乡以上医院都贴到了墙上，老百姓一看这个医生乱开药哩，不敢找这个人看病，他的威信就没有了。我们还搞了医疗机构的八个排队情况上网，即对平均住院费、平均门诊费、平均住院自费比例、平均大型检查阳性率、门诊输液人次占门诊总人次比例、药费占总收入的比例、中医药收入占总收入的比例、青霉素使用量占抗菌素使用量比例等进行排队，在甘肃卫生网上公布，并作为给医院记录不良业绩的主要依据。下发了关于停止村卫生室输液的通知。据 2010 年卫生部年鉴统计，甘肃平均门诊费 89 元，平均住院费 3400 元，占不到全国平均住院费、门诊费数的 60%，除西藏外，甘肃平均住院费、门诊费是全国最低的。抗生素降下来，你得有个治病的东西，这样就得把中药用上去，特别是发烧的患者，中医效果是非常好的。

**（四）国家提出并实施了公共卫生均等化项目，还没有实施基本医疗均等化项目。**单纯搞西医很难实现城乡基本医疗均等化，因为乡村很难像城市一样配备 CT 等大型设备。中西医并重，特别是发展中医是实现城乡基本医疗均等化的最好手段，农村的中医水平有可能超过城市。要实现城乡基本医疗均等化必须在发展县乡医院西医的同时，大力发展中医药。2011 年我陪一位省领导去庆阳市西峰区下乡，彭原乡彭原村卫生室 40 多岁的一个中医每天有 80 多个病人，省领导问，你这里病人多，还是隔壁乡卫生院病人多，回答是两面差不多，实际是村卫生室病人比乡卫生院病人多，周围几个县的病人都来这村卫生室看病。

**（五）甘肃发展陇药必须首先发展中医。**甘肃人工种植的中药材是全国人工种植面积最大的省份之一，甘肃省委、省政府作出了发展陇药的决定。2011 年全省人才工作会指定财政厅和卫生厅发言，我讲了一个观点，我说甘肃发展陇药必须首先发展中医，人吃中药和牛吃草不一样，牛可以直接吃，而人吃中药不能直接吃，必须让中医开成中药方子才能吃。所以甘肃发展陇药必须首先扩大中医队伍，我们的目标是到十二五末把甘肃目前 17000 人的中医队伍扩大一倍以上达到 40000 人以上。其中从 2009 年开始西医脱产学习中医每年 850 人，省级每年培养 150 人，每个市州每年培养 50 人，7 年培养近 6000 名中西医结合医师。从 2010 年开始每 3 年培养省市县乡村五级师带徒学员 3000 名，6 年培养 6000 名中医师。从 2009 年开始由省级财政发工资，省委、省政府每年招收 3000—5000 名医学大学生到乡镇卫生院工作，1/3 是中医，7 年招收 7000 名以上中医师。这几年中医政策好了，从事西医的中医人员陆续归队，每年还有 1000 名以上村医到中医学校脱产学习中医。其次要提高中医人才质量，2011 年甘肃派到省外进修学习的近 1000 名，其中三分之一是中医，2012 年开始，甘肃派到省外进修学习的医护人员和卫生管理人员将达到每年将达到 2000 人以上，其中中医人员 1000 人以上。省市级医疗机构接受基层医务人员进修学习 4000 人以上，其中中医 1000 人以上。第三要加大投入，发展中医药科研，开发新药产品

**（六）中医药的疗效非常好。**举几个例子：庆阳市正宁县校车事件中西医结合卫生救援（见本《国医年鉴》特色医案栏目，此处从略）。

2010年兰大一院收治了一例超级细菌患者，发烧41度以上，严重肺炎痰特别多，25种抗菌素全部耐药，我们安排70多岁的老中医刘东汉诊治，吃完他的一付药后，患者体温降到了37度，再服三付药后，肺部X片清晰，痰也没有了，国家疾控中心再次化验细菌阴性了。卫生部副部长、国家中医药局局长王国强看到信息后非常重视，派三位中医专家来兰州考察并指导治疗，三位专家对刘东汉先生给予充分肯定。后来刘东汉先生把这个病例写了一万字的论文，中国中医药报连载了四次。

甘肃省奖励的第一个科技功臣、小麦专家周祥春先生70岁了。2010年初体检时发现患有晚期胰头癌，省长刘伟平非常关心，多次看望并安排去上海一个大医院进一步检查、治疗，上海意见与甘肃一致，说已经不能做化疗了，也不能手术，回家调养，估计活不了三个月。回到兰州时病人已经非常虚弱，每天腹泻20-30次，卧床不起。我们安排中西医结合专家、甘肃省名中医裴正学用中西医结合方法治疗半年后，周祥春老人CT片胰头癌从4.8X4.2cm缩小到2.1X1.8cm，腹泻只有3-4次，老人每天上午在医院吃中药、输白蛋白，下午自己就回家了，还去科技厅汇报工作、参加省里的一些活动。治疗十二个月后，老人腹泻正常，每天一次，CT片癌块已经缩回胰腺看不见了。可惜的是老人有一天回家后，由于霉菌感染肾衰竭去世。

2011年上半年甘肃著名画家李宝峰先生患脑溢血，昏迷不醒，当时的省委书记陆浩同志非常重视，给我打电话要求全力抢救。我们安排老中医刘东汉看了病人，开了安宫牛黄汤，我们要求医院同时给患者通过胃管灌了猪蹄子煮的汤和黄芪水，之后第四天患者就清醒了，通过一段时间的针灸和康复锻炼，患者偏瘫的肢体恢复了功能，画也能画了。

2011年9月5日晚上11点多，一个领导给我打电话说母亲肺心病血压下降控制不住，所有强心药都不见效，让我找20年前使用过的一个叫毒毛旋花子甙K的药，我给各医院打电话都没有这个药，于是给领导建议用中医配合治疗，领导说，那就试试吧，我请来老中医刘东汉先生，他凌晨一点看了病人开了中药，三点病人喝了中药，我和刘东汉先生都回家了。早晨七点医院打电话说，病人喝中药后尿特别多，肺水肿消失了，痰没有了，不咳嗽了，能吃饭了。服药一周后病人能下床洗脸刷牙了。

我的双腿皮肤患玻璃样变，在北京一个大医院看了说只能是犯病时涂激素，没有根治办法。后来甘肃一个中医说，用蚂蚁、毒蛇、蜈蚣泡酒外涂，涂前用梅花针敲破效果更好，家里没有梅花针，我让儿子用红酒瓶的木塞制作了一个，治疗半月就好了。

甘肃日报一位副总编2010年患脑溢血，出血40毫升，我请了西医会诊，说要动手术，患者的爱人不同意做手术，要求药物治疗，我给请了一位老中医，吃中药，喝猪蹄子汤和黄芪水，治疗一月多，一切恢复正常。

教育厅一个领导的父亲肺心病在庆阳市医院住院，西医抢救多日效果不好，病情越来越重，给我打电话说，听说你重视中医，中医有没有抢救办法？我开玩笑说西医我也重视，甘肃医改工作受到国务院医改办和卫生部表扬，多次在全国大会发言。我从市中医院给找了个中医参与抢救，2个月后我去这个市下乡看望这个老人时，基本好了，只是感觉疲乏，老人说，不是中医这次就完了。

一个朋友的母亲在烟台做乳腺癌手术，西医担心老人由于严重糖尿病术后伤口不愈合。我给介绍了中医学院附属医院中医张志明开了中药，按我建议给老人吃猪蹄子、喝汤，术后伤口愈合很好。

张掖市的肃南县一位三十多岁男子从祁连山上掉下来，没有人发现冻了一夜，把脚冻伤了，西医提出截肢。张掖市一位领导给我打电话问中医能不能保脚？我问了省中医院院长李盛华，他说让病人来住院试试，后来这位病人来中医院治疗半年后脚保住了，只是截了一个小指。

我省舟曲发生特大山洪泥石流灾害，中医药发挥了重要作用（情况介绍见《特色医案》栏目）。

我有个经验，病人做完手术后吃猪蹄子或通过胃管灌些猪蹄子煮的汤，7天左右伤口就长好了。黄芪防腐生机效果好，伤口有感染的病人，喝黄芪水很快就能长出肉芽把脓顶出去，同时能提高免疫力。这个病人用了中医措施24小时后换药时发现脚上的干肉开始渗血了，变成了活肉。48小时后我们不放心又通过卫生部请来2位西医专家会诊，专家说，现在看90%的可能是不用截肢了，因为开始长肉芽了，这么快长肉芽见得比较少。

甘南藏族自治州是我们甘肃省条件最差的一个地区，甲型流感流行的时候，甘南州医院2个甲流病人昏迷，气管切开了，院长给我打电话说病人活不成了，我让他们使用中药，救活了这两个人。

酒泉甲流死了1个人，当地卫生局长张吉俊规定："所有的甲流病人喝中药预防和治疗甲流，喝了中药的，如果患者死了，大夫不给处分。没喝中药的，如果患者死了，要给大夫处分，院长也要给处分"。后来1个甲流患者都没有死，中药效果应该说非常好。

甘肃教育厅、卫生厅联合发了通知，所有学校只要有甲流发烧的，全部喝中药，临夏州中医院打横幅到处宣传，州中医院一家就卖出了6万付中药，以前我去过这个医院，平时每天门诊量不到50个中药处方。全省有300万人预防性地喝了中药，疫情很快就控制下来了。

张掖医专校长姚军汉给我讲，学校有5000多学生，甲流的时候每天有几十个学生发烧，都是独生子女他心里非常紧张，接到教育厅和卫生厅的通知后，给每个学生预防性地服用了4付中药，之后一个发烧的都没有了。

2010年我们做了个决定，所有的综合医院重症监护室，都必须配中医，中医和西医同时开展抢救，目标就是把抢救的成活率提高5个百分点。县以上医院所有西医临床科室都要配中医大夫。

玉树地震的时候，转送到甘肃340多个病人，当时大部分放在中医院和中医学院附属医院，开始很多人不理解，说甘肃胡整哩，给骨折的病人喝中医汤汤子能好吗？好多人给我打电话，"你现在开始胡整了"，我说，怎么胡整，还有中医正骨哩。有5个先兆流产，胎动都开始了，都是中医给保住的。其中，省中医学院附属医院住的一个妇女股骨骨折了，她是个孕妇，医生说做手术必须先流产。这个妇女已经流产过2次，她说我这个腿不要了，我得要这个小孩，哭得很厉害。我们请宋贵杰老先生给正骨，做了牵引和夹板固定，把腿治好了，小孩也保住了。

我们安排340个病人都吃了猪蹄子，喝了黄芪水，伤情恢复得非常快，青海省政协副主席陈资全来慰问伤员的时候非常激动，他说，转到几个省的伤员都有不满意闹事的，甘肃没有一个不满意闹事的伤员，原因就是中西医结合治疗患者痛苦少、恢复快，甘肃创造了一个中医灾难医学，创造了中西医结合的一个奇迹。

512地震、三鹿奶粉事件、庆阳校车事件中，我们也采取了中西医结合的方法治疗，取得了非常好的效果。

**（七）中国大量进口外国西医药产品，把医生变成了外国企业的劳工。**派特CT做一次1万元，利润大部分交给了西方国家。大型设备检查和放置心脏支架如果不严格控制适应症，他就会像老虎机一样把医保资金吃进去，其中大部分资金会以耗材的名义被外国企业拿走，老百姓还有什么呢？只有检查和心脏支架术后留下的后遗症，包括放射性肾炎和血管的反复堵塞。所以王国强副部长要求甘肃研制中医大设备，发展民族医疗产业。

**（八）中西医结合对医院有好处。**兰州大学第二医院有个张有成教授给我讲，他过去做脾脏摘除手术，摘除完每个病人发烧1个多月，一个都不例外，医院也收不来钱，效益低，后来他术前术后吃中药、针灸，术后3到4天全部出院了，科里的效益一下子提高了。病床周转率一快，医院的效益就提高了，病人的住院费也就下来了。所以医院如果发展中医，效益也就起来了，病人负担也小了。

**（九）这几年部分群众有病已经想不起中医了，只知道输液。**我2011年初回老家下乡，80多岁的姨姨患严重肺心病，头和全身都水肿了，呼吸极度困难，家里人对我说，姨姨快不行了，等几天把她老人家的后事办了再走吧，我问是怎么治疗的？回答是每天输液越输越肿，我问吃中药了吗？回答说没有，我问为什么不吃中药？回答说这些年人们有病就想起输液，没有想到吃中药。我从市中医院请了个中医治疗，一周后打电话说水肿消了，病情明显好转。

**（十）发展中医是治理过度医疗，控制抗菌素、激素滥用，防止超级细菌产生的重要方法。**现在抗菌素、激素滥用，特别是对孩子的滥用，会导致糖尿病、肝硬化、肾衰竭等慢性病的大量发生。

二、甘肃中医特色医改道路怎么走

**（一）中医药教育从娃娃抓起。**2011 年初卫生厅在庆阳市和平凉市试点开展中医药启蒙教育。庆阳市卫生局和教育局下发了关于在幼儿园、中小学开展中医启蒙教育的通知。各学校为每个学生和家长印发了《中医启蒙三字经》和《中药方剂汤头》，每个班级确定了诵读辅导教师，负责领读指导，每天诵读 10-15 分钟，同时，发放倡议书，与家长及时沟通，积极动员，要求每天在家中引导孩子诵读 15-20 分钟，保证孩子每天诵读时间不少于 30 分钟。

平凉市也开始了这一活动。最近，卫生厅和教育厅正在下发通知，在全省推广庆阳、平凉经验。

**（二）以人们乐于接受的形式宣传中西医知识。**2008 年以来，甘肃卫生厅先后筹集近 600 万元与省委宣传部、兰州军区卫生部、甘肃文化厅、文联、定西市、平凉市等排演了反映艾滋病防治的秦腔剧《百合花开》，反映护士高尚精神的秦腔剧《黎秀芳》，宣传针灸文化的秦腔剧《皇甫谧》，陇剧《医祖岐伯》、反映集中、西、藏医于一身的医生、感动中国 10 大人物王万青的京剧《草原曼巴》和一台反映甘肃中西医并重的医改之路的《综合节目》，宣传中西医文化。其中《百合花开》在基层和有关省市巡演近 200 场，同时在各市县电视台播放，直接观众 120 万人，通过电视收看的群众 500 万人以上，获中宣部五个一工程奖和文化部精品工程奖。《皇甫谧》也在基层巡演 100 多场并 2 次进京演出。其他几部戏也开始在全省巡演。

**（三）联合省林业厅、农业厅、旅游局、商务厅、药监局等发展生态中医养生旅游产业。**与林业厅联合下发了《关于加强药用木本植物种植通知》从今年开始，甘肃植树造林栽中药树。甘肃中医学院起草了种植规划并经专家论证随通知一起下发，对哪个市县适合种植什么中药树做了规定。正在与商务厅联合下发通知发展药膳产业，与发改委联合下发调整中医治疗价格的通知。正在与农业厅下发关于在退耕还林中种植草本中药的通知。天水市委政府已经筹集专项资金 3.8 亿元，在麦积山附近规划 23 万亩建设中医药生态旅游区。计划建设一个中医治未病馆，按照五行理论把中医树和草本、虫本、动物中药分五个区种养殖，并绘成地图。在 30 个山头上雕塑甘肃古代、近代、现代已故 10 大名中医塑像。建设中医文化墙，展示中医悬壶济世的历史故事和养生知识。建设不同朝代若干个中医代表人物的中医养生园（馆），邀请全国名中医坐诊。旅客在治未病馆做体质辨识和诊断后，带处方和中药地图自助采药，回来在专业人员指导下自助加工后服药。或到各朝代若干个中医代表人物的中医养生园治病。庆阳市在庆城县规划一个 50 万亩的中医生态养生旅游区，投资 1 亿元建设中医博物馆。平凉、定西、武威、敦煌等地也在筹划中医生态养生旅游区建设。

**（四）开发中医文化产品。**卫生厅与《读者》集团联合出版 300 种中医读物。包括：《中医启蒙读物》、《中医口袋本》、《话说中医》、《陇上名医》、《名剑单验方》100 集等。方案已经起草，准备在全国范围招标撰稿、编写。

**（五）与省旅游局筛选中医旅游纪念品。**包括：家用拔罐器、针灸铜人、场效应治疗仪、家用蜡疗机、颈椎治疗仪、前列腺治疗仪、刮痧机、保健锤、艾灸器、特产中药、中药饮片、《民间单验方》、《中医汤头歌》、《中医三字经》、《针灸甲乙经》、《黄帝内经》、穴位图、食疗产品（黄花菜粉治疗痛风、抑郁症，料姜石粉治疗慢性结肠炎、装修房子时吸甲醛）等。

**（六）动员市县建设中医药博物馆。**庆阳市已经决定在庆城县投资 1 亿元建设中医博物馆。我建议组织一批拉卜楞寺的画家、敦煌研究院画家和全国知名画家每人画几十米，从伏羲、岐伯画到现代中医，把历史上主要中医学术流派、事件、人物画出来绕道贴在中医博物馆墙上，创一个吉尼斯世界纪录。

**（七）开展中医健康巡讲。**卫生厅成立了健康教育协会和卫生文化促进会。每年请省内外中西医专家开展健康讲座 40 多场，培训健康教育师资，在此基础上开展健康教育进厅局、进企业、进大学、进基层、进家庭。

**（八）动员 13000 多中西医开微博，宣传中西医文化知识。**开发了 3 个全国最大的微博矩阵。开发了微博寻医问药平台、12320 微博平台、微博血液指数等产品。微博是突发事件的预警平台。一个病人因急性胰腺炎交3000元在省级一个医院住院，病人在媒体反映一片药未吃3000元就花完了。卫生厅及时在微博上就事件表了态，并派患者权益维护协会和有关处室工作人员调查，调查结果是病人反映情况基本属实，是医生把3000元全开了检查和化验。结合这位医生以往表现，医院给他记录了不良业绩，停止了他的处方权，改为从事一般性工作。甘肃老中医刘宝录用中医中药治疗50个艾滋病人，持续7年效果很好，病人血液CD4细胞水平逐步提高，劳动能力恢复。为了让更多艾滋病病人享受到中医药治疗，我们把刘宝录用中医药治疗治疗艾滋病的消息发布在了微博上，广州日报和甘肃媒体都作了正面宣传。微博是向百姓问政的平台。网民建议造林造中药树，我们采纳了这一建议。微博是卫生系统防范职务风险的平台。一个患者发微博说，省级一个医院医生作风转变了，态度也不错，给他开了廉价的药，但药房说没有这个药，找了个熟人去一问又有这个药了，说明药房在拿回扣，廉价药回扣少不给取药。卫生厅立即调查并建立了一个制度，即，每个医院都安装防统方软件，这个工作完成后，厂家就不知道哪个医生开了多少他的药了，也就无法给医生回扣了，全省三级医院已经安装完毕，效果非常好。微博是群众自我教育的平台。今年下半年，兰大一院和省妇幼保健院都遇到护士被打事件，患儿因腹泻脱水血管凹陷护士给孩子输液第一针没有扎，孩子的奶奶就打护士的耳光。我把这个事件上在微博里，有5000多网民转发和评论，兰州日报等媒体看到微博后去医院做了跟踪采访报道，取得了良好的社会效果。11月22日，由著名民间研究咨询机构-零点研究咨询集团举办的2011首届零点民声金铃奖颁奖典礼上，甘肃省卫生厅荣获“倾听民意政府奖”，被人民网评为10大政务微博。

**（九）出台了几十条支持中医发展的政策。**

第一，省财政补助工资招收医学大学生到乡镇卫生院工作。2009年开始，省委、省政府每年招5000个大学生到乡卫生院工作，三分之一是中医，连续3年共招了13000名医学大学生。省委组织部资助为乡镇卫生院招收400名医学大学生。卫生部执业医师项目为甘肃招收近1000名执业医师。原省委书记陆浩同志和两任省长徐守盛、刘伟平同志看得远，决定再招3年，一共招5年，5年能招2万多个大学生到乡镇卫生院。省人力资源和社会保障厅、卫生厅联合发出通知规定，从2009年开始甘肃县以上医院进大学生，要从基层逐级选拔，不准直接招。所以5年之后，乡卫生院的这些大学生就能逐级选拔到县以上中西医院工作。由于甘肃医学毕业生就业率高，2010年甘肃中医学院高考招生提档分数线是全省文科第一，理科第三，全部是第一志愿，第二志愿一个都没有招。原来，甘肃中医学院毕业生由于就业率低，招生时分数线多次降低到二、三志愿才能招到学生。

第二，开展“西医学中医、中医学经典”活动。五十年代甘肃卫生厅第一任厅长刘允中就提倡西医学习中医，他一到卫生厅就从北京调58名中医到甘肃工作。2008年甘肃开展西医学习中医活动时，省人事厅发了一个通知，西医考高级职称时必须加考中医内容，占20%的分值，每年有850名西医脱产学习中医。当时阻力非常大，许多西医大夫找领导要求取消这一政策，有一个外科医生找我们当时的中医局长（现在是甘肃中医学院副院长）郑贵森同志说，你们没有事干了吗？外科手术这么忙，考职称还考什么中医。中医局长说，你职称英语考了吗？回答说，考了。中医局长说，中医是老祖先留下的东西你都不愿意考，外国人的东西你考他干什么？这位外科医生回家想了3天回来对中医局长说，我想通了老祖先的东西（中医）应该考。后来有的领导问我，让西医学习中医是你想出来的，还是谁建议的？我说，是毛主席1956年提出来的，我哪有这脑子。卫生厅压力非常大，最后只好找当时的省委书记陆浩和省长徐守盛对西学中作了批示，甘肃日报和甘肃电视台播发了领导批示，《中国中医药报》专门发了2篇评论，其中一篇说，甘肃西医学习中医创造了一个新的医学模式，双黄连事件中死亡不少人，检查结果是双黄连制剂本身没有问题，是部分西医不懂中医辨证，给寒症病人注射了性寒的双黄连，寒病用寒药把人注射死了。这才统一了大家的认识，现在西医学习中医的积极性很高。

第三，开展了省、市、县、乡、村五级中医的师带徒活动。全省选了 1000 多个祖传的、每天能看 30 个以上病人的中医师傅，每个师傅带 3 个徒弟带 3 年，共带了 3355 个徒弟，省财政三年给每个师傅 6000 块钱，每个徒弟给 3000 块钱补助。我们分别在兰州、武威、天水、陇南等地举行了大型中医师带徒拜师仪式。另外，我们还办了个 40 人的中医研究生班，每年补助 1.2 万块钱。在甘肃省中医院设立了中医是护理培训中心，各级中、西医医院的几百名护士长分批参加了培训。我们计划用 3 年时间在各级各类医院全部推广中医式护理，每位护士必须学习中医适宜技术，包括：埋耳针、推拿、蜡疗、理疗、艾灸、内病外治等技术。2010 年开始，甘肃卫生厅在甘肃中医学院附属医院、甘肃省中医院、康县中医院等地设立了中医正骨培训基地，对各级中、西医骨科医师进行了多期中医正骨培训，80 多岁的中医正骨专家郭宪章、70 多岁中医正骨专家宋贵杰和他们的徒弟们亲自讲课。我们计划用 3 年时间把全省县以上医院西医骨科医生全部培训会中医正骨技术，今后甘肃骨折的患者能中医正骨夹板固定的，一律不做手术，下决心降低骨折西医手术率。卫生厅在武山疗养院、中医学院附属医院设立了蜡疗治疗关节炎培训基地，分批对各级医院开展了蜡疗技术培训。我们计划用 3 年时间把蜡疗治疗关节炎技术覆盖到所有医疗机构。目前我们已经给临夏州、定西市、酒泉市、庆阳市乡卫生院配了蜡疗机。卫生厅在中医学院附属医院设立了真气运行法培训基地，用 3 年时间让全省所有医务人员学会真气运行法技术，并免费给患者和群众传授这项技术。卫生厅还大力开展了其他中医适宜技术培训工作。

第四，开展岗位练兵、技术比武。在各个医院开展中药炮制大赛、针灸大赛等比赛基础上，卫生厅每年都搞中医的岗位练兵、技术比武活动，有力地促进了中医药人员业务技术水平的提高。

第五，加强临床基地建设。我们搞了 3 个中医的临床基地，一个是中医院，一个是医学科学院，一个是中医学院附属医院。2010 年我们给省中医院骨科临床基地 680 万元，中医学院附属医院针灸临床基地 480 万元，医学科学院 400 万元。我们要把骨科临床基地发展到 600 张床，现在已经达到 400 张床。甘肃地方工资低，留住人才难，为此，我们开展中医亚专业分化，让有技术、有能力的专家领头发展一个专业，现在省中医院临床基地成立了 15 个科，让一些技术强的人担任科主任，发展势头非常好，甘肃中医学院附属医院针灸中心也在开展亚专业分化，全院职工人人都学习针灸技术，在所有科室开展针灸业务。

第六，出台政策文件。省政府出台了支持中医药发展的意见，下发了开展中医药先进县创建活动的通知。国家中医药管理局还给甘肃发了支持甘肃中医药发展的意见，与甘肃省政府签署了共建中医药综合改革试点示范省的协议。省委组织部、人社厅、财政厅、卫生厅联合下发了省市县乡村五级中医师带徒工资的通知。省发改委、人社厅、财政厅、卫生厅联合下发了加强中医工作的通知。省人大开展了中医药条例执法检查，省政协开展了中医药工作调研。省编办 2010 年给省中医局批了 1 个副厅级领导职数，给省中医院和甘肃中医学院附属医院核定了编织标准。省财政把中医机构和西医医院中医科床位补助从 1.52 万增加到 2.28 万元。

第七，在医改中充分发挥中医药的作用。全国的医改都是五项内容，甘肃的医改是六项，加了个中医药，包括六个配套文件全部有中医内容，每个环节上都有中医。

第八，推广使用地产中药材。我们以县为单位开展了中药材资源调查，然后以县为单位把常见病的疾病谱排出来，与地产中药材结合，组织每个县编 10 个左右的中医处方，用于治疗常见病。使用 10 个处方治疗常见病的，新农合给予 100%报销，中医扎针、拔火罐等适宜诊疗技术，新农合也 100%报销。2010 年我们与人事和社会保障厅联合发出通知，2011 年开始，甘肃城乡居民住院、门诊吃中药（目录内）使用扎针、拔火罐等中医适宜技术，医保和新农合 100%报销，这是甘肃出的一个大政策。

第九，院内制剂在全省使用。过去食品药品监督管理局规定院内制剂只能在医院内部使用，2009 年药监局归卫生厅管理后，把院内制剂批成全省都能用，各乡、各镇、各村都能用，开座谈会时，各位处长都说有规定。药监局长高建邦说，“今天只说这个手续怎么办，先别说规定"，当时就同意了。后来手续办得慢，药监局长想了个办法，把这个手续放在政府政务大厅里办，93 种院内制剂很快就批了。2010 年第二批 100 多种院内制剂也已经过论证批准全省使用了，最近在组织审查第三批院内制剂。

第十，我们改了等级医院的验收标准，三级、二级、一级这些医院的验收，中医发展情况做到一票否决。中医发展不起来，等级医院不给验收，逼着综合医院发展中医。2011 年省财政拿出 6000 多万元，卫生厅制定了省级医院治理过度医疗、发展中医工作考核标准，引导省级医院治理过度医疗和发展中医。省级 9 家医院如果那家医院过度医疗治理得好，群众看病效果好、费用低，中医发展得好，就能多得到 200 万元左右的床位补助，相当于一个中等医院一年的收入节余总额的 1/5。

第十一，每个市、州建 1-2 个中医特色的社区卫生服务中心，纳入每月的重点卫生工作月通报制度，每一项工作的后 3 名市、县要通报批评，通报送省委、省政府，市委、市政府。此外，我们还要求每个县每年建 10 个中医特色的乡镇卫生院。2012 年我们的目标就是把所有乡镇卫生院和社区中心改造成中医特色的，要求乡镇卫生院和社区中心最少要有 3 个指标：总收入的三分之一是中医，药品收入的三分之一是中药，工作量的三分之一是中医。现在大部分都做的差不多了。

第十二，综合医院要设中医科，同时设中医管理科。中医管理科就是考核西医科发展中医的情况，包括西医科中药消耗量、中医师到西医科查房制度落实、中医会诊人次、中医参与治疗率、非手术治疗率等。要求综合医院建立中医师每周到西医科查房 2 次的制度，西医查完房后，中医查，这样中药用量就上去了。每个医院都要考核西医科室中药用量，上不去的扣奖金。我们的目标是 3 年内把所有综合医院改造成为中西医并重、中西医结合的医院，使综合医院中医参与治疗率普遍达到 85%以上。

第十三，公共卫生机构设中医。各级疾控机构都成立中医科，各级卫生监督所都建立中医监督科，妇幼保健站成立中医科。我们于 2010 年立项研究中医治疗肿瘤、艾滋病、尘肺、乙肝、高血压病、糖尿病和高血脂，省肿瘤医院对 10 种肿瘤各制定了 10 种中西医结合方法治疗的新的临床路径。省二院用 10 几种中西医结合的方法治疗失眠，成立了睡眠中心。省三院用 10 中西医结合方法治疗尘肺取得很好效果。甘肃中医学院的老中医李少波 102 岁今年无疾而终，他发明的真气运行法治疗高血压、胃病和乙肝效果非常好，我们给了 20 万科研费进行研究。我们还选了 3 个社区搞试验：芹菜降血压、茄子降血脂、苦瓜降血糖。试验成功后，甘肃准备发展 3 个蔬菜产业，治疗 3 个慢性病。

第十四，在兰州中川机场附近征了 3000 亩地，建设一个中医学院和一个中医学院附属医院，这是 1000 亩；另外 2000 亩建设一个医专，建一个大医院。我们计划支持平凉市、庆阳市、定西市、天水市、武威和酒泉市建设中医药旅游生态园，把中药种植、加工、中医旅游保健产品开发销售、中医诊疗、保健、中医文化普及等都放在中医药旅游生态园。比如，建设芹菜园，在墙面上介绍芹菜如何降血压的知识，高血压病的游客自己去地里采芹菜，自己加工服用，学会芹菜水治疗高血压方法，还可以销售加工芹菜水的器械。中医在中医药旅游生态园给游客指导养生知识、看病。园内载中药树供游客纳凉，学习中药常识。在园内开展中医、藏医保健项目。在园内开展中医适宜技术现场学习项目，如：治疗椎间盘脱出、骨质增生，用半碗生黄土和一斤白术，炒焦研细加水加蜂蜜煮成稀膏，外用。治疗椎间盘脱出、骨质增生效果非常好，把这项技术教给游客，并卖给一些器械和药。

第十五，在乡镇成立乡镇卫生办公室，相当于乡镇政府的卫生局，设置一个人专门抓中医，这就把乡镇中医抓起来了。

第十六，我们注重调动群众参与中医药的积极性。把老百姓吃中药、扎针的欲望调动起来，中医才能发展起来。所以我们采取了几个措施：一个就是只要患者吃中药，报销率提高到 100%（目录内中药），效果非常好；二是刷写了大量固定宣传标语，宣传中医的养生知识。2010 年我们安排部署每个综合医院的西医科都要把中医养生知识贴在墙上，让医生学，让百姓看，把中医的氛围营造出来。

另外我们开展健康教育，安排了四十几场健康教育讲座，都有中医的内容。排演了两部戏，一个《医祖岐伯》、一个《皇甫谧》，通过演戏的方式，把群众吃中药、针灸的欲望调动起来。再一个就是在综合医院设支持中医奖，哪个西医宣传中医宣传得好，介绍病人到中医科去，就给他奖。我们正在评选甘肃古代10大名中医、甘肃近代10大名中医，甘肃现代（已故）10大名中医，甘肃省名中医，甘肃省乡村名中医，评选甘肃中医世家（3代—10代以上）。让老百姓投票，通过投票选举形式宣传中医药，营造中医药发展的良好舆论环境。

第十七，认真实施国家中医药综合改革试点示范省工作。国家中医药管理局把我省确定为中医药综合改革试点示范省，省政府为了贯彻落实好此项工作，下发了在全省开展中医药先进市县和示范市县的通知，省卫生厅把中医药综合改革试点示范省的任务分解到各处室。

第十八，加强民间中医工作。开展了“杏林觅宝”活动，吸引全国中医人才到甘肃讲课、带徒、坐诊，就业发展。派中医学会会长侯志民同志带庆阳市、平凉市卫生局长到山西运城学习了发展民间中医的经验，在庆阳、平凉开展民间中医发展试点。著名民间古中医专家李可和广州南方医院的徒弟吕英在甘肃中医学院附属医院建立了“李可中医流派传承基地”，收甘肃10名甘肃学员为徒弟，举行了隆重的拜师仪式。内病外治专家栾加芹博士已经同意来甘肃开展培训工作。北京武医堂已经来甘肃达成协议，准备在甘肃开分店。2012年将在甘肃天水召开陕甘宁民间中医大会，邀请全国知名专家参会指导，打造中医陕甘宁实验区。

第十九，中医药人才队伍建设问题。积极引进和培养中医药人才；学习山西运城经验，探索解决民间确有一技之长中医药人员执业的问题。各市县要收集整理民间单验方，由省中医药研究院、省中医学校组织专家审核，卫生厅统一组织出版，各市县出一个分册，全省出版100册民间单验方集；广泛与国内外专家联系交流，争取北京中日友好医院12个中医科支援甘肃省肿瘤医院12个西医科，推广、落实省肿瘤医院用10个左右中西医药方法防治肿瘤的临床路径，力争在中西医结合治疗肿瘤上有突破。给广州南方医院李可中医药传承基地继续派送中医药副高以上人员学习。整理出版中医世家医案经验；加强对中医药五级师承工作的管理，对没有认真跟师的徒弟要取消资格；对疗效确切的蜡疗治疗关节炎、真气运行、中医正骨等中医药适宜技术积极推广；选择10种疾病，每种疾病探索10种中医综合治疗方法。

第二十、中医医院姓“中”的问题。有的中医医院，西化的现象比较严重，看不到中医的特色，要坚决纠正。每个中医医院要考核中医药的使用增加了多少，西医药的使用降低了多少。要考核中医药参与治疗率、纯中医治疗率、非手术治疗率等。

第二十一、所有综合医院要成立中医管理科，重点做好考核重症监护室等西医科室应用中医药的情况。

第二十二、加强中医应急工作。建立中医应急体系，制定了中医应急指南、中医应急预案和中医应急体系建设的意见。

第二十三、中医健康教育工作，中医药学会建立中医药健康教育专家库，开展师资培训，各市县开展了中医药巡讲巡诊活动。

第二十四、中医药科研工作。重点对中医药治疗艾滋病、尘肺、肿瘤、高血压、糖尿病、真气运行法治疗乙肝、蜡疗治疗关节炎、内病外治等进行研究。研究民间中医，开展古中医科研，专家微博宣传古中医。

第二十五、院内制剂的研发使用。院内制剂是体现中医特色的重要方面，院内制剂在全省可以调剂使用，已公布了200种，而且新农合、医保病人使用可以全额报销。有了政策，大家要充分利用。科研单位、大学、医院、企业要通力合作，把疗效好的中药院内制剂积极向新药转化。

第二十六、中医医院的护理服务体现中医特色优势。对中医医院的护理人员进行中医基础理论知识及技能培训，积极倡导“护理整体观”，“因人施护”、“因病施护”、“辨证施护”，开展中医特色护理项目，对病人心理、饮食、用药、康复等实施整体护理。同时，充分发挥中医中药特色，开展中药熏蒸、中药热敷、穴位注射、推拿按摩、真气运行等特色项目。

第二十七、中医医院的现代化设备要为中医药服务。中医医院使用先进的诊疗设备，要成为中医望、闻、问、切的延伸，帮助中医明确诊断、评价中医药的疗效。天水已经研发出了大型中医诊疗设备和小型中医诊疗器械，开展非药物疗法。卫生厅在天水召开了医院院长与药械企业产品对接会暨院内制剂调剂会，省内产品和院内制剂与院长进行了对接。

第二十八，载种中药树。我们协调省林业厅下发了发展生态中药树的通知，每亩补助200—300元。我们同时动员天水市、庆阳市、武威市、酒泉市、定西市、平凉市等开展了这项工作。今后还可以围绕中药树种植，开办中药加工企业。

第二十九，中医对外开放。我们计划招收100名左右的外国学员来甘肃学习中医针灸技术和真气运行法技术，在国家中医药局支持下，我们准备与墨西哥等国合作开展这项工作。利用国家中医药局国际合作平台，与韩国釜山大学、韩国大邱市、新西兰针灸公会、孔子中医学院、澳大利亚医疗机构开展合作。

第三十，利用中西医开微博推动创建中医药工作。卫生厅已经组织在新浪和腾讯网开通了近一万个专家和管理人员微博，其中1/3是中医微博。还在人民网开设甘肃卫生系统官方微博。要利用微博给群众普及中医养生知识，进行健康咨询，介绍经过验证的民间单验方，与国内外专家开展讨论，推动中医师带徒工作。

第三十一、中医宣传工作。在电视台开办中医养生讲座，成立中医文化促进会，排演中医戏曲，开办“天下中医网”和“天下中医杂志”“民间中医杂志”宣传中医工作。正在策划“中医陕甘宁中医实验区”，起草了发展中医的协议，正在与陕西、山西、宁夏、青海卫生厅签署中。天水市卫生局已经与陕西宝鸡市卫生局签署了中医药合作协议。

**（十）开展岗位练兵、技术比武，普及适宜技术知识。**2009年开始，在各级医院层层开展岗位练兵、技术比武的基础上，省卫生厅每年组织6场全省技术比武决赛，获得一等、二等和三等奖的个人，省总工会、团省委、省妇联分别授予岗位能手和荣誉称号，其中，护理和中药炮制大赛第一名还获得了省级劳动模范称号。各医院还将获得决赛一等奖的个人是临时人员的转为正式人员。卫生厅被评为全省职工素质提升工作先进单位。

## 10、陈其广主张六大战略复兴中医

作者陈其广先生简介：中国社会科学院经济研究所研究员。主要研究领域包括经济发展历史、改革开放政策及效果评价、科技成果转化及企业中长期战略管理。2004年担任国家社科基金重大课题“中医典籍研究及英译工程”秘书长，触及中医药领域。2008年开始任中医药国情调研组执行组长。

进入新世纪以来，在党和政府方针政策指引下，经过业界努力和各界支持，中医药领域呈现出前所未有的良好局面。准确、充分认识中医药战略特性，有助于把握正确方向，增添克服艰难险阻的信心和勇气，全面、深入、持久地做好“扶持和促进中医药事业发展”的工作，使中医药对振兴民族、繁荣国家所具有的重要战略作用得以更好发挥。

尽管“战略”通常被理解为和计谋、定位或模式一类概念密切相关，是人类用主观认识和意志赋予客观事物的，然而笔者认为：为事物内在本质和关联环境因素所共同决定的该事物的战略价值，并非人们从主观认识和意志出发，赋予事物和行为的外在特性，而是因事物自身所具有的方向性、关键性和全局性本质而客观存在的内在特性。

正因为中医药具备了此种客观的内在战略特性，从而对国家、民族的生存和发展就具备了至少以下六个领域的战略价值。

医药战略价值

从最直接的应用领域——医药卫生来看，结合医改的推进建设具有鲜明中国特色的医药卫生体系与国民健康保障体系，是一项非常必要和极其紧迫的重大国家战略，而唯有中医药才是成功建设这两个体系的战略基石。

经济分析：承受力约束刚性和效益有利性

当前，国民医疗保障已成世界性执政难题，关键在于：无论采用何种支付方式，只要无法有效控制医药费用吹气泡式的膨胀，现有医保体系的各类支付主体都将难以承受持续增长的医药费用负担，从而迟早引发政治和社会问题。而我国当前以至今后相当长一个时期内的经济状况都必定无法承受照搬国外所谓“现代先进医药模式”将造成的巨大支付压力。

数据表明：尽管近年来我国经济增速持续居于世界前列，GDP 总量已是世界第二，但人均 GDP 排名仅位列全球第 90 位左右，不及美国的十分之一。医药费用支出，目前我国卫生总费用占 GDP 比例已达 5.2%，人均年卫生总费用超过 1820 元，创造了历史最高纪录。可是美国仅医疗开支就占 GDP 的 18%左右，比我国卫生总费用还高 13 个百分点。美国人均医疗费用 8000 美元（超过人民币 50000 元，其中仅药费就需 6000 元），是我国的 40 倍左右。即便如此，这还是我国卫生总费用增速连续多年超过 GDP 增速，国家财政卫生支出占卫生总费用的比例从 2001 年到 2011 年几乎翻倍的结果。如把美国人均医疗开支水平作为“国际先进医疗水平的服务”标准，仅医疗开支一项，2010 年我国就需要 67 万亿元，而该年我国 GDP 总值只有 40.12 万亿元。

因此，以美国为典型的用“尖端的理化检查设备、巨资研发的各类新药和层出不穷的手术新方法”作为技术支撑的高成本的所谓“现代先进医药模式”，绝非当前乃至今后相当长一个时期内我国经济发展水平和人民收入水平所能承受。我国不应该也没有经济能力来追随、抄袭西方发达国家这种将医药垄断企业利益隐身于“高科技”之后的医疗模式。这是经济分析的必然结论。

技术分析：有效性和合理性都是硬道理

1.中医药自古至今都是养护健康、防治疾病的有效手段

尽管中医药和西医药从哲学基点、方法论到直接目标和手段都存在重大区别，但二者都是人类维护健康、防治疾病的有效手段。有少数人认为：只有现代西方医药知识理论和方法手段能够解释、验证的医药理论和方法才是“科学”，否则就是“伪科学”。这种认识从否定在任何历史发展阶段人的认知能力都是有限的这一基本事实出发，不但否定了真理的实践性和相对性，而且否定了科学的开放性和渐进性，是一种片面和短视的认识。包容于中医药知识理论中的深邃的中国哲学思想以及广博的植物学、动物学、矿物学、物候学、地理学等知识绝不能“依样画葫芦”，简单搬用西医药学的理论和方法来裁定、套改。我们迄今不能解释的自然现象乃至人体自身功能效用不计其数，但这并不应成为彻底否定其存在的理由，更不应成为我们永无止境地探索真理的羁绊。

中医药是中华民族用数千年时间和亿万人生命实践不断发现、创造、积累、检验和完善所形成的一个原创、独立、完整的知识理论和方法技能体系。中华民族能五千年来生生不息、日渐强盛，中医药的确功不可没，任何尊重事实的人都无法辩驳。

非但如此，即便是对各种化学污染造成的生理疾病和因生活工作节奏加快、人际竞争激烈造成的心理疾病此两大类所谓“现代疾病”，如若民众都能理解和把握中医药重视“治未病”，强调“食饮有节、起居有常”、“性命双修、形神共养”的特点，从注重饮食起居和精神调养等方面做起，现代疾病的危害就可能在相当程度上被控制在萌发阶段。传统中医药在当代依然有勃勃生机、依然可以祛病强身、保家卫国的事实，不仅从广东用中医药方法防治 SARS、北京用古方研发治疗甲流新药等防治当代重大流行疫病的成果中得到明证，甚至在救灾抢险应急场合运用中医药简易方法有效防治了部队群体伤病的事例也绝非仅有。认定中医药是当代乃至今后人类防治疾病、养护健康的有效手段言之有据。

2.应用中医药养身健体、防治疾病是人类合理的上佳选择

对浩瀚宇宙和广袤自然而言，人类是什么角色又应有何种作为？这是决定医药学的哲学基点问题。相对而言，中医药学更多是传统农业文明的产物，信守“天人合一”、“天人相应”：人无非是

自然界中一类生灵，故此应该敬畏天地、顺应自然，与周边环境和其他生灵和谐共生、各得其所。而人自身也是一个各部分间密切关联的“小宇宙”，患病主要是人体功能出现了问题，如阴阳失衡。因此强调养生——防重于治，强调辨证施治——着眼整体调整，强调“固本培元”、“扶正祛邪”——保护和增强患者自身内在的抗病机能。而西医药学是近代工业文化的产物，崇奉人的独立创造能力——“物我两分”、“人能胜天”，把人看成是万物主宰——要“人定胜天”。擅长线性的分析还原思考方法，认为人之有病，主要是人体部分物质出现了问题。而医药学就是医者主导，用人造物质和人为手段“努力找病、除恶务尽”。

世界卫生组织曾将 21 世纪医学发展方向归纳为八个转变，即：从疾病医学向健康医学，从重治疗向重预防，从对病原的对抗治疗向整体治疗，从对病灶的改善向重视生态环境的改善，从群体治疗向个体治疗，从生物治疗向身心综合治疗，从强调医生的作用向重视病人的自我保健作用，从以疾病为中心向以病人为中心。对照之下，中西两种医药学究竟谁更符合今后的转变方向，应当不言自明。从更广泛、更长远看，究竟哪种医药学对人类与自然“长相厮守”更有利，同样不言自明。

对生理上的“弱势群体”，中医药优势更加明显。以我国为例，由于前一时期“以药养医”的过度市场化行为引发了过度医疗的普遍现象，进而生成了一些医源性和药源性问题，其中滥用抗生素尤为突出。如能及早普及中医药服务，婴幼儿就能较少受到抗生素、激素的早期危害，有利于其自身免疫系统的正常发育成长，而老年人也能更多利用生命的“自组织、自演化、自适应、自稳态和自调解”功能，即便是“带病生存”，也总比动辄施行各类外科手术和放化疗更合乎天道人情。对于老年病、慢性病，应用中医药结合中国传统特色食疗、心疗等方法，其优越性更是无与伦比，为有效化解我国老龄化社会医疗保障重大难题提供了“定海神针”。

以上分析中，如说经济承受能力分析得到的是刚性结论，对技术有效性和合理性的分析得到的就是对刚性结论的刚性支撑。事实上，技术路线和经济成本之间存在非常直接而密切的关系，决策选择的结果往往是所选技术路线直接决定了经济成本。决策我国医药卫生体系和国民健康保障体系的建设方案同样无法回避这一规律。因此，中医药为其自身哲学基础、认知路径和行为规则所决定，从养生保健、疾病预防和治疗多个方面都具备了成为我国医药战略基石的特性和价值。

经济战略

普及中医药服务可以明显提高医药卫生领域的社会经济效益

中医药界有不少人士反对把“简便验廉”的“廉”作为中医药特色优势来强调。因为在前一时期医药卫生过度市场化、商业贿赂成为夺占市场份额利器的环境下，中医药的“廉”反而“南辕北撤”地成了从业人员获取合理经济报酬的障碍，不但打击了他们学习传统医药理论和技术的进取心，甚至削弱了他们对医德的固守意愿。但正如甘肃省在决定医改方针时所强调的现实所言：因为甘肃是“穷省”，所以要“用最简单的方法解决最基础的问题，用尽可能少的费用维护居民健康，走中医特色的医改之路”。从国别对比来讲也完全情同此理：我国的多数人均指标和发达国家相比差距甚大，是确确实实的“发展中国家”。如果我们还要“言必称希腊”，硬把发达国家已危象丛生的“现代先进医药模式”作为我国的“范本”，至少也是“未富先奢”陋习在医药领域的表现！现实和逻辑告诉我们：“最简单的方法”必然是对日益复杂化、高度商业化的“当代先进、尖端”医药硬件技术依赖最少的方法，而“尽可能少的费用”只有努力采用“最简单的方法”才能实现。

卫生部门的统计表明：即便是在需求旺盛导致中药材价格持续提升的情况下，全国平均而言，和以西医药为主体的综合医院相比，中医院的门诊人均次和出院人次的医药费用仍然要低 20%左右。由于大力推广中医药服务和惩处过度医疗并举，甘肃省中、西各类医院合计的此两项费用硬是比全国平均要低 40%～50%。受公开数据不足约束，笔者只能用 2010 和 2011 两年可获得的数据保守推算，结果是：如果全国除甘肃和西藏以外的所有省、自治区、直辖市都能把此两项费用降低到甘肃已经达到的水平，那么全国一年节约的医药费用很可能达到甚至超过5500亿元。按照2011年推算数据，仅这笔费用就可单独满足5亿户籍人口一年的门诊和住院医药费用。如果有人质疑：相对低廉的医药费用对甘肃民众的健康是否存在不利影响？国家统计数据是最好回答：在西部十省区中，非但甘肃的人口出生率和死亡率等指标并不处于落后位置，而且人均预期寿命排列靠前，从2000年到2010年这一指标的增长幅度更为靠前。

中医药是我国典型民族传统产业，产业形态完整，对三农经济、边远和贫困地区经济发展拉动明显，且有国际发展前景

认定中医药是民族传统产业的典型，不仅因其历史悠久、应用普及，具有鲜明人文地域特征，更是因其具备跨接三大产业、多个行业的完整产业链，产业的结构丰富、分布广泛、关联紧密、形态齐全。

仅从第一产业的中药材野生采集和人工种植来看，全国公认道地药材品种至少有200余种，十几个主产区基本覆盖所有省级行政区划。此外，各省、市的区域性道地药材更多不胜数。以开展中医药工作颇具特色的山西运城为例，调查核实的常用地产植物、动物和矿物中药就有557种之多，其中地黄等还出口他国。种植中药材40万亩，年产值近4亿元，对当地经济有较明显拉动作用。全国多数省份，尤其是西部一些欠发达地区、贫困地区，都有用中药材种植和粗加工带动三农经济发展的实例。在第二产业内，不但有闻名遐迩的百年老店，还有改革开放后创办的大批中药加工企业，其中不乏独具地区和民族特色的厂家。近年来藏药、蒙药和苗药等兄弟民族传统医药使用范围的扩大就与中药加工制造业的发展有密切关系，彰显了中医药带动民族地区经济发展的潜力。至于在第三产业，从药材药品流通到医疗保健服务再到教育科研文化等等领域，中医药相关机构更如满天繁星。虽然统计部门从未发布过三大产业内与中医药相关的就业人数，但粗略估计应在1000万左右，受益人口可能有3000万之众。

而今，放眼国内，从平面到立体，几乎所有媒体都“傍上了”中医药，涉及内容由表及里、无所不包；中药产业产值2011年达到4178亿元，在“十一五”期间实现了年均22%的增速，到2015年很有可能达到6000亿元；中医院诊疗人次从进入新世纪以来也以年均约10%的速度增长；不但直接服务于民众身心健康的中医药需求明显旺盛，对食品安全具有明显效果的农用传统中医药（中兽医药等）也呼声渐高；尤为可喜的是，在甘肃，人们看到中医药院校招生久违了数十年的红火局面重现：非但录取分数线达到了文科第一、理科第二，且所录取学子都是第一志愿报考者。中医药“长征接力有来人”的新时期可持续发展曙光在前。眺望寰宇，尽管路途依然遥远而艰辛，但“中医药走向世界”正在迈开坚定扎实的步伐，中医药服务遍及全球160多个国家和地区，而且越是发达国家的民众对中医药的接受程度越高，从针灸合法化到中医药合法化的方向渐趋明朗；可以断定，这般万千气象必将孕育出中医药产业经济在国内外发展的更大更好机遇。

中医药是我国在全球医药经济领域的核心竞争力

其他经济领域一样，当今医药经济领域同样存在全球化现象，“科学无国界、利益有主体”。在关于中医药“科学”和“文化”属性的争议背后，是医药领域国家间、企业间的经济利益角逐。正因为中医药和西医药是从哲学基点、方法论到直接目标和手段都有明显区别甚至某种程度上对立的不同体系，因此，在满足疾患防治需求时就可能形成可选择、可替代关系，进而衍生出相互竞争的关系。

事实上，暂不论文化多样性和科学民主性的必要，仅从现实情况来看，哪怕是极其直观、感性的艺术领域，真正“中西会通”的人也是凤毛麟角。更何况事关人类健康和生命安全第一要务，在各自都是复杂深邃且尚有巨大发展空间的两个体系面前，轻率主张从理论研究到临床实践全面推行以融合为实质的“中西结合”，极有可能产生三重危害：对国家，消解了因有传统中医药的特色优势而在世界医药经济领域具有的核心竞争力；对行业，自惭形秽，妄自菲薄，在西方医药界已开始认识自身局限，试图通过向传统医药和其他民族医药学习，寻求出路的关键转折时刻，特别是在党中央、国务院明确重申“中西医并重”、“扶持和促进中医药事

业发展”大政方针的大好形势下，“事与愿违”地走偏、走错方向、痛失百年不遇的复兴发展时机；对从业者，特别是中青年，把绝大多数人奋斗一生都难以实现的一种愿望和可能当作自己职业生涯的起点和目标，在中西之间“心挂两头、踯躅彷徨”，贻误了有利于“术有专攻”、“业精于勤”的大好青春年华。

必须高度警觉的是：一方面，当前我国优秀中医人才和优质中药资源都处于紧缺状态，而海量优质中药材被作为植物化学药“提取物”的原料，产品廉价出口，加工附加价值严重流失；另一方面，在国内市场上销售的化学合成药物、生物制剂和复杂医疗设备器械里，合资和外资企业具有知识产权的产品销售额已远远超过了半数。如此局面，不容轻描淡写，更不容视若无睹。我们必须深刻理解和切实贯彻党中央、国务院有关方针政策，以“先治疗、后滋补”、“先国内、后国外”为序，把扶持中医药特色的推广、促进中医药优势的发挥作为中医药工作中心内容和紧迫任务，认真解决中医药机构“不姓中”问题，在做好公益性公共卫生医药服务的同时，广泛动员社会各界力量，从一、二、三产和各相关行业全面推动中医药产业经济发展，不断增强我国在国内、国际两个医药市场中的竞争优势。

经济战略特性和战略价值的分析表明：对国民经济整体而言，中医药是一个既有开源之功、又有节流之效的领域；对国际医药经济领域的竞争而言，中医药是我国独具特色优势的核心竞争力所在。

文化战略

中医药既有科学属性，也有文化属性，是中华文化和文明的重要构成部分

前些年有关中医药的争议有一现象颇为值得深思：以中医药是文化而不是所谓“科学”为依据，个别人主张将中医药从国家医药卫生体系中开除出去，甚至狂妄声称要废除中医药。而一部分认可中医药的人士也对把中医药说成文化耿耿于怀，认为此说贬低了中医药价值和地位，应该强调中医药的科学性。虽然在此不宜对文化和科学的合理定义做深入探讨，但有一点必须强调：无论科学还是文化，都只是人类认识、应对客观世界的角度和方法，两者间绝无高下对错之分。笔者曾提出：如将政治比喻成把握社会总体的方向舵，经济就是发动机，而科学和文化则是双翼。科学侧重于物质领域，而文化侧重精神领域，一旦两翼失衡必然导致重大社会问题产生。

对于医学，国内外有识之士都已提出：因其行为主体与客体都是人类，而人类是应从生物、精神与文化等各个层面的定义结合起来认识的高等生物，因此医学应该属于跨接自然科学和人文科学的第三类科学。同理，中医药体系既有科学属性又有文化属性。言其科学，因其揭示了生命、健康和疾病的规律，并建立了系统的知识理论体系和有效的应对方法技能体系；而言其文化，则是因其完整体现了中华民族的传统宇宙观、人生观和价值观，存活于炎黄子孙世代相袭的生活方式与行为规范当中，带有鲜明的人文特色。

我国哲学界有学者提出：非但是“医易同源”，中医药与儒、释、道都有一定的渊源关系，同时又有其综合性、独立性的一面。准确讲，中国哲学应是儒、释、道、医“四柱鼎立”的集大成者。从中医药的知识理论到方法技能再到物质手段，内涵和外延都广泛涉及到诸多精神要素和物质要素，从五千年前绵延不绝传承至今，深刻影响了我国民众的信念习俗，很大程度上转变为日常行为的规律和规范。从这个角度看，中医药的确是我国古代文化和文明各项成就中历史最悠久、系统最完整、应用最普及的。没有中医药的复兴就不可能有中华文化的真正复兴，而没有中华文化的真正复兴就不可能有中华民族的全面复兴。

文化是国家在当代国际社会影响力的决定因素之一，是国家竞争软实力的核心构成部分

如前所述，广义文化是“生存式样系统”。我们不仅要看到文化对精神生活的影响，而且要看到它对物质生活的影响。“文革”时期清一色的服饰、流行一时的“迪斯科、洋快餐”，都是文化影响力的表现。医药是人类维系身体健康和生命安全的重要手段，故此医药文化也可说是人的生身立命文化。有什么样的医药文化，就有什么样的医药行为习惯，最终就会有什么样的医药产业。

根据2009年权威科研机构发布的《中国现代化报告》，在世界131个国家中，我国的“文化现代化指数”排在第57位，只达到世界初等发达国家的水平；但文化竞争力指数则排在（120个国家）中的第24位，达到世界中等强国水平；而文化影响力指数排到（130个国家）的第7位，达到世界强国水平。如从数据看，我国文化在国际上的现代化、竞争力和影响力之间显得很不相称，但这恰恰说明：越是具有深厚历史积淀的民族特色文化，才越有显著竞争力和强大影响力。如果偏离中医药基本原理，违背其内在发展规律，把跟踪模拟西方医药作为现代化、作为发展中医药的主要手段，结果必然舍本逐末，丢了中医药特色优势不说，还极可能不自觉地为国际医药垄断企业打压中华民族传统医药充当开路先锋。

经历了400多年发展，意识到过分强调人的独立创造力和过度宽纵对自然的索取、改造行为所带来的严重恶果，西方发达国家中“后工业化”、“后现代化”的思潮和主张在逐渐深化和传播。西方医药界也逐步意识到人工化学合成药物和外科创伤手术的局限性，开始在“替代医学”、“辅助医学”、“自然疗法”等旗号掩饰下转向其他民族的传统医药寻找出路。众多跨国医药大企业纷纷在华设立研发中心，就是这一动向的典型表现。

在当前形势下，只有真诚面对党和国家大力“扶持和促进中医药事业发展”、广大民众踊跃学习和应用中医药知识、方法的国内大好形势，清醒认识国际医药领域日趋激烈的竞争态势和国外利益集团企图侵占我国巨大医药市场的用意，才能把中医药文化宣传和建设工作列入优先和重要的工作日程，才能切实培育、大力增强和充分发挥中医药文化作为软实力在国内、国际医药利益竞争中的有效作用，让中医药文化这一民族瑰宝为人类健康事业作出更大贡献。

安全战略

民众身体健康和生命安全是立国兴邦之本，中医药为此提供了双重安全保障

“国以民为本”、“安民保民”是治国第一要务。对民众而言，惟有身体健康和生命安全有保障，对生活、事业的追求才有意义和价值。为此，选择涵养身心和防治疾病的方法手段的重要性凸显。人类行为学的知名分析方法——马斯洛需求层次理论，也将生理需求位列第一，安全需求位居第二，其他等次排列。据此可见，对身体健康和生命安全的重要性的认识是国际共识。

中西医药都是人类防御疾病侵害的有效手段，之所以说中医药是我国民众保障身体健康和生命安全的战略工具，不仅是因为和对照事物相比较，中医药的治疗理念和方法手段更“法于阴阳、合于术数”，由此带来保留药物活性、避免耐药性、控制毒副作用和综合预后等方面的一些优势，增加了微观、技术层面上的安全含量。更重要的是：中医药是我国自主原创，且经历五千年漫长岁月、亿万人世代相传的生命实践检验的一个完整的知识理论和方法技能系统。尽管近代以来中医药多次遭受打击压制，但毕竟是数千年光阴和亿万人心血合力浇铸所成，绝难被轻易扼杀。从而就在灾难病害肆虐的关键时刻，为我国民众提供了一个卫护身体健康和生命安全的格外可靠、可信手段。在刚刚流逝的岁月里，我们看到：在现代医学还没有确认病毒病菌种类之时，中医药已经打响了与SARS的战斗，而且没有给患者造成后遗症危害；当国家为用进口药物防治全球重大流行疫病不得不拨发数十亿资金之时，中医药已用两千年前和两百年前的经典方加减重组，花费不到2000万就研发出疗效更胜一筹而价格却不及进口药物1/4的普及用药。

“安全”的要义，重在对危害的预测和预防，而不在事后处置。备选方案、实施手段的多寡和自主可控程度是判定“安全”程度的关键。对身体健康，中医药高度重视日常养生保健，主张“上工治未病”、要“未病先防、既病防变”，在预防医学领域从创发年代到体系完整程度等多个方面遥遥领先于国外。这可视为中医药为我国民众事前提供的健康安全保障。同时，在治疗疾病方面，中医药有明显区别于现代西方医药的特色优势，又为和病魔斗争，捍卫生命的尊严和权利提供了事后的生命安全保障。既然中医药知识原理为我国原创，所用方法和物质手段我国又拥有极高的资源自主性和可及性，故此从丰富可选方法手段以及确保所选方法手段的自主可控程度两个方面极大地提高了我

国民众的生命安全保障程度。

除民众身体健康和生命安全之外，中医药还为我国民族文化、经济等多个领域提供了安全保障

除了为养生保健和防治疾病提供安全保障之外，中医药作为“安全”战略工具的价值还有很多方面。以下从直接到间接略加陈述。

近来，食品安全已成热点中的热点问题。“民以食为天”、“病从口入”，一语道破天机。在构成“现代疾病”的各类生理疾病中，“食源性疾病”可能是最普遍最经常的。一日三餐，无论是植物源性还是动物源性食品，甚至在呼吸、饮水过程中，我们极易摄入过多的化学和生物学有害有毒物质。难道没有现代人工化学合成的肥料、药物和“添加剂”，没有现代生物学制造的激素、抗生素，我们真就生产不出“放心食品”了吗？！且不说我国农学在古代曾领先世界，助力了中华民族的生息繁衍，就是现今在我国依然有不用丁点化肥、农药、兽药而全面坚持使用传统农用（植物、动物）中医药的生态种植、养殖业存在。事实说明：“非不能也，实不为也”。农用中医药与人用中医药同宗同源、同理同法，如能认真重视和切实恢复农用中医药在种植业、养殖业中的使用，食品安全程度必将有大幅度的提高。

中医药和儒、释、道一起构成了中华民族传统文化的根基。只要中医药的理念、方法还存在、还被认可和运用，某种程度上，就可以说中华民族传统文化的根基还依然存在。事实证明：中医药的确是“野火烧不尽，春风吹又生”，近年来，由于党中央、国务院重视和引导，不仅中医药呈现出蓬勃生机，而且带动了“国学”的复兴。民族的复兴离不开民族文化的复兴，而中医药是传承、传播、推广、应用中华民族传统文化最有实效的途径之一。因此，中医药也就成为中华民族传统文化的安全屏障之一。可以说：中医药兴则民族文化、文明兴，民族文化、文明兴则中华民族兴。

在经济产业方面，我国是中医药知识理论和方法技能体系的原创者，因而中医药的产业基础、产业竞争力和产业市场是深深植根于中华大地的辽阔疆土之中，和亿万民众的起居饮食、生老病死紧密相连的。从而产生了中医药和其他产业尤其是现代引进产业明显不同的“本土性”或曰“根性”，当我们在“以市场换技术”的认识误区中陆续痛失了一些产业、行业的话语权和主导权的同时，中医药作为一个以中华传统知识理论和方法技能为基础的民族传统产业，虽然让试图全面控制我国医药市场的跨国垄断企业“如鲠在喉”，但却难以被轻易攻克、夺占。保护中医药产业的话语权和主导权也是保护我国民族产业安全的重要任务。

以上所述种种，鲜明地表明了我们将中医药作为我国国家安全战略组成部分的缘由。

生态文明社会战略

建设社会主义生态文明是新时期一切工作包括医药工作的战略导向

如果说“生态”是生存状态的中心表述，也没有明确的行为主体所指，“生态文明社会”则不同：不但明确了社会总体是行为主体，而且为社会总体的生存状态赋予了鲜明丰富的“生态文明”性质。以我国具体情况而言，生态文明社会建设的形象目标就是“十八大”报告提出的，可以“实现中华民族永续发展”的“美丽中国”。而在当前“资源约束趋紧、环境污染严重、生态系统退化的严峻形势”下，要实现这一目标，举国上下都“必须树立尊重自然、顺应自然、保护自然的生态文明理念”，“把生态文明建设放在突出地位”，作为一种战略目标、战略路径和战略举措，将之“融入经济建设、政治建设、文化建设、社会建设各方面和全过程”，并且“一定要更加自觉地珍爱自然，更加积极地保护生态，努力走向社会主义生态文明新时代。”

简言之，生态文明作为关系人民福祉、关乎民族未来的长远大计，必须建立在社会总体（包括国民整体和个人）对生态文明的深切认同基础之上，并全面体现在思想意识和行为举止之中。作用于维护人类健康和生命安全的医药领域无疑是其中关键一环：一方面，生态文明程度的高低对人类健康和生命安全程度有重大影响，另一方面，医药领域的理念认识和方法行为对生态文明社会的建设也存在直接影响。

“尊重自然、顺应自然和保护自然”是生态文明理念的三大基本构成要素，而作为中华传统文化核心构成部分的中医药无疑是全球医药领域内体

现此三大要素最为全面的“典型范例”：

在理念方面，中医药生命观的基点“天人合一”、“天地者，万物之父母也”，认清了人是大自然的产儿而不是造物主，对天地应有敬畏、尊重之心；健康观、疾病观和方法论的“天人相应”、“道法自然”，意识到人和自然相互感应，应采用符合自然规律的方法来卫护健康和防治疾病；在医药物质手段的运用中又有“相生相克”的关系学认识，提示人们：虽然每个物种都有其独特之处，但在生态系统中是和其他物种互相依赖、彼此制约的，“天地之大德曰生”、“和则相生”，主张人类应该珍爱生命，和自然界各种生灵和谐共处。

在实践方面，养生保健，中医因应“春生、夏长、秋收、冬藏”的四季变化规律顺势而为。并指出“精神内守、病安从来”，主张从日常注重自身心境行为与自然环境转换、人际环境改变之间的关系调适来缓解精神压力。防治疾病，首先是因时、因地、因人而异，充分顾及时空环境因素和人体个性差异，辨证论治，其次，中药取材于天然植物、动物和矿物，讲求道地和取用有法有度，以“四气五味”分其药性，又以多种炮制方法使其减毒增效，得以更好发挥“升降沉浮”、“归经”等机理作用，最后遵循“理法方药”、“君臣佐使”等由宏入微、主从有序的逻辑和规律灵活变通行医用药。可谓是事事、时时、处处体现了人与自然的和谐、协调关系。

现代生物学研究证实，人类在进化过程中用了数百万年时间来接触、了解、辨别和应对各种自然环境和自然物质，从而具备了对自然环境和自然物质“天然正确”的反应功能。消化酶的高度催化功能和专一性就是重要表现之一。而人为制造环境往往不利于人体正常发育和健康成长，人为制造物质非但不易被人体消化吸收，更不能被自然环境降解转化，极易产生难以治愈的人体和环境危害。因此，纠正前一时期对中药资源过度开发和不当扩大使用范围的错误行为，真正按照中药的天然物属性和生长规律，严格采集和种养方法，合理控制药材生产规模和使用方向，把中药资源作为战略资源来管理，对于修复生态、保护生物多样性、实现中药产业的生态战略价值至关重要。

精神文明也是生态文明构成要素，“大医精诚”是构建新时期人际生态和谐的突破口之一

必须强调指出：仅从物质层面理解生态文明的含义和建设生态文明社会的目标是不够的。“生态”并不局限于人和自然的关系，而且涵盖了人与社会、人与人的关系，所以生态的和谐不仅是物质层面的和谐，而且是决定人类行为的思想意识、精神境界层面的和谐。因此，生态文明必定是自然生态文明和社会生态文明兼具叠加的文明形态。某种意义上我们甚至可以说，离开精神文明就不可能有真正的物质文明，更不可能有真正的生态文明。单纯用金钱和生活资料的丰歉程度来评价物质文明的程度，必然导致“资源约束趋紧、环境污染严重、生态系统退化”。

认真学习党中央、国务院“努力走向社会主义生态文明新时代”的党纲国策，就要把生态文明建设贯穿于日常生活和工作之中，包括医药卫生工作之中，而其中尤应重视的是当代医药领域内精神层面的生态文明建设。中医药历来强调对行医用药者的精神境界和职业操守的要求，从《黄帝内经》的“天复地载，万物备悉，莫贵于人”，到唐代孙思邈的《大医精诚》：“凡大医治病，必当安神定志，无欲无求，先发大慈恻隐之心，誓愿普救含灵之苦，若有疾厄来求救者，不得问其贵贱贫富……皆如至亲之想，亦不得瞻前顾后，自虑凶吉，护惜身命，见彼苦恼，若己有之……一心赴救，无作功夫形迹之心”，再到明代李时珍的“夫医之为道，君子用之以卫生，而推之以济世”，中医药“医乃仁术”的核心医德观一以贯之，是医药领域生态文明建设的正确导向。前一时期医患关系紧张局面的产生，既有医疗领域过度市场化的外部影响，也有从业人员对自身精神文明、医德医风要求不严的内在因素。配合医改有关政策措施的落实，在合理制定和实现医药从业人员应有待遇同时，大力加强继承和弘扬中医药良好医德医风的工作，必将对医患关系改进产生有益影响，不仅为医药领域生态文明建设，而且为我国生态文明建设在人际关系领域的推进发挥极具示范意义的作用。

以上所述表明：从理念到实践，从人与自然

间的关系到人与社会、医者与患者之间的关系，中医药都符合生态产业和生态文明社会构建者的特质，对我国生态文明战略的实施具有不可忽视的价值。

科技创新战略

中医药是新时期我国实现自主原始创新最具潜力的领域

个别专业人士强调：中医药和西医药在16世纪以前并无重大区别，而当代的中医药和西医药之所以存在明显区别，是近代以来西医药在跟随时代进步，而中医药因循守旧，落后了。把以物质为中心的自然科学的发展当成时代进步的唯一或首要标志，这一观点虽有失偏颇，但的确陈述了一个事实：当代西医药学实质是以近代自然科学尤其是实验科学的诞生为起点，以现代自然科学的发展为主要依托形成发展而来的。这也是那些认为只有西方现代自然科学才是唯一科学的人士坚决否认中医药是科学的最根本原由。然而一旦我们回归到科学的最基本定义，如："科学是如实反映客观事物规律的分科知识体系"、"科学就是整理事实，从中发现规律，作出结论"等的时候，又有谁能否认有五千年历史的中医药学也"揭示了生命、健康和疾病的规律，并建立了系统的知识理论体系和有效的应对方法技能体系"这一事实？！

党的十六大以来，党和国家把增强自主创新能力、建设创新型国家作为面向未来的重大战略选择。党的十八大又提出："要坚持走中国特色自主创新道路，以全球视野谋划和推动创新，提高原始创新、集成创新和引进消化吸收再创新能力，更加注重协同创新。"强调了科技领域"中国特色自主创新"对提高社会生产力和综合国力的战略支撑作用。

不少科学家认为：21世纪科学技术的主要发展将体现在信息、生命、航天和新材料等领域。医药学与生命科学直接关联，极有可能成为热点之一。而西方发达国家医药界的最新研发动向同样表明：在经历了二百年的深度研发和高速发展后，以医者为中心、以病灶为靶点的对抗医学连同以人工合成为主的化学药物和外科创伤性手术的局限性已经暴露得比较充分，寻找新的医药理念和方法迫在眉睫。世界卫生组织关于21世纪医学发展方向的归纳准确表达了有关认识，即：应该从疾病医学向健康医学发展，从重治疗向重预防发展，从对病原的对抗治疗向整体治疗发展，从对病灶的改善向重视生态环境的改善发展，从群体治疗向个体治疗发展，从生物治疗向身心综合治疗发展，从强调医生的作用向重视病人的自我保健作用发展，从以疾病为中心向以病人为中心发展。任何对中医药有所了解的人士都不难据此判断：传承千年如今依然活跃的中医药从理论到实践都已经是当今世界各个医药学体系中最为符合上述八个发展方向的。以中医药基本原理和自身发展规律为立足点和出发点，针对我国和全球医药学的发展需求，坚持在继承基础上的自主原始创新，是我国中医药界和科技界落实国家科技创新战略亟待准确认识和妥当把握的一项重要课题。

事实无可辩驳地证明：尽管由于受过度追求物质财富积累所产生的"多因素生态、生活方式"影响，人类的疾病谱系发生了明显的变化，尤其是产生了一些具有较强传染性和较大危害性的、甚至是人畜共患的新型流行性疫病，同时，精神心理疾病也因利益竞争加剧、人际关系紧张而呈现异样高发趋势，但中医药依然大有作为：从介入"非典"治疗获得"零感染、零转院、零死亡和零后遗症"的优异疗效，到用经典方加减重组、低成本研发防治"甲流"的有效、低毒、少副作用的中药组方"金花清感方"；从将砒霜成功运用于治疗白血病获癌症研究创新成就奖，到发明"青蒿素"为数百万患者解除疾患痛苦获"小诺贝尔"拉斯克奖；直至最尖端的航天医学内的中医药应用，这些具有突出应用价值的科技成就，每一个从根本上都离不开对传统道地中医药知识理论和方法技能的深入理解、准确把握，是我国医药科技领域正确处理继承和创新关系，实现自主原始创新的典型范例，为我国今后在临床治疗和药物研发方面更好地坚持自主创新指明了正确方向。坚持这个正确的方向，中医药就一定能成为我国在世界科技领域尤其是生命科学和医学科学领域底蕴最丰厚、潜力最巨大、成效最突出的自主原始创新之剑锋。

中医药哲学观和方法论对科技创新的基本方

向独具重大指导意义

对科学技术基本属性的认识必然建立在一定的哲学观之上，而科技创新发展采行的方法路径也必然从基本哲学观衍生而来。在近代以前漫长历史时期中，种植和养殖业是人类依以生存的主要手段，经年累月与自然界万事万物的交往实践使人类意识到自身能力相对于自然力量的微不足道，因此更多地把接触、理解和适应自然作为奠定认识基础和寻求能力发展的目的与途径，“尊重自然、顺应自然和保护自然”成为人类切身领悟的根本生存之道、“天下大道”。然而，以蒸汽机和电气技术的发明为代表的近代工业革命，在让人感觉自身创造力似乎具有无穷发挥空间的同时，又带来了物质财富的迅猛增加，于是人类的想像空间和物质欲望急速膨胀，“人应胜天”、“人能胜天”、“人定胜天”的信念逐渐在科学技术和社会生活的各个领域传播蔓延，对自然的崇拜逐渐被对科技创造力的崇拜所取代，人类开始以宇宙主宰自居，在极个别科技领域甚至出现了违背自然规律、突破人伦道德底线的“创新”尝试。

无论是发达国家已有的经验教训，还是我国经济建设和社会建设的实践都告诉我们：面对无边无际的宇宙和气象万千的自然界，在迄今为止乃至今后相当长时期内的任何历史发展阶段，即便是借助于日新月异的科技手段，人类对宇宙和自然界的认识能力都是有相当局限的。我们已经完全理解了的自然物质、自然现象、特别是自然规律远比我们还没有理解的要少得多。就连对人类自身的认识可能也还更多地处在物质构成的初级阶段。这既是坚持科学开放性和民主性之所以必要的根本理由，也是真理相对性和渐进性之所以存在的根本理由，而科学和真理的实际魅力也就在于此。那种认为人可以对自然为所欲为、予取予求、贪得无厌的主张和行为，正是造成全球性“资源约束趋紧、环境污染严重、生态系统退化的严峻形势”的罪魁祸首。

“十八大”把科技创新放在“提高社会生产力和综合国力的战略支撑”的高度，提出必须将其“摆在国家发展全局的核心位置”。明确了科技创新的作用和地位，随之需要明确的就是科技创新的基本方向和基本方法。直观地说，在真切感受到大气污染对“吐故纳新”的威胁，食品安全对身心健康的危害的情况下，我们应该而且必须达成一个社会共识，那就是：新时期的科技创新必须以人民群众的整体和长远利益为出发点，必须尊重和顺应自然规律、符合环境友好和资源节约的原则，必须服务于建设“社会主义生态文明新时代”的“美丽中国”的目标。在此，我们又看到了中医药“天人合一”的哲学观以及由此生发的“天人相应”、“道法自然”等方法论和“尊重自然、顺应自然、保护自然”的人类永续生存法则之间的高度一致。中医药的基本哲学观和方法论对于新时期科技创新发展的战略价值不仅在于对具体方法和技术的指导，更重要的在于对把握基本方向和根本原则的指引作用。

思想没有深度，视野就没有广度；认识没有高度，行动就没有力度。当我们为在建设中国特色的社会主义道路上已经取得的成就欢欣鼓舞，为实现党和国家所描绘的“富强民主文明和谐”的“美丽中国”蓝图而踊跃争先的时候，准确而充分地认识作为中华民族优秀传统的瑰宝的中医药知识理论和方法技能在当今乃至未来我国医药、经济、文化、安全、生态文明和科技创新等诸多领域所具有的内在战略特性和战略价值，就要认真落实宪法“发展现代医药和祖国传统医药”规定，切实贯彻党中央、国务院“中西医并重”的方针，把“扶持和促进中医药事业发展”作为推进医改和建设具有中国特色的国民健康保障体系和医药卫生体系的关键工作，广泛调动和合理运用一切积极因素，克服历史遗留下来的困难和解决新环境下产生的问题，如此，我们就不但能够开创中医药全面深入持久复兴的新局面，而且让中医药的复兴作为国家战略的重要目标、重要手段，为实现全民族的“中国梦”做出实实在在的巨大持久贡献。

## 11、孙光荣先生提出"大中医"发展战略

党的十八届三中全会发出了全面深化改革的号令，加速了实现中华民族伟大复兴的"中国梦"进程，提振了全国各族人民的精气神。2013 年 11 月 15 日，《中共中央关于全面深化改革若干重大问题的决定》正式发布。其中，第十二部分明确提出"完善中医药事业发展政策和机制"的要求，指明了中医药事业发展的前进方向，明确了中医药事业发展的着力点，迎来了中医药事业发展新的历史性战略机遇期。

结合国务院《关于扶持和促进中医药事业发展的若干意见》和《关于促进健康服务业发展的若干意见》，上述提法体现了党和国家对中医药事业发展的高度重视，反映了中医药在社会主义经济建设、政治建设、文化建设、社会建设、生态文明建设"五位一体"总体布局中的地位和作用正在日益提升，表明了党和国家坚定不移地、旗帜鲜明地坚持发展中医药事业的决心和态度，表明了已经将中医药事业发展纳入党和国家事业发展全局的战略高度予以部署和安排。每一个中医人都必须抓住这一大好历史机遇，为中医药事业发展贡献自己的智慧和力量，共谋大中医战略，走上大发展轨道。

改革，既是革故鼎新的谋略与措施，又是促进发展的不竭动力。如何完善中医药事业发展政策和机制？必须以改革的精神来填空补缺、兴利除弊。作为中华中医药学会的一员，作为一个老中医，笔者提出以下建议，谨供各位领导、专家和同仁参考。

调整国家卫生工作方针

根据我国医药卫生的历史背景、现实需求、未来发展，为了体现医药卫生的中国特色，为了人民健康，为了国家医药事业全面、协调、可持续发展，建议国家卫生工作方针调整为"三并重、三优先"：预防与医疗并重，预防优先；农村与城市并重，农村优先；中医西医并重，中医优先。

制定大中医战略，促进发展中医药成为国家战略

全国政协委员、国家卫生和计划生育委员会副主任、国家中医药管理局局长王国强在 2013 年的全国政协会议上提交了"将中医药发展纳入国家战略"的提案。我认为，王国强委员是从国家安全和发展的高度、从文化传承和传播的广度、从民生需求和福祉的深度向国家提出了一个重大问题，提交了一份重大解决方案。这是因为，党的十八大明确了国家发展的总方向是走中国特色社会主义道路，总布局是经济建设、政治建设、文化建设、社会建设、生态文明建设的"五位一体"，总目标是到 2020 年全面建成小康社会，总任务是实现社会主义现代化和中华民族伟大复兴。而"国家战略"，必须围绕这个总方向、总布局、总目标、总任务进行大局谋划和顶层设计。

为什么要提出"将中医药发展纳入国家战略"的命题，而不是要求将所有医药发展纳入国家战略？习近平总书记 2010 年曾说："中医药学凝聚着深邃的哲学智慧和中华民族几千年的健康养生理念及其实践经验，是中国古代科学的瑰宝，也是打开中华文明宝库的钥匙。深入研究和科学总结中医药学对丰富世界医学事业、推进生命科学研究具有积极意义。"

中医药学是中华民族原创的、具有中国特色的医药学，中医药学的本源就是中华民族传统文化，中医药学的核心价值应当是"以人为本，效法自然，燮理中和，济世活人"，中医药最直接的用途是医疗保健，但中医药学的核心理念、思维模式、资源保护与开发等，都与经济、政治、文化、社会、生态息息相关，直接关系到国家安全与发展的文化战略、资源战略、人才战略、创新战略、国际合作交流战略等。

毋庸置疑，中医药与"中国梦"紧密相连。正因如此，实现中华民族伟大复兴的"中国梦"的国家战略必然也必须纳入发展中医药的元素。所以，我认为，"将中医药发展纳入国家战略"是造福子孙的大事，正如北宋大儒张横渠所言，这就是"为天地立心，为生民立命，为往圣继绝学，为万世开

太平。”

因此，建议组织制订、提交大中医战略，将其纳入国家战略。

如何“将中医药发展纳入国家战略”？首先就必须有法律、体制、资金的保障。建议在现阶段应紧紧抓住三个重点：第一，完成《中医药法》立法。第二，统一、完善中医药管理体制，各省、直辖市、自治区直至县（市），设立财政单列的中医药管理局，解决长期以来“高位截瘫、底盘松软、计划打折、执行拐弯”的问题。第三，将扶持和促进中医药事业发展的专项经费列入国家财政预算重点。

诚如此，必将有利于医药卫生体制改革和人民健康，有利于资源保护、开发、利用和经济发展，有利于中华文化传承、传播以及国际交流与合作，有利于社会稳定与和谐，有利于走中国特色社会主义道路，有利于中华民族的伟大复兴。

确立发展中医药事业的跨部委决策常态化机制

鉴于中医药事业发展涉及文化、卫生、计生、教育、科技、农业、林业、工业、商业、药品食品监管等多部门，非国家卫生计生委以及国家中医药管理局的决策和实施即可“完善中医药事业发展政策和机制”，即可实现其规划或计划。为避免“多龙治水”，政出多门、相互掣肘，建议在国务院领导下，成立“国家中医药事业发展领导小组”，为便于协调具体工作，可将领导小组办公室设立在国家中医药管理局，确立发展中医药事业的跨部委决策常态化机制。

将建设中医药全民服务网络作为医改重点

医改，归根结底是解决“三医”问题：医生、医院、医业。

医生，是医药卫生体制改革的实施主体，通过深化医药卫生体制改革充分调动医生的主动性与积极性，是解决“三医”问题的关键；医院，是医药卫生体制改革的实施平台，通过深化医药卫生体制改革大力提高医院的服务力与可信度，是解决“三医”问题的突破口；医业，是医药卫生体制改革的实施领域，通过深化医药卫生体制改革走出一条具有中国特色的医药卫生道路，是解决“三医”问题的终极目标。

目前，中医药服务是“上盛下虚”，三甲中医医院集中于大中城市，名老中医亦集中于大中城市，社区、基层、农村群众恰恰未能享受到真正的、充分的中医药服务。同时，治疗性用药的中医处方尚未全面纳入医保。建议将建设以三甲（省市）二甲（县市）中医医院为辐射中心的三级中医全民服务网路作为医改重点，并制订相关标准、列出药材药品目录，将治疗性用药的中医处方全面纳入医保。与此同时，制定中医医疗机构、中医执业人员实际运用中医药临床的考核量化指标，根据考核结果给予单位、个人政策性中医临床执业补贴。

严格遴选、建设中药材种植、采集、炮制、仓储、营销基地

中药材的种植、采集、炮制、仓储、营销，直接关系到中医医疗保健质量。中医历来讲究“道地药材”、“遵古炮制”。目前，由于多种原因导致假冒伪劣中药材屡禁不止，严重影响中医临床疗效和人民健康。建议明确执法部门、制订管控标准，一方面严厉打击制造、贩卖假冒伪劣中药材的违法行为，一方面加强中药材种植、采集、炮制、仓储、营销基地建设。制订规范、实地考察、公正评估、凭证经管。

确立中医药独立学术评价体系

中医药学与西医药学是两个不同的医药学体系。西医药学基于还原论而发展，其诊疗主要采用对抗式思维，着重于寻求致病因子及其病变定位，采用对抗式的治疗方法，定点清除细菌或病毒而治愈疾病；中医药学基于整体论而发展，所探讨的致病外因风、寒、暑、湿、燥、火，内因喜、怒、忧、思、悲、恐、惊等，迄今全世界亦未能发明检测仪器、标准、方法，故其诊疗是采用包容式思维，着重于寻求致病因素及其正气与邪气的消长定位，采用包容式的治疗方法，固护正气、抑制并清除邪气而恢复整体健康。因此，无论临床研究、基础研究、药物研究等，都不应“以西套中”，更不可要求以“与国际接轨”（中医起源于中国，应该是国际与我接轨）的名义“削中医之足适现代医学之履”，否则，中医药的传统必将日益弱化。

建议由中华中医药学会牵头成立“全国中医药学术评价委员会”，制定和确立独立的、具有中医

药学术特点的、体现中医药特色的中医药学术评价体系。各省市成立相应组织，开展中医药医疗、保健、中药、科研、教育等的学术质量评估。

确立名医培养与遴选的常态化机制

任何事业发展的关键在人才的培养、遴选与使用，而名医是形象、是标杆、是榜样、是力量，培养和遴选名医是振兴中医药事业的关键。

由于中医人才培养历来有“七重”：重经典、重师承、重临床、重勤求、重博采、重流派、重悟性。所以中医成才有理论→临床→师承→临床的自身规律。经过数十年来的探索，我国目前在中医入职后，采用继续教育、师承教育、全国优秀中医临床人才研修等三种主要方式培养名医。由于名医培养与成长周期较长，故名老中医历来受到政府与民众的尊重。我国目前已探索了“国医大师”等名医遴选办法，发挥了积极作用，产生了积极影响，但培养与遴选名医的机制尚未常态化。

根据中医人才成才规律，建议确立中医入职后必须经历师承、优才研修的名医培养的常态化机制，建立“国医大师”、“国家级名老中医”、“国家级中青年名中医”、“省市名老中医”四级名医遴选的常态化机制。

改革中医药高等院校课程设置与教材，并搜集整理经验方

课程设置与教材直接关系到人才培养的方向与质量。中医药高等院校课程设置与教材，都是新中国成立以后确定的，并经过多次变更与修改。历来存在的问题是，课程设置中的中医药专业课程所占比例不足60%，中医药专业课程教材的传统、经典中医药教学内容不足60%，而且是“统编”，各院校的教材未能体现“本土”的专长与特色，更未能充分体现当代名老中医的学术经验，如此教材“考场应试”尚可行，“临床应用”则不足。

建议改革中医药高等院校课程设置，增加中医药专业课程比例，逐步重编教材，增加四大中医药经典（《黄帝内经》、《伤寒论》、《金匮要略》、《温病学》）和四小中医药经典（《汤头歌诀》、《药性赋》、《濒湖脉诀》、《医学三字经》）的教学内容以及当代名老中医学术经验及其典型医案。

另一方面，要保护、利用名医学术经验资源，唐代孙思邈的《千金要方》、《千金翼方》之所以垂名千古，并誉为“药王”，原因之一就是他搜集整理了唐代以前的名医验方和民间验方，验之临床，影响深远。新中国成立 65 年了，至今只有零散的相关整理研究，尚未将新中国名中医验方和民间验方进行广泛搜集和分类整理。这当然是一个巨大的工程，如果不做，就必然将遗憾留给下一代；如果做好这项研究，就造福于下一代。所以建议开展全国名中医验方和民间验方的整理研究，以期增加、丰富中医药教育、科研的优势资源。

大力开展境外、国际的中医药合作交流，建立合作交流基地，设立传统医药学大奖

中医药走向世界，既是传统医药学学术发展的需要，也是提高国家竞争软实力的需要。现在中医药服务已经走进 160 多个国家和地区，但相对于现代医药学而言，其规模与力量还不足够强大。

建议在北京、澳门、香港、广州、上海、长春、哈尔滨、乌鲁木齐、拉萨、昆明等地逐步建立中医药（含少数民族医药）对外合作交流基地，以“国际中医药名家研修院”等形式的高级师承与研修教育为中心（外籍中医拜中国名医为师），附设医院、药厂，再选择其中最佳基地，以租赁方式开辟“世界医林”（引进各个国家和地区具有特色疗法的传统医疗机构）“环球药业”（引进各个国家和地区具有特色的传统药品、药材），从而逐步形成世界传统医药学合作交流的核心区。

建议设立国际传统医药学大奖（可以命名为“大医奖”、“大医精诚奖”或“岐黄奖”等），成立奖励基金会，制订高标准，组织权威专家评审团，公平遴选、公正评审、公开重奖，将全世界对各种传统医药学临床、教学、科研等的有突出贡献者纳入，逐步形成媲美、超越诺贝尔医学奖的国际医药学大奖，从而确立、强化中医药在世界传统医药学中的领航地位。

从国家统一大业和中医药发展战略出发，大力开展海峡两岸的中医药合作与交流

在目前环境、条件下，建议从以下八个方面进一步开展两岸的合作交流：

一是创建两岸中医药合作交流的常设平台。由

两岸中医药主管部门或学术团体（中华中医药学会、台湾中医师公会）建立“海峡两岸中医药联合发展中心”，主要职责是研究、制定两岸中医药合作发展交流的方向、策略、规划、项目、实施办法等。其中心总部及所属办公室可实行每3年在北京、台北轮流当值，非当值之年，该地设立联络处。下设中医药文化、教育、科技、医疗、保健、产业等各专业中心，各专业中心均采用大陆、台湾选择驻地、轮流当值。项目资金来源于承担项目者出资、主管部门立项资助、社会捐赠。

二是拓展优秀中医临床人才研修项目。在国家中医药管理局全国优秀中医临床人才研修项目的基础上，由“海峡两岸中医药联合发展中心”向两岸中医药主管部门申报确立“海峡两岸优秀中医临床人才研修班”，选聘国医大师、著名中医药专家授课、带徒，遴选当地优秀执业中医师纳入研修，通过3年培训，考试、考核合格者，授予“海峡两岸名中医”称号。

三是开展海峡两岸中医药文化科普巡讲。在国家中医药管理局全国中医药文化科普巡讲团的基础上，由“海峡两岸中医药联合发展中心”组建“海峡两岸中医药文化科普巡讲团”，遴选两岸专家开展两岸及其相邻地域的中医药文化科普巡讲。

四是开创海峡两岸中医药专家诊疗巡回服务。由“海峡两岸中医药联合发展中心”遴选两岸高级专家，组建“海峡两岸中医药专家诊疗巡回服务团”，针对专科专病和疑难杂症，开展两岸及其相邻地域的中医药专家巡回诊疗有偿服务。

五是联合开展中医药科学研究。由“海峡两岸中医药联合发展中心”选址并遴选两岸高级专家，组建“海峡两岸中医药联合科学研究与产业发展基地”，深入开发两岸中医药自然资源、人力资源、管理资源、商贸资源，研发中医药医疗、养生、保健、文化产品，并联合销售。

六是联合保护和挖掘中医药传统知识技术。由“海峡两岸中医药联合发展中心”联合大陆、台湾的中医药大学、科研院所、博物馆、图书馆，发现、整理、研究、开发、应用两岸的中医药文献、文物，保护和挖掘中医药传统知识技术；遴选导师，建立“海峡两岸著名中医药专家传承工作室”；搜集、筛选、整理、开发海峡两岸民间医疗保健经验方药、技术。

七是参与两岸重大中医药学术活动。由“海峡两岸中医药联合发展中心”加盟、策划、参与“岐黄论坛”、“医圣张仲景国际论坛”、“药王孙思邈国际论坛”、“李时珍国际论坛”等重大中医药学术活动，寻根祭祖，闳中肆外。

八是创建海峡两岸中医药发展论坛。由“海峡两岸中医药联合发展中心”报请两岸有关主管部门核准，创建定期、轮流主办的“海峡两岸中医药发展论坛”。

通过上述努力，一定能生发两岸中医药共同发展的活力，一定能有效地推动两岸中医药事业学术的相携进步，一定能有力地推动两岸中医药事业的共同发展。

在新形势下，让我们振奋精神，锐意进取，贯彻党的十八届三中全会精神，切实把思想统一到中央的决策和部署上来，以改革精神完善中医药事业发展政策和机制，在深化医药卫生体制改革的背景下，找准方位，谋划布局，完善政策，健全机制，发挥作用，彰显优势，共谋大中医战略，就一定能够让我们中医药事业稳健地、快速地走上大发展的轨道，创造中医药发展史上的新辉煌。（本文为作者在中华中医药学会“贯彻十八届三中全会精神，推动中医药事业发展专家座谈会”上的书面发言）

## 12、曹东义论科学发展中医的几个关系

曹东义在2013年6月14日的《中国中医药报》上，发表了“中西比较理清科学发展中医内涵”的文章，对中医发展的几个问题，提出了探索向的观点，得到很多同道的鼓励与关注。

这篇文章指出，“科学发展观”是我国指导各行各业发展的基本策略，中医药行业也应该贯彻这

一方针。但是，由于人们对什么是科学、中医与科学之关系的认识存在分歧，所以笼统地说“科学发展中医”带有很大的模糊性，应该首先分清几个问题，以便由模糊走向清晰。

**坚持大科学观，反对科学主义**

科学是什么？目前没有一个标准答案，但是，综合各家对“科学”一词的认识，可以说“科学”的基本含义是知识，或者是系统的知识。它还包括人们对于世界的认识方法、勇于探索的精神等，人们日常所说的“科学”一词，是一个很宽泛的概念。科学知识的分类，有自然科学、社会科学、思维科学。因此，科学有广义与狭义的区别，有古今与未来的不同，有简单科学和复杂性科学的差异。

在“科学就是分科之学”的大科学观之中，中医无疑属于科学，并且占有很重要的一席，是横跨自然、社会、思维科学之上，关于人的健康和疾病方面的科学。

“科学主义”是一个狭隘的观点，他们认为只有很少一部分经典物理、化学、数学、天文属于科学，这种科学只产生于欧洲十六世纪之后，其他知识都不属于科学；并且把科学绝对化，认为科学就是正确，是衡量一切的标准，是真理的化身。这是十分有害的观点，科学主义把人们认识世界的知识绝对化，静止地看待科学知识，也就把不断发展的科学当成了宗教和宗教审判，这就违背了科学的本意。“科学主义”表面上推崇科学，实际上借科学打击异己，把科学当成了棍子，把大众愚弄为科学傻子。因此可以看出，“科学主义”不是科学，是打着科学旗号的打手。

不同的科学，都有自己的研究对象，有自己的研究方法，有自己的基本知识。“科学主义”拥有的只是口号、是漫天飞舞的棍子、是愚弄人们的盲目崇拜。

中医是“科学主义”大家的主要对象，在近代坎坷的进程里，中医与国学、汉字一起，成为民族虚无主义打击的岁寒三友。

**用“通学”包容“科学”**

世界是整体生成的，天地所生的万物，不是杂乱无章的，而是一个有序的整体。因此，关于世界的学问必然是整体的。但是，由于人们认识能力的不足、认识方法的限制，被迫分成了“科学”，也就是“分科之学”。这些分科之学，是从不同角度认识世界的学问，有相应的认识对象、方法、知识体系，似乎是各自独立的专门之学，但是，世界的整体性、生态自然往往被忽略。

中医学诞生于古代，对于微观世界不太了解。所以，中医学不研究生物大分子，不研究细胞，不研究器官的具体结构，只研究人体整体的生命现象、病理变化，研究人体与四季、五味、六气、七情的关系；研究药物、针灸、按摩、食疗、气功等对于人体健康和疾病过程的影响；研究药物的产地、气味、收获季节、加工炮制、配伍关系、人体效应、毒副反应、减毒增效措施等等。

反中医的余云岫，在80年前就说，“科学绝天地通”，只有巫术倡导“天地通”。

科学实验就是要“绝天地通”，排除一切其他“无关”的因素，在高度纯化的人为条件下，观察某个结构、某个物质，或者研究两个因素之间的关系。这种研究过程，是人为创造的，也是“脱离环境因素”干扰的，是自然状态下不可能出现的现象。所以，科学的结论都有严格的条件限制，离开这些条件，就出现不了这些结果。

人诞生于天地万物之间，是地球自然进化几十亿年之后的结果。人不可能出现在白垩纪，也不可能出现在恐龙时代，人离不开自然环境，即使是在外太空的飞船里，也必须模拟一个地球的生态条件，否则就不能载人飞行。

用通学包容科学，不仅仅是理想，而是像对待真理那样，世界上只有相对真理，没有绝对真理。世界上的科学，都是相对真理，通学才是绝对真理。

**物质、能量、信息组成大千世界**

科学探索世界本源，曾经寄希望于原子，认为其是不可分割的最小微粒。后来的研究打破了这个结论，中子、质子、核外电子也逐渐被打破，它们也不是最小的物质实体。“基本粒子”也被打破了，粒子加速器使粒子对撞，认为其内部仍然有复杂结构，根据作用力大小而分的强子、轻子、传播子都由夸克组成。科学家说，一对正、反粒子相碰可以湮灭，变成携带能量的光子，即粒子质量转变为能量；反之，两个高能粒子碰撞时有可能产生一对新的正、反粒子，即能量也可以转变成具有质量的粒子。物质与能量互相转化，得到了微观的说明。

在人的体内，经常进行着物质与能量的互相转化，各种糖、蛋白、脂肪，通过代谢转化为能量，也可以变成细胞的结构物质。细胞之间，局部与整体之间，生命整体与环境（天地万物）之间，时刻都进行着物质能量的交换和自身的调控。调控复杂生命，除了依靠物质和能量，还需要信息。信息依附于物质和能量，又不等于物质和能量。

因此，研究物质、能量、信息、关系的学问，都是科学，不同层次有不同的知识，不能用某一个层次的知识去判别其他层次的认识是否正确。

中医的诊治活动，离不开物质、能量、信息。内服中药，含有丰富的化学物质，可以分别探索其在体内的代谢过程和作用，但是难以预测各种成分的综合作用。灸法、按摩，导引、气功，主要传递能量和信息。针刺麻醉研究证实，不同针刺方法可以促使脑神经分泌 20 多种类吗啡样物质，这绝对不是针具的物质被人体吸收利用的结果，而是通过信息传导产生的结果。

从不同侧面、不同层次研究人体，可以形成大量的、海量的数据。古人主要从脏腑、皮脉筋骨肉、五官九窍、气血精津液、形神与天地万物的关系进行研究，采用了独特的研究方法，与现代模型方法、模糊集合、控制论、黑箱理论、信息科学、复杂性科学等学术理念基本一致，并且“大道从简”符合执简驭繁的原则。

**“生成论”可以包容“构成论”**

古代大多是从“生成论”的角度研究问题，现代科技主要从“构成论”进行研究。研究生成，就离不开活体功能，离不开环境，是一个生态的方法。比如养的鱼活不了，往往是水的原因；花草长不壮，多与水土阳光有关。

研究构成，必须眼睛向内，抛开环境，在相对静止的、分隔的条件下看结构，再推测其生态条件下可能出现的功能，所以用“构成论”研究人体，难以看到自然、社会等环境因素对人体的影响。

另一方面，生成与构成又是相互联系的，生成的物体有结构，所有的结构都是生成的，即使是无机元素也是生成的，地球物理年代碳十四测定技术就利用了这一原理。

古代的阴阳五行学说，是用生成包容构成的学术思想。一气生阴阳，天地生万物。五行是生成的，五行不是具体物质，是关系，是属性。所谓天一生水，地六成之；地二生火，天七成之；天三生木，地八成之；地四生金，天九成之。天五生土。土的成数是十，但是它在河图洛书里是隐而不显的。木火金水的成数，都是其生数加五，而五是土的生数，因此说土成万物，坤土厚德载物。

《内经》有“五脏生成论”，没有五脏构成论；“金匮真言论”说五脏都有“生数”，就是用生成包容构成。脾不主时，常以四时养四脏，也是用“隐”而不用“显”的学术理念。

阴阳五行既有年月日时的时间因素，也有东西南北中的空间因素，还有上下升降出入的含义，因此，是一个生成包容构成的学术思想。小说家也把“跳出三界外不在五行中”，作为一个超越时空的理想。

**生命“状态”可以包容“形态”**

无论单细胞生物，还是高级生命，都与天地万物之间存在着千丝万缕的联系。生命形态是状态的基础，但是单纯从形态上，很难直接判定生命与天地万物的联系。生命的状态既包含着形态的要素，也体现着生命与时空的密切联系。

“人以天地之气生，四时之法成”，生命形态与状态应该是统一的，但是，“形盛气衰”与“气盛兴衰”说明形气之间存在着不平衡。中医四诊就是为了收集人体状态与形态的信息，判断人体的健康状态、疾病性质，然后进行调治干预。

中医对于疾病的命名，着眼于状态而不是形态，即使是有形的病灶，以症瘕、积聚、痰核来命名，也是强调疾病的暂时性、可转化性，而不是突出疾病形态上的结构特点和排他性。比如中医的“胸痹”一病，约等于西医的“冠状动脉粥样硬化性心脏病”，前者立足于状态，后者强调形态。中医命名这个病，为了用自己的方法，温阳益气、化痰通瘀，使痹者不再闭，治愈本病证。

西医诊断冠心病这个病，是便于开发导管介入、动脉搭桥的治疗，治疗前后都需要数据说明。其内科治疗，经过近几十年的发展，也从格外关注形态，逐渐转向重视状态。冠心病的治疗，即使是放了支架、做了搭桥，也必须通过抗凝、扩冠、降脂等治疗，通过改善状态来影响形态，体现出由形态结构决定论，向中医状态调控思路的回归。单纯的冠状动脉粥样硬化形态学诊断，并不能说明太多的临床问题，也不能每时每刻都用形态来解释状态、维护状态。

**“杂合以治”包容单靶点治疗**

中医与西医的学术理念不同，西医的诊治都是基于单一靶点，通过治疗使局部最佳，以达到整体最佳化。中医的诊治立足于整体，通过改善整体功能来影响局部病变。

西医的治疗措施强调单一化、排他性、一对一。中医的治疗措施，往往是多元并存、综合治理、杂合以治。各有优点，也各有不足。比如人到老年，可能从头到脚存在很多指标不正常，分科检查治疗，各位专家可以很有科学依据地开出几种药，加在一起则不堪重负。这些药都吃下去会中毒，都不吃则到三级甲等医院看专家的意义就消失了，随意吃药更不应该。很多慢性病患者，被每天必须吃的十几种药吓住了，“一个也不敢少”地照单吃药。但是，在“照单吃”的过程里，仍然会出现各种痛苦，仍然要到大医院修改“吃药单”，经常奔走在各个专家诊室之间，苦不堪言。现在提倡“全科医生”，只要还是按照局部决定整体的用药思路，其结果仍然是用一个医生代替多个医生，开出来的处方也还是每个病人每天照单服药十来种化学合成药，“在肚子里开西药铺”，仍然难以全面解决健康和疾病的防治问题。这是世界观的问题，不是某个西医医生可以改变的。

中医学诊治疾病，既靠药物调节，也靠心理疏导，更可以兼顾针灸按摩、拔罐、导引、食疗、养生等，可以全方位“杂合以治”，只要不违背“扶正祛邪”、“疏通气血”、“调理阴阳”的大原则，完全可以互相兼顾。但是，传统四诊对于人体内部形态结构的了解不足，急救措施市场化、产业化程度低，也极大地削弱了中医作用的发挥。

**“自组织”包容他组织**

生命是地球上的物质，在各种条件下进化的结果，也是一个高度自组织化的机体，可以从周围环境吸收自身需要的东西，排出代谢之后不需要的东西。周围环境各种影响因素，会对有机生命体施加不同的影响，这些影响可以称为“他组织力量”。对生命有利的他组织力量，生命可以利用；不利的因素，要能够消除，才能维持生命的状态，或者保持旺盛的生命力。生命出现在地球上，而不是普遍地存在于其他星球，足以说明生命进化所需要的环境因素。

生命不断进化的历史事实，充分说明了“自组织”与“他组织”互相作用的重要性。

人体由于有丰富的精神世界和主观能动性，因此除了自然环境对人体有深刻影响之外，社会环境变化引起的喜怒哀乐，也是人体保持健康、治疗疾病的重要因素。儒家的经典《中庸》说：“喜怒哀乐之未发谓之中，发而皆中节谓之和。中也者，天下之大本也；和也者，天下之达道也。致中和，天地位焉，万物育焉。”

假如世界上所有的人，都能够喜怒哀乐“发而中节”，这个世界就是美好的，也是和谐的。相反，如果世界上许多人都喜怒哀乐，却不是“发而中节”，而是随意地释放，世界就是混乱的。《中庸》所说的“致中和，天地位焉，万物育焉”，使“自强不息”的万物，“并生而不相害”，这是一种高度智慧的体现。

中医深刻研究天地万物对人体的影响，提出了很多养生保健的理论和方法，这些方法虽然千差万别，但是最基本的特征就是使人体的自组织能力得到恢复，或者发挥到“最大化”。《黄帝内经》主张“病为本，工（医生）为标”，“治病求本”、“扶正祛邪”等学术主张，就是提醒人们注意处理好自组织与他组织的关系。

**衷中纳西，是一个长远的奋斗目标**

中医与西医是不同的学术体系，它们是否能够结合，是不以人们的意志为转移的。笔者认为，只要中医与西医的学术理念逐渐接近，互相接纳，互相补充，就可以逐渐走向结合。在有机结合之前，中西医学术的交流与合作、配合，也是非常有益的，不能以一时的得失论短长，不能把此前的工作状况当做评价标准。

著名科学家钱学森先生指出：“21 世纪医学发

展的方向是中医，在继承的基础上，结合现代科学技术，开创祖国医学的美好明天。”中医结合现代技术，是有机地纳入可利用的技术，是以中医自身为主体，吸收包括西医在内的所有可利用的知识，而不是放弃中医的基本理念、认识手段、评价标准。中医假如没有了基本理论，就会被西医当做零散经验吸收，被消化了；如果不坚持自己的认识手段，放弃四诊，就成了无法发现目标的“盲医学”；没有了自己的评价标准，中医就无法自立。

钱学森先生说：“医学的方向是中医现代化，而不存在其他什么途径，西医也要走到中医的道路上来。”中医的现代化，必须是以更高的科技手段，发展中医学术，在发展之中寻求中西医结合的方式、方法。

“西医走到中医的道路上来”，不是放弃西医自身的术语，学习中医的概念，而是在学术理念上逐渐与中医趋同。西医应该看到还原论的局限性，更加尊重人的自组织能力，接受中医的学术理念，比如“人以天地之气生，四时之法成”，认识到用中草药方剂治病的多元并存是合理的，而不把单一靶点诊治作为最高追求，容纳针灸、按摩、拔罐、穴贴、导引等治病方法，而不排斥为异端。

笔者认为，通学包容科学、生成包容构成、状态包容形态、多元包容单一、自组织包容他组织等理论，是中西医互相靠近，并逐渐结合的理论基础。

## 13、何清湖、孙[illegible]如：中医发展需要批评精神

中国学者在创新、改进的过程中始终把传承放在首位。正是因为这种“带有敬意的批判”，我们才在学科不断进步的同时也使中国医学的精髓得以发扬和传承，使学科的原创特色没有被割裂和丢弃。

批判是独立精神和自我意识的一种体现。当一个学科内部批判的声音逐渐细弱蚊蝇，也就意味着这个学科的大部分人逐渐地人云亦云、逐渐地失去自我，而使学科陷入闭关自守、固步自封的境地并最终独自凋零。

批判还应当包含缜密的逻辑推理以及实践验证，疑问、推理和验证三者共同构成了严谨、科学的批判思维过程。据此，面对外来的批判，我们也要用科学的态度进行审视、甄别并采纳有理且有用的意见。

数月前，笔者赴美学习，有幸游历了美国几处标志性建筑，感触颇深。参观旧金山金门大桥时，不仅为其横跨峡口的恢宏气势和浑然天成的壮观景象所震撼，更是为金门大桥建造之初，在不断的批判指责声中，历时 10 余年修正，并最终得到市民投票通过动工而建成如今近乎完美形象的历史所深深感动。

当初，批判声几乎淹没了建造大桥的提议——专业人士认为海峡风速之高和峡水深而流速快使造桥成为异想天开；附近的百姓则认为这样一个钢铁庞然之物必然会毁掉金门海峡的自然景观，造桥于金门海峡之想法诞生时可谓饱受歧视和怀疑。然设计者顶住了批判的压力，认真吸取批判者的意见，不仅通过极其复杂的数学计算设计出了可靠合理的构造，还不断地修订大桥的艺术造型和颜色，最终得到了政府、学者、百姓一致的认可，才形成了旧金山乃至整个美国的重要标志建筑之一。时至今日，金门大桥或许还存在着一些为人诟病的问题，但它的维护者们始终没有放弃在批判声中不断的改正、不断的完善。

笔者感而思之：批判让尚不富强的普通国民在风高浪恶的海峡上造出屹立不倒的钢铁之躯；批判让钢筋铁铸的人造桥能与长天秋水浑然成景，那么批判对于一件事物、一门学科究竟意味着什么？我们作为中医人面对批判又当有怎样的胸怀和态度？这些，值得每一个中医人思索体味。

古中医不同时代的批判精神

笔者认为，古时中医学盛极一时的景象与先贤“富裕”的批判精神是密切相关的。以耳熟能详的医林典故为例：扁鹊有著名的“六不治”，“骄恣不论于理，一不治也；然后轻身重财，二不治也；

衣食不能适，三不治也；阴阳并，藏气不定，四不治也；形羸不能服药，五不治也；信巫不信医，六不治也”，说的是扁鹊为医的原则，却也是对时下医患之弊象作出的批判和抗争，最终形成了健康积极的中医学医疗原则和医者处判针药的良好客观条件。再看中医学的圣祖人物张仲景：其作《伤寒论》所形成的与临床实践更为贴切符合的辨证论治，是一次自《黄帝内经》时代之后重大的革新，用行动印证了他在序言中对于“各承家技，终始顺旧”的批判。到医之门户盛放林立的金元时期：因为北宋据《伤寒论》而提出了标准用方，造成了时下方医的滥用温燥，而金元四大家用多元而有效的处药模式对时弊进行了有力的批判，让中医学的理、法、方、药发展到了一个百花齐放的巅峰，并为后来的明清医家的再次突破做出了榜样、打下了基础。其后，李时珍有感于前人药物著作之谬误甚众而著《本草纲目》成本草博物之大成；吴有性感叹“守古法而不合今病”而著《瘟疫论》开温病学派之先河；以及中医学历史上一系列闪耀的名字：张景岳、孙一奎、赵献可、王孟英、王清任、徐大椿、叶天士、张锡纯等，他们每一个人都在中医学的历史上留下了重彩之笔，每一个人都怀揣着一套行之有效却卓尔不群的精彩医理，而在这些金光灿灿的不同名字背后，笔者看到的是一种相同的精神——批判精神，可以说，中医学古时候的批判精神带来了中医学学科发展之盛景。

中医学的传承改进式批判

或许会有人发出质疑：中医学历史上有那么多批判的声音，那为何依旧历时千年而理论体系屹立不变呢？笔者认为：这正是中医学科独有的批判特色——传承改进式批判。中国不同于西方，在西方学术史上，整个人群的知识结构、价值体系乃至信仰总是因为战争、大瘟疫流行等因素而发生翻天覆地的根本性改变，因此西方人在创新批判的过程中对于过去有着毫不留情、几乎全盘否认的一面。而中国不同，自秦统一六国以后，整个中华民族的思维方法、价值体系开始趋于稳定，虽然也有时代交替、战乱连年以及时疫流行，但中国学者在创新、改进的过程中始终把传承放在首位，在良好成熟的传承前提下，打好了去粗存精、循序改进的基础，给予了中国古代文化和技术一个良性循环的进步过程。因此有学者曾说，中医学历史上的批判是一种“带有敬意的批判”。

笔者认可这种说法，正是传统文化中尊经崇古的思想作用，使得中医先贤在批判修正的同时始终没有抛弃学科的内核特质，或许这可能使得中医学始终没有彻底和完全的变革，有时也会难免陷入“自圆”的境地。但因为这种带有敬意的批判，我们才在学科不断进步的同时也使中国医学的精髓得以发扬和传承，使学科的原创特色没有被割裂和丢弃，这是值得中医创新者学习的一种特色的批判精神。也是笔者经常反复提及强调的：传承是批判和创新的源头，只有认真学中医，实践中医，研究中医，才能更好地评判这个学科、改进这个学科。望诸位中医行业内外的批判者能慎思之。

反思新中医时代的批判匮乏

反观如今的中医学科，批判精神好像离我们新时代的中医人渐行渐远。中医学的发展、研究和创新的确在遭受诸多批判，但令人讶异的是当这些不同的声音来自于不懂中医的普通百姓乃至物理学家、生物学家、哲学家时，懂中医、学中医、用中医的中医人却或者缄默不语、或者一致对外，而很少接纳并反思外来的批判，更是极少发出自己的批判声音。

批判不仅是一种质疑的能力，亦是独立精神和自我意识的一种体现。当一个学科内部批判的声音逐渐的细弱蚊蝇，也就意味着这个学科的大部分人逐渐地人云亦云、逐渐地失去自我，而使学科陷入闭关自守、固步自封的境地并最终独自凋零。当越来越多的中医人桎梏于权威、拘泥于教条的时候，我们可以预见：当有专家宣传“中医必须进行现代化研究”的时候，几乎所有的中医人会放下经典拿起试管开始在实验室的日夜奋战；当又有专家疾呼“绝不能用循证医学禁锢中医特色”的时候，医学科研的学习研究道路上将罕见人迹；当有专家称“中医必须量化标准”的时候，实习医院的检验科里将人满为患；而当有专家说“中医重在经验传承”的时候，名老中医的诊室里又会堆满了根基不稳的中医医师；当有学术权威开始弱化中医中药的重要性时，失去自我意识的中医人会主动的缴械投降；

而当有学界泰斗高呼“中医万岁”的口号之时，又会有无数失却独立精神的学子一同振臂高呼。

笔者并非主张刻意的挑战权威，我们对于学科的大师、专家以及书本上的知识应当尊重并虚心学习。但作为一个学科的继承者、创新者，我们更应当用批判性思维去审视学科，去根据时代和现实的需求对学科进行修正；换句话说，这种批判和修正是另一种对学科权威、学术经典致敬的方式。

中医人面对批判应有的态度

包容，是笔者认为中医人面对批判应该有的首要态度。正如前文所说，近些年来，外界对于中医学科发展中种种问题的批判之声不绝于耳，往往中医学者要么置之不理，要么就暴跳如雷。这些态度在笔者看来都是不正常的。《内经》有云：“正气存内，邪不可干”“邪之所凑，其气必虚。”正是因为我们这个学科有着种种问题、有着种种缺点，才会引来诸多批判。现实生活中，中医这个学科并不像我们中的一部分人想象的那样完美——比如：我们理论中许多概念的释义尚模棱两可、难以定夺，我们对于病名、病证的诠释不够准确全面，许多针药带来的偶然奇效并不是那么有说服力等等，都已然留人以口实而备受攻击。当面对种种批判的时候，中医人不应该持有敌视或者漠然的态度，更不能用我们中医人自己才能听的懂的语言声色俱厉的呵斥外界的质疑，包容、谦逊并悉心修正完善才是让一切外来批判息声的最好方式。而从另一方面来讲，中医人也不能总是受外界批判的左右。作为一名真正的中医人，我们应当自觉地树立批判精神，用批判的视角自我审查、自我纠正，就不会总像过去的岁月那样被一个又一个“废止中医”的声音袭击时还猝不及防。

但是，在包容批判、自觉批判的过程中，我们也应当要具备严谨、客观的科学态度。美国伦道夫·A·史密斯先生曾提出批判性思维七大准则中有“批判性思维者不会过于简单化”、“批判性思维者使用逻辑推断过程”、“批判性思维者在得出结论前要检验有效的证据”等内容，表明批判不仅仅是一个简单的提问过程，还应当包含缜密的逻辑推理以及实践验证，疑问、推理和验证三者共同构成了严谨、科学的批判思维过程。据此，面对外来的批判，我们也要用科学的态度进行审视、甄别并采纳有理且有用的意见。

每每掩卷沉思，金门大桥在夜色中朱光烁烁的恢弘身影依旧历历在目，比起建筑的宏伟，包容批判、接受批判并最终得到百姓、学者、政府一致认可的事迹更让笔者心神激荡不已——批判的思维和精神能够铸就了一座建筑的完美，更能够铸就了一个学科的日益壮大。感念及此，笔者慨叹呼唤：中医人要有做靶子的胆量，不怕被批判，敢于去批判，才能激活学科走向强盛的内在动力，才能踏出学科发展的宽道坦途。

## 14、毛嘉陵论21世纪的“中医梦”

在过去的一年中，“中国梦”成为了中国人年度话语中最热的词汇。

梦是理想，是人们未来的奋斗方向和期望实现的目标。党的十八大后，习近平总书记清楚地为我们阐述了什么是中国梦：实现中华民族伟大复兴就是中华民族近代以来最伟大的梦想。实现中国梦不是今天一时的心血来潮，而是从一百多年前鸦片战争后，中华民族就开始做强国梦。

梦想“求生存”、“求发展”到“求地位”

中医药文化的命运与中国传统文化的命运息息相关，与国家的命运荣辱与共。在20世纪之前的几千年中，中医作为中国医疗市场上唯一的主流医疗服务体系，为中国人的健康和繁衍昌盛做出过巨大贡献。鸦片战争后，在强势的西方文化冲击下，中医药不仅从主流医学地位上被拉了下来，而且在新文化运动后还被贬为“封建糟粕”和“伪科学”。从那时开始至今，中医也开始了追梦之旅。

一百多年以来，中医在经历了中西医汇通与中医科学化的“求生存”、希望与西医相结合的“求发展”两次艰难的追梦之旅后，虽然获得了空前的发展，而且在我国宪法中也明确了要“发展现代医药和我国传统医药”，从法律上争取到了与西医同等的地位，但在实际的具体管理中却并非那样简单，仍然不得不接受一些不合适的、也不利于中医发展的种种教条的框框约束。这就构成了中医在现代生存和发展的最大障碍。

实现中国梦，要让所有人都有尊严地活着。要振兴中医事业，就应当让中医享有应有的学术尊严和学术地位，这已成为当下中医正追寻的第三个梦想——“求地位”。对此，我们必须在承认文化多元化的基础上，承认和实现科学的多元化发展，彻底结束中医科不科学的百年之争，彻底摘下中医头上带了百年的“科学紧箍咒”，尊重和强化中医作为东方科学的学术地位，为中医发展创造一个更加和谐稳定的环境。只有这样才可能按照中医的发展规律，在中医政策制定和管理上“尊中”、在中医药大学中敢于以中为主、先中后西地“教中”、在中医科研中能够建立起更加符合中医学术特点的管理评价体系而进行“研中”、在中医院的医疗服务中能够充分体现“姓中”，从而真正促进中医事业理直气壮地生存和发展。

“中医梦”不仅是中医人的梦

随着中国在世界上的和平崛起，中国人正逐渐重新找回自己必须具备的自尊、自信和自强的精神，开始有信心重新正视中国传统文化和中医药，中医人也才开始有了新的梦想。对此，国家卫生计生委副主任、国家中医药管理局局长王国强指出：“中医药作为最具特色的中国元素之一，其振兴发展必然是中国梦的重要组成部分。把祖先遗留下来的宝贵遗产继承好、发扬好，为维护人民健康，造福人类做出更大的贡献，是所有中医药人的伟大梦想，这既是中医梦，也是我们中医人的中国梦。”

实现“中医梦”，将有助于为和谐社会的民生提供更好的健康保障，也必将成为中国梦中建设具有中国特色社会主义医药卫生事业中一股不可替代的力量，具有十分重要的战略意义。对此，全国人大常委、中国社会科学院副院长李慎明认为“中医发展关系到国家安全”。他极力主张将发展中医纳入国家发展战略的高度来对待。

从当今全球化的视角来看，中医药是中华民族优秀传统文化的重要组成部分，也是人类健康事业的宝贵财富。正如习近平总书记所说：“中医药学凝聚着深邃的哲学智慧和中华民族几千年的健康养生理念及其实践经验，是中国古代科学的瑰宝，也是打开中华文明宝库的钥匙。深入研究和科学总结中医药学对丰富世界医学事业、推进生命科学研究具有积极意义。”因此，实现“中医梦”不仅仅是中医人的梦，而且也必定是世界人民的健康梦。

中医在大数据时代必将发生巨变

在当今信息社会和正在进入的大数据时代，中医药必须高度重视和充分利用这次千载难逢的发展契机，以期弥补其缺乏数据的历史局限和学术尴尬，使其整体的、宏观的、粗放的医学认知能够获得微观信息和数据的支撑，从而实现在宏观整体基础上更精准地认知世界、更精确地维护人体健康和调整疾病状态。我们不难预见，在不远的将来中医药必将通过自身的突破和巨变，对人类健康事业产生新的巨大影响：

——渗透着天人合一等中医药文化核心价值观的“环境（自然社会）—能量（信息）—个体（身心）医学模式”必将取代并不完美的恩格尔提出的“社会—心理—生物医学模式”。

——中医文化入学教育必将在全国中医药院校中普遍开展，使中医药大学新生能够主动积极地把握自己的中医人生，力争“赢在起跑线上”；中医药大学的课程设置必将符合中医药文化传播和学术传承的规律；中医药大学的生源必将从具有坚实的中国传统文化基础的高中生中优先选择；有远见的中医药大学、教育管理者、投资者必将率先开办中医药大学附中或中医少年班。

——中医学术的创新不再简单寻求物质实体为支撑，必将以象信息为主要依据、以象思维为主要认知方式，进行中医药学术创新模式的升级换代；中医对疾病的认知必将从现代对人体微观认识的最新成果中，提炼出对“象”的新认知，可望创造出与微观紧密对应的新的“证型”；对中医“象”与人体正常以及病理实体的对应关系、“象”与治疗原则的对应关系、“象”与中医干预手段及调控效果的对应关系等的机理和过程，必将获得更加清晰的认识和阐述，并以此为基础，升华中医药学术理论体系，甚至有可能创造出新的现代中医基础理论。

——中西医优势互补必将在临床实践中实现有机整合，患者在就医时也能够获得指导，更加理性地选择中医或西医；对医疗方式的评价，必将更加人性化和更注重治疗方法的性价比评价；为了更全面地认识生命、健康、疾病和死亡，必将从科学文化角度对人体身心灵进行具有科学依据和学术价值的探索；中医的生命观、疾病观和死亡观必将广泛普及，被疑难疾病吓死的案例将大幅下降；中医院单一的医疗服务必将分化为“医疗、养生、康复”三足鼎立的新型中医医疗健康服务体系；大数据时代必将深刻影响中医诊疗过程，将出现以象信息为中心进行采样、分析和评价的“中医数字检查室”，将全面实现辨证依据的数据化。

中医服务全人类是大势所趋

21世纪中医在全球跨文化、跨地域、跨时代的广泛传播，不仅能够给人类带来更多的健康希望，而且更重要的是中医所代表的中国文化理念，有利于构建平衡、和谐、和平的新世界。越来越多的中医发展信息和数据显示，中医已呈现出令人瞩目和激动的三大发展趋势：一是中医知识必将成为全人类共享的“健康知识财富”；二是中医养生必将成为现代人的“标准健康方式”；三是中医诊疗必将成为世界性的“主流医疗体系”。

在新的中医发展大趋势下，每个中医人都做着自己的“中医梦”，我们只有将所有中医人的“中医梦”汇集起来，才能构建出我们这个时代最辉煌的“中医梦”。无论你做了多么非同寻常的、多么五彩缤纷的“中医梦”，都必定会有着一个共同的梦境追求：大医精诚，济世救人。要实现这个梦境，其关键则是中医的疗效。“有疗效就是硬道理”，中医不仅要让患者感受到显著的疗效，并由此给患者带来丰厚的健康实惠和生命新希望，而且还要有能够让主流学术界认可的诊疗评价标准，能够促进疗效提高的具有突破性的学术理论和创新性的诊疗方法。一切为了人类的健康福祉，这就是繁荣中医文化和提升中医东方科学地位的终极目标，也是中医人最大的世纪“中医梦”。

在此，我们有充分的理由相信并展望：中医药文化的大繁荣大发展，能够为中华优秀文化的伟大复兴增光添彩！中医梦必定助力中国梦，也必定使中国梦更加圆满美好！

## 15、刘世峰细心捡起杏林飘零的落叶

刘世峰先生介绍说，重庆市荣昌县赖溪河畔万灵古镇老街生化堂，具有丰厚文化底蕴，寓意深，名气大。2009年，新《玉观音》剧组选择的拍摄场地“生化堂”本是明代宫廷御医后代开办，其先辈曾在北京创办“祁义堂”药铺，在移民填四川时来到路孔镇（即今之万灵镇）。当时正在坐诊的周定夺医师知道了剧组的来由后，大力支持，这令导演特感激；周老先生也为自己的药铺能在电视剧中出现倍感自豪。

周定夺先生是四川省荣昌县赖溪河畔万灵镇老街生化堂的坐堂老中医，行医乡里40余年。

周老先生自幼家贫，小学毕业后辍学劳动养家。与中医结缘是因为他的外公读过医书，家里有一些线装古本医籍，虽然看不懂，但是也了解了一些方剂药物功效，20世纪60年代，周先生的母亲叫他到城里跟他表叔学中医，由于家贫生活困难，不能脱离劳动去学，只能偶尔挑菜进城买，听他表叔讲一些医学知识。

其后周先生先师从于卢铸之弟子荣昌知名老中医石定国和大足县龙盘山王氏草药世家。70年代初成为赤脚医生（乡村医生），80年代中期通过四川省中医自学考试毕业于成都中医药大学，获得中医大专文凭及后来的执业医师资格。

周老先生清代名医郑钦安高徒卢铸之的再传弟子，在学术上遵从扶阳理论，重视人身阳气，认为阳气是人生命之本，宜时时养护之。如他治代廷兴重症胃反案，病人经二家医院诊治，病情不减，来时已经骨瘦如柴，呕吐不止，呕吐物为早上所食

稀粥水液。以仲景大半夏汤加附子，干姜3剂而愈。又如治李宗国，女，82岁，足冷过膝，皮干著骨。以补气血，益精髓，温养阳气之法治之，共服中药11剂而愈。

周先生虽然推崇郑钦安阳气扶阳理论，重视温热药物运用，但是他认为中医治病应该以辨证论治为前提，以解除疾病为目的。如周先生治疗唐文惠嗜睡多汗症。察色按脉，认为患者嗜睡乃邪火所扰，阳极似阴。用交泰丸合柏子养心汤加减治疗而愈。治张真平口腔溃疡案，以泻黄散合封髓丹加味治疗而愈，其中石膏用至60克。体现了他辨证论治与用药的思想。

周老先生生前留有遗稿《医案医话选编》一部，获得这本书也是一个偶然。笔者在安富镇中学的一个病人龚老师，偶尔在荣昌一家中药店看到这本书（印刷品）就把他借来推荐给我看。这是一本周老先生行医40余年临床经验的结晶。周先生60多岁后常常想写点什么有参考价值之病案，供后学参考，遂把自己从医临床的得失感悟，点滴体会写出来，希望传承下去。60余岁正是中医收获的季节，医学知识的积累，人生阅历，临床经验都达到了鼎盛阶段。我翻阅此书后就意识到这是一本很有价值的书，让其埋没了实在可惜，宜刊行于世，留予后人。

全书由论述、医话、医案三部分组成。其中论述19篇，医话24篇，医案256例（增补33例）。所录皆随记随录，所以没有分年代顺序，只注明发生时间。医案涉及临床各科，都是些大病重症，疑难杂病。书中所记录病案大多发生在20世纪80年代初期，90年代前期及最近两年。病案大多冠以治验，治疗经过字样。当然治愈的是主要的，也有少数病例由于种种原因失治或治疗之初有一定效果，最终因病情严重，不治身亡。总之不管治愈与不愈，都是临床实践的真实记录，原汁原味，使后学能从中获得正反两方面经验，有利于中医临床水平的提高。这也许正是作者真实展现所治病案经过，不护短之初衷也。

读罢周定夺老先生《医案医话选编》书稿，掩卷遐思，感概良多。周老先生不仅精通中医内妇外儿诸科，而且熟悉针灸，在临床上常常能够针药并施，疗效显著提高。而我包括很大一部分中医人士，在临床上都只会看病开处方，诊疗手段单一，属“单打独斗”。更为可贵的是，周老先生为我们留下了40余年行医生涯中的200多例临床各科危重病症、疑难杂症治疗经验的真实记录。扪心自问，余从医30多年，现在每月诊病人次在1000例以上，真正能够记录下来供交流的典型病例，疑难杂症数量确实有限。使我真正认识到为什么自古以来有很多名老中医，身前名噪一方，死后却未能留下行医经验的只言片语。结论是忙于诊务，无暇著述。盖棺定论，理由虽然堂而皇之，却是后代医家人一大憾事。从另一角度也充分说明了中医临床经验总结，著书立说之不易！

当然，书稿也并非没有瑕疵。诚如作者在自叙中说：“涉及传染病方面较少。其中亦有少数中西医结合治疗病例。”我想，中西医结合治疗病例可能是大多数学习中医者所不乐意看到的吧。近百年前的中医大家就已尝试，只要能治好病何乐而不为呢！但我觉得，近百年前的中医大家就已尝试，只要能治好病何乐而不为呢！遂为之整理付梓，定名为《周定夺医案医话选编》以实现周老生前之夙愿。

万灵古镇老街生化堂中医医馆，风格独特，古色古香，常常引来无数游客驻足观望。周定夺老先生在此坐诊多年，以其精湛的医术为当地以及周边无数病人群众，危重病人，解除了疾苦，挽回了生命，深受病人群众赞誉，成为了宣传中医的桥头堡。

周定夺生于1942年，卒于2012年。据腾讯大渝网2011年7月报道，“荣昌：达人上阵秀‘美’荣昌街道好‘火’”—— 路孔古镇小巷：“如今这条街上，还开着一家如同古装剧中的老医馆，一排排药厨中，有200～300种中药材，68岁的老中医周定夺在此已经居住了数十年，每天当他熬中药时，整条小巷都会弥漫一股淡淡的药香味。”

笔者从事中医临床工作近40年，当得到这部书稿时即知道这部遗稿的分量，于是进行整理，并推荐给学苑出版社副社长陈辉先生。经出版社编辑审评，认为有较高学术价值，符合出版条件，同意出版发行。完成了周定夺先生遗愿，周老先生在天有灵应该到无比欣慰。后联系到周定夺之女，有补入医案 30 余则。国医大师郭子光教授闻讯，欣然命笔，挥毫泼墨提写“济世活人”四个苍劲有力的大字，为该书增色不少，使《生化汤遗稿》从此在医界传播，惠及百姓，杏林流芳。

## 16、就“倪海清事件”，座谈民间中医问题

供稿：中国社会科学院中医药国情调研组　邢东田

2013 年 6 月 8 日，中国社会科学院中医药国情调研组召开了“民间中医行医用药管理问题研讨会”，执行组长陈其广研究员主持会议，来自社科院、科技部、国家中医药管理局、中国中医科学院、中国民间中医药研究开发协会等单位的有关领导、科技工作者、中医药工作者、法律界人士、新闻媒体记者等 30 余人出席了会议。

此次会议包含以下议题：

一、现行医药法规和管理体制对中医药健康、自主、可持续生存发展影响的总体评价。

二、现行医药法规和中医药具体原理、自身生存发展规律之间的相互关系总体评价。

三、当前民间中医药日常管理普遍存在的主要问题。

四、浙江倪海清案件所表现的民间中医行医用药管理问题。

五、医药法规改进方向。

六、民间中医行医用药的管理改进方向。

会议首先由主持人介绍会议总体背景、会议主旨及主要规则，陈其广研究员作如下发言：

**第一**，中医药国情调研的任务是为领导机关了解情况和提供建议，主要侧重中医药生存发展的社会意识环境、管理体制和运行机制方面的问题。对具体医理、药理等技术性问题不深度介入。今天的会议侧重于从国家宏观决策的层面，从中医药行业整体的角度来观察这个问题，不是单纯地就这个案件谈案件，而是整个管理的问题。

**第二**，有关本次会议的背景，2010 年以前民间中医人数与合法执业中医比较接近，数量庞大，值得关注。按照“真正使用中医药手段，不入体制内编制，也不以财政或行政组织资助为主要业务收入来源”的界定，民间中医人数应该在 40 到 50 万之间，其中没有合法行医资格的大概在 25 万人左右。这个数字和 2009 年具有执业资格的中医人数 27.6 万非常接近，也就是说现行的执业医师制度把一半中医人才“关在门外”了。

**第三**，民间中医多数长期以非法行医用药为生存手段。民间中医存在形式有五种，其中多数是“草根”和“边缘”两个类别的，从特大城市到边远贫困农村，到处都有非法行医用药的民间中医；从“赤脚医生”制度被改变后，除了少数转变为乡村医生外，其余均失去了合法行医用药的身份，其中有中医，也有中西医结合，也有传统中医，这是三部分人；另外加上近年自学的一批民间中医，这些人也没有合法行医用药的资格，所以这个群体非常大，而且是长期以违法行医用药为谋生手段。

**第四**，政府的相关管理部门对解决民间中医问题有一定认识，并且制订了一些初步举措，但地方管理部门落实得不好。所以国家中医药管理局在上周专门开了一次会来推动这个事情。昨天我很欣喜地看到，甘肃省是全国第一个按这个法规执行的省份。定了法规，地方管理部门不执行，为什么呢？因为他们觉得民间中医如果都合法行医以后，会影响我们体制内的公立机构患者的来源；另外一个，怕民间中医经过考核给执业资格许可后不好管理。

**第五**，国务院 1988 年将国家中医管理局改名“国家中医药管理局”，至今已经 25 年了。国家中医药管理局至今管不了药，而是用西药的管理办法来对待中药，叫“中药西制”。今年 $H_7N_9$ 禽流感发生，国家食品药品监督管理局以“保障国家公共卫生安全需求”为指引，第一时间部署并批准中国自主研发的新药帕拉米韦注射液上市，这是对待西药的态度。而美国 FDA 已经要求日本等国必须在帕拉米韦上标注此药的毒副作用，因为该药可能会

让青少年服用后致幻，所以 FDA 要求标注。但我们在防治禽流感的时候，从来不提这个毒副作用。我们中医专家开发的“金花清感方”临床治疗效果非常好，但一直到今天都没有得到国家药品的批号。这就是一个很鲜明的态度的对比。

**第六**，癌症在我国已经成为常见的绝症。据统计，每天新发现病人约 8500 人，每年去世的癌症病人在 180 万到 200 万人之间。这就是这个会议的背景。今天的会议涉及一个具体案例，正是因为这个案例，推动了这个会议的召开。民间中医问题，我们调研组关注已久。

接下来《人民日报》下属《中国经济周刊》的记者郭芳就浙江倪海清一案前期调研做了一个简单的介绍。

**郭芳说**：我前一阶段做“倪海清假药案”的报道，引起大家的关注。我对这个案件已经关注、跟踪了一年三个月的时间，我这个稿子才能发出来。这说明一个什么问题呢？对于民间中医药，整个社会的了解和信任度是比较低的。我最初接触到这个案子，当事人通过他的律师向我表示想通过媒体报道这个事情的时候，我一开始特别担心。因为一方面，我对医学这一块确实关注不多，也不懂；另一方面是由于前些年中医药连续出了一些问题，可能让整个社会的信任基础应该说是有所削弱的。所以尽管当时倪海清以及他的律师告诉我这个药是没有问题的，也治好了很多人，可我还是很担心。他也介绍了很多治好的病人与我认识，包括采访，但我还是担心，他们是不是托儿？因为我没有亲自见证整个过程。

于是我告诉他：你要我报道可以，但是我要亲自见证，至少有一些个案让我见证这个过程。于是大概从去年 2 月末开始我亲自见证了一些病人的治疗过程。因为我想证实这个病人不是托儿，所以我从病人第一次就医开始跟踪，包括我自己身边是晚期癌症病人的亲戚朋友也开始用他的药。从第一次跟踪开始，大概持续了小半年，总共跟踪了七八个案例，我看到取得比较好的效果的病人有五个。就是五个这样的，因为浙江比较多的是肠癌、胃癌、食道癌、淋巴癌这样的患者。从第一次到大概小半年的时间，他们的这种药效果是比较明显的。因为我确实也不懂医学，但是从一个正常的判断来讲的话，这个人从医院退回来，已经是末期，在生命末期经过治疗之后，他又可以正常生活，每个月去医院做各项检查，他们的指标都是往正常的方向走。另一方面，他的肿瘤都不同程度地缩小。在这种情况下，我就把这些病情的变化，还有检验的报告向医生请教。当我向中西医两方面的专家请教的时候，我也确实没有想到碰到这样大的困难。因为基本上没有西医愿意接受我的采访，也没有西医跟我解释这个是什么原因引起的。但是大体上，中医对这些变化，他们是非常包容的一个态度，而且认为，这个不排除药的有效性的可能性。但是在西医上面，他们基本上就认为，这肯定是骗子。我就通过朋友找到了西医治肿瘤的医生，他们针对在病人身上发生的这些变化，他没有办法解释。例如说西医首先排除有没有病理上的确诊，有一些是经过确诊，有一些没有经过确诊，比如说没有病理切片。包括倪海清自己，他的肾癌是没有病理切片的，他就说自己回去治。有一个宫颈癌的一个患者，她通过确诊，而且没有一次在医院化疗过。那么还有的医生说，是不是可能前期西医化疗的效果，后面一个持续的效应。但是确实也有一些没有经过西医化疗的，但他也同样肿瘤不同程度的缩小。还有的医生说，即使是病理确诊了，也有百分之多少的可能性是假癌症。这个概率有多少？还有一种情况，它只是水肿，他的这个肿瘤并没有缩小，缩小的是水肿的部分，可是这种概率又有多少呢？各种可能性都有。还有医生说，很多癌症不治也好了。但是这个概率又有多少？所以从种种的可能来看，我觉得，也没有一个很科学，足以有说服力的理由。

我在跟踪这个案子的过程里面，因为我本身是学法学的，所以对这个问题也比较较真。就作为刑法专业来讲，一个行为，现在我们都知道，生产销售假药，应该是 2011 年 2 月份修改的刑法。在修改之前，如果构成受害生产假药，必须得有一个严重的后果，有这样一个结果发生，才构成罪名的成立。那么，没有这个危害结果，你只要没有批文，你生产和销售了这个药，即使这个药没有害，甚至是有效的，那么这个罪名也要成立。可是从另外一个角度看，这个规定合理不合理？这样的行为对社会是有利的，不是有害的，他很可能是有很大的益处的，没有害的。这种行为是不是应该用刑法的手段来制裁他？法律一定是不能阻碍社会的进步，这是一个大家都知道的道理。可是现在，在倪海清的案子来讲，最大的难度没有人相信这个东西是有效的，或者是有益的。更多的是“防范危害社会的可能性”把他一刀切了。我可能跟一般的判断的人不一样，因为我见证了部分人的康复，以及病人身上发生的一些变化。至少是现有的西医说服不了的现象。

我当时做这个报道的时候，有两个方面的考虑，第一，因为我们知道，法律它的规范也是有盲区，不一定那么准确和周严的地方。癌症现在持续的高发，这种情况也是很可怕的。包括法院的控方、检察机关我都走访了。他们确实说，我们没有说他的药无效而抓他，而是因为他没有“批文”；在我的职责范围内，我就必须要抓他；它有没有效，不是我们管辖的范围。

从法律刑事这个角度看，倪海清他是没有问题的。那些病人都一直上访，尤其是见到好效果的病人，有很多家属都哭。去上访、去求，要求放一点倪海清研制的药出来吃。从这个角度来讲，也是很矛盾的一个事情。另外一个角度，医学，因为我们一般的人都是门外汉，但是，当你没有办法求证权威的时候，其实权威是很可怕的。

我从这个报道里面，确实也是吃了很多的闭门羹。这个权威到底是好还是不好？在这种可能性上，是不是也把所有的门都给关上了？尤其是一种药。那么从医学的角度，或者是科学的角度，是不是应该给它一个出路？至少让他有验证的机会。我曾经也问过倪海清：“为什么你不走正规的手续？”他说：“没有人相信我啊，除非有患者吃了我的药有了效果以后，才会相信我。”我觉得权威和信任，是两个很可怕的事情，当你遇到这个问题的时候。

我也比较关心，这种法律能不能有一个途经，给中医药科学发展的一个环境？另一方面，像倪海清这样的个案，因为现在不能给他的药是否有效下一个定论，但是不是可以提供一个检验的可能性？给他一个出路的程序和过程。大概就是这样，谢谢大家。

**陈其广**：谢谢郭芳。下面请北京辽海律师事务所律师，倪海清的辩护律师黄振兴来介绍情况。

**黄振兴**：非常感谢中国社会科学院中医药国情调研组，能给我们提供这么一个机会来向大家汇报一下倪海清这个案件的有关情况。**第一点，这个案件是怎么起来的？**倪海清在浙江金华治疗肿瘤晚期病人，已经有十来年了，没有任何病人投诉他，只有患者给他的感谢信和锦旗。自从 2011 年 5 月份刑法第八条生效之后两个月，就突然有人向金华市药监部门举报，说他老婆吃了倪海清的药以后，精神振作起来，效果也很好。但是，他怀疑里面有激素，所以举报。药监部门就派人去购买了倪海清的药，进行检测，结果说这药不合格。因此就在 2011 年 10 月 17 日，就抓捕了倪海清一家，以及其他的人员，连扫地的也都抓进去，一共有 7 个人。然后所有的药都被查封，这个案件起因是这样的。

后来经过公安、检察以及一审法院的判决，判倪海清非法生产销售假药罪，有期徒刑十年，罚款、罚金 100 万。

**法院判决的理由主要是这么两点：第一点**，是决倪海清在未经审批的情况下，非法生产销售“假药”，也就是未经审批的就被认为属于“假药”。**第二点**，通过检测，他的药里边有不合格成分。检测所的报告说，倪海清在中药里面加进去了处方药泼尼松。他们认为是不合格，中药加西药不符合规定；并且检测出来倪海清使用的泼尼松不合格，成分只有 7%，硬说不合格的泼尼松是由倪海清所研究生产的。其实这个泼尼松是处方药，不是倪海清的中医研究所生产的，而是浙江省一个上市公司的制药厂生产的。所以说，张冠李戴，甚至有故意陷害倪海清的问题。**法院判决**说倪海清有罪，而且“情节特别严重”。但是法庭调查，检察院、公诉方没有提供出一份倪海清的用药以后造成患者残疾或者死亡的确实的证据。也就是说，一审法院根本没有证据证明倪海清的药有危害社会、危害病人的证据和事实存在。法院解释说，这是根据其销量超过 50 万以上，以销量来定他的情节。但是，根据最高人民法院的司法解释，“情节”问题首先是对病人的危害问题，危害严重，情节越重。倪海清的药没有危害，而是造福于癌症患者，金额越大，应该功劳越大，根本不存在“情节特别严重”的问题。

我们认为倪海清是无罪的，无罪的理由有两点。第一，倪海清所生产的治癌中草药，虽然有销售，但是属于临床实验阶段。而且整个治病的过程都是属于临床实验阶段这个特征。连公诉人的起诉书也承认，倪海清只是对上门求医的患者销治癌药。也就是说，没有任何证据证明除了治疗病人，他没有向市场销售，都是用于医院里面用的。第二，他这个药并没有任何名称，也没有冒充什么批号。刚开始这个药是粉剂，就是患者过来，给病人一袋药粉，什么药名都没有的。后来由于患者提出，后期癌症病人因为身体很虚弱了，都被医院退回来了。那种药粉吃不下去，有些甚至喉咙发炎。很多患者提出来，能不能加工成片剂？倪海清为了病人服用方便，就加工成了片剂。第三点，他和医院进行合作治疗的时候，已经向国家专利部门申请专利，并且获得了国家的发明专利。他把这个专利运用到实际当中，又和有资质的医院进行合作，请有资质的医生作临床诊疗。这完全符合我们卫生部的管理条例，这个药属于有固定配方的临床制剂这个范围。

在医院诊治癌症的过程当中，已经做了病案270多份，都有完整的记录。倪海清认为，临床做好了，到那时候再报批，向国家有关部门报批。可是在临床实验阶段，就把他查封了。我们认为，倪海清不但没有损害任何患者的身体健康，反而医治了上百名癌症患者，他对国家是有功的，对人类是有功的。他不应该是国家的罪人，而应该是民族的功臣。他在研究治疗癌症方面，有非常大的贡献。这个案件凸现了法律和人情的矛盾。他治疗了这么多的病人，救死扶伤，最后却把他当成犯罪来处理，他自己当然不服。难道，他治病救人犯罪吗？有很多病人，去年两次向金华市有关部门上访，要求吃他的药。但由于查封了，有好多没有药吃了，病情都恶化，但是政府也没有办法解决。当时要求出庭的证人，法庭不让他出庭。说本案与效果没有关系。到现在已经有五个断了药的癌症病人去世了。这个案件不是倪海清一个人的悲剧，而是对癌症患者现实的一种危害。因此，我们借此机会，向社会呼吁，中医应该真正地立法。让中医自己能够按照自己的规律发展，对中医的药进行检测，也应该用中医的方法进行检测，而不应该按西医的标准判断什么合格，什么不合格。如果研究癌症，是中医的禁区的话，将来类似倪海清的悲剧，就会不断重演。

我们这个案件报道以后，结果有上千的癌症患者来到金华，想吃这个药，但都不能吃。很多晚期癌症病人都等不到解决的时候了。社会有这么大的需求，为什么有这样的好药还要对它打击？哪怕是戴罪立功，也要给倪海清一个治病的机会。

**陈其广**：下面请河北医科大学中医药研究院教授、中医史专家曹东义发言。曹先生发言之后，下一个请崔月犁传统医学研究中心主任张晓彤做准备。

**曹东义**：尊敬的各位，这个事情我很关注，我的老师国医大师邓铁涛先生也很关注，我把我能搜集到的资料也转给他了。事件的经过，前面两位介绍的比我知道的更具体，更详细。我的看法代表我自己，我总结了这么几条：

第一，有人说倪海清是小学毕业，不够格做医生。我觉得是这样，他治晚期癌症的处方是来自民间，民间传承了多长时间，这个不好说。一开始这个药是治痔疮的，把痔疮能消下去，后来用于消肿瘤。能够消瘀散结的药有时候有共性，按中医来说，有一定的道理。传承民间中医医术，从学院里学不来。因为传承需要缘分，民间有些秘方可能不给你。你上五年大学，也学不了一个秘方，所以不要以小学毕业来说倪海清个人身份问题。他搞了十几年，这是一个问题。

第二个问题，倪海清他成立了研究所，他的研究所应该是政府有关部门批准的，所以他有研究中医药治疗疑难杂症的资格问题。

第三个问题，倪海清他申报了国家发明专利，得到了批准，所以他是以一个比较审慎的态度来对待这个病，不是卖假药，招摇撞骗，他的态度是比较审慎的。

第四，倪海清研究是晚期癌症，现在大家是谈癌色变，对晚期癌症治疗的方法很少。如果要是用垄断的方法，仅仅依靠手术、放疗、化疗，而不允许中医合理探索，这是非常不公的，这个事情是非常有害的，对中华民族有害，抑制了中医药的原创性。这是第四个看法。

第五，《药品管理法》的立法本意，应该是为了保护广大群众用药安全，有利于中医药的传承和创新，而不是不问效果、刻意压抑中医药的发展。而目前这个法恰恰存在很多问题，最大的一个过错是用管理西药的思路管理中药，让中医药不能姓“中”，这个法起了非常重要的限制作用。比如说制剂室，像我们河北省中医药研究院的制剂室，过去能制很多剂型：丸、散、膏、丹、口服液都能制。十几年以前，按照这个法规定的标准来改造，花了好几十万，现在只能制一个胶囊剂。所以现在别说申请药了，申请一个制剂就得上百万。所以非常不利于中医事业发展。咱们国家的中医院为什么不能姓“中”？是中医药的创造力被抑制住了，中医需要“以西养中”；西医院“以药养医”。现行医药体制，让医院都成了西方大制药公司的推销员。西方制药利润丰厚，有资料说美国十大制药企业的利润，等于其前五百强企业利润的总和。民间有一俗话“劫道的不如卖药的”。所以西方的药品创新，对国家的利益是非常大的。中医药如果能生存，绝对要有自己的知识产权，要有新制剂，要体现中医的劳动成果，应该有非常丰富的利润空间。而现在恰恰是把中医管得非常死，所以制剂不应该是“审批制”，而应该是“备案制”。审批制压制了很多中医院不能姓“中”。这一点是非常重要的。

还有《执业医师法》，这个法实施的时候，造成了大批的中医药人员由医务工作者变成了非法行医者。他原来是合法的，后来有了这个法，让他不合法了。所以国家为了重新制定“中医药法”，已经搞了二十多年了，卫生部通过后到了国务院，后来又报到了到了全国人大，已经进入立法审核阶段了。所以，我觉得不应该在新法出台之前，匆匆忙忙地把倪海清定罪，应该给他撤销一审判决，不予立案，或者不判刑，我个人是这么一个看法。限于时间，我的材料在“中华中医药论坛”上有帖子，大家可以看看，这件事广大群众也非常关心。在这里，我就不多占用大家的时间了，谢谢大家。

**陈其广**：下面请北京崔月犁传统医学研究中心主任张晓彤先生发言。

**张晓彤**：大家好，其实严格来说，我是一个中医药的外行，既不是学中医的，也不是学中药的，只是从事了十几年的中医门诊部管理和中医文化建设这方面的研究。对于中医的整个的政策、法律这方面呢，关注比较多。

《医师法》出来以后，我记得在第二年开始强行推行。然后在年底的时候，有一个卫生部总结，作为成绩，说是我们今年查处了 12 万非法行医者。大家都知道，咱们刚解放的时候，是 50 万中医，这 50 万中医可以辨证论治。在临床上有一定疗效。但是，发展了几十年以后，我们剩下 27 万。当年那时候，我记得是 24 万，这几年好像又多了点儿，27 万。可 50 万当中，实际上真正的有水平的，我的看法，恐怕不超过两万。

那么在民间，今天才头一次见到陈老师这个数字，有好几十万在民间。反正我的切身体会是，我原来插队，插了 11 年，在内蒙。那个时候，每个村子都有水平相当的中医。一般的村子里的病，不出村，能够看。无非是要跑几十里路去抓药，但是有的村子里有中药。前年一个老知青去宁夏，当时去他插过队的地方看过，大概一个县都没几个了中医了，就不要说村村有中医了，估计是乡乡都找不到中医了。现在说看病难、看病贵，老百姓到了县医院，县医院装备了这些彩超，先进的检查设备，花了好几千块钱，对于老百姓来说，已经倾家荡产了，还没开始治病。

当地的老百姓就说过这样的话，说我们有病真的不敢治。如果有病要不治的话，死的是我一个人；如果我要去治病的话，死的是我一家人。这个状态谁造成的？我觉得，《医师法》有不可推卸的责任。今天有很多法律界的专家在场，我的看法，《医师法》违宪，《宪法》讲得很清楚“发展传统医药和现代医药”。那你抑制，不发展，打击、压制、抑制，迫害，是不是违宪？我觉得这个问题应该提高到违宪的程度来看这个问题。

至于说下一步怎么来改进这个我们的中医、中医药法，这个事情我关注很长时间了。我也斗胆起草了中华人民共和国中医药法，而且还写了关于这个法的说明。但是呢，这个事情呢，我递上去了，我没有关广泛地传播。张司长当年也谈过这个问题，说没有可行性。但我觉得没有可行性只是暂时的，只是不愿意做工作而已。我的意见在“医”上头，中医的资格应该由中医协会来确定。它的另一个确定者是医疗机构的法人，法人代表。其实在世界上有很多国家，都有这方面的法律，并不比我们严格，也不比我们苛刻，但人家的医疗安全有保障，这是医。在“药”上头，恐怕大家知道，就更可怕。黑幕重重，对吧？

我们不说现在的《药品法》怎么样，中药从审批到上市这些过程，全都西化了，这些大家都很清楚。就说他们对制剂的管理，各方面的管理都是缺失的。比如说我们要报一个新药，花了很多钱，然后这个药被批下来了。批下来以后，你就可以随心所欲了，基本上没人再管了。实际上国家一手揽过来的这种办法，重审批，轻监管，这种做法都会造成我们现在假药横行。

实际上，假药横行里头，还有一个很重要的就是回扣泛滥。不管是经营药的单位，还是医院，还是什么其他的药的管理部门，都在不断地吃回扣，用各种办法吃回扣。我的切身体会是他们的进药价格超过我们 150%，干什么呢？全用来吃回扣。最可怕的是刚才曹教授也讲了，是我们的《药品法》，药品法里你们可以去查，居然有“视同”两个字，什么概念？就是执法者可以指鹿为马。

你是真药，没经过我审批，我视同假药。你是好药，没经过我批准，我视同劣药。以至于把我们几千年中药根本就是保存好了，不存在效期的问题，硬性规定三年的有效期。然后你过了一天，我就视同劣药、视同假药。真的吗？他们有太大的徇私空间。他们可以在 100%的涉药的单位中找出你违法的地方来。让我去查，我都可以随便查出来。这样的空间，他不出贪官才怪。所以这些问题应该引起大家的重视，尤其是法律界的朋友你们能不能在法上研究研究，我们的法能不能“视同”？我们的法如果定的可以指鹿为马的话，那我们真的没有活路了。好，谢谢大家。

**陈其广**：谢谢张先生的发言，下面由社科院中医药国情调研组张南同志，代替中国中医科学院中国医史文献研究所柳长华所长发言，宣读柳老师的一个书面发言。

**柳长华**（张南代读）：各位老师，下面我代柳长华老师宣读，对关于民间医学的认识和建议，下面文件是这样的。

我们对“中医”可以下这样一个定义：中医与中华民族的传统文化共生共存，从古至今持续表现为专门和大众的医疗保健行为，中华民族视其为生活的一部分。这个医学既是专门的，更是大众的。和我们今天理解的医学不一样，今天的医学一定是专业，一定是科班出身，读书、考试取得什么资格；中医更多的其实不是专门的，而是一种大众的医疗保健行为。

从汉代以来，中国就有了两种医学：一种可以叫"黄帝正经"的医学，掌握这部分医学的医生要学《黄帝内经》、《难经》，读《伤寒杂病论》、《神农本草经》，然后再做医生。这部分人善于把理论和实践结合在一起，但人数很少，因为学“医经”太难了，没有老师教你学不了。另外还有一种医学是大众的，就是我们说的“民间医学”，大量存在于民间。这部分民间医学的特点就是家族相传、师徒相授。我们说扁鹊、李时珍这些人物，其实都是民间医生。

民间的医生又叫“走方医”，就是走方郎中，摇着串铃，走街串巷，行医治病。这部分医生在民间相当普遍，而且有他的绝招，很了不起。大家知道现代医学有很多的弊病。比如说西医在治疗疾病和用药的时候，对病因的认识和中医是不一样的，认为是细菌、病毒什么的，采用的是对抗疗法。但是殊不知“道高一尺，魔高一丈”，今天消灭了一种病毒，明天又变个样子出来，老是赶不上它，所以细菌、病毒不断的进化，西药是不断的被淘汰。

在中医科学院里面，有学者说我们的中医理论两千多年没有创新，还是读《黄帝内经》、《伤寒论》；要创新，科技部立项给钱研究。当时我的感觉就是这个思路想法有问题。我们是不是可以换一个角度说这个话题：“中医真了不起，两千多年的东西还没有过时？！”时至今日，《伤寒论》中的方子仍然非常好用，组方的思想、用药的方法仍没有过时。今天的经方派，比用时方的高明。经方的药味很少，用三、五味药就能治大病。现在找中医大夫看病，没有少于 10 味药，20 多味很平常，但是经方家开的方是很简练的。为什么中医的方、中医的思想理论，用了这么几千年都不过时？！

所以，我们非常有必要分清楚中医的存在价值和可利用价值，这对于政府层面尤其是重要的话题。我们今天一个普遍的话题是“中医后继乏人，中医西化”等等，而目前中医核心的价值是在于生存。要保持其本色、原汁原味地传承，一万年以后还是这样子的。我想这才是我们今天认识中医的价值，也是中医的特殊需求。

社会上总有一部分反中医的人，说中医这也不科学，那也不卫生。药丸“保质期三年”，过了三年不让再卖，得扔掉。同仁堂保管的安宫牛黄丸有100多年的，跟新鲜的一样。其实蜂蜜有防腐作用，蜡封能隔绝空气，因此中药的炼蜜丸过了保质期一般也不会坏的，干嘛就扔了？“保质期”这些标准哪里来的？西方文化，未必适合我们自己的东西。这源于传统实践及与之相关的理论信仰逐渐丧失。由于外部社会和环境的压力，现代生活方式的影响以及传统生活方式的解体，削弱了传统文化的保存与传承方式，尤其是年轻的一代，对于我们传统的生活方式和习惯非常缺乏理解，以及由理解而生的尊重。

西方的医学是一种对抗式的治疗，这也是一种文化的产物—西方文化的产物—采取这种方法认识、治疗疾病。所以说“道”是什么？“道”不是科学技术，“道”是一种智慧，另外还有一种特别的价值，我想这是我们中医学作为文化的核心价值。作为一种传统医学，传承到今天有一种价值体现出来，就是可以被现代的科学技术所利用，也就是我们现在常说的“中药现代化”、“中医现代化”等等。中医、中药的现代化和中医的发展没什么关系，利用而已！但是我们今天恰恰走入了一个误区，用科学技术开始开发中医中药，而且认为这就是中医中药未来发展的前景。大家要都这么想那就坏了，中医很快就要消亡了，真的。

可惜现在对于这个问题，我们的社会公众、政府官员都认识不清。

现在对中药的审批，统统套用了化学药的成分来审批。这对我们是不利的，最近闹得沸沸扬扬的同仁堂的很多成药因为含朱砂成分汞含量超标就是一例。如果我们这么多的好东西都因此不能生产了，这令人痛惜不痛惜？国家的利益哪里去了？类似这种情况，眼下比比皆是。这就是我们中医的文化价值，统统被否认掉了的结果。

我们国家当初为了加入 WTO，积极地推动知识产权制度。我们的《执业医师法》、《药品注册办法》等等也都相继出台，走向世界，向前发展。但同时我们很多民间医生、家族相传的民间医药，被划入到非法领域。这 20 多年来，民间医药有些被消灭了，传承不了了；有的在苟延残喘，还活着。

我们医史所三十周年所庆的时候，王国强部长到我们所里做了个报告，讲得非常精彩。他就专门谈了殿堂里面的中医和民间的中医，他说：“我们现在是穿皮鞋，穿皮鞋的不要忘了穿草鞋的，不要忘了中医从穿草鞋以后才穿的皮鞋。”这话说得很深刻。王部长还举了个例子，我们现在有很多民间的一些技术、配方，很多中医界的专家评价说这不科学太落后了。王部长说，你说他不科学，人家还说中医不科学呢，你现在还自己瞧不上自己。我们现在真正面临的问题，就是我们缺乏自信心。这次党的十八大特别提出“三个自信”，谈到“民族的自信心”，我们的民族自信心来源于我们的民族文化，一定归结为一个文化问题。

西医是身体的科学，中医是生命的科学。构成生命的是精神和物质，这一下我们就有了分水岭。这些年我们说中医这也不好那也不好的时候，要换一个角度来看，从我们的生命观来看的时候那就不一样，你理解完全不一样。比如说中医延续了数千年的砂锅熬药，我们过去都觉得很自然，中国人都这样吃药制药。现在西药制药都是大工厂，要检验，要写药物的有效期，还要写它的毒副作用，我们中药没有。你看现在我们卖的中药很荒唐、特滑稽，你不写不行，不写不让你卖。写六味地黄丸能够补肾益气，同时还要说这个东西过量服用能伤肾，这不是很滑稽吗？

2006 年我随国家知识产权战略制定研究小组去欧洲调研。在德国专利局和一个德国专家谈起来的时候，我说我们的中药到你们这里来都是作为食品过来的，不能作为药品。他说要作为药品的话，就得符合我们的药品标准。我说我们的中药达不到你们的标准，那怎么办？中国人现在让西方人给中药做标准。他说："西方人怎么能给中药做标准呢，你们应该自己做自己的标准，我不明白你们为什么非得要让中药符合西药的标准？"

我又追问他一句："为什么？"他回答说："先生，这是贸易自由啊！"我一听，才恍然大悟。贸易自由，你就做你的中药标准，德国人要吃就按中药的标准来买、来吃，那有什么问题？我们要建立我们自己的传统医药标准，就像建立档案一样建立我们的标准。我们不期待这个标准让全世界都去用，但是这个标准是安全的、合理的，是一代一代传下来的东西，是有效的。一定要高度关注这个问题，因为它要为病人服务，面对的是人，要解决人的疾病问题。

好，以上就是摘读柳老师的文章。

**陈其广：**下面请北京中医药大学原校长、曾任数届全国政协委员的龙致贤先生发言。

**龙致贤：**各位领导，各位新闻媒体，各位朋友们。首先要说明一点，因为我昨天晚上才接到这个通知，对前面一些内容和材料不太熟悉，也不了解。第二，前面的发言，我没听到，我来晚了。我是从张晓彤老师讲的开始听的。今天的议题是民间行医、用药管理。因为前面的材料我没看，所以不清楚。我想说的是，我是北京中医药大学的，我在那儿上学，一直到退休，当然我是学中药的。西医我过去也学过，那是在五十年代。那对于中医中药这个行业，这个事业大家都清楚，已经有五千多年了。中医中药是中国的传统文化，是民族文化的重要组成部分之一。

它对于中国和世界的文明，促进文化发展，起到积极作用。我们中国，中华民族能够繁衍昌盛，在现代医学没有进入中国之前，主要还是靠我们的中医中药。当时世界上有几个国家有中医中药，但像中国的中医中药有这么完整的体系和诊疗技术，卓越的疗效，在全世界上是不多的。可能印度医学还有一些，但是在全世界，中国这是独一无二的。

中医够从千年一直发展到现在，长盛不衰，有一个核心的问题。我认为，第一，是它科学。第二，它有疗效。第三，它有根据。如果没有这样一个科学的话，没有这样的一个疗效，没有这样一个完整理论体系，不会发展到今天。我发表了几文章，认为中医中药现在在用，将来还要发展。将来真要有人类的存在，有地球存在，中医就不会消灭的，中药也不会消灭。因为它确确实实是科学的。

在前几年，我接受过采访，曾经有人反对中医，说中医不科学。我当时说了句非常不客气的，我说："中医不科学，那就没有他的今天，也没有他的老祖宗。"但是中医这个学科，现在有很多东西你搞不清楚的，不了解的就不等于它不科学。这仅仅是现在的科学技术水平还达不到，还不能解释中医中药内在的科学规律。那你不能武断地以今天的科学技术水平，来判断若干年后的科学技术水平。我认为中医中药能看好病，能治好病，就是科学的，你说它不科学，仅仅是你自己的科学水平没有达到。因为看病，中医看病也好，吃药也好，他能看病是中药在人体发生的变化。继承、研究、发扬、创新中医中药，这是我们将来要很好探讨的。但绝对不能说现在的科学技术说不清楚，搞不明白，这就是伪科学，我认为这个有点太武断了，本身这个说法就太不科学了。

刚才晓彤谈到了，中医药对中国的传统文化，对民族文化要保护，要应用，当然，我们需要一套法律法规制度来保护。但是这个制定要根据这门科学本身的规律和特点。比如说中药评审的问题，中药评审绝对不能用西医化学的标杆和标准来评审中医中药。我觉得现在药品确实需要考虑这个问题。一味中药成分有几十种、几百种，十味、二十味中药合起来是几千种几万种化学成分，不容易搞清楚，因此要用中医的标准来评审。谢谢大家。

**陈其广：**谢谢龙校长。下面请国家专利局及知识产权局研究员刘延淮发言。

**刘延淮：**倪海清的问题，在中医药的发展中，应该是西医打压中医一个非常典型的案例。因为我是在国家知识产权局工作，现在退休了，在做一个公司。这个公司就是专门做专业化的情报系统。首先是以世界传统药物数据库作为切入点。在做数据库的时候，搜集整理了很多全国各地以中国的为主的传统医药的专利，来进行搜集。发现这里边真是有非常大的学问，产生了很多非常好的药。通过这个也认识了很多著名的老中医。

去年在马来西亚去参加世界中医药抗癌大会，

这个过程又认识了很多专家。他们在治疗癌症的过程里面，有非常多的好的配方，处方，治愈了无数的病人。为什么在整个医学里面，我们的中医药就没有办法成为主导地位？中医在中国已经是几千年的历史，而西医不过是百年的历史，而它在我们国家占据了统治的地位？这跟我们国家的一些政策法律的实施有一定的关系，还有就是崇洋媚外的思想极其严重。再有就是利益的关系，使得制药厂和医院形成一个巨大的利益圈子，使得中医药在中国逐渐地衰退，我们也感到非常痛心。

去年一个中医前辈常老先生，今年已经去世了，连他的孩子都不跟他学中医，所以这是非常令人痛心的。支持中医药发展的这些老中医，以及为我们的中医发展感到忧心忡忡的有识之士，大家应该联合起来，很好地总结我们现在存在的一些问题，想出一个解决的具体办法。我自己也认为，看了潘德孚老先生关于《医学理念》新思考的整套书以后，我觉得我们应该影响国家的政策，仅仅是民间的力量还是不够的。作为政府官员，应该从各个方面，通过会议，然后来总结出一些东西，应该去向上面反映情况。从社科院来说，应该是官方的机构，能不能通过这样一个机构，写出一个很好的报告。

像倪海清这个事情，他自己已经有国家批准的发明专利，有他的研究所，同时他治疗的是不治之症，所有的这些病人到他那儿去，几乎都是被西医判了死刑的，已经没有办法才到他那去。他治了很多人，由于他被抓，有很多癌症病人不应该死的，结果都死了，这是不是法律在杀人？这个法律的杀人有谁去追究他的责任？一边是治疗了这么多的病人，他竟然要去罚款，把他关起来。我觉得真正应该关的不应该是他。

但是这个问题现在是存在的，我觉得刚才律师同志也讲了，我们还有正义的记者，一个是从媒体上大量宣传报道，还有另一方面，我们影响政府的政策，制定好的中医药法规。通过大家的共同努力，来影响我们国家在立法上面，包括中医行医和中药立法方面，我们都要花大的力气，争取在较短的时间里面，把这个问题能够解决。让我们中医药能够在我们的国家，同时还走出国门。我现在搞了一个中医药国际网，可以在这个网上进行宣传。将来希望我们拿中医药国际网当作一个阵地，把我们的中医药事业发扬光大，能够走出国门。谢谢。

**陈其广**：下面请中华中医药学会肿瘤专业委员会常务理事赵建成先生发言。

**赵建成**：大家好，我是个临床一线的大夫，这个会议我很有发言权。因为我本身也是治癌症的，中医治疗癌症。我们临床上也治好过很多癌症。所以对于倪海清的事情，我有同感。这种治疗有效，在中医来说是很平常的，而我们现在的医学，由于他们的思路和方法不对，所以说他们治疗癌症觉得非常难治。所以就造成这种社会现象和人们对中医的不相信。觉得癌症是最难治的病，治不了。我今天发言，因为我昨天上了一天班，昨天晚上写了一个稿子，一直写到今天早上三点钟。

第一，中药正规药不是从天而降，开始使用时都是不合法的。

中成药以有没有国家批准文号来确定是真药和假药的唯一标准是不确切的。首先这忽略了一个问题，任何中成药都不可能不通过临床实践变成一种合法的有批准文号的药。因为中成药自古至今都是在人身上试用的。那么从试用的第一个病人开始你就违法了，因为开始的时候不可能有批准文号，但是成功的有效的药必须从临床实践中总结出来，只有用了许多病人以后才可能申报批准为正式的药。这就是现实社会的矛盾性。就像申报执业医师资格的条件的规定，是经过临床实践三年才有资格申报执业医师考试，而只有执业医师才有资格从事临床诊治疾病，而这三年也是在非法行医，这也是相互矛盾的。而谁来解决这个问题？

第二，自制药在社会上是很普遍的现象。社会的需求就造成了几乎许多中医都在配自制药，只是不公开为之而已。因为中医自古以来丸散膏丹和汤药是一样使用的，是中医治疗疾病的比较全面的给药方法，缺少了哪一种剂型对疾病的治疗都是不全面的。现在临床中医生只让开汤药，不让自己配成药，造成了治疗上的诸多不方便，同时也影响了疗效。是很纠结的事情。既然汤药是合法的，那么用这个汤药方配成的中成药为什么就是不合法的？就要去审批？并且审批需要一个非常复杂的手续过程，花销也是非常巨大，时间又是很漫长的。就像现在社会的快节奏要求争分夺秒，所以出现了快餐店，出现了方便面、一冲即食的粥等。而中医药几十年走过来，到如今医生临床处方只能煎汤药喝，不能随便配成药，让人别扭的要死。现代的人流动性很大，天南海北到处走，提着个药罐子实在是不方便。有人说了，那不是有中草药代煎药吗？可是通过调查发现代煎药和自煎药的疗效能差到一半以上，吃药的效果差对于医生和病人都是很伤脑筋的事情！所以就会出现自治成药的事，并且医生多年辛辛苦苦研究出来的一点经验也不愿意公开来，因为毕竟是劳动所得、经验结晶。

配制成药携带方便服用方便是不言而喻的，也是病人的需求，那么只能私下偷偷地像做贼一样配一些用。又有人说了，医院和药店里不是有那么多的成药可以用吗，为什么还要自己配成药呢？好，我下面就谈谈当前的市售成药情况。

第三，为什么有些市售成药疗效不佳？前面讲到丸、散、膏、丹是中药的基本剂型，已经使用了上千年的历史。现在市面上的中成药，除了以上制剂外，还有一些中药西制的剂型，包括颗粒剂、冲剂、片剂、胶囊、栓剂、口服液、喷雾剂、搽剂等，已经在古代成药的基础上有了很大的发展。按道理讲它的疗效应该好于以前，但是往往有病人反映，中成药的服用越来越方便了，而疗效却越来越差，这究竟是什么原因呢？

首先，我们在临床上看到的疾病已非几十年前的疾病，而出现了许多新病，并且疾病的复杂性，人体的耐药性，以及人的生存环境、精神状态、饮食结构都发生了很大的改变。病原微生物为了生存，要适应新的环境，抗药性也越来越显著。许多病症的改变是迅速的，造成药证不符的情况也越来越多。中成药是已经配置好的药，不能够随着病证的变化而发生改变。以不变应万变，是不现实的。所以许多人服用的成药，并不一定能够正好符合自己的证型，那就会出现用药效果不好的情况。另外由于耐药性的产生，使药典上以前规定的成药用量，不能达到现在有效控制疾病的治疗量。如过去治疗感冒、发烧时，清热解毒口服液只需服用一两支就会烧退身凉，咽喉肿痛就会缓解，而现在需要加倍服用，甚至要喝到七、八支才会明显见效。其次，值得提出的一点是，有一些成药质量的普遍下降，是有目共睹的。一方面是由于生产成药的中药原料质量下降，另一方面是由于厂家自身的原因所造成的。有些厂家因为要闯牌子，生产出来的药物，前几批往往质量很好，效果也好，以后质量就差了。因为批一种中药中间环节花钱太多，最后既要把前期投入的钱收回来，还要大大的盈利，药的质量自然会差了，这是由价值规律来决定的，当前没有人能改变这种状况。具体情况太复杂，我写出来了这里不详细说了。一种药物从研制到正规生产，需要经历数年乃至十数年的努力。需要花费大量的时间和人力、物力、财力。

第四，有好药配方的人不一定有能力开发出来新药，其次病人的个体差异和体质类型以及疾病的证型不同，药物的处方就不一样。病情的不断变化需要及时配置药物。一般的成药都是先配好了，病人去对号入座找药吃，大体对症就行，所以疗效就不一定好。就像衣服店的成衣是事先做好的，人们去根据自己的体型喜好等要求去试穿，大体合身就行。体型特殊的选不到成衣的，就要找裁缝量体裁衣。那么老中医就像裁缝，根据某一个病人专门为他配置的药，自然是最对症的，疗效也是最好的了。

他们自己配的药，从配方、选料、炮制和制作心里都有数，那是货真价实，如果质量不好，医不好病药给谁都不会要的。而市售的药就不存在这个问题，你吃了不管用，不可能去找厂家，只有再去挑别的。那像自由市场买菜，你去随便逛、随便挑吧。大家看一看，现在的药店里仅仅治感冒、咳嗽、发烧的中成药就有上百种，应该是货源丰富、琳琅满目，但是疗效怎么样呢？如果效果好需要那么多种药吗？还有一点那就是70%的中成药都是西医大夫开出来的，他们只知道治什么病，不知道用于什么证型的病人。再加上病人自己选购和药店为了盈利更多推荐的中成药，疗效会好吗？

第五，中成药的审批越来越严了，美其名曰是为了人民的用药安全和保障健康，实际上并不完全是这样。当前的审批标准是按照西医的标准来的。不仅要提供药物处方，还要药理分析、药物的合理性、药物的化学成分分析等。实际上西医的标准只适合于西药的审批，这样只利于西医的发展。许多西药本身不治病，只是一种维持，疼痛了用点止痛药，药劲过去照样痛；高血药、糖尿病等都要终生服药，不可能治愈，用药要用到人死的那一天。并且西药的副作用比中药大得多，化学药物的长期服用正是导致目前“疾病越治越多”的原因之一。西药抗生素的研制总是赶不病原微生物的变异和抗药性的产生，而中医药不存在这些问题。所以大力发展中医药事业是适合我们的国情的。

一定要制定一套适应于中医发展的中成药审批制度，简化审批手续，审批中药要以临床疗效做为主要标准，不要以西医的药物成分分析为主要标准，那样就会增加了中药审批的难度，使许多民间的好药不能服务于社会、服务于患者。这是时代的悲哀，它会极大地阻碍中医药的发展。听说日本的汉方医，用张仲景的原方制药根本不用审批，直接配药，日本能做到而我们是中医的发源地却做不到，是什么原因？

第六，假药的认定标准应该是危害人体健康和骗人钱财。

既然社会上有那么多的癌症病人需要治疗，并且是大医院放弃治疗的晚期病人，有人确实能为病人解决难题，为国家排忧解难，为大医院分担压力，有什么不好吗？为什么不可以让他们去治呢？病人有生存的权力，有自己选择就医的权力，如果在大医院治不好、无疗效、医疗费昂贵难以承担，还必须强迫病人在那里治疗吗？应该给中医机会。

所以我建议中国社科院中医药国情调研组，对倪海清等人治愈的病人展开调查。像倪海清这样的在基层以各种方法治疗癌症的人肯定有很多，他们的治疗到底有没有效果？疗效怎样？治愈了多少人？花费如何？如果确实有效果好、花费少的方法，为什么不可以去挖掘整理、发扬和推广？为什么不可以开发出来这些药物为那些在生命线上挣扎的癌症病人，我们的亲人们去增加一些生存的希望呢？通过这件事情，我们要为中医的生存呼吁呐喊，而不只是为倪海清喊冤叫屈。如果再过几十年我们回过头来看这件事会觉得很荒唐很滑稽，就像我们现在回顾文化革命的一些事情一样。我认为，就目前我们国家的情况来看，就癌症一项就能把国家的医保挤垮。现在的癌症病人是越来越多，谁也不敢肯定自己这辈子就不会得癌症。假如判案的那些公检法的人或者他们的家属患了癌症，正需要有效地治疗，他们会不积极寻找好的治疗药物和方法吗？那个时候救命要紧，还管有无批号吗？曹操当年就是因为错杀了华佗，儿子后来生病无人能治而身亡，使曹操后悔不迭的。

第七，发挥中医药特长攻克癌症是当前的要务，政府执法部门的精力应放在食品安全卫生和疾病预防控制，改变环境污染和减少西药运用上，而不是放在整治和打击无批准文号而有好的疗效的中药上，应该高度重视或支持有好苗头中药。美国每年投入那么多的资金去研究癌症还没有中医这么好的疗效，我们见宝不识宝就太不明智了。中医如果把肿瘤攻破了还不是天大的好事吗！我和朱良春老师发起成立的中医肿瘤研究小组就是在全国范围内寻找民间的治癌高手，这件事情曾经给王国强部长汇报过，他表态支持。但是如果自制成药的问题解决不好，我们的工作开展同样会遇到很大困难。

“西医让你明明白白死，中医让你稀里糊涂的活。”这是人们常说的一句话，譬如说做手术，术前一定会要病人或者家属签一份风险认证书，即所谓的“生死文书”，病人手术意外医生和医院不承担任何责任。而中医可以吗？中医签了也不被认可，是废纸一张，照样抓你判你，这样公平吗？当前社会中的一种怪现象是：名中医太多，好中医太少；大专家太多，真行家太少；会吹的太多，能干的太少；看热闹的太多，做实事的太少。所以要提高和壮大中医队伍的素质很重要。千万不要因为失误使我们变成了千古的罪人，我们这一代不应该成为毁灭一个伟大的优秀民族文化和古老传统医学的罪人。谢谢大家！

**陈其广**：下面请国家科技部中信所研究员、中医哲学专业委员会副会长张超中代替潘德孚老师发言。

**潘德孚**（张超中代读）：我代替潘德孚老先生发言。潘老是一位七十多岁的民间中医，他对倪海清事件感同身受，因此他的发言可能我们听起来有些过激，但是说的有道理。我按照原文来读。

黑手操纵法律，打算彻底毁灭民间中医。一个救了几百个晚期癌症病人的无行医资格的草药郎中，金华法院以卖假药罪从重量刑，判其坐牢十年，很不公平。

实践证明西医不会治癌症，身体检查后医生说“你得了癌症”，医院里的西医，无非是手术、化放疗。但是，这些治疗方法“死多活少”。美国加州大学的琼斯教授经十多年的调查，研究的结论是：“不治疗者比治疗者存活的希望高4倍。”说明西医的治疗癌症的方法无效，虽然它们都是已经被批准了的。

只要是癌症病人被治好，尤其是晚期的，就等于救了一命。

做医生治病用药，能救命的被称为“假药”，会送命的被称为“真药”，真真假假就不能分清了。救了几百条命的倪海清的单方被宣布为假药，让中医界人人自危：实践还是检验真理的标准吗？天下还有良心两个字吗？法官不以治病的好坏结果来判别真假，而以有无政府批准来做真假的判别标准！笔者查遍天下所有药物，古今中外，竟然没有一种是真的。所有中药单方秘方，有哪一种是经过批准而后用的？

法院的法官不知道：所有西药，皆是化学药品，无不都是批准之前，要先使用一段时间，当然还要一定的使用范围，只有被认为使用之后有真正疗效的，经过鉴定，才可申请批准上市。可见药物需要批准的目的，并不针对小范围试用，而是针对上市做大批量买卖的。不过，西药出在西方，自有西方的管理条例在管着，也不需要劳烦中国人制订中国法去管理了。

《刑法修正案》（第八条）对生产、销售假药罪作出了修改，将“足以严重危害人体健康”删去，侵犯的犯罪客体从“人的身体健康”权利，变成了“国家对药品的管理制度”，该罪因此从“结果犯”变成了“行为犯”，即：只要实施了该行为，即使没有严重危害健康也构成犯罪。法官依此判倪海清犯贩卖假药罪，说明我国的法治建设被西方制药集团操纵了。它的修正者违背了中华人民共和国基本法：中西医并重。因此，法官借此错误之法来判案。

必须认真审查所有关于不利中医发展的法律法规，中国人如不迅速觉醒，迅速对有关的法律法规，如：《药物法》、《医师法》、《传染病法》等进行一次严格的审查，凡不利中医中药发展应用的，立即撤消；并迅速建立有利中医中药发展的《药物法》、《医师法》、《传染病法》等，就会危害中医事业的发展。但是，在没有建立中医的法律之前，千万不要用现在这种为消灭中医而建立起来的管理西医的法律来管理中医。

现代社会的这种形势，西方已由于他们的医学不成熟，靠着政医一体的体制和吸世界人民（包括本国人民）的健康维持生存。但是，这种政医一体的体制，已给西方世界带来了根本无法摆脱的医疗经济危机。由于西方人民的权力体制不同，他们已逐渐把这种危机转嫁给我们了。这才是西方人民把输液看成与手术同等的恐怖，而我们却把输液用于任何疾病，超过了世界平均数的8倍的原因。我们民族正在用生命和健康，填补着西方国家的经济漏洞。

习近平先生的民族复兴梦，不能靠经济、武力跟西方血拼，做先进技术之梦；却可用医学、医道来比拼，使我国民族迅速复兴。中国只有发挥自己之所长，才能真正地实现民族复兴，屹立于世界民族之林。好，谢谢。

**陈其广**：下面请中国社会科学院法学所研究员、卫生法类专家，董文勇老师发言。董老师发言之后，请中国民间中医药研究开发协会会长沈志祥先生发言。

**董文勇**：大家上午好。我主要是研究“医疗卫生法”。对于《医师法》研究的还不是很多，具体的医疗卫生事务方面的操作，研究不是很多。在开这个会之前，陈老师也给我介绍了一下这个会的背景，是从倪海清案来切入的。

根据这个案子，我考虑到背后的一些问题，而不是这个案子本身的问题。背后的问题，实际上表明了我们国家在医药卫生立法方面存在着很大的不足。那么这些不足，基本上在技术方面，同时在理念、路线、方向等等层面上。我认为，对于根本立法的这种基本方向和基本理念如果出现了问题的话，那么可能影响的是我们国家医药卫生事业的全局。在这方面，我想表达一下我四个方面的研究心得。

第一，卫生立法宗旨和理念究竟是什么？我们国家的卫生立法往往是技术型立法。对于路线、方针方面的选择体现不多。比如说我们国家的立法，在缺乏卫生基本法的情况下，对很多细枝末节的法律进行立法。这样的话，如果方向没有选择对的话，那么我们就会差之毫厘，谬之千里。如果技术方面，立法技术做得再好，做得越好，在效果方面，执行得越差。

比如说，我们药品管理法。这个药品管理法就是这样，我们在这方面颁布了很多规章制度，那这些规章制度起到什么样的效果了？没有看到立法背后的一些社会规律、法律规律问题。那么，涉及到医药卫生立法，实际上和传统的立法不一样。传统的立法，我们只是仅仅关注到根据逻辑，根据社会常识去安排立法。但是医药卫生立法，我们一方面，需要关注法律背后的社会规律，同时还要关注自然科学规律。

所以在这个方面，这个医药卫生立法，是一个比较复杂的。那么这里面存在一个方向选择问题，我们究竟是为了什么而立法的问题？我们是为了技术立法？还是什么方向立法？这个方向是我们国家始终没有完全解决的问题。在这种情况下，比如说很多立法，已经背离了最基本的方向，比如说是为了国民健康服务。可以说，在很大程度，国家的卫生立法是为了卫生经济服务，为了卫生技术发展服务，而不是为了国民健康服务。

涉及到倪海清这个案子也发现，我们虽然制定了《中医药条例》，我们制定了这么多法，如果不肯定这种中医药服务的特殊规律，有效性的话，那么很显然，法律技术上采取不支持的制度构建方案。在这种情况下，倪海清案的发生是自然而然的。可能如果法律不改的话，后面可能还会出现王海清，张海清等等。还会有很多很多这样的案子，这只是浮现出来的冰山一角。

所以我们需要一个方向性选择问题。围绕国民健康来进行立法。我前不久参加卫计委的一个会议，我在会议上表达出我的观点，立方向性的法律、基础性的法律。以国民健康，以人的健康为核心的法律，尊重公民健康权的法律。尊重健康权，其中包括公民的健康选择权，也就是说我选择医疗卫生服务是我自己的权利。那么国家需要做的，只是说促成这种权利的实现，而不是干预这种权利，凡是一切有利于公民健康权的实现，一切有利于国民健康的，都应该纳入到国家的责任和义务方面来。

在这个方面，我们看到的是，以往我们国家的立法，更多的是侧重于管理而不是治理。管理的话，根据我们实践经验来讲，最后的结果就是，政府出于管理的简便性考虑，降低行政管理成本的考虑，可能在立法技术上做一些非常简化的处理。这种情况可能偏离了立法的目标。比如说政府的卫生行政管理目标是什么？是为了保障公民的健康权益。如果没有以公民的健康权益为核心立法的话，那么也可能以政府的行政管理便利的角度去立法。这样的话就事与愿违了。

目前在这个进行卫生基本法立法的关键时期，我还是呼吁各行各业的仁人志士，如果有比较便利的渠道向全国人大，向国家卫计委能传递声音的话，我觉得这是一个千载难逢的机会。如果我们从基本方向上来确定了发展中医药服务的必要性和合法性的话，后面的立法就会做起来了。所以目前主要是卫生基本法上缺乏一个合理的定位、合法的身份。这个方面是需要解决的。

另外在卫生立法方面，目的是什么？是发展医药卫生事业，还是发展医药卫生产业？以往我们国家在卫生经济方面关注比较多，对公益性、社会价值关注的比较少。过去卫生部还成立一个叫做卫生经济研究所，在九十年代以来，随着卫生经济大潮渗透到社会的方方面面，在这个很多价值方面发生了改变。包括医药卫生事业发生了改变，一定程度上发生了偏离了终极目标。其实包括国家中医药的立法，跟着西医跑。这个趋势也是随着卫生经济发展，随着全球经济一体化，随着中国商品经济发展，我们国家卫生领域，也纳入到了经济快车道。

在这种情况下，优先发展西医，加速排斥中医，这是自然而然的。因为中医是不赚钱的。中医传统上，我们是治病救人的，以治病救人为核心的。但西医不一样，西医有一整套产业支撑。比如说知识产权制度，比如说医药产业政策等等，这些都需要赚钱的。所以就是说，我从一个资料上了解到，即便像荷兰这样医疗器械生产制造业比较发达的国家，他们对大型医疗配制是限制使用的，不像我们国家这样。所以从这个产业政策背后，我们有没有发现出一个问题？为什么他们自己生产的东西，他们自己不适用，而是向第三世界国家推介呢？我们要警惕三高一低的西医发展模式。

那么这种模式，实际上在西方医学已经进行了深刻的反思，从六七十年代就开始反思。我们国家曾经一度走在前面，以中药服务为核心，基本医疗卫生政策，我们曾经过引领世界卫生潮流。但是后来，改革开放以来按照商品经济逻辑来发展医疗卫生事业，实际上在这种情况下，我们迷失了立法的方向。在这种情况下产生了高投入、高消耗、低产出西医服务模式，以治疗为中心，以城市为核心的医疗大行其道。

所以在这个方面，我们需要大力弘扬中医服务立法。毕竟中国在逐渐走上一个法治社会，建设的是一个法治国家。尽管我们目前非常地同情倪海清，如果严格地按照法律来衡量，不能排除他的非法性。背后不是说这个法官的问题，也不是说案子本身怎么样，倪海清也没有错，关键是我们的立法出了问题。有了法律，我们会有一个秩序，如果没有法律的话，连秩序都没有了。所以秩序稳定首先是第一位的。

那么为了这个秩序，我们可能会有一些代价。法治作为一个社会控制手段来讲，绝不是最理想的。我们法治研究所前所长曾经说过，一个理想的社会不是一个法治社会，而是一个道德社会。但是我们没办法建设道德社会，或者道德社会构建的成本比较高，我们只能选择一个不坏的国家治理策略，也就是说法治。在这种情况下，法治有他的副作用。所以倪海清的案子来讲，我们只能积极地批判，但是需要严格地服从。其次积极推动立法和现行法律的转变。

这是我要表达的看法。可能这个比较大而化之。目前中医药立法，主要涉及到一个方向性问题，而且技术性问题，主要是解决合法性问题。事实上已经有大量的经验表明，具有一种事实上的合法性。但我们需要文字上的合法性，下面需要立法机关去推动它。好，谢谢。

**陈其广**：非常感谢董老师做的发言。下面请沈志祥先生发言，沈志祥是中国民间中医药研究开发协会会长、国家中医药管理局原国合司司长，请沈先生发言。

**沈志祥**：感谢中国社会科学院中医药国情调研组召开这个会，也感谢各位参加。刚才听了柳教授的讲话，还有董先生讲的，实际上我觉得，大家今天讲的对我们民间医学的发展，民间医生的保护，民间医药的开发起到了积极推动作用。我最早在北京电视台听说的倪海清的案件，后来又很多人去上访反映意见，上访。第二，金华我去过，金华那个地方对民间中医还是非常重视。当地药学会，金华的中医协会，他们下面分别成立了两个分会，一个是金华民间药物，草药，他就叫民间草药的分会。第二个民间中医的一个分会。

因为金华有一个传统，除了用我们现在已经批准开发的，除了我们在市面上流通的药物以外，还有草药。金华那个地方大家都知道，地处丘陵地带，植物很丰富，有很多入典的草药。另外金华那个地方文化底蕴也很深，中医底蕴也很深，有很多民间医活跃在当地。倪海清案件之前，也有很多人被抓了。

我想讲两个事，第一，民间中医实际上在我们解放后，民间中医不叫民间中医，就叫中医。后来我们国家政府重视中医以后，很大一批民间中医里边的有水平的佼佼者都到了大学，到了研究机构。所以就到了政府办的医院、学校、科研机构里边。从五十年代以后，就逐步分为政府办的和不在政府体制之内的，特别是公私合营以后，大部分企业都是合到政府里面。而在民间，祖传的一些人就逐步被边缘化了。

文革以后，我们国家思想解放了，除了我们政府办的以外，从经济体制角度来说，知识多元化就出现了社会资本投资的医疗，中医医疗机构，包括医院和诊所。也有一部分企业，研究机构也很多。从机制上、体制上改革发展，也进一步促进了对中医的认识，对民间医的发展。所以民间医就开始在活跃。现在到底有多少，我们国家中医药管理局正在统计，像安徽省、浙江省，对民间中医和民间方法进行调查研究，但这种事情长期以政府为主，所以很多地方没有对。对民间医生资格问题进行考核。让他正式、合理化地行医。昨天报了，浙江省民间的中医和民间的中药一些处方的情况。说明他们还承认民间中医，承认民间用的一些药。

所以民间中医目前情况是这样，第一从行业来说，也一点，大部分认为，包括协会，第一个认为，民间中医就是中医发展的源泉。第二点，在进入了现代化的社会，仍然还是中医发展的创新的源泉。第三，民间中医人员，应该是我们中医事业重要的组成部分。另外我们现在的政策和法律来说，对于整个中医来说，还存在着很多空缺，不利于中医发展。对民间中医尤其困难。实际上最大的困难就是两个，第一，祖传或者自学的民间中医，他客观上都在做这个工作，老百姓需要，特别是在边远山区，少数民族地区更需要。你说是制剂还是什么？当然原始的是新鲜的，晒干了算不算制剂？从民族医药来说，这就是合法的。

但是现在建立有问题，第一个困难，什么叫民间医生？医师法就是临床医学，还有卫生的。还有口腔医生，还有中医的中医师，这么四个方面。所以民间医生就没有列为一个系列，你考了，通过了就是中医，要不然就不是了。所以现在报纸上的宣传，偶尔较一个民间中医师，大部分叫民间中医从业人员。民间中医师的界定有问题。有些人问，什么叫民间中医？民间中医就是非法行医。

所以我想，第一个大问题，就是界定的问题，所以做任何事，再支持民间中医的发展，就像柳教授讲的。第二就是药物问题。现在我们国家认可的，比如说买我们饮片，都是合法的。但如果一旦改变它的我物理的一些结构，就发生变化了。比如说把饮片磨成粉了，也没有批准，这个就不行。

还有一个，如果你要卖了，那更是违法。所以，民间中医实际上解放前的民间中医，只要是中医，他都是丸、散、膏、丹都从那来。西药和中药一样都是 1985 年，我们搞骨科治疗，有很多，那么，我们内部医院里面，我们叫协定处方。

现在怎么办？国家中医药管理局跟国务院法制局也做一些工作现在在立法问题上解决了几个问题。希望医师法修改，医师法里面增加一项，传统医师管理。传统民间医生，不公布处方，你就很难搞成，所以这个我觉得，从法律上，政策上再好好研究。还有好多好多问题，我因为时间关系不说了。所以考虑的问题，既然民间中医药事业发展很重要，我们就要发展它，保护它？怎么保护它？第一在观念上，要放开。就是说中医的发展和现代医学的发展不太一样的，主要是群众基础不一样。说实在的，人们有生命健康权，同时也有为保护健康来发掘中医的一些方法和技术的权益、权限。如果没有这个权益、权限的话，中医不可能发展这么快。中医是总结出来的，现在还在劳动。所以要放开，让热爱中医的人，给他一个权限，可以探索中医，可以探索中药。

第二，我们自己的人要保护，怎么保护？政策上保护，还有一个技术上的支持，还有法律上的，从法学界也好，我们社会学者，或者是卫生方面的专家共同来研究，如何保护民间中医。再一次感谢大家。需要我们政府的扶持，更需要保护，怎么保护？保护是两个方面，一方面，同时你得保护我们的医生，这个都要认真考虑这些问题。再次谢谢大家，谢谢。

**陈其广：**谢谢沈会长的发言。下面请李土生李会长发言。

**李土生：**我是金华人，我平时只看新闻联播，因为我有四分之一的时间在讲演，报告。我看新闻主要目的，因为我要关心政治，因为我不关心政治，政治就要关心我。这特听说倪海清的事，是那天马老师跟我说的，听说了以后，我很生气，很恼火，但是也没有办法。

我就想起了我去年到最高法院讲课的时候，我问了他们三个问题，请问第一个问题，中国最大的法是什么法？他们回答是《宪法》我说错了。中国最大得法是老百姓的看法。第二个问题，我问他们，法律面前人人不平等，对不对？他们说对。那我问他们，法律背后呢？回答不了了。第三个问题，法律是无情的，对不对？说对的。那我就问他们，法律是谁在执行？法官是人吗？人有感情吗？

我 1991 年离开部队，离开部队之后，一直在从事这个行业工作。我在北京中医药大学、南京中医药大学讲课，我会讲一些我的看法，包括我现在在写书。这个礼拜，这期的中国医学报上，有我对养生，中医的看法。我原来的搞气功，搞特异功能的研究。起码在我说上站起来的瘫痪病人，全世界起码几百人了。我作为伪科学的代言人。我在社科院做过很多报告。那都是十几年，二十年了。最后把我作为伪科学的代言人。

2006 年钱学森上我到北大搞实验，实验了以后，把我作为伪科学的代言人，最后终于承认了，现在中国科学院报告了我的成果。因为时间关系，几分钟，因为这是一个学说问题，不是几句话能说明白的问题。西装领带取代唐装这是事实，这是客观存在的。科学取代了中国的民间的东西，这是绝对的。我在这里做过几次报告，社会科学院这个牌子就应该砸掉，社会不是科学，是学科。中国被科学主义害死了。现在如果中医拿科学实验，来化验，结果一定是不科学的。因为我们中国的中医是搞实践的。西药是拿动物来做实验的，中药是拿人来尝试的。因为时间到了，我没有时间再多说了，中国有一点，我在感悟上写得很清楚，西医让你明明白白地死，中医让你糊里糊涂地活。谢谢。

**陈其广**：请马晓彤老师发言。

**马晓彤**：各位早上好，中医之所以是一个问题，就是因为当代社会要求他做出合理性合法性和创作性的说明。实际上中医在这方面有自己的说明，但现在的话语权是以西方话文化为基础的为主流的学术界，对中医的原来的说法不予认证。所以今天这个话题的切入点，我觉得是一个非常寻常的事件，也是一个非同寻常的机遇，我们应该认识到这点，并利用好这个机会，解决我们长久以来的问题。

今天涉及的是法律和科学两个话题，而法律又是以科学为基础。尤其是涉及到一些科学的立法。但是现在科学的立法是还原论的科学体系，和中医相比这是两个范式，是冲突的。用一个标准来评价另一个，那一定是一无是处。民间中医，应该是传承了中国的传统文化和医道，更加本真地还原了中国的本来面目。相对应的是管办中医，概括起来，从主流而已，主体性已经模糊了，体制不适，体制也是不适应的。

第三，技术西化，按照西方的技术理论来解决自己的问题。导致的结果是，治病的能力日渐弱化，职业尊严也日渐衰退，这就是管办中医。在这种情况下，我们应该怎么办？法律上，从根源上找他的科学之理，对科学关做出真正的反思和调整。朱德曾经说过，打得赢的打法就是好打法。邓小平也说过，实践是检验真理的标准。你拿什么做一个标准？那就是典型的迷信。我觉得通过这件事，应该在这里破除迷信，作为第一条。

第二条，作为中国的立法，也应该向着一个有利于人民的，事实上的方向推进一步，谢谢。

**陈其广**：谢谢马老师的发言。

**孙惠军**：谢谢刚才马老师的发言，把我要说的话都替我讲了。我要说的五句话，第一，该假药还是真药？支持倪海清的人说是真药，我吃了它，对我的癌症救了命。法官检察官说是假药，因为根据法规，你没有审批，那就涉及到一个标准了。究竟实践对病人健康有利，这是重要的标准呢？还是制定的法规是最主要的标准？这就是马晓彤提到的，脚上的鞋合适不合适，因为 18 岁的时候，我量过你的脚，你现在变 39 了，这个不合乎标准，可是合适不合，我自己知道。

第二点，罪与非罪，支持倪海清的人，这不是卖假药，这个所谓的假药，它改善了病人的健康状况，甚至把他自己的病也治好了。促进了社会的稳定和进步。那当然是非罪的。只说有罪，你触犯了刑律，究竟什么是罪与非罪，还是死抠那一条法规？

法规与公理，法规与社会。社会是分系统的，法律也有许多不同的层次。有法律解释，案例说法，有小法律，大法律，最高是宪法。我觉得在宪法之上，还有公理。救助生命，符合公理。而某些小的法规，甚至地方的规定应该服从于公理。

第三，是中医和西医。刚才已经说到了，西医是对抗论的，西医是还原论的，西医是实证主义的，中医是辩证主义。评价中医与西医，应该是两种标准。要用神父和牧师来管寺庙的现象，用西医的标准来死套中医，那是行不通的。

第四，守旧还是创新，倪海清在实验，实验的过程中，需要创新，需要多给他一些实验的机会。很多中医都在做实验。一味地否定中医，这是不符合社会公理，不符合人情，不符合大家老百姓的公开的看法。

所以，最后我只想呼吁一点，倪海清事件不是一个个别的事件，反映的是中医民间医生的境遇状况。反映了我们的法律法规管理制度跟不上实践的需要，发生了严重的悖论和矛盾。很可能成为中医发展上的障碍，可能会成为一个历史的里程碑。我们希望多一点宽容吧。允许创新，允许中医去实践，允许通过社会实践来检验所有真药假药，有罪无罪，合法与非法的问题。

东德和西德在柏林墙推倒有这样一个小故事，守卫的士兵，在这个墙推倒的前一天，士兵打倒了翻墙的克里斯，这个开枪的士兵，法庭对他进行审判，有人说他遵从的是东德的法律，法律要求他开枪，非法越境者要枪毙。但法官判罚说，法律要求你开枪杀人，但是正义和公理要求你抬高一英寸。

**陈其广**：下面的时间留给媒体朋友，请媒体朋友在举手提问的时候，顺便把自己的单位说一下。谢谢。

**记者**：我是《光明日报》的主任记者，我想问一下，今天讲了很多关于民间中医的问题，大家在中医界还很认可倪海清。如果中医没有监管，而对于老百姓来说，又无法辨认真假的情况下，怎么来监管？谢谢。

**赵建成**：这个问题也是很普遍的问题，过去的中医不做任何广告，都是老百姓的口碑去宣传的。这个病人看好了，他的癌症在大医院治不了，找了民间医治好了以后，他就说，你到他那儿去，这就是宣传，这就是证明，不需要其他的验证，我的话完了。

**张晓彤**：补充一句，实际上老百姓没有办法监管，那政府的监管真的有效吗？刚才大家已经讲得很清楚了，实际上政府的监管，不仅无效，而且起的是反作用。

**陈其广**：我以前也有人问过我这个问题，因为现在的行医方式跟古代的行医方式有很大不同，原来古代人口流动性很小，所以基本上医生就是在相对固定的一个地域内行医，而且是时代沿袭的。医患之间信息透明程度，或者是沟通的比较好。所以他有信任度。现在医生和患者流动性都是很强的，信息的不对称，导致患者不相信医生。现在不是说民间中医也好，任何中医也好，不需要管理，是需要管理的，但是一定要按照中医自身的规律，自身的原理来管。所以这也是刚才沈会长讲的，为什么我们向国家建议，一定要按符合中医药自身发展的管理办法，绝对不能用西医西药的管理办法来管中医。如果国家把传统中医师，包括现在民间的师承和一技之长的人确实都做起来了，相信群众在选择的时候会相对方便一些。谢谢。

**记者**：我是《民主与法治》的记者，我想问的是，中医和西医，在药品价格方面，到底有多大的差距？为什么好多医院特别不愿意发展中医？或者说发展中药这个事业？我愿意让病人用中药，这方面您有什么看法？我就问陈老师吧。

**陈其广**：这个问题，我们做过专门的调查，因为我们调查涉及到中医药这个产业链的每一个环节。我不能说我这个数据就绝对准确，现在没有任何一个机构对药品的回扣有一个非常准确的数据。那么，我们调查的结果，趋势是什么趋势？一般西药回扣，高于其他的一般药品。这就是为什么现在我们进了中医院，中医会给你开西药，但是我们进了西医院，西医院给你开中成药。现在中成药一个是回扣比较大，再一个生产厂家生产能力都是过剩的。我们不讲质量问题。我不能给你一个准确的数据，中医药的回扣是多少。

**曹东义**：现在是优的被淘汰，比如说阿莫西林，在市场上应该是优胜劣汰，卖一块的胜出，卖一百的倒闭。但现在正好反过来，卖一百的胜出，卖一块钱的倒闭。原因就是“加成率”。医学是一个垄断市场的，不是一个自由竞争的，中医药因为太廉价，所以被部分淘汰。所以医院里都不用中医的小夹板、针灸等这套东西了。中医不是因为无效被淘汰，而是因为不挣大钱而被淘汰。

**马晓彤**：只要我有合理的成本核算，我就能在物价局报出好价钱，而跟你的治疗效果无关。医院只要能挣钱，只要不出事就行，能合理收费的，我就优先考虑；能够治病，而不能赚钱，我就不考虑。应该是疗效定价模式。市场决定这个模式不改变，这个现象也难消除。

**张晓彤**：有药的责任问题。现在用药和医生不挂钩，所以医生可以拼命地吃回扣，他可以用无效的药，他可以用更贵的药。因为医生和药不挂钩。

没有人说吃了药以后，返回头找医生。老百姓，病人对药的监管，如果说，把医生和药挂起钩来的话，那么，最后国家的监管就变成了全民对医生的监管，这样才能真正解决用假药，吃回扣的问题。而且医生如果是好的医生的话，他应该给他的权利就是他有用药的自由，他用丸、散、膏、丹也好，因为他自己要负责的。现在是药和医分离。没人管。

**记者**：我是“中国社会科学网”的，我想请问沈志祥会长。表面上看是倪海清是民间中医的问题，实际上是科学、伦理、法律的价值判断问题，请回答一下，在这三个发生冲突的时候，哪一个价值更大？

**沈志祥**：实际应该这样，科学伦理，我觉得伦理是一个社会的基础，科学是学科领域的基础，法律是保护这两个能实现。伦理是我当医生的就要治好病，在病人最危险的时候，你是给他治疗，还是怕你负责任不给他治疗？首先你就不怕危险，九死一生也要把他抢救过来。有可能出了事故你要负责任。包括中医在内，如果是一个癌症病号，在特别的情况下，我就得给他治好。

那么当时崔部长成立这个协会的时候，就是为了发展中医，为什么民间对外交流呢？实际上国外的西医是民间的，他不是政府的，我们这就分了。所以我觉得，从民间医学来说，民间中医来说，就是中医的一部分。第二现在存在一个困难，法律、伦理，我们现在要做的是，这三个不能分，在现代社会不能分。因为从老百姓来说，他要保护自己的权利。只有政府、法律界一起制定一个发展中医、保护中医，发展支持民间中医的合理的法律法规来，才是民间中医学会希望达到的目标，所以我们也在为政府起草这些文件，三者是这样的关系。健康第一，我还是这么说。

**记者**：各位老师好，我是《法治日报》社的。几位老师今天说的很多问题，我是否可以理解为中医现在迫切的需求是需要政府扶持，让中医独立于西医的管理？第二个问题，我之前做过几次关于医学的报道，我的同学也有人做医生，有中医也有西医，但我实际采访中发现一个问题，我们中医很羡慕西医的独立管理。西医基层意见是很大的，他们认为西医出现很多问题，都是由政府的行政管理造成的，包括去年和今年讨论的焦点问题。如果中医实现了一个独立的管理，我想中医很可能会遇到跟西医一样的问题。如果因为政府的治理，同样的在中医之后，中医的治疗成本也抬上去之后。如果中医看病也贵了，那我们如何跟西医竞争？

**张晓彤**：中医要有一个独立自主，需要一个法律的平等地位医疗行为，效果并不太好。能不能不管？拿法律定它，严格的法律规范，让他自主，让他社会化的自衍化。他是社会化的自主过程，用法律在里面起主导作用。

**沈志祥**：刚才你讲的我很同意。我觉得，从西方来说，对传统医学的观点，是一个备案制度。因为传统医学和现代医学还是不太一样的，备案制有这样一个好处，你就备案了，我是搞中医的，我用中医的方法治疗，我觉得他发展的也还可以。我觉得在法律的体制下，管理上边要适当地放松。所谓的放松，在法律体制下，你就依法来行医就行了。最重要的是平等。

**赵建成**：关键是很多外行管内行，再一个大家也看到一个现象，哪个地方有交警，哪个地方赌得最厉害，一站那儿，汽车就不敢走了，你越监管，矛盾越多，中医就越发展不起来。

**张晓彤**：我完全同意。应该明确地推出，他管的应该是宏观的东西，他不应该管很微观的东西，比如说药的审批，他不应该管。医师证的发放，他不应该管。他既不知道哪个大夫好，哪个大夫不好，他只看卷子。结果每年的考试也都是假的。真正的医师水平高低，尤其是中医水平高低，政府根本不知道。你怎么管？是吧？所以，这些地方他该退出就退出，踏踏实实让协会来管。谁水平高，谁水平不高，谁声誉好，谁声誉不好，业内都知道得底儿掉。为什么不相信群众？为什么不相信自己的专家。政府来攥着这个空间，只有踏踏实实退出，才有利于解决政府的腐败问题。

**赵建成**：有很多临床疗效好的医生，让他考试，他考不上。你那个标准和我们老百姓需要的不是一样的，是不是？你要拿那个他考多少分，他的理论水平怎么样来衡量这个人能不能行医。和我在临床上能不能治好病无关。

**记者**：我是《健康时报》的记者，我们报纸前几天还对倪海清案件做了三个整版的报道。我的问题是，既然中医有这么多很优秀的偏方，有没有一个机构对这些偏方进行整理和公布？因为我们知道，中医的个性化非常强，特别注重保密这些方式。那这些东西是不是正好限制了中医的发展以及向社会传承和推广。谢谢各位老师。

**张晓彤：**其实中医的偏方在宋朝的时候有一个《太平惠民和剂局方》，实际就是从民间的偏方汇总起来，经过长期的大范围的验证之后，成书，当时太平惠民和剂局。实际上就是官方的医药管理局。那时候他们做的工作，是这个工作。而我们今天的药监局在做什么工作？大家可以对比一下。

**马晓彤：**是可以自由选择的，关键是人，怎么用？前提是为这个结果负责任。

**张晓彤：**医生应该对药负责任，现在是医生对药不负责任，挂还挂不上呢，还要脱钩，医改不是在解决医的问题，而是解决钱的问题，医改严格来说不叫医改，叫钱改。

**陈其广：**在座回答的都是从中医的角度比较多。我们没有看到《健康时报》关于倪海清的报道，首先要强调中医和西医的区别，你不认识到这个差别，你就不知道为什么西医西药可以分开管理，中医中药为什么不能分开管理。因为西药是一个工业化的产物，强调的是标准化，关注的是共性。所以西医大夫不去药房看药，他开的药，只要是这个品名的就可以。而中医用的中药是天然物，天然药的话，就会对药材的性味，质量，还有差别。所以好的中医，一定是要自己看了，自己用了药才知道开方子开多少。这个区别讲清楚了，我们就明白为什么我们强调中药应该划归国家中医药局来管，而西药可以由食品药品监督部门来管。

**记者：**我再补充一个问题，现在社会上肯定也是像刚才这个记者提出的问题，有行骗的，也有非常精湛的中医，我们应该如何去选择、辨别？现在也存在医患信息不对等，作为老百姓怎么来鉴别医师的真实水平，他的方子是不是真实有效。

**张晓彤：**鉴别医师确实很难，就我办的平心堂来了大夫怎么鉴别，我只有一个标准：患者考医师。现在我觉得所有的现代手段都应该何以利用上。互联网，各种各样的。其实大夫治病好坏，很快就何以传开。因为他是一个口碑的问题。像我们平心堂这么多年没做广告，为什么病人那么多？原因就是口碑好，而且哪个大夫好，哪个大夫不好，三个月就可以鉴别出来。哪个大夫好，他就会有很多患者追他。不管你多大的牌，什么教授、院士，全都没用，如果医术不好，患者不理你。这个东西应该可以利用现代化的手段。用互联网这样的手段来加以评价。然后形成一种社会舆论，而这项工作谁来做？不能靠政府，一定要靠协会，靠医生自己，靠老百姓，老百姓组织起来可以弄，怎么不可以？这些东西我觉得将来马云可能还会有新的想法。

**赵建成：**老百姓四大名医，都是老百姓自己传的，不是政府任命的。人大家都说这四个人看得好，实际上是实践是检验真理的标准。

**黄振兴：**怎么鉴别医生这个药好不好？倪海清的药是口碑传过来的，通过各种渠道把给他治病的，他首先是给他送十天的药，如果有效，你这个药好不好，病人只要有三到五天，如果是没有效，你这个药就可以丢掉了。先送十天。我就问他，你送出去的，你的回头率多少？他说我的回头率都达到70%-80%，那说明这个疗效出来了。这也是一个很好的借鉴，如果觉得自己的疗效好，就可以送给他。

**陈其广：**很多人说假冒伪劣都在说中医，西医也有很多假冒伪劣。现在很多挂的牙科、男科、女科，也有很多是假冒伪劣的，所以不能把假冒伪劣的棍子全打在中医身上。甚至坐在医院里面的滥竽充数混日子的西医也是有假的。

**龙致贤：**更多的都是用高科技的，用电脑和手机犯罪的，因此你不能说电脑和手机不好。因为它犯罪得多。还有，现在的西医，有一点比较合法，为什么？你要动手术都签字，中医没有签字，所以死了，你医生要负责。所以这里面有很多问题。还有前面老师说到的伦理、道德、法律的问题。中国人的传统文化建立在伦理基础上的就是道德，道德规范不了了，规章制度来约束不了，那就是法律。现在的科学就是法律，现在科学比法律还高。你中医拿科学来检验，结果，一定是不科学的。

**陈其广：**谢谢。

**记者：**我是《中国中医药报》的记者，倪海清的事件，这样的民间中医我也采访过，情况很相似，他也是自己在小诊所里，有很多慕名前去的病人找他看病，疗效很好。有的还被评为卫生部全国优秀乡村医生。有时候我很不明白民间中医的境遇会差那么多？倪海清法律审判出来以后，其他的民间中医怎么办？他们会产生很多负面的影响。就像刚才专家建议的，能得到真正改变之前，这些民间中医有没有自己呼吁的渠道或方法改变这种社会上的负面影响？

**张晓彤：**那就靠你们了，我们没有话语权。

**陈其广：**你刚才问的问题实际上你没有关注到那个细节，法律上处理这些问题，确实在各地是有很大的差异。我认为一个关键，现在法院、公检法，首先关注的是你有没有合法行医的资格，他只要有乡村医生证，他都是合法的。但像倪海清这样的，他连乡村医生证都没有。第二，确实我们刚才讲了，我们的法律，法理和伦理之间，马克思主义的伦理学讲究的是动机和效果结合的评判，这是伦理学的一个判定方法。而我们现在看到这个药品管理法，完全脱离了伦理学，甚至脱离了马克思伦理学基本的一个原则。就是在实践的基础上，把动机和效果结合起来，对一个事物进行考评。既甩开动机，也甩开结果，不符合伦理的规则。

**记者：**我有时候给我媳妇治病，我也不太懂药，但我就看着方子，同仁堂自己买药治。自己治违法吗？

**陈其广：**肯定是违法的，你这是医疗行为。

**记者：**她原来过敏性鼻炎非常严重，找过中医也看不好，实在不行，我自己看书，找了一些方子，吃下去就有效，从那儿就开始好了。

**赵建成：**好多民间中医就是这样来的。

**记者：**但我就治她一个人。

**马晓彤：**你这不是医疗行为，是养生行为，你是为自己，为家人，在法律上应该界定为养生行为。

**沈志祥：**我们国内没有那么严格地分，你用的药能自己买到，就属于非处方药，就不违法。如果要处方开的，你绝对买不到。而且倪海清这个事情，他并不是在《工人日报》上做的广告，并不是满街请病人。都是癌症晚期西医治不好，做了放化疗要救生的人来求他。现在的根本问题是规定、法律落后于社会。西医他发明青霉素开始，也不符合法规，为什么？没申请药批号，没有经过批准，没有经过几十万的投资，你自己实验室里配出来的青霉素，但是大多数受感染的受枪伤的士兵使用，就有很好的疗效。中医西医都有这种例子。

**陈其广：**我查了一下法规，我们现在宏观的问题丢在一旁，去关注细枝末节的。药品管理法里面有一条，你如果用动物做药品实验，负责人必须有本科以上学历才行。我们中医有几个符合这个条件的？肯定不符合。你不要说给人吃，你连动物实验都没有资格去做，我们现在法规就是这样的状态。

**赵建成：**小老鼠和人一样吗？就中药的巴豆，人吃了拉稀，小老鼠越吃越肥。西方有这么一个案例，有一个青年人得了癌症，他找西医没治好，他就找民间医治，有人就告他，他这个人不按正规的，不到正规的医院看病，他违法了。最后法官还是比较明智的：他自己的生命自己负责，他愿意找谁找谁。我们中国不会有这样的事。我自己找谁看病，你不让我去看。但是我们中国有什么样的事？就是不让那个人给你看。

**李文强：**我是“中医医案网”的。大家选择中医的时候都有疑惑，哪个中医是好中医，哪个中医是坏中医。但是我发现，咱们中医里有一个很奇怪的现象，越是好的中医，越内敛。有多种因素，好中医胆子小，不希望纳入法律，可能有各种各样的问题，但实际上是一个法律层面问题。如果不纳入法律，中医要给人看病的，很多中医都因为这件事情而面临窘境，这在中国都很无奈。

总的来讲，造成社会上什么现象呢？真正好的中医你是很难找到的，到媒体上去搜，大部分都是稍稍懂一点，想赚钱，做广告。你想看中医，你就找不到，这就是现在的现状。但是法律这一块，其实大家都提到了，我们最重要靠疗效来管。但是现在的法律中间加了很多这样那样的限制。所以现在病人自己觉得这个药吃起来特别好。但是法律要把这个封掉，你自己说了都没有用。现在已经这样了。所以我现在想问专家，咱们国家有没有可能实现按照疗效来管理这样的政策？

**赵建成：**很难，很难。如果是金华公检法的人，他有得癌症的，他需要吃药，他就可能变了一种观点了：赶紧赶紧给我们弄点药。天下最主要的，人世间最主要的是生命，不是站着说话不腰疼，不管你的事，事不关己高高挂起。我们这个社会，我们这个国家，我们这个人类，可能就是毁灭在癌症手里。但是我们如果民间有这么好的方法，有这么好的药，我们不去开发，我们不去运用，我们不是对不起我们自己，对不起老祖宗，整个人类都要完蛋的。

现在搞的这些名堂，我们实在是想不通的。朱老也遇到很多问题，他也治了很多癌症病人，他和我发起了一个中医治疗肿瘤研讨小组，好多都是治疗肿瘤非常好的专家，有的有行医执照，有的没有。最后我就觉得很难办。因为你开发什么？你要变成一种药，你要拿出来很多钱才能变成药，药研发出来以后能怎样办？出了以后，你为了挣这个钱吗？就是因为中间那些环节复杂。为什么现在市售的中成药不管用。我们大家吃的都是假药，真药你们吃不到。

**陈其广**：最后一个问题。

**记者**：我有一个想法，我想学中医。但是，有人跟我说，没有什么医学背景，没有什么本科学历，如果像我这样的，想学中医的话怎么办？

**张晓彤**：拜师吧。

**陈其广**：好今天的会议就到这里，谢谢大家。

## 17、传承岐黄大道，振兴燕赵中医

### ——河北省中医药研究院启动联合师带徒新模式

齐世瑞

10多年前，国医大师邓铁涛先生创造了“集体带，带集体”的中医师带徒传承模式，并在广东省中医院实施，取得了很好的效果，引起普遍关注和效仿。河北省中医药研究院结合自身的特点学习邓老的经验，最近推出“联合师带徒”的新模式，聘请河北省的名老医到院内“燕赵名医工作站”，进行学术传帮带活动，对本院立志中医传承的中年骨干，加大培养扶持力度，促进他们快速成长。笔者日前参加了该院副院长曹东义与省会名中医赵振兴主任医师的联合师带徒拜师仪式。他们两人都是河北省第四批中医师带徒指导老师，各有徒弟数人，希望加强合作，师傅之间互相帮助，徒弟之间互相学习，做好中医学术继承工作，在科研与临床、理论与技术上深度合作，对所带徒弟有要求，有目标，有考核，有落实。

中医学术传承，在《内经》时代就有明确的记载，黄帝提问岐伯回答，开中医学术传承先河，因此很多中医自称是岐黄传人。当时的传承方式，主要是一对一的单线传承，学术流派尚未形成，不同师徒之间的交流比较少。春秋末期，长桑君把禁方书传授给扁鹊，也未见到不同学术流派的交流。秦汉之际仓公淳于意先前跟随公孙光等人学习，后来又拜公乘阳庆为师，继承了多位老师的学术经验。但是，其中也有不同学术流派之间的矛盾，公乘阳庆曾经明确地对仓公说，过去他所学习的方书“非是也”，必须去掉，然后再重新学习“黄帝、扁鹊之脉书”。与公乘阳庆的观点相似，医圣张仲景对于有些中医，只在家族内部学习和继承的方式提出了批评，说他们“各承家技，始终顺旧”，难以在学术上深入研究和快速发展，他提倡“勤求古训，博采众方”。因此，为后世树立了善于学习的榜样，他集大成的《伤寒杂病论》，受到历代中医学家的推崇与遵循。历史上像叶天士那样拜师十几位老师的人并不多，但是，在不同时期跟随几个老师学习的中医有很多，是常见不鲜的故事。然而“联合带徒”的传承方式是个新模式，如同会诊那样需要互相协作，这个特点在格外注重个人经验的中医界加以推广是件不容易的事情。

笔者带着这样的疑问，走访了河北省中医药研究院裴林院长，他介绍说，国内省内的中医专家，其传承的工作室大多是以一个名老中医为核心进行建设，徒弟学习和传承的是一家之学，或者是某一个专科疾病的诊治经验，我们研究院 2007 年专门开辟了一个区域，建设“燕赵名医工作站”，不仅有院内的中医专家出诊，而且还聘请省内名老中医前来传授学术，带教徒弟，解决群众看病难，看名中医门诊难的问题，同时不断积累经验，把有些名医的经验上升为科研课题，进一步研究其学术机理，使医疗与科研紧密结合，为中医传承创新开辟新路。比如我院以河北省十二大名中医李佃贵教授的浊毒学说为基础，建立了河北省重点实验室浊毒证研究室，为进一步发展中医学术，开发有关技术产品，传播先进学术理念打下了基础。2009 年中华中医药学会开展“全国首届先进名医工作室（站）”评选活动，我院的燕赵名医工作站也是全国获得荣誉称号的 95 家之一，并在广州举行授牌的有关会议上介绍了我们初步经验。河北省中医药历史文化底蕴深厚，有很多开宗立派的大师，扁鹊、刘完素、张洁古、李东垣、王好古、罗天益、王清任、张锡纯等历史名家，都是学术创新的典范，燕赵名医工作站以传承河北省优秀中医药文化为宗旨，深入挖掘历史经验，从探索现实临床疑难病症诊治规律出发，不断积累经验，总结提高，逐渐上升为学术理论。燕赵名医工作站是一个开放式的平台，目前有十几位专家，实行的是一个不断发展、逐渐完善的中医学术传承模式。这一次举行联合带徒拜师仪式的两位老师，此前多年就有交往，在学术上互相帮助，为他们的学术传承人树立了互相协作的榜样。

笔者了解到，曹东义主任医师十年前参加优秀临床人才项目，得以拜邓铁涛先生和朱良春先生为师，河北省中医药管理局和河北省中医药学会向两位大师发函，感谢他们为河北省中医人才培养给予了大力帮助和热情关怀。曹东义通过拜师学习，深感在目前形势下，中医师带徒对于人才成长的重要性，他用“被点燃”来形容自己的感受。他说过去自己搞临床治病和理论研究，外出学习和交流的机会很少，看问题的角度和视野不开阔，进步很慢，自从聆听两位大师关于中医前途命运的论述，学习他们不断理论探索的精神和丰富的经验之后，如同拨云见日、醍醐灌顶，一下子就让自己感到了沉重的历史责任，站在了传承中医学术的关键环节上。他认为必须接过大师传授的中医特色，道术并重地传递下去，让中医学术在传承之中不断发展、丰富。为了启迪徒弟们的思想，让他们站在巨人的肩头更上一层楼，曹东义去年带领徒弟们到南通拜访师祖朱良春先生，他风趣地说：“单田芳说得好，人不亲，艺亲；艺不亲，祖师爷亲。”朱老对再传弟子的到来表示欢迎，向大家分别赠送了学术著作，发表了热情鼓励的讲话，强调一个好的中医，必定是德才兼备的人才。中医学术博大精深，必须道术并重，才能根基深厚，走向遥远的未来。大家通过在南通参观南通良春中医临床研究所、良春中医院，感受非常强烈，更加自觉地把传承中医学术作为自己的历史使命。大家在如何提高临床疗效方面，希望能更多地开阔视野，博采众长，使自己的临床疗效尽快提高，不辜负大师的期望和时代的重托。曹东义经过深思熟虑，觉得徒弟们这些想法与自己当年拜师的初衷如出一辙，应该进行鼓励和支持。因此，他联系石家庄市中医院退休主任医师赵振兴先生，他是全国劳模，也是省会出名的特色浓厚中医专家，请他加盟燕赵名医工作站，共同带徒，道术并重，促进中医学术传承。这一倡议，得到赵振兴先生的赞赏与支持，他欣然接受聘请，同意到省中医药研究院上站工作，共同振兴燕赵中医学术。

在石家庄市的民众之中，赵振兴主任中医师具有很高的知名度，擅长诊治各种老年病，内科疑难杂症，良性肿瘤，各种情志病和肿瘤术后调理等。2012 年 2 月，卫生部副部长、国家中医药管理局局长王国强视察河北省的中医工作，他亲切会见了赵振兴先生，并询问他对中医药事业发展的意见和建议。

笔者了解到，赵振兴先生的外祖父是一位名医，他自幼受中医文化熏陶，走上了中医之路，30 多年之前他虚心向当时医院里的老中医们学习，认真倾听他们的学术见解，为他们整理学术经验，建立了良好的个人关系。有的老中医把记在烟卷盒上的只言片语交给他，或者把心得笔记让他保管整理，使他能够学到很多书本上没有的鲜活知识。他行医几十年，也逐渐积累了很多临床经验，目前正在整理阶段，希望日后正式出版，有利于中医学术振兴。他从《中国中医药报》的文章里，以及曹东义出版的十余部著作里，逐渐有了希望了解这个人的愿望。几年之前，燕赵名医工作站创建的时候，时任医研部主任的曹东义带着“特约研究员”的聘书找上门来，赵振兴先生很受感动，但是由于种种原因而没有能够上站工作。如今退休之后，他一直惦念着这件事情，在 2012 年 7 月河北省中医师带徒拜师大会上，赵振兴与曹东义都成为指导老师，两个人交流的机会更多了。随着河北中医学院恢复独立建制，今年 1 月曹东义被任命为研究院副院长，主要分管业务工作，他再次向赵振兴先生发出邀请，终于促成了“联合师带徒”的新模式。

中医师带徒的老师和徒弟携起手来，大家互相切磋，共同努力，互相帮助，希望在协作之中，提高临床诊治水平，推动学术发展，振兴中医事业。这是中医人的“中国梦”。

## 18、澳门中医的过去、现在与未来展望

澳门针灸学会和澳门中医研究会理事长，澳门中医养生学会会长　张俊青

1.澳门社会经济基本情况介绍

1.1 澳门地理与人口

澳门特别行政区位于中国东南沿海珠江三角洲入海口的西岸，是一座具有 400 多年中西方文化交流融汇历史的国际性小型都市，由澳门半岛、氹仔岛、路环岛三部分组成，总面积 29.9 平方公里，人口 59.19 万人，其中中国籍居民占 92.3%，平均预期寿命 82.4 岁。澳门半岛陆地与广东珠海市相连，与香港相距 60 公里，广州 145 公里。

1.2 澳门的经济

澳门实行完全市场经济，经济自由度高，税率低，无外汇管制，货物、资金、外汇、人员进出自由，与亚太地区、欧盟、拉丁语系国家，尤其是与葡语国家联系密切，具有自由港及独立关税区地位，是亚太区内极具经济活力的地区，也是连接内地和国际市场的重要窗口和桥梁。

澳门回归以来，特别是赌权开放后，经济迅猛发展，2012 年，本地生产总值达 3，482 亿澳门元，人均 611，930 元（约 76，588 美元），在亚洲名列前茅。2012 年财政总收入达 1449.945 亿元，年增长 17.9%，收支结余 909.819 亿元。旅游博彩业是澳门最重要的支柱产业，1999 年回归前，澳门的入境人次只有 740 多万，而 2012 年访澳旅客人数为 28，082，292 人次，大中华市场（内地、香港和台湾）占整体市场的 89.2%（内地占 60.2%），国际市场占 10.8%。2012 年，澳门博彩业总收益达 3，052.35 亿澳门元（381.54 亿美元），居世界第一位，缴纳博彩税 1，133.77 亿澳门元（141.73 亿美元，占财政总收入 78%）。

随着经济的发展，澳门居民的收入也在持续增加，2012 年居民存款达 3667.62 亿澳门元，人均本地居民总收入达 463410 澳门元，2013 年首季，澳门居民每月工作收入中位数为 12，000 澳门元。

1.3 澳门的文化体育和旅游会展活动

每年，特区政府都会举办多项文化和体育盛事，如澳门格兰披治大赛车、澳门国际马拉松赛、世界女排大奖赛、国际烟花比赛汇演、国际音乐节、国际艺术节、美食节等，以及一年一度的澳门国际贸易投资展览会（MIF，是澳门最大型的国际会展活动）和其他会展活动，一方面提高澳门的国际知名度，同时也吸引了世界各地的旅客前来观光旅游和商务洽谈，从而促进消费，推动澳门经济发展。

1.4 澳门的产业结构调整

目前，澳门的经济产业以旅游博彩业为主，产业结构单一，对博彩业依存度过大，潜在的风险高。为改变产业结构，拓展经济发展空间，保持澳门经济的平稳发展，特区政府正努力拓展其他经济领域，让产业适度多元化，以降低经济发展的潜在风险。中央政府为支持澳门经济发展，与澳门签署了《内地与澳门关于建立更紧密经贸关系的安排》（「紧贸安排」），2004 年 1 月 1 日起正式实施，至今已签署了 10 个补充协议。「紧贸安排」框架的具

体内容主要包括货物贸易、服务贸易以及贸易投资便利化三个经贸领域，其中也包括医疗卫生行业。同时，澳门特区政府还和广东省进一步加强合作，签署《粤澳合作框架协议》，在珠海横琴划拨 5 平方公里的土地，用于发展中医药、旅游会展、文化创意、教育培训等产业，以推动澳门经济产业多元化发展。而面积约 0.5 平方公里的中医药科技产业园，已经率先启动，并由粤澳双方共同组建粤澳中医药科技产业园开发有限公司，且由澳门主导，全面负责该园区的规划建设、招商引资。该园区前期规划以“药”为主，后期则以“医”为主，目前各项工作正如火如荼的有序展开。

1.5 澳门的社会福利

近几年来，由于经济的高速发展，财政盈余增加，澳门特区政府开始逐步完善和建立各项社会保障体系，推出了一系列惠民利民的社会保障制度与举措，如十五年免费教育（从幼儿园到高中阶段），免费医疗（初级卫生保健、65 岁以上老人及 10 岁以下儿童、学生、教职员、传染病患者、吸毒者、恶性肿瘤和精神病患者、残疾人士等），发放医疗券，兴建社会房屋（廉租房）和经济房屋（微利房），提升养老金金额，发放敬老金，开立公积金个人账户并向合资格居民账户注资，以及现金分享计划，持续进修发展计划，最低工资保障，各种津贴等等，让澳门居民分享经济发展的成果。

1.6 澳门的历史城区和未来发展定位

2005 年 7 年 15 日“澳门历史城区”被联合国教科文组织正式宣布列入世界物质文化遗产。中央政府对澳门的社会经济发展高度关注，将澳门的发展纳入国家十二五规划，并定位澳门的未来是建设成“世界旅游休闲中心”。

2.回归前澳门中医药概况

2.1 澳门的中医药发展历程

中医药在澳门的传承虽然已久，但一直得不到澳葡政府的重视，所以在回归前政府层面的卫生医疗系统及医学教育方面都没有涉及有关中医药的内容，中医药都只是凭借其卓越的疗效在民间自然的生存、发展。1872 年，由华人社团创办了第一个华人医院——镜湖医院，开展中医诊疗服务。虽然镜湖医院后来慢慢转变为西医为主，并数度停办中医服务，但其在推广中医药，维护市民身体健康方面仍发挥了重要作用。1892 年，华人社团又创办了一个在澳门社会有广泛影响的慈善机构——同善堂，开展派米施粥、发放冬衣等扶贫济苦的慈善活动，1897 年又增加赠医施药，且不分国籍、身份，只要求诊，均可获得免费的中医医疗服务。同善堂的各种慈善活动持续开展至今已有 120 年历史，其慈善活动涉及的范围和规模不断的扩大，受惠民众不计其数，尤其是中医服务更成了近现代澳门中医药界的代表——是澳门拥有最多中医医生、开展中医服务科别最多、诊治人数最多的医疗机构。还有街坊福利会中医诊所，也是由民间社团举办的中医综合诊所，其规模虽不及同善堂，但因其收费低廉而广受市民欢迎。至于由私人开设的中医诊所、中药店、参茸行、凉茶铺更是遍布澳门大街小巷，随处可见，而它们也都可找到各自生存的空间服务广大市民。

2.2 澳门的中医药教育

澳门的中医药教育一直以来主要采取父子相传、师徒授受的方式，学徒 5 年后通过向政府卫生行政当局申请办理注册手续，审核通过领取中医师牌照就可以应诊开业，从业中医医生大多循此途径而来，正规中医院校毕业的人数较少。另外，澳葡政府卫生行政当局与澳门中医社团及国家中医药管理局合作，于 1996 年和 1997 年先后举办过二期“澳门中医药进修培训班”，对中医药从业人员进行为期一年的专业培训，开设中医基础理论及临床各科课程，聘请内地著名专家教授授课，极大地提高了中医药从业人员的专业素质和临床诊治水平。

2.3 澳门中医药与市民生活

澳门社会虽然受西方葡萄牙文化影响 400 多年，但中医药仍然成为民众生活中不可或缺的部分，普通民众将夏天饮用的清热祛暑的中药汤剂叫做“凉茶”，日常饮食犹其煲汤中更不能缺少像淮山药、枸杞、北芪、党参等常用中药食材，所以澳门普通民众一直以来对中医药情有独钟，中医药得到澳门居民的普遍认可，在澳门民间社会的医疗保健体系中占有一定的地位，因此可以使之薪火相传。

2.4 澳门中医的社会法律地位

然而，中医药虽然在民间得到广泛认可，却得不到政府的重视，更不用说支持了，整个政府的医疗保健体系中中医服务所占比重极低（1999年才开始在二个卫生中心开展中医服务），且从事中医临床的工作者并不作为“医生”，而是作为高级技术员对待。民间中医医生的法律地位更低，无权开具具法律效力的文书（如病假单、诊治证明等），而西医医生（不论是政府医院医生或私人执业）则有此权利。在医疗保险方面，中医更被严重不平等对待，在企业为员工购买的医疗保险中，都严格限制中医服务次数和报销数额，如有的公司（企业）规定找西医看病每年可以有20次，每次220元，中医则只能15次，每次150元，且针灸不纳入报销范围。而保险公司的人身意外医疗报销规定更是离谱，如有的规定：每次西医门诊最高可报销10000元，而中医每次最多只能报销500元。而绝大多数的保险公司都不接受中医医疗机构作为他们的网络单位，这也严重制约了中医的发展。

另外，澳门法律规定中医从业人员中只有中医生和中医师才有中药处方权，推拿师（相当于内地骨伤跌打医师）针灸师均没有处方权，而且不论哪类中医从业人员均没有使用西药处方的权利，不得用西医方法治疗疾病，这就逼使中医从业人员只能运用传统中医药的理论和方法为病人解除病痛，因而也不存在中西医结合的问题，这对保存传统中医精华和促进中医药的发展是有积极意义的。

3.回归后澳门中医药发展概况

3.1 澳门中医药概况

回归后澳门特区政府顺应市民对中医药疗法的迫切需求，采取重视中医药发展的各项措施，使中医药在为市民的健康服务中发挥更大的作用。根据政府的统计资料，2012年在675个各类医疗机构中（包括医院、政府医疗机构如卫生中心、综合诊所、西医诊所、牙医诊所、中医诊所），私人诊所456间占67.6%，其中中医诊所205间占30%。而提供中医服务的则有243间（除中医诊所外还有二家医院、政府卫生中心、综合诊所以及中药店坐堂医提供的中医服务），占36%。在总求诊服务的3404213人次中，中医服务1134909人次，占33.3%。另外，还有制药企业（都为小型制药厂，以生产中成药为主）18家，中药店130家，还有为数众多的各种参茸行、凉茶铺，在澳门这么一个小型城市有这么多与中医药相关的机构的存在，就足以证明中医药在澳门有广阔的发展前景，中医药在治疗疾病尤其是养生保健方面正发挥越来越重要的作用。可以说中医药已经融入澳门人的生活中，成为澳门人生活中不可或缺的一部分。

3.2 澳门中医药管理

中医药在澳门民间虽然有很高的接受度，97%的华人都有接受过中医药治疗或养生保健服务，然而在政府层面却缺少有效的管理。目前在澳门从事中医临床或售卖中药（开设中药店）均必须由澳门卫生局批准，但只有牌照科负责医疗机构和医生执业资格的审批，药物事务厅负责药物事务的监督管理，没有一个专门负责中医药管理的机构，更缺乏发展中医药长远的全面的规划。虽然近年来政府为促进产业多元化而提出发展中医药产业，而且已经在珠海横琴规划出0.5平方公里的土地作为中医药产业园，由澳门特区政府主导，但目前也只规划发展“药”，而“医”的部分仍缺如，更不用说“养”了。且其提出的发展思路与做法均已脱离传统中医思想，借用中医药之名而无真正的传统中医药之实。究其原因，是澳门政府没有中医方面的高素质的管理人才和专门的中医药事务管理机构，为澳门政府出谋划策的机构也缺乏对传统中医药本身所固有的规律的深刻认识，因而不能提出符合中医药本身特点的中医药发展的规划方案作为特区政府的施政参考。

3.4 澳门中医药教育与人才培养

澳门在回归前中医药人才主要来自于父子相传、师徒授受，少部分来自于内地中医院校毕业。

自2000年澳门科技大学中医药学院（以培养中医临床专业人才为主）和2002年澳门大学中华医药研究院（以培养医药管理和医药研究人才为主）的成立，标志着澳门中医药教育开始走向正规化、系统化、规模化的发展道路，目前二院已形成中医药领域相关专业从学士到博士的完整培养教育模式，成为培育澳门高等中医药人才的教育基地，每年都有中医药相关专业的学生毕业。2010年12月，澳门大学和澳门科技大学联合设立的“中药质量研究国家重点实验室”，是全国中医药领域迄今唯一的国家重点实验室，标志着澳门的中药研究又上了一个新台阶，对促进澳门中医药的发展将发挥积极作用。

3.5 澳门中医药学术水平

据澳门卫生局资料显示，至 2012 年底，澳门从事中医临床服务的有：中医生（须获得政府认可之中医药学士以上学历者）353 名，中医师（曾受职业所需培训而经中医师资格认可评审委员会认可者）204 名，按摩师 13 名，针灸师 7 名，绝大部分是在私人医疗机构任职，在政府的医疗机构任职者仅有 8 名（政府唯一最大型综合医院——山顶医院不提供中医服务，仅在三家卫生中心设有中医针灸服务）。由于近几年来澳门的经济发展迅速，市民收入增加，又有较好的社会福利制度（如派发医疗券、众多免费医疗服务），市民对中医药的需求与日俱增，因而除了在政府医疗机构和私立医院任职的中医医生有较为稳定而可观的收入外，私人执业的中医医生也都能凭借各自的优势（如人际关系网），不需要有多高的学术专业水平，也都能在中医药行业打出属于自己的一片天地，都有相对稳定的病人群和收入，且几乎不存在竞争，因此对于学术专业水平的提升并不重视，鲜有外出参加专业学习培训者。再加上政府对中医学术水平的提升也不够重视，缺乏有效的监管机制，任由中医药临床专业人员自由发展，中医医生就更缺乏提升学术专业水平的动力和紧迫感，所以，整个中医药行业，虽也有个别临床专业水平出类拔萃者，但整体学术专业水平是偏低的。

3.6 澳门中医药宣传推广、交流合作

澳门是一个社团社会，各行各业成立的社团众多，据不完全统计，全澳有各种社团 3000 余个，各种各样的社团在澳门的社会生活当中担当着不同角色，一些较大的社团甚至承担了政府的某些社会管理职能，如街坊总会、工联、妇联等。澳门中医药界也成立了众多社团，据不完全统计达 50 余个，在澳门中医药的宣传推广及交流合作方面，这些社团发挥了重要作用，经常与政府或内地的中医药学术组织举办各种形式的中医药宣传推广或学术交流活动，对于提高澳门中医药学术专业水平做出了积极贡献。特别是近几年，特区政府推出了持续进修发展计划，对于满 15 岁以上澳门居民给予 5000 元的资助，鼓励澳门居民持续进修，自我增值，提升素质。众多社团、中医药团体、培训机构纷纷借此机会举办各种各样的中医药养生保健知识培训学习班，聘请中医药专业人员授课，吸引了众多中老年人参加学习，对于宣传推广普及中医药知识起到了积极作用。

在众多的中医药学术团体中，较为活跃的有两岸四地中医药科技合作中心、澳门中医学会、澳门中医药学会、澳门中医生协会、澳门针灸学会、澳门中医研究会等，其中尤其值得一提的是澳门针灸学会和澳门中医研究会。

澳门针灸学会成立于 2006 年 12 月，现任会长左常波。该会虽然较少在澳门开展学术活动，但会长左常波先生 10 余年来每年都至少二次在内地举办针灸学习班，传播其独特的针灸思想与治病技术。

左常波先生出生于山东青岛，自幼即受齐鲁文化之熏陶，对中国传统文化有浓厚兴趣与深入研究，先后毕业于山东中医药大学（针灸专业本科）北京中医药大学（针灸专业硕士）。他博览群书、精勤不倦，对医学（传统中医及少数民族医学、现代医学）宗教（儒释道诸家学说）哲学、物理学、生物学以及天文、历法、地理等学科，古今中外，广泛涉猎，发皇古义，融汇新知；且善于思考，妙然独悟；又四处游学，遍访名师；出身于学院，游玩于江湖，既有学院派的严谨思想，又有民间医生的大胆创新，终于在针灸界独树一帜，自成一家，提出了“调气调血调经筋”等一系列针灸思想和治疗方法，在针灸界开创了一片新天地。其于临床治疗，师于古而不泥于古，每能发前人之未发，寥寥数针，即起沉疴，令人叹为观止。其治好的每一个疑难病例，都是难以置信，然而又都是事实。左常波先生学有所成后，即将其所学广为传播，以利益社会，服务更多人群。自 2001 年起，先后受中国针灸学会、世界针灸联合会、北京中医药大学、福建中医学院、韩国针灸师协会、广东省中医药管理局等机构邀请，面向国内外推广董氏奇穴针灸疗法，举办了一系列“董氏奇穴特效针灸培训班”（该疗法被中国国家中医药管理局列为国家级中医药继续教育项目），传播针灸学术。其特有的讲学与现场操作演示结合、“用手表达思想”的模式，引起极大的轰动（因其现场针治的病人均为现场从学员中随机抽选，而治疗效果快速神奇）。几年来，从其学者六千余人，而受其思想影响而私淑者则不计其数。其主编的《董氏奇穴针灸疗法》被收入广州中医药大学 2009 年研究生教材《针灸特色疗法》一书中。最近几年来，一直致力于中医传统文化的传播和推广，在中国大陆各大中医院校举办一系列公益性讲座，在业界引起强烈反响，中央电视台、《当代健康报》等国内多家媒体做过专访。现受聘于广东省中医院担任主任导师（在广东省中医院收徒传授其针灸思想和技术）山东省医学科学院客座教授。

左常波先生可谓针灸界近几年来绝无仅有之年轻才俊，在针灸界形成了较大的影响，这是澳门开埠 400 余年来具有这么高的学术成就的中医界第一人，是澳门针灸学会的骄傲，也是澳门人的骄傲。

澳门中医研究会成立于 2010 年 10 月，“聚集传统中医之英才，探求岐黄医学之本源”是该会立会的宗旨。该会利用澳门是中西方文化自由发展和平等交流的前沿的优势，在澳门集聚海内外各路中医传人和一切有志于复兴传统中医文化的人士，用中国传统文化固有的思维方法认识和研究中医（尤其是民间中医），搭建传统中医文化传承和交流的平台，拯救并弘扬中医，造福包括澳门在内的世界各国人民。自成立以来，就经常举办内部中医学术沙龙活动，2013 年开始更是每月举办一次学术活动，会员间互相交流、学习、探讨，或理论、或临床，内容涉及中医药的各个领域，使会员们的中医药学术水平得到明显的提升，这也开创了澳门中医药学术团体研究、交流、探讨学术的新风气。2012 年 12 月 9 日，在澳门卫生局、澳门基金会及社会知名人士、著名企业家、澳区全国人大代表刘艺良先生的支持赞助下，澳门中医研究会举办了“首届澳门与内地中医学术研讨会”并取得了圆满成功。会议得到著名中医学家、国医大师朱良春先生亲笔来信鼓励、支持与祝贺。会议还邀请澳门社会知名人士、著名企业家、澳区全国人大代表刘艺良先生，澳门特区政府文化产业委员会副主席、行政会发言人梁庆庭先生，及澳门中医学术团体代表主持剪彩仪式，并由刘艺良先生、梁庆庭先生分别代表澳门中医研究会赠送纪念品予内地嘉宾，澳门中医研究会会长郑陶先生代表该会赠送此次研讨会的论文集及该会中医专家学者的著作予参会澳门嘉宾。此次研讨会邀请了来自北京、河北、安徽、湖南、广东、云南等地在中医学术方面各有专长与特色的内地专家学者及澳门中医界主要学术团体：澳门中医学会、澳门中医药学会、澳门中医生协会、两岸四地中医药科技合作中心、澳门针灸学会的主要领导和中医专家学者和澳门科技大学中医药学院教授共 40 余人齐聚一堂，就中医学术问题进行了热烈地探讨交流。每位与会专家学者均发表了具较高水平的学术演讲，令所有参会人员享受了一次高水平的学术盛宴，均感收获良多。《澳门日报》等澳门主要媒体也对此次活动进行了采访报道，由国家中医药管理局主办的刊物《中医药与亚健康》更是作了长篇报道，扩大了该会的知名度与影响力。与会嘉宾均认为此次会议开创了澳门中医学术活动的先河，是一次高水平的研讨会，其成效远超预期，是一次成功的学术研讨会，也成功地展示了澳门中医研究会卓越的组织能力和较高的学术水平。

4．澳门中医药未来发展之我见

澳门发展中医药的优势

中医药是中华民族优秀传统文化的瑰宝，随着中国传统文化在世界的广泛传播，中医药独特的医疗和养生保健价值已经被越来越多的国家所认识和接受，正在发展成为世界医学的重要组成部分。澳门汇聚东西方文化，背靠祖国，面向国际，中医药的民众基础深厚，经济自由度高，税率低，拥有庞大而丰富的人流、物流、资金流，与亚太地区、欧盟、拉丁语系国家，尤其是与葡语国家联系密切，具有自由港及独立关税区地位，是亚太区内极具经济活力的地区，也是连接内地和国际市场的重要窗口和桥梁，故是集成国内外经验发展中医药的理想之地。

澳门现在适逢发展中医药的最佳契机，国家将澳门未来的发展定位为建设“世界休闲旅游中心”，大力支持澳门发展中医药，将其纳入国家十二五发展规划，并在澳门设立全国中医药领域迄今唯一的国家重点实验室——中药质量研究国家重点实验室。澳门特区政府也将发展中医药列为促进经济适度多元发展的四大优势领域之一，并与广东省政府合作，在珠海横琴设立“粤澳中医药科技产业园”，大力推动中医药产业的发展。而且近几年澳门经济迅速发展，政府的财政宽裕，综合多方优势，完全可以将澳门打造成集传统中医医疗、养生保健、教育培训、中药贸易、休闲旅游于一体的世界级中医药产业基地，成为中医药走向世界最为重要的窗口。

那么，如何才能让澳门的中医药产业发展壮大，打造世界级的中医药产业基地并成为中医药走向世界的重要窗口？以下根据中医药在世界各地、大陆以及澳门的现状，结合本人的思考，提出澳门中医药未来发展的几点建议：

4.1 设立澳门中医药发展咨询顾问团

中医药虽然被世界越来越多的国家所认同和接受，但因为文化思想差异很大，世界各国人民对中医药的精髓难以学习和掌握，真正掌握中医药精髓而又能熟练运用的人才不多，影响了中医药在世界各地的推广。而大陆近几十年来中医药的发展也走过一段艰难曲折的道路，到现在还没有完全走上正轨，其根源在于决策者缺乏中国传统文化的思维方法，不能根据中医药学术本身的规律和特点来管理中医，导致中医西化，中医的许多精髓丢失，学术水平下降。反观澳门亦是如是。虽然澳门特区政府已将发展中医药列为促进经济适度多元发展的四大优势领域之一，但若没有正确的决策，发展中医药仍将是无源之水无本之木，难以成功。因此，设立中医药发展咨询顾问团，聚集传统中医药界具有传统文化思维方法的精英，为澳门中医药的发展管理把脉，为特区政府提出符合中医药自身特点与规律的策略与建议，是澳门中医药能沿着正确方向发展的重要保证。其成员可从内地及港澳台招聘，但必须是真正具有中国传统文化思想，掌握中医药发展规律及一定现代科学技术方法的学科带头人，且以中医药行业为主。

4.2 成立澳门中医管理局

中医药是有别于现代医学的独立而完整的医疗保健体系，有独特的思想、理论和诊疗方法，且在澳门有着深厚的民众基础，在澳门的医疗卫生保健事业中发挥着重要作用。目前澳门没有专门管理中医药事务的机构，仅在澳门卫生局药物事务厅和牌照科有中医药从业人员和中药房的注册登记，对中医药的长远发展缺乏规划，不利于澳门中医药的发展。现在，澳门特区特区政府正大力推广、发展中医药产业，在吸取大陆中医药管理经验教训的基础上成立澳门中医管理局，与澳门卫生局并行，独立全面负责统筹规划管理中医药事务，适逢其时。这对于促进澳门中医药的发展，将具有重大意义。其领导及组成人员必须是中医药界的专业人士，才能保证能根据中医药自身特点与规律进行管理与规划，让中医药沿着正确的方向发展。

4.3 改革澳门科技大学中医药学院的教育模式和课程设置

在新生入学第一年仅开设中国传统文化课，重点是儒家和道家经典学说以及古汉语和古天文历法，培养学生扎实的传统文化素养，初步建立传统文化的思维方法。将传统四大经典（黄帝内经、神农本草经、难经、伤寒杂病论）列为必修课，聘请内地具纯中医思想的著名专家学者授课。减少西医课程含量，增加中医及传统文化课程含量。学生在第一学年即开始跟师临床，从感性上认识、了解中医诊断和治疗疾病的方法，为以后的理论学习和临床实习打下基础。遵循“读经典、跟名师、多实践”的原则，注重理论联系实际，早临床、多临床、反复临床；培养运用传统文化思维方法、运用中医理论解决问题的真正的传统中医。

4.4 成立一家纯中医医院

可聘请内地具真才实学的纯中医（无论来自学院或民间）坐诊，运用传统中医理论和方法开展中医临床各科诊疗服务，同时选派真正热爱中医、又有深厚中国传统文化和中医理论修养的澳门本地优秀的中医药界专业人士跟师学习，也可在澳门有计划地开设“国医高级传承班”，向有真才实学的国医大师、名老中医学习，用15——20年的时间，培养出一批在中医临床各科均有相当造诣的本地乃至广东省内、国内名医，提高澳门中医药的知名度与影响力。

4.5 在横琴中医药产业园建立一家传统中药加工炮制生产药厂

选择严格按照传统采药方法采集的天然高品质地道药材，并严格按照传统中药的加工炮制方法，生产各种地道高品质的传统中药饮片和中成药、养生保健品。产品除供应本地市场外，还可销往内地甚至世界各地。用传统方法加工炮制的中药饮片、中成药、保健品，虽然成本较高、产量较少，但因其品质优良，疗效好，必将受到消费者的青睐，有着广阔的发展前景。

4.6 在澳门路环或珠海横琴建设一家集休闲旅游与养生保健为一体的养生村

医疗养生保健与休闲旅游相结合，已经成为一种新的时尚，具有广阔的发展前景。几千年来中医药学积累了许多优秀的养生保健方法，如药膳、针灸、按摩、刮痧、拨罐、气功、五禽戏、八缎锦、太极拳、易筋经等。这些方法可以很好地调整人体内部平衡，同时可以调动人体正气抗邪，对许多药不可及的慢性疾病都有很好的防治作用。澳门与珠海相连，位于我国东南沿海，气候温和，四季如春，路环或横琴背山面海，树林茂密，环境清幽，空气极其清新，是理想的养生保健之地。在路环或横琴建设养生村，将传统中医药的养生保健方法与休闲旅游相结合，可以让人回归自然，放松身心，调养精神，防治疾病，这对现在商业竞争社会中承受最大压力的企业家、高级白领等高端人群尤具吸引力。而澳门与横琴是亚太地区经济最活跃的地区之一，拥有庞大的人流、物流、资金流，自然环境与社会经济发展状况均符合建设养生村的基本条件，其优势是其他地区所无法比拟的。这是该地区社会经济发展的必然，有着庞大的市场需求，同时也是澳门将旅游与中医药产业相结合，推动产业多元化，建设世界休闲旅游中心的重要举措，也可提高澳门中医药的知名度与影响力。可在养生村建设一家具国际水平的现代体检中心和国际中医药健康中心，将现代先进科技的检查检验与传统中医药养生保健方法相结合，为客户提供高水平的养生保健服务。同时在养生村内加入各种中医药文化元素，如建设中草药园、历代中医药养生保健名家雕像群、医圣庙、药王庙、养生保健名言碑刻等，还可免费教授各种传统养生功法，如五禽戏、易筋经、太极拳，以及养生健康讲座等，让入住客人即可得到高水平的中医药养生保健服务，放松身心，防治疾病，还能学到各种养生保健知识和方法。

4.7 建立和规范中医药从业人员的培训、继续教育和技术资格评审制度，鼓励和资助中医药从业人员外出进修学习，提高中医药从业人员的学术水平。

政府可以每年定期开办各种形式和各专业的传统中医药学习培训班，分设初、中、高不同等级，也可委托科技大学中医药学院或澳门中医药学术团体举办。但各种学习班的讲课老师必须是具有深厚的传统中医药理论素养和丰富的临床经验者方可担任，且必须经过中医药发展咨询顾问团的审核批准。建立私人执业医生的技术资格评审制度，设立初、中、高技术职称，根据学历、临床经验、学术水平、参加继续教育学习培训等情况，综合评审，授予相应技术资格。同时，对于每年的执业牌照续期，规定必须参加相应次数的培训、进修等继续教育学习方予办理。对于外出进修学习、参加专业培训者，政府给与适当资助，鼓励从业人员提升专业学术水平。

4.8 每年定期（至少每月一次）举办国际性的各种形式的高水平的中医药文化宣传和学术交流活动

广邀世界各地医药专家学者、政府官员和中医药爱好者与会，让世界各地的人民更多地了解中医中药，将澳门打造成宣传推广中医药文化，交流中医药学术的国际性窗口与平台。可以与国家中医药管理局、中国中医药学会、中国针灸学会等国家级机构与学术组织以及各省市中医药学术组织共同举办，以确保各种活动的水平与质量，提升澳门在国际中医药界的影响力。

4.9 依托澳门科技大学中医药学院，面向国际招收学员，开展中医、针灸的国际教育培训。举办中医药理论和临床各科及中医养生保健的长、短期培训班或全日制本科班，政府可以全额或部分资助学员，鼓励世界各地的学生前来学习中医药知识，传播中医药文化。从内地 30 多年的中医针灸对外教育看，英美地区和东南亚的中医、针灸培训需求持续增长，而葡语系国家和非洲相对滞后，但近年出现了良好的开端，而且市场也较大。利用澳门特殊的地缘和语言传播优势，开发特色中医教育产品，以培训带动旅游、医疗、中医药贸易等，不失为一条教育产业之路，也是将传统中医药推向世界的有效方法。

4.10 建立政府中医专项基金专

传统中医药学是中国传统文化的重要组成部分，是一门具有独特医学理论和诊疗方法的传统医学体系，学习、研究、传承、发展中医药必须遵循其自身规律。而传统中医药的精髓，在于其独特的思想理论体系，如天人合一、顺应自然、阴阳五行、脏腑气血的升降浮沉等等，其诊断和治疗方法都只是在这些理论指导下的应用而已，这也是中国传统文化所固有的思维方法在中医药学的体现。只有真正理解掌握这些独特的中医药思想、理论并将之运用于临床解决实际问题，才是纯中医——真正意义上的传统中医。而现代中医所走的路（如中医药现代化、中医药的创新、中西医结合）已经背离了中医药所固有的规律，丢弃中医药传统的思想、理论，已经不是真正传统意义上的中医，因而导致中医药学术水平的整体下降，疗效大不如前，甚而导致有无知之徒叫嚣要取缔中医，或废医存药，肢解中医，消灭中医。只有在继承、学习、研究、掌握传统的中医药思想和理论的基础上，才能提升中医药的学术水平，让中医药沿着正确的方向发展。这也是本文在澳门中医药未来发展建议中第一条设立“澳门中医药发展咨询顾问团”的最重要原因。因此，用中国传统文化的固有思维方式去继承和发展中医必须成为整个中医药界以及中医药决策管理者的基本指导思想，如此，才能够真正将中医药发扬光大，为保障人类的身体健康作出应有的贡献。所以，设立政府中医专项基金，专门用于扶持、鼓励开展纯中医学术文化研究和传播的机构和个人，项目和课题，对于推动澳门乃至世界中医药的发展，迅速提升澳门的中医药学术水平，提升澳门在国际中医药界的知名度与影响力，将具有非常重大的意义。

总之，澳门汇聚东西方文化，背靠祖国，面向国际，地理位置优越，中医药的民众基础深厚，经济充满活力，拥有庞大而丰富的人流、物流、资金流，与亚太地区、欧盟、拉丁语系国家，尤其是与葡语国家联系密切，是亚太区内极具经济活力的地区，也是连接内地和国际市场的重要窗口和桥梁，故是集成国内外经验发展中医药的理想之地。而现在澳门又迎来新的发展契机，中央对澳门的发展非常重视，将澳门发展纳入国家十二五规划，并将澳门未来发展定位为建设世界休闲旅游中心；大力支持澳门产业多元化发展，支持澳门发展中医药产业，在政策、法律、土地、资源等方面给予各种优惠。澳门政府又拥有庞大的财政盈余，资金充足。可以说，澳门发展中医药产业，占尽天时地利人和，只要在中国传统文化固有的思维方式（也是传统中医药的思维方式）指导下，遵循传统中医药固有的规律和特点，综合运用各种优势来学习、继承和管理、发展中医，将澳门打造成集传统中医医疗、养生保健、教育培训、中药贸易、休闲旅游于一体的世界级中医药产业基地，成为中医药走向世界最为重要的窗口，必将指日可待！

## 19、军地两用中医药人才选拔在京启动

为积极响应习近平总书记“进一步做好军民融合式发展这篇大文章”的号召；落实国家中医药管理局与总后卫生部在中国民间中医医药研究开发协会 6 月 30 日召开的军地中医药协调工作联席会议精神，经过认真筹备，全国军地中医药两用人才选拔启动仪式于 8 月 18 日在北京总参一所正式举行。从全国上百名报名参选的传统医师中遴选出二十几位将按程序进入复选，全国军地中医药两用人才筛选评审工作由此拉开帷幕。

国家中医药管理局副局长吴刚在会议上表示，要抓住中医药事业发展的历史机遇，一要搭建军地中医药协作平台，大力推进中医药在军事医学科研、特色技术和方药筛选成果在部队的推广应用，大力推动部队中医药人才的培养。二要建立军地中

医药合作机制，搞好顶层设计，根据军地特点，科学编制实施方案，共同推进中医药事业发展。

一年来，中国民间中医医药研究开发协会学术部积极与部队卫生部门和解放军总医院等部队医疗机构联系，深入调研，走访全国知名中医专科医院，拜访民间中医药传人、奇人，先后走访十几个省市的偏远山区和农村中医药从业人员，初步了解和发现了一些鲜为人知的民间医疗方法和传人，为选拔和推荐军地中医药两用人才奠定了一定的基础。

中国民间中医医药研究开发协会学术部部长高颖介绍，学术部将自觉接受公众监督。《筛选评审专家管理办法》、《筛选评审管理办法》等制度等已经初步制定。筛选工作相关文件和规范也已基本完善。计划今年适时成立全国军地中医药筛选评审中心，具体承担军地中医药两用人才的筛选评审工作。

会议认为，要客观认识军地中医药事业发展的瓶颈与劣势，正确面对新形势下的机遇与挑战。长期以来，由于诸多原因，军队中医药资源相对匮乏，中医药在军队常见的跌打损伤，慢性胃肠疾病等疾患治疗方面的优势得不到应有发挥，既加剧了指战员的痛苦，又削弱了部队作战能力；不仅造成军队负担，还因每年残疾复转军人的安置为社会带来不应有的压力。全国军地中医药两用人才选拔推选活动，是协会学术部近几年以来，不断探索，不断与部队有关部门协商沟通的成果。

在第三届祖国医药与部队卫生事业建设论坛期间，对从全国踊跃报名参选，成绩突出的确有专长传统医师通过严格筛选评审，现有 10 名具有合法行医资格的优秀传统中医师入选。

根据联席会议纪要提出的“军队引进确有专长民间中医特色技术、方药，先由解放军总医院中医医院启动，总结经验，逐步在全军推广”和“协会要发挥社团行业优势和作用，有效整合民间中医药资源，完善筛选机制和标准，科学评审，确保筛选质量”总要求，经协商，第一期军地中医药两用人才岗前特训班于 2013 年 10 月 15 日至 19 日，在解放军总医院中医医院举办。（曹东义）

## 20、“内病外治”特色继教项目河北启动

2013 年 3 月 10 日，河北省中医继续教育“内病外治、外病外治”项目启动暨适宜技术推广大会在石家庄市开栾大酒店如期召开。此次会议由河北省中医药管理局指导，河北省中医药研究院和河北省中医药文化交流协会主办，石家庄市延生科技发展有限公司、河北省中医药学会张仲景学术思想研究会具体承办。河北省中医药学会会长孙万珍、河北省中医药管理局副局长韩同彪、河北省中医药研究院副院长裴林到会并讲话，参加会议的领导还有原河北省中医药管理局局长、河北省疾控中心杨树强书记、河北中医杂志社主任李立、河北省中医药文化交流协会秘书长袁野等。本次大会特邀了河北省中医药研究院医研部主任曹东义教授、石家庄市延生科技发展有限公司孟丽华董事长为大会做报告。

韩同彪副局长向大会介绍了我省继续教育项目开展情况，全省共申报继续教育项目 154 项，经过学科组专家严格评审，最后确定了包括石家庄市延生科技发展有限公司生产的通络灵外用中药技术在内的 137 项。作为河北省中医药科研龙头单位的河北省中医药研究院，承办了“中医‘内病外治’理论与技术”、“中医‘外病外治’理论与技术”的继续教育项目，本项目如果能够得到很好地推广、应用，将会有利于中医特色的发挥，有利于临床疗效的提高。

韩同彪副局长在讲话中要求各继续教育项目的承办单位要以此为契机，严格按照项目内容进行实施，积极开展中医继续教育和适宜技术推广和培训工作，进一步挖掘民间中医药经验，让民间经过世代传承的好经验，推广出去，造福于广大民众。全省中医药工作人员，都要利用一切可以利用的机会，学习新理论，传承、推广新技术，突出中医特

色，提高临床疗效，为振兴河北中医药事业做出积极的贡献。

孙万珍会长发表了热情洋溢的讲话，他说中医药文化博大精深，“简、便、廉、验”是中医特色和优势，我们中医药行业的工作者应该致力于推广中医，发挥中医药特色，降低百姓的医疗费用，减少财政卫生负担，为老百姓造福。

河北省中医药研究院曹东义教授详细介绍了河北省中医继续教育项目“内病外治·外病外治”的申报情况，中医在治未病方面的优势及目前中医在“内病外治、外病外治”方面的发展趋势。曹东义认为虽然中药的成分复杂，是组合效应而不同于西药的单靶点作用机制，但是中药内服主要是化学物质的直接作用。针灸、按摩、拔罐、抹药、膏药等丰富的中医外治法，主要靠传递能量和信息而起作用，其基础理论是“内外相关”为指导，“内病外治”为技术支撑，是道与术的密切结合，也是中医独有的特色，有很深的历史渊源，也有很广阔的发展前景。

石家庄市延生科技发展有限公司孟丽华董事长具体介绍了“孟氏透皮疗法”的发展史及经六代孟氏传人孟庆德老先生所研究的内病外治“透皮疗法”的优势和特色等，引起许多参会代表的关注和浓厚兴趣。他们的独特产品，获得了国家专利，也赢得了中华中医药学会外治法分会的奖励，被纳入“百项亚健康调理推广技术”。

最后，在欢快的音乐声中，与会领导孙万珍、王振邦、韩同彪、裴林走上主席台，为“内病外治、外病外治”继续教育项目和“百项亚健康调理推广技术”通络灵外用中药揭牌。（周文平）

## 21、成都天回镇出土扁鹊学派汉代医书

2012 年夏，为配合地铁 3 号线建设，施工人员正在迁改一处管线时，发现了文物。从 2012 年 7 月到 2013 年夏，成都文物考古研究所的考古专家进行抢救性考古发掘，4 座西汉时期的土坑木椁墓被清理出来。我国迄今发现的完整西汉时期织机模型，在这里重见天日；920 余支竹简组成的 10 部医书和一尊人体经穴漆人像，勾勒出 2000 多年前已经渐趋成熟的中医体系。此外，还有 50 余片木牍，大量漆木器、陶器、铜器和铁器……从这里发现的文物，震惊学术界。在此次发掘的 1 号墓中，出土了 50 余枚木牍，数量之多，在四川考古史上也尚属首次。“青川曾出土过一块木牍，就已相当重要，如此之多，实属难得。”本次考古现场负责人、成都文物考古研究所副研究员谢涛说。

据介绍，这些木牍的内容，初步分为官府文书和巫术两大类。其中，官府文书类木牍涉及内容应与汉高祖时缴纳赋税的法令和汉武帝时“算缗钱”有关，为研究西汉时期赋税制度提供了重要资料。而巫术类木牍中，涉及内容主要与妇女求子术和禳灾术有关。比如，有木牍写着“女子视欲得男者，禹步三，□□□取□”的内容。

3 号墓中由于出土了大批医简及经穴漆人俑，有专家推测，墓主人或世代从医，是一名医生或医官。成都文物考古研究所副研究员谢涛介绍，其中 184 支医简内容为《医马书》。另外 736 支医简可分为 9 部医书，除《五色脉诊》外其他 8 部医书都没有书名，经初步整理暂定为《敝昔医论》、《脉死候》、《六十病方》、《尺简》、《病源》、《经脉书》、《诸病症候》、《脉数》。从出土的医书分析，其中部分有可能是失传已久的中医扁鹊学派经典书籍，如《敝昔医论》。负责此次简牍识读工作的荆州简牍研究所研究员武家璧指出，《敝昔医论》中的“敝昔”，与“扁鹊”同音通假，可能就是指脉诊法的创始人扁鹊。

在举行的专家论证会上，与会专家认为，此次发掘出土的汉医简中，基本没有巫术，这表明西汉早中期“医”与“巫”已经分家，标志中医走上独立发展道路。“医简以前也有发现，但如此完整和系统化还是第一次。”中国社会科学院考古研究所原所长刘庆柱认为，是否汉武帝前期是巫医不分，汉武帝后期告别巫术而医术独立发展，也许此次发现会是一个转折点，这将对中国医学史具有重要意

义。

成都中医药大学教授和中浚认为，此次考古发现与中医学关系密切，出土的经脉、药方、症候等医简远远超过马王堆与张家山汉墓。天回医简《六十病方》与马王堆医简《五十二病方》同类，但病名和疗方不同，表明当时成都存在一个独立传播的医学派系，也进一步证实东汉时期广汉的涪翁、程高、郭玉等以脉诊为特色的中医学派是扁鹊学派的继承人。“文献记载医家有三个流派，现传世文献只有一派了。上古的扁鹊应该是一个流派。”成都中医药大学中医药文化中心主任李继明表示，现在还有很多关于中医源流的疑问，此次考古出土的资料或将改写中医史。

叶新苗说，所谓的“扁鹊学派”，更多可能是指向《扁鹊内经》，而《扁鹊内经》，连同《扁鹊外经》和《白氏内、外经》，最早一起记载于《汉书·文志》。如今，《扁鹊内、外经》和《白氏内、外经》、《白氏旁经》都已经失传。据有些学者考证，关于《扁鹊内、外经》则与《黄帝内经》尤其是《灵枢》部分有相似相通之处，但是具体关于两者之间的联系也已经无从考证。扁鹊，可能是汉时的一位医生，由于他的医术高超，被认为是神医，所以当时的人们借用了上古神话的黄帝时神医“扁鹊”的名号来称呼他。其实，“神医扁鹊”可能真的只是一个统称医术高超之人的名号而已。“扁鹊”的名字最早见于《史记·列传》的《扁鹊·仓公列传》，里面有“天下言脉者起于扁鹊”一说。而扁鹊也是有史可记的第一位医家。既然如此，为何说“扁鹊”只是一个名号呢？《史记》对扁鹊的记载一共有3个故事，包括《诊赵简子》、《入虢之诊》和《望桓侯之诊》。《诊赵简子》发生在公元前531-526年间，讲述扁鹊判断已昏迷5日的赵简子，“不出3日必间”，即3天内苏醒的故事。而《入虢之诊》则发生在公元前654年，讲述扁鹊让虢太子起死回生的妙举。最后一个故事，则是广为人知的扁鹊给齐桓公看病的故事，大约发生在公元前384年。最早的《入虢之诊》和《诊赵简子》的故事之间相差120年，和《望桓侯之诊》更是相去200多年之久，由此可见，扁鹊，绝不是一个人在战斗！

有人认为“扁鹊学派”不属中医现有学派。中国系统的中医学派一共分为七类，包括温病学派、伤寒学派、温补学派、丹溪学派、易水学派和河间学派等。温病学派则主要治疗关于发热引起的疾病，往往多数都带有传染性。与之相对的伤寒学派则起于汉代，主要是关于一些外感风寒引起的疾病，也有少数带有传染性。温补学派则主攻滋补肾阳，显然，与之相对的则就是补阴的丹溪学派。而始于元代的丹溪学派，则和浙江颇有渊源，起源发展于浙江的义乌。

曹东义2014年1月15日在《中国中医药报》，发表了“扁鹊建立了中医学术体系”，对相关问题进行了辨析，文章说：

《中国中医药报》2013年12月20日、23日，连续报道四川成都市金牛区天回镇老官山汉墓考古发现10部医书，并概要介绍了这10部医书出土的意义及其内容，引起大家的热议。有专家称这批医书是扁鹊学派的著作，也有的专家认为扁鹊不是一个学派，扁鹊不是一个人，是很多先秦、甚至是汉代众多医家的统称。笔者读后感慨良多，愿把自己的看法就正于海内同道。

**不该把真实的扁鹊虚拟化**

司马迁认为，扁鹊本名秦越人，是一个具体的历史人物，其生其死皆有据可考，其学医、行医、学术成就都很明确，因此，《史记·扁鹊仓公列传》说：“扁鹊名闻天下”，“至今天下言脉者，由扁鹊也。”因此，为中医学开辟道路、集大成的宗师，是扁鹊，而不是传说之中的黄帝、岐伯，所以司马迁说：“扁鹊言医，为方者宗，守数精明，后世脩序，弗能易也。”《汉书·艺文志》虽然有“医经七家”，其实只有三个人，除了扁鹊《内经》、《外经》占两家之外，黄帝两家出于托名，白氏失考，我们能够追溯的史实人物，就只剩下扁鹊了。

司马迁在写《史记》的时候，对于有把握的信史人物就实写，对于没有把握认定的人，比如老子的生平，常使用“莫知其然否”的求实笔法。对于传说之中的长桑君，司马迁说他“忽然不见，殆非人也”。

在《史记》里，扁鹊的事迹首先见于《赵世家》，这些记载得之于《虞氏春秋》等赵国史书；后见于《扁鹊传》，这些文字是司马迁取材于各种记载，考证之后的事实叙述。当然，司马迁对于扁鹊这个具体人物的描写，以及对于扁鹊诊治患者的“背景描写”，在程度上是有所不同的。这就像我们看电影，如果描写运动中的人物，背景往往是模糊的；假如背景是清晰的，那么人物就有可能是模糊的。司马迁为了让主要人物清晰，作为扁鹊背景的患者，相对而言有所模糊。

很多人不善于读《史记》，认为《扁鹊传》里的患者都是真实的，只有扁鹊不真实：在空间上横跨秦越，在时间上从春秋到战国，甚至说黄帝时代就有扁鹊，所有好医生都可以叫扁鹊，或者“扁鹊就是砭石的代称”，不是具体哪个人。这样以来，具体、真实的医学家扁鹊就被虚拟化了，成了子虚乌有的传说。这是从唐代之后就有的“疑古论”，它在扁鹊周围形成了浓厚的雾霾，因为“误读”而造成了很多谜团，给有关研究设置了障碍，也虚化了中医的历史。

但是，只要认真辨别史料，就可以考证扁鹊的生平事迹，他与孔夫子一起生活在春秋末期。也就是说，在老子说“道”，孔子谈“儒”的时候，扁鹊建立了中医的学术体系。

**扁鹊脉学没有失传，仍然有踪可循**

脉学是中医的特征，扁鹊脉学就是扁鹊医学。扁鹊医学虽然因为其《内经》、《外经》的失传而难见其全，但是王叔和《脉经》之中，引用了扁鹊阴阳脉法、扁鹊损至脉等论述，其中关于呼吸与脉行速度的精确推导，仍然可以印证司马迁所说扁鹊“守数精明”的特征。当然，《难经》之中，也有很多源于扁鹊的医学思想。

更需要指出的是，《汉书艺文志》所说的“黄帝内经十八卷”，也就是十八篇，因为那个时代没有卷下分篇的作法。《汉书艺文志》有些书用用卷做计数单位，有些书用篇做计数单位，“篇”与“卷”完全相等。《黄帝内经》十八卷，绝不会有《素问》、《灵枢》各八十一篇的巨大篇幅。《素问》、《灵枢》都是集大成的后世著作，有可能吸收了《汉书艺文志》“医经七家”的全部精华。

这样看来，扁鹊医学思想对后世的影响，不是某个流派的作用，而是开宗立派的源头活水，扁鹊是中医学集大成的先师。

**扁鹊不可能生于战国末期**

为扁鹊生于战国末期的许多学者，其立论的根据大多是《战国策·秦策》所载的“医扁鹊见秦武王”。

原文说：“扁鹊见秦武王，武王示之病，扁鹊请除。左右曰：‘君之病，在耳之前，目下之，除之未必已也，将使耳不聪，目不明。’君以告扁鹊。扁鹊怒而投其石曰：‘君与知之者谋之，而与不知者败之，使此知秦国之政也，则君一举而亡国矣！’”这是一段有很多疑问的“问题资料”，需要辨别、考证才能定取舍。

秦武王名叫嬴荡，生于公元前328年，公元前311年即位。他身高体壮，勇力超人，重武好战，常以斗力为乐。凡是勇力过人者，他都提拔为将，置于身边。乌获、任鄙靠勇猛获任大将，齐国的孟贲也因此投奔到秦武王殿下，充任将军。公元前307年，秦国攻破周都洛阳，秦武王进入周室，见到九鼎而大喜，与孟贲比赛举鼎，乐极生悲，“绝髌而死”。

扁鹊见秦武王的故事，出于策士编造，而不是记载于史官，其可信度是很有疑问的，因为策士们经常编故事进行游说。这则故事之所以不可信，关键是称谓有问题，据王力先生《古代汉语》考证，战国时期诸侯纷纷自称为王，不再用公侯的称呼了。这时无论是诸侯的臣下，还是来到该国的客人，都会奉承诸侯，称其为“王”，或者称其为“大王”，而不可能再称其为“君”。如果谁坚持称诸侯为“君”，则有犯“轻君罪”的嫌疑。

在秦武王之前，他父亲已经称王，即秦惠王。“医扁鹊见秦武王”的故事里，无论是扁鹊，还是秦武王的左右近臣，都当面称他为“君”，而不是称秦武王为“王”，或“大王”。李伯聪先生《扁鹊与扁鹊学派研究》一书认为，这种事情是不可能真实地发生在秦国的武王时代的，这是严重不符合历史事实情节的重大疑点。

再有，“医扁鹊见秦武王”的主旨，不是说扁鹊的医术如何，而是说秦武王不能知人善任，这与“甘茂攻宜阳”的历史过程如出一辙。故事说扁鹊“怒而投其石”，既不符合扁鹊的身份，也不符合扁鹊的性格和一贯做派；“君一举而亡国”的语言不太可能出于扁鹊之口；《韩非子》一书称“闻古扁鹊之治甚病，以刀刺骨”，可见“古扁鹊”不是战国末期之人。

**扁鹊生于春秋末期可考可证**

司马迁《史记·扁鹊传》与班固《汉书·古今人物表》都把扁鹊列为春秋末期人，与赵简子、孔夫子是同时代人，有关史料的详细考证，可以参见笔者主编的《神医扁鹊之谜》一书。以往学者不采信“扁鹊诊赵简子”的历史记载，是因为其中有一些“迷信”活动，属于“封建糟粕”，因此已故著名医史学家何爱华先生主张“应该从秦越人的事迹之中，坚决予以清除出去”。其实，这样做的理由并不成立。

现行的《医古文教材》在选用《史记》扁鹊诊赵简子史料时，做了很多文字删节，删去了看似“封建糟粕”的内容，只保留了“血脉治也，尔何怪。昔秦缪公尝如此，七日而寤，今主君之病与之同，不出三日必间。”这种缩写，固然保留了历史故事的精华，但是也掩盖了历史事件的真实性。

根据《左传》和《史记·赵世家》的有关记载，“扁鹊诊赵简子”牵涉到一次重大的历史事件，甚至说这个事件是一个著名的“历史阴谋”。早在西汉的扬雄，在他的《法言》里就提出过疑问：“或问，《赵世（家）》多神何也？曰：神怪茫茫，若存若亡，圣人漫云。”东汉王充的《论衡》中，也有类似的疑问。

其实，这件事情的原委是，赵简子杀了同族的邯郸士大夫赵午，引发了晋国六卿之间的兼并战争，有一些势力联合起来要消灭赵简子，他就和谋臣董安于策划了这个政治阴谋。也就是要利用“扁鹊诊赵简子”的真实事件，再“添油加醋”写几句上帝让赵简子平定叛乱的嘱托。后来的史官就记成了一段修改后的文字：在赵简子“昏迷不醒”的几天里，天帝在梦里告诉赵简子“晋国且有大难，主君首之”。天帝交给赵简子几只利箭，让他射杀以熊和罴为图腾的范氏和中行氏，“替天行道”取得兼并战争的胜利。

整个事件之中，扁鹊对于这个“政治阴谋”并不知情。他被人招进宫来，进入内室诊断赵简子的病情，完全是按照别人的要求去做的“执业行为”。他所看到的情况是，尽管对外宣称“五日昏迷不知人”的赵简子，躺在床上，昏迷不醒，但是赵简子脉搏调匀，尺肤不热，呼吸匀畅，肢体不僵。所以，扁鹊能够断定他“不出三日必间”。“装病”的赵简子，也必然会在扁鹊的预期之内醒来。至于赵简子在“昏迷”的时候，是否见过天帝，或者天帝说过什么，扁鹊既不知情，也无历史责任，他只是被人利用的一个“道具”而已。

通过“扁鹊诊赵简子”这件事，既成就了赵简子的政治阴谋，也传扬了扁鹊高明医术的声望。赵简子事后“赐扁鹊田四万亩”，符合赵简子的身份和当时的惯例，扁鹊受之无愧，不属于“共谋分赃”。

“扁鹊诊赵简子”这段记载，被收录在赵氏的史册里，并且作为经典故事不断被人传诵。同时这个“历史记录”，也经常被人拿出来修改一下，以有利于修改历史的人。根据《史记·赵世家》的记载来看，赵简子的继承人赵襄子修改过这段记载，赵简子的“七世孙”赵武灵王也修改过这个故事，把有利于自己的内容补添上去。因此，这段文字流传到司马迁写《史记·扁鹊传》的时候，已经成了反复修改、增补之后的“百纳版”的老故事了。但是，这并不影响我们认定扁鹊的生活年代。

赵简子生活的时代，还有虢国被灭亡之后的遗民，他们居住的城市，仍然叫“虢”，可以是世袭的，继承人叫世子，或者叫太子。《左传》说，昭公元（公元前 541）年，11 国要员“会于虢”；昭公七（公元前 535）年，“齐侯次于虢”。因此，扁鹊治虢太子尸厥，不是发生在虢国灭亡之前。

**研究方法不当，扁鹊被众说纷纭**

扁鹊是先秦时期最有名的医学家，他的故事很多人津津乐道。但是，高度知名之后，他的事迹越传越玄，离奇的程度一般人难以想象。

《列子·汤问篇》说，扁鹊为赵齐婴与鲁公扈“互换心脏”。两个互换了心脏的人，因为“心主神明”所以互换了面孔，回“自己”家时遇到了麻烦，其妻子儿女都不承认这个新面孔，就一起到扁鹊那里去“要说法”。两家人经过扁鹊“心主神明”的解释，都接受了换心之后，必然随之改换面孔、躯体的事实，大家高兴而去，闹出来一个人间大喜剧。细想一下，假如扁鹊做过互换心脏的手术，必然留下刀口疤痕作证据，也就不用再找扁鹊去说明了；

按现代医学的理解，即使换了心脏，也不可能换了思想，找扁鹊也不会有《列子》记载的结果。所以，此事与愚公移山一样，只是一个寓言故事，不可据以为真。

战国时期的《鹖冠子》里，记载魏文侯问扁鹊，说他兄弟三人之中谁的医术高明，扁鹊说："长兄最善，中兄次之，扁鹊最为下"。这段记载，虽然有"治未病"的深刻含义，但是也像一个附会出来的故事，而不像一个真实的历史事件。

魏晋时期，杨泉的《物理论》说，扁鹊用激怒的方法治疗赵简子的病，赵简子痊愈之后，不仅不感谢扁鹊，而且盛怒之下"以戟追杀之"。这个记载，显然是杨泉记忆有误，把文挚激怒齐闵王的事，"移花接木"按在了扁鹊的头上。

《韩非子·喻老》说"医扁鹊见蔡桓侯"，司马迁以及后来的人都说是"扁鹊望齐桓公"；韩婴《韩诗外传》和司马迁《扁鹊传》都说"扁鹊诊治虢太子"，刘向却说诊治的是"赵太子尸厥"。

应该如何看待这些众说纷纭的历史记载？这需要有正确的研究方法。

在司马迁的眼里，需要看重的是扁鹊这个医生，而不是他诊治的病人信息更可靠。后代医生如《临证指南医案》作者那样，把男女患者虚拟化处理，写成"某左、某右"，就是这样的笔法；不是扁鹊必须以病人的历史时代为生活坐标，更不是以策士之言为取舍标准。因为这样做的结果，就是舍本逐末，把扁鹊说成是一个虚化了人物；或者说扁鹊是从秦到越，从春秋到战国，有许多扁鹊，秦越人只是其一。这种"泛化扁鹊"的"虚拟"做法不可取，也没有历史依据。春秋时期有秦国的医缓、医和，有齐医、晋医、楚医，都见于《左传》，其他古籍的记载之中，也没有见到"名医都泛称扁鹊"的现象。日本学者森田一郎甚至说，扁鹊就是砭石的代称，未必有其人。这都是研究方法不当造成的说法，是应该澄清的历史疑案。（曹东义）

## 22、移居美国80岁老人误读中医惹争议

2013年12月美国华文报纸《世界日报》刊登一篇报道，题目是"中医师徐济仁直陈中医骗术"（记者吴佩甄／洛杉矶报导）。按照这位老中医的自述，他自幼失学，29岁自修中医学，38岁后拜7位名中医前辈进修中医学。50岁来美后，以400只小白鼠实验中草药与西草药之优劣及其药效。研制牙周病牙膏，与腰腿健两种健康食品，以及心脏病、小便失禁之独特疗法。唯独在探讨中医诊脉学两年后，恍然醒悟中医师 "切脉" 之术，皆系欺人之术。2010年 80岁，出书《老中医欺骗病人五十年》

曹东义认为，促使老医生自爆"欺世"的原因，是评价标准的"异化"，这与中医、西医研究人体的方法不同有关。站在西医的立场来看中医的诊治过程，不是看不懂，就是说中医"欺骗"；站在中医的立场看西医的诊治，难免会生出其故弄玄虚，玩弄障眼法的感慨。

**如何看待"摸脉"，是中西医的分水岭**

诊脉是中医的特色，古代就用大方脉、小方脉，划分成人的疾病与儿科病，摸脉之后开方治病，自古以来是中医的传统，"至今天下言脉者由扁鹊也"，是司马迁概括的中医学术传承脉络。

"脉"是中医的基本概念，《内经》里提到脉的地方有1150多处，用脉作篇名的就有6篇之多，中医不谈脉就很难开口说话。中医摸脉到底摸到的是什么？仅仅是一根血管的跳动吗？或者仅仅是心跳节律的变化吗？如果回答"是"，那就是西医的思维、西医的评价标准；中医摸到的脉，在这个基础上，还有更深刻的含义。

中医认为，脉就像是地上的河流，河道的情况不是它自身的问题，而是天地自然状况的整体反应，水流清浊、多少，要看水的源头如何，而不是只关心河里的泥沙含量。《素问·脉要精微论》说"五脏者，中之守也"，又说："五脏者，身之强也。"五脏是身体的根本，经脉是五脏联系全身的渠道，通过摸脉可以反映全身气血的盛衰，也可以见证某个方面、某个脏腑阴阳平衡、气血运行、水液输布、

饮食消化、邪正盛衰等方面的情况。中医可以从脉象里获得需要的足够信息，起码也具有很大的参考价值，它对于辨证论治的决断过程，是不可或缺的重要信息来源。

因此，历代医家都很重视脉诊，恰如国医大师朱良春先生所说："'脉诊'向为祖国医学不可或缺的传统诊法之一，虽居四诊之末，却负冠冕之誉，故习俗称中医看病为'诊脉'、'方脉'、亦以'大方脉'、'小方脉'以概中医内科及其他各科；以脉性、脉理作为衡量医者诊疗水平之高低，以辞窥义，可见一斑。但观之当今中医界，言脉者泛泛，重脉者寥寥，部分中医仅视诊脉为装门点面的形式而已，令人慨叹。"

**摸脉摸出脂肪肝，不是欺骗也妄言**

美国的老中医说："现在二十一世纪，绝大部份中医师，依然应用骑驴、骑马时代的诊断方法，诊断出：脂肪肝、心血管堵塞等现代医学名词。若非欺骗，又能如何解释？"

扁鹊医术高明，《史记》说他"视病，尽见五脏症结。"有人说扁鹊有特异功能，只不过把摸脉做个样子"特以诊脉为名"。这显然看错了扁鹊，也误解了司马迁。

扁鹊见到的"五脏症结"是五脏气机失常，而不是有形的病灶。

假如扁鹊见到的"五脏症结"是有形的病灶，他就应该想办法去掉这个病灶，不能置之不理；他如果靠做手术去掉病灶，就离不开麻醉、止血、防止感染等具体措施，也离不开精细的局部解剖做学术支撑。

假如这样天天做手术，扁鹊就不会是四诊合参的中医，也不会经常靠喝汤药治病；医圣张仲景也不会在《伤寒杂病论》的序言里，开篇就说："余每览越人入虢之诊，望齐侯之色，未尝不叹其才秀也。"

由此可见，所谓靠摸脉诊断出肝硬化、膀胱炎、肺癌、风心病、肾结石、胃溃疡等西医病名的中医，一定是一个冒名的中医，是中医队伍里的东郭先生。

**对中医不自信，自认是个骗子**

美国的老中医说："当我为病人诊断时，若不使用三指诊断术，病人会认为我的医术不够，于是我就只能昧着良心，对我的病人欺骗了五十年。午夜思维，情何以堪!"

他完全丢失了中医的评价标准，拜倒在西医的病名诊断之下，甘愿做一个发现不了目标，评价不了诊治结果的聋子、瞎子，因此，才有了这样自毁长城的论断、结论。这是不自信导致的后果，也是不能坚持中医特色造成的必然结果。

中医学有着悠久而辉煌的历史，靠的是对于人体独特的研究，是把人体放在天地之间进行观察，"人以天地之气生，四时之法成"。中医认为，万物虽然纷繁复杂，但是有"大道从简"的智慧方法，可以概括地进行认识，进行模型化处理。古人研究万物，无非是靠自己的感官，能看到的无非是各种颜色，能口尝的无非是各种滋味，能听见的无非是各种声音。因此，就用五色、五味、五声、五音来代表万物的属性，它们分别对应于四时、五方，也与五脏互相关联。这样一来，人的身体里就浓缩着天地万物的属性，因此，人与天地是一个整体，人体是一个浓缩的宇宙。

中医依靠这样的独特智慧，认为人体生病的原因，是内外交流失去平衡的结果，也是邪正关系没有处理好的问题。中医认为，人体患病的原因，只有内因，外因与不内外因三种。内因包括喜，怒，忧，思，悲，恐，惊七种（七情）；外因包括风，寒，暑，湿，燥，火六种（六淫）；而不内外因包括饥饱，劳倦，跌扑，以及虫兽伤害等。在这十余种病因的干扰下，脏腑功能受到影响，阴阳之气的升降，气血的运行，饮食水液出入、输布失去了常态，就会产生各种病症。治疗就需要依靠内外结合的各种措施，或单行，或"杂合以治"，使升降出入恢复正常，脏腑功能和谐适中，就可以重新恢复机能，达到健康的境界。在几千年之前，古人就有了如此高明的认识，"确实令人敬佩，也非常之科学。"

美国的老中医放弃了中医的传统，完全把西医的对人体的认识，当做评价中医的标准，把自己陷于聋瞽残疾状态而不知，所以才得出了一个谬论说："我就只能昧着良心，对我的病人欺骗了五十年。"

**复兴中医，首先要坚持自己的特色**

中医失去了自己的评价标准，因此近代以来逐渐走向衰落，被当做西医的补充治疗措施。中医不能坚持自我学术观点，被人当做营养进行吸收，成为补充与替代医学，失去了主体地位的“异化”，是中医衰落的根本原因。

因此，复兴中医，必须坚持传统。

中医是一个有生命的大树，也是一个硕果累累常青树，回归中医，不是复古倒退，而是固护根本。断了根本，枝叶虽能茂盛一时，终不能持久。固护根本，虽然有迂腐、陈旧的嫌疑，但是“君子务本，本立而道生。”

必须看到，中医近代衰落根本的原因，不是因为中医古老，也不是疗效不如人意，而是评价标准的异化、另类化造成的。不能打错了板子，自认乏人乏术。换一个角度看中医，古老就是稳态，就是具有普适性，是可持续发展的过程。日新月异的技术手段，需要大量支撑条件的医学，是一个高能耗、高污染、低产出的医学体系，是对人类生态文明贡献度很小的学术导向。因此，著名科学家钱学森先生说：“医学未来发展的方向是中医。”

美国的老医生说：“如果有中医师对病人说：你的心脏瓣膜闭锁不全，你有肺动脉高压。你有丙型肝炎。你患慢性肾小球肾炎，那不是胡说八道是甚么？我做中医师五十年，对病人说了五十年泯灭良心的话。万一，有一天，有人发现我被天打雷劈，那一定是我五十年胡说八道，欺骗病人的报应。”

背离了中医的传统，按照解剖实证的结构主义，不仅看不清、读不懂中医学术原理，迫使中医逐渐“异化”、“改错”，陷入了不能发现目标、不能评价结果的困境，几乎等同于“聋瞽之学”，而且还会像美国的老中医那样失去自信，成为丧家犬式的中医。

因此，中医传人必须回归传统，冲破现有认识的局限性，按照国家建设创新型国家的奋斗目标，从原创医学体系的高度重新认识中医。

如果匍匐在西医学术体系之下，把中医打上朴素唯物主义、不科学、伪科学的标识，就会造成中医从业人员信仰危机，或者仅仅作为“遗产”的守护人，这种因为评价标准异化，给中医套上了一重重枷锁，不仅不会发展中医，反而使中医一步步走向衰落。

**中西医命名疾病的方法各有优点**

西医按照形态结构、物理化学检验结果命名疾病，是立足于疾病的排他性、永久性；中医按照生成论、整体时空观的原则命名疾病，是立足于疾病的暂时性、可转化性。

比如，西医的冠状动脉粥样硬化性心脏病，约等于中医的胸痹病。但是，两者出发点不一样，目的也不一样。西医的病名诊断，对于放支架、搭桥等介入治疗，以及指引和评价内科治疗效果有利，是“指南”性质的硬标准。中医将这种疾病命名为胸痹，是从“有生于无”出发，原来病人心胸部位气机顺畅，血脉没有闭塞，所以没有胸痹。现在的胸痹，无论是因为气虚血瘀、还是因为痰浊瘀滞，在温阳益气、活血化瘀之后，血脉畅通了，胸痹也就消失了。在中医心目之中，胸痹是暂时的，是可以再通的，瘀滞和邪气是可以转化走的。

无论是“五脏症结”，还是腹内的症瘕集聚，或者皮里膜外的痰核瘰疬，只要化瘀消积，气血的运行得到帮助，血脉、阴阳升降出入逐渐恢复正常，疾病就会消失。

中医治病从来不排除“精神作用”，而是积极利用患者的心理作用，使其自身的正气复壮，阳气来复，阴液自生，使其各项生理功能和谐适中，就可以达到逐渐恢复健康的目的。对于外来的急性传染病，也不是把驱逐外邪作为唯一任务，而是时刻不忘扶正祛邪，帮助机体恢复健康。因此，中医的治疗方法，讲究表里虚实、阴阳气血，主张药随证变，方从法出，辨证论治，而不是从头到尾，用一个药物治疗。单打一，攻其一点不及其余，不是一个高明的中医，更不是一个好中医。

因此，笔者认为，只有“冲出西医病名围城，才能走向中医卓然自立”。西医的病名，无论诊断到器官，还是说到分子水平，都是西医自身发现目标的雷达，不是中医可以随便拿过来就用的靶向标准。中医只有坚持自身的学术特色，才能重新树立起来自信和自强的信念，才能走向伟大复兴的未来征程。

## 23、王林被揭破伪气功师面目惹争议

2013 年 7 月 28 日，中央电视台焦点访谈栏目播出并曝光了王林的骗人行为，又一个打着气功旗号的伪大师被揭露出来。王林的神功如何，他曾经的“关门弟子”邹勇称，2008 年他拜王林为师，他揭露王林所谓的“妙手回春”故事多为杜撰。

王林通过香港一家出版社出版的《中国人——王林写真》一书，书中举例说，王林治愈过辽宁沈阳千岩寺一位净光法师的肝癌，这个故事是真的吗？经记者查询，辽宁沈阳根本没有千岩寺，只是在锦州有一家青岩寺，净光法师更是无从考证。同样的谬误随处可见。书中说江西省兴国县南作乡邮电所陈樟彩之子，半身瘫痪，也被他治愈。事实上江西省兴国县根本就没有南作乡。

王林所谓的气功，其实只是低级魔术，王林凭着会变蛇等多样把戏，很多名人慕名前往观看，王林总会抓住机会留下照片。自己搭台，自己唱戏，但是这戏可不是白唱的。找王林看病的人，可以说非富即贵。

他自称给五万人看过病，涉嫌非法行医，据江西省芦溪县卫生局工作人员说，王林并未办理医疗机构执业许可证，不具备行医资质。那么王林的“非法行医”，为什么没被查处呢？芦溪县卫生局工作人员说，他的王府外人、一般人根本就进不去，而且王林没有开门诊对外营业，所以卫生局无从得知王林是否给人看病。

湖南银剑律师事务所郑贴侨律师表示，在他的名为《中国人》的书中，提到之所以可以空盆变蛇，是用意念搬运。而曾有人发现他在一个福建人那里买蛇。还有人在他的花园里发现了一大堆被埋的蛇骨。试想，这也许是他断蛇复活之后的那些牺牲品。这些就是王林伪造事实，让人们产生错误认识，从而支付钱财给他，包括那些名人。可能构成诈骗罪。

8 月 1 日，芦溪县公安局认为且警方证实，已经进入侦查阶段，但尚未接到王林涉及诈骗及非法行医方面的举报。

## 24、中医药传统知识保护技术研究项目启动

2013 年 12 月 26-27 日，在北京国宾酒店国宾厅召开了启动会议。

本次会议召集全国各省（区、市）中医药管理部门相关工作负责同志及各项目协作单位技术负责人、骨干专家与会，对中医药行业科研专项“中医药传统知识保护技术研究”项目工作做总体部署，并针对项目的实施开展培训。国家卫生和计划生育委员会王国强副主任出席会议并发表重要讲话，指出“中医药传统知识保护技术研究”项目的启动既是行业科研专项的启动，同时也标志着国家中医药管理局在中医药传统知识保护研究方面经过多年的工作积累，在国家层面统筹规划、顶层设计下实施的一项具有战略意义工作的全面启动，要以项目启动为抓手，深入开展和推进中医药传统知识保护研究工作，争取在接下来一个时期，推动中医药传统知识保护研究工作上一个新的台阶。要充分认识保护工作的重要意义：开展中医药传统知识保护工作是落实十八届三中全会精神的重要举措；中医药传统知识保护是维护国家利益的战略任务：中医药传统知识保护是传承民族文化的内在需求；中医药传统知识保护是创新中医药的重要基石，进一步强调了保护工作的重要意义。明确了中医药传统知识保护工作的目标和任务：解决“保护什么？”“如何保护？”两个关键问题，在全国范围内开展中医传统知识调查，建立中医药传统知识保护名录和数据库，推动中医药传统知识保护专门制度的建立、为中医药传统知识价值评估和转化利用做好基础。并对做好中医药传统知识保护工作提出要求：要满怀民族自豪感来做好保护工作，要树立实践的观点、群众的思想；要将保护工作置身于中医药事

业发展大局之中；落实《纲要》要求，创新运行机制，鼓励研究开发；切实加强组织领导，加大政策支持和资金投入；加大科普宣传，提升社会认知。继续发扬密切联系群众的工作作风，不畏艰辛，同心协力，深入基层做好中医药传统知识保护工作，为促进中医药事业科学发展，让中医药在全面建成小康社会中发挥更大作用而不懈努力。

国家中医药管理局科技司苏刚强司长介绍了我国中医药传统知识保护研究的背景、意义和作用，总结了我局近年来在此方面所做的工作和意义，详述了“中医药传统知识保护技术研究”项目的总体规划，围绕项目的 1 个国家中心，6 个片区分中心以及 31 省，开展调查、建档、编目、建库、发布和维权，最终形成研究报告，出版专著，编制保护名录和数据库。并对参与到本项目中的全国 31 个省、市、自治区的中医药管理局和技术依托单位提出工作要求：各省中医药管理部门做好督导、检查的工作，帮助各技术单位解决困难和问题，确保项目的质量和进度。技术单位要为项目的实施提供条件，保障项目的顺利实施，并管理好项目经费。子项目负责人及骨干要严格按照实施方案进行工作，必要时与项目总负责人进行沟通和调整，遵守承诺，保障质量和进度，总结工作经验。

环保部自然与生态保护司生物资源保护处蔡蕾处长，介绍了与生物多样性有关的传统知识的国内外现状、面临的问题和对策。蔡处长首先就与生物多样性有关的传统知识保护的国际制度现状和和国内现状进行了介绍，并提出我国中医药传统知识保护工作存在的问题：1.法律法规制度不完善；2.本底调查和基础研究薄弱；3.跨部门协调机制有待完善。据此对今后在中医药传统知识保护工作方面提出加强制度建设，构建生物遗传资源及相关传统知识获取与惠益分享法规制度体系；加大投入，加强本底调查和基础研究；加强配合，完善协调机制等建议。

接着，国家知识产权局保护协调司崔海瑛处长介绍了中国中医药知识产权的相关工作。崔海瑛处长首先介绍了中医药知识产权保护的基本概念、保护传统知识的国际组织、部分发展中国家对传统知识的保护对策以及国际通行知识产权制度对传统医药的保护方式。以知识产权的角度，分析我国中医药知识产权的工作现状，存在的问题和部分解决对策，并针对新时期新环境下存在的产业发展水平制约中医药资源的创新利用，中医药传统知识保护存在法律空白，国际规则缺失影响中医药权益保护等问题，提出四点工作设想：1.创新中医药知识产权权益保护方式；2.调整完善现行知识产权保护制度；3.提升中医药企业运用知识产权综合能力；4.加强民族传统医药文化的宣传推广。

启动会同时对各位参会代表进行了项目实施的培训。项目负责人，中国中医科学院中国医史文献研究所柳长华所长对项目实施方案进行详细介绍，就项目目标、前期基础、拟解决的问题、研究任务、技术路线、组织实施方案、质量控制办法、考核指标、项目预期成果、应用前景、项目年度执行计划和经费预算等内容进行了培训。

中国医史文献研究所王凤兰主任详细讲解了中医药传统知识保护与非物质文化遗产保护的联系，非物质文化遗产保护和中医药传统知识保护的研究对象是一致的，并介绍了传统医药非物质文化遗产保护方法与技术。中国医史文献研究所宋歌助理研究员就中医药传统知识调查的相关技术规范做了详细的介绍，包括调查的目的、对象、内容、方法，怎样确定持有人，入选标准，持有人的知情同意，调查信息的采集，数据录入规则，以及省级调查组、分中心、国家中心的主要任务等培训内容。随后顾漫副研究员详细讲解了传统医学、传统知识、中医药传统知识、传统知识分类系统、中医药传统知识分类、中医药传统知识保护、中医药传统知识传承人、非物质文化遗产、非物质文化遗产代表性传承人、生物盗版、事先知情同意、公平利益分享、专门制度、中医药传统知识保护专门制度等中医药传统知识的相关名词术语。丁侃助理研究员介绍了本项目的工作平台使用方法，详细讲解了工作平台上各栏目的作用和操作方法。与会代表就专项的组织、项目的审核等问题与领导、专家进行了热烈的交流，纷纷表示会后将根据本次会议精神，在中医药行业主管部门的统一领导组织下，按照专项部署，做好中医药传统知识保护工作。

# 25、毛泽东培养的医学家王鹤滨 90 诞辰

曹东义、张毓玲

在几十年前的毛泽东时代，很多人都有一个梦想，如果能见到伟人毛泽东那就好了，人的一生也就有了值得回忆的美好瞬间。如果能够被毛泽东接见，或者能和他老人家握一握手，照张相片，或者简短地交谈几句，那该是多么自豪、多么值得骄傲的事情啊。

如果有一个人，突然有了一种不同寻常的机遇和幸运，能够与毛泽东、朱总司令、刘少奇、周总理、彭老总、叶帅、贺老总等传奇式的大人物，朝夕相处，促膝相谈，那该多么令人羡慕啊。假如这个人，能够帮助这些伟人，为他们做一些服务，为他们治病疗伤，排忧解难，那该是多那么了不起啊。今天我们要介绍的这位医学家王鹤滨先生，他就是这样非常幸运，又极不平凡的一位！可以毫不夸张地说，他的传奇经历是独一无二的。

他的幸运与传奇，和他所走过的道路，是密不可分的。

1924 年 4 月 5 日，王鹤滨出生在河北白洋淀安新县的刘李庄镇北冯村。1937 年“七七事变”后，日本侵略军的铁蹄很快就践踏到了王鹤滨的家乡，人民生活陷入了空前混乱与贫困的境地。但是，抗日的烽火很快就燃烧在华北平原上，《小兵张嘎》、《雁翎队》、《烈火金刚》、《野火春风斗古城》、《敌后武工队》等文学作品描述的历史事实，就发生在这一代。贺龙 1938 年就带兵在这一带打过日本，后来吕正操的部队也在这一带战斗，这是一个具有革命传统的老区。因此，与日伪斗争的英雄故事，在民众之间口碑流传。逐渐长大的王鹤滨，经常听到很多感人至深的英雄故事。聪明过人的他，14 岁时以第一名的成绩高小毕业，但是，已经没有了继续深造求学的环境和能力，同时受时代大潮的影响，他还未成年就参加了抗日工作。由于他有一定的文化基础，1939 年在安新县抗日政府工作，在秘书室做书记员。

**与医学结缘，踏着白求恩的脚步前进**

王鹤滨的家乡白洋淀一代，在抗日战争的时代缺医少药，战争艰苦的环境迎来了一位国际共产主义战士白求恩，王鹤滨日后有幸踏着白求恩的脚步继续前进，成为一个著名的医学家，偶然之中存在着必然。

白求恩（1890-1939 年）出生在加拿大，1914 年他中断学业，在第一次世界大战爆发时，作为一名担架队员去欧洲前线，当时只差一年他就可取得医学博士的学位了。他受了很重的伤，分别在法国和英国住院达半年之久。随后他回到加拿大继续学业，毕业后，他加入英国海军当了一名外科军医，这也是他的医学学位所要求的工作经历。1918 年，第一次世界大战的最后六个月，他以军医官的身份随加拿大军队驻扎在法国。

1935 年夏，他去苏联参加一个国际医学会议，顺便进行了参观考察，苏联的公共医疗体系给他留下了深刻的印象。接着，他加入了加拿大共产党，促使他入党的一个重要原因，就是他看到苏联的全民医疗体系的成功，而这正是他想在自己的国家实现的理想。他始终坚信，一个真正民主自由的国家一定要有一个保障所有公民都能享受到必需的医疗服务的系统。

1936 年，他和一些志同道合者组建了一个由百名医生、护士、牙医和社会工作者参加的名为“蒙特利尔人民健康保障组织”的机构，为最需要医药的人群提供服务。不久，西班牙爆发内战，“援助西班牙民主委员会”请求白求恩去领导马德里的加拿大医疗队。而他当时是世界最著名的胸外科专家之一，也是全加拿大年薪最高的医生之一，人们认为这个请求可能是太不现实了。但白求恩出人意料地决定去，于 1936 年 11 月 3 日出发奔赴马德里。在那里，他发明了世界上第一个流动血库和输血技术，在此之前，从未有人这样大规模地给伤员输过血。白求恩和他的同事们的开创性实践在世界医疗史和输血史上占有重要的里程碑似的地位。然而，白求恩在西班牙给人的印象并不是一个勤勤恳恳

温暖他人的大夫，而是一个经常牢骚满腹，脾气粗暴，甚至还酗酒闹事的人。

白求恩在西班牙心情不好是有原因的。一些国际纵队的领导人的官僚主义，瞎指挥，脱离群众等不良作风实在让白求恩和许多同志都难以忍受。而偏偏白求恩又生来性格直爽，于是他的愤怒情绪就很容易表现出来。海明威那些自由民主主义者，也对国际纵队中的官僚主义不满，但在他们那里，这种不满却演变为对革命战争和甚至一切进步事业的悲观主义和失望情绪。在这样的环境下，白求恩精神是不会绽放的。

后来许多白求恩在西班牙国际纵队的同志和战友，听说他在中国的情况，都很惊奇。

1937 年 6 月，白求恩回到加拿大，到处奔走介绍西班牙的情况，为之募捐。这时，传来日本发动“卢沟桥事变”，大举侵略中国的消息。白求恩认为，虽然西班牙和中国同样处于战争中，但抗击侵略者的中国更需要帮助。他找到“中国援助会”和“保卫中国同盟”，主动要求带医疗队去中国。1938 年 1 月 8 日，白求恩携带一批医疗器具，在加拿大护士尤恩的陪同下，来到中国武汉，周恩来亲自派人护送他到延安。到达延安当晚，毛泽东就接见了他，并邀请他留下来，主管八路军边区医院。但不到一个月，白求恩就要求奔赴前线，其理由是，在前线可以更有效、更及时地救治伤员。白求恩说过，延安是世界上最穷、也是最忙的城市。最穷，但每个人都有衣穿，有饭吃，有屋住，延安没有要饭的。延安人人平等的社会面貌给白求恩很深的印象，引起他强烈共鸣。毛泽东连续和他促膝交谈几个小时，谈抗日战场形势，谈游击战，谈农村根据地，让白求恩感受到了中国人必胜的坚定信念。

在 1938 年 5 月 22 日的一封信中，白求恩坦然表露了心声：“在极其艰苦的条件下，我不胜愉快地工作，我真诚地感到要向中国同志学习，学习他们为保卫祖国和世界和平同野蛮的日本帝国主义英勇斗争的伟大精神，我要以这种精神献身于全人类解放事业。”

1938 年 7 月当白求恩得知毛泽东指示每月付给他 100 元补助费并聘他担任军区卫生顾问后，立即提笔给毛泽东写了一封信：“尊敬的毛泽东主席：我谢绝每月 100 元生活补贴，军区已提供我衣食需要，我不需要钱，请将这笔钱用于前线更需要的地方……”在他生命的最后时刻，他想的仍是到哪里去购买便宜的药品，以便解决战时的困难。在把自己的物品转赠给身边的同志之后，他还艰难地说到：“请转告毛主席……感谢他和中国共产党给我的教育……我相信中国人民……一定会获得胜利……遗憾的是我……不能亲眼看到新中国的诞生！”

1939 年 11 月 12 日白求恩去世，1939 年 12 月 21 日毛泽东发表《纪念白求恩》，一座白求恩创造、毛泽东提倡的精神丰碑，就这样树立起来了。

像白求恩那样的国际主义战士何止万千？在中国、在欧洲、在世界各地的战场上救死扶伤的医生也决非白求恩一人，然而上升为一种精神，成为“感人至深”、家喻户晓的“毫无自私自利之心的精神。从这点出发，就可以变为大有利于人民的人。一个人能力有大小，但只要有这点精神，就是一个高尚的人，一个纯粹的人，一个有道德的人，一个脱离了低级趣味的人，一个有益于人民的人。”惟有白求恩担当得起这样的赞誉，因此，有人说：“没有共产党，就没有新中国；没有毛泽东，就没有白求恩”。

1941 年，深爱医术的王鹤滨于晋察冀军区白求恩医校学习，第二年光荣地加入了中国共产党，后赴延安中国医科大学学习，成为了优秀学生。

**奔赴延安，成为中央保健医**

在延安中国医科大学学习期间，王鹤滨很快就见到了毛泽东，听到了毛主席在医科大学做的报告《小米加步枪打败敌人的飞机和大炮》。但是，给他留下深刻印象的不是毛主席的理论论述，而是毛泽东穿的衣服，裤子上有补丁。

1945 年，以优异成绩毕业的王鹤滨，进入医大附属医院为眼科，成了一名眼科医生，同年被调入军委卫生部，兼做中央门诊部眼科医生。

他在延安给叶剑英治过眼病，也给其他一些领导做过检查，初次和毛主席主席接触，也是因为给领导人体检。

王鹤滨先生回忆说：“在 1946 年的初夏，那时我还在军委卫生部工作，当时我接到的任务是为毛主席检查眼睛。我和卫生部的副部长傅连暲一起赶往毛主席的住地王家坪。我们到的时候，毛主席正伏案办公。当时主席并不认识我，傅连暲走到毛主席身前说这是王医生，今天来要给您检查一下眼睛。毛主席同意了检查，检查结果，主席有些轻微近视。我问主席用不用配眼镜时，主席和蔼地回答说，看东西不碍事，就不要配眼镜了。”

抗日战争胜利后，国民党胡宗南的部队进犯延安，中央领导经过山西来到河北省平山县的西柏坡，王鹤滨随同中央机关一同来到西柏坡，后来又一同在建国初期跟随中央机关到了北京。这些难忘的往事虽然已经过去了几十年，但是一直不停地在王鹤滨的心里回荡。

1949年1月，北平宣布和平解放，3月中央机关进驻北京。4月20日，国民党拒绝在和平协定上签字。第二天，毛泽东主席和朱德总司令发出《向全国进军的命令》，号令全军坚决、彻底、全部地歼灭中国境内一切抵抗共产党的国民党反动派，解放全中国。由总前委书记邓小平等统一指挥的人民解放军第二、第三野战军的百万大军，即在西起江西湖口、东至江苏江阴的一千余里的战线上强渡长江，并于四月二十三日晚，东路陈毅的第三野战军占领南京。南京的解放宣告了国民党统治的彻底覆灭，在中国革命史上具有划时代的意义。毛泽东听到这个大快人心的消息，提笔写下了有名的《人民解放军占领南京》一诗：“钟山风雨起苍黄，百万雄师过大江。虎踞龙盘今胜昔，天翻地覆慨而慷。宜将剩勇追穷寇，不可沽名学霸王。天若有情天亦老，人间正道是沧桑。”在写这首诗的同时，毛泽东还亲笔撰写了一则新闻《人民解放军百万大军横渡长江》，发表在1949年4月24日《人民日报》上。

开国大典即将来临，各项准备工作千头万绪，全国各族人民欢欣鼓舞，各界人士的代表云集北京，毛主席已经搬进中南海居住，他的保健问题引起了中央的高度重视。

王鹤滨先生说，1949年8月下旬的一天，“中央办公厅行政处的负责人罗道让找到我，郑重地对我说，上级决定派我到中南海去做毛主席的保健医生。突如其来的消息让我一下子有些胆怯起来，毛主席是党和国家的最高领导，他的健康关系到国家安危。做毛主席的保健医生是一项巨大的任务，首先要考虑的是我自己能否有这样的水平来承担。罗道让对我说，在毛主席身边是个极好的学习机会，只要踏踏实实、兢兢业业地工作，就一定会把这个重大的任务完成好的。”

就这样，王鹤滨进入了中南海，成了毛主席的保健医，同时兼任毛泽东的生活秘书。当时，党和国家领导人的医疗保健机构尚未建全，医务人员也没有配备齐全，王鹤滨不但要负担毛主席的保健工作，还要兼管刘少奇、周恩来、朱德、任弼时保健医生的职务，同时还要为机关工作人员看病。

一年多之后的1950年10月27日，住在景山东街的五大书记之一任弼时突然病逝，此事引起中央领导高度重视，经过研究后，为其他的领导人逐渐配备了专职的保健医。

**在毛主席身边，有很多难忘的经历**

王鹤滨先生生活在毛主席身边4年多，度过了很多难忘的岁月，也经历了前所未有的考验。

比如，开国大典前后，大家都很高兴，友好国家苏联等派使节前来祝贺，大家像过节一样庆贺中华人民共和国的诞生，免不了要喝酒，场合一多，即使是有些酒量也难免会醉酒。开国大件之前，有一场欢迎外宾的酒宴，在即将开始之前，负责警卫工作的汪东兴给王鹤滨安排了一项任务，就是必须保证五大书记都不能醉倒，必须保证明天都能上天安门城楼。他的意思是，王鹤滨“有药”能解酒。这个任务不一般，说没药，不行；说有药，是空话。任务必须完成，也没有可商量的人。当时领导都很忙，找个可以请示的人很难。王鹤滨开动脑筋，想出来一个妙计：把白开水灌进茅台酒瓶，把茶水装进葡萄酒瓶，可以应付苏联外交官的敬酒攻势。他的大胆举动，真是初生牛犊的冒然之举，没想到苏联外交官按照他们的习惯，换着喝酒，当他把毛主席的“假茅台”一饮而尽的时候，脸上立即表现出惊愕的表情，细心的周总理察知此事，甚为不悦，“外交无小事”，岂能如此！但是，毛主席仍然若无其事地饮着王鹤滨特制的“茅台酒”，似乎毫无察觉，依然谈笑风生。

毛主席在开国大典之后，工作极为繁忙，甚至通宵达旦，难以有休息的时间。作为保健医兼生活秘书，王鹤滨劝毛主席休息，这可是一个苦差事。第一次，深夜里他悄悄地走进去说：“主席，该休息了。”毛主席答应一声，回过头来说“好，我处理完工作就休息。”又过了一个小时，他第二次走进去说：“主席，该休息了，您已经连续工作了十几个小时了。”毛主席答应一声，仍然把目光停留在文件上；又过了一小时，当他第三次走进去的时候，心里矛盾极了，他不忍心打扰毛主席，又不能放弃自己的责任，当他找到一个机会，再次提请毛主席应该休息的时候。毛主席站了起来，面对着他，伸开双手，大声说：“我也想休息，但是，谁来替我做这些工作？你能替我吗？啊？”看着为难的王鹤滨，毛主席走到他身边，拍拍他的肩头，算是安慰，也是肯定他的工作热情。但是，毛主席又回到办公桌子之前，继续投入无人可以替代的工作。在抗美援朝前后，在许多大事情决断之前，谁也代替不了毛泽东的思考和批阅那些文件。

为了观察毛主席的身体状况，王鹤滨认为自己可以按照毛主席的作息规律一起熬夜。毛主席坐在办公桌之前，他静静地坐在沙发里陪伴，但是，睏神一阵阵袭来，不管他如何揉眼睛，掐大腿，几乎是头悬梁锥刺股，但是，终于熬不住睡到在茶几上，等他醒来的时候，身上披着毛主席的绿呢子大衣，暖融融的，他的眼里立即涌出羞愧与感激交织的泪花。

经常熬夜，时间不长就把他这个不到三十岁的青年人，变成了一个面色苍白的病秧子，江青见了挖苦他说：‘你才熬了这几天，就成了这个样子了，你知道我熬了多少年的滋味了吗？”

跟着毛主席到外地考察，也有很多难忘的见闻。为了根治黄河，毛主席来到河南开封、兰考一带的农村，深入农家调查当地农民生活的情况。火车停在郊外，清晨他们进入一家农舍，虽然冬日的阳光已经升起，但是为了取暖而把窗户堵得很严实的农户，吊着一个打着补丁的棉门帘，屋里黑咕隆咚。一个农妇用手搓着玉米，头也不抬地回答者毛主席的问话，也许是出于害羞，也是出于纪律，她根本不知道和她谈话的人就是“人民的大救星毛泽东”。等毛主席走远了，她才风风火火地追赶出来，一边跑，一边喊，终于，毛主席听到了，站在那里向她招手致意。她站在土坡的高处，毛主席立在土坡的地处，他们对视着。农妇忘记了害羞，忘记了身份，大声问道：“毛主席啊，斯大林他来了没有啊？”大家一起大笑起来，这个故事在毛主席的卫士之间一直流传了很久、很久。

**到苏联去学习，希望将来保健工作会更好**

建国初期，王鹤滨在中南海兼职为几位党的领袖服务，并且留下了许多难忘的记忆。

他回忆说：“第一次给朱德注射胰岛素，是在他的办公室，由于没有和前一个负责注射的护士细心准备交接，朱老总不知情。他当时正在批阅文件，看见我拿着注射器进来，就说：‘你是哪个？我不打针！’这时，朱德夫人康克清走进办公室，说：‘这是新来的王医生，技术蛮好的，打针不痛。’朱老总听了就不再多问，把右臂的衣袖卷了起来，也不说什么，又低头看他的文件了。我做完了注射，针头已经拔出一阵子了，朱德还没有放下衣袖，眼睛依然盯着案上的文件，嘴里还问道：‘打完了吗？’我说：‘打完了。’朱老总说果然不痛。”后来熟悉了，王鹤滨渐渐感到朱老总待人，总是那样温厚。

五大书记之一的刘少奇，给王鹤滨的印象是神色和蔼，但很少说话。王鹤滨和他接触过几次，却没有说过几句话。然而有一事，却对他的一生都产生了重大影响，那是 1950 年，中央办公厅行政处处长伍云甫调离中南海，去任中国人民救济总署的秘书长：“当时我们为伍云甫饯行。席间在座的人都很高兴，我本来不会喝酒的，也乘兴喝了一小盅白酒。这时，刘少奇的卫士长石国瑞突然来了，说刘少奇有些不舒服，请我赶快去看一下。我到了少奇同志的身边以后，一直低着头，也不敢多说话，怕酒气从口中出来，我想纵然一直低着头，刘少奇大概还是会看出我喝了酒的神态，带着酒气出诊，是很不应该的。虽说刘少奇没有批评我，但从那以后，我在中南海工作期间，再也没喝过一口白酒。”

王鹤滨第一次为周恩来看病，是刚进中南海不久。“周总理经常流少量鼻血，他也没有更有效的办法，就用盐水棉棒擦洗的方法，来减轻这种折磨。经过检查，我发现周恩来鼻中膈左侧的黏膜上，有麦粒大小的浅表性溃疡面。我把检查到的情况，向周恩来、傅连璋、金茂岳讲了，周恩来问如何治疗呢，我说可以用硝酸银轻轻地腐蚀一下，以促进溃疡面的愈合。周恩来听后，带着微笑表态说那好啊，就试试看吧，可金茂岳当即表示反对，傅连璋没有表态。这等于是把治疗方法否定了。”许多年后，王鹤滨回想此事时说：“如果那时我就达到后来具备的业务水平，一剂中药便可以把这点小病治好，就不会提出让两位医学前辈担心的方法了，也可免除周恩来总理一生受此小病拖累了。由于为邓颖超治疗疾病，他经常出入西花厅，还赶上为周总理生日而举办的家庭小聚，当然，王鹤滨在毛主席生日的时候，独自陪伴主席进餐也颇令人难忘，不祝寿的规定，在那个时候是毫不打折实行的。邓颖超听说王鹤滨父母到北京的消息，就把 50 块钱塞给他，并坚持说这是她作为人大代表慰问大众的一种方式。

这种经历，令人难忘。

为了更好地做好保健工作，王鹤滨希望到苏联去学习，这在那个时代是很流行、很时尚的做法，也是颇令人向往和羡慕的事情。

1953 年经过毛泽东同意，杨尚昆派他赴苏联攻读研究生，后来获得了苏联的医学博士学位。由此改变了自己的命运，也远离了毛泽东的生活。当时，王鹤滨与执意要去苏联的贺子珍一样，出发点都很单纯，就是多学点有用的知识，为了更好地发挥作用，报效祖国，谁也没有料到生活会在几年之后发生巨变，再也无法回到出发的那个原点了。

王鹤滨在苏联学习四年多，自然会见证许多事情，也经历了中苏关系巨大的变化。他每年因为假期回国，拜见毛主席的时候，他老人家都会向王鹤滨问在苏联所见到的新闻与感想。

**王鹤滨回到家乡，体会中医药的安全有效**

时光飞逝，转眼间就是几十年过去，王鹤滨先后担任过公安部九局检验主任、核工业部安防卫生局局长、苏州医学院常务副院长等职，曾经担任中华核学会理事，享受国务院颁发的政府特殊津贴。离退休之后，他回到自己的家乡白洋淀，成了一名乡间中医，这是当年他想做而没有做到的事情。

在毛主席身边的时候，他按照毛泽东的要求回家看望父母，并且把身边的感受写出来，向毛主席汇报。他描述了乡村群众看病不容易，处于缺医少药的状况。毛主席看后说，你回乡开一个诊所，为群众看病。然后再回来，一半时间在我这里，一半时间在农村。这种“半农半医”的设想，虽然是毛主席的最高指示，但是，限于当时繁重的保健任务，而不能实行。

离休后的王鹤滨，在家乡行医治病，为群众诊治，所用的方法，大多是中医的方法，并且取得了很好的疗效。他根据自己多年临床经验的分析整理，独创了“不通则病”的理论，总结出一套在临床上对某些特殊病症行之有效的中西医合璧的治疗方法——横纹肌疗法，日后还出版了《受寒性肌——神经综合征的临床表现与治疗》等专著。他治疗冠心病、高血压、前列腺病等，创立了治愈率较高的“三位一体”全新治疗理念，为多数患者解决了病患。王老擅长治疗各种非特异性肌肉—神经综合征，如：冠心病、青光眼、结核、痤疮、口咽鼻干燥症、眩晕、婴幼儿水泻等病症的治疗，效果突出。在国内外发表论文 30 余篇。

2008 年，王鹤滨任毛体书法研究协会的名誉主席，还著有《紫云轩的主人——我所接触的毛泽东》、《毛泽东的保健生活与养生之道》等著作。

《毛泽东的饮食与保健之生活保健篇》共有八章：一、健康着装 二、科学的用脑方式 三、缓解压力的方法 四、保健医生谈遗憾——毛主席的保健问题 五、健康的外在条件——居住环境与水源 六、精神压力的舒解——关于亚健康 七、树立防病意识——关于心血管类疾病 八、养生启示。

提起编写这部著作的初衷，王鹤滨先生介绍说，毛泽东一生为国操劳、殚精竭虑，却安然步入耄耋之年。那么，他的饮食起居、工作习惯如何适应高强度的工作呢？而他又怎样缓解作为一国决策者的精神压力呢？当亚健康等疾病在现代社会肆意蔓延的时候，让我们一同去探究前辈那艰苦而健康的生活，也许从中您能领悟到养生的真谛。因此他受到很多媒体和大众的要求，讲述了毛主席鲜为人知的生活故事，与大家一起共享毛主席的养生之道。

年逾九十的王鹤滨先生，身体矍铄，慷慨健谈，能写会画，既是一个医学大家，也是一个当之无愧的艺术大师。

# 26、上善若水 厚德载物

**“误入”杏林**

20世纪60年代发生在中国大地上的那一场动荡，在人们内心留下了深刻的印痕和记忆。如果说幸运总是伴随着不幸而产生的话，那么苏若洵算是少数能在那场不幸中邂逅幸运的人。

苏若洵的父亲曾在广州一家西药行工作，这对他走上医学之路或多或少有一定的影响，但真正影响苏若洵的，是他文化大革命时期的经历。新中国刚建立十多年，很多领域方兴未艾，亟待建设，这鼓舞着年轻的“苏若洵们”。然而中学刚毕业，这场浩劫突然而至，很多书籍被禁，留下大量“红宝书”。这对正处于求知阶段的苏若洵来说，无疑是一种遗憾甚至不幸。

所幸的是，一个在广州中医学院求学的朋友，主动将自己医学方面的书籍全部拿来与苏若洵分享。就这样，在那个书籍几乎是奢侈品的年代，苏若洵求知若渴的岁月，这些医学书籍伴随他度过了那段或安静或躁动的青春时光。

随着知识的积累，原本学工科的苏若洵在阅读医学书籍的过程中，竟然“误入”其中，并越钻越深。在那位中医学院朋友的引荐下，苏若洵还成为了中医学院课堂外的“弟子”，此时的苏若洵已经开始打算将此作为自己的终生理想了。

**西出国门**

自学几年之后，文革并没有结束，苏若洵少年时代要“建设社会主义”的志向也迟迟没能实现，于是他辗转到了香港开始找工作。到香港不到一个星期，他便被一家药行聘用，而这间药行的负责人正是当时菁华中医学院的院长。苏若洵自学的经历让院长深为感叹，在药行工作时的负责和严谨更是让院长倍觉珍贵，因此便征询苏若洵是否愿意进入中医学院继续深造，接受系统的医学教育并帮忙管理中医学院。这当然是个来之不易的机会，但是药行的工作也是不能耽误的。于是，接下来四年时间，苏若洵便在药行和中医学院之间来回穿梭，半工半读完成了中医学院课程。

当时苏若洵的家人其实都已经移民国外了，只有他还对当年的志向有些念念不忘不舍离开。出于多方面考虑，他在完成医学院时最终还是决定“西出国门”。到达美国之后，中医的教育背景给了苏若洵很大的帮助，几乎顺理成章地，他进入当地一家有名的药行工作。在这家药行工作的时间里，他积累了丰富的诊治和配药经验，这为后来自己开设药行打下了坚实的基础。

**知人善用**

工作了三年之后，苏若洵开设了自己的中药行，看病和配药皆自己身体力行。不久后，一个偶然的机会，他结识了何仲贤中医师——一个德高望重且医术高明后被苏若洵尊为老师的人。而这次相识，也是苏若洵人生的一个转折点。

说起这次相识，还有一段插曲，何仲贤医师退休前曾是中国广州一家医院的著名医师，到美国后继续关注着中医行业，经常会走访一些中药行。有一天，他再次走访苏若洵的药行时，正好碰到一个三岁的孩子被父母领着来看病。这个孩子已经咳嗽几个月了，看过多个医生都没有好转，经人介绍，他们来到了苏若洵的药行。正巧何医师也在，所以苏若洵就请教这位刚结识的“老师”，请他为这个孩子看诊，并开了药方，然后自己去配了药给那孩子父母。令人惊讶的是，孩子父母第二天就再来药行道谢了，因为当天孩子服完药之后，晚上就能安然入睡了。几服药之后，孩子的咳嗽已经好了。

何医师精湛的艺术，渊博的学识，给苏若洵触动很大，他深感遇到何医师这样的良师是自己的幸运。于是他当下就真诚地邀请何医师到自己的药行应诊，自己甘愿退到药柜后面做好配药的工作。而何医师与他则开始了他们三十年亦师亦友的丰富人生。何医师担当重任之后，被越来越多的人所称道，甚至还得到了西医们的推崇。曾有一个不孕症的患者，她的私人西医曾判定她不能生育，患者在失望之余经朋友介绍来到苏医师的诊所。经过何医师几个月诊治，她成功怀上了孩子。患者的私人西医知道后颇为惊奇，后来但凡遇到比较棘手的病症，他都会推荐何医师给他们，即使素未谋面，但对何医师以及中医却是如此推崇和尊敬。

多年后想起，苏若洵都还为自己当初的决定感到欣慰，那次“禅让”成就了何医师，但对于一个医者来说，没有什么比治好患者的病更重要。因此一直以来他都真诚地与何医师分享这些喜悦，而何医师则成为了他的知己甚至老师。随着年岁增高，何医师不得不退休告别了诊所，而苏若洵在配药之外再一次担起了诊所的看病工作。

**坚持本色**

苏若洵初开诊所的时候，区内的诊所不过5家，而如今却不低于50家。面对激烈的竞争，苏若洵却一直坚持着这个行业里最基本的守则。比如在很多中医行，几乎有个不成文的“规则”，那便是不把药方给患者，以免从今以后患者根据药方自治而不再需要医生诊治。对于这一点，苏若洵有着自己的见解：“将药方给患者表面会导致患者自治，但配药还是需要药行，将药方交给患者，不仅有利于患者对自己病症更加了解，更能让医师赢得患者的尊重。”所以，自诊所开办以来，苏若洵一直坚持着这一行为准则。

中药行之间还有一个竞争在于药材，因为药材多来源中国国内，而不同产地的药材，药效也会不一样；再加上药材进出口本身就是个敏感问题，因此涉及到成本，有些药店并不能齐备药材。而这些对于苏若洵来说，几乎是无关紧要的问题，在他看来，如果能保证药材的完备和质量，真正能对患者的病症起到作用，一切都是值得的。这样也容易与患者之间建立良性的诊治关系，真正地靠患者的口碑建立自己的声誉。

诚实、守誉是苏若洵作为一个医者对自己的承诺，更是他多年以来所反映出的一种本色。医生角色之外的他却又是一个十分谦和而真诚的人，轻言慢语，平易近人，乐观和豁达就在不经意间流露出来，感染着他身边的每一个人。

## 27、天山脚下奇女子　不做西医做中医

中医和西医到底哪个好？这个话题在群众中普遍存在，在医学界多年来一直争论不休，身在其中的中医和西医也难说清楚；假如在高考的学生中间进行这样的测验：你选择做中医，还是做西医？恐怕这是一个很需要深思的的问题。

她，朱萍霞这位资深医生，有着18年西医临床经验，然而，18年后，她却放弃了自己在西医方面所有的一切，包括取得的成就和累积的资源，转过身来，一身轻松地投入到了中医养生中。她成功了，仅仅用了短短的一两年时间，她走向了成功，成了很多人羡慕的对象。那么，她成功背后原因是什么？她如何做出了正确的选择？

**出生医药世家，女承父业**

鲁迅弃医从文，也许原因很多，但是他用笔做投枪，写文章唤醒中国老百姓，改变人们的精神面貌，无疑是转行转得正确，获得了成功。

朱萍霞虽然与鲁迅一样，也是离开西医的队伍，但是她的原因不一样，结果也不同。鲁迅离开西医之后，对中医没有好感，甚至借批判旧世界的机会，经常敲打中医，或者把一些编造的故事硬塞给中医，丑化中医。比如，鲁迅在《这也是生活》里说：“中国古人，常欲得其‘全’，就是制妇女用的‘乌鸡白凤丸’，也将全鸡连毛血都收在丸药里，方法固然可笑，主意却是不错的。”自古以来乌鸡白凤丸的制作，都是写明了“去毛爪肠”才入能药，鲁迅在这里有意无意地，把一盘脏水泼了过去，尽管他也喜欢的乌鸡白凤丸，亲自用乌鸡白凤丸治好了许广平和萧军的病。讽刺、打击中医，这是那个旧时代的社会风气。汉字、国学与中医，就是那个时代的“岁寒三友”。

朱萍霞，一位以治病救人为信念的普普通通的白衣天使，突然有一天，她也离开了呆了18年的诊疗室，这又是为什么呢？

她说：“治病救人固然重要，但眼下，我觉得最重要的工作就是教人们如何提前预防，早日脱离亚健康，抵御疾病侵蚀。”

几句简单朴素的话语，似乎不是多么远大的理想，更不会取得像鲁迅先生那样让世人敬仰的成就，但是却让我们对她这个小小的举动的敬佩之情油然而生。

世界上没有无缘无故的爱，原来朱萍霞生在一个中医世家，她的父亲却是一名老军医。从小，朱萍霞接触的就是那些闻起来或清香或味苦的中草药，每天看到的是别的孩子很难懂也不愿意去了解的各种药方。模仿父母是每个孩子或多或少都有的情结，朱萍霞的父亲就在她的人生中起到了重要的导航作用。作为一名军医，父亲博采众长中西兼顾，这也让朱萍霞从小得到真传，中医西医学习方面都有不错的成绩。

真正到了人生抉择的转折点，朱萍霞开始恍惚了，到底是选择中医还是西医？她思虑再三，考虑到收入、前途、患者接受程度等方方面面的问题，年轻的朱萍霞做出的决定是：选择西医。一旦做出了决定，朱萍霞就一门心思地投入到了西医的学习与研究当中，向着自己的目标一往无前。

**18 年后再回头，放下西医做中医**

由于学习刻苦努力，加之从小积累的深厚底蕴，朱萍霞参加工作后得心应手，在患者的诊断治疗方面很快赢得了不错的口碑。但她并没有满足于这些，在福建老家父亲的身边当了两年的临床医生后，她就扇动着自己的小翅膀，离开了父亲的庇护，来到了新疆库尔勒。

第一次出这么远的门，第一次自己操刀亲手干，第一次感觉到离开了父亲的庇护是多么的无助。起初的工作中，朱萍霞跌跌撞撞，吃了不少苦，受了不少罪，工作上的不如意，新生活中的无奈，初为人母的惶恐，一切的一切让她对自己的选择产生了质疑，但是倔强的她并没有回头，更没有低头，反而越挫越勇，起早贪黑，不断钻研，尽心尽力地去治疗每一位病人。

一头扎进了病人堆，时间反而过得飞快。一转眼，18 年过去了，朱萍霞已经成了一名远近闻名的全科大夫，尤其在库尔勒军分区附近的居民当中，有着很好的口碑，不管是男女老少，生病了都喜欢找她，因为朱医生不仅医术好，而且开朗大度，喜欢说笑，尤其是待病人特别好，身上没有那种医生与患者之间不协调的距离感。

开开心心上班，平安准时下班，一双儿女听话懂事，家庭和睦幸福。工作上，顺顺当当，生活上，称心如意。此时的朱萍霞，是所有人羡慕的那种幸福女人。但生性不安分的她并没有就此享受起来，而是突然宣布结束十八年的西医生涯。

对此，许多人可能都很疑惑，好好的工作为什么就不干了？

她说：“十八年来，我碰到过各种各样身患疾病的人，尽心尽力地去为他们减轻痛苦，也得到了他们的信任，得到了一个医生应得到的满足感。但是我自己一直都找不到归属感，这可能与西医的特征有关。“

在朱萍霞看来，自己在临床上的治疗都是借鉴别人的智慧，因为她所用的药都是别人生产的，自己既不了解这些药物的发明、生产过程，对其原理的“抗细菌”、“抗病毒”、“抗忧郁”、“抗胆碱”、“抗肿瘤”、“抗酸”、“抗血小板凝聚”等产生深刻的怀疑，难道治疗就是对抗？身体就是化学实验场？

让她决心离开西医临床的最后力量，就是因为在做社区卫生服务站医生的这些年，每天都有很多老人找她打针治疗，而许多都是打扩血管的针，跟这些老人很熟悉，但他们还是因为这些疾病的相继离去。

这也让朱萍霞的心理很难过，也深深地自责与内疚，认为是自己没有真正解决老人们的健康问题。而且，现在过敏体质的人也越来越多，因为化学药品的毒副作用很难控制，在用药上即使非常小心，也还是会时常出现过敏反应。

就这样，当所有人还都以为朱萍霞在开玩笑时，她自己却说到做到，于 2008 年 10 月份义无反顾地离开了 18 年的临床医生岗位。在家休息的过程中，她一直在看中医的基础学，同时也后悔自己年轻时的选择。

经过深思熟虑后，她认为，既然认识到了就要从现在开始，因此，在 2011 年初，她决定利用中国最传统的养生方法，开一家“艾灸”养正馆。

找地方，装修，开艾灸馆。2011 年 6 月，艾灸馆开门揖客，周围的亲朋好友认识的老患者来了不少人，但是看新鲜的多，真正治疗的却寥寥无几。

因为通过中医养生调节亚健康，尤其是通过艾灸就能治疗和预防疾病的理念，在这个边陲城市并没有多少人知晓。为此，朱萍霞不厌其烦，耐心地向每一个人介绍中医调节亚健康的原理、好处，介绍艾灸的方法。

时间说明一切，经过长久的不懈努力，试试的人也多了。春天播种，秋天收获，她的中医知识科普工作没白费。当然，真正打开局面的原因不是靠宣传，而是靠疗效。即使朱萍霞说得再多，也抵不上效果的证明。

经过艾灸调理后，很多人身心受益，人们对其效果的良好评价，不胫而走，来艾灸馆调理的人越来越多。

**从治病救人，到“治未病”预防**

从最初的就诊者寥寥无几，到每天求诊、求治者满员，再到提前预约，不到一年时间，朱萍霞那不到100平方米的小小的艾灸馆已经很难满足客源的需求，扩大店面成了她工作中的当务之急。

重新找场所，签订合同，装修，现在，朱萍霞每天忙得晕头转向，而一个近700平方米的集中医养生、艾灸调理为一体的艾灸馆也将随之出现。

随着店面的扩大，8个精挑细选的有着良好中医基础的技师已经不能满足需要，为此，朱萍霞专门与库尔勒当地卫校联系，准备定向委培技师，而她的要求则很简单，热爱中医。尤其是那些热爱中医，家庭贫困的学生，在报考卫校时，她会在专业上和学习上给予资助，让这些孩子解决后顾之忧，真正地投入到自己喜欢的学习事业中，将来有一个好的就业。

短短的一年多时间，朱萍霞取得了令大家羡慕的成绩，而这些，是她自己都没有想到的。

她说：“刚开始时，我对自己也没有信心，没想到开业没有多久就出现顾客爆满，中医的神奇疗效是我在做18年西医中没有遇到过的”。

就在朱萍霞的养生馆开业两个月的时候，来了一位特殊的顾客，当时天气非常炎热，但这个顾客却还穿着秋衣，朱萍霞觉得很奇怪，就开始问病情，最后才得知患者已经被病魔折磨了7年：“肩颈冷、痛”。因为经常要到外地开会，只要出差他就到处找医生看病，结果不但没有解决问题还让他越来越痛苦。

朱萍霞通过触诊发现，患者的肩颈肌肉非常坚硬，且出现萎缩现象。“不通则痛”，朱萍霞开始用刮痧和艾灸相结合，进行调理。5次过后，这个顾客把他的止疼药和止疼膏就全部停掉了。至今，这位顾客一直坚持找朱萍霞做保养。今年夏天，当这位顾客穿着短袖衣服出现在朱萍霞面前时，让朱萍霞觉得非常自豪，因为是她让一个7年没有穿过短袖衣服的人，终于穿上了短袖。一年半时间过去了，这位顾客病再没有患过颈肩痛。像这样的患者，朱萍霞短短一年时间已经治疗了不少。

一位70多岁的老阿姨，是一位类风湿关节炎患者，今年4月份，通过别人的介绍来到了朱萍霞的店里。见到老人第一眼，朱萍霞就想起了自己的母亲，因为母亲也是类风湿关节炎病人，在接待这个顾客的时候，她的压力很大，因为这种疾病西医将其比作“不死的癌症”。最终，是顾客对自己的信任打消了朱萍霞心中的顾虑，用对待亲人的心理为老人服务，经过两个月坚持，“三伏天”里，顾客出现排病反应，全身瘙痒，疼痛减轻。朱萍霞建议她把原来吃的西药停掉，顾客很配合。老人一直坚持调理，虽然这个疾病治疗起来需要耗费很多时间，但朱萍霞通过中医的传统疗法的调整，取得了很好的效果。

一次次的成功，也让朱萍霞对自己的事业有了全新的认识。

“吃苦耐劳是肯定的，最主要的是入对行”。只要认定了自己的选择是正确的，就要奔着这个目标咬紧牙关去努力。

现在的朱萍霞，已经钻进了中医养生这门博大精深的学问中，但她信心满满，因为自己的实践证明了一切。而且，当了一辈子医生的父亲，在晚年时，也抛开了所有的一切，投入到了中医的研究与诊疗中。在父亲的影响下，在自己的不断努力下，朱萍霞在自己全新的事业上稳步前进。这在别人看来，她似乎很幸运，但这其中的酸甜苦辣、门门道道，只有朱萍霞自己知道。

热爱中医，但并不盲目去做，打铁还需自身硬，通过18年的积累，她锻炼了一身好武艺；初次步入养生行业，她从小做起，掌握了技术、掌握了客源、掌握了要领，她更加胸有成竹。这些都是朱萍霞在工作中日积月累的宝贵工作经验。

# 28、为弱势群体撑起一片蓝天

## ——记湖南新汇制药股份有限公司董事长何述金

何述金，男，汉族，湖南省洪江市人，湖南新汇制药股份有限公司董事长。第九届全国人大代表，全国劳动模范，湖南省优秀企业家，湖南省科技兴企名人，第五十一届尤里卡世界发明博览会金奖获得者，享受国务院政府特殊津贴专家。新世纪十年·2010 年中国制药工业十大风云人物，2011 年中国十大杰出民营企业家。2013 年入选《当代湖南杰出经济人物大典》。

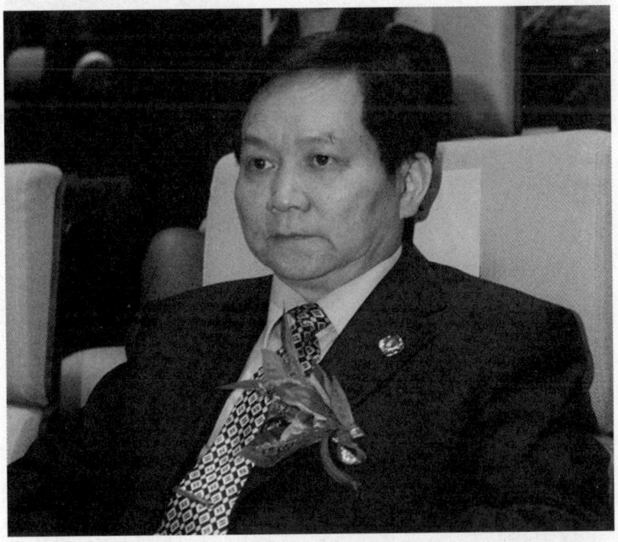

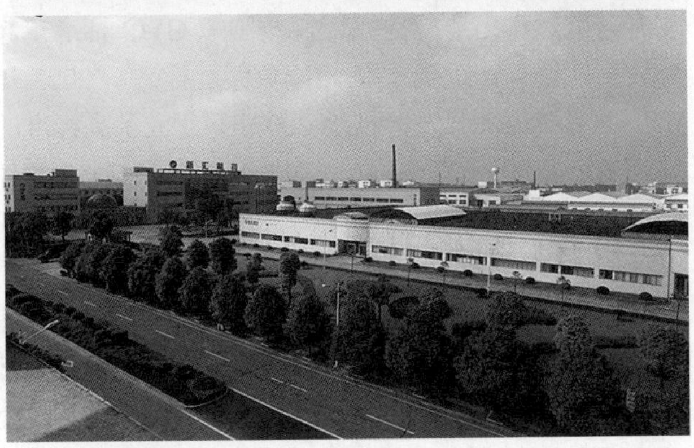

从长沙火车站乘 312 公交车到汽车西站，转乘 918 公交车沿雷锋大道往望城区方向约 30 分钟车程处，大道左边鳞次栉比的建筑物中，挺拔出一座雄伟的标志性水塔，塔顶耸立着“新汇制药”四个鲜红耀眼的大字，此地就是被冠以“长沙市创新型单位”、“长沙市企业技术中心”、“湖南省高新技术企业”多个科技衔头的我国中南地区集新药研制、中药制剂和生物工程产品生产、销售为一体的现代化高科技医药企业，是何述金先生亲手创建的企业——湖南新汇制药股份有限公司的处所和基地，被人们誉为“新汇制药残疾员工的一片蓝天”！

向党和人民交答卷

走进湖南新汇制药股份有限公司，首先进入眼帘给人留下深刻印象的是：这是一所绿树成荫、碧草茸茸、很有气派的大型院落，院内广场瓷砖铺面平整洁净，房屋建筑错落有致豪华壮观，车道纵横曲里拐弯，宣传橱窗连成一片……。初来乍到的人，领略到这种场面和气息，分不清是党政机关，是高等学府，还是大型科研机构。只有在中午 12 点，数百名身着“新汇制药”工作服的员工从那深邃的车间和高大的楼房内欢快地走出，匆匆步入公司大食堂时，你才会揣摩到这是一座规模型工厂，工人们表现出来的精神面貌非同一般。

原来，这是一家破产后的国企改制重建的制药企业，俗称“新汇制药”，现在正是“芝麻开花节节高”的时候，几百名重新上岗的员工在这个大家园里有了一席之地，有了安身之处，生活有了着落：公司购置了车辆接送上下班的员工，为员工买足了医保、社保等各种保险，定期发放劳保用品，设置了免费的中餐，按时发放工资，过年过节发放物资，年终发放奖金，每年组织员工旅游，让员工享受到了破产企业改制后的成果，员工心情舒畅，公司呈现在和谐向上的氛围中。但是，只要你有功夫，和一些年龄偏大的老员工聊上一席家常，或喝点小酒，他们会对你倾诉衷肠：“今天的变化来之不易！”

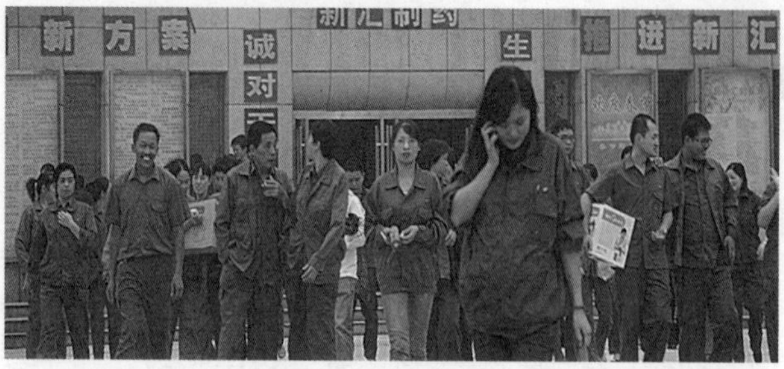


10年前，原湖南省湘民制药厂，就是现在新汇制药的前身，曾经是令多少企业大腕望而生畏的烂摊子。这家制药厂是一家中型国有二级福利企业，始建于 1987 年，坐落在长沙市雨花区新中路口，职工 448 人，其中社残和军残人员 225 人。因诸多原因，"从 1993 年开始，'湘民'每年亏损千万元以上，到 1995 年底，累计亏损 5000 多万元"。1995 年，湖南省政府将"湘民"列为首批国企改革试点单位之一。于是，兼并"湘民"一度成为省内外企业界的热门话题。1995 年底开始，敢"吃螃蟹"的深圳大东国际投资（集团）股份有限公司、广东惠州唐龙（集团）股份有限公司先后进驻"湘民"洽谈兼并事宜。深圳"大东"有先见之明，因察觉到"湘民"内部"反兼并"迹象，预感水深莫测，没几个回合便三十六计走为上计；广东"唐龙"却深陷其中，欲做不成，欲罢不能，起起落落，磕磕碰碰，僵持了两三个年头，最后以震惊省政府、震惊国务院的"流血兼并"事件失败告终。

这几年"湘民"的局面，风雨飘摇，苦了"湘民"员工。至 2001 年初，"湘民"负债总额 1.9 亿元，资产负债率 500%，全厂 400 多名职工，大多生活失去了着落，于 2001 年 7 月 31 日经"湘民"职代会通过，主管部门省民政厅报请省政府同意，由长沙市中级人民法院受理，依法裁定"湘民"破产还债。于是，无助的"湘民"职工发出了企盼"拯救"的呐喊声，成为湖南省委省政府国企改革的一大心病！

谁来解决这一难题？湖南省委省政府"远学邯钢，近学安塑"的号召，使湖南安塑集团何述金董事长声名远播，他时任第九届全国人大代表，是全国劳动模范、湖南省优秀企业家、享受国务院政府特殊津贴的专家，面对破落的"湘民"，他强烈的社会责任感油然而生，为拯救几百名失去生活着落的破产企业下岗职工，立志与省委省政府同心同德，为省委省政府排忧解难，明知征途有艰险却丝毫不畏惧，依法按程序收购了"湘民"，成立了新的公司，实施了全员安置，让破产的企业重获了新生。用"湘民"老职工当时的话说："我们终于见到了阳光！"何述金董事长，带着这一方弱势人群走上了一条阳光之路，于是企业有了根本的转变。

诚信经营固本强基

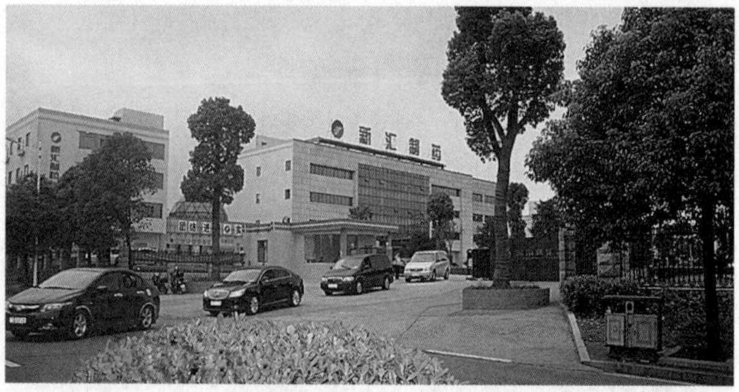


2002 年，改制后的新公司召开第一次全体员工大会，何述金董事长在第一次大会报告中，开诚布公，推心置腹，向员工公布和诠释了新公司"诚信、创新"的经营理念和"一好二多三高"的创业目标，鼓舞人心，第一年旗开得胜，实现盈利 500 万元。但是，"天有不测风云"：国家出台药品生产企业 GMP 管理办法，长沙市出台新的城建规划，新公司收购的厂房和制药设备无法达到国家 GMP 认证标准，新的城建规划不允许在原厂所在地兴建制药生产厂房，这两项重大政策性变故像泰山压顶，新公司面临着一场严峻的考验。为了实现公司对广大员工的承诺，何述金董事长一言九鼎，没有把矛盾交给政府，毅然作出"异地搬迁，按国家 GMP 标准重起炉灶"的选择，投资 1 亿元，负债运行，于 2003 年在长沙望城经济开发区征地 200 亩，建成了高标准的制药生产基地，于 2003 年一次性通过国家 GMP 整体认证，使一座年设计生产能力 10 亿元的高科技现代化制药生产基地在我国制药领域脱颖而出。

公司的生产区在大院北面，依次排列着前处理、中药提取、固体制剂、液体制剂、小容量注射剂等车间。车间内的精良设备数以百计，国内先进的小容量注射剂、胶囊剂、颗粒剂、煎膏剂、糖浆剂和口服液等七种剂型七条生产线，中药提取浓缩、压片、填充和灌封等先进的生产设备，台台银光闪耀，精密高档，令人大开眼界，叹为观止！尤以那严密的流水操作规程，一环扣一环的自然流程，充分展示了现代化企业的风格。用“新汇”的行话说，这叫“GMP‘一二三四工程’”，“是我们老板根据国家GMP要求，自己创造的药品生产质量管理工程”。这里的每一个员工都能背得一句话，叫做“生产放心药品，诚对天下苍生”。一般人不能进车间，记者采访要通过公司同意，而且进车间要严格“搜身”，像登飞机一样，进去了还有两次换装。

走进公司营销中心，这是公司设置管理全国各销售区域的营销指挥机构，设有招商部、商务部、市场管理部、政府事务部以及督察室等管理部门，公司的销售网络已遍布全国各地。在营销中心产品陈列室里，你只要轻轻按一下遥控按钮，随着掩饰博物台架的垂帘徐徐升起，就会影视般地看到65个国药准字号批文的产品在各个方向的规模陈列，整齐划一，琳琅满目，尽收眼底，其中15个国家基本药物和常年生产的“猴头健胃灵片（胶囊）滋肾健脑液、蛇胆川贝枇杷膏和小儿智力糖浆、九味肝泰胶囊”等20多个优质品种被设置在最适合你视觉的位置中，让你一目了然。产品畅销湖南、山东、重庆、河北、江西、上海、浙江、江苏、四川、云南、湖北等除西藏以外的国内30多个省市自治区。

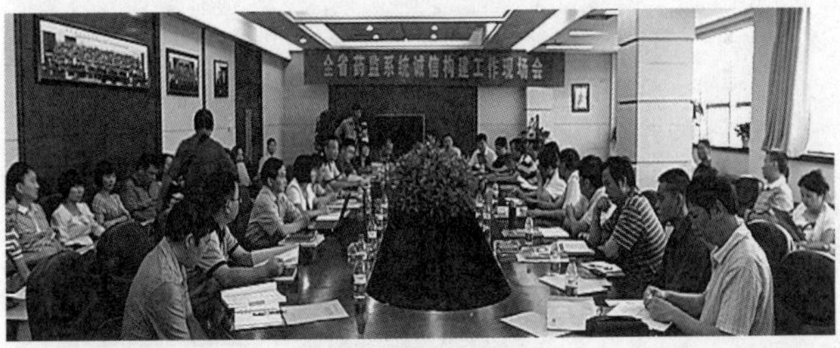

走进公司质量控制处，“诚信做脊梁，质量为生命”的立体警示字样非常醒目，让人感受到公司对药品质量要求至高无上的标准和意境。公司配备了精良的质量检测设备，高效液相色谱、气相色谱、薄层扫描、双光束自动扫描紫外分光仪等精密检验仪器一应俱全。翻开这里的资料，反映出公司连续10年保持产品质量“零投诉”的良好记录。湖南省食品药品监督管理局将新汇制药开展诚信构建的典型事迹向全省通报，向国家药监局报告，引起了湖南日报等数十家媒体的强烈呼应和相继报道。2008年以来，湖南省药监局对全省药品生产企业进行诚信构建分类管理，公司已摘取了湖南省药品生产企业诚信构建“A类”企业第一名的“四连冠”，并被评为“湖南省诚信建设示范单位”，令业内刮目相看。连年来，公司多次成为各级药监部门组织诚信构建和药品质量会议的现场和省人大代表、省政协委员的观摩现场。

走进公司“荣誉室”，这里高雅别致，金壁辉煌。江泽民、朱镕基等国家领导人多次接见何述金董事长的照片使得公司增添了无限光彩；被各级政府以及中国医药协会等医药行业高端授予“全国制药行业重合同守信用品牌企业”和“药品质量百姓放心品牌企业”，猴头健胃灵片（胶囊）“新中国60年影响中医药事业发展的60品牌”、“全国十大最受欢迎肠胃药”、健康中国十佳肠胃用药品牌”以及“滋肾健脑液”“全国十大最受欢迎亚健康用药”品牌等数十块（座）先进单位、优质产品奖牌金杯，见证着公司的健康成长过程，精彩夺目，亮点纷呈。与此同时，何述金董事长在10年的药品生产经营生涯中，再度实现了人生的自我超越，又增添了“新世纪十年·2010中国制药工业十大风云人物”、“2011中国十大杰出民营企业家”誉称。

创新之路越走越宽

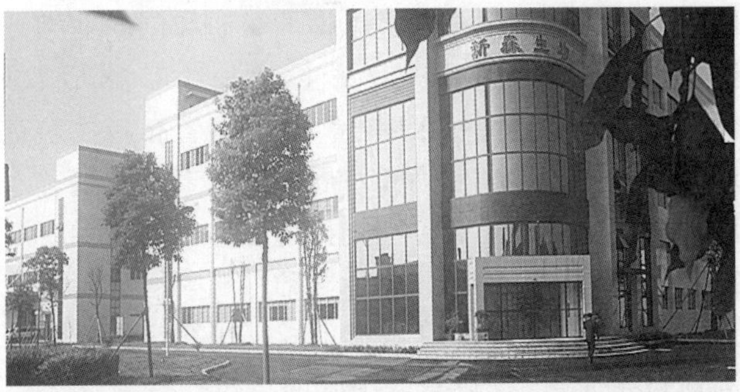

公司南面是科技大楼。蹬上几步阶梯，进入宽敞透明的大厅，黝黑发亮的大理石地面，倒影着苍穹繁星似的灯饰点缀，给人以进入神圣殿堂的感触。攀沿而上，踏着厚厚实实的绿色地毯，三楼以上便是创新中心的地盘。在这里，除了新汇制药创新中心的牌子以外，“中南大学药学院湖南新汇药物研究所”、“中南大学·新汇博士后联合工作站”、“新汇生物药物开发研究中心”几块牌子显得格外耀眼生辉，这里有老中青三结合的科研团队伏案工作，潜心探究，人称此处是新汇的“卧虎藏龙”之地。

仅有几百人的中小企业，居然聚集着资深博学的科研团队，竟有如此庞大的科研阵容，如此舍得科研和创新投入，这与公司业主何述金董事长根深蒂固的科研兴致、鲜明的创新理念密不可分。青年时代的何述金，70 年代就获得了“湖南省科技成果发明奖”，激励他在科研征途上的执着和痴迷，直至让他果断放弃唾手可得的“高官厚禄”，以至使他在人生辉煌的塑料制造生涯中，开创了我国“透气塑料”的先河，把我国塑料制造业的水准推向了高峰，让历史成就和记录了他“湖南省科技兴企名人”和“第五十一届尤里卡世界发明博览会金奖获得者”的道道光环。

2002 年，何述金董事长基于强烈的社会责任感，收购从事制药生产的破产企业后，他的经营性质乃至他的人生轨迹都发生了根本性变化，由塑料行业跨入了中医药制药领域，这是一个与国计民生联系更密切，与中华传统更有渊源的行业。但无论发生怎样的变化，他那固有的科研精神和始终如一的创新意识怎么也变化不了。新公司成立 10 年以来，他又培养和造就了一支专业性配置好、年龄结构合理、创新意识强、职业道德好的医药研发创新团队。这支创新队伍持之以恒的科研和创新业绩，再次引起了科技界的高度关注，“长沙市创新型单位”、“长沙市企业技术中心”、“湖南省高新技术企业”等标示的科技实力和发展前景，表明湖南省政府部门对他的认可程度和支持力度，也都成了新汇制药的骄傲。公司正以此为基础，加大科研创新投入，创造更加优越的条件和业绩，正在申报“国家高新技术企业”，以争取国家的科技扶持，让公司高新技术的道路越走越宽敞，不断增加公司成长要素，加快公司成长速度。

新汇制药成立 10 年来，产品研发和创新工作已取得重大突破，从产品角度审视，公司成长力要素正在快速聚集。其中主导产品“猴头健胃灵胶囊”已投入市场 20 多年，在漫长的销售市场观察中，发现该产品生命力极强，患者普遍反映其疗效独特。在此基础上，公司研发人员对该产品进行了深入研究，进一步提升了标准，研究创新出“猴头健胃灵片”新药，获得了国家发明专利，全国独家生产，投放市场后产生了良好反响，带来了巨大的社会效益和经济效益，给公司带来了广阔的市场空间和巨大的发展潜力。公司的重要产品“滋肾健脑液”的研发和生产，已成为“国家级火炬计划项目”，具有无限的市场发展前景。与此同时，公司已获得多个省、市级科技项目，申请获得了 9 个国家授权的发明专利，形成了拥有多个独家优势产品聚集的雄厚资源和发展实力。

新汇制药对产品研发创新格外重视，中医药制药领域是展现我国原创风格和大有作为的行业，也应该是一个有着古老传统的“朝阳产业”。

何述金董事长亲自抓产品创新，公司正在大举推进创新战略联盟，打造和发展创新研发平台，已与中南大学药学院签订了《合作协议书》，组建了“中南大学药学院湖南新汇药物研究所”及“博士后联合工作站”，成立了“新汇生物药物开发研究中心”，加快了平台建设和药物开发，在“产、学、研”相结合的道路上迈开了新的步伐。目前，投资 4000 多万元的生物药物研发基地已竣工投产，新汇生物药物新兴产业将在中南地区药品生产经营阵营中崭露头角！

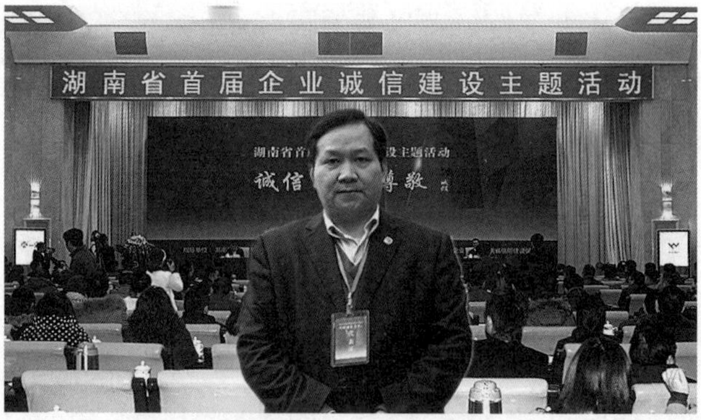


“问渠那得清如许，为有源头活水来。”湖南新汇制药股份有限公司何述金同志凭恃对社会极端负责的良苦用心，把“诚信、创新”两面旗帜牢牢地插在全体员工的心里，带领公司全体员工，抢抓国家新医改政策的时代契机，浓墨重彩，努力书写着“市场营销、产品创新、资本市场、基础管理”四篇大文章，在“新汇”员工艰苦创业的阳光路上，朝着国家制药行业新兴产业的目标，扬帆起航，破浪前进，带领残疾员工拼搏市场，为弱势群体撑起赖以生存的一片蓝天。

# 29、海纳百川成一派　儿科推拿喜[illegible]传

## ——海派小儿推拿创始人金义成教授收徒仪式在上海举行

早在 2010 年，上海新闻晨报的一篇有关金义成教授对小儿推拿的报道：《一双手，捂平孩子伤与痛》，让千万读者产生共鸣和感动。

上海中医药大学附属医院—岳阳中西医结合医院原推拿科主任、上海中国传统医学推拿协会理事长、全国著名小儿推拿专家金义成教授致力于儿科推拿领域，广泛吸取各个流派的学术经验，兼容并蓄、扬长补短，以 50 年临床推拿实践，在上海这片土地上，孕育出独树一帜、几十年盛誉不衰的“海派儿科推拿”。晨报文章中的一段话给人们留下深刻印象，“中医绝活儿还应“师传徒”。金义成教授有着一手推拿绝活儿，可他对绝活儿的后继乏人相当担忧。为将传统绝活传承下去，培养更多的小儿推拿的专项人才，并提升中医的可信度和普及性。金教授将小儿推拿保健小技巧时常向家长一一传授，并讲解各种原理。用他的话说，“小儿推拿是中医传统的治疗保健方法。有朝一日小儿推拿能植根于百姓心中，它就能重新焕发光彩了。”

在 2013 年 5 月上海举办中医儿童预防保健工作研讨会上，金老发表了针对时下中医师承和未来小儿推拿发展的讲话，金老表示：学院制博而不专，传统师承制专而不博，应先博后专，专而成才，才能培养出跨世纪的中医大家。但当今中医学习重学院而轻师承，恰恰急需要专才啊！会场上，金老的讲话深深感动了一个人，促使了他想拜金老为师的心愿。那就是具有 18 年小儿推拿实践经验的全国中医儿童养生保健专家委员会副秘书长；中华中医药学会亚健康分会委员沈建豪先生，金老的发言深深地烙在了他的心里。

沈建豪先生，原名沈健，说到自己的名字来源，他常笑着说“小时候毛病太多”，70 后的他因早产患有严重呼吸道疾病，西医、中药，打针吃药成了童年最深刻的记忆，在同学老师嘴里被称作“老病号”的他，直到进入小学后才迎来了曙光，经人推荐，父母带他到民间小儿推拿汪延麟老师傅那里，经过二年的推拿调理，身体慢慢健壮起来。“从小学三年级起到现在身体的顽疾再没有复发了，这是遇见汪老师傅的缘份”沈先生经常这样骄傲的对周围的人讲。也是因为这个缘份，1995 年，成年后的沈建豪先生重新找到汪老师傅，提出学习小儿推拿这门技术，跟随汪老师傅身边学习三年基本掌握了小儿常见症状的调理。因此这个以“小儿推拿受益者”自居的年轻人，坚持利用业余时间，为自己家社区周围小朋友免费推拿，这一坚持，就是默默无闻的 15 年，用他自己的话来讲，就是一种感恩和回报，“一点小技术，每天也就几个小囡，帮人家一把，也吃力不到哪里去”，直到 2010 年已经身为人父的沈建豪先生有感于当今孩子滥用抗生素激素的危害及对传统小儿推拿技艺逐渐势微的窘境的忧虑。毅然在上海的一隅大华开办了全国第一家以亲子养生文化和小儿推拿为特色的“俊辰儿童健康调理中心”，同样默默坚持，长期举办公益活动以普及中医小儿推拿科普知识和一些有效的调理方法，坚持以口碑相传，赢得了当地众多家长的信赖。其中的艰辛也可想而知。经历风雨，方能迎来彩虹，三年过去了，沈建豪先生的努力获得了一定的认可，成为全国中医儿童预防保健专家委员会副秘书长和中华中医药学会亚健康分会委员，民间中医自然疗法优秀传承人等，并取得了首批高级少儿亚健康推拿调理师专业资质。通过小儿推拿收益的家长亲切的称他：“沈老师”。与此同时，中华中医药学会亚健康分会和中和亚健康服务中心授予俊辰儿童健康调理中心为“推动儿童中医特色养生保健社区服务模式的试点单位”。

缘份往往来源于坚持和认真。全国知名的海派小儿推拿泰斗金义成教授五十年如一日坚持小儿推拿实践和学术追求，融汇百家的宽广胸怀深深的感动着沈建豪先生，他慎重的向金老提出了拜师的

恳求。因沈建豪先生对小儿推拿的坚守执着，也触动了金义成教授。金老欣然应允，并提出了必须本人坚持学习的要求。

2013 年 9 月 15 日上午，上海南京西路上的“锦华宫”礼堂，金义成教授收沈建豪为徒仪式在众人的见证下隆重举行，参加此次仪式的有中华中医药学会亚健康分会，中和亚健康服务中心的领导；上海中医儿科领域的带头人虞坚尔教授；上海中医推拿领域的诸多专家和金老的学生们，还有众多热爱小儿推拿家长和可爱的孩子们。仪式根据传统拜师仪轨举行，经过见证人见证、宣读拜师帖、叩首礼、敬茶、戒尺加身、宣读收徒帖、献花等完整的传统收徒礼仪后，两双手紧紧的握在了一起，这两双手，连接了两代小儿推拿人的梦想和心愿，让中医的传统技术—小儿推拿，永续传承，用双手抚平孩子的伤和痛，造福更多的孩子，让千千万万个家庭有一个健康未来的中国梦。

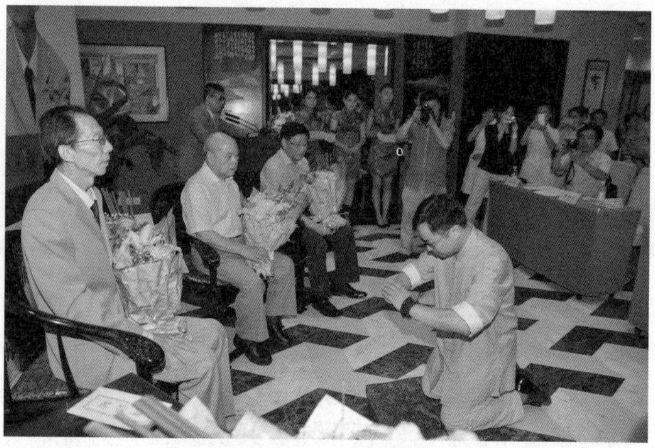

左一：金义成教授　右为：沈建豪先生

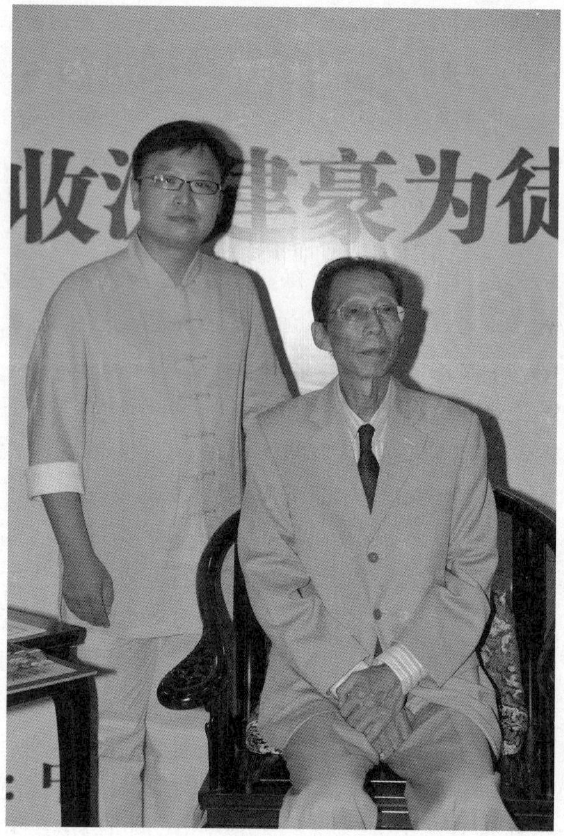

右：金义成教授　左：沈建豪先生

2014

國醫年鑒

GUOYI NIANJIAN

# 十四 海外中医药

## 1、首个中医孔子学院在美筹建

国家汉办2013年11月正式批准上海中医药大学与美国佐治亚瑞金斯大学合作举办孔子学院。这标志着全球第四所、美国第一所中医孔子学院开始筹建。

共建孔子学院的申请获批后，上海中医药大学拟结合该校的中医药学科优势，面向佐治亚瑞金斯大学医学相关专业学生开设中医类课程；为该州的中医从业人员进行继续教育培训，提供到中国学习的机会；进行中医药历史与文化展示；针对社区居民的需求，开设中医药知识普及班，宣传中医药养生保健知识。

## 2、中乌政府间合作　推动中医药在乌克兰发展

中乌政府间合作委员会卫生合作分委会第二次会议2013年11月在广州举行。分委会中方主席、国家卫生计生委副主任、国家中医药管理局局长王国强与乌方主席、乌卫生部第一副部长卡楚尔共同主持会议。会议表示，将共同推动中医药在乌克兰的发展。

双方回顾并评价第一次会议之后的一年中两国卫生领域合作取得的进展。双方就医学教育和科研机构合作、医学人才培养合作、中医药合作等议题展开了深入讨论并表示，将进一步推动双方医学人才的交流和两国医疗卫生机构及医科大学间的科研和医疗技术合作，共同推动中医药在乌克兰的发展。双方商定，中乌卫生分委会第三次会议在乌克兰举行。

中乌卫生合作分委会是中乌政府间合作委员会下设的分委会之一，两国轮流举行。

## 3、马来西亚将整合8院校成立中医药大学

2013年6月，据《南洋商报》报道 马来西亚华人医药总会将整合现有8间院校，成立一间中医药大学，以推动传统中医药学术教育发展。

该会在会长陈凯希带领下与传统辅助医药局深入讨论面对的种种问题和困境，取得共识，决定成立中医药大学。

该会发表文告指出，“第二项，在过渡时期，提升现有院校，向教育部申请让院校继续招生授课，避免培训中医师工作中断。”

第三项是目前教育法令的条规限定，只有中学理科生可选修中医药学位。这限制了中医药学院的学生来源。“如果传统及辅助医药法令执行后，高中时不修读理科的中医师都将不被注册，不可再行医。华人医药总会将向教育部要求去除此条规，让招生情况跟中医药发源地中国接轨。”该会指出，在传统及辅助医药法令下，马来西亚的传统及辅助医药活动将受到规范。

马来西亚医药总会辖下8间中医药院校严重受影响，4年在训令下不允许招收新生。大马传统中医院校及关心传统中医中药发展的华人社会，都已表达担忧，中医师来源将急速下降，未来本地中医药文化也将灭亡。

马来西亚华人医药总会将号召全体爱护传统中医药文化者，华团组织，基金会及地产商积极参与和支持。

## 4、东华三院王李名珍王定一中西医药研讨会 2012/2013 在港举行

2013 年 3 月 6-8 日，应香港东华三院邀请，国家中医药管理局代表团赴港参加东华三院王李名珍王定一中西医药研讨会 2012/2013。东华三院王李名珍王定一中西医药研讨会已经数次举办，在增强两岸四地及海外中医药医疗、教学及科研机构间学术交流、促进合作方面发挥了非常积极的作用。

3 月 7 日，国际合作司王笑频司长、香港食物与卫生局局长高永文、香港卫生署署长陈汉仪等内地与香港卫生管理部门官员、东华三院王李名珍王定一中医药研究与发展基金创办人王定一夫妇以及历届东华三院主席及顾问出席了研讨会开展仪式，并担任了主礼嘉宾。来自两岸四地众多中医药医疗、教学和产业界近 200 名代表参会，在为期两天的论坛中，重点围绕中风康复、情绪病及失眠、肝炎及肝癌和糖尿病足等病种的中西医治疗、中医药现代化、中医药的未来发展前景及挑战等主题进行了深入探讨。

## 5、首届中泰传统医药与亚健康产业发展论坛暨世界中联亚健康专业委员会第五届学术年会

2013 年 11 月 22 日，由中国国家中医药管理局与泰国卫生部支持，中和亚健康服务中心、世界中医药学会联合会亚健康专业委员会与东盟国际贸易投资商会共同主办的首届中泰传统医药与亚健康产业发展论坛暨世界中联亚健康专业委员会第五届学术年会在泰国曼谷 IMPACT 国际展览中心隆重开幕。

本次会议汇聚了全球中医药领域近 500 位研究者与从业者，来自中国国家中医药管理局、泰国卫生部、各省中医药大学、中医院、研究所以及养生机构与医疗企业的专家和代表共同探索了推进中医药亚健康国际发展的新模式，是专家们学术交流和思想碰撞的一场盛会。

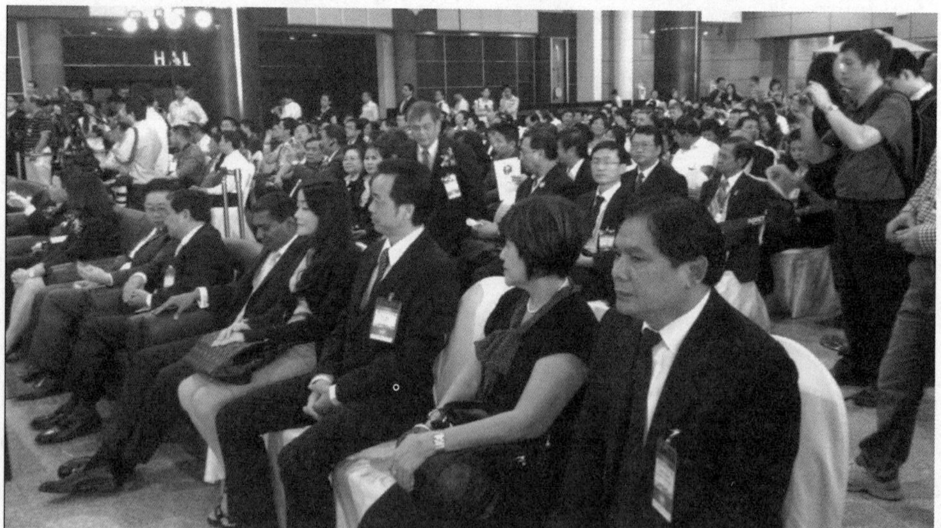

开幕式现场

在大会开幕式上，国家中医药管理局机关服务局局长、中和亚健康服务中心理事长、世界中联亚健康专业委员会会长孙涛教授致开幕词。中医“治未病”有着悠久的历史，如何将其发扬光大，是全体中医师义不容辞的责任，此次会议的召开，必将为中泰两国中泰医药领域的发展奠定坚实的基础。

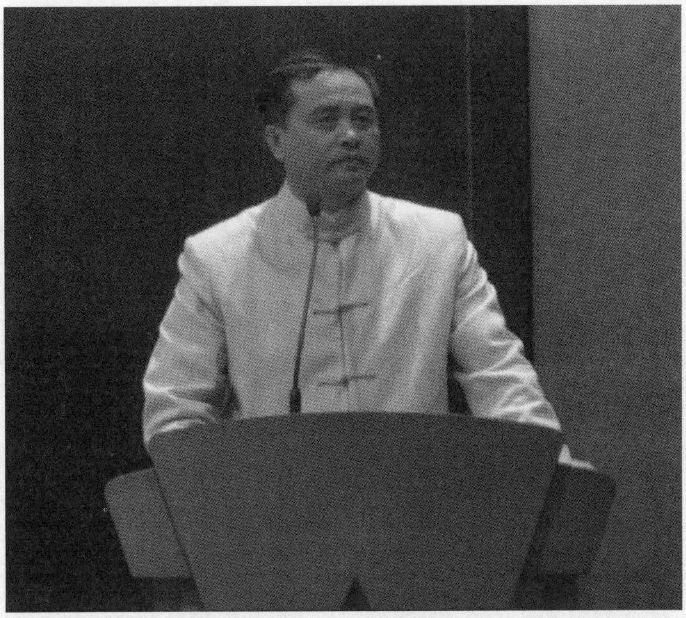

孙涛会长致开幕词

黄建银副秘书长在讲话中首先对支持本次会议召开的主办、承办和协办单位表示了感谢，对中医药服务在泰国的传播和泰国给予了高度赞扬。世界中联亚健康专业委员会是亚健康领域的专业性与综合性并重的学术组织，希望专委会借此次会议的学术交流和成果展示，促进中泰两国的传统医药和亚健康产业的发展。

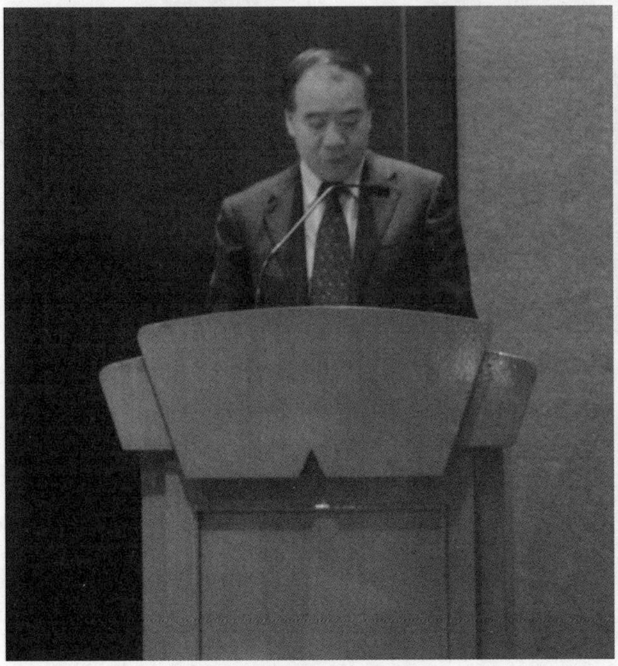

黄建银副秘书长讲话

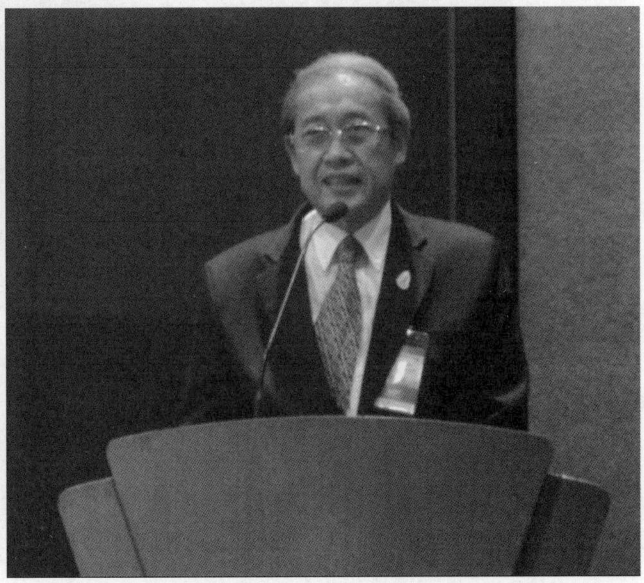

东盟国际贸易投资商会顾问团主席蒙德利先生讲话

出席会议的嘉宾还有中和亚健康服务中心常务副主任朱嵘研究员、泰国传统医疗协会会长Aram Amratisha先生、东盟国际贸易投资商会顾问团主席蒙德利先生、世界中联学术部主任邹建华教授、世界中联亚专委秘书长魏育林研究员和中和亚健康服务中心国际部副主任马文杰女生。主题演讲特邀请湖南中医药大学副校长何清湖教授、山西省河东中医少儿推拿学校校长孙德仁教授、泰国卫生部药物注册执行官 Yodwith kanjanagaroon 先生，做了亚健康、少儿推拿与医疗器械进出口等方面的报告。

会上，中和亚健康服务中心特为泰国传统医疗协会会长和东盟国际贸易投资商会会长颁发了促进国际亚健康学术交流贡献奖，并共同签订了战略合作框架协议。

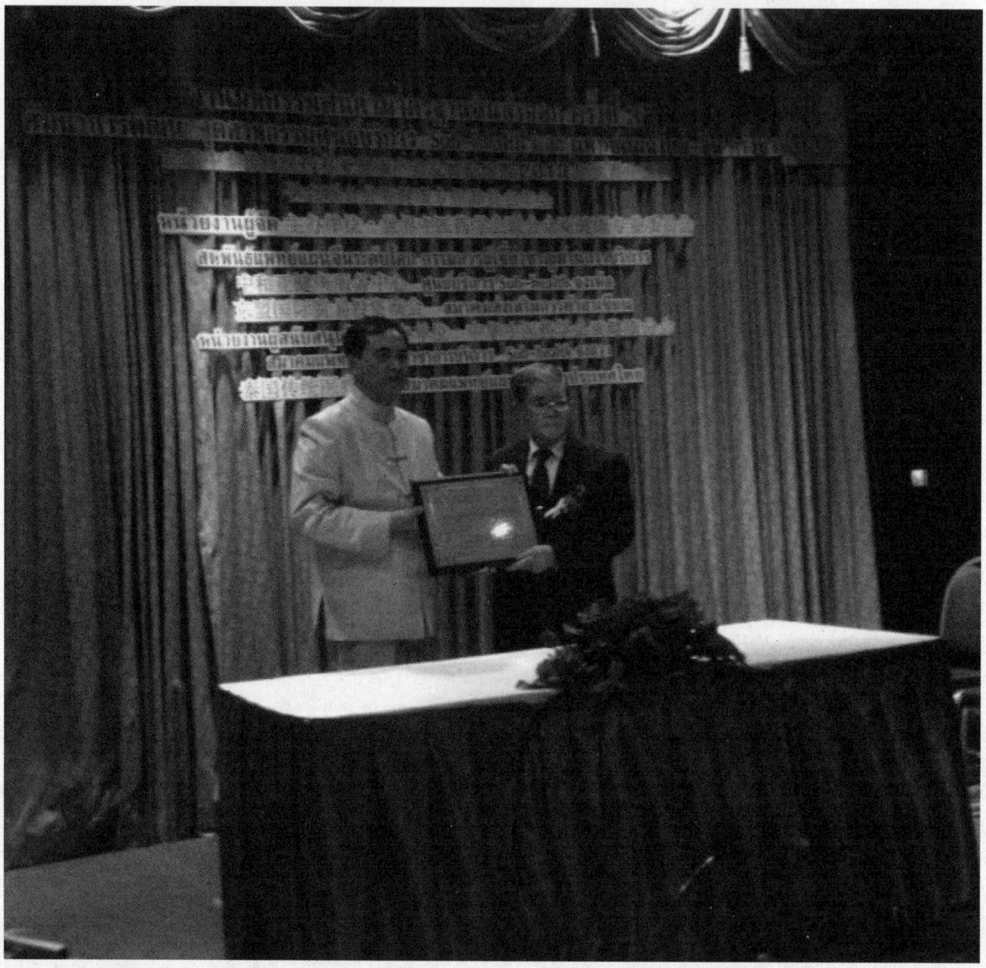

孙涛局长为泰国传统医疗协会会长颁发促进国际亚健康学术交流贡献奖

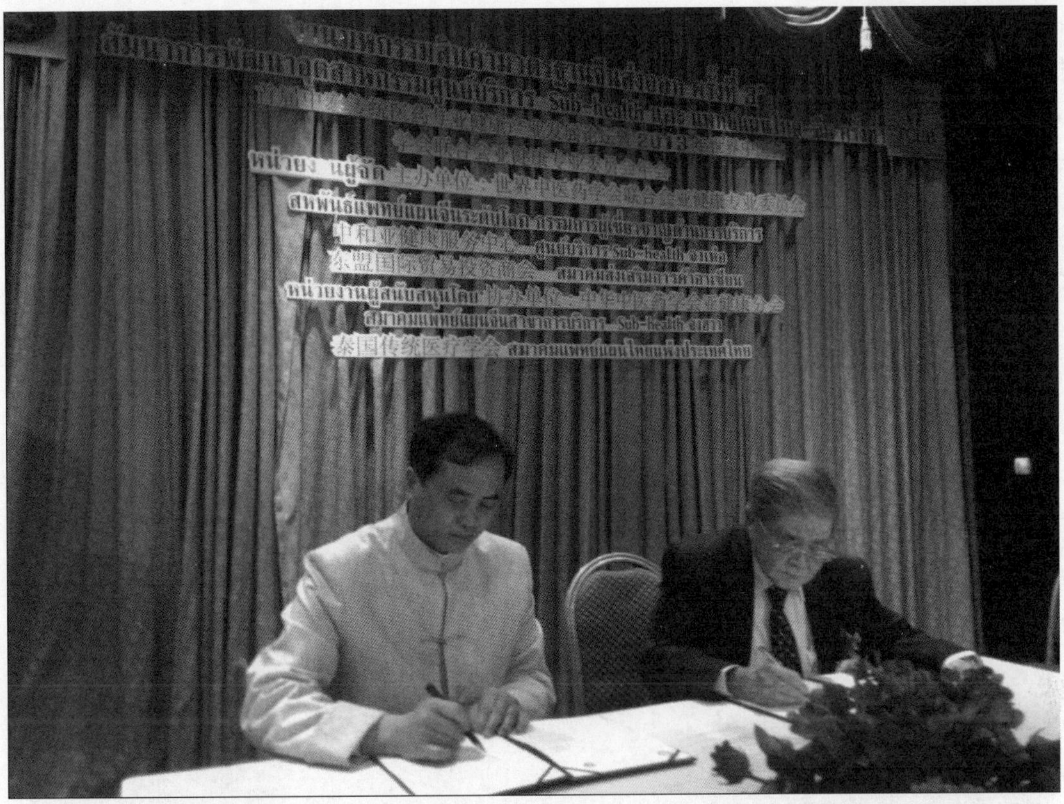


中和亚健康服务中心与泰国传统医疗协会签订战略合作框架协议

在22日上午召开的2013东盟（曼谷）中国进出口商品博览会开幕式上，孙涛局长与十几位各国领导共同出席开幕式启动仪式。开幕式气氛热烈而隆重。

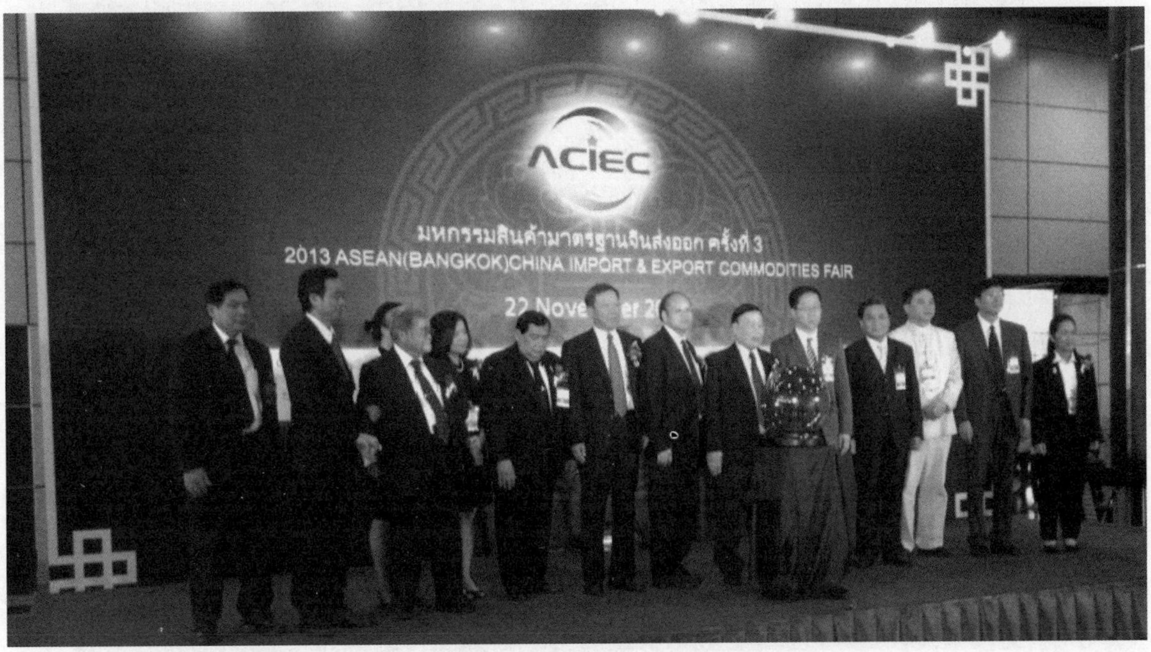


2013东盟（曼谷）中国进出口商品博览会开幕式启动仪式

在会后举行的曼谷市政府宴请晚宴上，泰国上议院议长尼空先生出席并致辞，欢迎来自中国的与会代表。还安排了丰富多彩的文艺表演，表演结束后，各国参会领导上台与演员们合影留念，共同庆祝此次会议的成功召开。

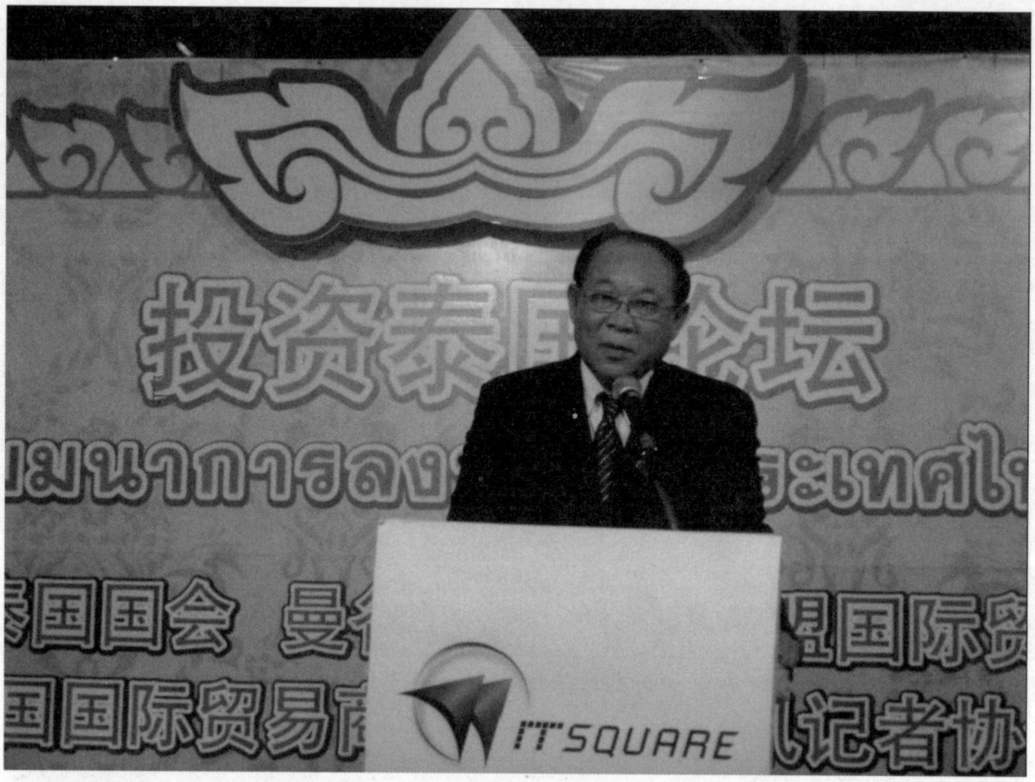


泰国上议院议长尼空先生在晚宴上致欢迎词

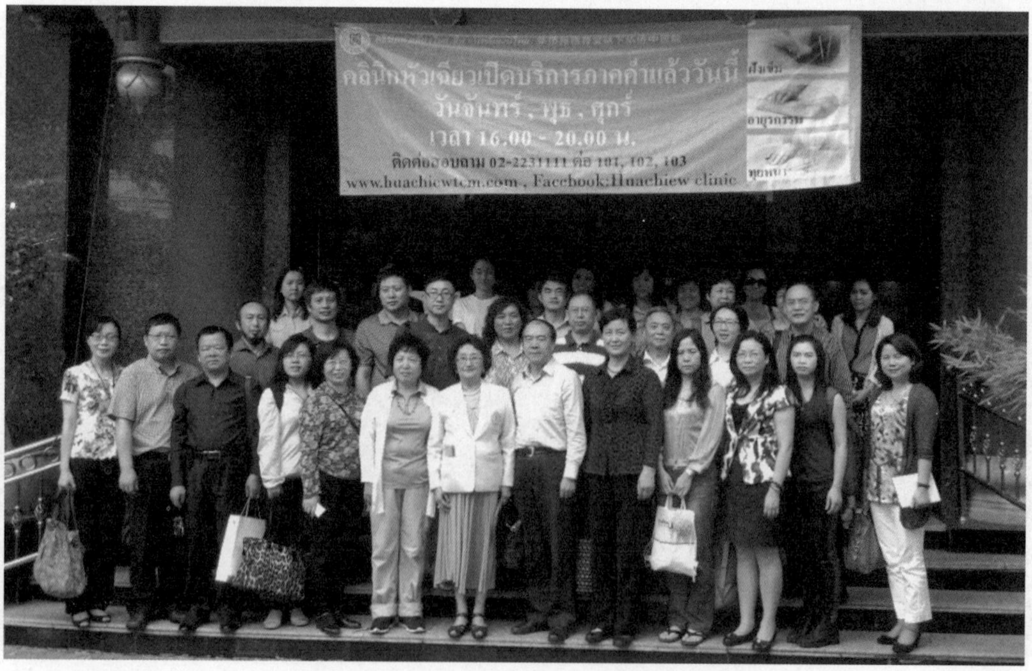


部分与会人员参观泰国华侨中医院

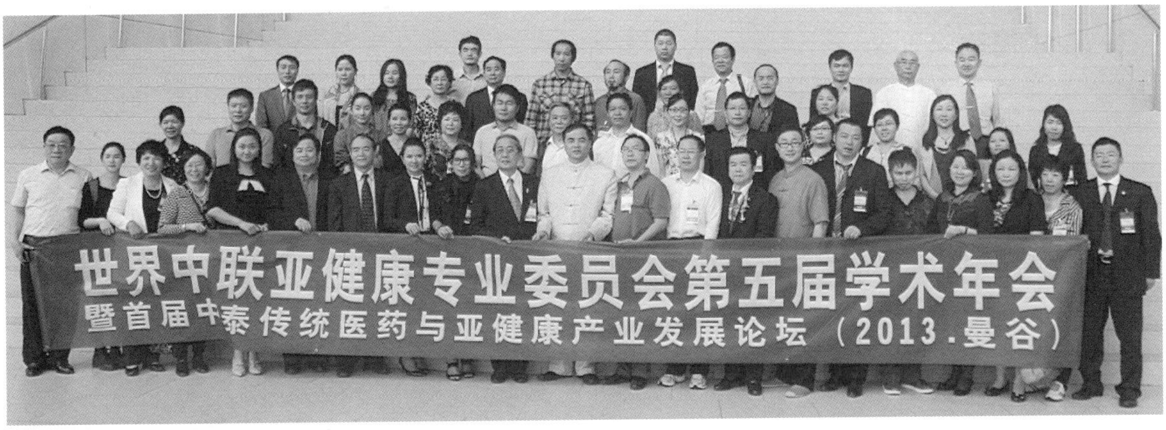


部分参会专家和代表合影

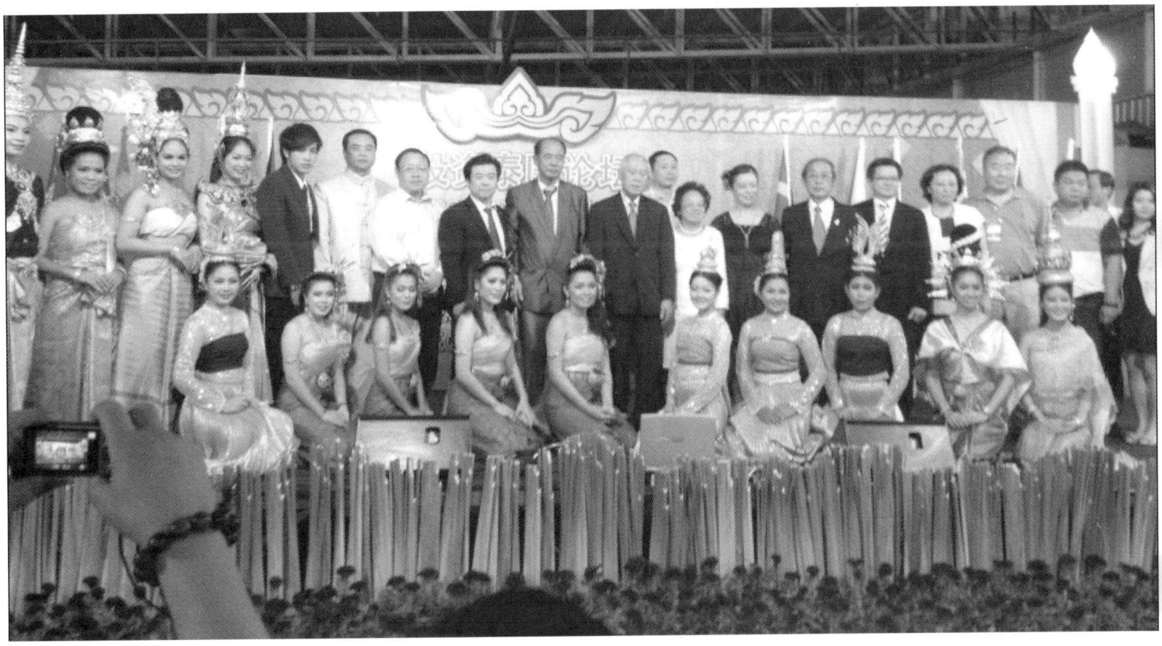

晚宴上演员与领导合影

# 十五　警示台

# 1、硫磺熏蒸山银花企业被查处

中药材及其饮片二氧化硫残留限量标准近期将发布实施。

2013 年 3 月 28 日，国家食品药品监督管理总局回应媒体曝光两家药企用硫磺熏蒸山银花及其枝叶生产药品的问题，督促严肃查处涉嫌违法药品生产企业。中药材及其饮片二氧化硫残留限量标准近期将发布实施。

近日，中央电视台报道广东宝山堂制药有限公司和广西盈康药业有限责任公司两家企业涉嫌违法使用硫磺熏蒸山银花及其枝叶生产药品的问题。国家药监总局高度重视，督促湖南、广东、广西食品药品监管部门立即组织查处，并派出工作组赴当地进行督查督办。

国家药监总局表示，中药材使用硫磺熏蒸，是药材种植户对药材进行初加工的一种习用方法，目的在于防霉、防腐和干燥等。为防止滥用或过度使用硫磺熏蒸，保证中药材质量安全有效，国家药典委员会组织制订了中药材及其饮片二氧化硫残留限量标准，并分别于 2011 年 6 月和 2012 年 4 月两次公开征求意见，近期将发布实施。中药涉及农业种植、产地初加工和中药工业生产等多个环节，要进一步建立健全中药材种植规范、非硫熏蒸替代方法和中药材初加工产业升级的政策措施，加强中药材种植户的技术教育培训，保证中药材质量，确保中成药安全有效，推动我国中医药产业的健康发展。

目前，湖南食品药品监管部门已要求隆回县小沙江镇山银花初加工产地暂停交易，广东食品药品监管部门已责令广东宝山堂制药有限公司立即停产整顿并查封扣押相关产品，广西食品药品监管部门已责令广西盈康药业有限公司停产整顿，停止销售并封存所有维 C 银翘片和干浸膏。国家食品药品监督管理总局强调，凡未按照经批准的处方及生产工艺等违法生产药品的企业，一经查实，将依法严肃处理，涉嫌犯罪的将移送公安机关；同时要求国家药品不良反应监测中心加强维 C 银翘片使用监测。

# 2、国家食药监管总局曝光 10 个违法药品广告

国家食品药品监督管理总局 2013 年 7 月通报“舒泌通片”等 10 种药品未经审批或篡改广告审批内容擅自在大众媒体发布广告，违法情节严重。

10 种药品分别是：黑龙江济仁药业有限公司生产的舒泌通片，辽宁华源天利药业有限公司的舒筋活络丸，海南新天夫药业有限公司的益肾壮阳膏，青海鲁抗大地药业有限公司的参蛤平喘胶囊，陕西康惠制药股份有限公司的抗栓胶囊，陕西白云制药有限公司的灵仙跌打片，哈尔滨天木药业股份有限公司的人参首乌胶囊，长春新安药业有限公司的益肾健骨胶囊，通化颐生药业股份有限公司的理气舒心片，芜湖博英药业科技股份有限公司的 乐雄胶囊。

## 3、哈尔滨查处中药材市场违法违规行为

从2013年8月起至12月，哈尔滨市将在全市范围内开展“两打两建”专项行动。重点对药品生产企业、药品批发企业、三棵树中药材市场等进行检查。

在三棵树中药材市场，重点检查是否经营过度硫磺熏蒸中药材及滥用硫磺熏蒸中药材；是否从非法渠道购用提取过的中药材；是否经营假冒伪劣中药材、中药材非药用部位；是否违法经营国家明令禁止的28种毒性中药材品种及42种濒危保护动植物中药材品种等。

严厉查处包括中药材专业市场存在的制假售假、掺杂掺假、增重染色、以劣充好等违法违规行为。彻查假劣中药材源头，严厉打击与中药材专业市场勾结的制售假劣中药材的“黑窝点”。

## 4、10违法医药保健品广告曝光

2013年，国家工商总局公布了5月份监测抽查到的部分严重违法广告，包括2个医疗广告、4个药品广告和4个保健食品广告。

监测发现，一些医疗、药品或保健食品违法广告宣传的主治范围、适用人群及保健功能等超出相关部门批准范围，含有不科学的表示功效的断言和保证，并利用专家形象或患者名义作证明，误导消费者，违反《广告法》、《药品管理法》、《医疗机构管理条例》等相关规定。

本次曝光的违法医疗广告有四川《文摘周报》未经审查发布宣传治愈率、有效率的四川崇州泽民中医院类风湿专科门诊医疗广告等。

违法药品广告有：湖南《三湘都市报》刊登藏羚十五味乳鹏丸药品广告，生产厂家为甘南佛阁藏药有限公司；河北张家口新闻综合频道发布双姜胃痛丸药品广告，生产厂家为西双版纳版纳药业有限责任公司；山西《生活文摘报》刊登敬修堂补肾填精丸药品广告，生产厂家为广州白云山敬修堂药业股份有限公司；湖北《大家文摘报》刊登芪龙通络胶囊药品广告，生产厂家为吉林省中鼎药业公司。

违法保健食品广告均通过网络发布，如北京中博康医药技术有限公司生产的鸡尾普洱大肚子茶保健食品广告和陕西仁康药业有限公司的萃能牌蓝荷大肚减肥茶保健食品广告等。

## 5、国家食药监管总局曝光十大典型案件

在2013年10月16日国家食品药品监督总局召开的“两打两建”专项行动阶段性推进情况新闻发布会上，十大典型案件被曝光。

在3个月的专项行动中，国家食品药品监督总局将58个案件列为重点案件，并对20个重大案件进行了挂牌督办，其中包括十大典型案件：广西破获的“5.17”制售人血白蛋白假药案、江苏省连云港市破获的“12.25”利用网络制售假药案、安徽省滁州市破获的刘某等人利用淘宝销售假药案、江西省赣州市破获的匡某等人制售假药案、江苏省宿迁市破获的“11.2”生产销售假药案、河南省鹤壁市破获的胡某等人销售格列卫等假药案、湖北省十堰市破获的叶某等利用互联网制售假药案、广东省深圳市破获的“5.30”销售假药集群案件、北京市破获的“7.07”非法进口销售燕嬉减肥药案、浙江省查获万翔药业使用化工原料代替原料药违法生产药品案件。

部分资料来源：《中国中医药报》、《国家中医药管理局》网站等

# 2014

# 國醫年鑒

GUO YI NIANJIAN

# 中和亚健康服务中心

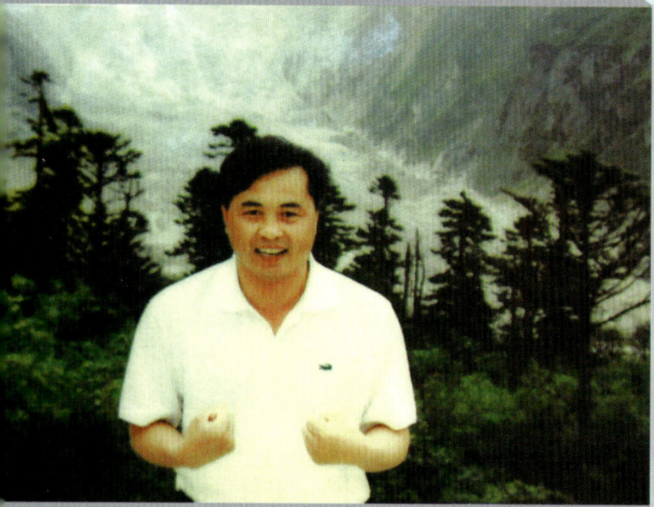

## 主任致辞

亚健康事业是功在千秋的大事业已是不争的事实了。

随着人类健康观念的变化和世界医学模式的转变，21世纪的医学，将从疾病医学向健康医学发展，人们对自身健康状态的关注，已从“已病图治”转变为“养生保健，未病先防”。处于健康与疾病之间低质状态的亚健康，伴随着时代的脉搏，成为21世纪最时尚的概念之一。关注与调治亚健康，成为健康医学的主题之一，符合世界医学发展趋势，对世界卫生组织提出的实现“人人享有卫生保健”的目标具有积极的促进作用。

我个人认为，亚健康问题、慢性复杂性疾病问题、老年人健康问题成为二十一世纪人类共同面临的三大健康问题。亚健康问题因其人群广泛，亚健康者多是创造社会财富的中坚力量以及亚健康问题以往不被重视等原因，使其位居三者之首。毋庸置疑，社会需求是任何学科和产业发展的第一推动力，鉴于此，亚健康既是一门新兴学科，更是一个朝阳产业。

让我们以中和亚健康服务中心为平台，为了亚健康事业，坚定信心、迎难而上、携手共进、开拓创新、科学发展。

我坚信，亚健康事业必将为二十一世纪人类的健康做出巨大的贡献！

中和亚健康服务中心主任　孙涛

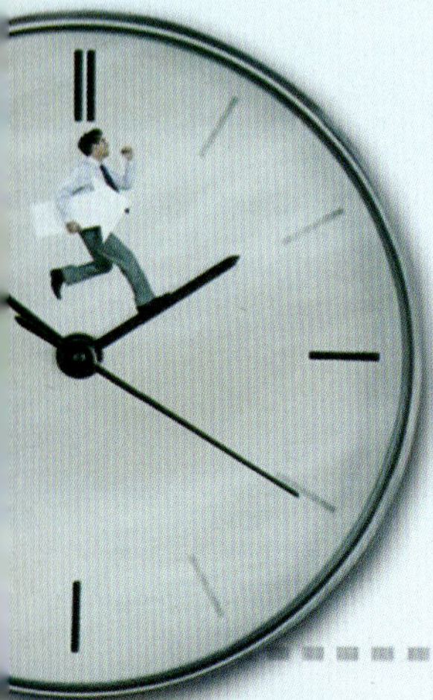

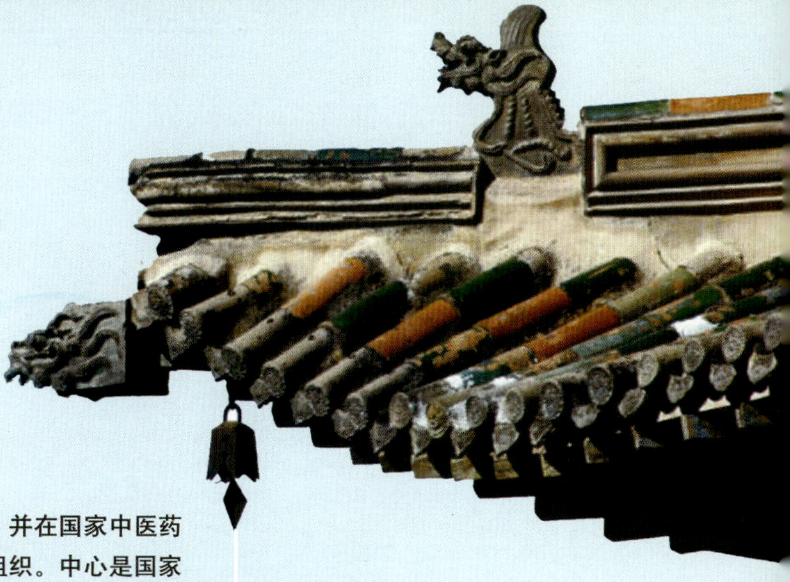

## 中心简介

中和亚健康服务中心（以下简称中心）是经民政部批准，并在国家中医药管理局的业务指导和监督管理下，具有独立法人资格的社会组织。中心是国家批准的惟一的从事亚健康研究、服务、管理，并构建亚健康服务体系，培养亚健康专业人才的一级专业组织。

中心秉承以产业拉动学术，学术推进产业的理念，以传播中医药文化为先导，以推广中医常用养生保健方法为主要手段，以预防保健专业服务人才培养为突破点，联合有志于亚健康服务的各类机构和企业，共同发展亚健康产业、服务全民健康。构建一个集学术、产业推广；第三方权威质量监督；标准、规范制定；专业人才培训；新产品、新技术研发为一体的产业平台。中心将联合社会各界人士，从以下几个方面共同构建和发展我国的亚健康事业：

### ★ 政策／规范

(1) 在国家中医药管理局等上级主管部门的正确指导下，从事亚健康产业各个环节相关规范的制定。

(2) 积极参与并推进亚健康产业管理的规范化进程。

(3) 经主管部门同意或授权进行相关行业统计，收集、分析、发布相关行业信息。

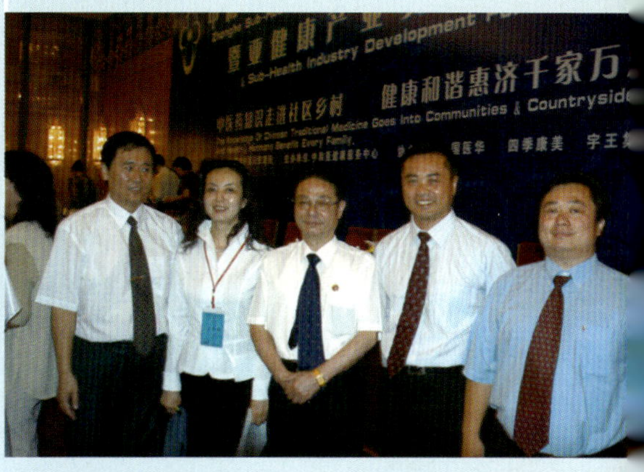

### ★ 学术/标准

(1) 开展各种形式的学术活动，组织重点学术课题的研究和考察活动。

(2) 编辑出版有关亚健康方面的学术专著、最新科研成果信息、科普期刊、科普图书及音像制品。

(3) 研究并制定亚健康临床干预指南等标准。

(4) 建立和推广亚健康检测、干预、管理体系。

### ★ 人才/教育

(1) 开发亚健康咨询师等新的职业。开展亚健康咨询师等的培训、认证、考评、管理等各项工作。

(2) 编撰亚健康专业系列教材，构建亚健康学科体系。

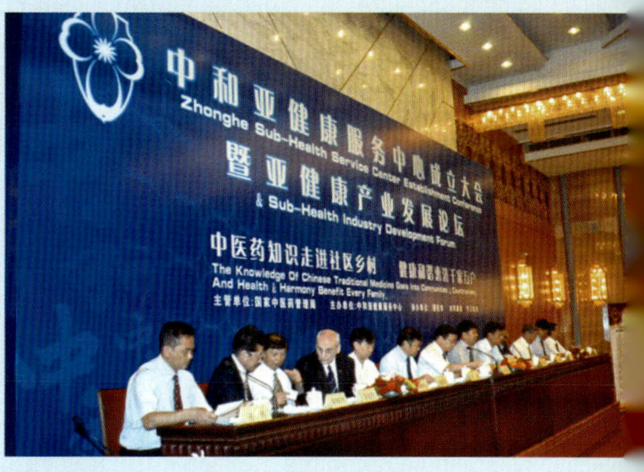


### ★ 交流/合作

(1) 联系政府和社会公益资源，展开整合传播与推广。

(2) 举办各种学术会议和论坛，普及和宣传亚健康知识。

(3) 通过培训、咨询、市场调查、技术推广、展览展示、组织文化艺术交流活动等方式，拓展亚健康产业的宽度和内涵。

(4) 通过接受企业或个人捐赠、组织成立基金会组织，为亚健康产业的发展贡献力量。

**地址：北京市朝阳区幸福一村55号国家中医药管理局机关服务局402室　邮编：100027**
**联系电话：010--64168672　网址：www.zhsh.org.cn**

# 亚健康专业执业水平培训

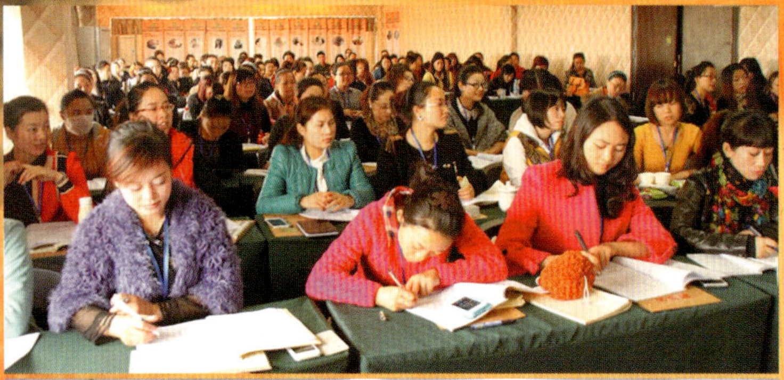

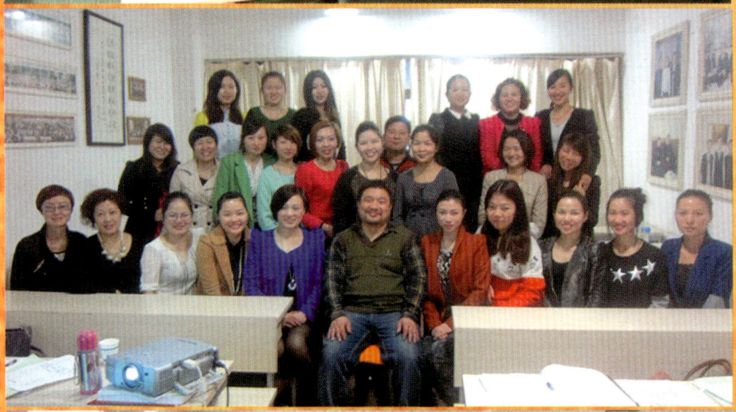

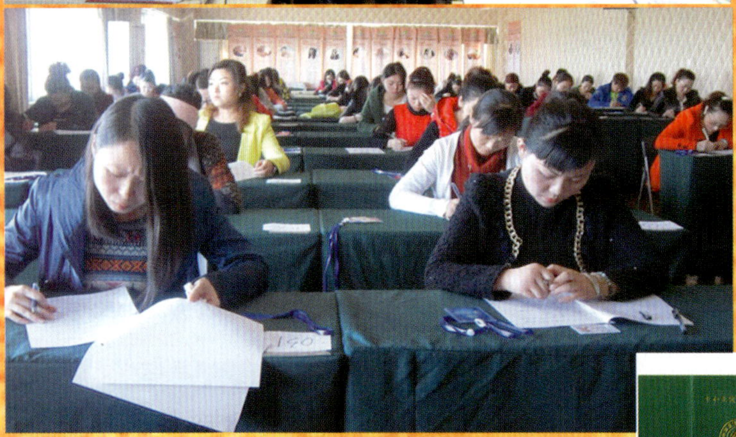

中和亚健康服务中心将中医养生保健技术与亚健康专业知识相结合，形成了一套独特的亚健康专业培训体系。提供全面、专业、实用的亚健康专业培训课程，制定严格、合理、详细的亚健康专业执业水平培训的分级考核内容、标准和细则，有效开展亚健康专业执业水平分级考核培训。

目前，已开展亚健康管理师、亚健康咨询师、亚健康经络调理师、少儿亚健康推拿调理师、亚健康芳香调理师、亚健康体质调理师、亚健康音乐调理师、亚健康刮痧调理师、亚健康灸法调理师、亚健康红外测评师、亚健康CPC技术测评师11种亚健康执业水平资格认证，2007年至今，累计开办培训班120余期，培训万余人，学员遍及全国31个省市以及马来西亚、新加坡、韩国、台湾等国家地区。

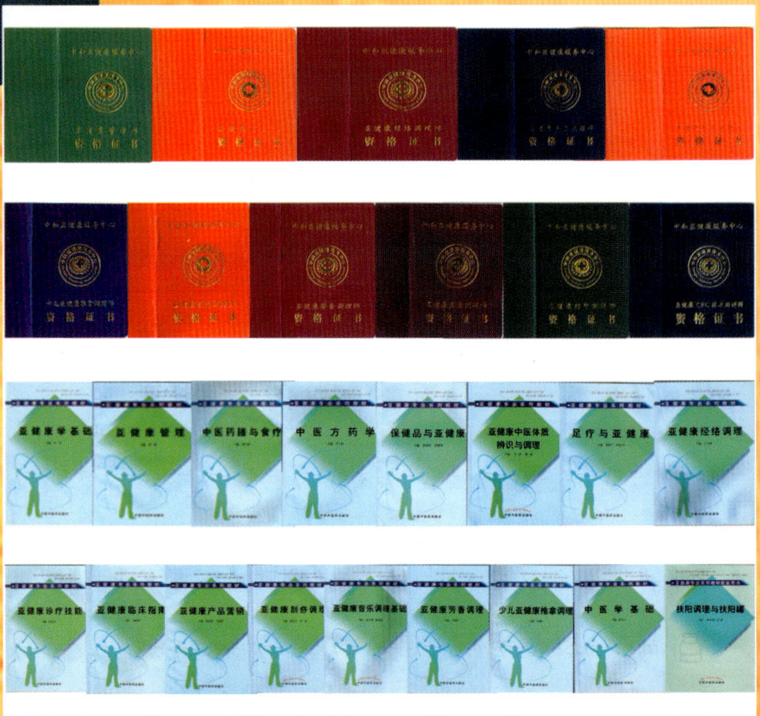

## 亚健康学科体系建设

亚健康学科体系建设是由中和亚健康服务中心牵头，得到国家中医药管理局专题立项，组织中华中医药学会亚健康分会、湖南中医药大学等单位的近百位专家、学者、教授，历时两年对亚健康学科体系建设进行了系统研究，突出中医特色，着手编纂了亚健康专业系列教材。全套教材目前已出版17本，近1000万字。

# 《中医养生保健技术操作规范》和《亚健康服务规范》

《中医养生保健技术操作规范》是我国用于指导和规范中医养生保健技术操作的行业标准，由中和亚健康服务中心、中华中医药学会亚健康分会组织编写，中国中医药权威出版社出版。该系列规范的制定适应了社会需求，填补了养生保健的空白，梳理了操作层面的规范，促进了中医治未病工程的推进，有利于弘扬中医药原创的思维和技术优势，提高中医药的学术影响力。

《亚健康服务规范》（试行）是我国亚健康调理养生领域唯一的规范亚健康调理服务工作的标准。由中和亚健康服务中心组织亚健康行业专家编写制定，中华中医药学会亚健康分会审定，目的用于指导和规范亚健康专业调理机构的服务，提高亚健康专业调理机构的服务质量。

操作规范和服务规范的出台对实现中医养生保健技术的科学化、规范化，提高中医养生保健服务的质量和安全性有积极意义。

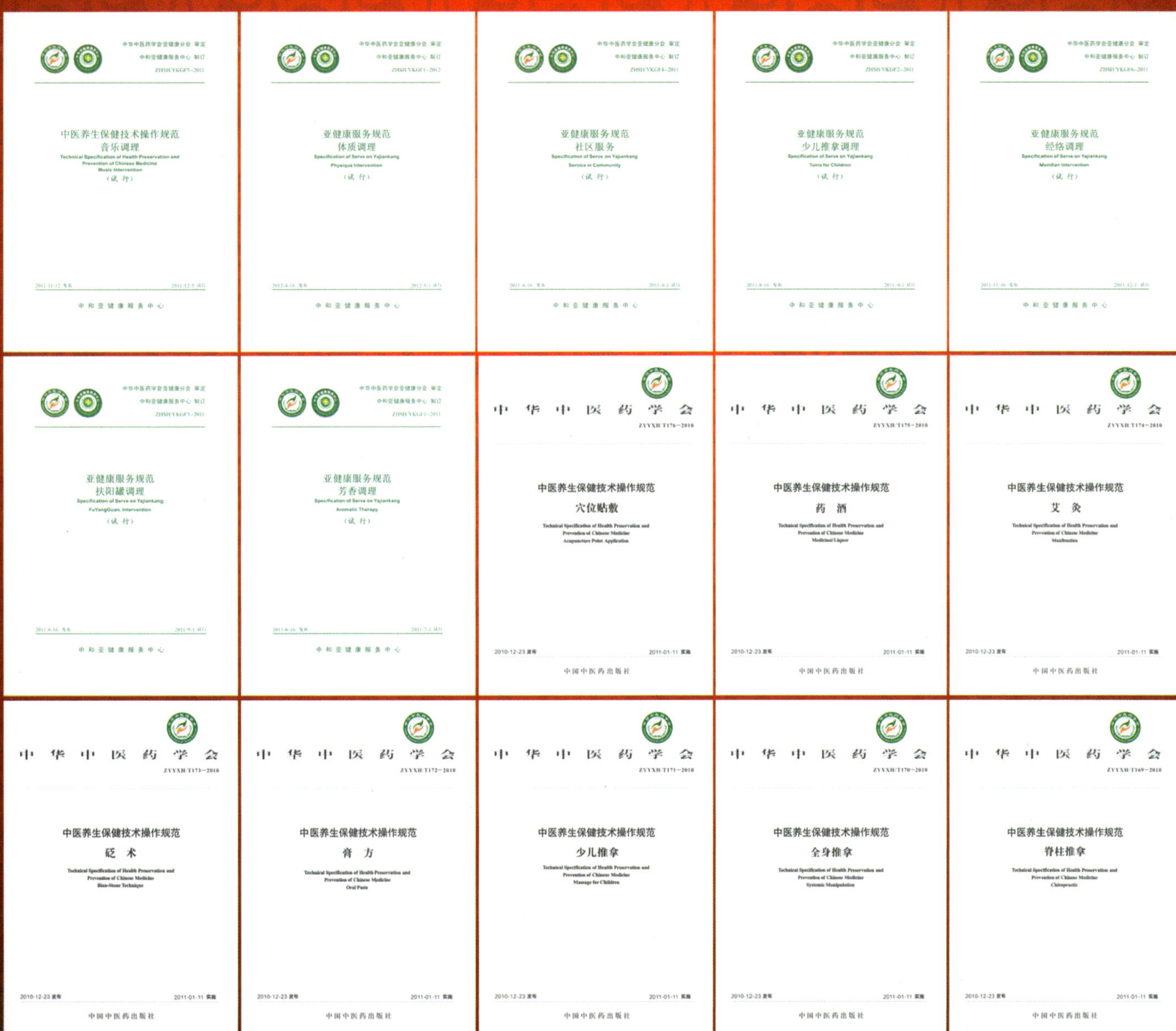

# 百项亚健康中医调理技术

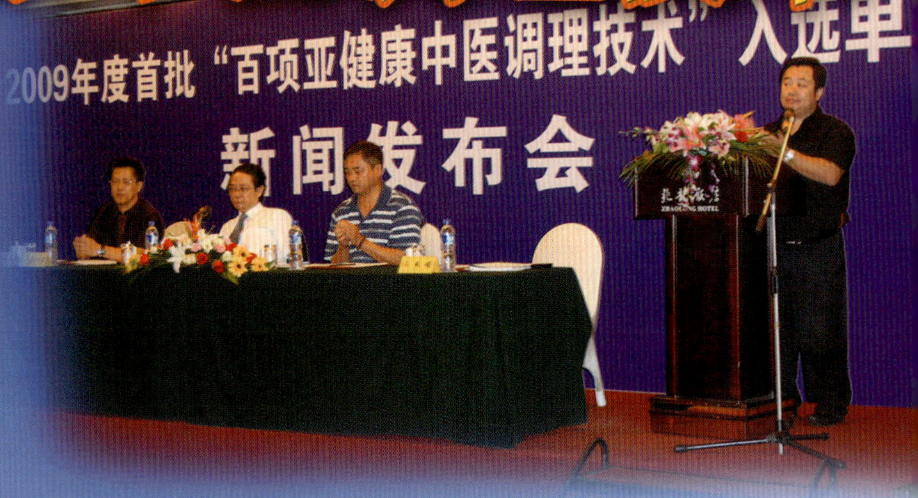


“百项亚健康中医调理技术”是由中和亚健康服务中心和中华中医药学会亚健康分会共同发掘和甄选出的安全、有效、易操作、有中医特色的亚健康中医养生保健技术。自2000年始，已成功连续评审4年，已筛选出近300项实用性强的亚健康中医养生保健技术，并已在星级亚健康专业调理机构普遍推广和规范应用。此项工作的开展为构建亚健康产业服务体系，以及建设和评定星级亚健康专业调理机构打下了坚实的基础。

评审办公室：中和亚健康服务中心学术部
电　话：010-64166298
官方网站：www.zhsh.org.cn

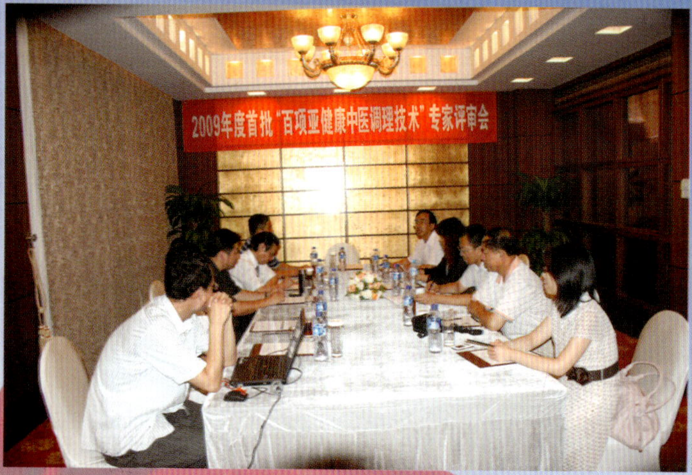


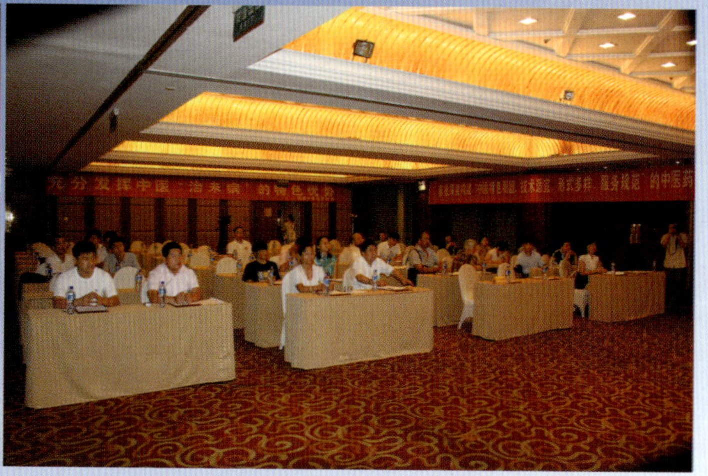

## “百项亚健康中医调理技术推广示范单位”简介

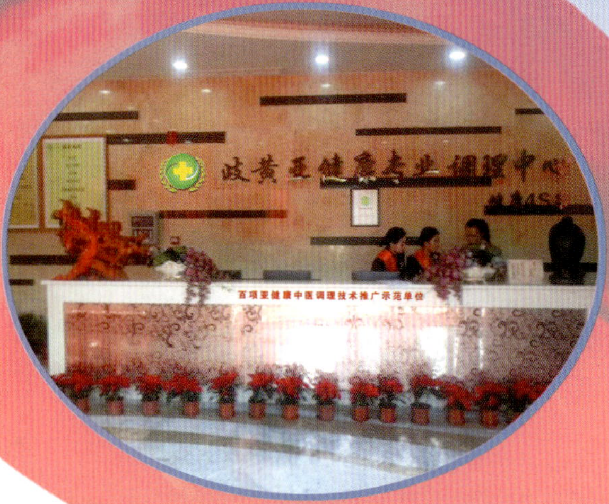


百项亚健康中医调理技术推广示范单位（以下简称“示范单位”）是百项亚健康中医调理技术应用示范平台，是中和亚健康服务中心（以下简称“中心”）整合各项优势资源，帮助申报“示范单位”的机构全力打造自有品牌的“健康‘4S’店”，旨在为国民健康提供专业、优质的服务，在同类养生保健机构中起到示范作用。

“示范单位”由中心持续提供企业文化建设专业指导、优先输送亚健康高端人才、优先引入国内最先进的调理技术（含产品）、优先获得亚健康科普专家讲师团进行科普讲座等多项支持。

中心根据“示范单位”的建设，推出了“5518工程”项目：中心计划在5年内，累计推广500项亚健康中医调理技术，打造1000家特色“健康‘4S’店”，扶持8家上市企业。

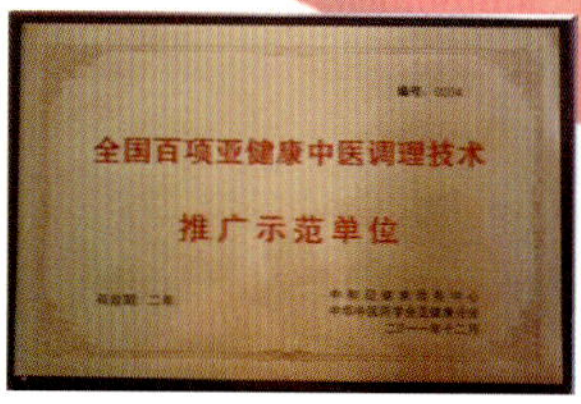


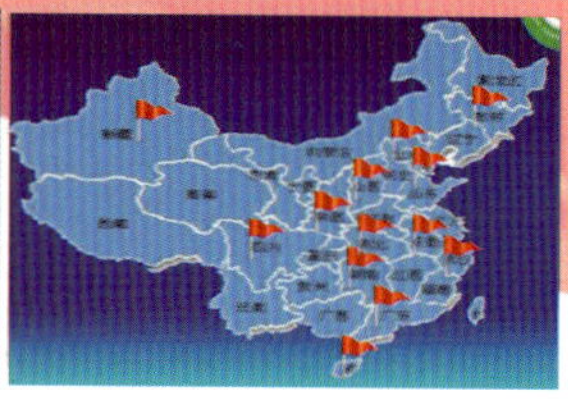

百项亚健康中医调理技术推广办公室

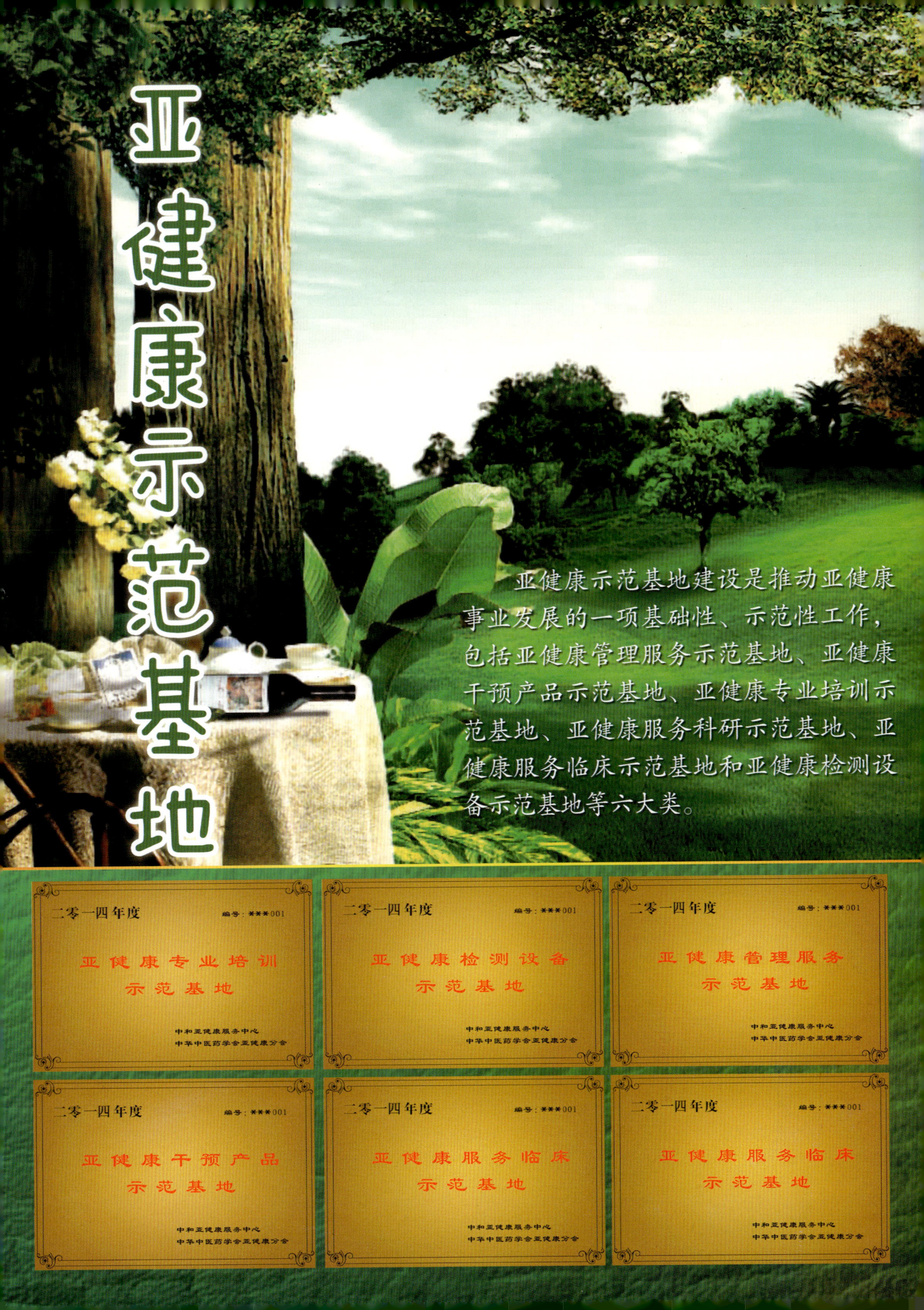
亚健康示范基地
亚健康示范基地建设是推动亚健康事业发展的一项基础性、示范性工作，包括亚健康管理服务示范基地、亚健康干预产品示范基地、亚健康专业培训示范基地、亚健康服务科研示范基地、亚健康服务临床示范基地和亚健康检测设备示范基地等六大类。
二零一四年度 编号：***001 亚健康专业培训示范基地 中和亚健康服务中心 中华中医药学会亚健康分会
二零一四年度 编号：***001 亚健康检测设备示范基地 中和亚健康服务中心 中华中医药学会亚健康分会
二零一四年度 编号：***001 亚健康管理服务示范基地 中和亚健康服务中心 中华中医药学会亚健康分会
二零一四年度 编号：***001 亚健康干预产品示范基地 中和亚健康服务中心 中华中医药学会亚健康分会
二零一四年度 编号：***001 亚健康服务临床示范基地 中和亚健康服务中心 中华中医药学会亚健康分会
二零一四年度 编号：***001 亚健康服务临床示范基地 中和亚健康服务中心 中华中医药学会亚健康分会

# 国学国医岳麓论坛

中和亚健康服务中心、中华中医药学会联合主办的国学国医岳麓论坛以“弘扬国学、振兴中医、效法自然，促进和谐”为宗旨，并已经连续举办七届。

参与人数累计达万人的国学国医岳麓论坛受到了国内外中医药专家学者，以及相关研究机构、全球著名易学、国学、中医药医教研专家，以及众多中医药行业的高层人士和有关人士热切的关注。会议规模逐年扩大，产生的影响不断加大，为推动中医药事业的发展做出了贡献。

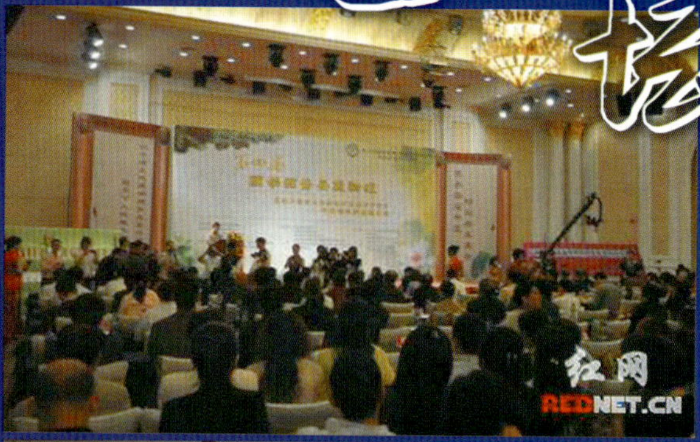


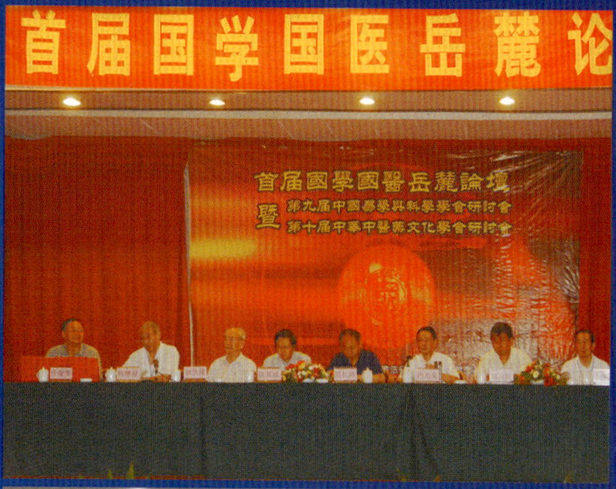


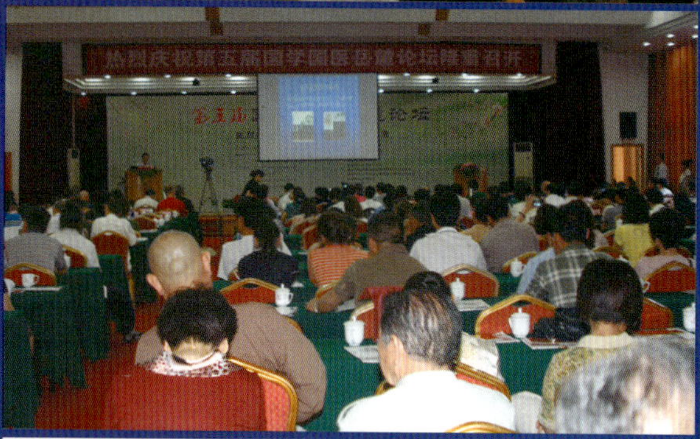

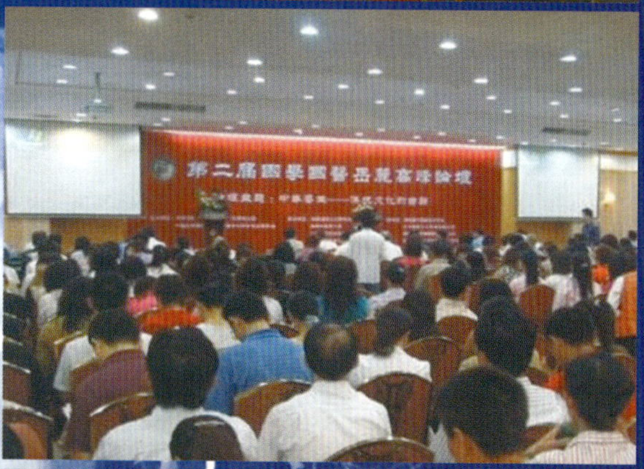


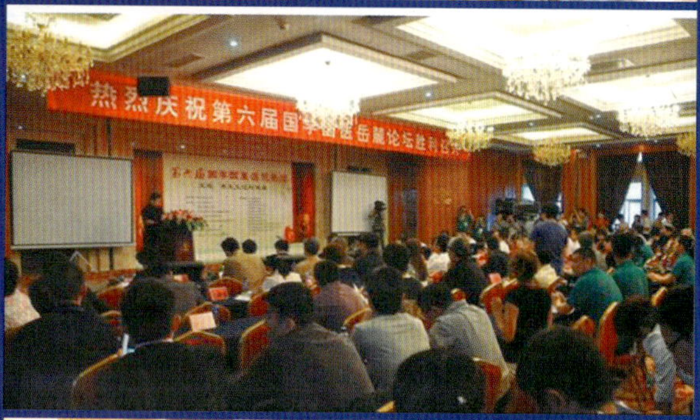


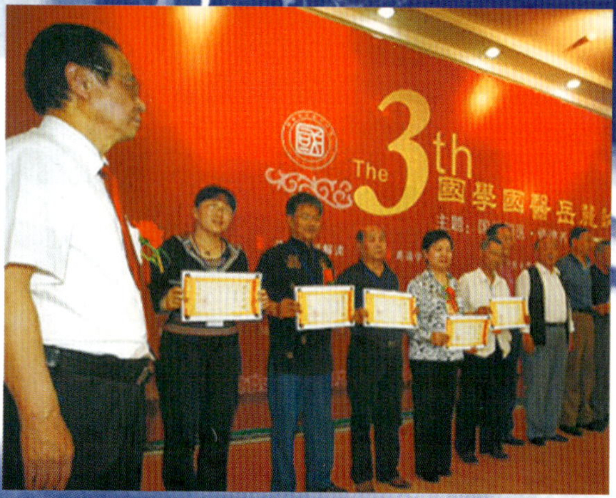


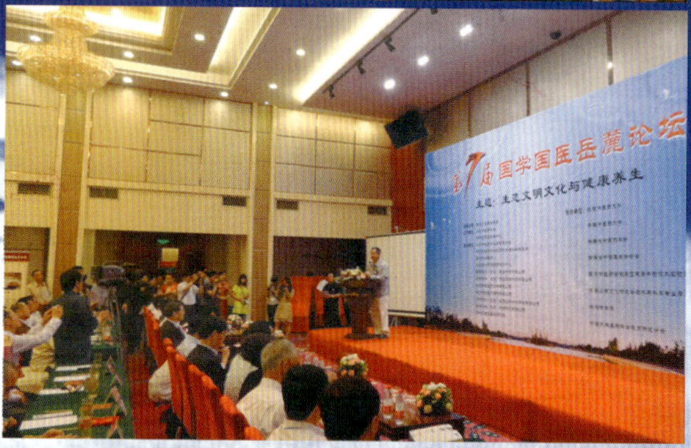

# 中和亚健康论坛

中和亚健康论坛宗旨是弘扬中医治未病思想、合力亚健康事业、平台与标准齐抓、产业携学术共赢。论坛已成功举办六届，并逐渐成为国内外致力于中医“治未病”和亚健康防治事业同仁互动交流的主流平台。同时为中医“治未病”及亚健康企业、产品、项目、技术、人才提供一个展示交流的平台。

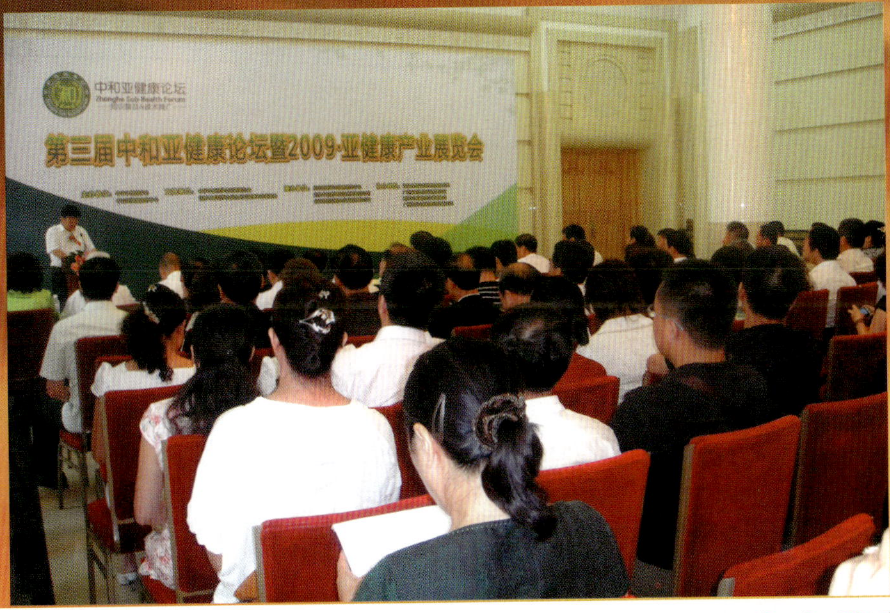


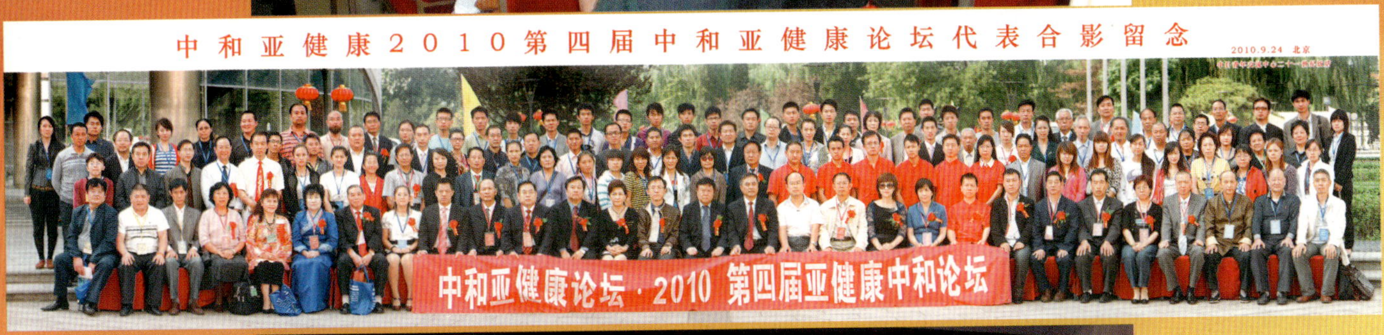


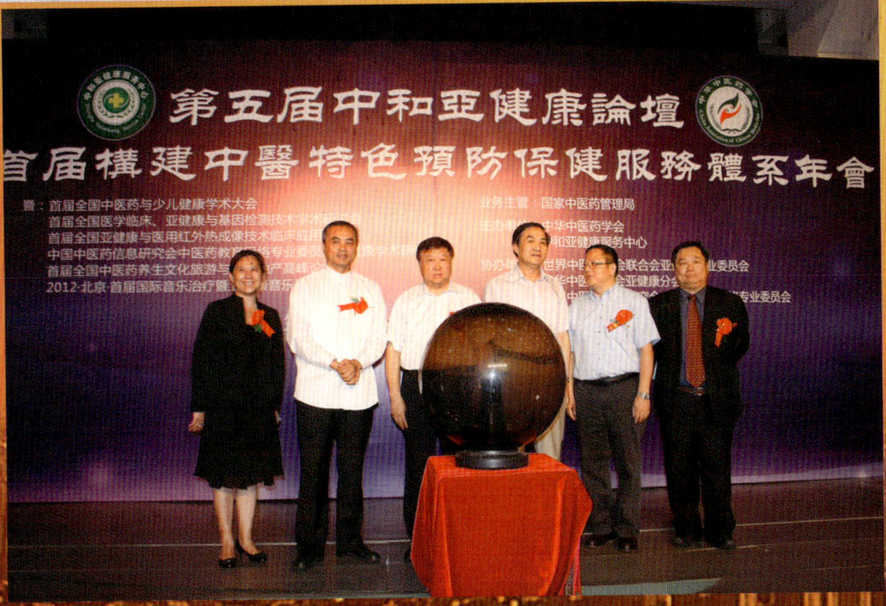

# 世界中医药学会联合会亚健康专业委员会

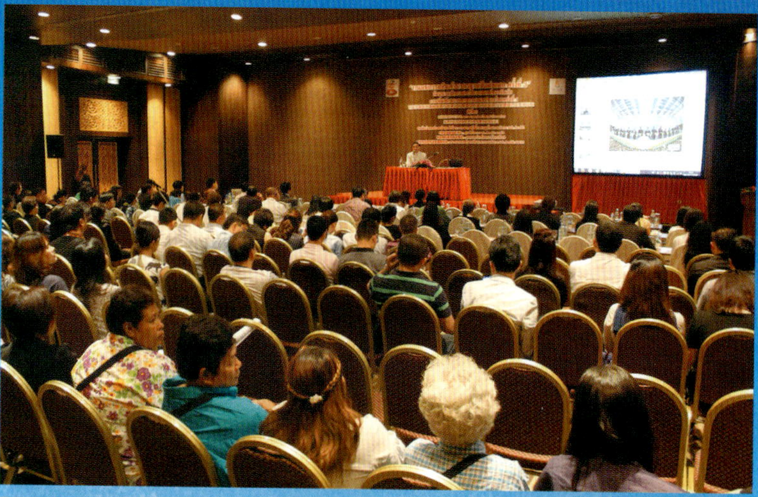

世界中医药学会联合会（以下简称“世界中联”）是经中国国务院批准在中国注册的、总部设在北京的国际学术组织。世界中联亚健康专业委员会是亚健康领域的专业性与综合性并重的学术组织。以传播中医“治未病”思想为先导，以构建亚健康学科体系为基础，以推广中医常用养生保健技术方法为主要手段，以预防保健服务专业人才培养为突破点。联合有志于亚健康服务的各类机构和有识之士，共同推动亚健康学术和产业的发展，服务全民，提高人民整体健康水平。

主要工作：亚健康相关国际行业标准制定；在世界各地以学术交流的形式为国际中医药亚健康领域的合作与发展提供平台，世界中联亚健康专业委员会年会分别在中国北京、中国澳门、中国北京、加拿大魁北克和泰国曼谷成功举办了五届。

**www.worldsub.org**

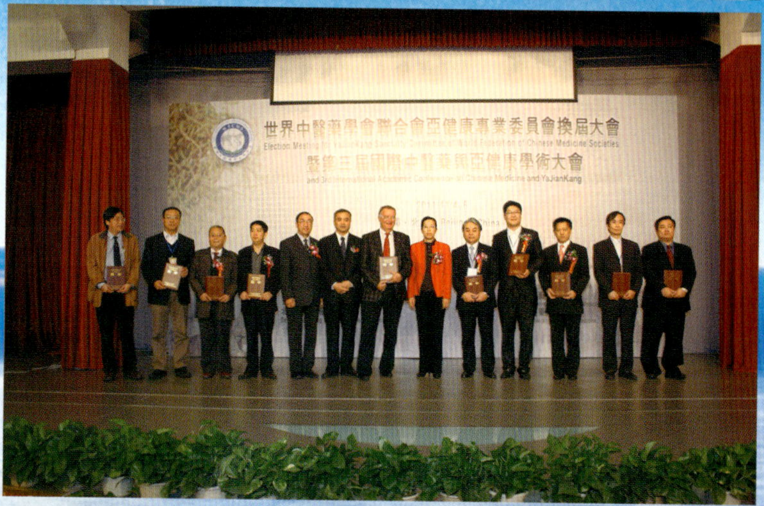

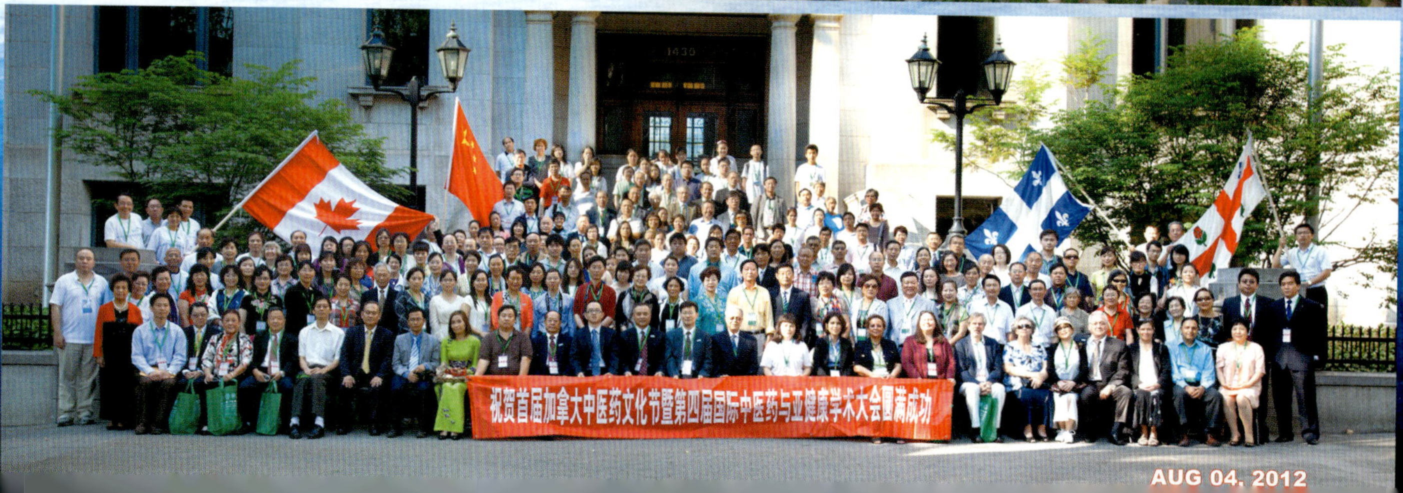
祝贺首届加拿大中医药文化节暨第四届国际中医药与亚健康学术大会圆满成功
AUG 04, 2012

# 中华中医药学会亚健康分会

中华中医药学会亚健康分会（以下简称“亚健康分会”）是亚健康领域的专业性与综合性并重的学术组织。亚健康分会作为中华中医药学会的重要组成部分，以传播中医药文化为先导，以构建亚健康学科体系为基础，以推广中医常用养生保健方法为主要手段，以预防保健专业服务人才培养为突破点，联合有志于亚健康服务的各类机构和单位，共同发展亚健康产业、服务全民健康。还在普及亚健康知识，编撰亚健康系列教材，培养亚健康专业人才，制定亚健康标准，建立各种示范基地，建立国家级亚健康重点实验室，实施世界卫生组织课题，实施国家中医药管理局课题，规范服务内容，严格行业管理与自律标准上做出了突出的业绩。

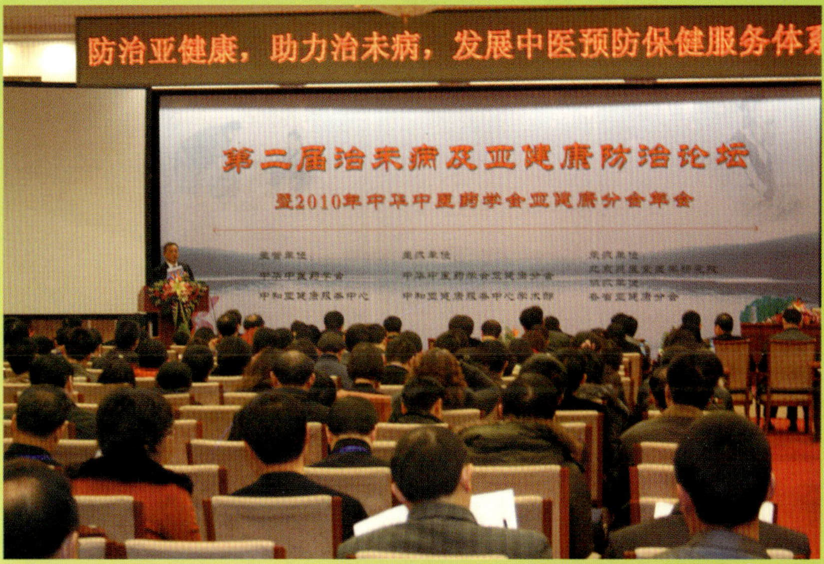
防治亚健康，助力治未病，发展中医预防保健服务体
第二届治未病及亚健康防治论坛
暨2010年中华中医药学会亚健康分会年会

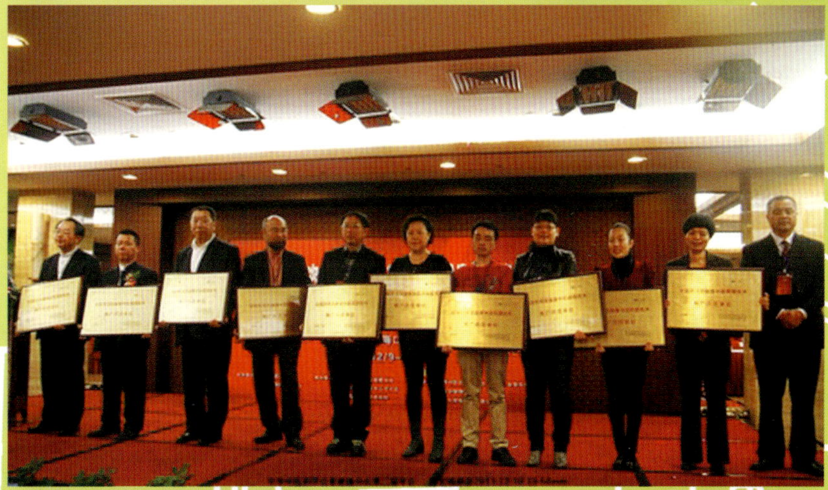

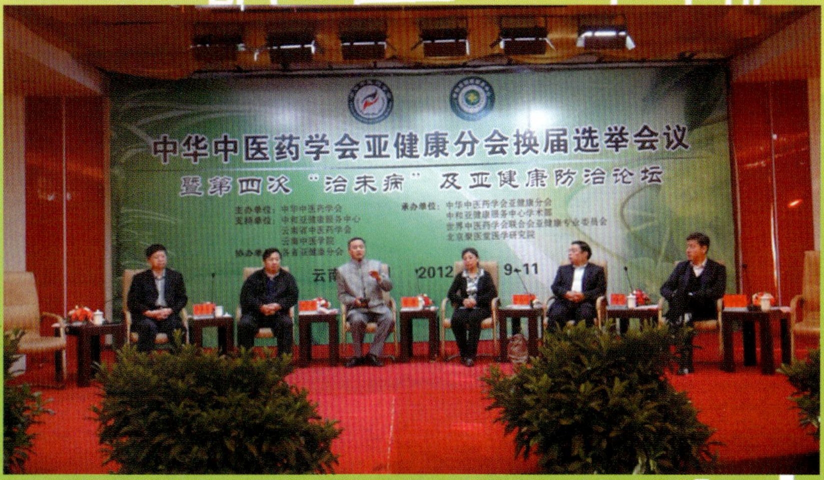
中华中医药学会亚健康分会换届选举会议
暨第四次“治未病”及亚健康防治论坛

亚健康分会每年举办不同主题的会议，并邀请国家中医药管理局领导，各省亚健康分会和治未病中心、医院、大学及学术机构领导、专家，以及国内外亚健康领域著名专家、学者等共聚盛会。围绕中医药治未病与亚健康在标准与规范、技术与服务、学术与产业、人才培养等几方面的内容，对目前亚健康学科研究及最新的热点、重点问题进行全面探讨和深入的交流。亚健康分会正在逐年的发展壮大中，不断有新会员加入，组织机构更加丰富。亚健康分会将持续致力于推进亚健康事业的发展。

**电话：010-64166298**
**网址：www.chinasub.org**

# 亚健康远程教育网

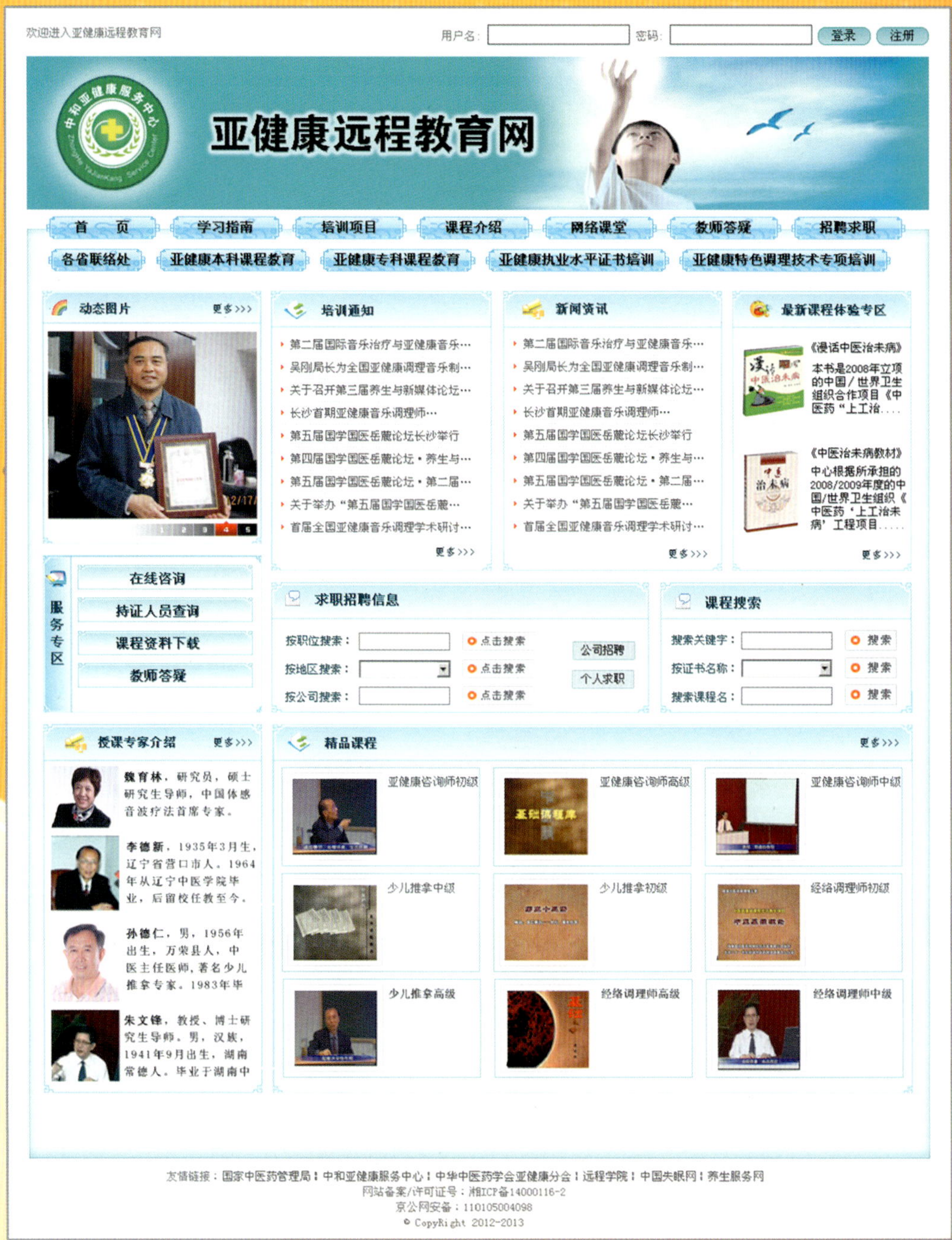


《亚健康远程教育网》是由中和亚健康服务中心主办，在北京中医药大学、广州中医药大学等中医药高校的大力支持下组建的大型远程教育平台，在全国范围内推行持续教育的亚健康教学理念，将亚健康理论知识与操作实践相互结合，由中医特色养生保健行业名家讲授，紧贴亚健康行业实际需要，集专业性、系统性、持续性、可支配性于一体，综合解决亚健康行业专业教育问题。下设 “亚健康专科课程教育” “亚健康执业水平证书培训” “特色调理技术专项培训” 等多个培训类别，拥有海量教育视频，提供各种养生技能培训，让亚健康服务机构及从业人员足不出户就能长期享受优质中医教育资源。

网址：www.yjkschool.com

# 亚健康专业调理机构星级评定
# 与全国亚健康专业调理机构星级网

## 亚健康专业调理

为进一步促进亚健康产业发展，提高亚健康专业调理机构的服务水平，打造亚健康专业调理品牌，规范亚健康专业调理市场，保护消费者的利益，中和亚健康服务中心联合中华中医药学会亚健康分会在全国范围内开展了星级亚健康专业调理机构的规范化建设工作，根据《亚健康专业调理机构服务水平星级评定标准》，按照亚健康专业调理机构的环境与规模、专业人员水平、检测与干预设备、技术、方法等进行统一的等级标准评定，并授予一星至五星的星级标识。

全国亚健康专业调理机构星级网（http://www.yjkxjw.org/）作为亚健康专业调理机构服务水平星级评定活动唯一官方网站和最权威、最专业的全国星级亚健康专业调理机构查询网站，是配合亚健康专业调理机构服务水平星级评定工作的门户网站，将为浏览者提供详尽的星级机构参阅信息、申报信息及形象展示。

### 全国亚健康专业调理机构星级网

亚健康专业调理机构服务水平星级评定活动唯一官方网站！

最权威、最专业的全国星级亚健康专业调理机构查询网站！

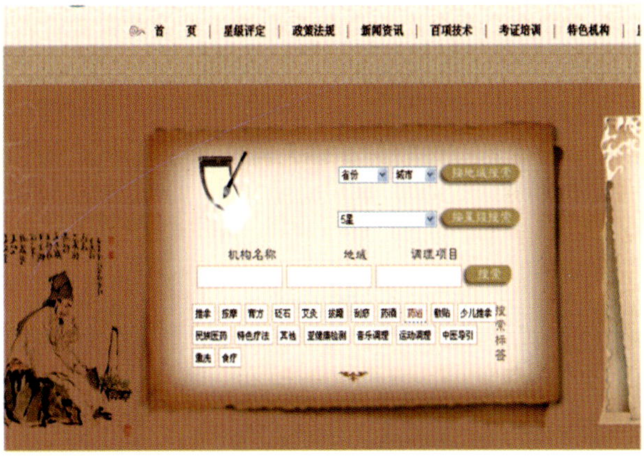


联系方式：

**全国亚健康专业调理机构服务水平星级评审委员会办公室**

地址：北京市朝阳区幸福一村55号国家中医药管理局机关服务局312室（100027）

电话：64150586/64168672

传真：64130087

网址：www.yjkxjw.org

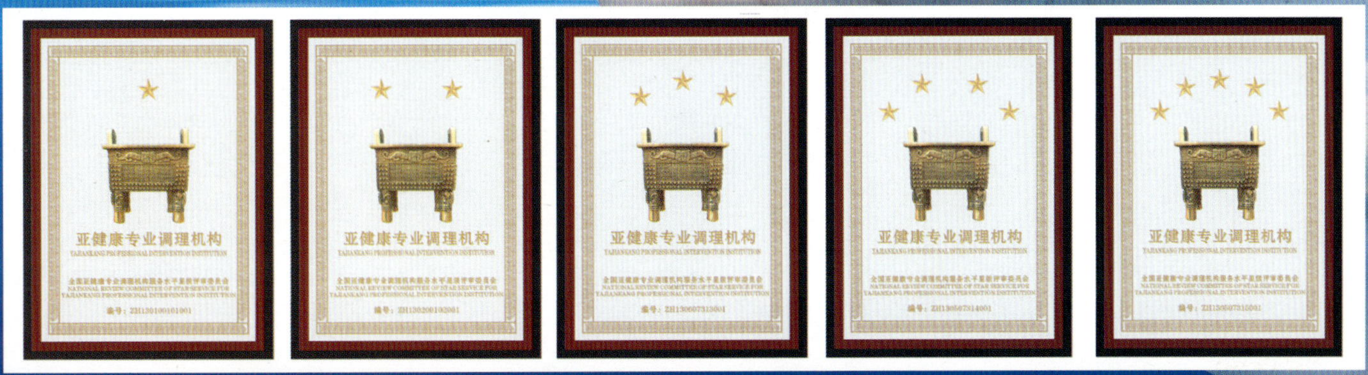

# 全国中医药儿童健康工程办公室

全国中医药儿童健康工程办公室是以传播中医儿童预防保健知识为先导，以构建中医药儿童预防保健体系为基础，以普及推广儿童中医预防保健方法及手段，以培养专业的儿童中医预防保健服务人才为突破点，联合有志于儿童中医预防保健服务的各类机构和单位，共同发展中医药儿童健康产业、服务儿童预防保健。将定期举办儿童中医预防保健科普讲座，编撰中医儿童健康系列教材，培养儿童中医预防保健专业人才，制定中医药儿童预防保健调理服务标准，建立儿童中医预防保健服务实施示范单位，建立国家级儿童健康工程重点实验室，承担国家中医药管理局儿童健康工程科研课题，推广及建设“儿童健康4S店”。

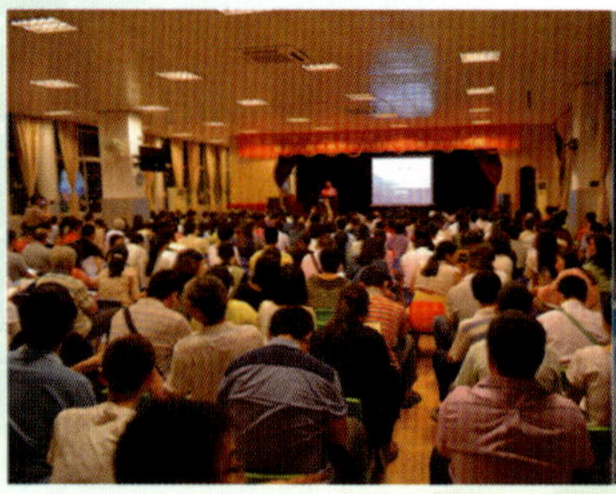

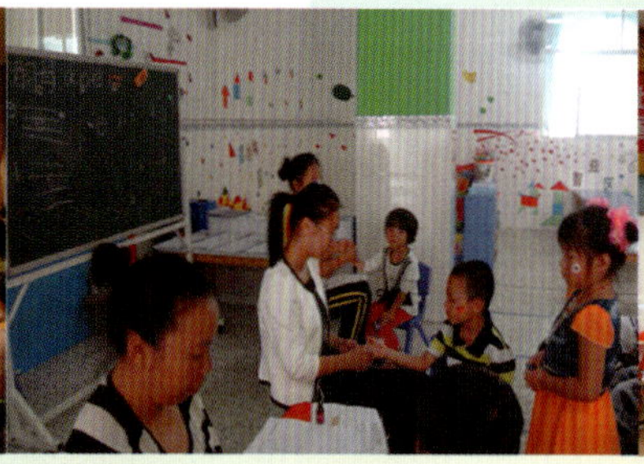

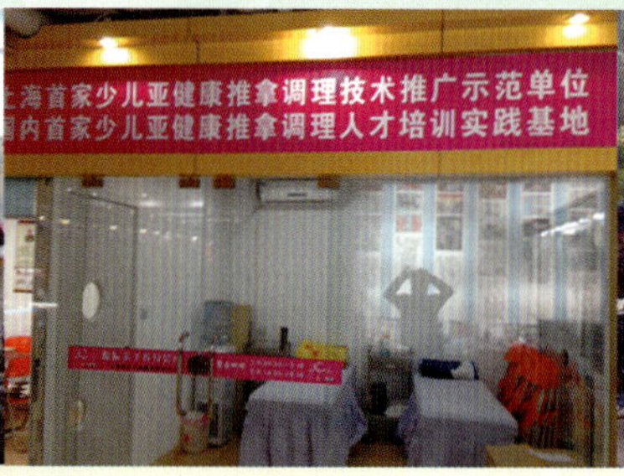



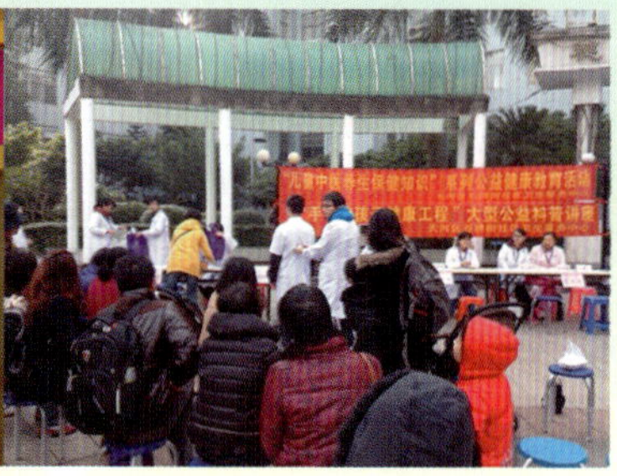

# 四 季 康 贝 网

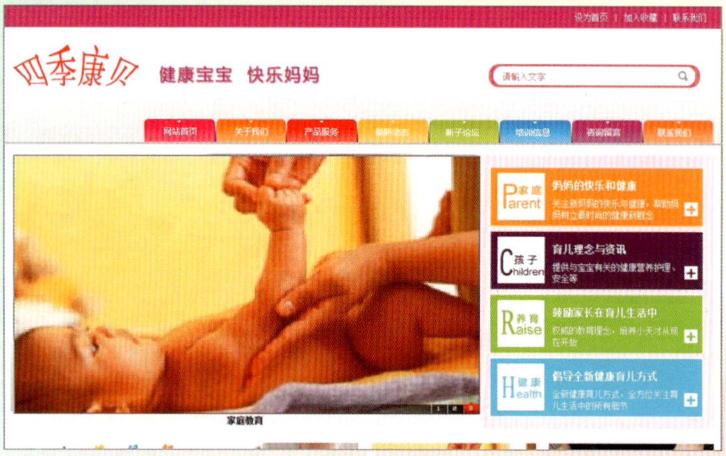



《四季康贝网》是全国中医药儿童健康工程办公室联合全国各儿童医疗机构、托幼机构、知名儿童健康专业调理机构组建而成的一个专门为儿童健康服务、家长专家互动的全国性专业网络应用平台。是宣导中医药儿童预防保健知识的专业化儿童健康专项咨询服务平台。

**网站：www.sjkbw.org**

# 全国亚健康红外测评协作网

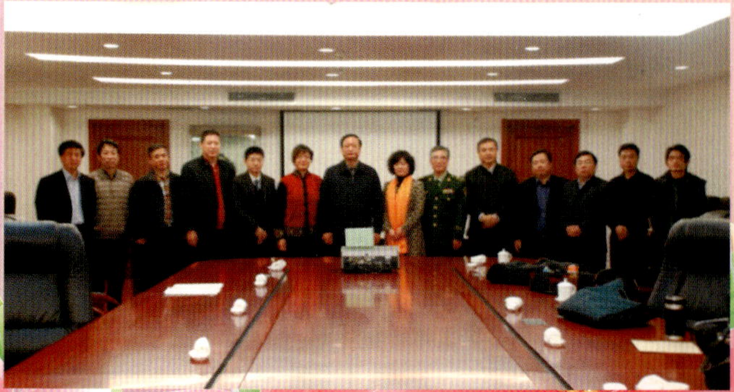

全国亚健康红外测评协作网主要工作是提高、支撑各红外测评基地的红外技术服务能力，建立远程会诊平台，培养亚健康红外测评师，组织各基地联合开展科学研究等。目前已完成国家中医药管理局及世卫组织课题4项，现正在积极参与国家中医药行业重大专项课题“基于红外热成像技术的正常人体中医特征热图研究”的研究。

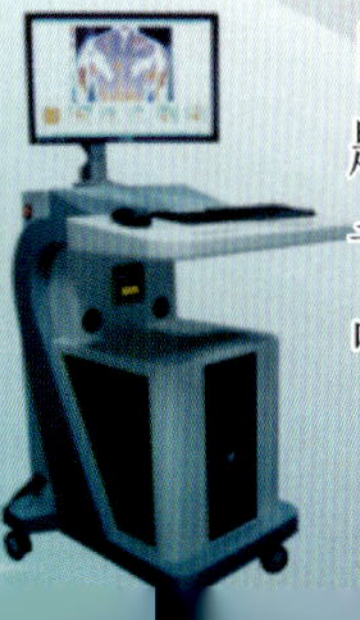

# 全国亚健康干预效果测评中心

全国亚健康干预效果测评中心（简称测评中心）是中和亚健康服务中心的下属机构，其业务指导单位为国家中医药管理局，中心得到美国哈佛大学医学院技术研发支持，是目前国际上唯一一家从事亚健康干预效果测评的机构。中心的研究方向和任务是客观评价中医药与亚健康服务过程中干预方法的有效性和安全性，并建立科学的评价方法和可靠的质量保证体系，规划和建设全国亚健康干预效果测评体系。

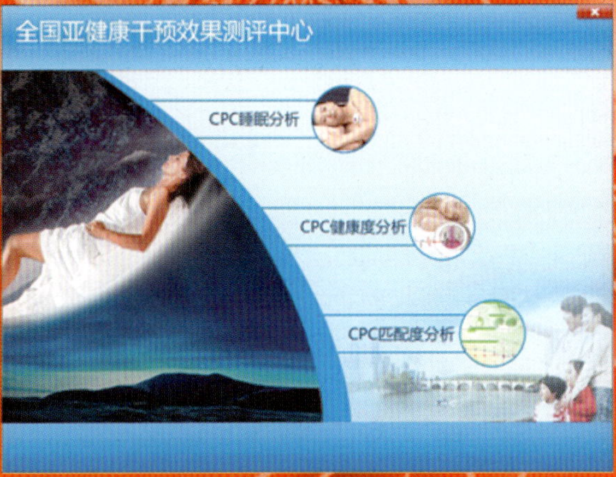


中心围绕亚健康干预效果测评的相关研究建立了亚健康测评的应用技术平台，并承担了国家自然科学基金、国家中医药管理局国际合作司、世界卫生组织(WHO)的科研课题项目。

测评中心主要从事亚健康测评方面的理论和应用科研研究、人才培养、学科体系、标准制定、服务规范、挖掘创新技术等方面的科研工作。中心现已建立了专业的亚健康效果测评技术体系，推进亚健康系列测评服务在全国专业的亚健康调理机构范围内广泛应用。并在国内和国际上都形成了一定的影响力。

现阶段推荐测评技术：1、睡眠质量测评 2、人体整体健康度测评 3、匹配度评测

联系方式：地址：北京市朝阳区幸福一村55号国家中医药管理局机关服务局办公楼306室

电话：010-64166298　传真：010-64130087　网站：www.zhsh.org.cn

现代最新健康状态测评技术与中医完美结合——从我做起！

## 美国哈佛大学医学院 全国亚健康干预效果测评中心 联合开发项目

全国亚健康干预效果测评中心推广项目　　国家自然科学基金科研课题推荐项目

**产品介绍**

CPC亚健康干预效果测评仪　YJ-100是由美国哈佛大学医学院ReyLab中心和全国亚健康干预效果测评中心联合研发的新型高科技亚健康测评设备。CPC的英文意思是Cardio pulmonary coupling (C), Parasympathetic tone (P), Complexity (C)。

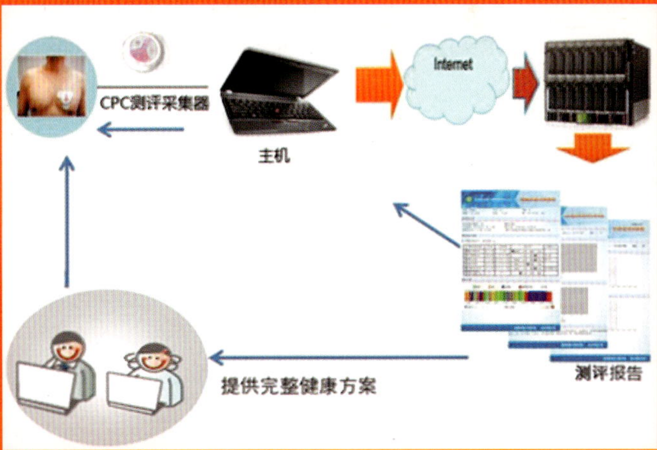


CPC亚健康干预效果测评仪YJ-100收集的心电讯号符合系统要求并经DynaDx验证通过，安全规范亦符合医疗级器材电气规范IEC60601-1、IEC61000。本设备及系统方便实用，将CPC测评采集器通过USB线接上主机（计算机），可以自动分析、上传资料，运用CPC睡眠质量检测分析技术、人体整体健康度测评分析技术、匹配度测评分析技术分别对人体睡眠品质、人体整体健康度以及干预方法与被干预对象整体生理状态间的匹配关系及程度进行检测，为亚健康的早期发现以及之后的干预效果评价提供科学依据。

**适用范围**

医院治未病中心、睡眠诊疗中心、中医养生调理机构、养生检测机构、美容连锁机构、足浴养生馆、医疗养生机构、体检中心、养生地产机构、养生旅游机构、养生音乐调理机构、养生体质调理机构、经络调理机构、芳香调理机构、温泉、酒店、健身、桑拿、汗蒸、会所、SPA等行业。

**富智丰生（北京）健康科技有限公司**
**地址：北京市朝阳区幸福一村55号国家中医药管理局机关服务局办公楼306室**
**联系电话：010-64166298 传真：010-64130087 联系人：屈金霞**

# 全国亚健康易感体质基因检测中心

全国亚健康易感体质基因检测中心是中和亚健康服务中心的下属机构，是从事亚健康人群易感体质基因检测与干预调理的专业机构，在中医体质和基因检测方面汇聚了国内顶级的专家技术支持团队。主要工作是制定亚健康人群易感体质基因检测相关标准、规范与教材、联合研发有效的测评服务项目及干预产品、培养专业技术及服务人员等，共同为人类的健康保驾护航。

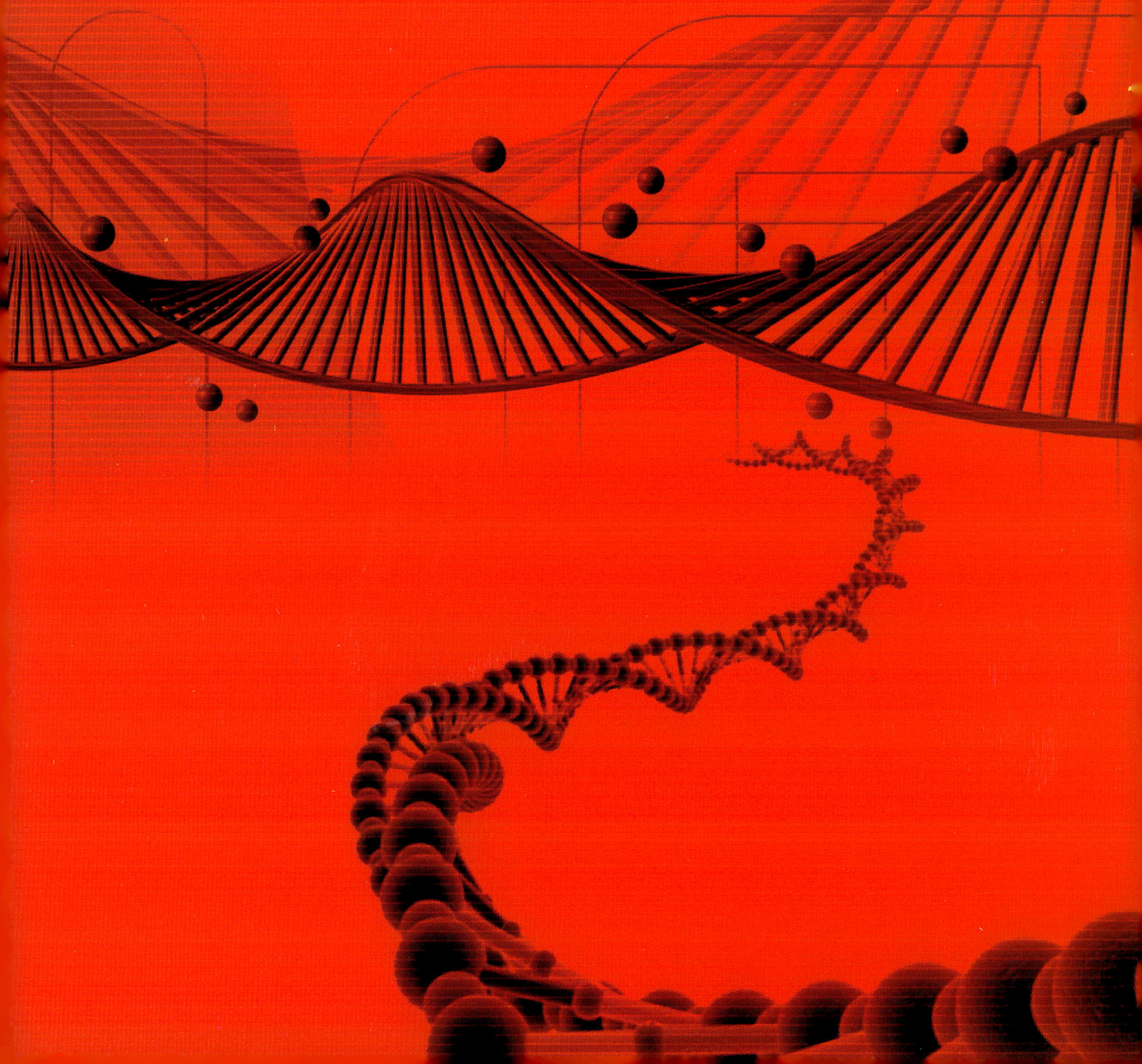

# 全国亚健康调理音乐制作中心

全国亚健康调理音乐制作中心是中和亚健康服务中心的直接下属机构，主要任务包括开展亚健康音乐调理相关标准的制定、调理音乐的联合开发与制作、国家级亚健康调理音乐库的建设与运营、亚健康音乐调理的疗效评估、大型科研项目全国协作、亚健康音乐调理机构的业务指导、专业技术及服务人员的培训与指导等。

网址： www.yjkchina.cn。

**学科体系建设**

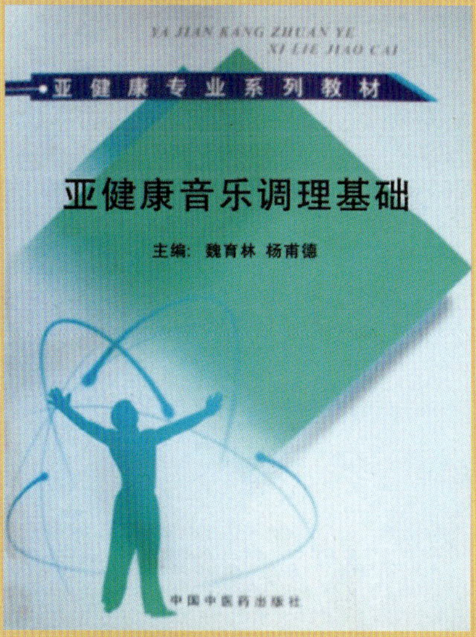


亚健康音乐调理基础

**规范与标准建设**

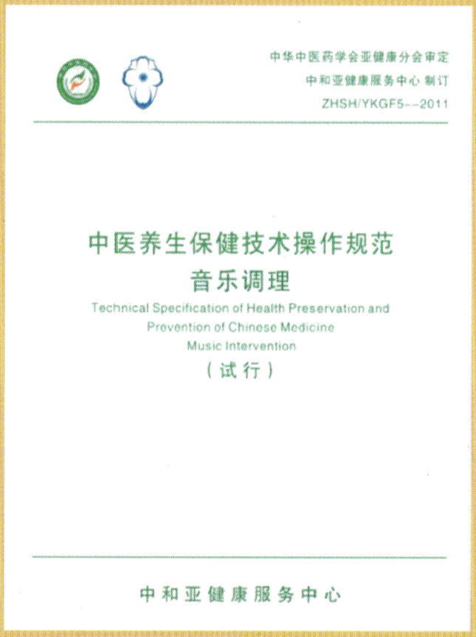
中华中医药学会亚健康分会审定
中和亚健康服务中心 制订
ZHSH/YKGF5--2011

中医养生保健技术操作规范
音乐调理
Technical Specification of Health Preservation and Prevention of Chinese Medicine
Music Intervention
（试行）

中和亚健康服务中心

中医养生保健技术操作规范--音乐调理

**人才培训体系建设**

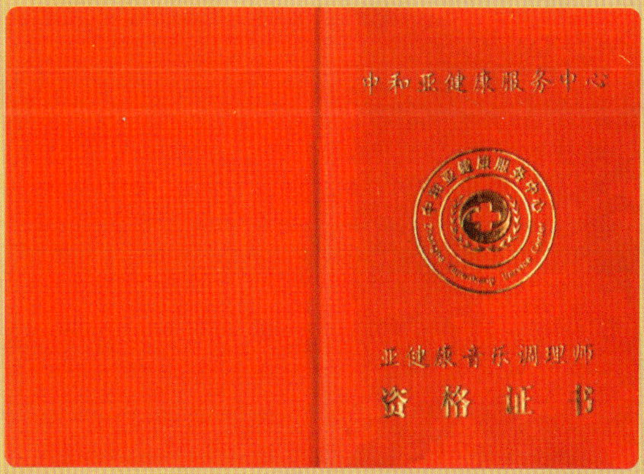


亚健康音乐调理师资格证书

**品牌论坛建设**

**交流与合作**

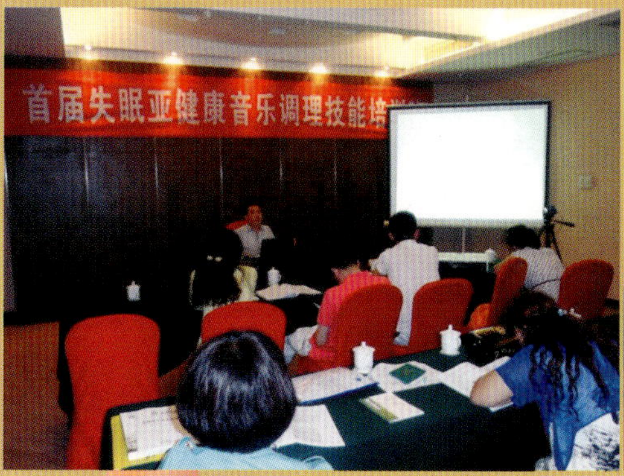


技能班现场

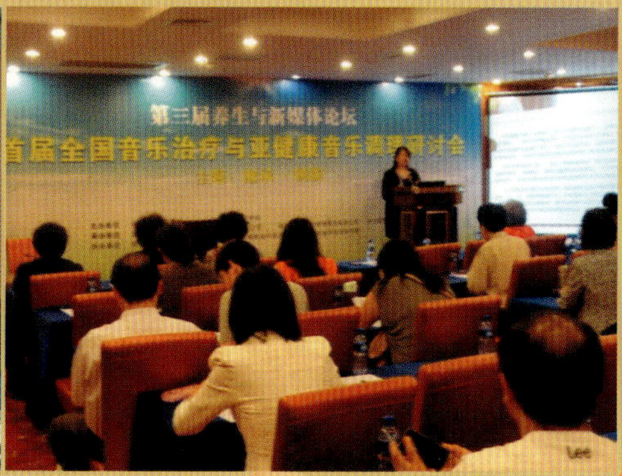


音乐论坛现场

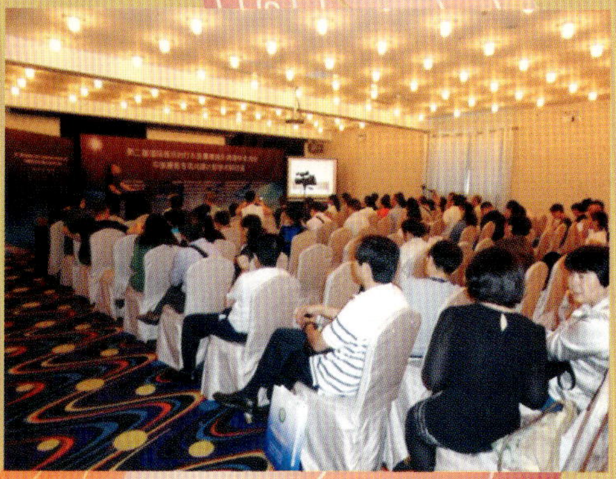

国际音乐学术大会现场

# 四季康贝（北京）健康科技有限公司

四季康贝（北京）健康科技有限公司，是国内首家定位于儿童亚健康专业调理的集科研、开发、销售、服务于一体的高新技术公司。以“有效、健康、绿色、安全的产品服务儿童”为企业宗旨， 发展成为全球儿童亚健康专业调理事业的领军企业。旗下拥有两大品牌：“中和康贝”和“钱乙堂”。

## 一、中和康贝

1、品牌由来：

取于中国传统文化“致中和”；则天地万物均能各得其所，达于和谐境界。另外，运用中医药预防保健方法；呵护儿童健康服务，使儿童四季健康快乐，不让儿童输在起跑线上。由此而得名。

2、品牌定位：

弘扬中医药文化，打造全球“儿童中医养生保健专业连锁机构”。以社区连锁为运作平台，以中医儿童健康理念为指导，运用中医养生理论体系结合儿童生长发育规律，采用中医药综合养生保健干预方法，科学、有效、规范的对儿童身心进行全面指导及服务，促进儿童五脏功能发育，细心呵护儿童健康，促进儿童健康成长。

服务对象：0—14岁儿童。

3、服务内容：儿童四季养生保健服务项目、儿童益智保健服务项目、儿童增高服务项目、儿童减肥服务项目、儿童易感体质调理服务项目、儿童饮食不佳调理服务项目、儿童强肺卫、增体质服务项目等。

## 二、钱乙堂

1、品牌由来：钱乙是我国医学史上第一个著名儿科专家。钱乙撰写的《小儿药证直诀》，是我国现存的第一部儿科专钱著。他第一次系统地总结了对小儿的辨证施治法，使儿科自此发展成为独立的一门学科。后人视之为儿科的经典著作，把钱乙尊称为“儿科之圣”，“幼科之鼻祖”。另外一层含义：“钱”是第二位，健康是第一位。全心关注儿童健康，由此得名。

2、品牌定位：打造全球儿童中医健康教育专业机构连锁品牌，基于中医五千年传统文化及中医“治未病”理念，运用儿童中医养生保健技术结合现代创新中医育儿技术，运用中医食疗养生，科学、有效、规范的培养儿童养成良好的生活习惯，促进儿童身心健康成长，全面呵护儿童健康发展，最终达到儿童健康快乐成长目的。

服务年龄：3—6岁儿童

3、服务内容：儿童健康教育课程服务项目、健康教育培训服务项目、儿童中医养生保健操服务项目、儿童四季食疗服务项目、儿童音乐保健服务项目、儿童四季养生保健服务项目等。

## 三、品牌优势

1、服务内容参与国家级儿童中医药健康工程；

2、参与制定国家中医养生保健操作规范——少儿推拿；

3、参与全国中医药高等教育教材《少儿亚健康推拿调理》编撰 ；

4、京城“小儿王”徐荣谦教授为公司顾问；

5、国家权威行业标准起草人孙德仁教授为公司董事长兼技术总监；

6、承担中华中医药学会亚健康分会和中和亚健康服务中心联合举办的“手”护孩子健康工程大型公益活动；

7、山西运城河东少儿推拿学校、广州中医药大学基础医学院、河南中医药大学、安徽中医药高等专科学校为公司人才培养基地；

8、服务项目均获得中华中医药学会和中和亚健康服务中心联合评选的百项亚健康中医调理技术；

9、参与行业儿童星级亚健康调理中心标准起草工作。

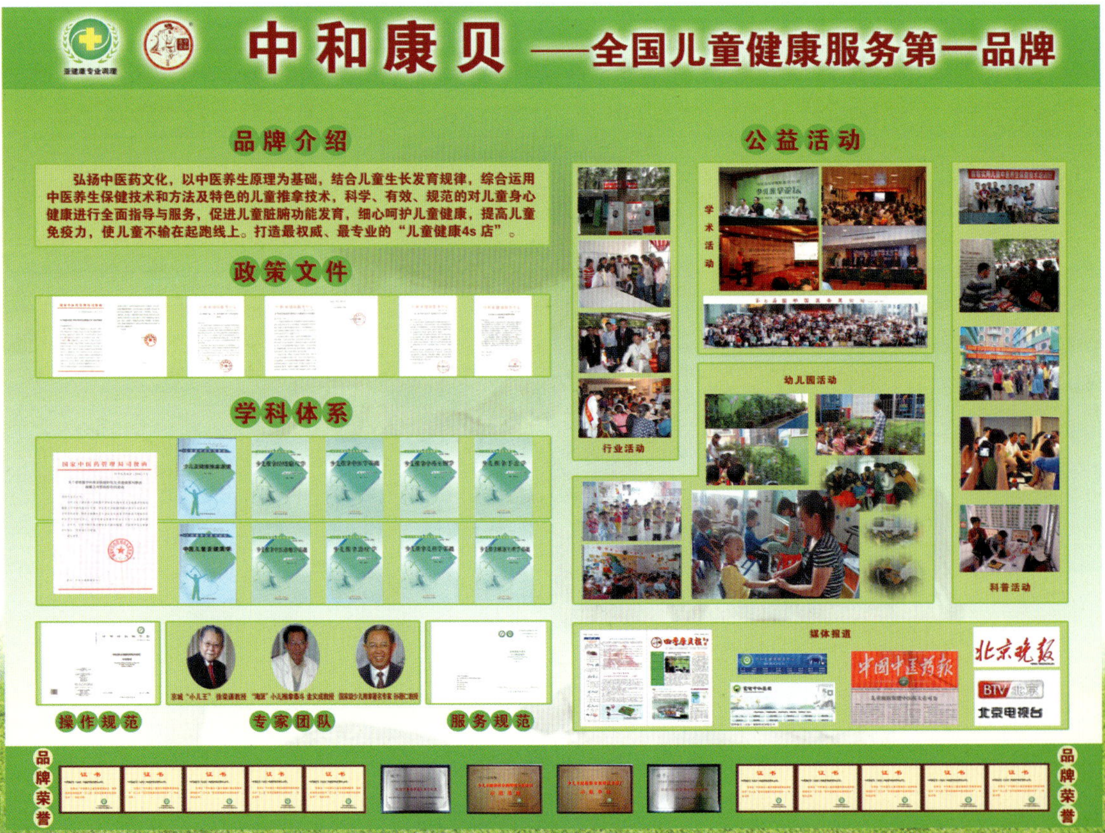

# 中和康贝十大百项亚健康中医调理服务项目

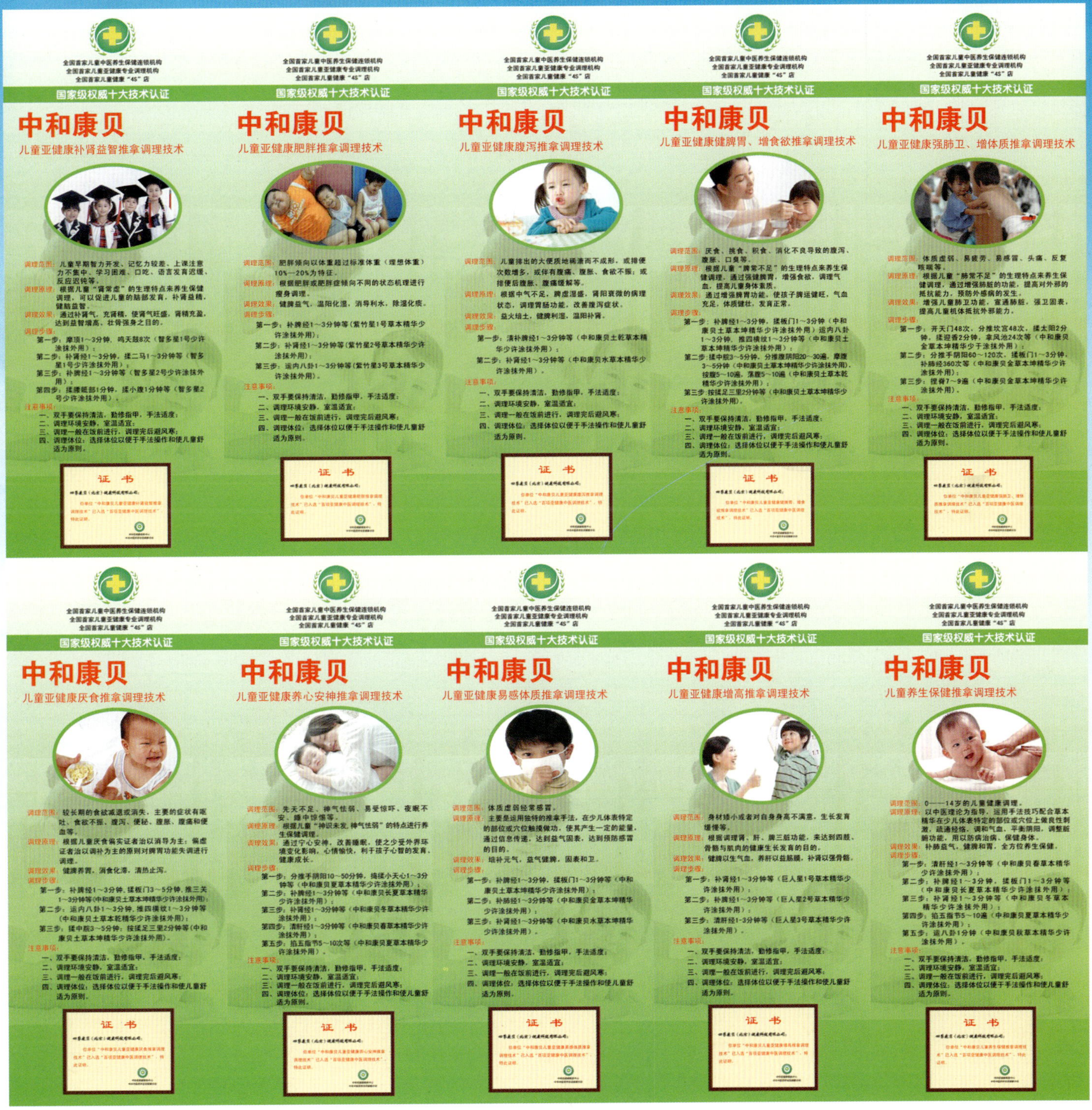


诚邀您的加盟

服务热线：010—64168716

传　　真：010—64168726

网　　址：www.sjkb.cn

地　　址：北京市朝阳区三里屯幸福一村55号国家中医药管理局机关服务局309室

# 富智中和(北京)音乐调理科技有限公司

富智中和（北京）音乐调理科技有限公司是一家主要定位于解决亚健康行业、中医药行业临床需要，专业研发、生产、销售亚健康音乐调理设备的专业机构。另外还从事亚健康音乐调理系统配套产品的代理销售；亚健康音乐调理师的培训；亚健康音乐调理专业机构的连锁经营；亚健康音乐调理服务的网络运营。

富智中和（北京）音乐调理科技有限公司是四季康美集团、美洋科技与富智中和集团强强合作，共同组建的合资公司。是“全国亚健康调理音乐制作中心”挂靠单位。

## 中国失眠网

### 政策背景

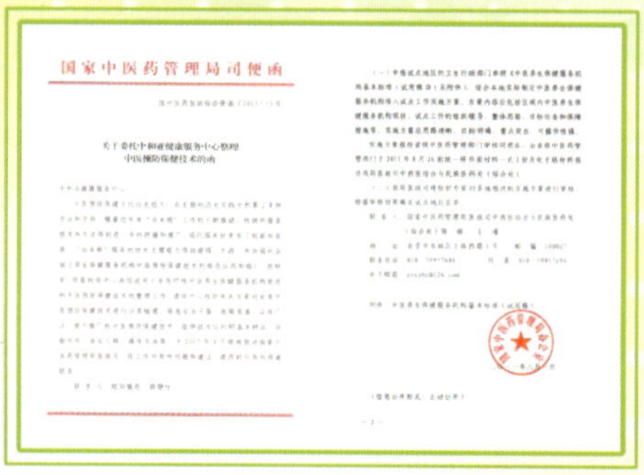


关于委托中和亚健康服务中心整理中医预防保健技术的函

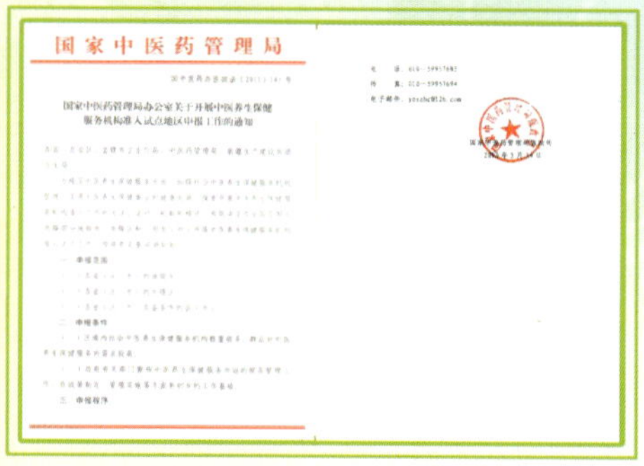


中医养生保健服务机构的准入

### 荣誉资质

中国国家中医药管理局和北京自然科学基金科研课题研究成果
“全国亚健康调理音乐制作中心”多学科专家委员会提供技术支持

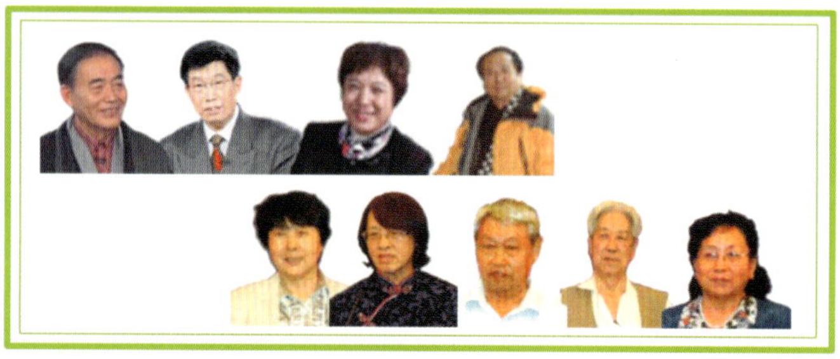

中国/世界卫生组织（WHO）合作项目中的亚健康调理技术
中华中医药学会“百项亚健康中医调理技术”

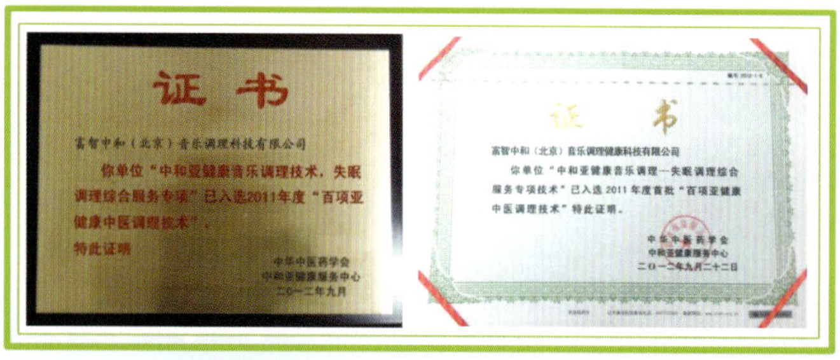


行业监管部门中和亚健康服务中心，星级专业亚健康服务机构必备项目
亚健康预防保健工程，首次突破性非药物干预睡眠障碍修复的产品、技术体系
政府医保体系工程重点支持专项功能网站和创新模式项目
行业监管机构携手医院诊疗中心与专业养生服务机构首度规模化互动

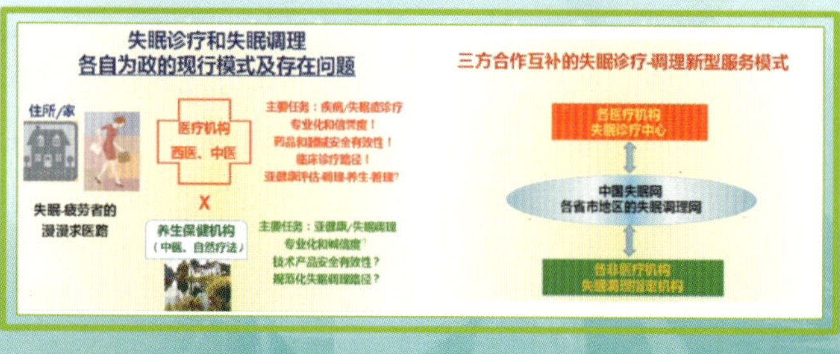


### 专利证书

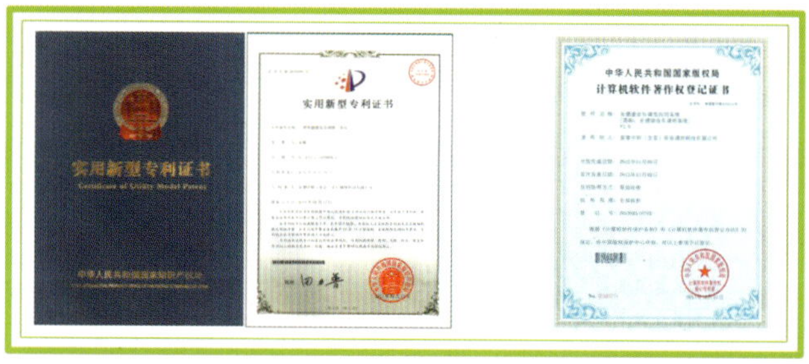


### 权威认证

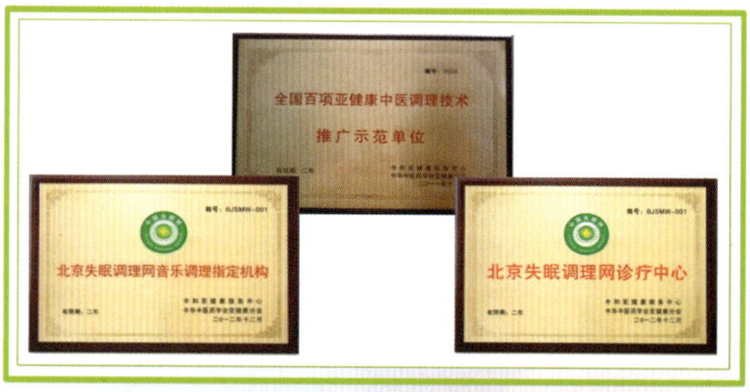


### 星级评定

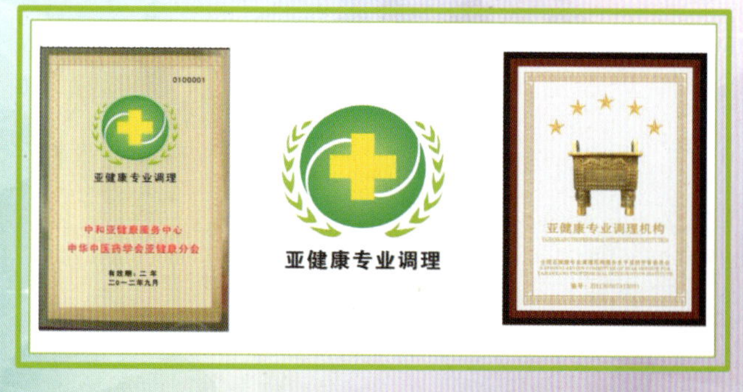

## 好睡眠亚健康音乐调理仪

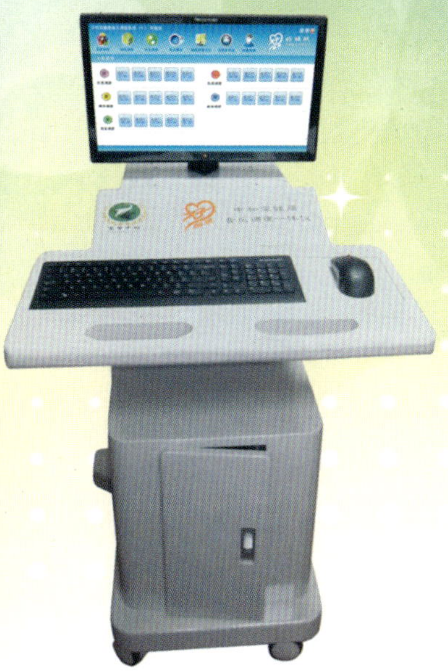

**YJK-SMYYTL-Ⅰ：**

主要用于个人、家庭日常生活中的自我养生和调理。

**YJK-SMYYTL-Ⅱ、Ⅲ、Ⅳ：**

用于专业的亚健康调理中心、治未病中心和非医疗性的养生保健机构。

★ **Ⅱ型亮点：**

1、亚健康评估及管理功能；

2、基于调理音乐库的调理音乐试听、选择和管理功能；

3、亚健康音乐调理方案制定及管理功能；

4、客户档案建立及管理功能；

5、集五脏、循经、五季、入静4大系列的失眠调理音乐库；

6、集音乐、音响、信息等技术为一体的亚健康音乐调理应用系统。

★ **Ⅲ型支持5个区域音乐播控**

★ **Ⅳ型除了涵盖之前型号的所有功能外，配备高级豪华振动床**

**源自美国哈佛医学院雷研究所**的健康睡眠监测仪，解读睡眠质量状况，第一时间捕捉健康危险信号，追踪睡眠质量改善状况，为提早预防各类相关疾病的治疗和调理给出科学精确的评估测评。

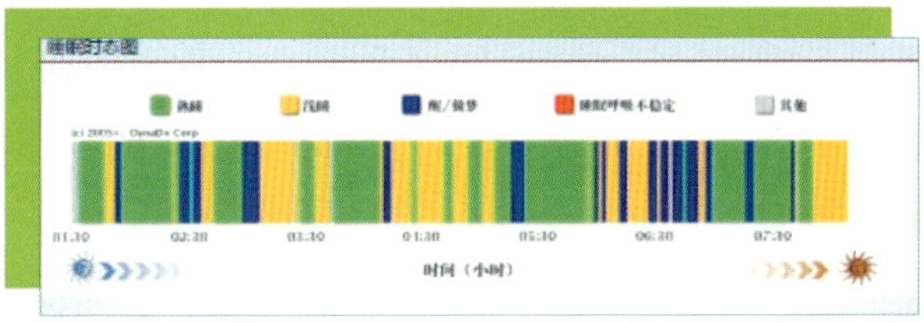


**睡眠质量测评的原理是什么？**

由美国哈佛医学院睡眠品质平台研发团队研发的一种新型高科技睡眠分析方法，通过单导心电信息所收集的心电讯号，利用自主神经以和呼吸两种生理数据，通过数学方法获取对两者都有调节作用的第三种生理信号（脑皮层电活动）。

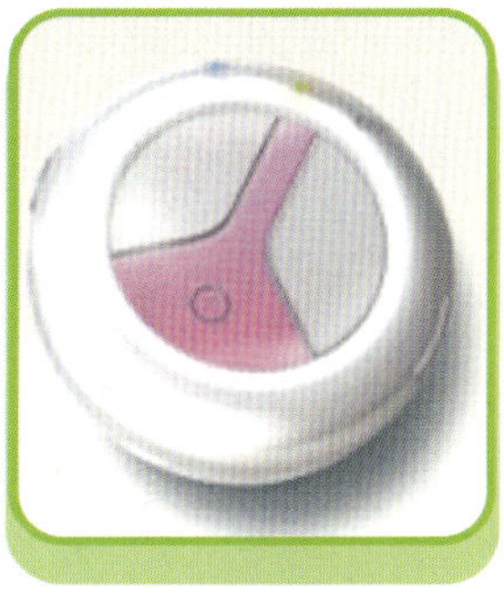

◆匹配度测评：检测调理的效果，评估调理的有效性，可追踪检测。

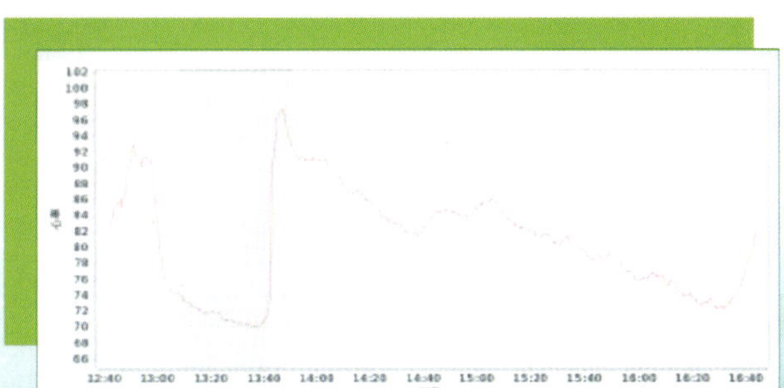

**匹配度测评原理是什么？**

通过实时采集客户干预前、干预全过程和干预后不同时段心率、呼吸频率和HRV中副交感神经系统生理电信号进行统计分析，了解客户对单次亚健康调理/干预的放松入静效果及程度，判定该调理/干预方法对客户整体身心状态是否匹配及匹配程度。

◆人体整体健康度测评：通过量测调理疗程之前、之中和之后的心电数据，评测调理的干预效果。

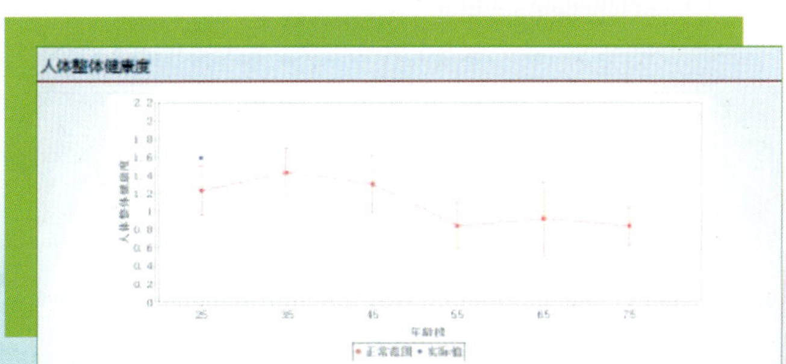


**人体整体健康度测评原理是什么？**

采集人体心率和心率变异性生理信号，进行大数据整体非线性统计分析。

★ 北京自然创新医学科技发展中心伯皇会所，失眠网单店加盟合作示范单位。

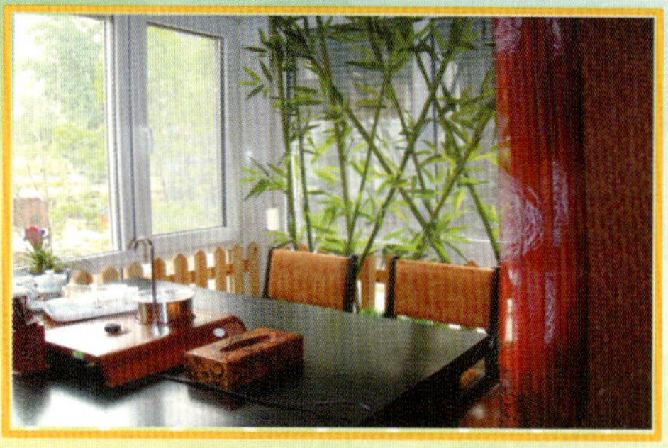

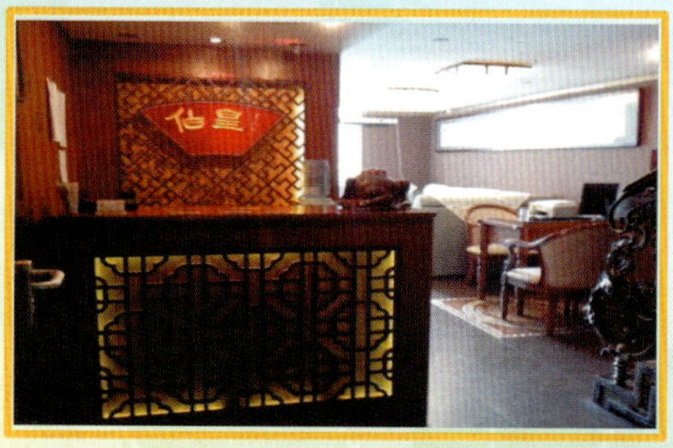


**案例**：某女，49岁，近一两年以来，心脏不舒服，胸闷，气短明显，血压高（妊娠高血压），断断续续吃降压药。医院检查为心脏供血不好，吃扩张心血管药。头胀胀的，头痛，腰怕冷，腰膝酸软，乏力。这次来伯黄会所进一步诊断身体情况，同时想解决下头痛和眼睛疼的问题。

自诉：调理过程中似睡非睡，感觉比较放松。头和眼睛不疼了，胸闷情况感觉好多了。最为轻松的是，原来一直担心是心脏有问题，通过整个检查和检测之后，心里的石头终于落下来。顺利的确定了下一步的调理。

---伯皇会所·亚健康音乐调理师　王月兰

★ 宁波曦域养生会所，失眠网省级代理。

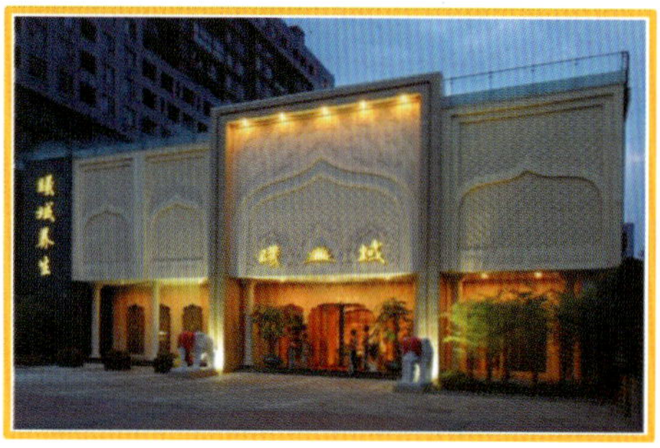

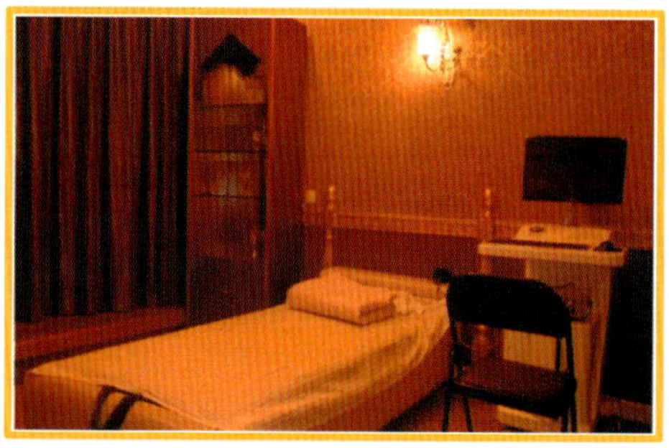

**案例**

★　候某，男，42岁，肺部大型手术后，长期生理加心理性失眠，入睡困难，熟睡时间短暂，1.4小时。安眠药服用半年。 经过一个月在宁波曦域会所的干预调理方案，服用安眠药量由原来的三片到现在半片，深睡3.2个小时。

★　朱小姐，28岁，无生活压力，月子病导致肾功能代谢偏差，脾胃虚弱，入睡困难，深睡时间为1.6小时。前期药物性治疗后，干预调理方案一周，深入睡眠3.6小时，脾系、肾系指数正常。

★　张阿姨，51岁，家庭负担较重，心里轻度抑郁，严重性心理失眠半年。干预调理方案，心理咨询疏导两周后状况明显好转，深入睡眠3.6小时。抑郁、疼痛因子指数正常。

一曦域养生会所·亚健康音乐调理师　张闵艺

★ SUN私人名家健康管理俱乐部

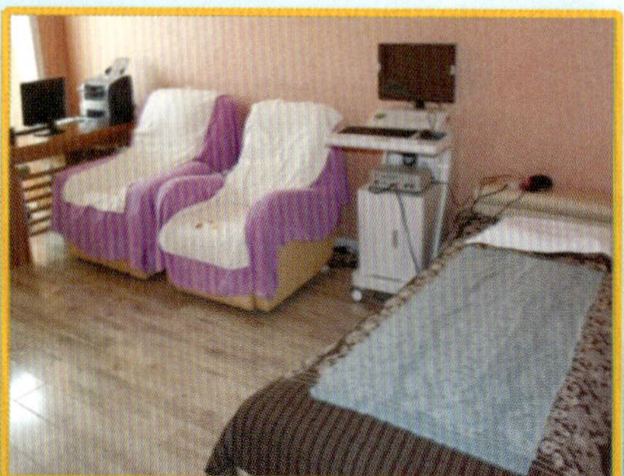

★ 中日友好医院

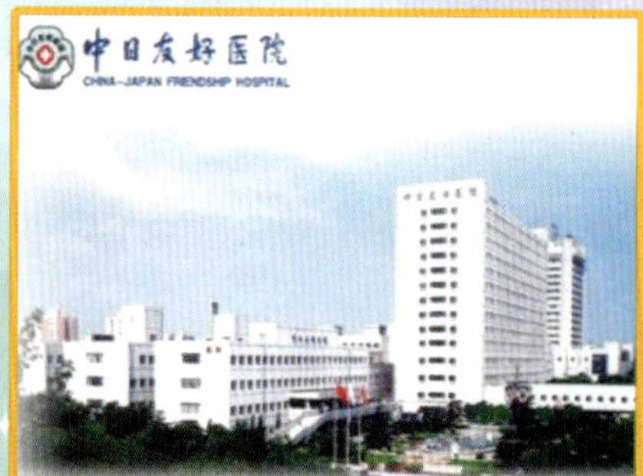

# 亚健康评测系统

在中医体质理论指导下，根据量表设计原理，以问询录入的方式，采集居民健康信息；通过对9种体质分值的结果分析，来判断体质类型。主要应用于各级医疗机构进行中医体质检测。

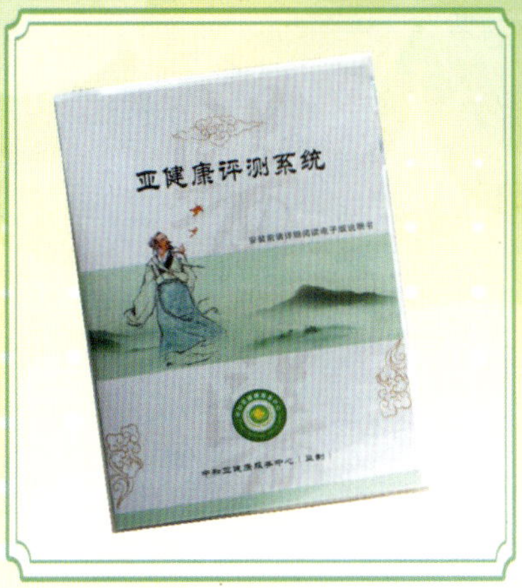


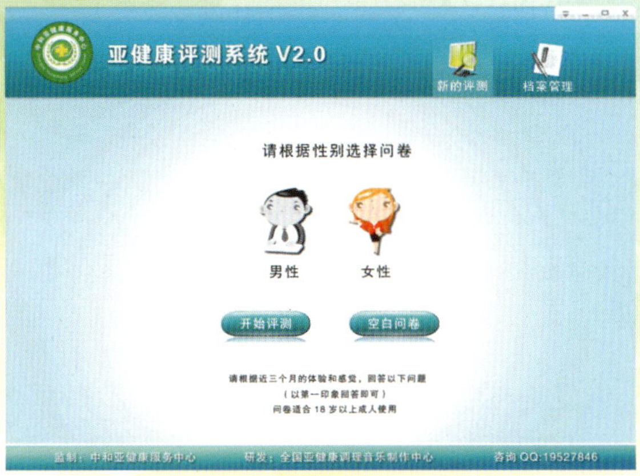


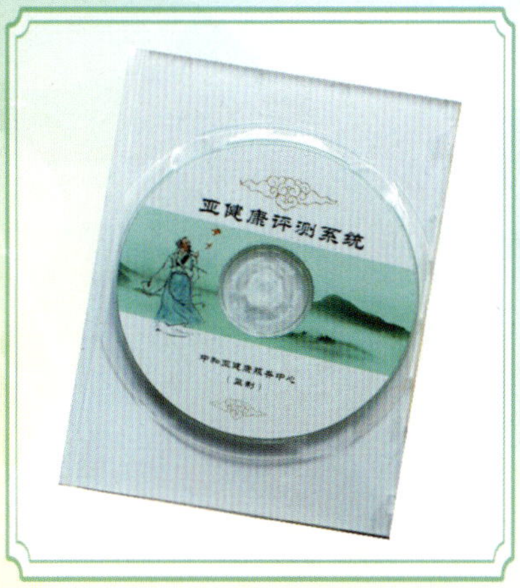


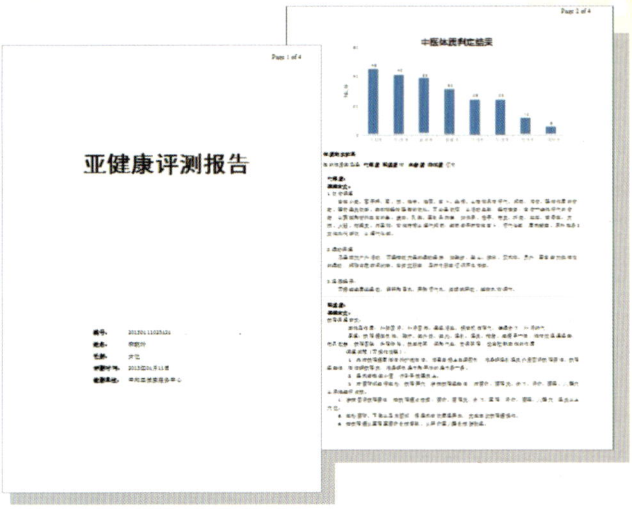


◆ **政策支持**

★国家中医药管理局2012年12月10日下发《中医医院“治未病”科建设与管理指南》，其中第七条：中医医院“治未病”科设备配置，应与医院规模、科室功能相适应，其设备应配备健康状态信息管理设备（如专用计算机、文件柜等）；健康状态辨识及其风险评估设备（如中医健康评估设备，中医体质辨识评估系统，常规的理化、影像等辅助检查设备等）；健康咨询与指导设备（如健康宣教宣传栏、影像等演示设备、多媒体教学设备及信息网络系统设备等）；健康干预设备（如各类针灸、拔罐、刮痧板等器具，中医治疗设备等）等。

★国家卫生和计划生育委员会、财政部和国家中医药管理局2013年6月5日联合下发《关于做好2013年国家基本公共卫生服务项目工作的通知》要求2013年起开展老年人中医体质辨识服务。

**《亚健康评测系统》的用途**

1、协助各卫生机构，开展中医体质辨识，建立和完善《城乡居民健康档案》；
2、根据中医体质辨识结果，发挥基层医疗及养生保健机构特色，针对性的进行健康指导和干预服务；
3、开展中医体质辨识，协助医疗及养生保健机构开展中医预防保健服务，以及中医特色诊疗服务；
4、为体检者提供健康状态辨识及风险评估；
5、为体检者提供中医体检和评估服务；
6、对体检者进行健康状态信息管理；
7、向体检者提供体质成因解读，以及易发疾病的风险预测服务；
8、为体检者提供不同体质对应的 健康养生指导，以及干预服务。


**富智中和（北京）音乐调理科技有限公司**

市场联系人：崔先生　市场部电话：010-64151004　0731-85357579
网址：全国亚健康调理音乐制作中心http://www.yjkchina.cn
中国失眠网 http://www.zgsmw.org
地址：北京市朝阳区幸福一村55号国家中医药管理局机关服务局309室
邮编：100027

# 富智中和（北京）健康科技有限公司
# 红外事业部

红外事业部成立于2012年，积极响应国家中医药管理局《关于促进中医诊疗设备发展的意见》要求，依托国家中医药管理局重点科研立项的基于红外热成像技术与中医症候规律性研究等若干重大课题基础上，努力实现国产“中医CT”的研发与生产。

事业部依托富智中和集团多年来所形成的丰厚文化底蕴、强大的技术实力，以及良好的现代企业运作机制，不断创新发展，现已成为我国红外技术研发生产行业中的骨干企业。

随着国家中医药管理局基于红外技术的重大行业专项的确立，红外事业部将努力成为国家重大技术装备国产化研制基地。红外事业部联合协作单位先后研制开发了新产品多项，其中多项应用技术填补了国内空白，为我国中医用专业诊断技术装备国产化作出了突出贡献。

**亚健康红外测评系统。**红外热成像技术可早期发现人体功能代谢状态异常表现，在此基础上将与中医“寒热温凉”等诊疗信息进行对比和分析，通过专有软件，便可提前发现阳性改变，预警人体健康提示疾病诊断。对亚健康状态测评、重大疾病早期预警、妇女乳腺筛查、疗前疗后效果评价等有极其重要的应用价值。

**先进的生产能力。**事业部拥有5个生产车间，生产作业面积13737平方米，拥有中国顶级军工标准的一流的检测调试设备，所研发生产的产品达到行业先进水平。

**一流的核心研发技术。**基于参与系列的重大科研课题研究成果，红外事业部所研发的具有自主知识产权的亚健康红外应用系统软件已达到国际水平。在产品生产上后引进、消化美国FLAI公司的先进技术，通过再创新，在新产品、新技术、新工艺与世界著名公司的研发基本实现同步,并在此基础上融合中医元素完成创新。

**全面的售后服务管理。**以科学严谨的态度、精益求精的精神，高标准、高质量和高品质的售后服务赢得用户的信赖，严格履行对用户做出的承诺。目前，除青海、西藏、台湾以外，事业部售后服务网点已覆盖全国。常年配备服务工程师，客户服务8小时内到达现场。

**完善的教育培训。**我们致力于提高应用单位《亚健康红外测评师》专业水平能力。结合理论与实战，培训课程和服务范围广阔，从职业资格认证、技能培训，到与职业相关的就业服务，客户遍及中国多个大中城市。目前，《亚健康红外测评》标准化的课程体系，已成为职业培训领域的模板。

**全国亚健康红外测评协作网–网管中心。**目前协作组建的省、市级亚健康红外测评服务基地已经遍布全国20余个省市地区，形成以亚健康红外测评及疗效评价为主体的专业协作网络。事业部在北京建设了全新现代化网管中心，依托互联网技术由北京中医药大学李洪娟教授、武警医学院吕少文教授等十余名国内顶级红外诊断专家为各基地提供远程评估、远程会诊、远程教育等应用服务。

红外事业部定位于解决亚健康行业、中医药行业临床需要；专业研发、生产、销售亚健康红外测评设备；亚健康红外测评服务配套干预产品的销售；亚健康红外检测远程专家服务的网络运营等。我们可为您提供完善的亚健康红外检测专业机构的连锁经营模式指导，期待您的加盟。

地址：北京市朝阳区三里屯幸福一村55号国家中医药管理局机关服务局306室

电话：0101-64132305　传真：64130087

联系人：付中原　手机：13552822511　邮箱：386564135@qq.com

# 腾飞的澧县中医医院

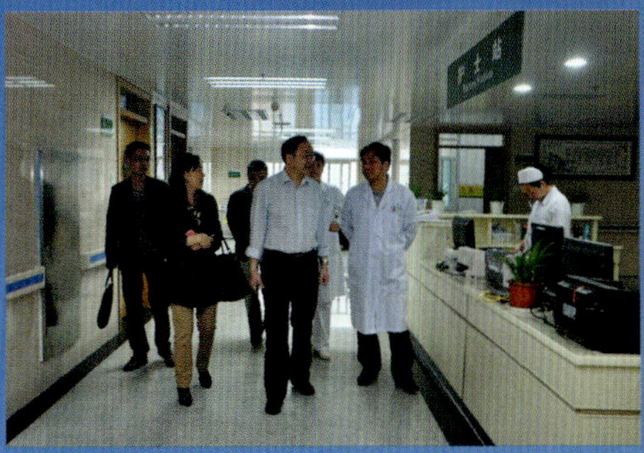

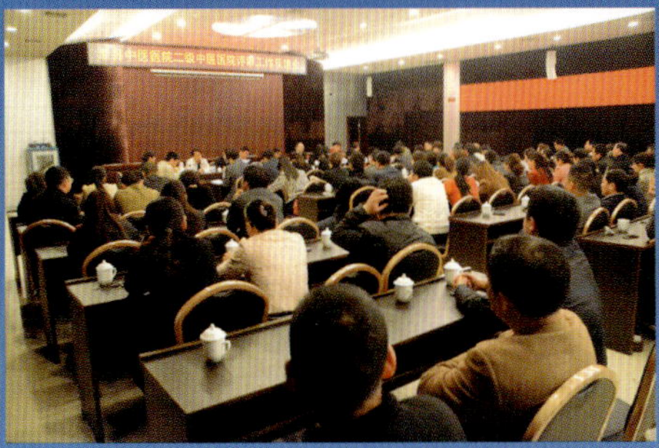

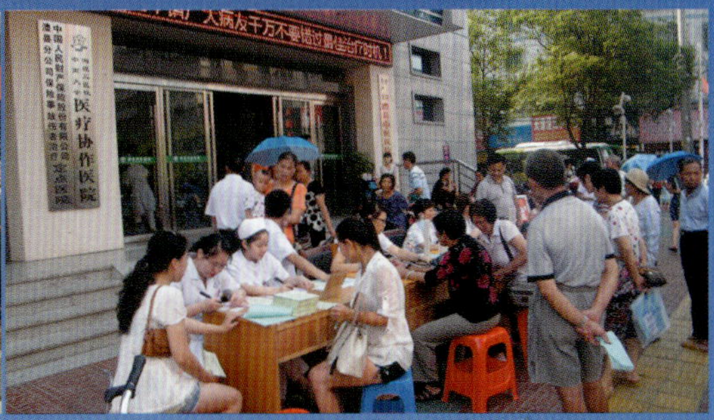

澧县中医医院创建于1946年，前身为誉满全国及东南亚地区的小儿麻痹症专科医院，1973年更名为澧县中医院,2011年1月更名为澧县中医医院。1995年经国家医院分级管理评审委员会评审，确定为湖南省首批二级甲等医院。2013年4月医院通过新一轮二甲中医医院的评审。

医院现有占地面积2万平方米，编制床位450张，实际开放床位559张。现有在职职工423人，专业技术人员359人，其中副高以上职称15名，中级职称人员96人。

医院拥有螺旋CT、CR放射成像系统、西门子四维彩超、全自动生化仪、腹腔镜系统、电子胃肠镜、钬激光碎石机、10人双排高压氧舱等大中型医疗设备300余台件。拥有县内一流的洁净手术室、消毒供应中心、ICU与病房设施。

医院设有门诊部、急诊科、儿科、妇产科、针灸推拿科、疼痛科、脾胃肺病科、眼科、外科、皮肤科、骨伤科、耳鼻喉科、肛肠科、肾病科、脑病（中风）科、肿瘤科、糖尿病科、心血管病科、麻醉科（手术室）、重症医学科、治未病科等20多个临床科室和6个医技科室，设病区13个。其中，糖尿病科为国家级特色专科，肛肠科、中风病科为省级特色专科。

医院始终坚持“以人为本、中西合璧、突出特色、惠泽民众”的宗旨，坚持“人才立院、科技兴院、质量荣院、特色强院”的发展战略，致力打造“精湛的医疗技术、优质的医疗服务、舒适的就医环境、合理的医疗收费”，不断满足广大人民群众对卫生服务的需求。

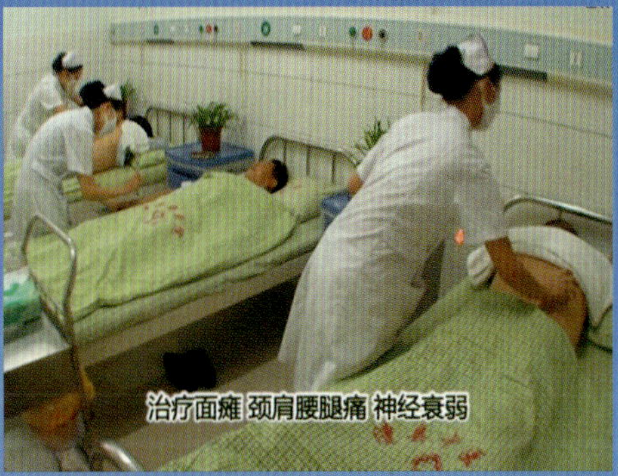


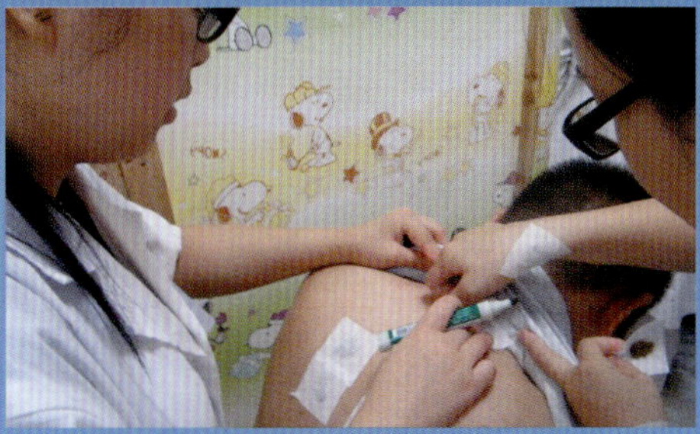

澧縣中醫醫院
Lixianzhongyiyiyuan

国家二级甲等中医医院
湖南省中医药大学临床教学基地
湖南省人民医院临床指导医院
中南大学湘雅二医院医疗协作医院

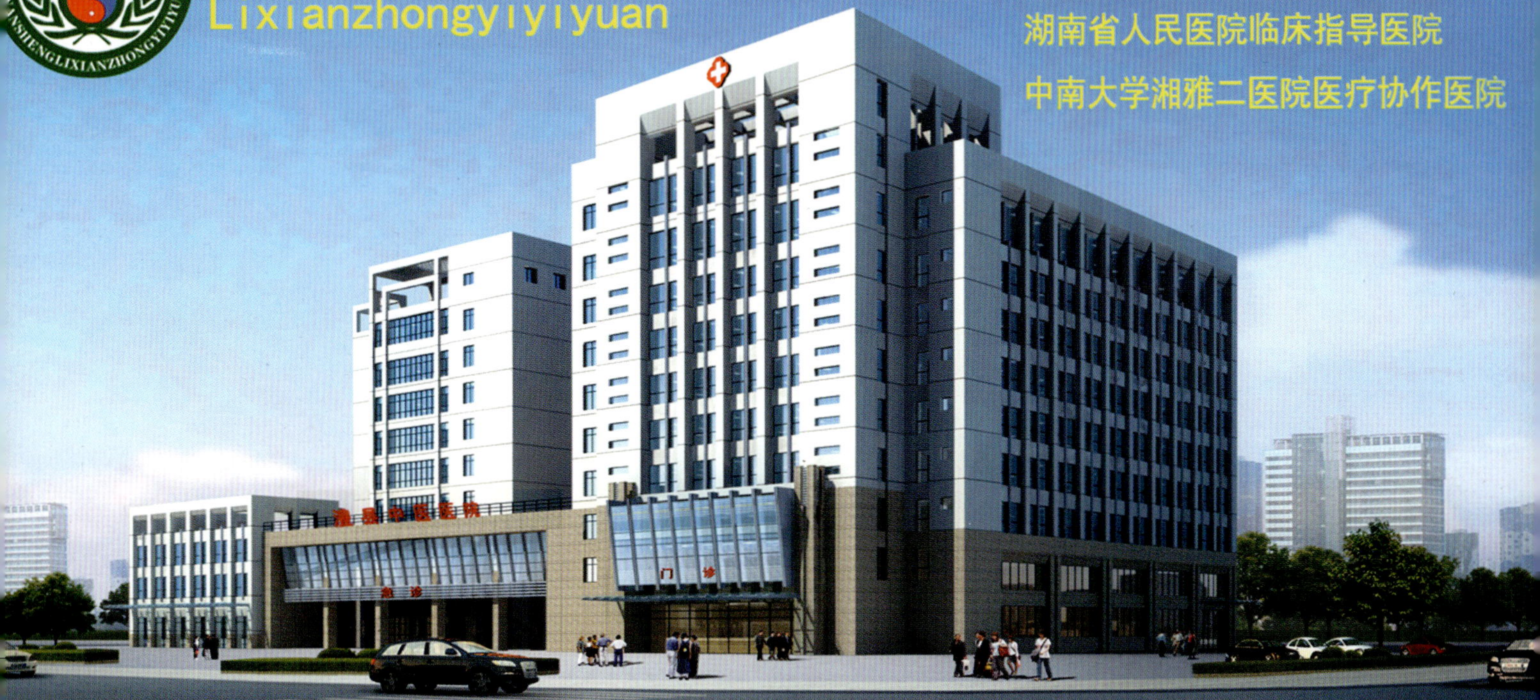

地址：澧县澧阳镇澧阳南路308号　网址：http://zyy.lx-gov.cn/　医疗急救：0736-3120120

Lifesun 莱香 LIFESUN （国际）美容连锁 (International) beauty chain 台湾莱香生物科技有限公司 上海莱香(国际)化妆品有限公司

CCTV.com | Lifesun 莱香 中央电视台央视网亚健康领域战略合作伙伴

## 中国与世界卫生组织（WHO）合作项目“中医治未病”课题入选技术疗法

## 国家中医药管理局亚健康干预技术实验室战略合作单位

### 中医药大学亚健康高等教材《亚健康经络调理》入编推荐企业

### CCTV中央电视台央视网亚健康领域战略合作伙伴

# 莱香 榮譽 Glory 壬辰年

- 中国/世界卫生组织合作项目《中医治未病》《漫话中医治未病》双项推荐品牌
- 《国医年鉴》2009/2010/2011/2012/2013连续五年入编唯一推荐“疗法”
- 中国中医药出版社首部酵素科普书籍《酵素与亚健康》唯一推荐酵素产品

- “中医治未病·亚健康经络调理干预技术”全国推广合作单位唯一指定品牌
- “合力防治亚健康·健康科技中国行”大型公益系列活动唯一指定品牌

- 国家中医药管理局中和亚健康服务中心战略合作伙伴
- 全国亚健康经络调理师培训与考试项目唯一推广单位
- 中华中医药学会亚健康健分会战略协作单位
- 湖南中医药大学战略合作伙伴
- 辽宁中医药大学战略合作伙伴
- 中国亚健康产业服务标准《亚健康服务规范·经络调理》主要起草单位

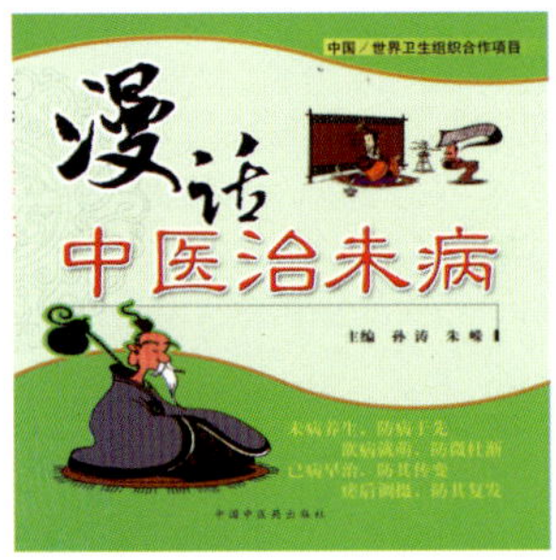


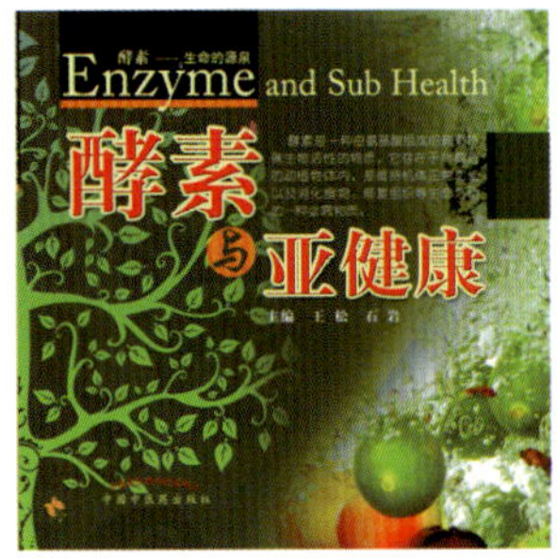


莱香企业与全国亚健康经络调理学科组合作，积极推动“治未病”健康工程与亚健康产业发展，大力开展亚健康科普知识宣传教育，为全人类的健康作出应有的贡献！

莱香企业积极与“湖南中医药大学”、“辽宁中医药大学”等多所知名院校广泛交流合作，大力筹建亚健康学科人才教育培训基地，为全国各地输送大批优秀亚健康专业人才。

莱香企业积极参与承办国家亚健康产业学术会议于社会公益活动

1、2009年10月20-22日独家承办在北京人民大会堂召开的“中医治未病与亚健康高峰论坛暨首届经络调理学术研讨会”
2、2009年11月23-25日独家协办在澳门召开的“第二届国际中医药与亚健康学术研讨会”
3、2010年5月20-23日独家承办在湖南长沙召开的“中医治未病与亚健康高峰论坛暨第二届经络调理学术研讨会”
4、2010年10月24日-26日独家承办在辽宁沈阳召开的“第二届中韩传统医药与亚健康高峰论坛”
5、2011年5月27日-30日独家承办在福建厦门召开的“首届中日传统医药与亚健康高峰论坛暨酵素技术研讨会”
6、2011年10月27日-30日独家承办在北京钓鱼台国宾馆召开的“全国第三届亚健康经络调理学术研讨会”
7、2012年4月25日-29日独家承办由国家中医药管理局主管在四川成都召开的“构建中医预防保健服务体系与亚健康学术大会”
8、2012年10月23日-27日独家承办由国家中医药管理局主管在深圳召开的“构建中医预防保健服务体系与第四次全国亚健康经络调理学术大会”
9、2013年4月16日-19日独家承办由国家中医药管理局主管在长沙召开的“构建中医预防保健服务体系与亚健康学术大会”
10、2013年9月8日-11日独家承办由国家中医药管理局主管在北京钓鱼台国宾馆召开的“第五届全国亚健康经络调理暨构建中医预防保健服务体系学术大会”

2010-2013年独家承办全国“合力防治亚健康·健康科技中国行”大型公益系列活动

(三)荣获2009-2015年“合力防治亚健康·健康科技中国行”全国大型公益系列活动独家承办权

国家卫生部、中宣部、国家中医药管理局等十四个部委共同倡导，由中国与世界卫生组织合作项目《漫话中医治未病》一书重点介绍

◆莱香企业获得CCTV中央电视台央视网、中国《健康报》、《中国中医药报》、《中国医药报》等各大权威媒体的认同推荐与宣传报道

在“养气·养血·养经络”这独具魅力的“莱香三养疗法”指导下，由莱香自主专家团队研发的多个特色“亚健康调理养生项目”在由中华中医药学会于2009年10月20日在北京人民大会堂举办的“中医治未病与亚健康高峰论坛——暨首届亚健康经络调理学术研讨会”上倍受瞩目，受到相关部委领导与专家教授的一致好评，现场盛况与神奇效果被《健康报》、《中国中医药报》、《中国医药报》等多家权威媒体报导宣传，并于2011年成为CCTV中央电视台央视网亚健康领域唯一战略合作伙伴，同时在2011年10月30日、2013年9月10日于北京钓鱼台国宾馆举办的“中医治未病与亚健康高峰论坛——暨第三届、第五届亚健康经络调理学术研讨会”上再次获得国家中医药管理局领导、中华中医药学会及亚健康产业专家们的高度评价！

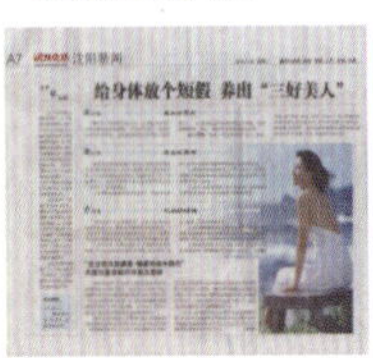
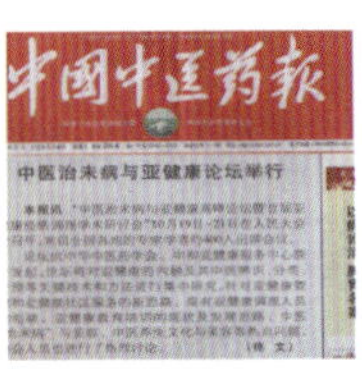

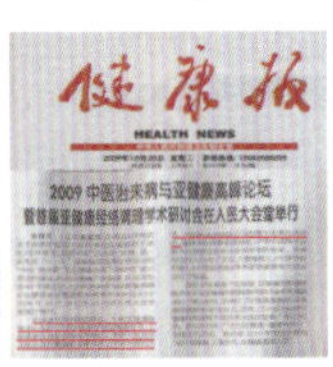

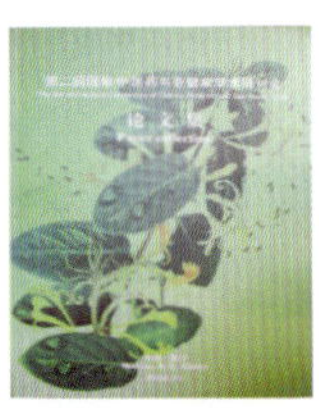
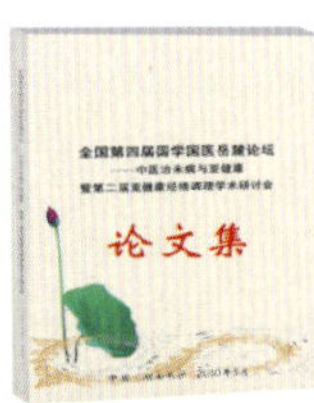

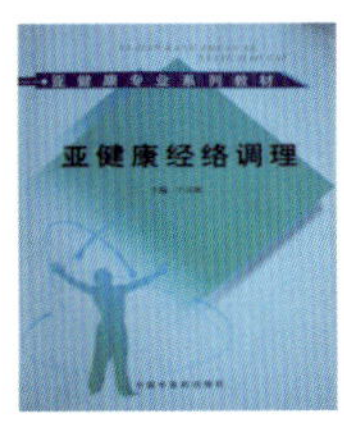

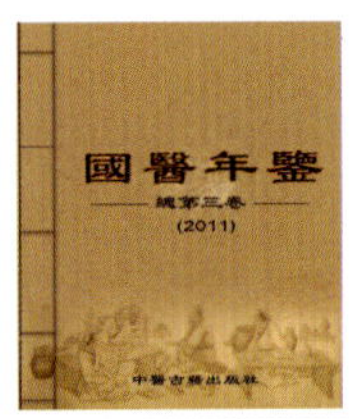

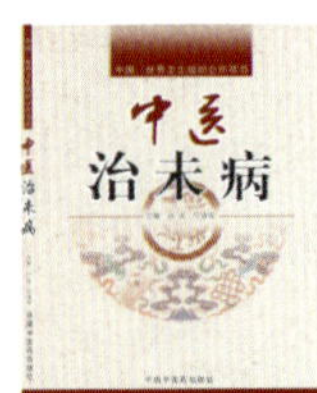


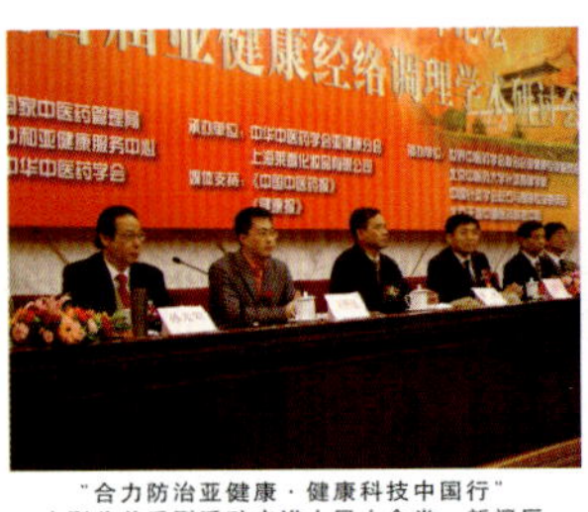

“合力防治亚健康·健康科技中国行”大型公益系列活动走进人民大会堂—新闻厅

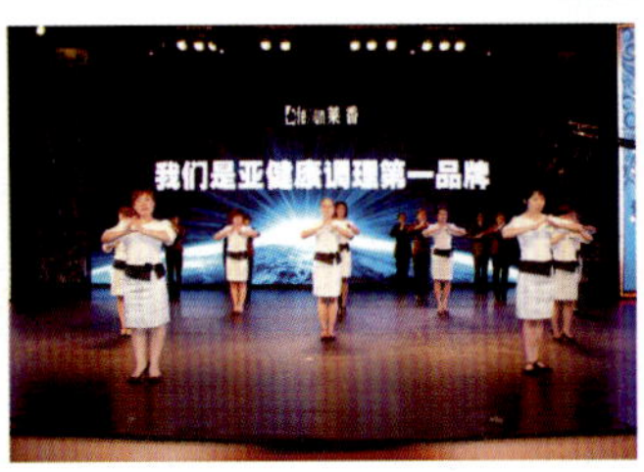


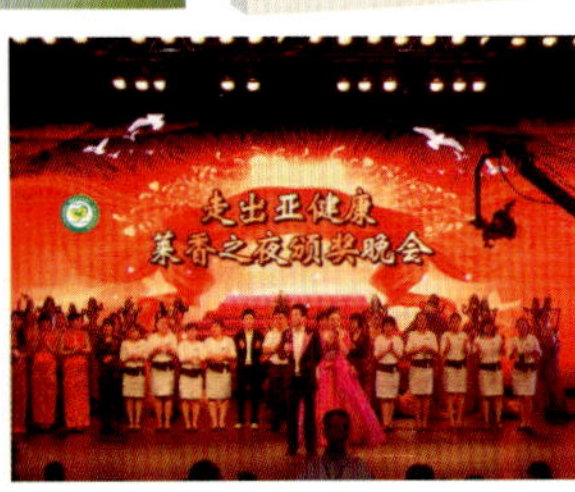


“合力防治亚健康·健康科技中国行”大型公益系列活动走进长沙—田汉大剧院

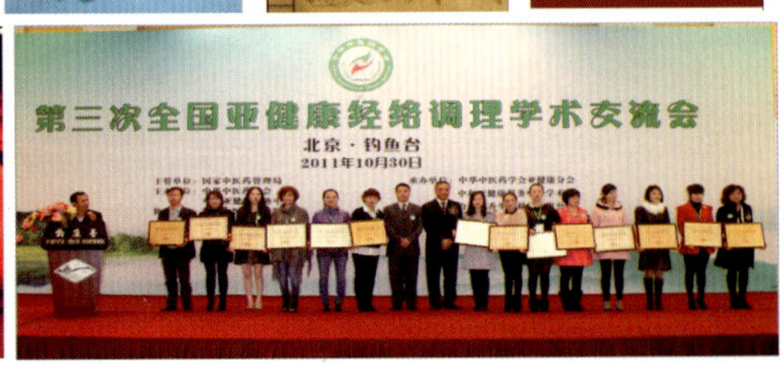


“合力防治亚健康·健康科技中国行”大型公益系列活动走进北京钓鱼台国宾馆

# “合力防治亚健康·健康科技中国行”大型公益系列活动

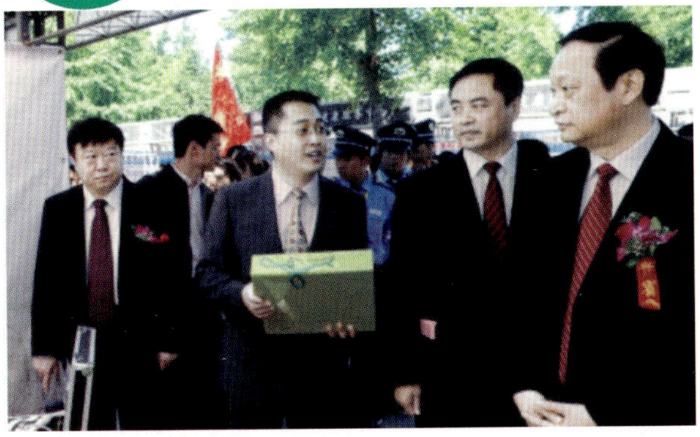

2010年9月22日“合力防治亚健康·健康科技中国行”全国组委会执行主席、上海莱香集团总经理童锡刚先生陪同国家卫生部副部长、国家中医药管理局局长王国强先生参观展会活动并亲切交谈，同行人员还有国家中医药管理局副局长吴刚、中和亚健康服务中心理事长孙涛、中华中医药学会副秘书长曹正逵等领导。

(照片来自《中国中医药报》2010.9.24头版)

Lifesun 莱香
Lifesun International Beauty Organization
莱香（国际）美容连锁

中国亚健康调理养生美容第一品牌

AUBADE® 欧宝 亚健康经络调理专家

花姿婷 Health and beauty every day 女性亚健康调理专家

WEI JIAN TANG™ 唯健堂 亚健康体质调理专家

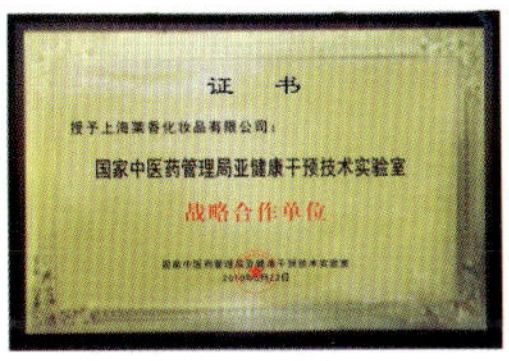


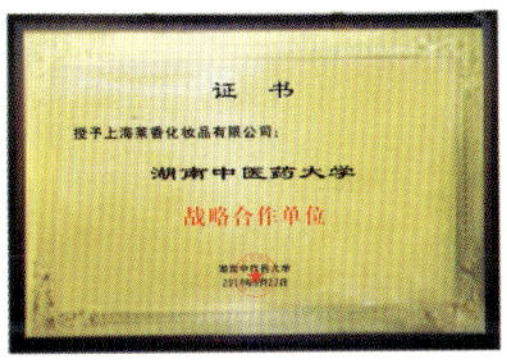


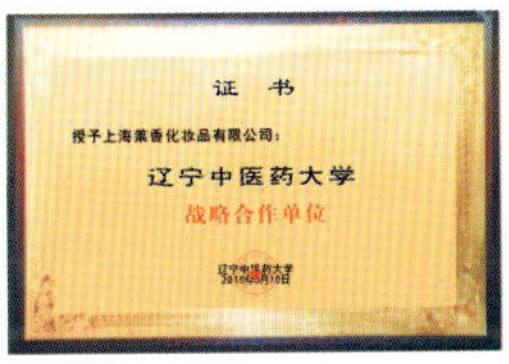


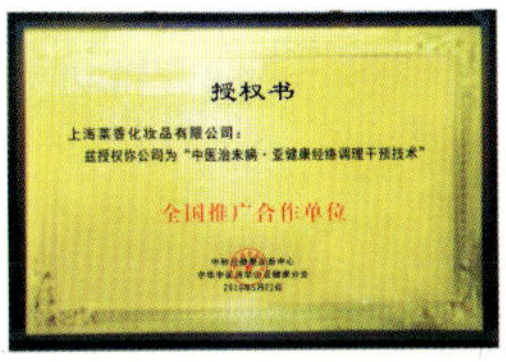


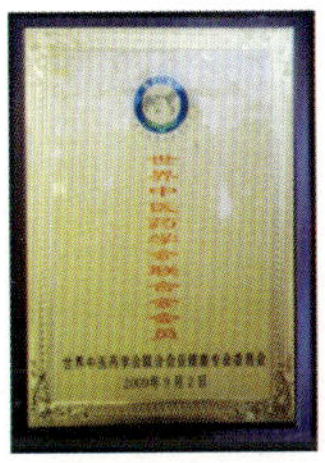

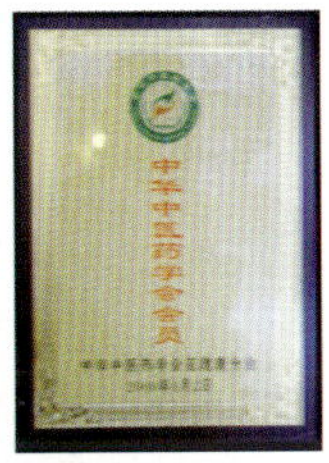

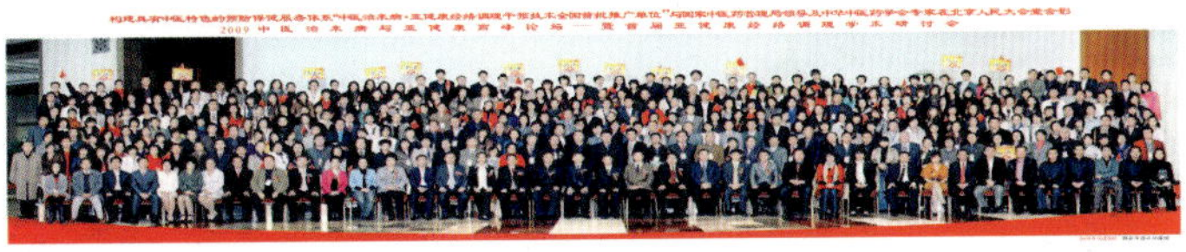

2009年10月20–22日独家承办由国家中医药管理局主管在北京人民大会堂召开的“中医治未病与亚健康高峰论坛暨首届全国亚健康经络调理学术研讨会”

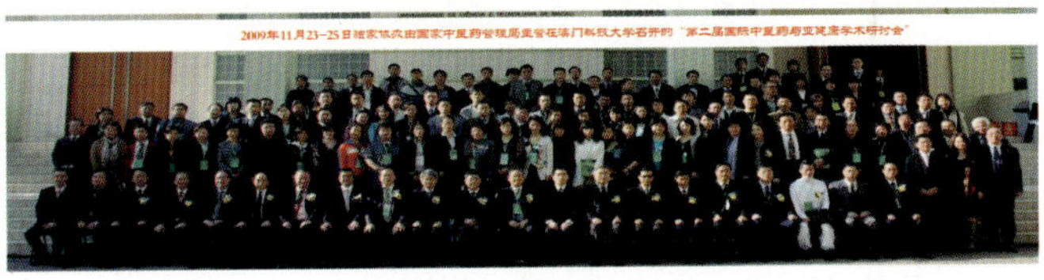

2009年11月23–25日独家协办由国家中医药管理局主管在澳门科技大学召开的“第二届国际中医药与亚健康学术研讨会”

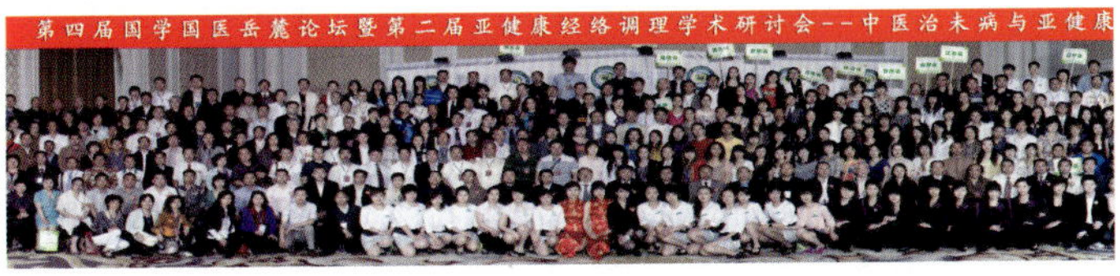

2010年5月20–23日独家承办由国家中医药管理局主管在湖南长沙召开的“中医治未病与亚健康高峰论坛暨第二届全国亚健康经络调理学术研讨会”

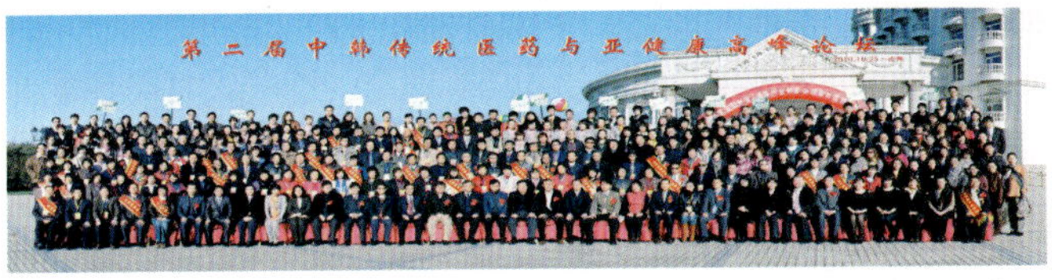

2010年10月24日–26日独家承办由国家中医药管理局主管在辽宁沈阳召开的“第二届中韩传统医药与亚健康高峰论坛”

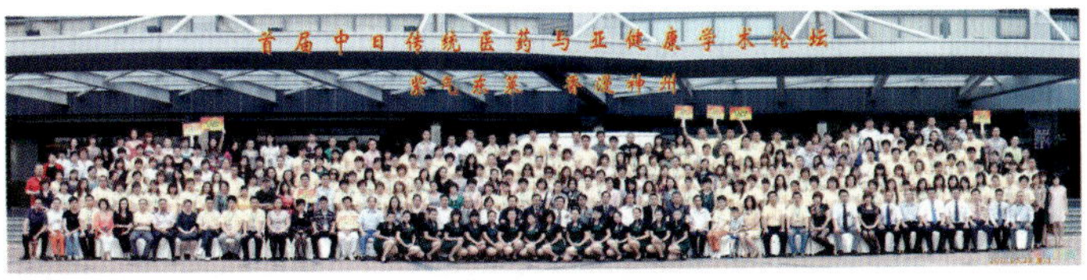

2011年5月27日–30日独家承办由国家中医药管理局主管在福建厦门召开的“首届中日传统医药与亚健康高峰论坛暨酵素技术研讨会”

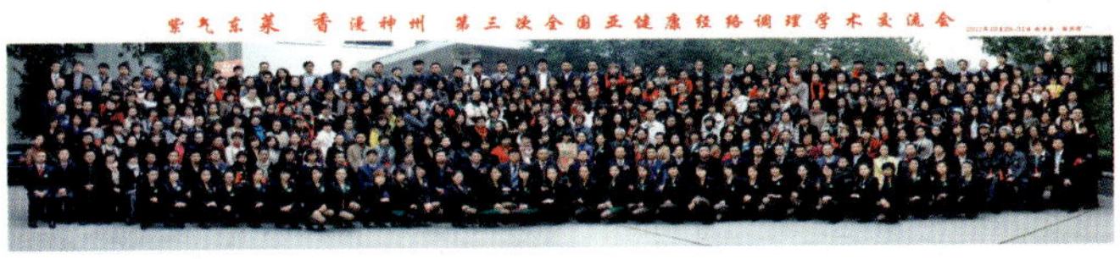

2011年10月27日–30日独家承办由国家中医药管理局主管在北京钓鱼台召开的“中医治未病与亚健康高峰论坛暨第三届全国亚健康经络调理学术研讨会”

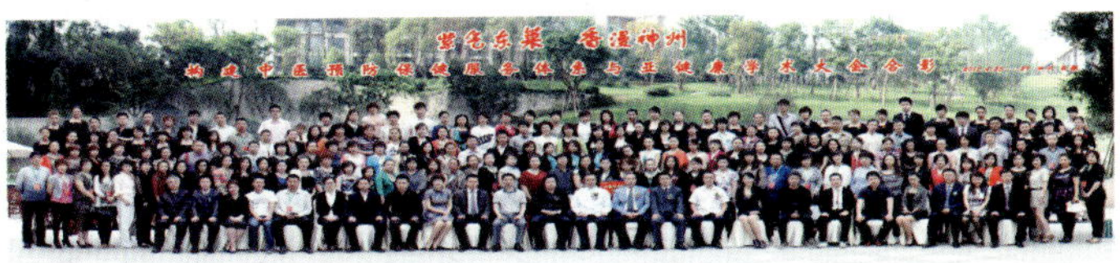

2012年4月25日–29日独家承办由国家中医药管理局主管在四川成都召开的“2012构建中医预防保健服务体系与亚健康学术大会”

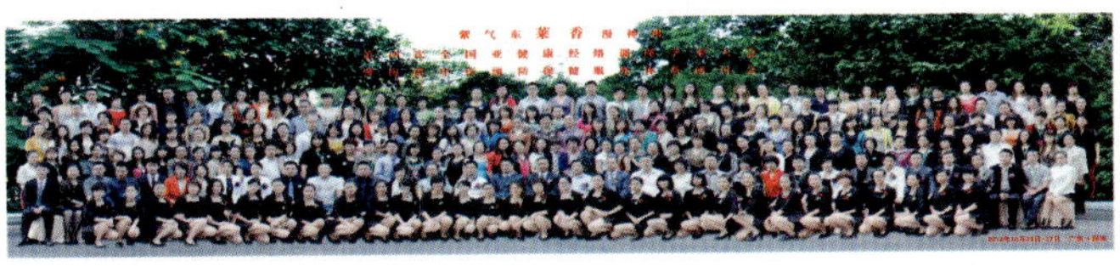

2012年10月23日–27日独家承办由国家中医药管理局主管在深圳召开的“构建中医预防保健服务体系暨第四届全国亚健康经络调理学术大会”

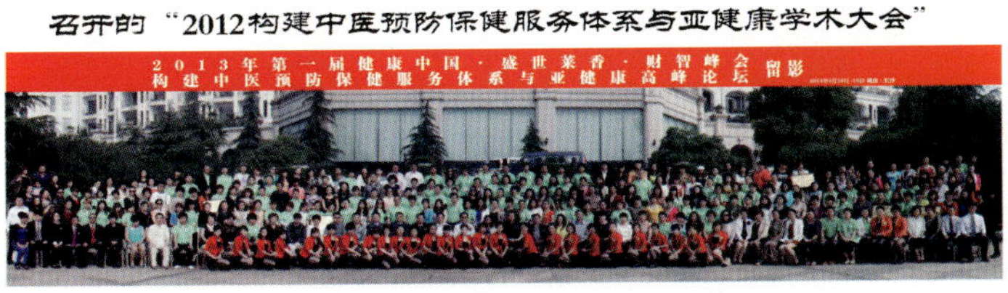

2013年4月16日–19日独家承办由国家中医药管理局主管在长沙召开的“2013构建中医预防保健服务体系与亚健康学术大会”

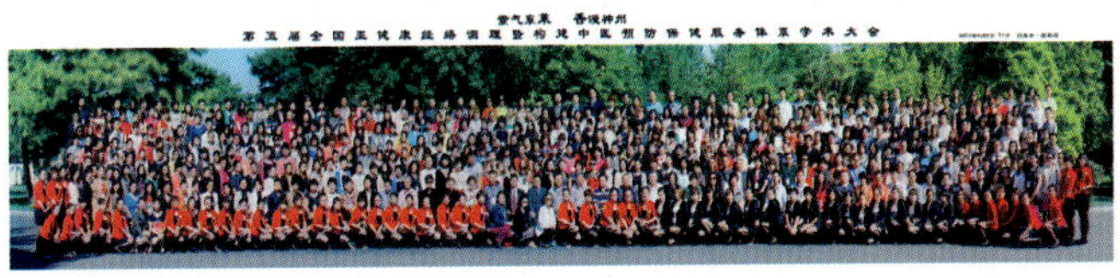

2013年9月8日–11日独家承办由国家中医药管理局主管在北京钓鱼台召开的“第五届全国亚健康经络调理暨构建中医预防保健服务体系学术大会”

# 创新理疗及临床应用

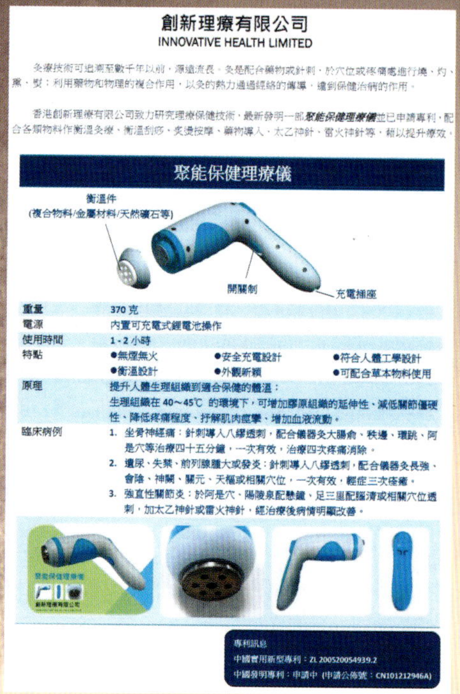

**創新理療有限公司**
INNOVATIVE HEALTH LIMITED

灸療技術可追溯至數千年以前，源遠流長。灸是配合藥物或針刺，於穴位或疼痛處進行燒、灼、熏、熨；利用藥物和物理的複合作用，以灸的熱力通過經絡的傳導，達到保健治病的作用。

香港創新理療有限公司致力研究理療保健技術，最新發明一部***聚能保健理療儀***並已申請專利，配合各類物料作衡溫灸療、衡溫刮痧、炙燙按摩、藥物導入、太乙神針、雷火神針等，藉以提升療效。

**聚能保健理療儀**



| | |
|---|---|
| 重量 | 370 克 |
| 電源 | 內置可充電式鋰電池操作 |
| 使用時間 | 1 - 2 小時 |
| 特點 | ●無煙無火 ●安全充電設計 ●符合人體工學設計<br>●衡溫設計 ●外觀新穎 ●可配合草本物料使用 |
| 原理 | 提升人體生理組織到適合保健的體溫：<br>生理組織在 40～45℃ 的環境下，可增加膠原組織的延伸性、減低關節僵硬性、降低疼痛程度、抒解肌肉痙攣、增加血液流動。 |
| 臨床病例 | 1. 坐骨神經痛：針刺導入八髎透刺，配合儀器灸大腸俞、秩邊、環跳、阿是穴等治療四十五分鐘，一次有效，治療四次疼痛消除。<br>2. 遺尿、失禁、前列腺腫大或發炎：針刺導入八髎透刺，配合儀器灸長強、會陰、神闕、關元、天樞或相關穴位，一次有效，輕症三次痊癒。<br>3. 強直性關節炎：於阿是穴、陽陵泉配懸鐘、足三里配腦清或相關穴位透刺，加太乙神針或雷火神針，經治療後病情明顯改善。 |

專利訊息
中國實用新型專利：ZL 200520054939.2
中國發明專利：申請中 (申請公佈號：CN101212946A)

香港创新理疗有限公司冯锦满。从事理疗保健仪器及技术研究工作，发明一部聚能理疗保健仪，仪器可用于衡温灸、衡温括痧、香熏导入、药物导入、针刺导入、炙烫按摩、太乙神针、雷火神针、温针等疗法，用途广泛。

针刺导入技术：用约三至十多吋定造之针具，刺入人体用作能量导入，针具的规格按患者所需而定。

操作方法：用仪器在患者经络、穴位或患处治疗部位温灸炙烫，作用是令肌肉及神经放松，减轻进针时的痛感及晕针机会，透刺进针后加炙烫按摩、温针灸加速疗效。

太乙神针：用药物制成药贴或药片，用仪器在药贴上温灸，令药物快速渗透加强疗效。

雷火神针：用能量物料加工成有孔的治疗部件，部件装配在仪器上作治疗。

在临床上用于夹脊透刺，可改善各类病患，如脊柱则弯及弓背、慢阻肺病、各种心脏病、中风、脑部及神经系统疾患各类后遗症。

八缪透刺可改善前列腺、膀胱、大肠及子宫各种病患，如配合其它经络或阿是穴透刺，疗效更快。

聚能理疗仪配合创新理疗技术：经八年临床使用，对于手术或药物及各类伤员后遗症，退化性病变、骨枯症、骨质增生等，较传统理疗技术低成本、效益高、环保见效快的保健理疗法。

冯锦满在2011年和生产力促进局合作，研究高科技物料用作灸疗、刮痧、炙烫按摩、药物等渗透，提升疗效。

理疗仪使用高科技物料或砭石作灸疗、刮痧、按摩等疗效和传统砭疗比较，因为可调控温度，见效比传统快，疗效比传统高、操作安全简易。

临床病例：治疗座骨神经痛，针刺导入八缪透刺加仪器灸大肠俞、秩边、环跳、阿是穴等治疗四十五分钟，轻症一次见效，治疗四次疼痛消徐。

临床病例：治疗遗尿、失禁、前列腺肿大或发炎，针刺导入八缪透刺，加仪器灸长强、会阴、神阙、关元、天枢或相关穴位，一次有效，轻症三次痊愈。

临床病例：强直性关节炎，阿是穴、阳陵泉配悬钟、足三里配脑清或相关穴位透刺，加太乙神针或雷火神针，经治疗后病情明显改善。

Nuojin.China

# 中国诺金国际生物科技集团

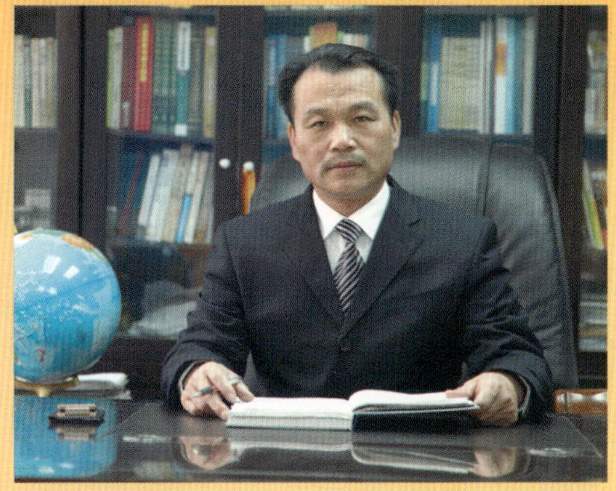

中国诺金国际生物科技集团是以高科技生物技术为先导，以药食同源保健食品产业化为目标，集种、研、产、销为一体的综合性健康产业集团。

集团旗下下设多家子公司，郑州万生生物科技有限公司、万生生物竹林分厂、中国诺金长沙、深圳、沈阳分公司、诺金哈尔滨物流中心、温州、汶城、青钱柳种植基地、长白山原材料基地、安徽安庆养殖基地，诺金国际大连、北京、上海办事处!

“药食同源　科技先导”，诺金集团与多家知名院校、研究室单位和医院建立产学研联盟，专事药食同源保健食品的开发和应用，并引进国际一流的生产设备，建设了现代化生产基地。2010年，公司通过了保健食品生产GMP认证。

通过近三年的跨越式发展，公司荣膺众多殊荣：

2011年荣获全国质量、服务、信誉AAA级企业”；

第八届中国东盟博览会传统医药国际交流论坛组委会“供应商单位”

“2012诚信中国”——“中国十大诚信企业”。

2013年诺金旗下的郑州万生生物科技有限公司被中国中医药养生联盟荣任为中国中医药养生联盟理事长单位。

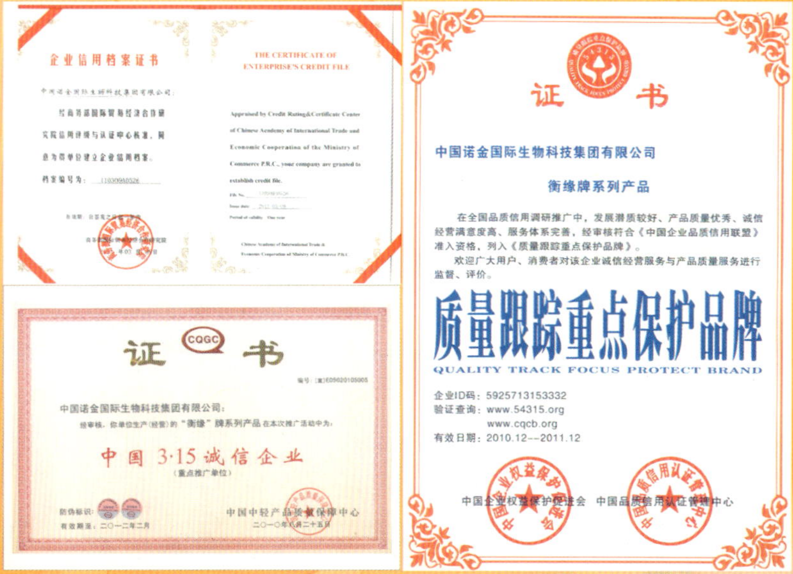


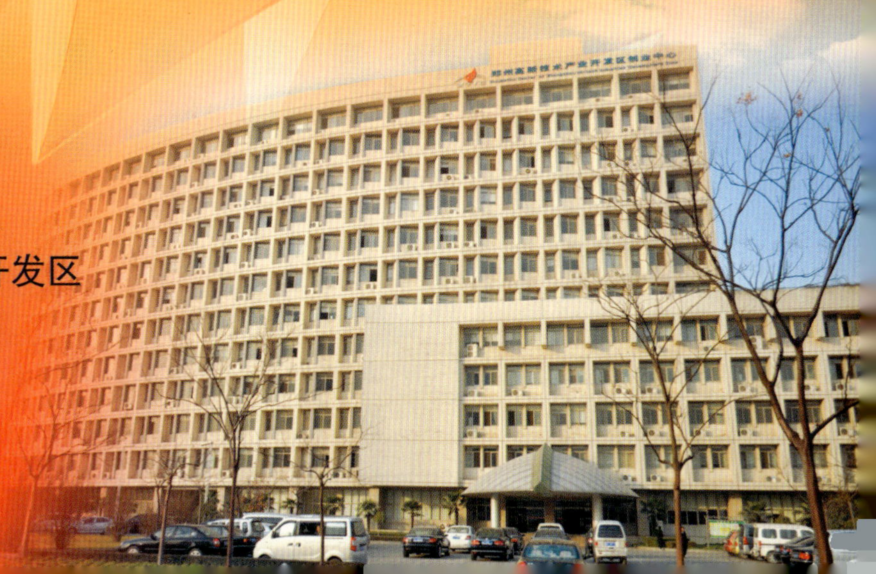

企业网址：www.zhongguonuojin.com

企业邮箱：Chinanuojin@163.com

企业地址：郑州国家高新区技术产业开发区
瑞达路96号创业中心2号楼

专家咨询电话：0371-67896177

市场部电话：0371-67896151

客服部电话：0371-67896152

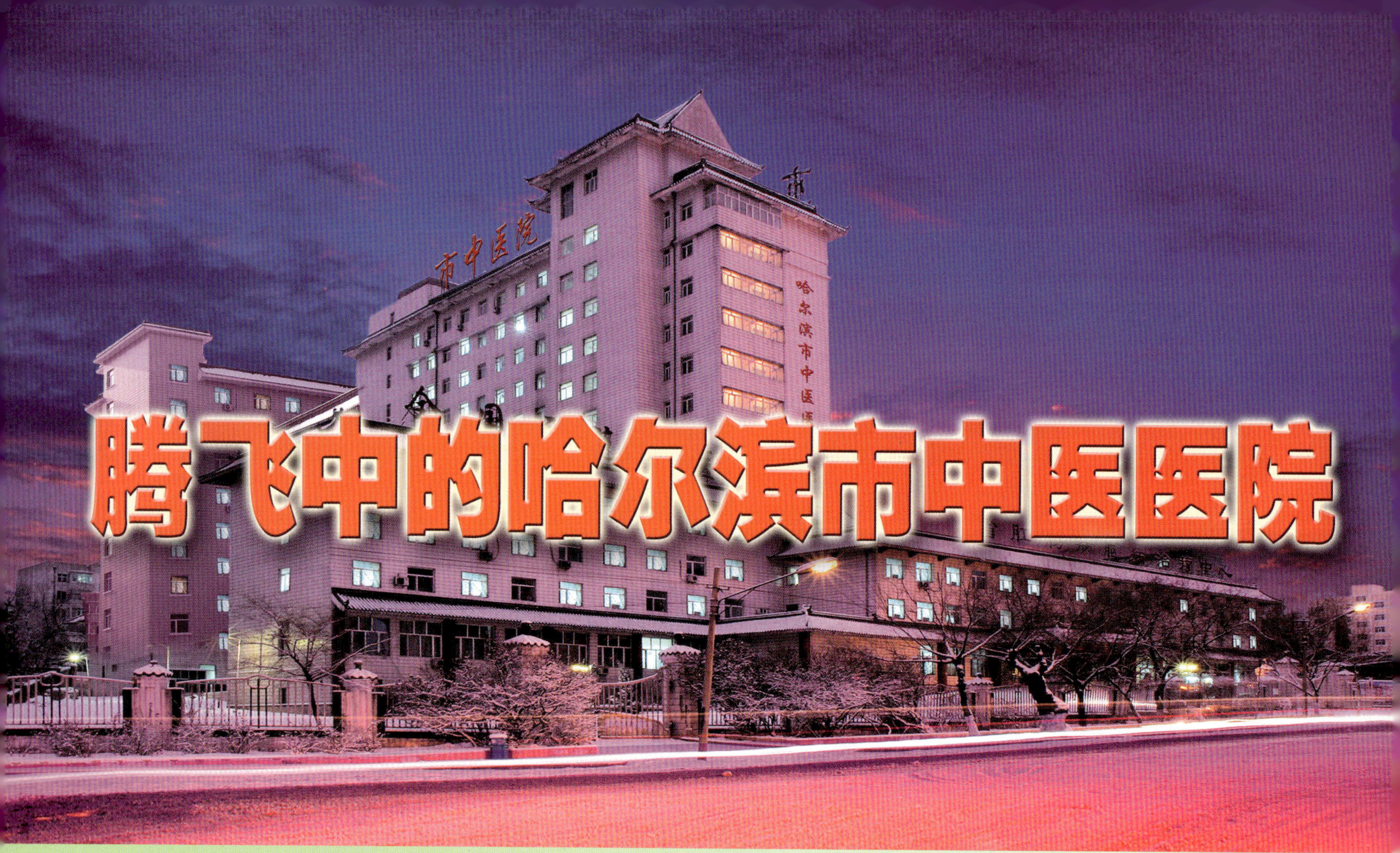

# 腾飞中的哈尔滨市中医医院

哈尔滨市中医医院始建于1957年，经过56年的艰苦创业，现已发展成为集医疗、教学、科研、预防、保健、康复为一体的三级甲等医院和全国示范中医医院。黑龙江中医药大学第三临床医学院、哈尔滨市中医药研究所、哈尔滨市肛肠学会和哈尔滨市中医传统按摩手法学会等机构隶属于我院。1997年医院从道里区中医街迁至新院址道里区建国街副270号。目前，医院占地面积2.1万平方米，建筑面积3.7万平方米，业务用房面积2.1万平方米。院内设有门诊楼、医技楼、13层住院楼、9层重点专科楼、制剂楼，院外设有爱建社区卫生服务中心。2001年哈尔滨市肛肠医院经过22年后又合并回归我院，使市中医医院的综合实力得到全面提升。

现医院开设床位760张，年门诊量达25万人次，年收治病人13800多人次，床位使用率达到96%。设临床科室16个，医技科室11个，临床分科和专家专病门诊28个。现有在岗职工643人，其中卫生技术人员511人，具备正高级职称资格104人，副高级职称116人；国家级名医1人、黑龙江省名中医6人，哈尔滨市名中医13人，博士7人，硕士90人。启动信息管理系统，实行患者“一卡通”就医，推行电子病历，实现医院信息化、数字化管理。

医院坚持以人为本、科学管理、科技兴院、突出发挥中医专科特色优势，实行“大专科、小综合”的发展道路，2010年，总建筑面积近1.5万平方米的全国重点专科楼竣工并投入使用，标志着哈尔滨市中医医院走在了国家重点专科的行列，迈入了一个新的历史阶段。肛肠大专科２０１２年度晋升为“卫生部重点专科建设单位”；国家中医药管理局重点专科4个：肛肠大专科、脑病大专科、肾病专科、心血管专科。小儿推拿科被确定为国家中医药管理局小儿斜颈协作组组长单位，完善了国家“小儿斜颈病”临床路径及诊疗方案，并荣获“全国小儿推拿行业2012年度标兵单位”、“2013年度全国推拿技术行业奖”荣誉称号。设国家二级实验室2个（肛肠病物理检测实验室、针灸生理实验室）；省级继续教育基地3个（肛肠病继续教育基地、小儿推拿继续教育基地、中医药高血压病防治继续教育基地）。医院中药制剂继承和开发秘、验药方研制成丸、散、膏、丹、冲剂、口服液、胶囊等60多个品种。

2012年医院领办的爱建社区卫生服务中心正式落成对百姓服务。医院积极领办“三位一体”的爱建社区卫生服务中心，实行了数字化管理，实现了“一卡通”服务。利用中医“治未病”特色优势，设立了400㎡的中医康复大厅，成立了中医全科、康复科、中医儿科等中医诊室，开展推拿按摩、拔罐、刮痧、针灸等中医诊疗服务。开展了多场中医保健讲座活动，惠及数千辖区居民。2013年爱建社区卫生服务中心被哈尔滨市卫生局授予“三星级社区卫生服务中心”，被市科协、市医学会确定为哈尔滨市“健康科普大讲堂”首家示范基地。

近几年，医院完成国家级科研课题2项，省级科研课题3项。获黑龙江省科技进步二等奖1项、三等奖1项、哈尔滨市科技进步三等奖2项。黑龙江省中医药科学技术二等奖2项、黑龙江省中医药科学技术三等奖2项。黑龙江省医药卫生科技进步三等奖1项。黑龙江省卫生厅新技术引进应用一等奖3项、黑龙江省卫生厅新技术引进应用二等奖9项、黑龙江省卫生厅新技术引进应用三等奖13项、哈市卫生局新技术引进应用一等奖9项、哈市卫生局新技术引进应用二等奖12项、哈市卫生局新技术引进应用三等奖13项。省卫生厅科研招标中标5项、省中医管理局科研招标中标14项、哈尔滨市科技局招标中标3项。发表SCI论文一篇。选拔职工报考在职定向及非定向硕士、博士研究生，制定中医四大经典专著大温课活动方案，聘请著名中医专家讲课，有计划的进行岗位培训。目前，医院现有1名国家级肛肠重点专科带头人，6名省级名中医，13名市级名中医，1名市德艺双馨名中医，18名专家分别担任全国有关学术委员会的相关职务。

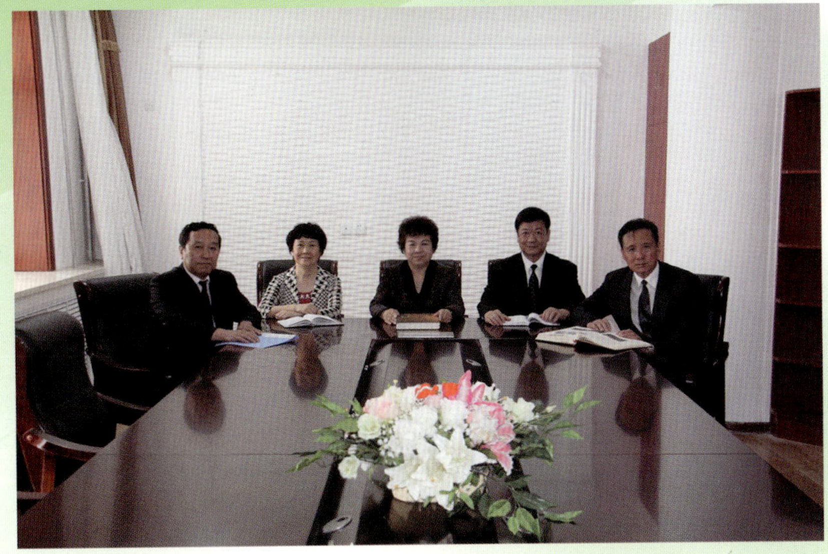

2012年8月，医院以高分成绩顺利通过了全国“三级甲等中医医院”的复检工作，2013年1在北京举行的三级甲等中医医院授牌仪式，由国家卫生部副部长、国家中医药管理局局长王国强正式授牌。

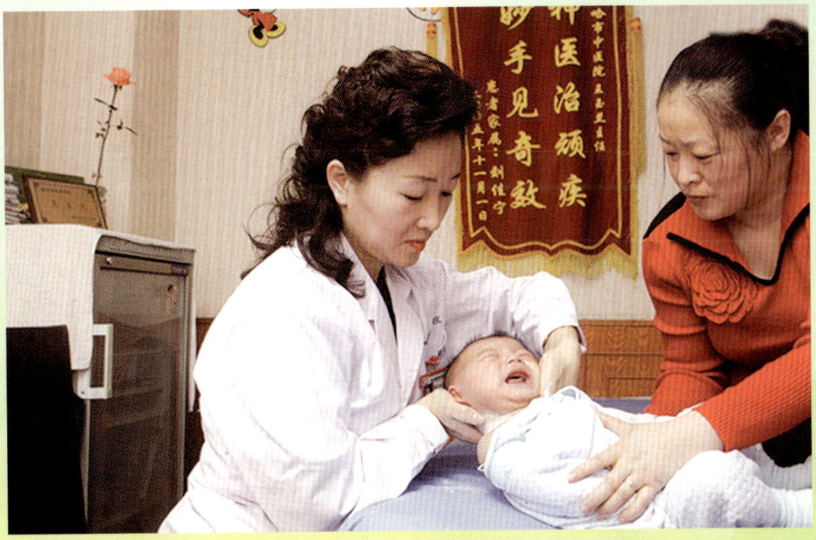

小儿斜颈科主任王玉兰为患儿治疗

近年医院服务水平不断提高，现服务态度满意率达98.7%，服务质量满意率达98.6%，服务收费满意率达97.1%。社会美誉度也逐年提升，医院曾先后获得“全国医院文化建设先进单位”、“国家优秀无烟中医医院”、“少儿中医预防保健事业突出贡献奖”、“2013年度李时珍精神继承发扬奖”、“第二届全国中医护理先进集体”、“第二届全国中医特色护理优秀科室”、“省文明单位标兵”、“省第十届劳动模范集体”、“省卫生系统医院文化建设先进单位”、“省中医工作先进单位”、“省卫生系统行业作风建设先进单位”、“省服务信誉满意单位”、“黑龙江省维权诚信优秀单位”、“市第28届劳模单位”、药剂科被评为2006年度《感动哈尔滨》先进集体等殊荣。2010年医院被确立为全国“治未病”预防保健服务试点单位、全国中医药传染病防治临床基地。

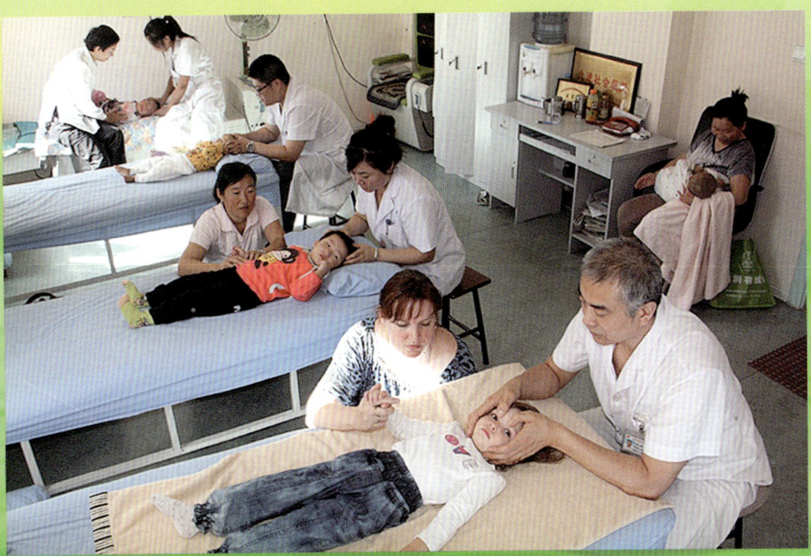

王宜欣主任为俄罗斯脑瘫患儿治疗

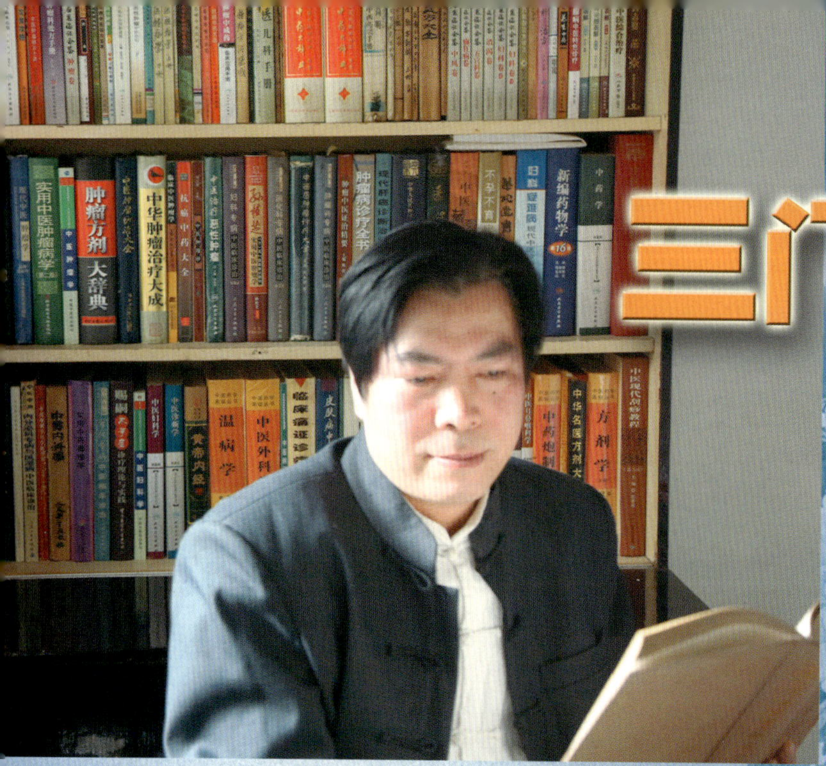


# 三门县潘益堂养生医馆

三门县潘益堂养生医馆位于中国民营经济发源地——台州。是一家以中医中药治疗为特色的疑难杂症调治和中医体质养生保健为一体的民营服务机构。

国医潘才豪，学名，虚空居士（1965－），浙江台州人氏，出生中医世家，毕业于北京中医药大学。三门县潘益堂养生医馆创始人，中医师。中华中医药学会会员、中国抗癌协会会员，中国特色医疗医药协会专家委员、卫生部《健康新生活》杂志社首席顾问，荣获“中华名医”、全国中医药领域“德艺双馨人物”、“李时珍精神继承发扬奖”等荣誉称号。《国医年鉴》及《中国中医医疗机构全书》入编者。

以“心存好生之德不为成佛，志在人民健康振兴中医”为指导思想的他,曾拜学多位国医大师及中医届知名专家真传。虚心领教，堀挖老先辈的真谛。曾师从王凤岐、吴大真、吴伯平教授门下。并受诸前贤的教诲、真传，以及秦门的观点和医德、医风影响，他不断勤求博采，继承创新。数十年来，国医潘才豪甘一生清贫，将毕生心血奉献给了中医事业。潜心各种肿瘤和疑难杂证临床研究，尤其对各种肿瘤及心脑血管病，急、慢性肝胆病，男女不孕不育，糖尿病，高血压，半身不遂，腰椎间盘突出，股骨坏死，牛皮癣，红斑狼疮等疑难病症的临床医治，却有独到之处，心得颇丰。在治疗上他以调节阴阳为根本，运用多元化思想，以多靶点大方复治疗方法，灵活运用辨证施治，使多数患者得以痊愈。此外，还广泛涉及内、外、妇、儿等各科临床研究。根据几十年的临床经验，总结了“肿瘤疼痛液”、“潘一堂扶正消瘤丸”、“潘一堂消癌丸”、“潘氏乙肝汤”、“子宫肌瘤散”、“骨质增生散”、“降糖散”、等药物疗效肯定，在国内享有盛名。

几十年来，国医潘才豪对中医药的研究越来越深入，悬壶济民生，铁肩担道义。充分发挥中医药“简、便、廉、验”的优势，缓解看病难看病贵的问题，赢得了百姓的好口碑。

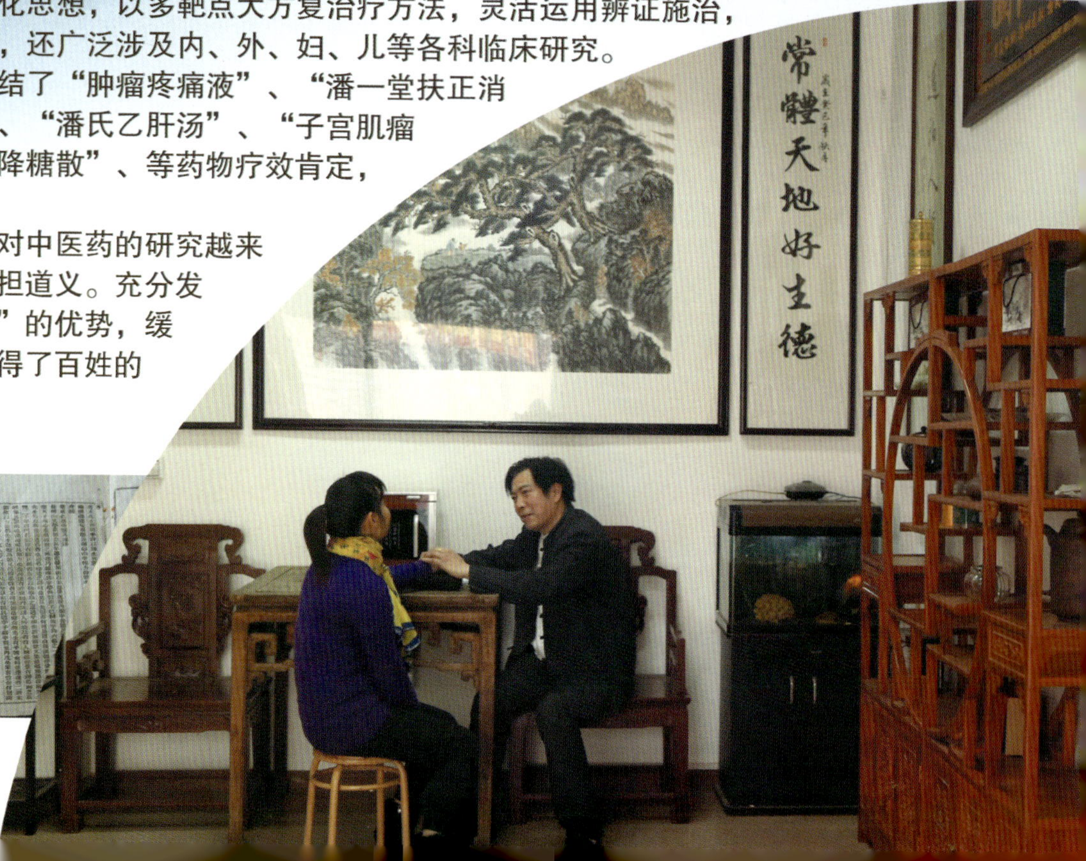


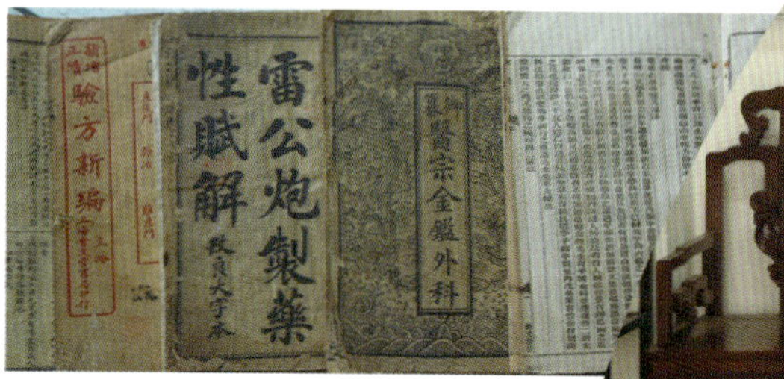

# 阿勒泰地区哈萨克医医院

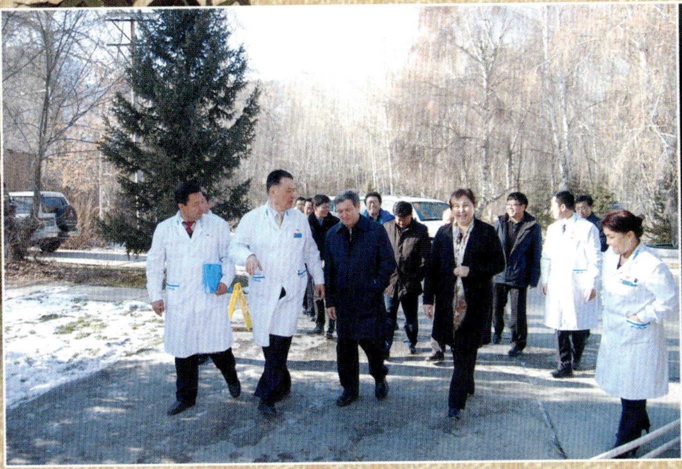

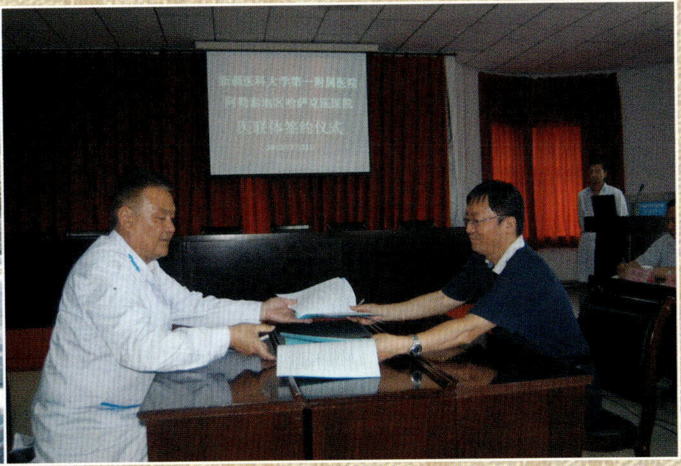

2013年，在地委行署的正确领导和卫生局的关心支持下,认真学习贯彻党的十八大及十八届一中、二中、三中全会精神，深入开展“热爱伟大祖国、建设美好家园”、“创先争优”、“创二甲”、“三好一满意”、“优质护理服务”等活动，强化哈医药文化建设和特色优势，完善医院软、硬件建设，顺利完成了各项目标任务

医院始终坚持哈萨克医为主的发展方向，坚持继承与创新相结合，建立完善发挥特色优势激励机制，促进临床科室的特色优势发挥以及临床疗效的提高。加强医院对学科建设的统筹规划，更加注重专科建设的过程管理，切实提高重点学科、专科建设的内涵质量，积极发挥哈萨克医药在医疗、科研、教学、保健、康复中的特色和优势，努力提高哈萨克医药治疗率和哈萨克医药使用率。医院着重把哈萨克医握塔什勒克（骨伤科）、额什克阿依克特尔格（内科）、汗达勒玛（针刺放血科）、布拉吾（药浴）、阿纳勒克斯尔哈特纳玛（妇科）、哈肤铁克斯尔哈特纳玛（皮肤科）等科室作为特色科室建设，并将骨伤科、内科、妇科3个科室作为重点专科建设。深化哈萨克医药优势病种的临床研究，在额什克阿依克特尔格（内科）临床开展的索尔布恩（风湿性疾病）、布普塞克（慢性胃炎）、叠木克别（慢性支气管炎）等3种优势病种总有效率分别在80%以上；握塔什勒克（骨伤科）开展的绰尔布恩（骨关节炎）等3种优势病种总有效率分别在76%以上；阿纳勒克斯尔哈特纳玛（妇科）开展的达斯胡吾斯哈布努（盆腔炎）等3种优势病种总有效率分别在85%以上；哈肤铁克斯尔哈特纳玛（皮肤科）开展的哈布热夏克铁木热也特克（银屑病）等3种优势病种总有效率达80%。医院在临床研究中，对以上筛选的12种优势病种进行疗效分析评价，持续优化诊疗方案，不断提升诊疗疗效。骨伤科优势病种别勒特克铁吾勒克（腰椎间盘突出症）确定申报为国家第二批专病专科临床路径病种。

积极开展项目申报工作。向国家、自治区、地区申报项目13项，获得1项国家级项目，3项自治区级项目和1项地区级项目。获得国家2013年中医药预防保健及康复能力建设项目，实施2012年中央补助地方县级哈萨克医专业技术骨干培训项目计划，“哈萨克医刺血疗法规范化治疗切特别的临床疗效评价研究”列入2013年度自治区中医民族医药青年科技人才专项课题研究计划，“哈医塔斯玛依恰普塔勒格治疗宫颈糜烂临床研究”项目列入阿勒泰地区2013年科技三项经费项目计划。“哈萨克医特色护理技术操作规范化研究”列入2013年自治区卫生厅青年科技人才科研项目，今年研制的“巧尔布安软膏”和“柯热秀兰颗粒”2013年获得自治区级院内制剂批号，国药准字号药“柯孜木克”颗粒、“哈斯日哈克”胶囊已完成工艺研究阶段。至目前我院3项哈萨克医诊疗技术已列入自治区级非物质文化遗产，并有2项获国家知识产权局专利，“哈萨克医药”已申报国家级非物质文化遗产。根据等级医院评审要求，自治区中医民族医药管理局组织专家，于2013年7月对我院进行了等级医院评审工作。依据专家组现场评审结果和国家中医药管理局二级民族医医院分等标准相关要求，我院民族医药服务功能和综合服务功能部分以及全部核心指标均达标，以高分通过等级医院评审，评审结果为二级甲等民族医医院。

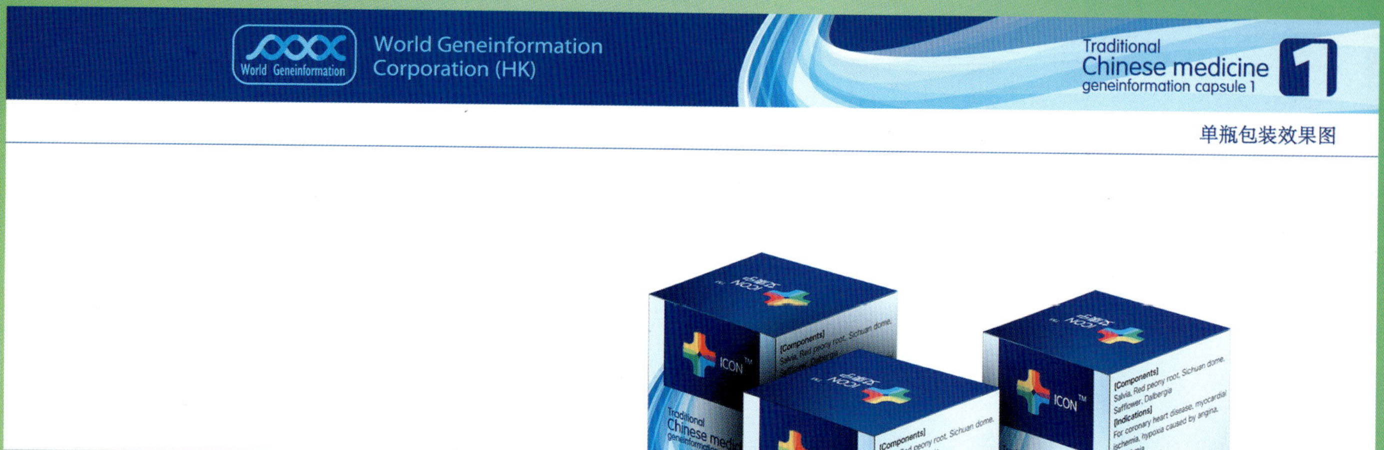


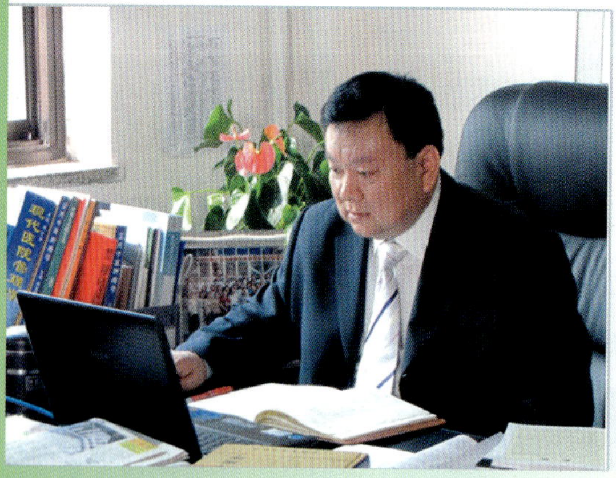

# 海陆高科（北京）基因医学研究院

刘胜斌先生，基因信息工程——世界首席科学家、学科带头人和中国产业化开创者，能够组织世界基因信息工程科学家和工程师协同课题研究 ，能够调动世界基因信息工程产业链条上的许多合作单位；现任：美国基因信息工程大学董事局主席/博士生导师，美国基因信息制药集团有限公司董事局主席，世界基因信息香港产业集团发展有限公司董事局主席，美国基因信息医学工程院院士，中国基因信息医学工程院院长，海陆高科（北京）基因医学研究院院长。

主营范围：

一、基因信息研究工程，基因信息医学研究工程，基因信息食品工程，基因信息中医药研究工程，基因信息健康管理工程。

二、开展科研工作，在国内外建立分院，把最新医疗技术应用在为患者救治中。

三、开展联合科研，在医疗器械、修复手段、中医药、基因信息药品方面进行主攻。

四、进行前沿医学的培训、考试及发证（基因信息健康指导师，营养师）等工作，以及医务人员的出国公派工作和管理水平资质的提升。

五、医院的股份制改造，硬件设施的改造，康复医院的建设工作、健康管理工程推进。

中医梦　助力中国梦　神灸三步篮　打前锋

灸鼐®

太极神灸　独尊神穴　独领风骚→

华陀全脊灸　百穴三通　百脉畅通→

百粘集合灸　优势集中　百发百中→

独穴、百穴、集合穴、灵活机动。

灸袋、灸垫、任拈粘、恒温安全。

神穴小太极

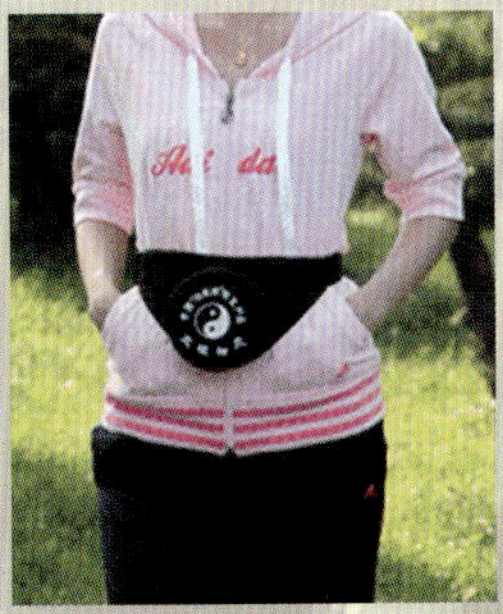

百粘集合灸

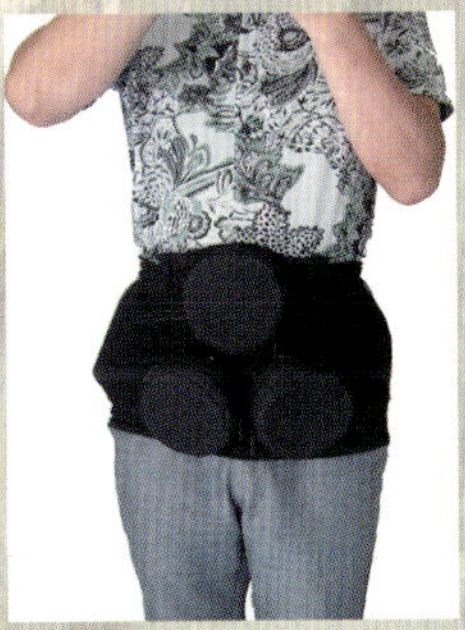

华陀夹脊灸

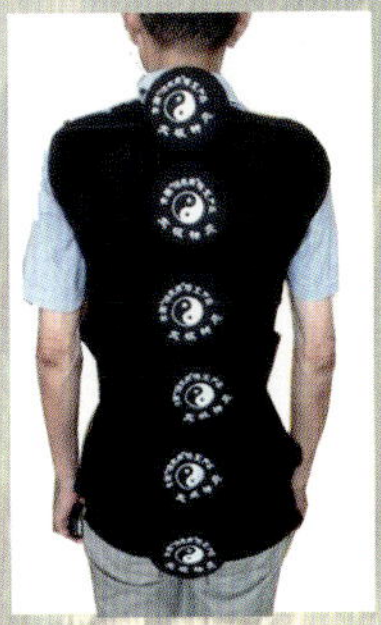

Ⅱ-3型

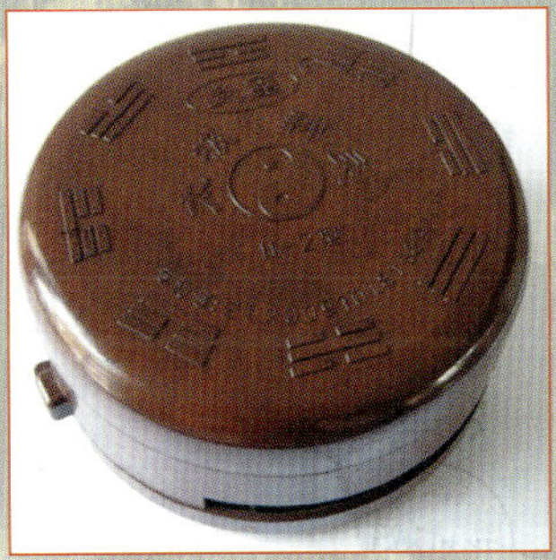

国家专利　侵权必究

龙腾虎跃抗疲劳　祛浊生清抗病毒

元气周流抗衰老　享受神灸坐着做?!!!

减肥降脂　检测对照　丰乳宽胸　强心健脑

养血美容　聪耳明目　护发防脱　养颜排毒

妇科护理　男性强壮　疑难杂症　百穴调养

Ⅱ-3型主取九穴同灸　百年壮 恒温三小时,灸器保用三千次

980元/300小时　首灸10元　续灸5元/3小时

一、招商对象:中医养生康复:艾灸馆、美容、足疗、推拿、按摩、食疗、诊所持证经营者;

二、每县(市)、区、独家经营(签约保护);

三、无营销地区、用户直接邮购、免费快递。签约服务检测对照。

泰州市灸疗技术研究所　太极灸品有限公司

地址:江苏省泰州市高港区柴墟东路3号　邮编:(225300)　网址:www.jhek.net

手机:13052986720 翟光墨　0523-86916240　传真:82985247

中文域名:艾灸法.CN　邮箱:13052986720@163.com

Q/321203CJL001-2009

ZL200910181689.1

企业标准:Q/321203CJL002-2007

专利号:ZL200710020021.X

灸鼐®太极神灸

东华原医疗
DONGHUAYUAN MEDICAL

# 北京东华原医疗设备有限责任公司

## 与时俱进的北京东华原

### 多元战略　稳健发展

北京东华原医疗设备有限责任公司是中国煎药设备的龙头企业，拥有中国最大的煎药机生产基地，并于2005年通过了ISO9001和ISO13485质量管理体系认证以及德国莱茵认证机构的CE产品安全质量认证，产品质量、安全和服务水平已达欧盟标准。目前已形成以中药煎药包装设备、健康体检设备为主体，其它医疗设备为补充的多元化产品战略格局。

### 科技先导　把握未来

科技先导，打造企业研发力，是东华原的长期发展战略。公司依托自身研发优势，推出了9大系列，30多个型号的中药煎药包装设备，研发生产了人体成分分析仪、全自动血压仪、骨密度仪、动脉硬化检测仪、身高体重测量仪等5大系列健康体检设备。

北京东华原医疗设备有限责任公司承担着国家中医药管理局和北京市多项科研课题，由东华原起草制订的《中药汤剂包装机》行业标准、《中药煎药机》行业标准分别于2010年4月与8月通过了中华人民共和国工业和信息化部验收，并已在全国开始实施。

### 品牌经营　服务先行

东华原服务理念：对用户关心，让用户放心。东华原已在全国建立起以30多家分公司和办事处、100多位维修工程师、500多位员工为基础的营销服务体系，为用户提供全方位售后服务，消除客户后顾之忧。

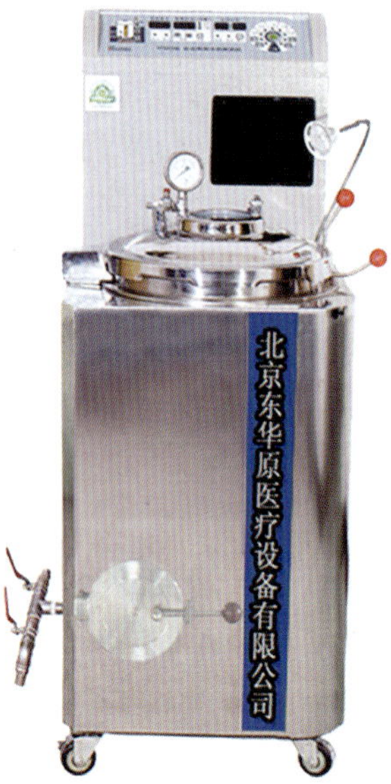


十功能自动煎药机
(YJD20-GL)

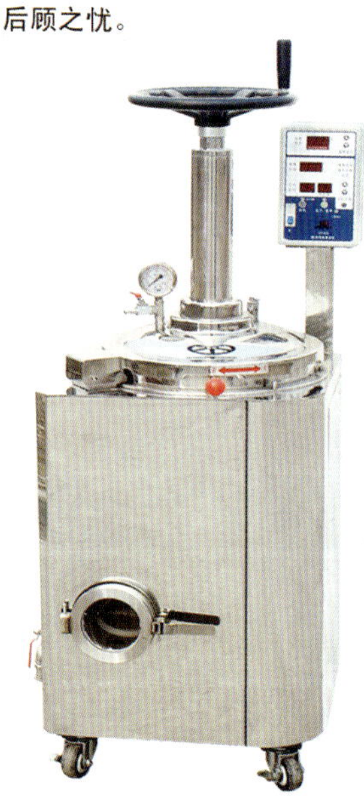

密闭两煎煎药机
(YJ20-GL)

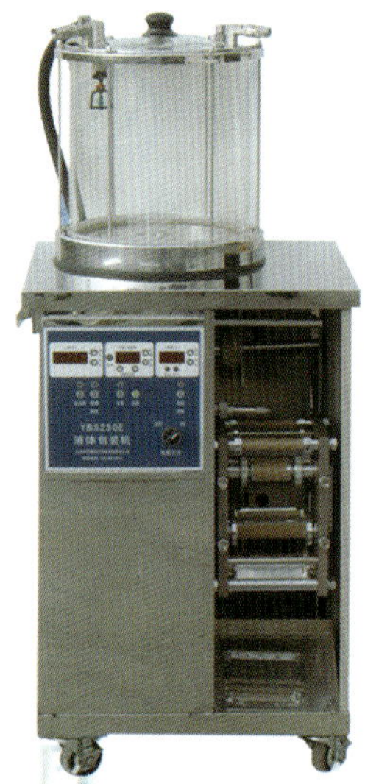

均分包装机
(YB50-250E)

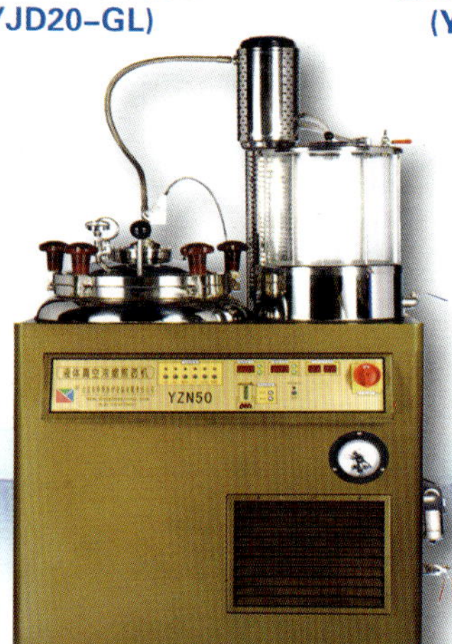


多功能浓缩收膏机
YZN-50

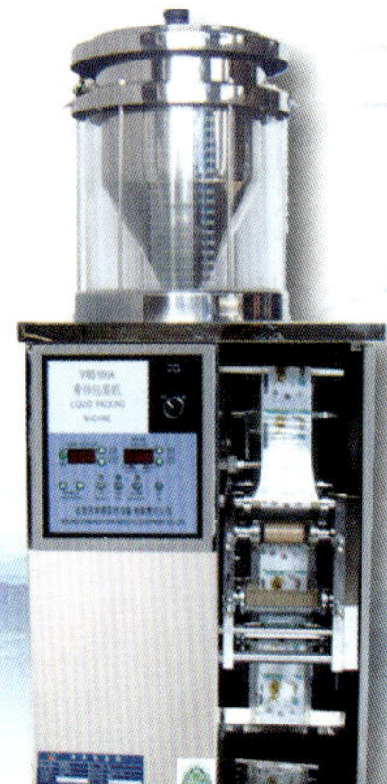

膏方包装机
YB10-50A

北京东华原医疗设备有限责任公司

400-888-0258　800-810-0359

地　　址：北京市中关村科技园区昌平园振超路1号
网　　址：www.donghuagroup.com
传　　真：010-89718021　邮　　编：102200

中国著名品牌
星宝
XINGBAO

# 2010上海世博会

## 中医药发展国际论坛指定用品

生产标准号：QIAF02-2004

# 上海红医保健器械有限公司

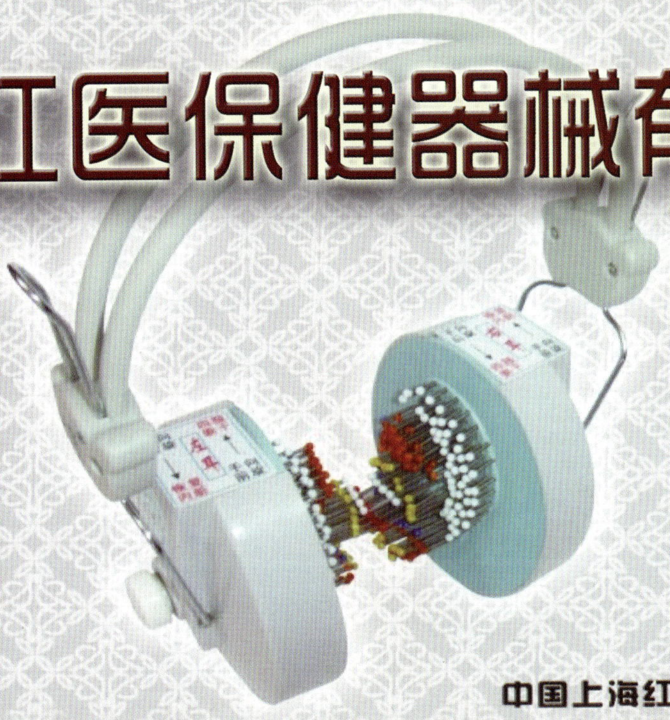

耳机式全息自疗仪

（耳穴自疗仪）

中华人民共和国发明专利
2009100559005

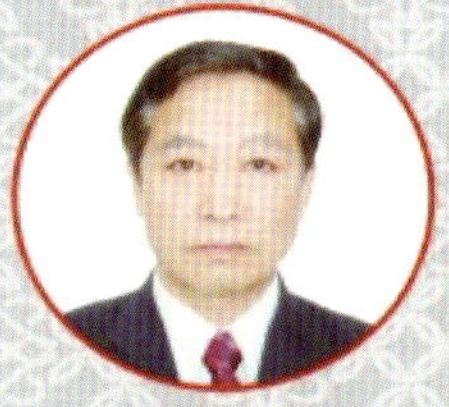

中国上海红医保健器械有限公司制造

上海红医保健器械有限公司是以研发，生产，销售，中医经络保健器械的专业公司。我们所研发的产品获得国家多项专利，属21世纪绿色保健仪器首创。公司注册在上海同济大学科技园，注册商标为星宝牌，其意为健康保健之星，防病祛病之宝。

为解决百姓看病难，治病贵，和长期服药带来毒副作用的现实问题。中国主任医师学术年会理事会副理事长，中国百名医学家，公司总经理于春泉教授，经多年临床研究，根据中医经络理论，利用人体自身的耳穴和腕踝部的十二经络，所发明的“耳穴自疗仪”和“腕踝经络 自疗带”等专利新产品。可以方便的实施自我保健治疗。

经络保健，越保越健康，得病治病，吃药没完没了，21世纪是健康保健的时代，只有重视对经络的保健，脏腑功能才会正常。要健康就要坚持预防为主，提倡通过对经络和脏腑功能的保健，使疾病快速恢复健康。病则经络不通，通则防病去病，经络通一通百通。

企业为了最大程度地让更多消费者拥有健康，我们致力于打造一流的服务平台；引领医疗健康事业的发展，拓展全新服务空间；善待消费者、善待竞争者、善待供应商、善待员工，共同铸就一份伟大而光荣的健康事业。在医药健康的事业海洋里，我们是一叶扁舟，但强烈的服务意识和高度的社会责任感赋予我们不竭的前进动力。我们深知：选择了医药行业，就是选择了责任，选择了挑战，选择了不断学习，选择了通过提高服务质量以满足人类对健康的需求。因为选择了服务，所以我们细心倾听，所以我们虚心接受，所以我们积极探索，所以我们努力开拓、勇往直前。

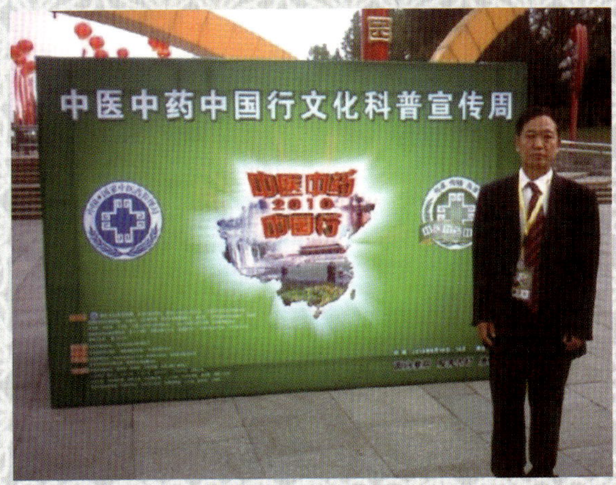


**诚征各地代理商，销售商，欢迎来电来函洽谈。**

上海红医保健器械有限公司以努力满足人民群众的健康需求，为人类健康事业做出贡献为最终目标。

地址：上海市闸北区通阁路183号

联系电话：18918605408

传真：021-56624409

电子信箱：sh.hongyi@163.com

网址:www.shhyi.cn

# 金罡生物科技与德善谷品牌

## 德善谷® 3D养生模式——阶梯系统

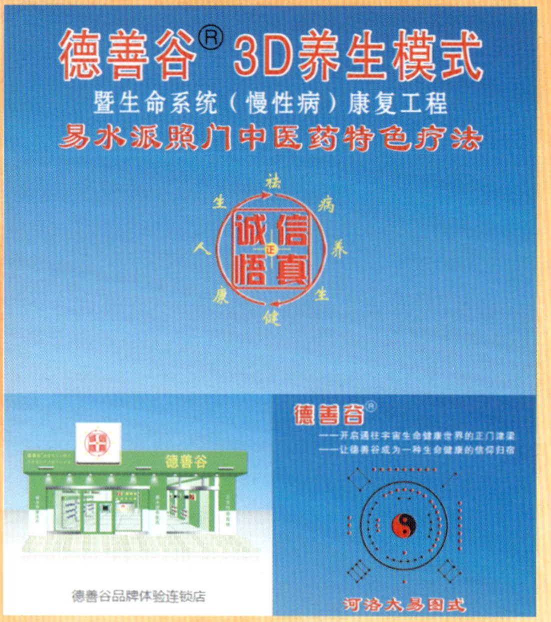


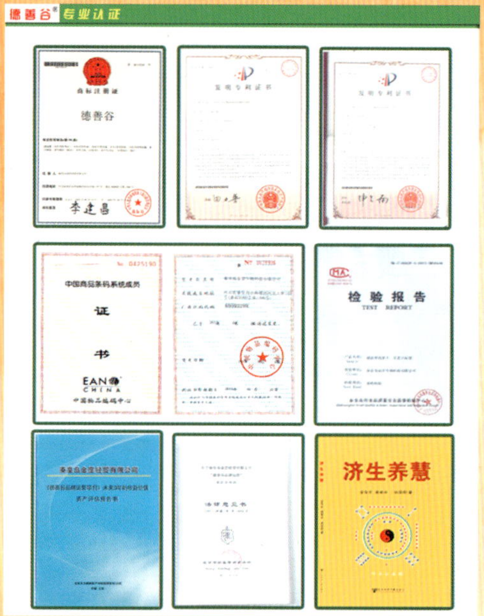


秦皇岛金罡生物科技有限公司位于中国华北地区渤海湾畔旅游胜地秦皇岛市，公司成立于2005年在河北省秦皇岛市国家工商行政管理局依法正式注册，具有独立法人资格，一般纳税人资格，自营进出口经营权、预包装食品流通许可证及保健食品经营许可证。

秦皇岛金罡生物科技有限公司的经营范围：新资源食品、保健食品、中草药新产品的研发与技术服务；电子商务；预包装食品及保健食品的批发与零售。

本公司始终一贯地坚持“求真务实，实事求是，科技创新，品牌运营”的经营方针，专业致力于研发生产销售蛹虫草（北冬虫夏草）系列药食同源纯中药成分配方营养康复产品，现已成功上市推出德善谷牌蛹虫草莲参片和蛹虫草瓜芷片，分别用于脏腑气血调治和风寒湿痹调治，以此康复一系列久治不愈的糖尿病慢性综合并发症及风湿寒痹症筋骨关节病（有关产品详细说明见德善谷网站“产品专区” www.deshangu.com）。公司规划至2015年相继推出10个以上的纯中草药成分的慢性病调治康复产品，突破解决人体生命系统康复的一系列健康难题和障碍，把德善谷品牌打造成健康产业领域的专业品牌和强势品牌，不断给社会和人民创造更多的健康与幸福。

本公司多年以来始终一贯地坚持守法经营与诚信经营，获得了国家各级部门授予的一系列奖项荣誉：

1、秦皇岛市工商行政管理局颁给“全国12315消费者维权单位”；

2、国家商务部研究院信用评级中心认证“德善谷品牌健康养生3D模式”；

3、全国卫生产业企业管理协会评定“2012中医养生行业诚信服务十佳示范单位”；

4、中国国际经济技术合作促进会颁给“2012中国科技创新型中小企业100强”；

5、中国管理科学研究院评定“德善谷品牌国家质量卫生安全全面达标产品”；

6、中华医学会与中国民族卫生协会颁给“2013最具潜力投资价值健康产业品牌”。

# 冯德孔为外国专家做白癜风学术报告

## 中国中医在世界上．冯德孔、冯华发现遗传学新问题

据新华社、中央电视台、新华网、腾迅网、网易报道：云南白癜风专科医院冯德孔医师等九位中国中医专家在斯里兰卡由联合国国际交流医科大学主办有 165 个国家和地区，5000 多位学者参会的第 45 届世界传统医学大会上荣获世界传统医学贡献奖。——新华社北京 2007 年 11 月 21 日 08:10 电

2008 年 3 月 25 日冯德孔在印度再次荣获第 46 届世界传统医学贡献奖、杰出奖、发展奖、成为我国唯一一位连续两届荣获此奖和多项奖项的中国中医专家。同时还被聘为联合国国际交流医科大学客座教授，在大型的国际交流大会上多次展现了中国中医的学术水平和学者风度。

中国著名科学家、中国遗传学奠基人谈家祯教授早在 1998 年获悉冯德孔发现近亲结婚子女出现白癜风这一遗传学中新问题即去信祝贺他“在白癜风研究上获得重大成就”。中国中医代表团访问日本时，日本大阪报纸高度评价冯德孔：“中国中医代表团的医学专家、中国云南白癜风专家冯德孔对中国中医遗传学有重大新发现，他发现父母近亲结婚子女出现白癜风 109 个病例（至今已 155 例），这一发现打破了长期以来认为中医在医学上没有新发现的说法。并对白癜风的治疗取得非常显著的疗效，1998 年 12 月 18 日中央电视台《健康之路栏目》即对冯德孔的事迹多次报道，国内各省市以及美国、法国、泰国、缅甸、新加坡等国都有患者在这个专科治愈。”

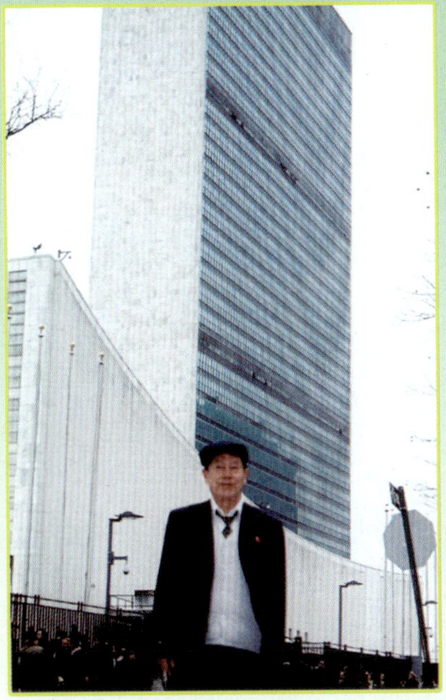

冯德孔在联合国总部前

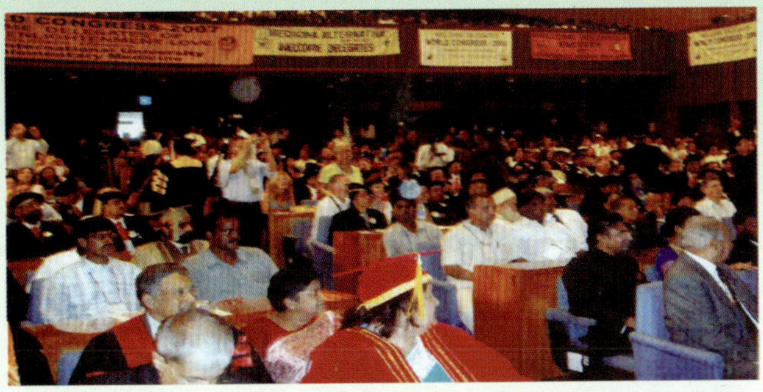

新华社、中央电视台、新华网、腾讯网、网易报道：在斯里兰卡举行的第 45 届传统医学大会上，有 165 个国家、5000 多学者参会，云南白癜风专科冯德孔等九位中国中医专家荣获第 45 届世界传统医学贡献奖。图为：各国专家听取冯德孔的白癜风报告

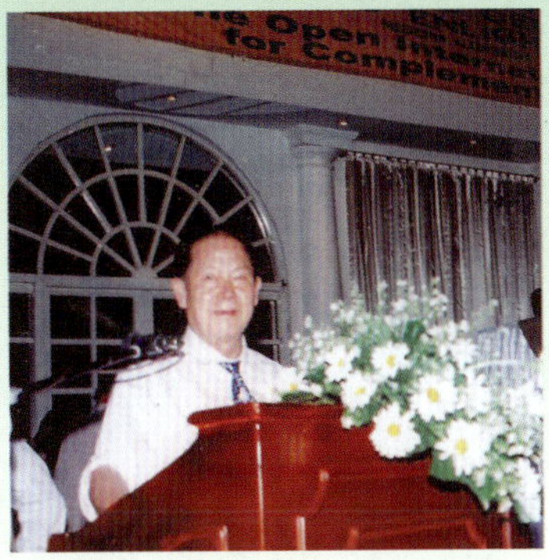

冯德孔在第 45 届世界传统医学大会上对 5000 多学者做白癜风学术报告，关于发现白癜风新问题

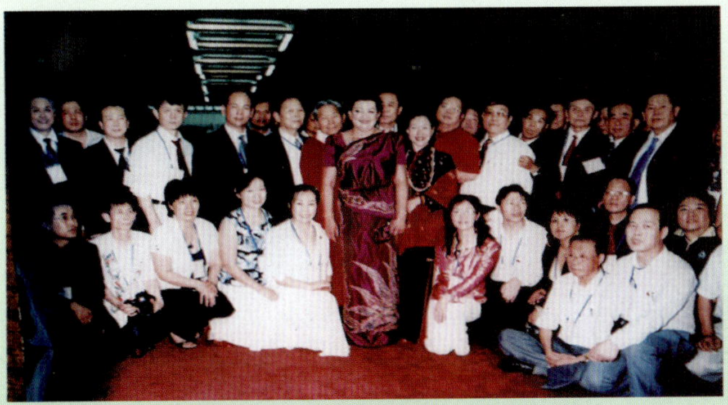

斯里兰卡总统夫人接见中国中医代表团，右立第一人为冯德孔

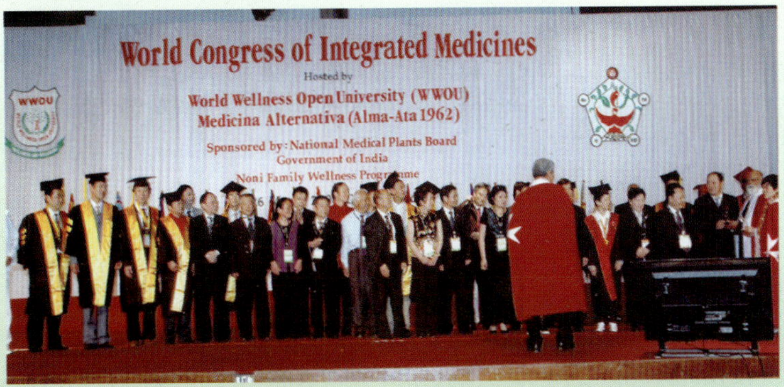


中国中医代表团在第 46 届世界传统医学大会上阵容庞大，冯德孔首先获得世界传统医学贡献奖（右起第三人）（印度、金奈 2008 年 3 月 21 日）

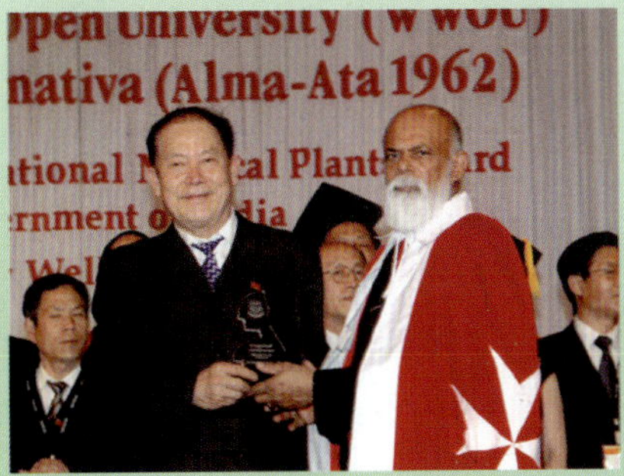


第 46 届世界传统医学大会主席彼德尔亲自为中国中医冯德孔颁发传统医学发展杰出奖

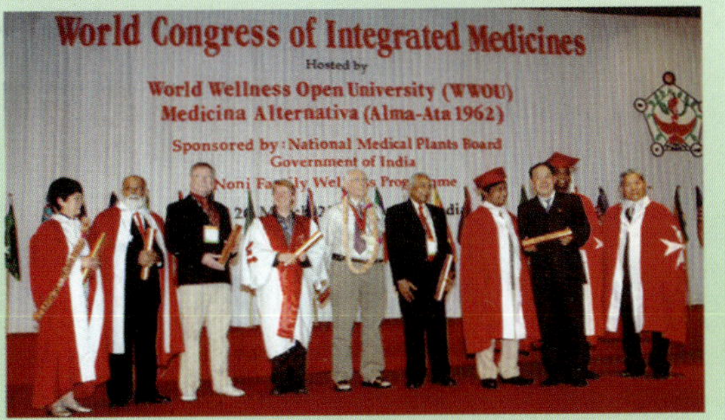


2008 年 3 月 25 日联合国国际交流医科大学在印度金奈举行的第 46 届世界传统医学大会上，冯德孔再次荣获世界传统医学贡献奖和杰出成就奖，成为我国目前唯一一位连续两届荣获此奖和多奖项的中国中医专家

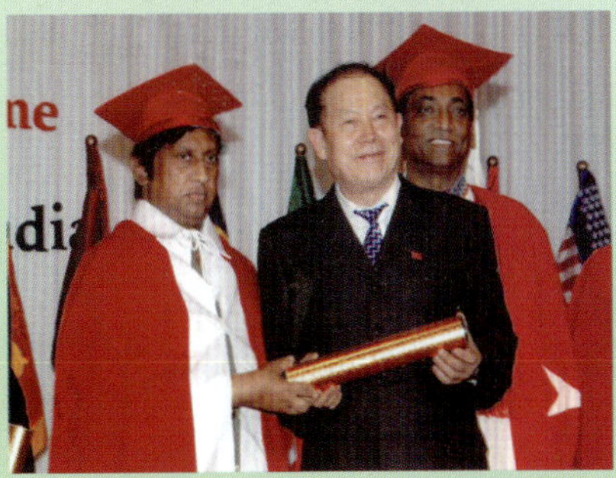

国际交流医科大学校长班迪斯为冯德孔颁发传统医学贡献奖、并聘冯德孔为该校客座教授

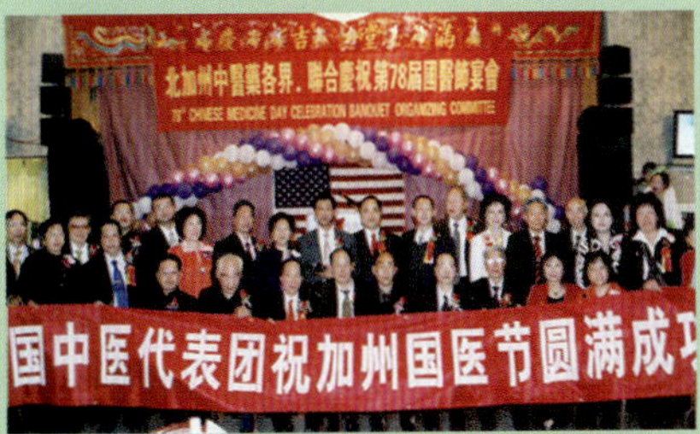


中国中医代表团出席美国中医节，照片正中为冯德孔

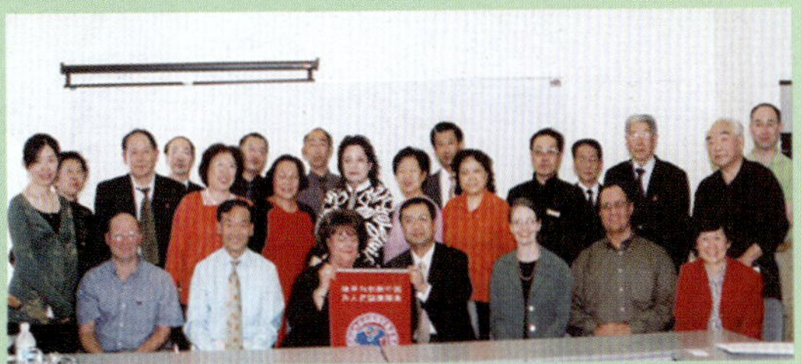

冯德孔在美国国际医药大学做学术报告后，中美两国专家合影

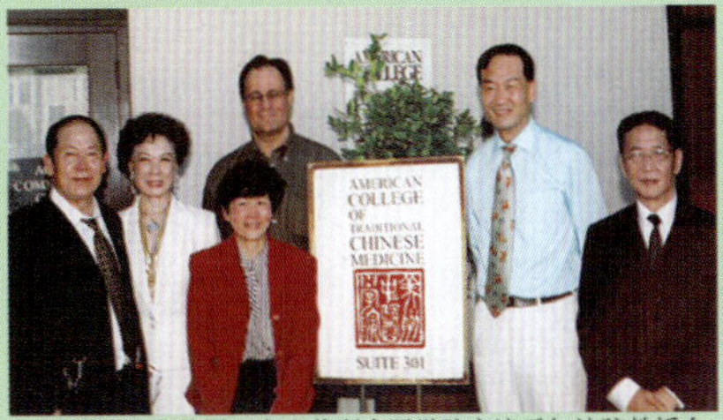


冯德孔在美国旧金山美洲中医学院交流后与该院教授合影（左起第一人，冯德孔）

地 址：中国云南省昆明市金碧路 83 号　邮编：650032　电话：0871-3621308　传真：0871-3621358　网址：http://www.cndbf.cn　E-mail:fenghua@cnbdf.cn

# 外国人到云南求治白癜风

## 云南白癜风专科医院走向世界

国内严重白癜风患者治愈、国外患者慕名而来。（沈阳 83 岁大面积白癜风患者治愈，昆明四个月婴儿治愈。）

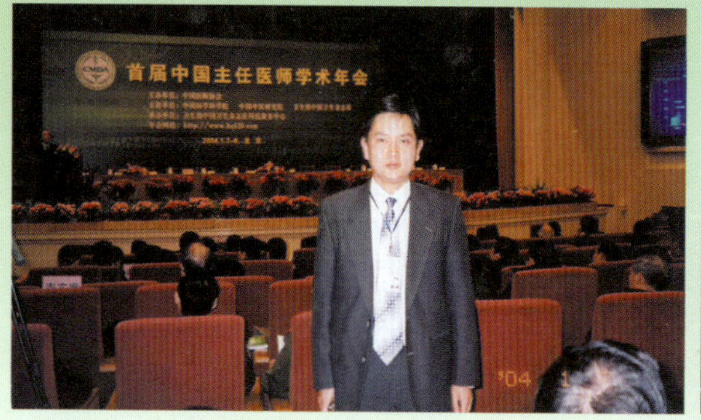

冯华医师在北京人民大会堂出席中国首届主任医师学术年会

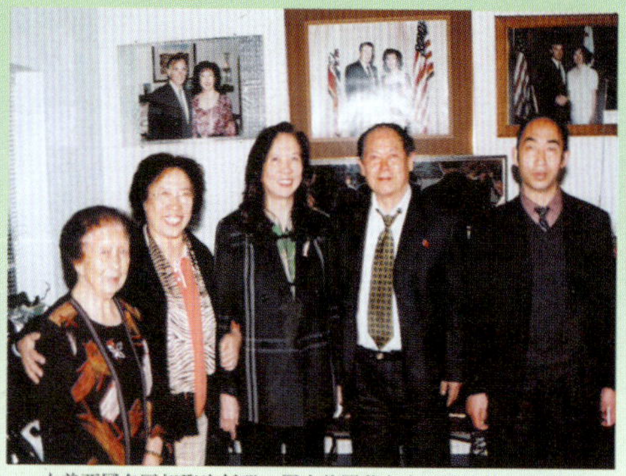
中美两国名医相聚洛杉矶、图为美国著名中医梁兆佳与中国著名中医冯德孔合影（墙上镜框中照片为：美国总统里根、美国副总统及美国加州州长接见梁兆佳）

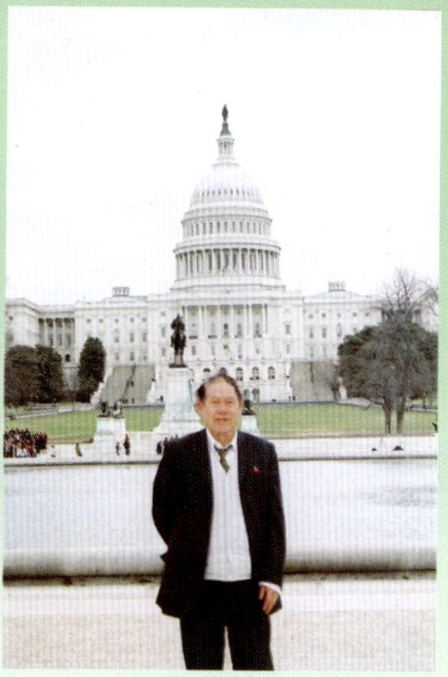
冯德孔在美国国会前

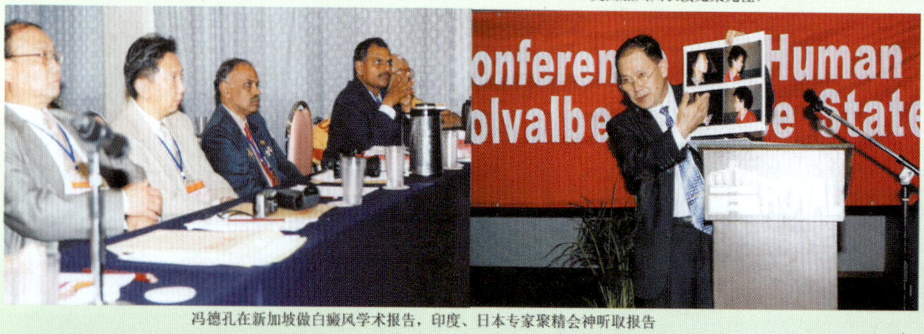
冯德孔在新加坡做白癜风学术报告，印度、日本专家聚精会神听取报告

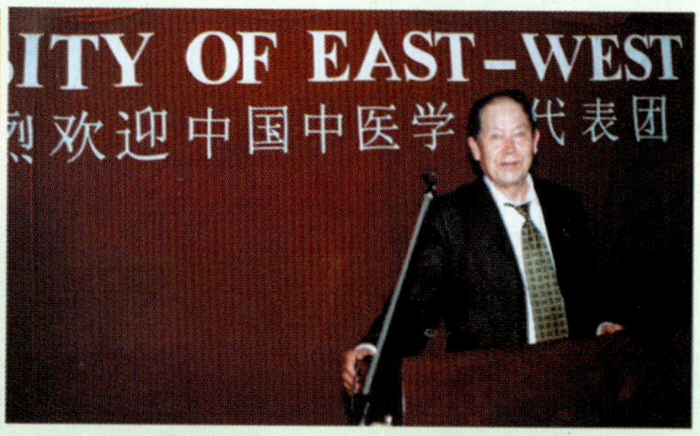

冯德孔在美国国际医药大学做白癜风学术报告

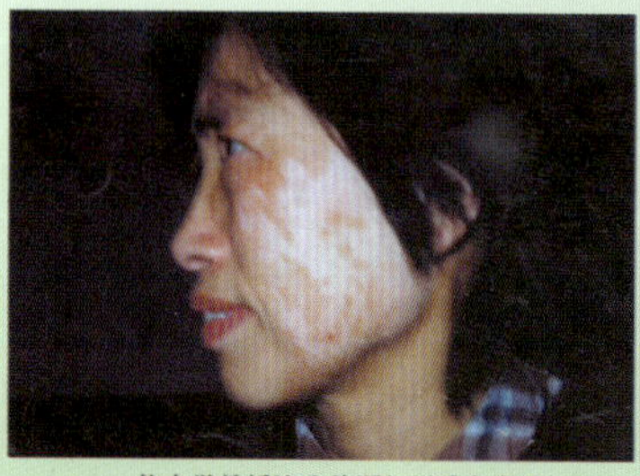
一位大学教授治疗前面部严重白癜风

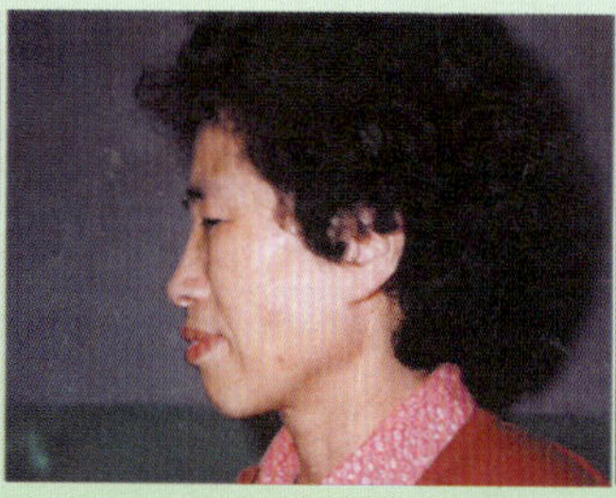
治疗八个月全部痊愈至今十六年未复发

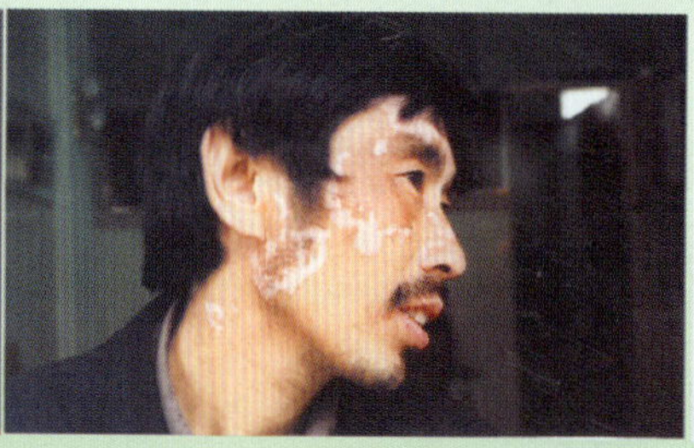
一位工人面部严重白癜风

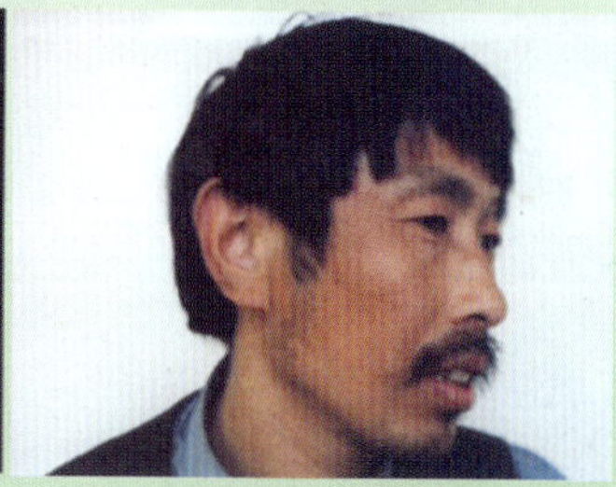
治疗半年，顺利治愈

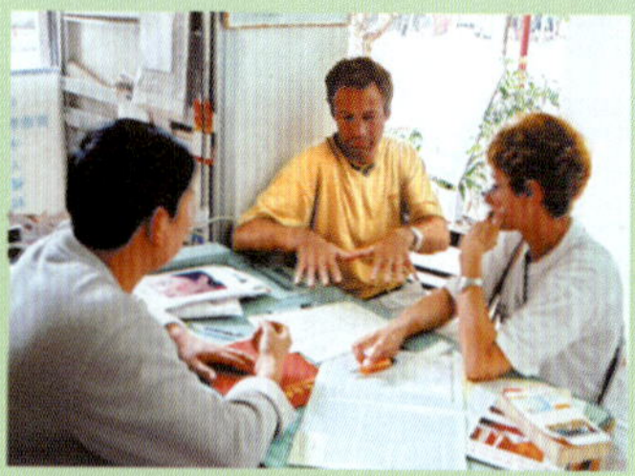
法国患者不远万里到云南求治白癜风

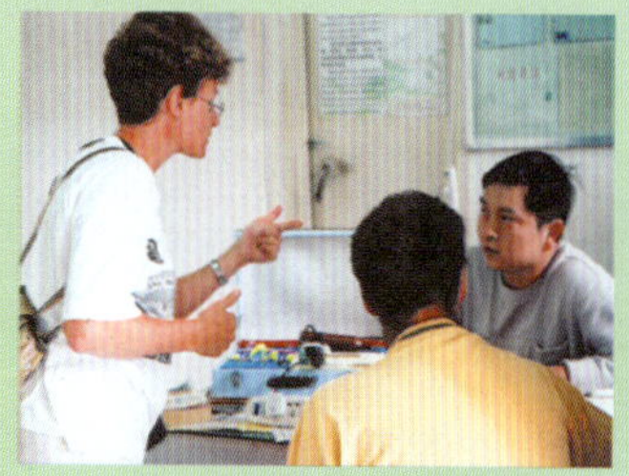
冯华医师接诊法国患者

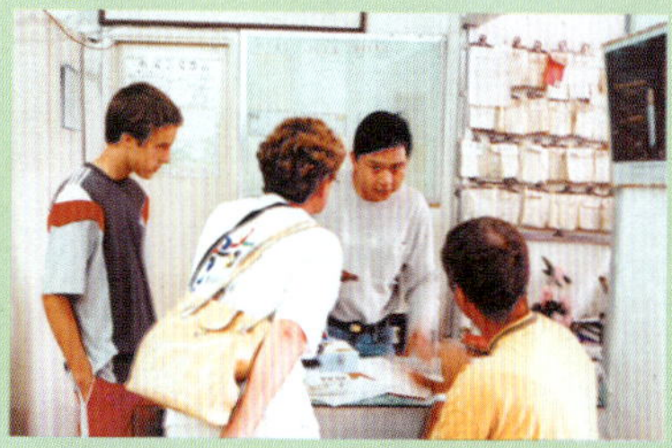
冯华医师认真解答法国患者问题，并指导法国患者如何治疗白癜风

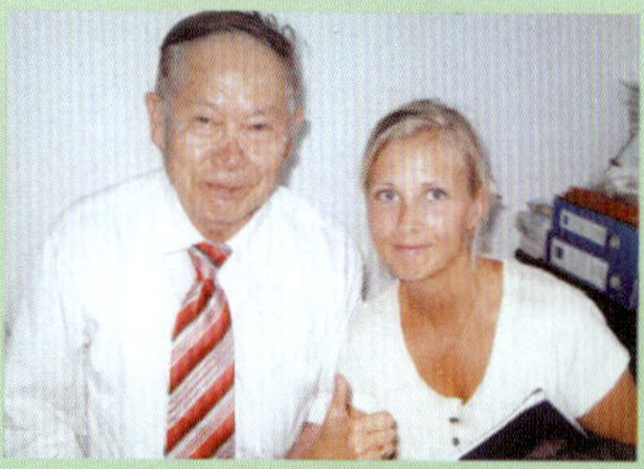
冯德孔医师接诊外国患者

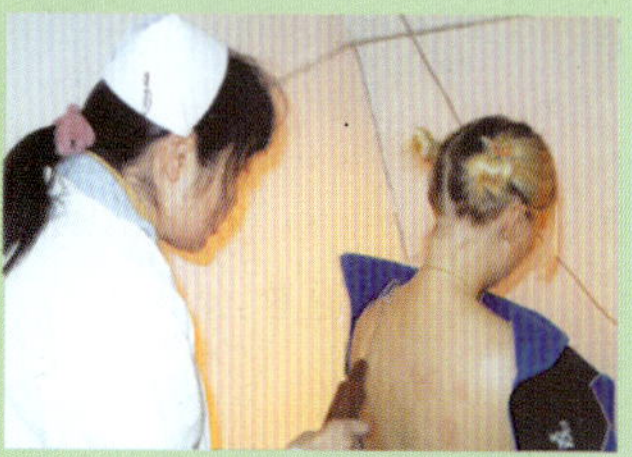
现在正在治疗中的外国患者已经获得初步疗效

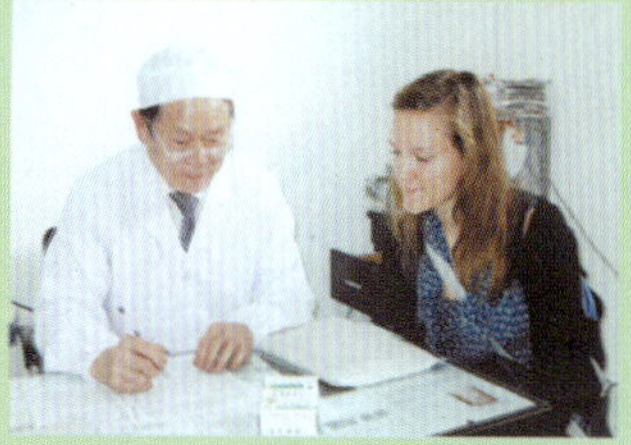
冯德孔医师接诊外国患者

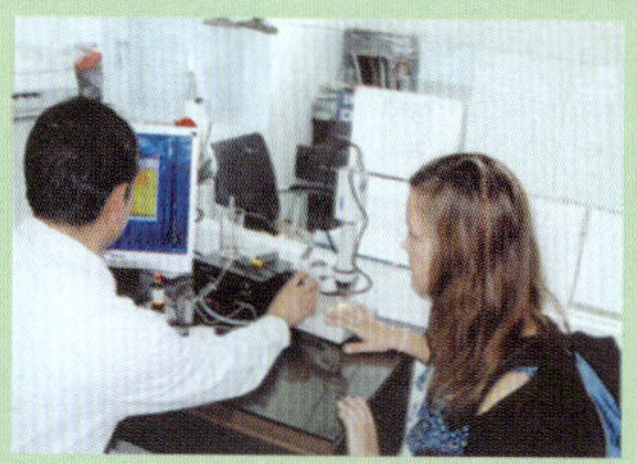
冯华医师为外国患者做微循环检测

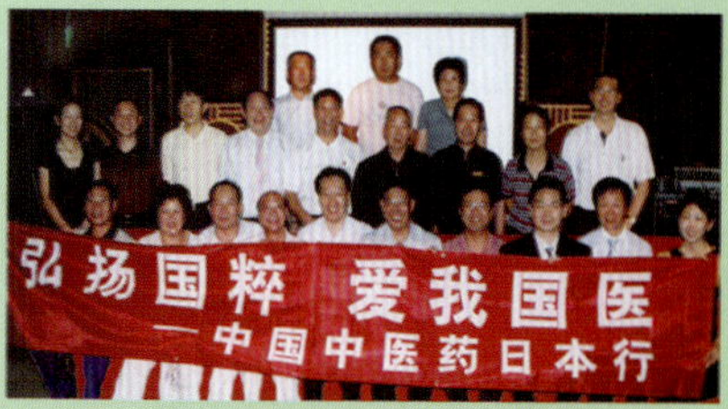

中国中医代表团在日本东京大阪交流后合影

地 址：中国云南省昆明市金碧路 83 号　邮编：650032　电话：0871-3621308　传真：0871-3621358　网址：http://www.cndbf.cn　E-mail:fenghua@cnbdf.cn

# 冯德孔率首个大陆中医代表团赴台湾交流

两岸三通后，冯德孔受北京中医药学会的委聘，以首个大陆中医代表团团长身份于 2009 年元月 18 日率团赴台湾交流。——2009 年元月 18 日，美国《国际日报》报道、香港《文汇报》报道

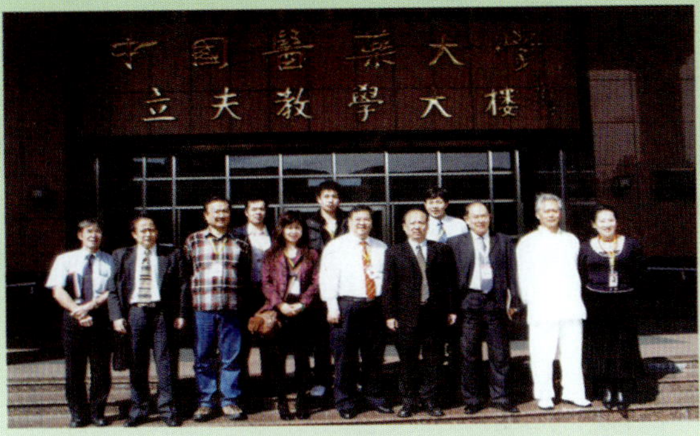

两岸三通后，北京中医药学会委聘冯德孔为大陆中医代表团团长率团访问台湾，在台湾中国医药大学交流。右三为冯德孔，右四张永贤副校长迎接代表团

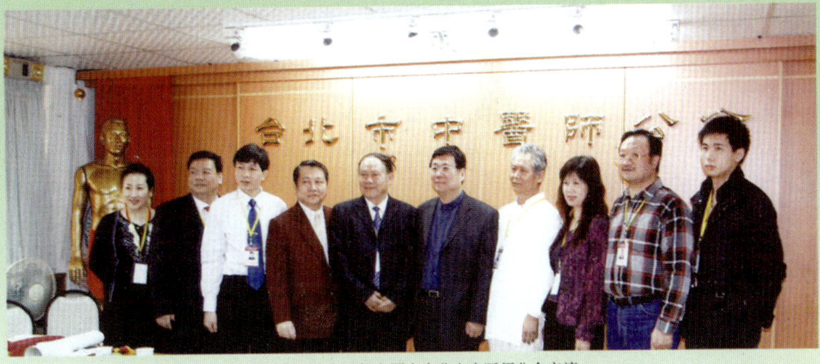

首个大陆中医代表团在台北市中医师公会交流

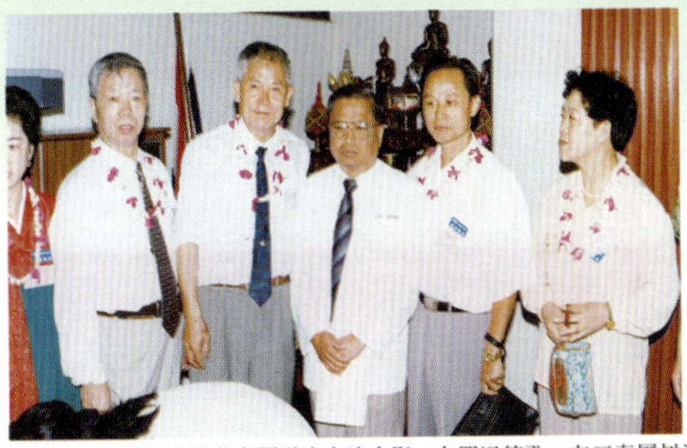
中国中医专家代表团赴泰国学术交流合影，左四冯德孔、左三泰国树津院长。

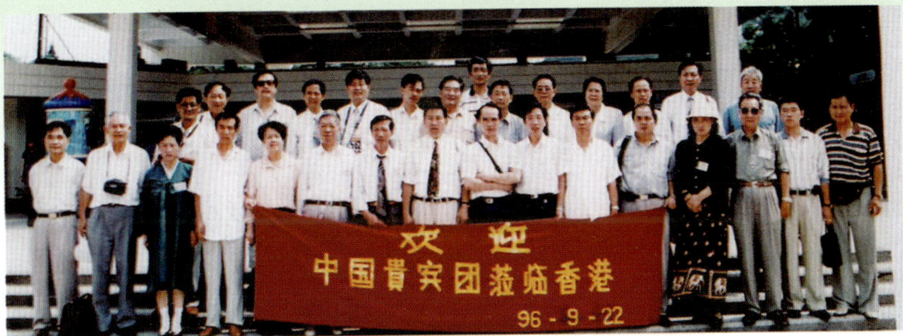

香港回归前，冯德孔出席首届世界中医药学研究会年会，中国中医专家代表团到达香港

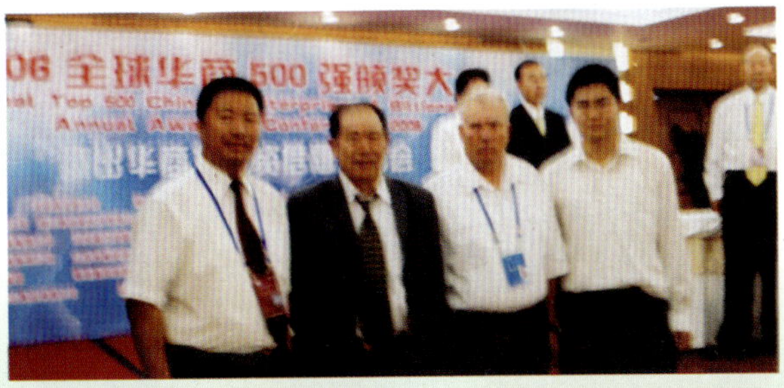
冯德孔、冯伟以贵宾身份与俄罗斯医药企业家基里亚克出席全球华商 500 强 2006 年北京峰会

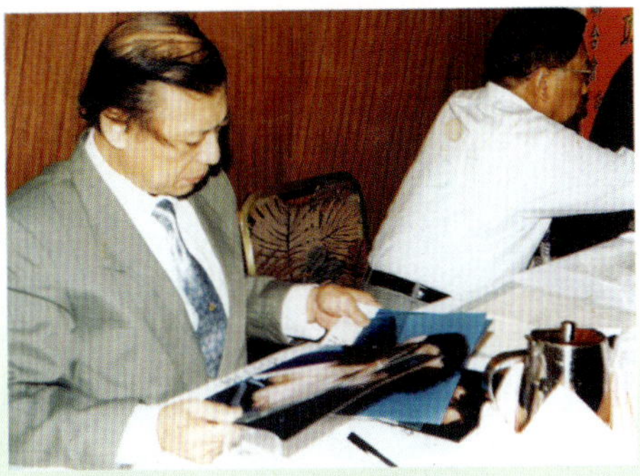
在香港举行的首届世界中医药学会年会大会主席台上，各国专家传阅冯德孔治愈的大量白癜风疗效照片

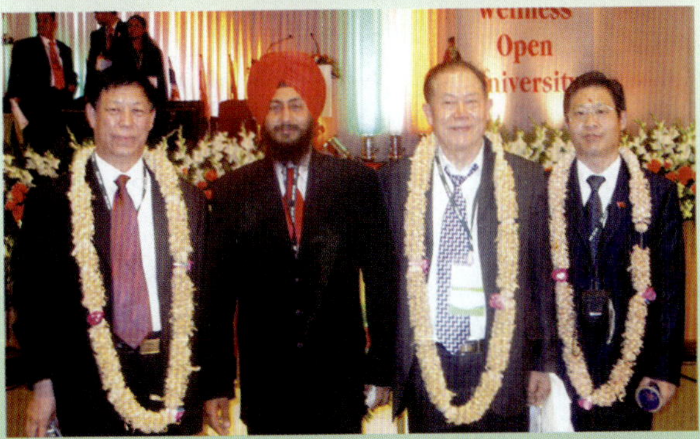
获第 46 届世界传统医学大会贡献奖后，非洲医学专家与冯德孔合影

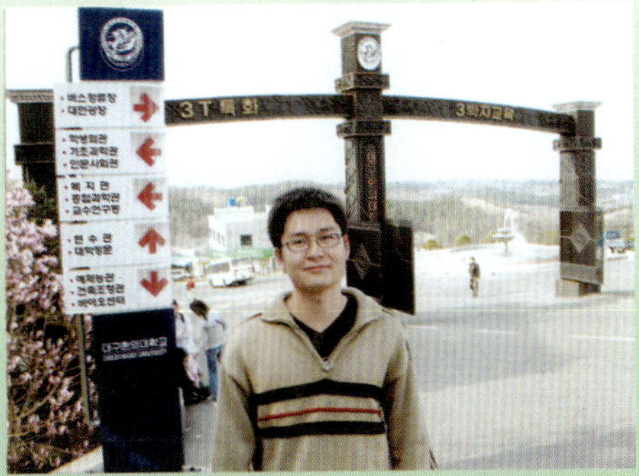
冯伟在韩国大邱韩医大学学习、交流。

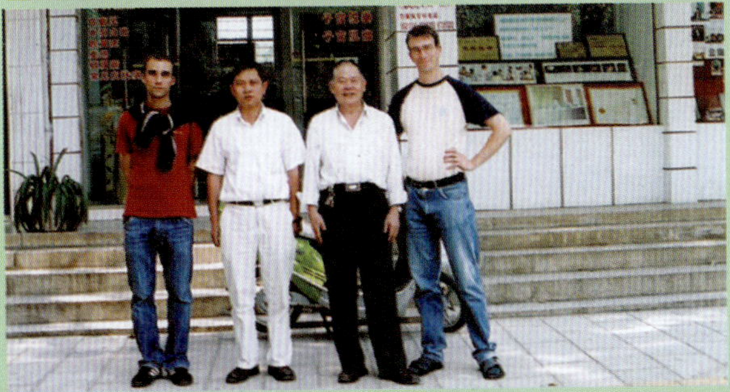
德国、瑞典学者到云南白癜风专科交流学习

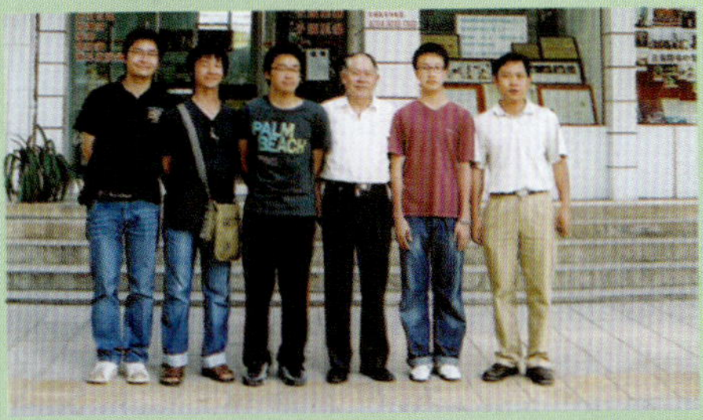
韩国学者到云南白癜风专科交流学习

地 址：中国云南省昆明市金碧路 83 号 邮编：650032 电话：0871-3621308 传真：0871-3621358 网址：http://www.cndbf.cn E-mail:fenghua@cnbdf.cn

## 百沛健（细胞讯息）复健贴片
## Good Health Card" Patch biohola chip

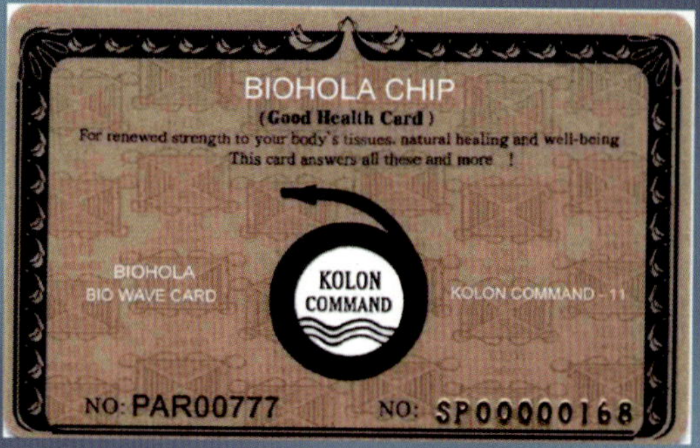


护身基础：能产生柔顺的【生物微磁作用】效果，这种轻柔与微磁力的作用可以释放到身体穴位上辅助自律神经机能来帮助身体恢复到正常状态。从生理学及解剖学的观点我们的身体径络穴位周围，当精致分支血管出现闭塞现象时，在适当【经络穴位】上受到刺激活络，让血管扩张与收缩来调节维持正常的血液流量及氧气量，同时也增强疾病的抵抗力【同属运动健身功效】。根据中国的经络（Jing Luo）理论，在十二经络部分经过适当的按摩，可缓解身体的疼痛和疲劳。

结构：根据上述理论国际专利设计出（biohola chip生物讯息晶片）以多重光讯息作用在微晶片中，在精密的制程技术下完成{生物讯息贴片“Good Health Card” Patch}。百沛健讯息贴片，贴覆於疼痛部位{最疼痛穴位点}时，产生优质的青春讯息传达{细胞讯号}在生物能共振作用下，可以激活促进血液中离子增加，而自律神经兴奋传导，改善循环并滋润修补增生受损细胞，促进新陈代谢减缓肌肉减缓肌肉僵硬疼痛，能有效舒解疼痛不适感，具有温热活络养生效果（自我治愈self—healing）的功效，而获得改善良好的生活品质。

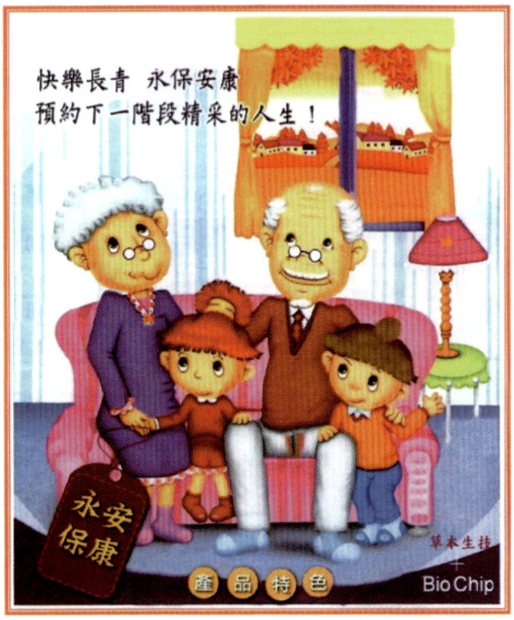


"百沛健"活力卡 & 復健貼片

## 百沛健（细胞讯息）活力卡
## "Good Health Card" Patch biohola chip

预防医学、抗衰老、活化机能、增加免疫能力

护身基础：能产生柔顺的【生物微磁作用】效果，这种轻柔与微磁力的作用可以释放到身体穴位上辅助自律神经机能来帮助身体恢复到正常状态。从生理学及解剖学的观点我们的身体径络穴位周围，当精致分支血管出现闭塞现象时，在适当【经络穴位】上受到刺激活络，让血管扩张与收缩来调节维持正常的血液流量及氧气量，同时也增强疾病的抵抗力【同属运动健身功效】。根据中国的经络（Jing Luo）理论，在十二经络部分经过适当的按摩，可缓解身体的疼痛和疲劳。

结构：根据上述理论国际专利设计出【biohola chip 生物讯息晶片】以多重光讯息作用在微晶片中，在精密制程技术下完成【Good Health Card 生物讯息晶片卡】又称谷龙活力卡，佩挂于身体部位时，产生优质的青春讯息传迅【细胞讯号】在生物能共振作用下，可以激活血液中离子增加，而自律神经兴奋传导改善微循环并滋润修补、增生受损细胞、抗氧化衰老消除自由基、增加免疫力及抗病能力，使肌肤保持弹性，减缓肌肉的僵硬能有效缓解酸痛不适感，具有自我治愈（Self–healing）的功效活络养生的效果，需正常作息和饮食让您更青春更健康。

一、市场评估：

1.政府积极创造文明社会，公共场所推行禁烟

2.先进国家所有公共场所绝对禁烟

3.个人多已了解吸烟伤身，戒烟既省钱又健康

4.基于以上原因，市场远景甚佳

二、百沛健之性质：

1.本产品无毒、无色、无臭、无味、无酒精、无挥发性气体（VOC）及无杂质之液体，喷入口中数次，吸烟者即刻断绝吸烟之意愿，感觉口中淡无烟味，经数十年研发与长时间体验，效果显著。

2、本产品经国际检证：美（N.F.L）卫生卫食品检验及新加坡国家（P.S.B）通过无毒证明，生技中心环生验字项目通过。

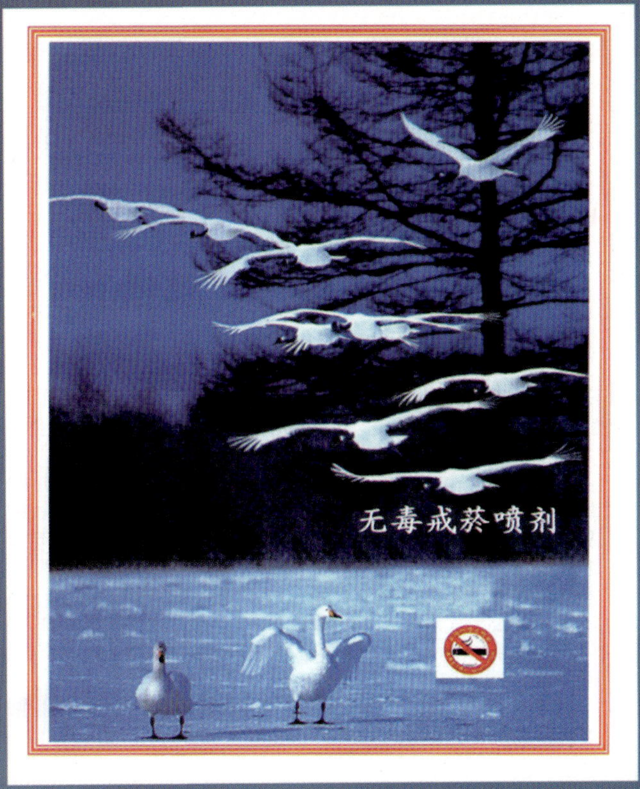


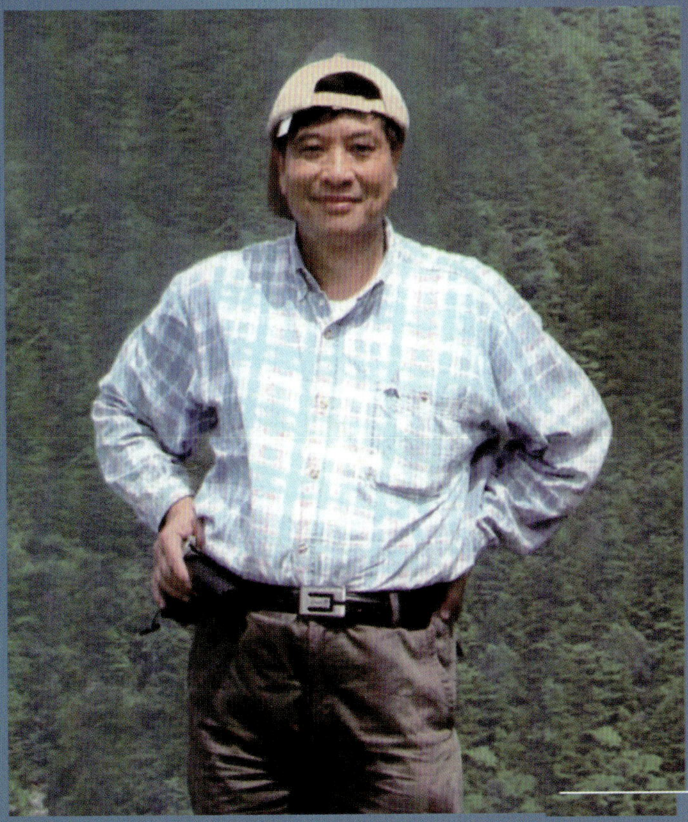

欧润生简历

B.S. 空军技术学院

M.A.马黎拉州立大学

美国A.O.COMMAND 光学中心生奈材料研究员

美国COMMAND CORPORATIOV 光学产品亚洲区总代理

中国富营养化湖泊及其流域治理、欧盟环保国际研讨会新加坡公司团代表

中华齐鲁文经协会常务监事

退休警察人员协会总会医药咨询顾问

台湾发展研究院生物科技研究所所长（2003–2009）

新加坡 Kolon Fire Safety Solution International Pte Ltd 公司负责人

国内外发明文献著作：中、美 等世界发明专利16篇及作品

获国际外销产品优良设计标志奖（1983）及外贸产品最佳优良设计奖等奖牌

# 中国任怀瑞健康茶科技研发基地(健康茶庄)

中医茶疗领域权威专家 任怀瑞 教授

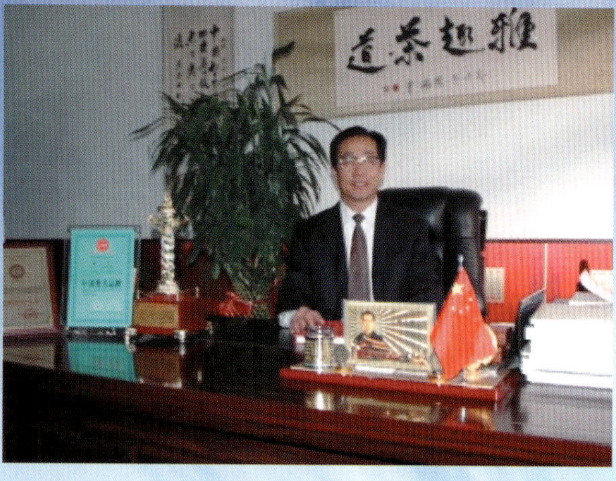


任怀瑞，男，汉族，无党派，1951年出生于内蒙古呼和浩特市，1970年参加工作，工业8年，商业8年，（期间二年上新闻大学），政界 8年，1996年主动要求离开政府机关（国家退休干部)，一心扑在钻研茶道、茶文化、茶与健康这项事业上。2000年办起了“呼和浩特市健康茶庄”，2003 年成为中国高级茶艺师（审评师），2004年成功的发明一项“健康茶”专利。

现任中国国际茶文化研究会理事、中国国际权威专家协会“中国医学保健养生专业委员会副主席”、中国中医茶业领域权威专家、中国国际专业人才发展研究中心（科研）首席专家、中国国际专业科学家学会专业科学家委员会委员、中国国际医学保健专业委员会委员、中国管理创新大会副理事长、中国地区开发促进会文化教育委员会副秘书长、中国农经产业高峰论坛副理事长、中国医师协会“国医科普‘治未病’”健康公益大讲堂讲师团讲师、全国首批医疗保健行业著名专家、世界名人行业专家、世界杰出华商学院客座教授、高级研究员、特色诊疗专家、医疗保健高级工程师、健康教育专家、中西医结合医师、健康管理师、国家健康产业领袖、国家高级治未病诊疗师、国际科学研究院终身客座教授、AAA企业家、全国科监委医疗卫生管理委员会专家委员、中国健康茶细胞疗法拓荒者、创始人、发明家、全国健康茶疗康复指导中心主任、中国任怀瑞健康茶科技创新研发基地主任、全国高科技产业品牌推进任怀瑞健康茶专业委员会主任兼秘书长、健康茶科技创新特级大师、国际医药研究院院士、国际科学研究院院士、世界健康大使。

任怀瑞健康茶（发明专利号：ZL200410085311.9），是任怀瑞先生总结并挖掘了历代先人对茶食用、药用、饮用，特别是在传统茶疗的基础上，结合自己30年的临床经验，不断学习、研究、实验而发明的一项专利产品——全新的健康茶疗。（无毒副作用、无依赖性）

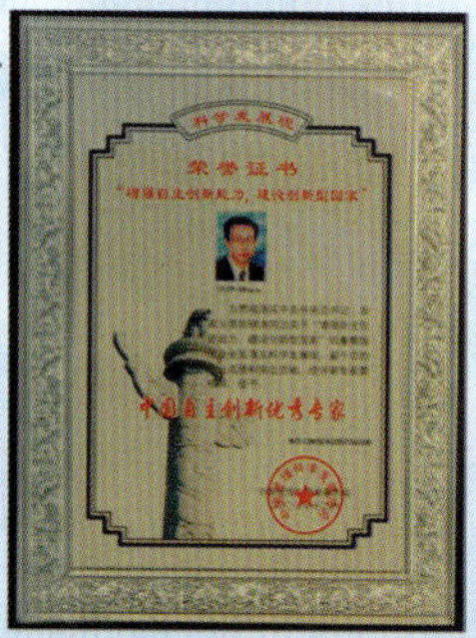


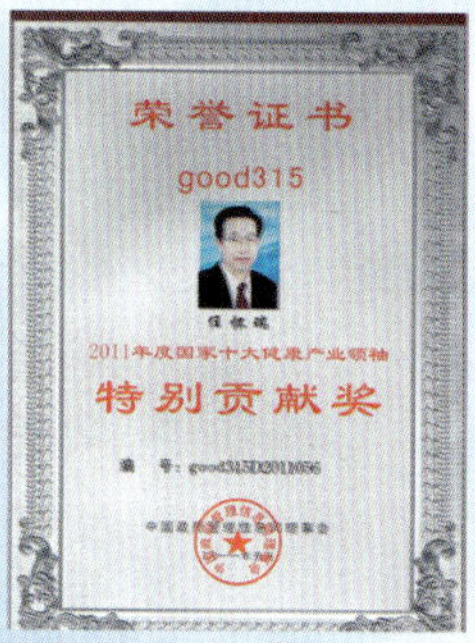


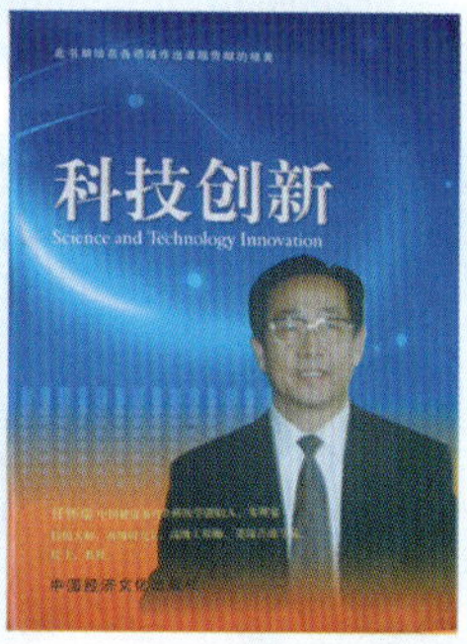


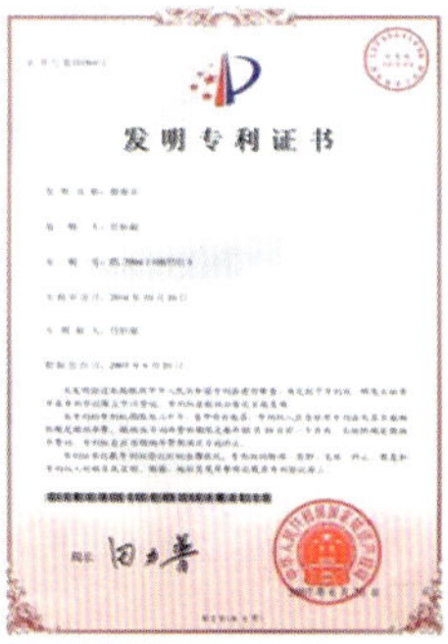


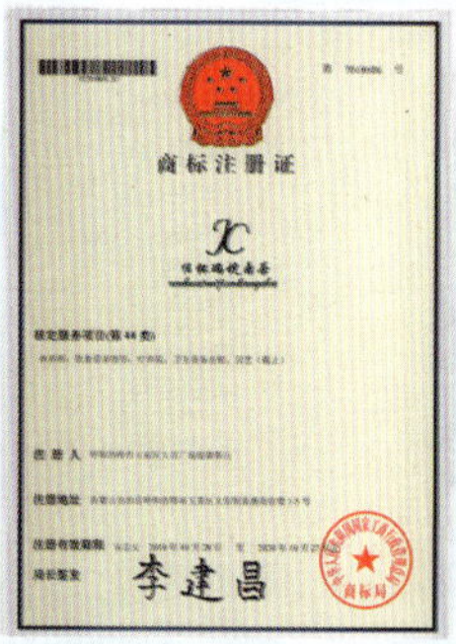


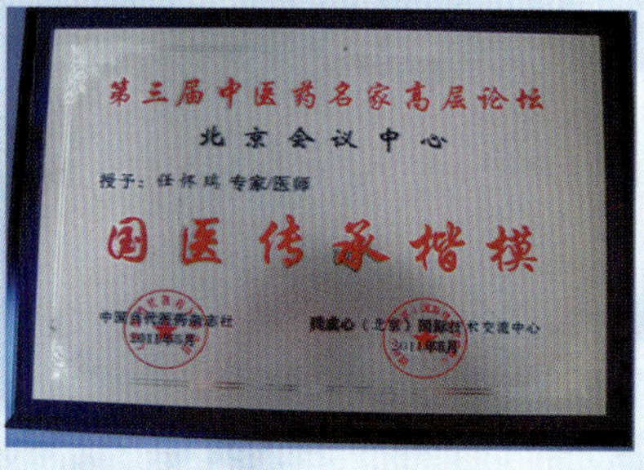


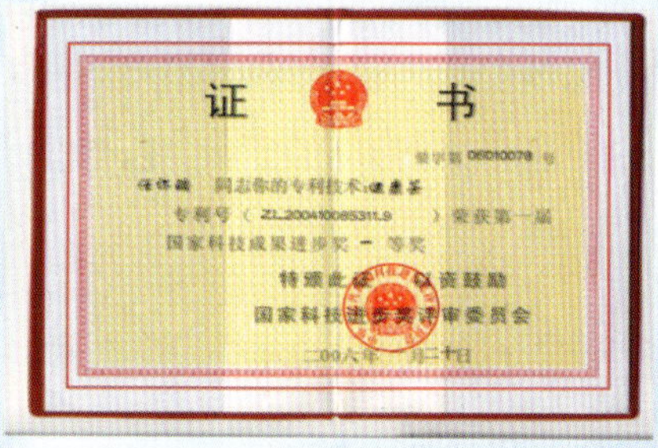


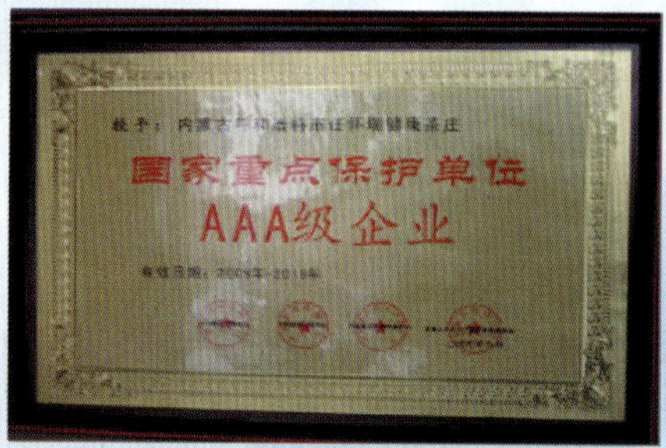


电话：0471-6301676 0471-6301988 传真：0471-6301676 邮箱：zg_rhrjkc@126.com

地址：呼和浩特市玉泉区大东街泉盛1号 网址：www.renhuairui.com

# 护巢暖宫宝

护巢暖宫　享受轻松

- 温经散寒
- 护巢暖宫
- 逐瘀止痛
- 改善微循环
- 修复由孕产期所导致的肌肉纤维（韧带）损伤的功效，亦用于痛经和附件炎。

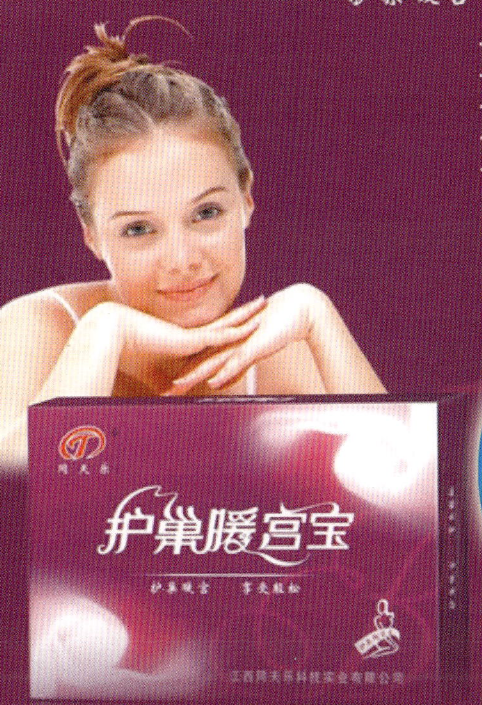


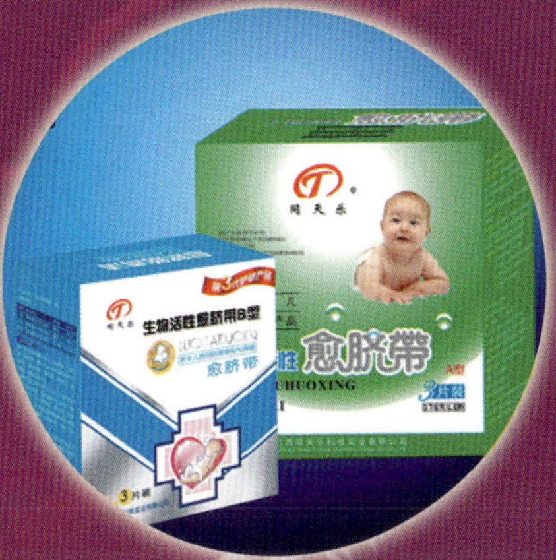


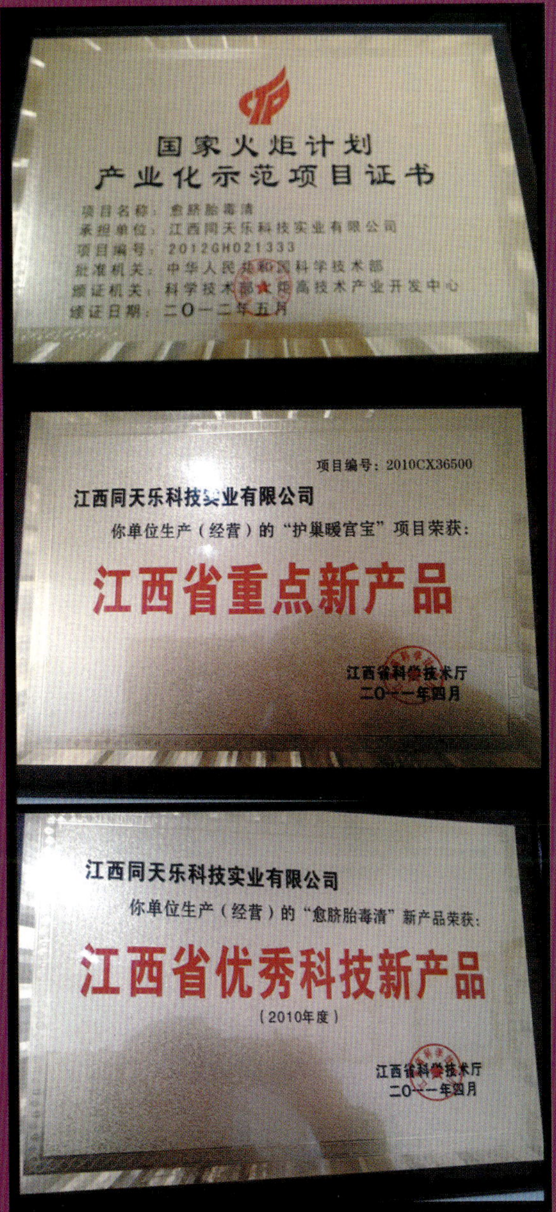

国家火炬计划
产业化示范项目证书
项目名称：愈脐胎毒清
承担单位：江西同天乐科技实业有限公司
项目编号：2012GH021333
批准机关：中华人民共和国科学技术部
颁证机关：科学技术部火炬高技术产业开发中心
颁证日期：二〇一二年五月

项目编号：2010CX36500
江西同天乐科技实业有限公司
你单位生产（经营）的“护巢暖宫宝”项目荣获：
江西省重点新产品
江西省科学技术厅
二〇一一年四月

江西同天乐科技实业有限公司
你单位生产（经营）的“愈脐胎毒清”新产品荣获：
江西省优秀科技新产品
（2010年度）
江西省科学技术厅
二〇一一年四月

## 江西同天乐科技实业有限公司

江西同天乐科技实业有限公司是一家致力于发展妇儿健康事业、专业从事生产经营医疗器械、医药保健产品的民营高科技股份制公司，成立于2002年，位于环境优美的南昌国家高新开发区艾溪湖二路555号，注册资金500万元，拥有现代高标准净化生产工业厂房及气势雄伟的办公大楼16000余平方米，设备、设施及质检与实验室装置精良，技术研发力量强劲，企业文化蕴厚卓越，企业精神理念独特先进，企业管理制度及质保体系完备规范。尤其是造就了一支优秀生产管理专业人才队伍和一支高素质营销队伍，更拥有多个国家专利产品和多个获得国家火炬计划产业化示范项目的产品及强大营销网络，愈脐胎毒清、生物活性愈脐带、护巢暖宫宝、液基细胞保存液、新生儿脐带护理包、妇科生物抗菌凝胶、特殊生物抗菌脐带夹等一系列优秀新产品，在健康母婴领域均享有独特技术优势，赢得了全国诸多著名专家教授及广大医护人员充分认可和一致好评，且囊括了中华妇幼健康促进先进单位及中国名优妇女儿童用品采购指定品牌等诸多宝贵荣誉，并保持了与诸多名院友谊链接，建立了诚信合作、携手精诚服务社会的密切关系，优秀企业品牌和优秀产品品牌形象及美誉度在全国享有盛誉，社会效益与经济效益均十分明显，显示了高科技、高标准、高规格、高品位、高效益的高新企业特色，现正以卓越领行护脐和以产业报国姿态及以“同天广惠、齐乐融融”的企业精神面貌朝着发展高新企业远大规划目标奋发向前！

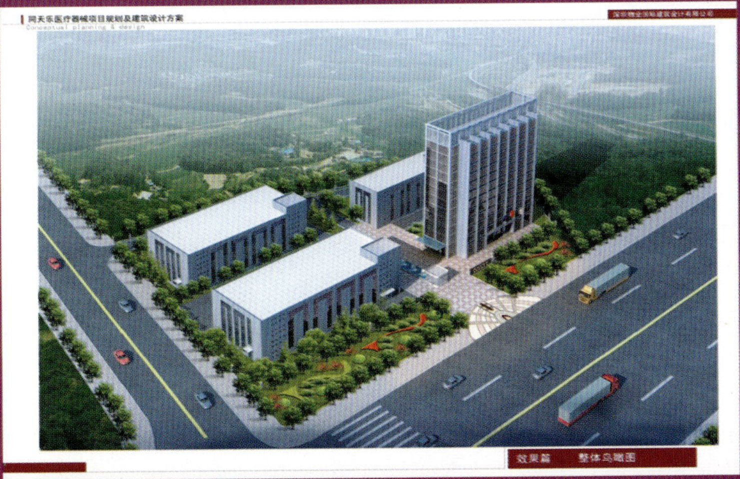


**地址：江西省南昌市高新开发区京东北大道399号**
**邮编：330096**
**网址：www.jxttl.com**
**QQ客服：492828799**
**电话：0791-88161628 88111209**
**传真：0791-88105409**

# 新余市渝水区红十字会城北门诊部


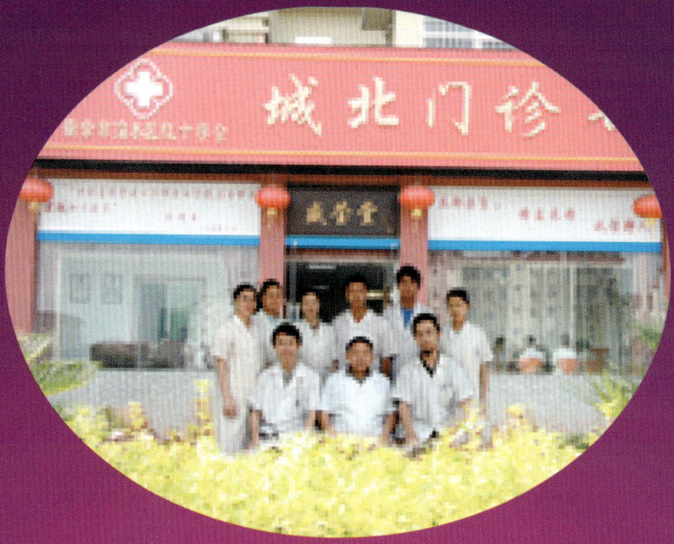



本门诊部是一所集医疗、科研、康复为一体的其它非营利性法定医疗机构，是新余市、区两级城镇职工医疗定点机构。

现开设了中医科、内儿科、妇科、针灸、按摩、推拿、拔火罐、刮痧、中药离子导入、经络导平等医疗康复工作。门诊部擅长治疗心脑血管疾病（高血压、高血糖、高血脂）、颈腰腿痛、老年病、风湿病、结石病、月经病、妇科炎症、不育不孕症、胃炎、肝炎、儿科病、疳积虫症等常见病、多发病疑难杂症。

廖宣盛，男，江西新余人，1941年8月出生，1961年毕业于江西药校，65年结业于江西中医学院函授进修班，现取得副主任药师，执业中医师双重职称。曾任新余市第七医院副院长，渝水区医药学会门诊部负责人，现任新余市发明协会副理事长，新余市袁河疑难杂病研究所所长。

利用本部廖宣盛发明专利"中风血神"、"骨神宝"治疗各型中风（脑梗塞、脑溢血）和颈腰椎病疗效显著，患者来自省内外。另外，依靠杂病研究所的雄厚力量，在研治疑难杂病方面声誉波及省内外。本部开展了心电图、三大常规及生化检验、经络测试等检查项目，并与兄弟医院协作开展了X光、脑电图、等检测检查，有效提高了医疗质量。

"中风血神"是廖宣盛（执业中医师、副主任药师）通过二十多年的临床实践创造的经验方，并于2001年获国家知识产权局授予国家发明专利，主要用于治疗中风病。它既可用于治疗中脏腑（类似西医出血性中风），又可治疗中经络（类似西医缺血性中风）；既适应中风初期，又适应中风中后期；可用于治疗单一型，亦可用于混合型、交叉型中风。据2169例中风疗效统计资料表明，痊愈率为26.46%，显效率为37.34%，好转率为33.7%；治疗中脏腑有效率为98.41%，中经络为96.8%，治疗先兆中风已达100%换句话说，它有很好的预防作用。中风血神在总有效率、疗程、适应症、药源、价格等方面明显优于目前其他同类药，在省级科研部门所作急毒试验证明其安全无毒，江西省科技情报研究所文献检索亦证明它在国内居领先行列。

"骨圣宝"是他的第二个发明专利，在治疗颈椎综合症、腰椎综合症（骨质增生、椎间盘突出症）等方面效果显著，复发率低，免除患者手术之苦，使许多西医认为无药可医的患者服药一个月左右恢复了健康，恢复了劳动能力。

专利发明人诚意与有识之士合作开发此专利，造福广大患者，争取更大的社会和经济效益。

**"精益求精、诚信待人"是我们的宗旨**

**门诊部全体工作人员竭诚欢迎广大新老病友前来咨询诊治**

**联系人：廖晶莹**

**电　话：0790－6450698　13979075986**

**地　址：江西省新余市城北科环东路金科苑盛莹堂内**

# 福建省厦门市湖里区张现清诊所

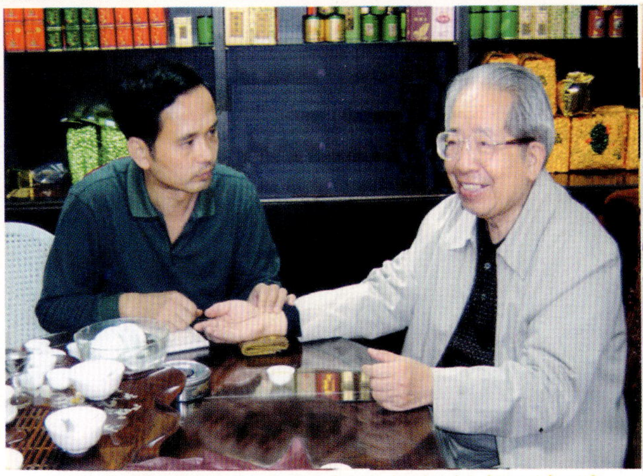

张现清国医在为原商业部部长胡平把脉

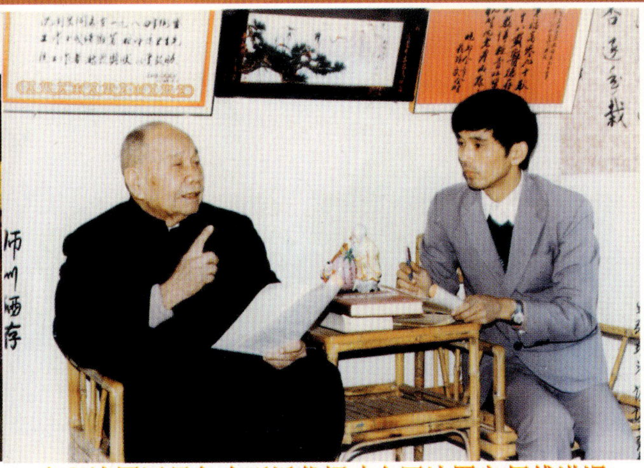

张现清国医早年在听近代福建名医沈国良师傅讲课

张现清，男，福建省漳州市平和县小溪镇古楼村人，1958年3月出生。目前在厦门市开办“湖里现清诊所”。1999年5月原国家卫生部部长崔月犁亲笔为“张现清诊所”题词；原商业部部长胡平也亲笔为现清医师题词：“现代新医，清风送暖”。张医师系福建近代名医沈国良的关门弟子，跟师期间虚心好学，尽得其传。其师父在证书中写道：“张现清同志经平和县城关卫生院安排，随从我学习中医整五载（从一九八二年元月至一九八六年十二月），已修完中医本科基本理论，掌握了较丰富的临床诸症治疗经验，具有独立门诊工作之能力。特给此证。”可见其师对学徒的充分肯定。张现清本着“弘扬祖国医药学，为人类健康服务”的理念，在二十余年的门诊生涯中，不断探索，遵古而不泥古，积累了丰富的临床经验，善于审明辨，探本求因，断病精细，对症下药，从不开大处方，处处为病人着想，常常无偿为人治病，特别是二十余年如一日为湖里消防五中队官兵无偿治病，被湖里消防五中队官兵称为编外好军医。其自创的小儿散、消积散、健脾散 ，疗效显著。张医生擅治各种疑难杂症，如妇科杂病，依据妇科生理特点，强调养血为先，理气为要，经病以调为主，崩则不专止涩，闭则不敝攻法；特别在治疗女性输卵管堵塞引起的不孕症，更是远近闻名。

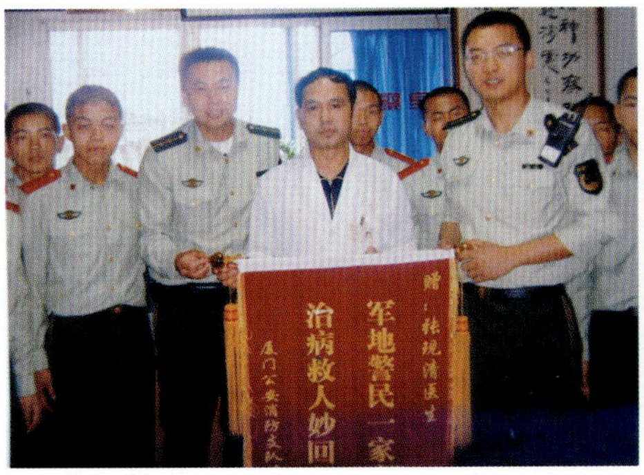

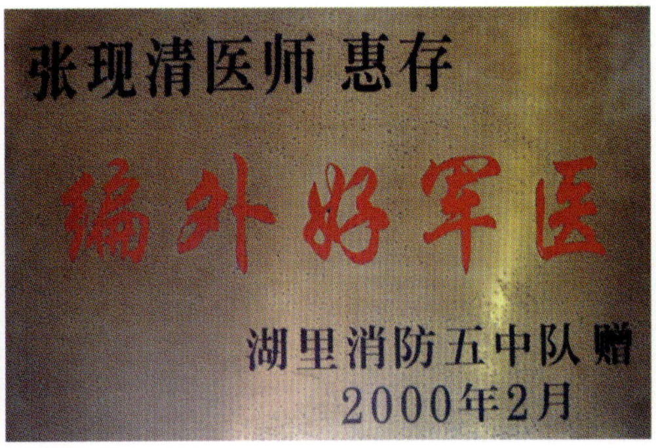
张现清医师 惠存
编外好军医
湖里消防五中队 赠
2000年2月

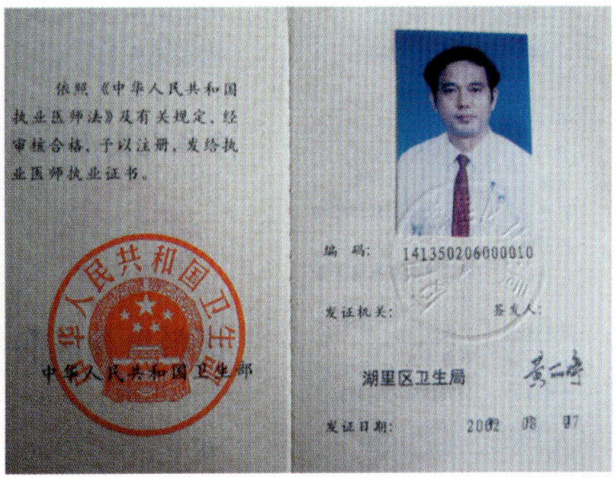

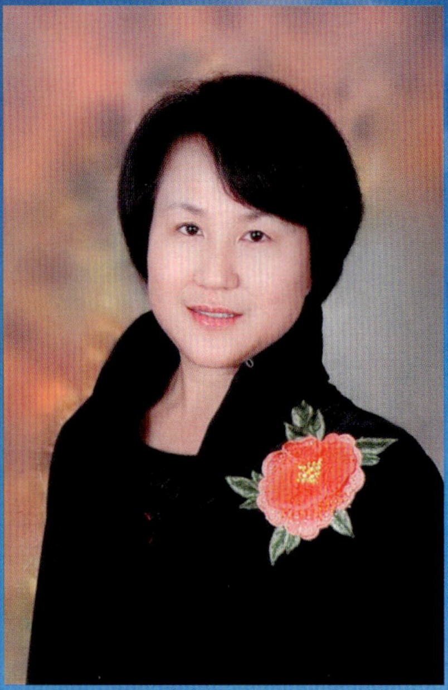

徐州市固医堂生物科技有限公司是一家专门从事中医养生、保健品研发、亚健康调理、技术培训及加盟连锁的综合性养生机构，其前身江苏省康美莱营养健康咨询服务中心，是江苏省药物研究所保健品研发合作基地。公司自成立以来，一直致力于中医养生保健、亚健康调理、慢性病康复的研究，根据其突出的表现和显著的成绩，被中华中医药学会亚健康分会和中和亚健康服务中心批准为亚健康管理服务示范基地。

固医堂和一般养生机构不同的是，固医堂拥有一套完整的技术和产品相配套的调理方案，如子宫肌瘤调理方案、卵巢囊肿调理方案、不孕症调理方案、冠心病调理方案、糖尿病调理方案、亚健康体质调理方案等，这些方案条理清晰，方法步骤明了，很适合对中医不是很精通的美容院、养生馆使用。固医堂人始终不懈的努力，为无数亚健康和慢性病患者找回了健康，找回了幸福。

固医堂的任何一套技术都是开启健康之门的钥匙，都已经成为加盟店的镇店之宝，成为加盟店吸引顾客、留住顾客、赢得顾客口碑的法宝，在固医堂，听到最多的、也是最让我们感到欣慰的是那些常年奔波于美容院、养生堂、按摩所的顾客来到固医堂后发出的感叹：“终于找对了地方！”、“效果真是太好了！”

**固医堂的追求：固中医之本，创百年品牌！**

**固医堂的使命：规范亚健康调理方案，不断把最完善的调理康复技术奉献给社会，奉献给热爱健康的人们！**

**固医堂的成就：为无数渴求健康的人们找回了健康、找回了幸福！**

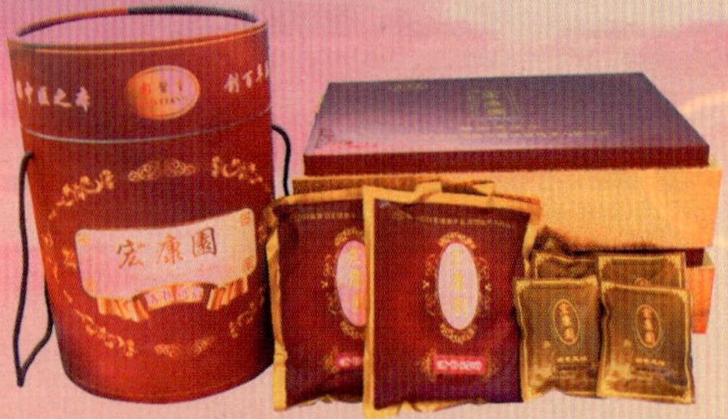

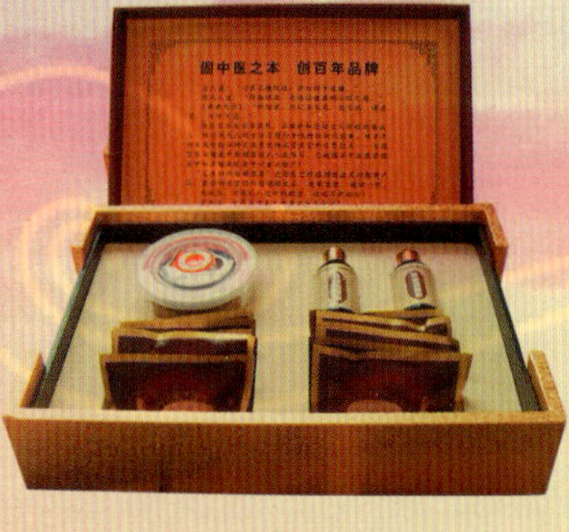


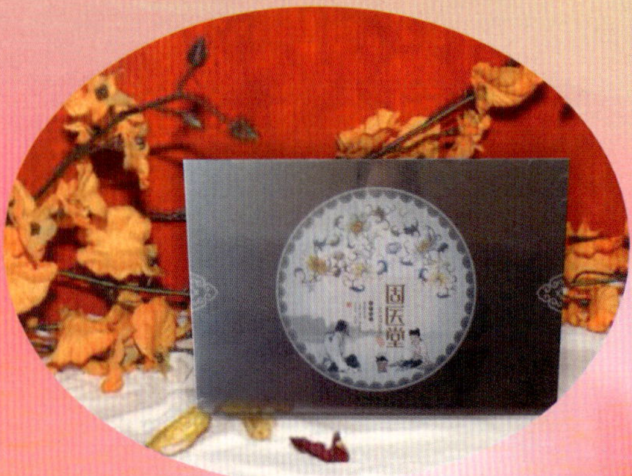


固医堂

陈德来教授，男，1957年8月出生，主任医师、博导、高级研究员。现任职于洞头县中西医结合理疗研究所所长，门诊部负责人。长期从事医疗、保健、科研工作，有丰富的理论知识和实践经验。

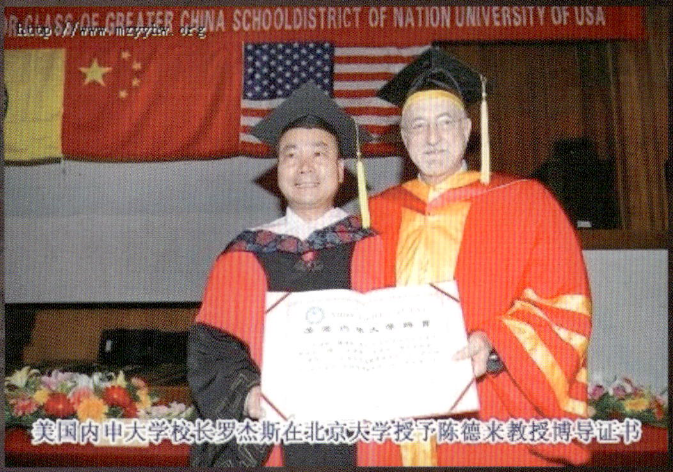

美国内中大学校长罗杰斯在北京大学授予陈德来教授博导证书

从1985年---1989年多次临床验证，研制了健身磁棒（专利名称：健身棒）并投入临床使用。10多年应用于临床辅助治疗，均取得满意效果，尤其对肾虚腰酸、慢性腰肌劳损，软组织损伤，过度疲劳等有显著的疗效。1999年7月28日经浙江省医药管理局组织的浙江省中医院、浙江省人民医院等七个单位及七位专家对健身磁棒进行产品技术标准审定，并制定了技术标准。2000年7月份，经浙江省医疗器械产品质量监督检验站准产注册检验合格，2000年8月18日经中华人民共和国医疗器械认证注册。2005年对健身棒进行了改进并又审批了新的专利，2006年获得了国家知识产权局专利授权、新的专利名称为健身按摩棒。现已投入批量生产。全国都可以邮购。

地　址：温州洞头县中西医结合理疗研究所

联系人：陈德来0577 ---63483828；15605875778；13868353192

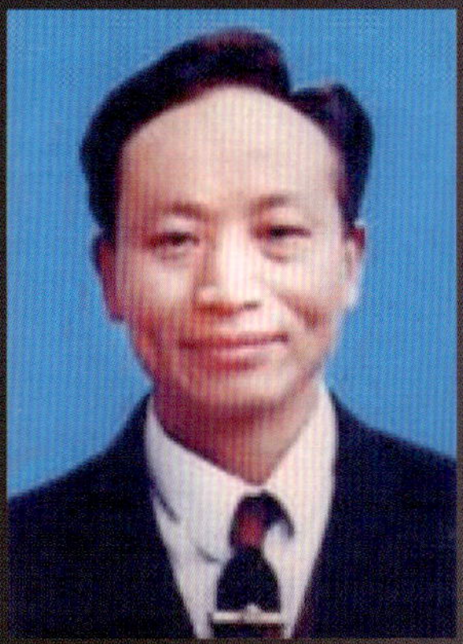

李佩松先生，大学文化，四川省郫县人，道号：玄真子。数十年深研中国古代传统文化；长寿之道养生术，对各种奇难病症、重症、危症、顽症、周易数术、风水、奇门有着独特的见解。

著述：《中医辨症探微》、《长寿养生秘炼》《地理风水衡真》《关于高等周易数术学预测的层次讲议》《关于中医干预营养保健的应用辨症》。

深研特技：善用于医疗、保健、武学、宗教事业，为人类生命科学健康长寿作出贡献，入编美国二十世纪世界名人录，为人类作出贡献的世界级专家。

历任：四川省健身养生学会医学、养生、武术、易学、保健人才培圳中心负责人。

四川现代疑难病研究院研究员、院长助理。

四川华西中西医药研究院研究员、院长助理。

为了肯定李佩松先生的学术、技术和对挖掘发展中国传统医药学文化所做的有益工作，2008年四川省国光文化科技研究院特授予客座教授，并颁发《客座教授证》。入编：《中国国家专家人才网》；《世界华人名人网、（名人辞典）》；《美国二十世纪世界名人录》。

咨询电话：13551330955

# 常德市中医药研究所

弘扬中医文化，传承中医学术，组织科技研究，整理名药验方，发挥中医优势，创新中医事业。

根据上级主管部门的要求与行业需要，研究所对全市中医药研究工作进行规划决策、组织实施、督办管理与协调服务。

办公室：负责党务、政工、人事、宣传、联络、内务等日常工作。

学术研究组：负责中医药文化、史迹的考证、研究、传播以及中医药经典著作与理论的研究、文献整理。

科研管理组：负责中医药临床科研课题的立项、指导、管理与协调、综合，对全市中医药科研成果进行鉴定与评审。

养生研究组：负责中医养生文化的研究、中医养生技法的挖掘整理、中医养生知识的普及。

名验方药整理组：负责中医药独特诊疗技术、名方单方验方的挖掘、整理与推广应用，协调名老中医药专家学术思想和临床经验的继承工作。

中草药植物研究组：负责中草药资源调查、中草药栽培技术指导、植物园日常管理。

信息中心：负责国内外中医药学术、科研、资源等信息的收集、整理与开发应用、研究所网站建设。

# 海城吕氏正骨

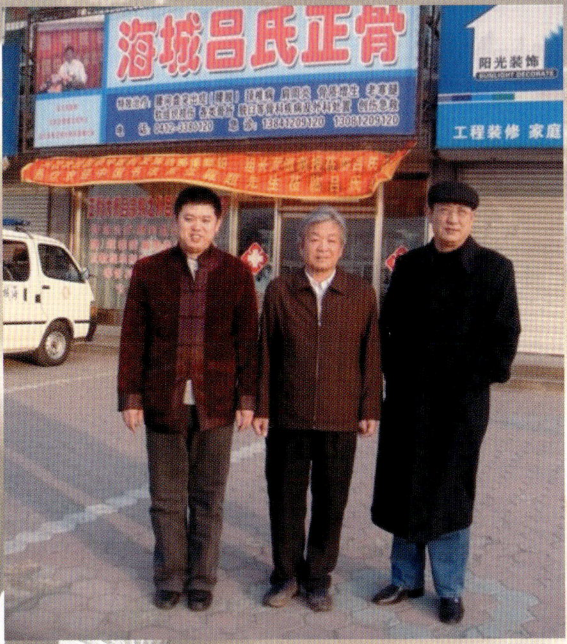


辽宁省海城市吕氏正骨起源于清代已有二百余年的历史，是海城一家百年老字号门诊。海城毛祁唐王山后村，是一个人杰地灵的小山村。一代开国上将原铁道部部长、政协副主席吕正操老将军和原已故冶金工业部部长吕东都出生在这个小山村。这个小山村还孕育了海城吕氏正骨一代宗师吕金氏。

一代宗师吕金氏把毕生的心血传承于二儿媳吕周氏，人称老二太太，她老人家总结出一套传统的中医正骨手法，传授于其子，吕氏正骨第三代传人吕宗绵大师（系吕正操和吕东的堂侄）把人体骨骼系统、心法口绝让下辈人牢记在心，大师在响堂医院为无数领导和百姓治疗骨伤疾病，老人见贫不手分文，而且还送上路费和粮票，让人们长跪不起，被人们称为吕活佛，到了第四代吕氏正骨传人吕兴夫，自幼跟随父亲学习中医祖传正骨技术，行医38年名声更是东北家喻户晓。第五代吕氏正骨传人吕久东出生于1969年农历12月15日出生在辽宁省海城毛祁唐王山后村 ,他在2008年5月22日自愿前往四川汶川地震前线参加抗震救灾医疗援助工作，受到四川人民和四川共青团红十字会的高度好评。中央电视台，四川电视台，辽宁省电视台第一时间，鞍山电视台，海城电视台，海城广播电台，人民日报，新华社，南方日报，吴忠日报，鞍山日报，海城时迅先后报道了吕久东到四川抗震救灾的先进事迹。

吕氏正骨被海城市卫生局、中国社会调查所调查首选为骨科名院。2005年在辽宁省电视台评为优秀医疗行业代表单位。2006年吕久东受到北京人民大会堂第三届中国百名医学家峰会的特邀。参加了第三届百名医学家峰会，期间北京协和医院骨科主任，外科系主任，博士生导师邱贵兴教授在吕久东的书本上郑重的写下了：重建功能，创造人生，已示勉励。

**门诊特点:**

颈椎病专科:颈椎强直。椎体增生,颈椎综合症。

腰间盘突出专科:对于各型腰脱。坐骨神经痛,滑囊炎,骨质增生有独到之处。以上一疗程基本治愈。

骨科:对于各类骨折、脱臼、小关节错位有独到之处。

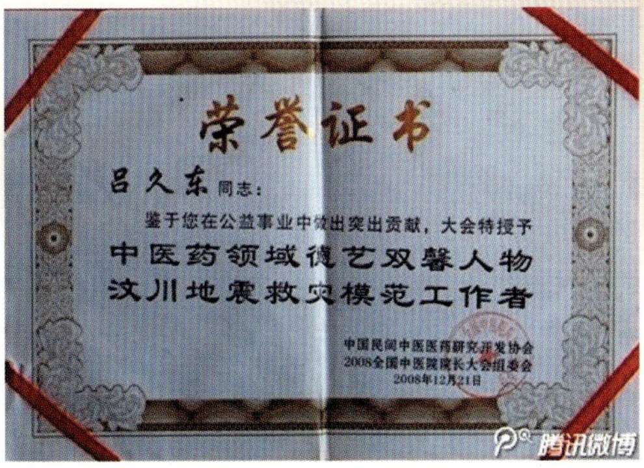


吕久东医师会合每一名前来就诊的患者沟通,细心的讲解,分析病情,给出一个最佳的治疗方案,让前来吕氏正骨的每一名患者都得到了康复。

吕氏正骨门诊对老红军,老八路。现役军人,家属,革命军警烈士家属,双下岗职工,特困户,五保户,残疾人等免除治疗费用,得了腰脱,骨病哪里去,就找捋(吕)胳膊,捋(吕)腿吕大夫。

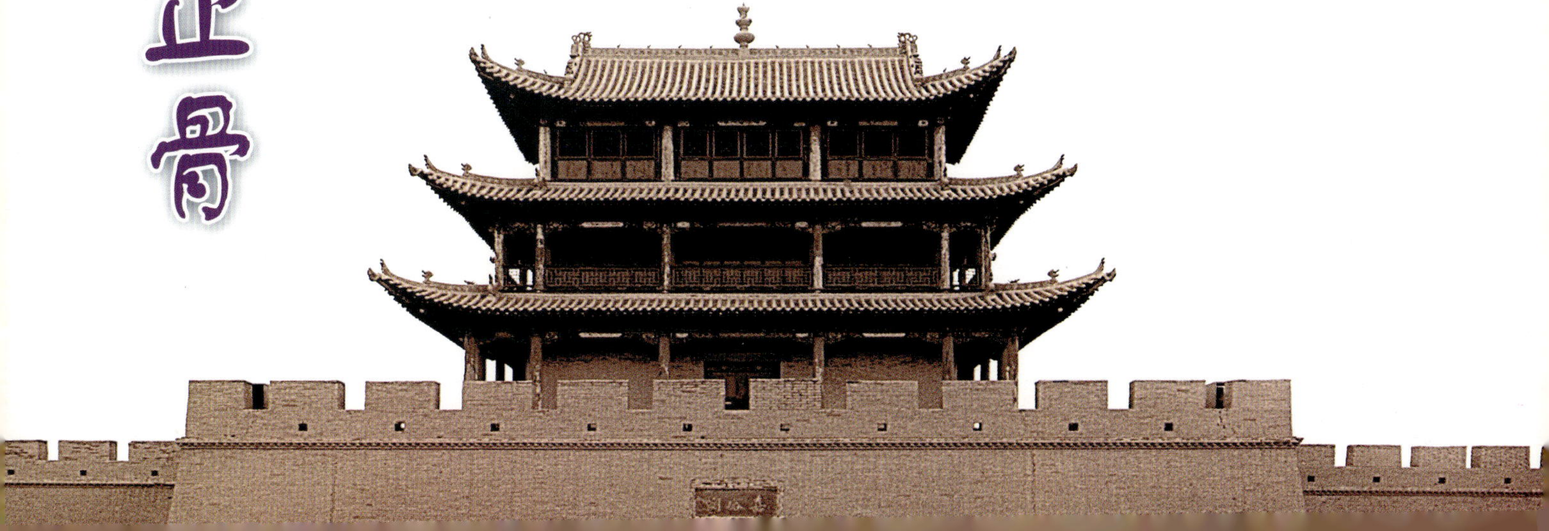

# “捏人掌”和他的“秋成手法”

## ——记民间中医推拿专家、“秋成手法”创建人张秋成

张秋成，出身于易医世家，现为中国骨伤人才研究会副主席，中国民间中医医药研究开发协会特色疗法专家顾问，中国老年学学会科学养生专业委员会专家委员会研究员，首届世界自然医学会代表，几十年来潜心研究中医推拿按摩理论，在临床实践中探索和掌握了一套独特的推拿手法，应用中医五行学说，摩、揉、推、抖、拿、捏、拔、动、点、按等手法，治疗了大量的疑难杂症，效果显著。

他认为生病之原因在于阴阳不平衡，风、寒、湿、邪、痰饮所致，心里压抑不平衡所影响。如心脑血管硬化、偏瘫后遗症、骨质增生、肥胖症、颈椎、腰椎等长期存在得不到有效治疗或不能痊愈，根本问题是解决血管神经营养供血。通过按摩，可以做到修复神经组织机构，软化血管，能促进毛细管扩张，改善皮肤营养；可以扶正祛邪、活血化瘀、消肿止痛、增强脏腑功能；可以帮助胃部消化，可以使肠道通畅，增强大便排泄功能；可以提前预防心梗，脑梗，肠梗阻的发生；可以改变血管神经萎缩，肌肉，筋骨萎缩，可以提高大脑供氧，帮助记忆提高，调治肾脏气不足；可以疏通肝郁，压抑症，胸闷气短，走路无力，上楼困难，身体乏疲都有独到按摩疗效。

主治范围：

心脑血管硬化、偏瘫后遗症、顽固性失眠、头晕头疼、颈椎病、骨质增生、肌肉萎缩、椎管狭窄、运动性损伤、强直性脊椎炎、腰背疼痛、静脉曲张、妇科产后风、风湿症、肠胃功能紊乱、脂肪肝、肾虚等；除此之外,在美体塑身,治疗肥胖症方面,疗效十分显著. 2013.5.16 在科技日报刊登过《捏人掌和他的秋成手法”》 被人民网、新华网、中国科技网、中央广播网光明网 、中国日报网搜狐网 、和讯网、 新民网 、天津日报 、康寿时代杂志 等多家媒体转载报道。

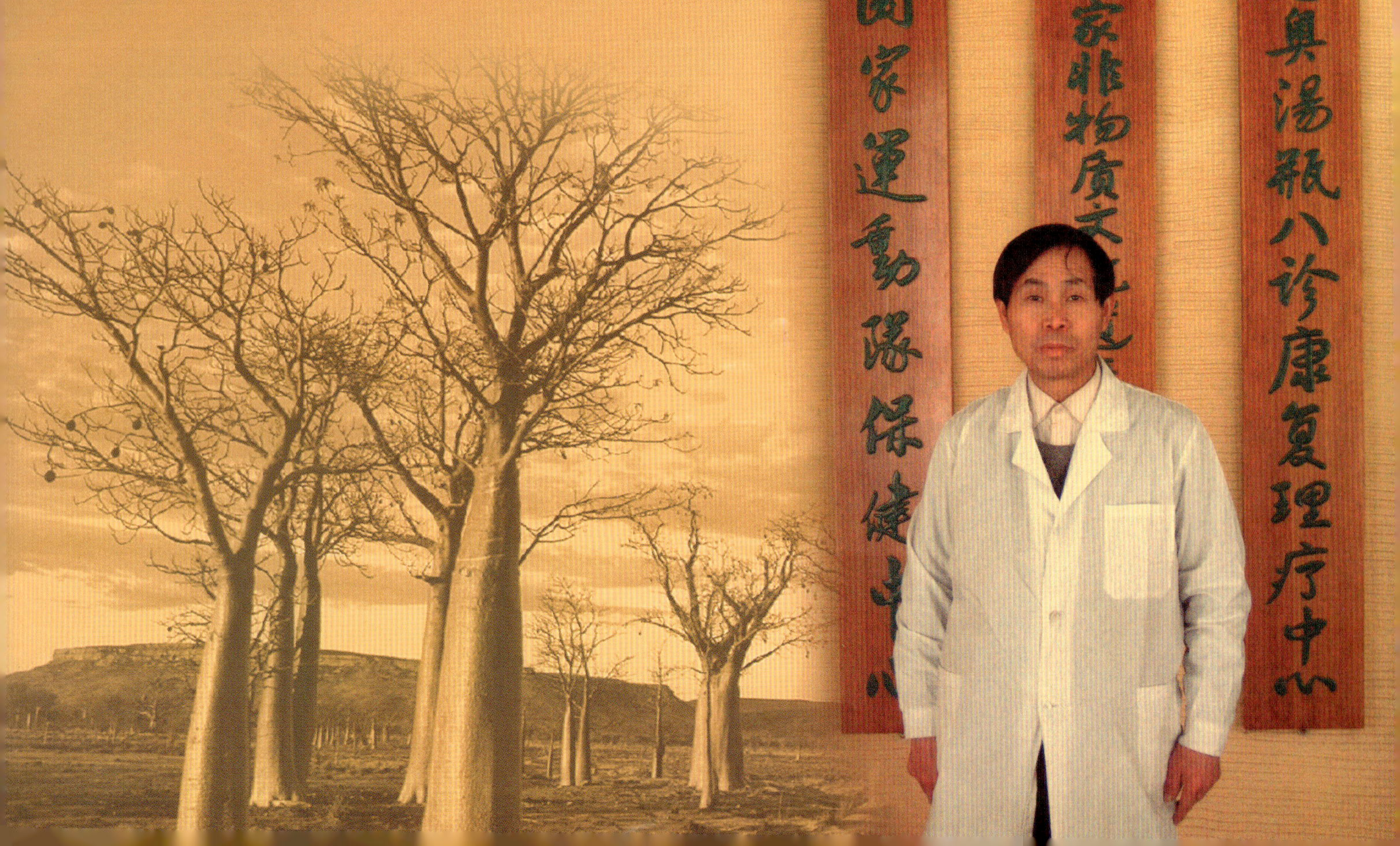

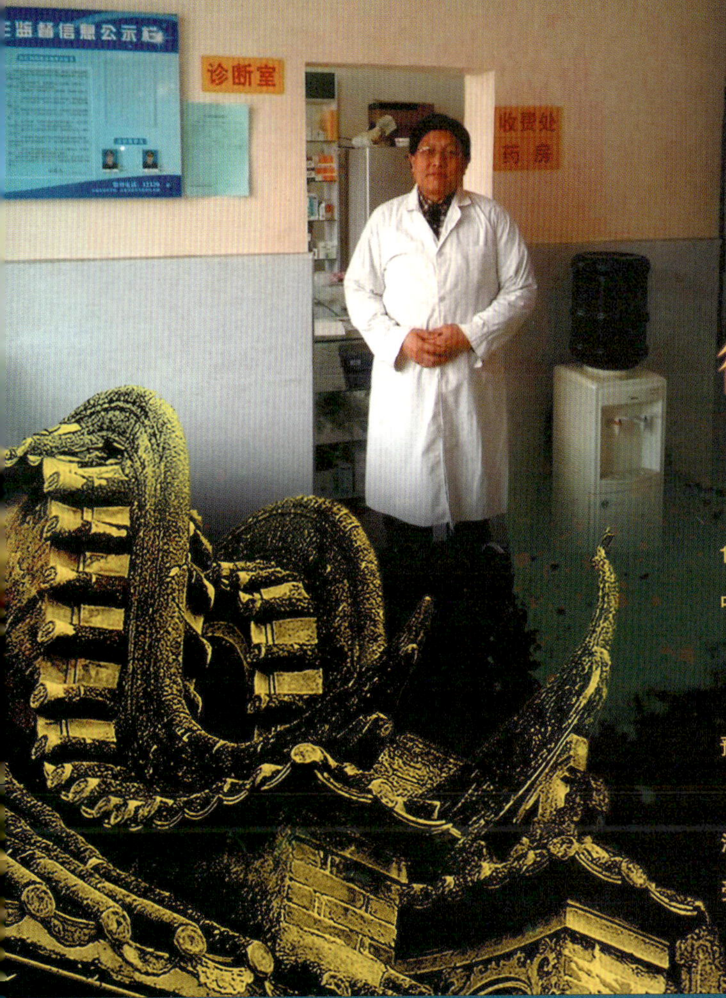


## 徐新法

徐新法，男， 1952年3月1日出生于河北省曲阳县产德乡南次曹村，1969年学习于天津卫校，后又到西安学习针灸、火针、针刀等技术。祖国中医中药学术研究会，古今诸术疑难杂症研究会创始人。

擅长火针、针刀、刺血、针药并用之手法。

多年临床之经验，对常见病、多发病、沉疴顽疾，疑难杂病的治疗与预防有独到的见解，治疗病人不记其数。

近几年来徐医师和徒弟刘建勇的配合下，用药物加埋线、脐中埋药疗法，治疗胆结石，泌尿系结石，不孕不育症，腰椎结核性，创伤性截瘫，受到了非常好的疗效。

## 刘建勇

刘建勇，男，中共党员，1975年2月21日生于河北省无极县。自小家教严格，受家庭良好环境熏陶，心地善良，乐善好施，性格耿直。

长大后入伍，在部队上练就了一身功夫，并自学点穴之术，苦练钻研。武医同源合二为一。将五脏六腑点穴治疗和砭石点穴顺气法及古老医术“三根金手指”切脉融合起来，独创了脏腑经络点穴诊疗法。中医“望、闻、问切”诊断法，都能够熟练运用。

现为祖国中医中药学术研究会、古今诸术疑难杂症研究会理事长。擅长火针、针刀、针灸、艾灸、刮痧、拔罐、火疗、泄血调理、中药调理、运用祝术治邪病等治疗手法。为人类造福，治病救人，积德行善。

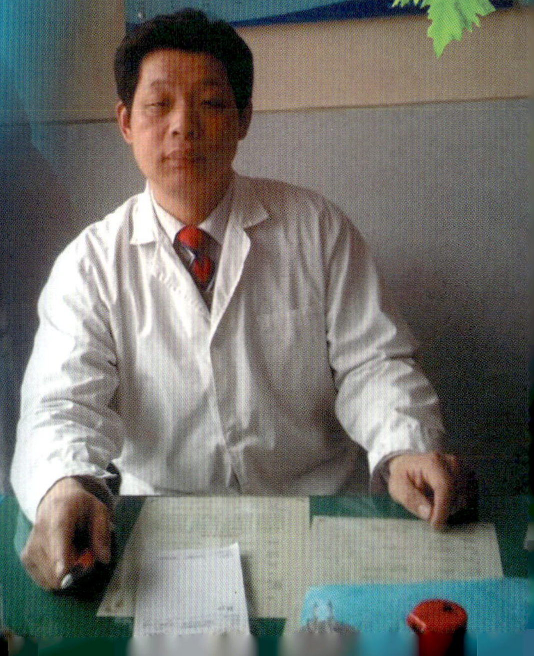

# 《中医药与亚健康》编辑部

《中医药与亚健康》杂志是由国家中医药管理局业务主管，中和亚健康服务中心主办、中国中医药出版社出版。是专注于中医药与亚健康领域的图文并茂的大型科普期刊，也是该领域唯一的一本权威性杂志。

杂志自创刊到目前已经连续出版了十三期，是健康产业政策宣传、学术交流、健康知识普及、保健方法传播、技术推广的桥梁，也是连接亚健康产业上下游各环节的纽带。杂志以服务中医药及亚健康行业为己任，架起亚健康行业产、供、销、学、研之间沟通的桥梁，更好的为广大的民众服务。

**联系方式：联系电话：010-64150586　52861643　68864248**

**地址：北京市朝阳区幸福一村55号 国家中医药管理局机关服务局312室**

**北京市石景山区古城大街1号领秀大厦B座217-218**

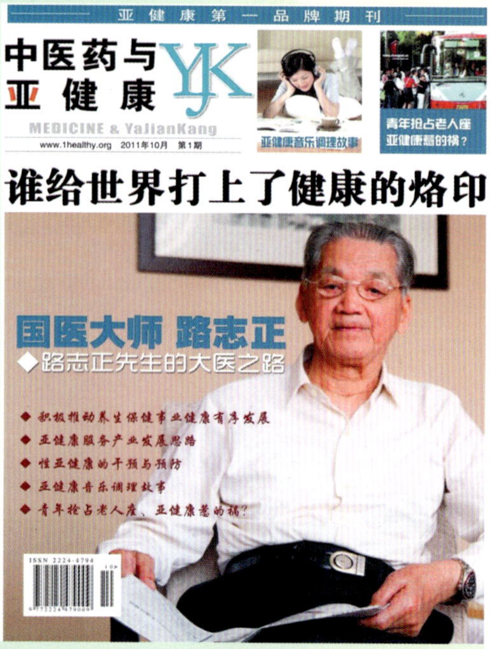


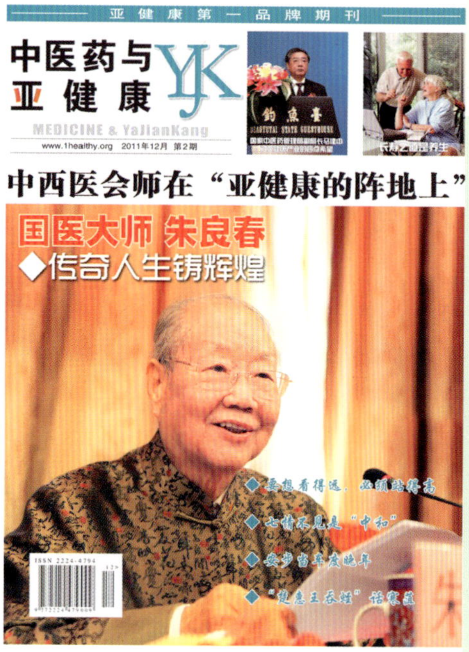


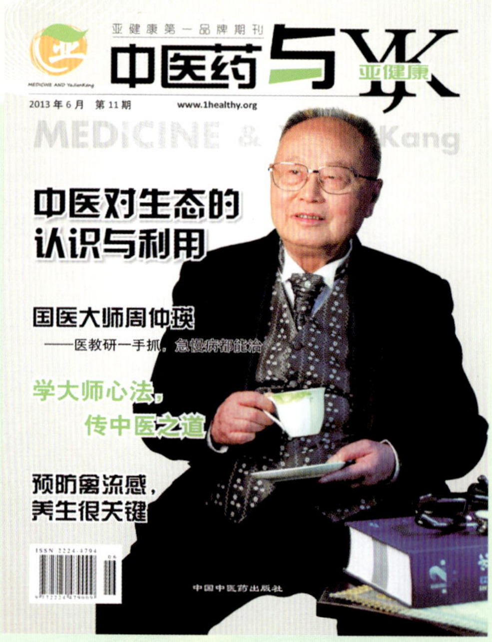

# 亚健康专业机构（健康4S店）

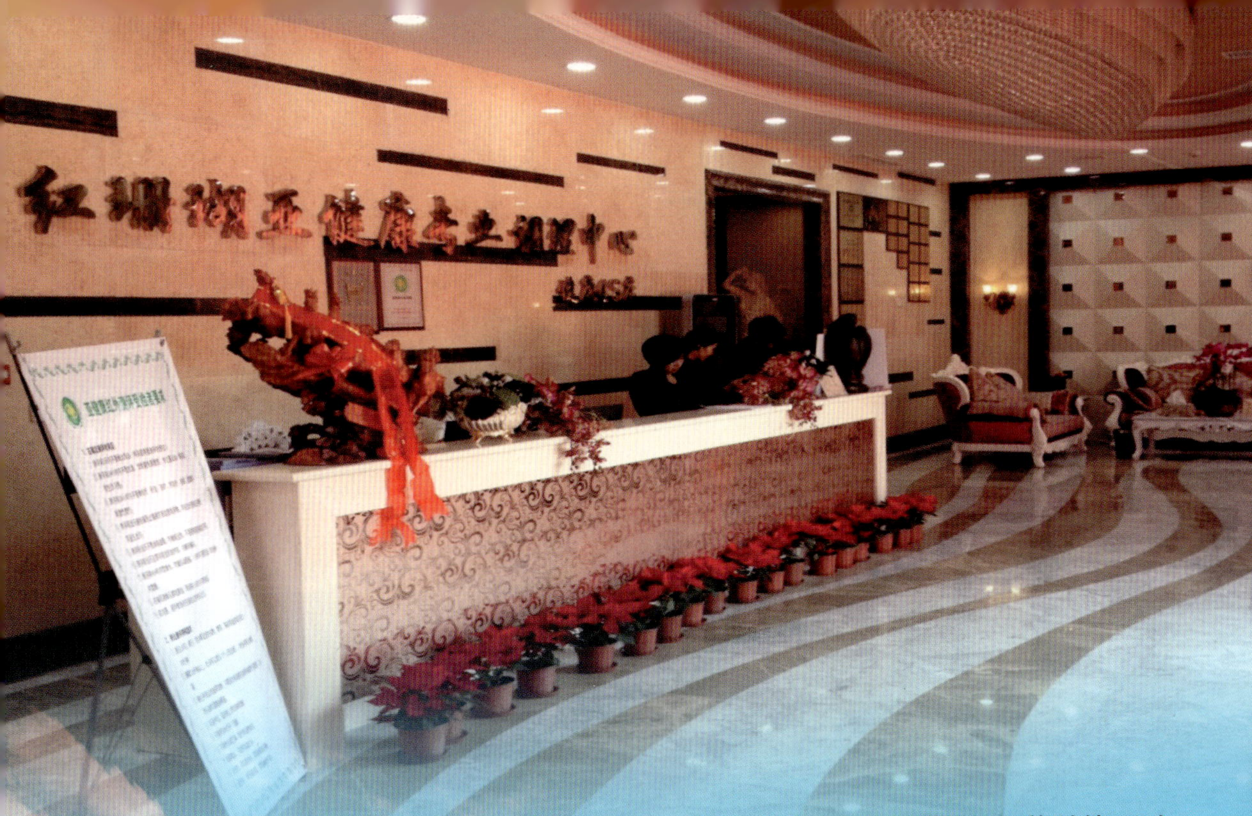

亚健康专业调理机构是在中医“治未病”思想指导下,以亚健康学科体系为理论基础，通过专业的亚健康检测、干预设备、技术和方法，由亚健康专业人员对亚健康人群进行辨识、分类、评估、调理、咨询和管理的专业机构。经过全国亚健康专业调理机构服务水平星级评审委员会评定的星级亚健康专业调理机构设置统一的服务内容、服务流程，使用专业的调理技术与方法和统一的亚健康专业调理机构标志与标识，配备专业的调理机构执业人员，规划合理的环境与场地，打造专业的人体健康4S店。

星级亚健康专业调理机构（人体健康4S店）是一个健康新概念，拥有一套完善、周密的从检测到干预调理及疗效评价的新健康服务体系，为您提供终身的健康解决方案。

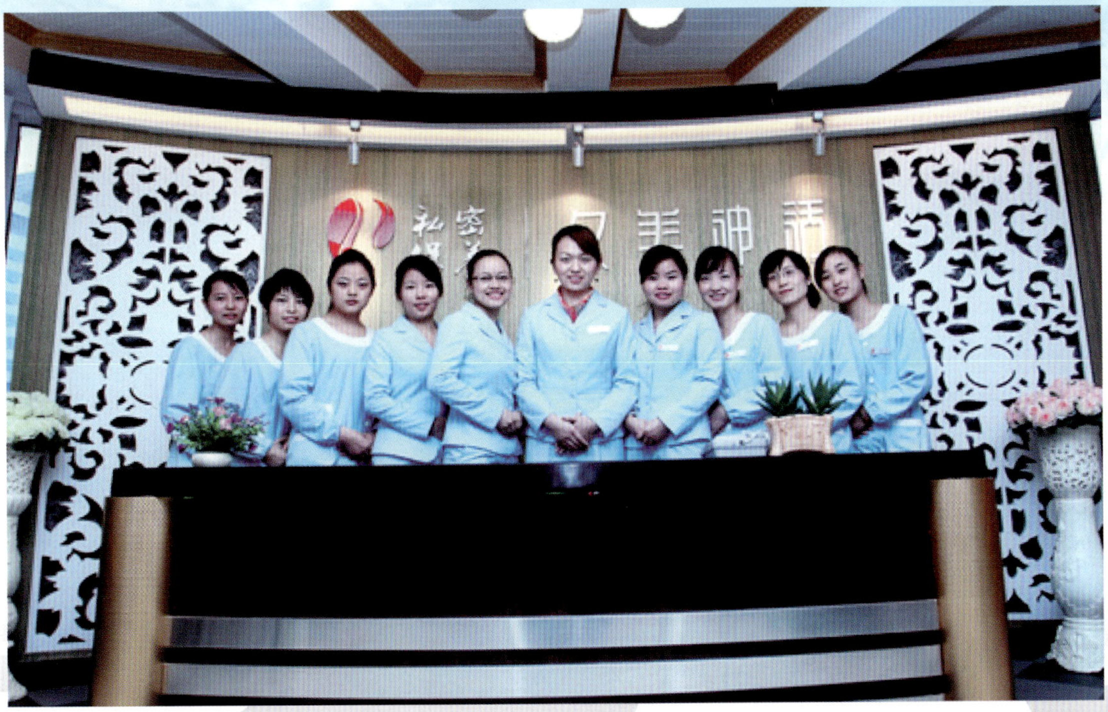

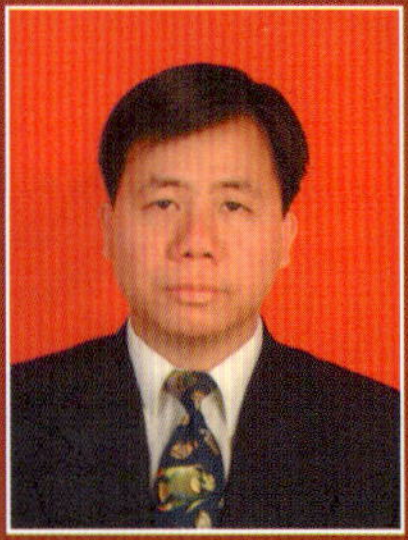

# 扶阳罐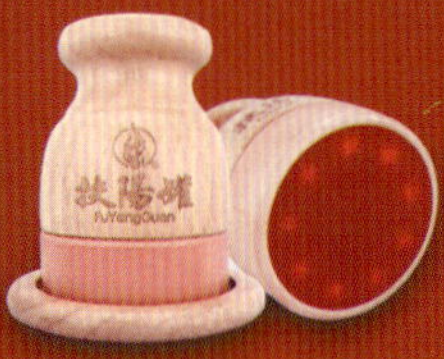发明人——胡木明

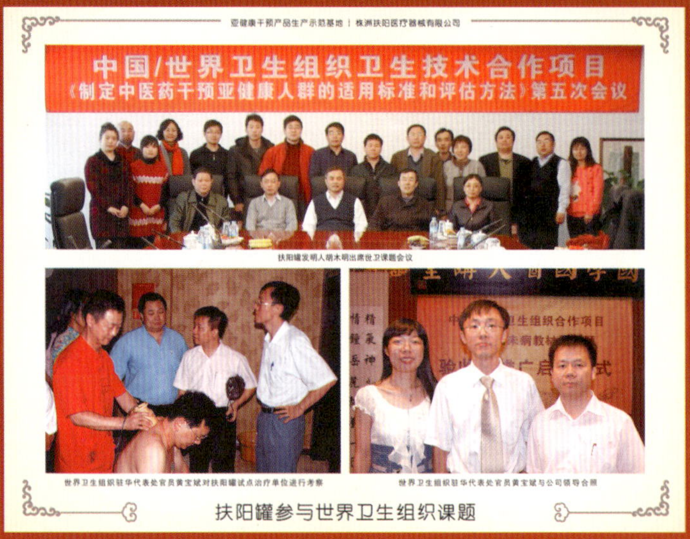
亚健康干预产品生产示范基地 | 株洲扶阳医疗器械有限公司
中国/世界卫生组织卫生技术合作项目
《制定中医药干预亚健康人群的适用标准和评估方法》第五次会议
扶阳罐发明人胡木明出席世卫课题会议
世界卫生组织驻华代表处官员黄宝斌对扶阳罐试点治疗单位进行考察
世界卫生组织驻华代表处官员黄宝斌与公司领导合照

扶阳罐参与世界卫生组织课题

胡木明，男，广东人，株洲扶阳医疗器械有限公司董事总经理，扶阳罐发明人。世界中医药学会联合会亚健康专业委员会常务理事、副秘书长，世界中医药学会联合会康复保健专业委员会常务理事，中华中医药学会亚健康分会常务委员，中和亚健康服务中心常务理事，中和亚健康服务中心亚健康中医扶阳罐调理技术推广办公室主任。

扶阳罐发明人胡木明先生，受扶阳学术思想的影响，一直是卢崇汉教授的积极推崇和追随者，深谙“阳主阴从”的理念，奉行卢崇汉教授的“人生立命在于以火立极，治病立法在于以火消阴”，“病在阳者扶阳抑阴，病在阴者用阳化阴”，之理论。其发明的扶阳罐集热能、磁能、红光功能为一体，就象一个小太阳，循经走穴、温通经脉、驱寒祛湿、扶正祛邪。应用扶阳罐可以达到温刮、温灸、温推和红光治疗的多重功能，既具备了去毒邪于体外的功效，又运用了温灸中补护正气的功能，使去除体内毒邪的同时不耗损体内正气。并且还根据卢崇汉教授的：“人身之疾病虽多，重点却在太阳、少阴两经，太阳经为人体抵御外邪的第一道屏障，邪犯太阳是疾病的第一阶段。”这一行医体会，组织专家团队完善了针对各种病症的扶阳罐操作技法，温助太阳，开创了内病外治的新途径，充实了中医的扶阳思想。

胡木明先生发明的扶阳罐，同时具备有热疗、红外线和磁场同步导入的功能，能够以罐代手进行温刮、温灸、温推、温滚、温拨、点按等操作，以疏通人体经络，扶正祛邪、驱寒祛湿。使用扶阳罐循经刮痧，出痧快，痧印消退快，并且刮拭时舒适、无疼痛感，祛邪而又不伤正。扶阳罐底面积大，循经找穴更加容易，使用扶阳罐温灸，寻找穴位快，且无艾灸烫伤之弊，免除了烟熏火燎的窘况。而且罐体小巧、移动方便，即可循经络调理，也可进行局部穴位调理。用扶阳罐以罐代手，可以减轻施术者的工作强度，更加有效地保护施术者的双手，并且便于规范地操作。由于扶阳罐的温热效应和磁场作用，可以使肌肉组织更容易放松，施术的部位更快地提高组织温度，促进新陈代谢，改善血液循环，激发脏器功能。同时，使用扶阳罐还可以结合扶阳经络通、扶阳素等穴位按摩油理疗，更是相得益彰，能够有效地调理不同的亚健康状态和适宜疾病症状。

应用扶阳罐能够有效调整、疏通人体经络、扶正祛邪、平衡阴阳，治疗和缓解疾病症状，又正符合当代全球崇尚天然、回归自然、绿色环保的这一大潮流。扶阳罐及其调理技术有效保持了中医传统经络辩证施治和内病外治的特色，还创新了中医非药物治疗方法的运用。

扶阳罐的研制成功，继承了国人千年的“治未病”思想观念，完全符合中医现代化的发展道路，能够满足现代亚健康人群的需要，取得了多项领先的成绩。它功能多、使用简单、易学易用。不但能够在医疗、保健、美容、养生等机构和场所使用，也可以由亚健康状态者在家中自助使用，而且效果非常明显，应用前景十分广阔，很受广大的亚健康状态者喜爱。产品一经研制成功，就顺利取得了国家药监部门的注册认证，还获得了国家实用新型专利、外观专利等证书。

为了使这一成果产业化，以继承和发扬中医文化特色，更广泛地服务亚健康人群，胡木明和他的公司立即分别在国内、外注册了有关商标。并且还相继发明、成功研制了扶阳带、扶阳刀、扶阳球、扶阳椅、扶阳护颈、扶阳护肩、扶阳护膝、扶阳经络油、扶阳素油等一系列扶阳产品。还编印资料、教材，连续主办培训班，将扶阳罐等产品的特点和操作方法进行推广。

目前，扶阳罐等系列产品已经在国内各省、美国、马来西亚、新加坡、香港、台湾等国家和地区得到推广和应用。公司被国家中医药管理局中和亚健康服务中心评为“亚健康干预产品示范基地”。“扶阳罐温刮温灸亚健康调理技术”、“扶阳罐对失眠多梦亚健康状态的调理技术”分别入选2009年度和2010年度中华中医药学会百项亚健康中医调理技术项目。由胡木明主持编写的亚健康专业系列教材配套用书《扶阳调理与扶阳罐》于2011年由中国中医药出版社出版。中华中医药学会亚健康分会授权国家中医药管理局中和亚健康服务中心制定、由中和亚健康服务中心和株洲扶阳医疗器械有限公司共同起草的《亚健康服务工作规范.扶阳罐调理（试行）》分册于2011年5月21日在湖南长沙第五届国医国药岳麓论坛宣布正式发行。

应用扶阳罐在临床治疗原发性失眠、更年期失眠、原发性痛经、儿科肺系疾病、儿科脾系疾病均取得很好的效果，有关的医学论文也陆续发表。

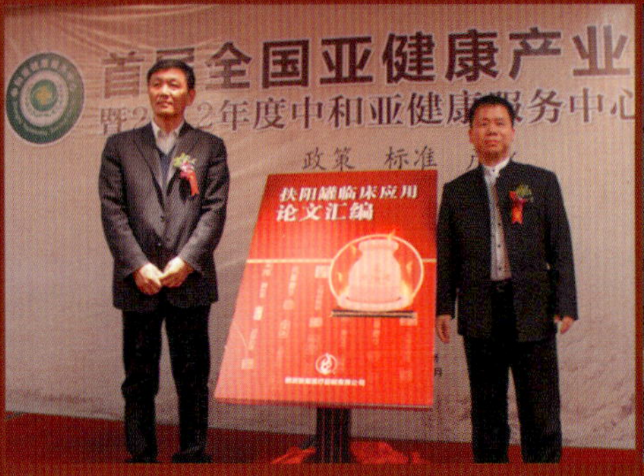
全国亚健康产业
政策 标准
扶阳罐临床应用
论文汇编

国家中医药管理局桑滨生司长为新书揭幕

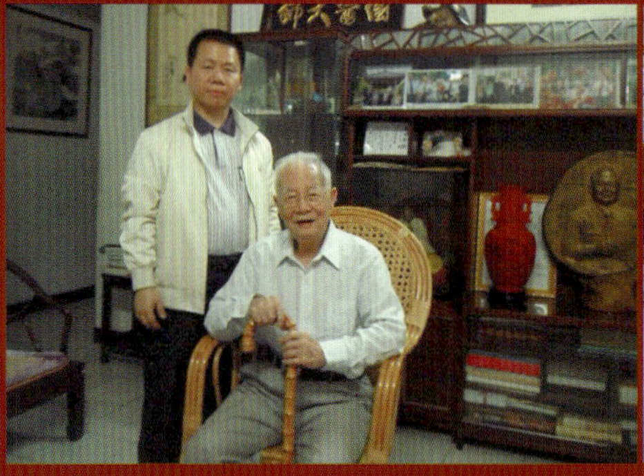

邓老与胡木明合照

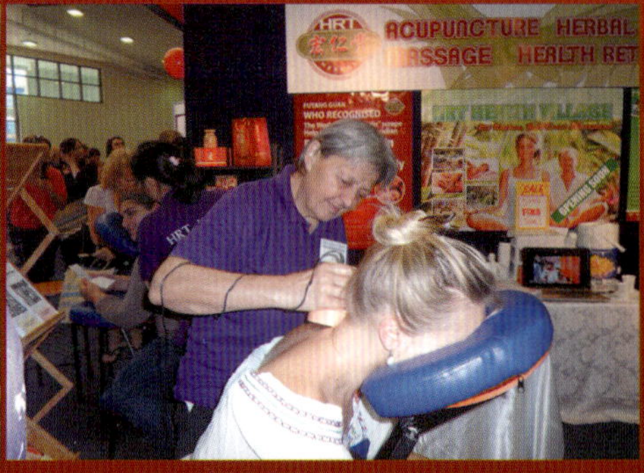

澳大利亚照片

# 扶阳产业**大事记**

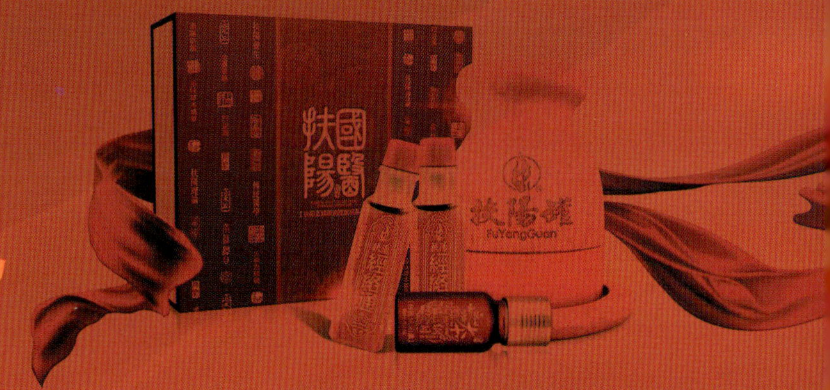

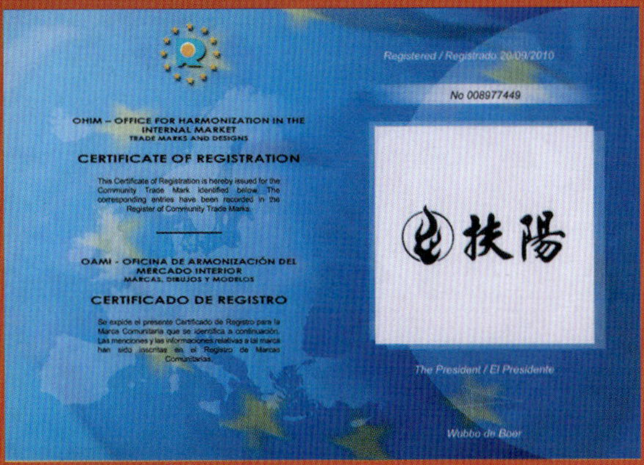
OHIM - OFFICE FOR HARMONIZATION IN THE INTERNAL MARKET
TRADE MARKS AND DESIGNS
CERTIFICATE OF REGISTRATION
OAMI - OFICINA DE ARMONIZACIÓN DEL MERCADO INTERIOR
MARCAS, DIBUJOS Y MODELOS
CERTIFICADO DE REGISTRO
Registered / Registrado 20/09/2010
No 008977449
扶陽
The President / El Presidente
Wubbo de Boer

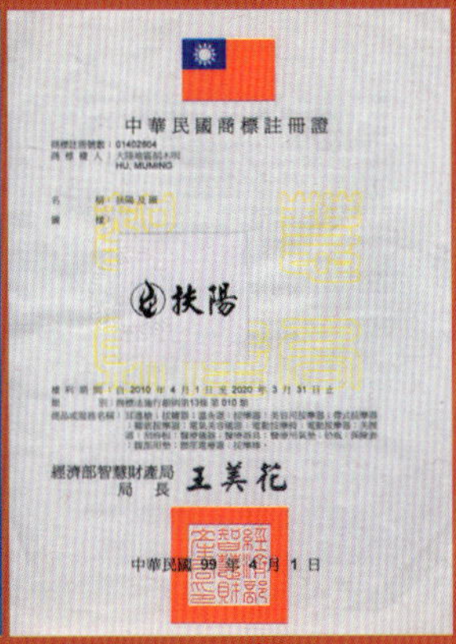
中華民國商標註冊證
扶陽
經濟部智慧財產局 局長 王美花
中華民國 99 年 4 月 1 日

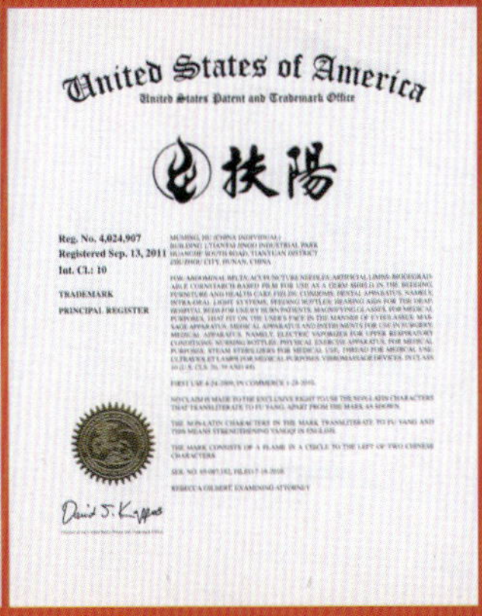
United States of America
United States Patent and Trademark Office
扶陽
Reg. No. 4,024,907
Registered Sep. 13, 2011
Int. Cl.: 10
TRADEMARK
PRINCIPAL REGISTER

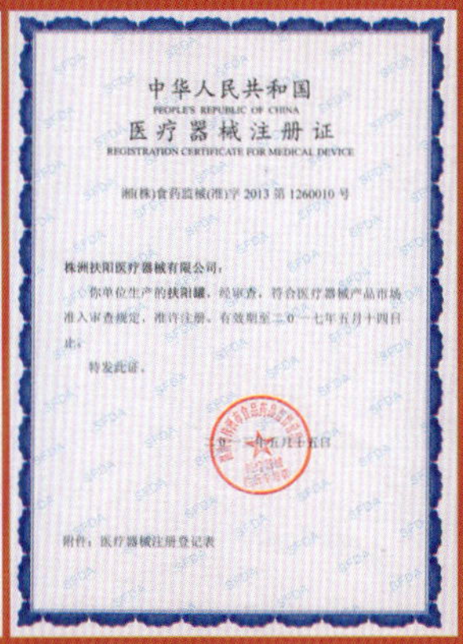
中华人民共和国
PEOPLE'S REPUBLIC OF CHINA
医疗器械注册证
REGISTRATION CERTIFICATE FOR MEDICAL DEVICE
株洲扶阳医疗器械有限公司：

2005年 ＊组建专家团队研发扶阳罐；

2007年 ＊扶阳罐批量上市，进入湖南中医药大学附属一医院等三甲医院展开医学临床研究；

2009年 ＊获得湖南省药监局批准的医疗器械产品生产许可证；

＊[扶阳罐温刮温灸亚健康调理技术]入选了世界卫生组织（WHO）的《中医治未病—“痰湿体质”人群中医干预课题》；

＊国家中医药管理局中和亚健康服务中心/中华中医药学会指定为【亚健康干预产品生产基地】；

＊扶阳罐获得国家知识产权局四项专利技术，拥有自主知识产权；在全球170个国家和地区获得知识产权保护。

2010年 ＊[扶阳罐温灸调理技术]入选“十一五国家科技支撑计划项目”；

＊18项扶阳罐调理技术入选中华中医药学会审定的[百项亚健康中医调理技术目录]；

＊荣获世界手法医学会[优秀项目]；

＊扶阳罐正式启动海外市场，陆续进入新加坡/台湾/香港/加拿大/澳洲/美国/德国/中东等100多个国家和地区；

＊荣获中华传统医学会[优秀学术论文特等奖]。

2011年 ＊[扶阳调理与扶阳罐]选入高等中医药院校亚健康专业系列教材；

＊[扶阳罐调理]被中华中医药学会收录于国家第一部亚健康服务规范，并独立成册；

＊世界中医药联合会康复保健专业委员会[优秀论文奖]；

＊荣获中华传统医学会[重点推广项目]；

＊湖南省卫生厅/湖南省物价局批准扶阳罐疗法纳入医疗服务收费项目，并纳入医保/新农合管理序列。

2012年 ＊荣获中华传统医学会[中医外治法创新技术金奖]；

＊启动[中医扶阳养生万里行]大型公益活动；

＊国医大师邓铁涛教授亲笔题词：扶阳养生论坛，由国家中医药管理局副局长吴刚亲自主持[扶阳养生论坛]启动仪式；

＊国医大师朱良春教授亲笔题词：扶阳养生长寿、造福人类健康。

2013年 ＊国家中医药管理局中和亚健康服务中心/中华中医药学会成立[亚健康中医扶阳罐调理技术项目推广办公室]；

＊国家人力资源和社会保障部批准[亚健康扶阳罐调理师]成为新技术/新技能职业岗位，并许可颁发《CETTIC职业培训证书》；

＊在湖南株洲市投资建设[扶阳产业园区]。

2014年 ＊与湖南中医药高等专科学校签署战略合作协议，联合培养亚健康扶阳罐调理师。

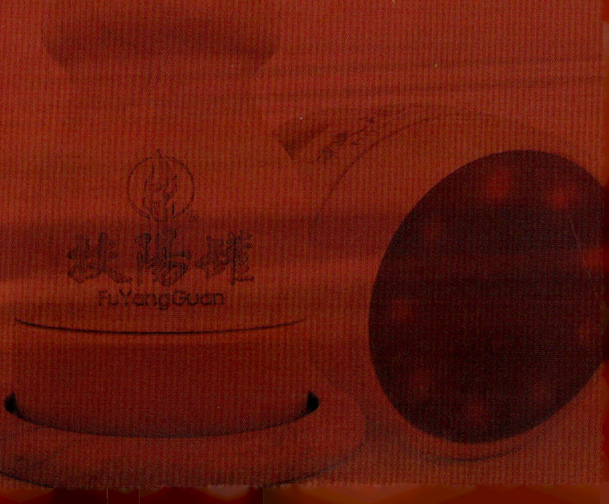

# 扶阳罐18个百项调理项目

## 1、扶阳罐肠胃不适亚健康调理技术

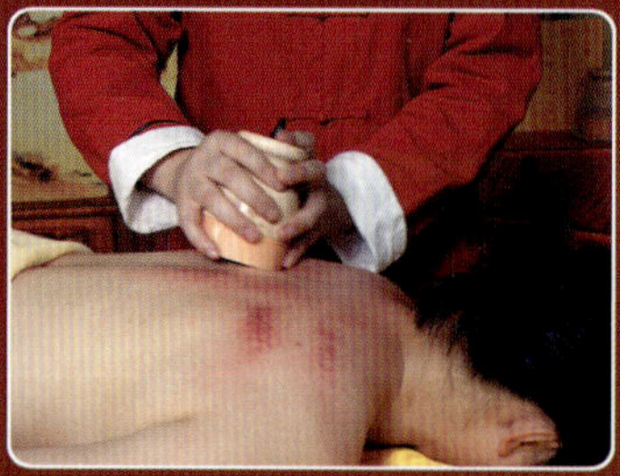

配套扶阳油：灵仙扶阳油、朴香扶阳油

适应症：腹痛、腹胀、腹泻、便秘、畏寒，乏力或功能性消化不良、肠易激综合征等脾胃功能障碍症状及日常保健。

## 2、扶阳罐肝郁亚健康调理技术

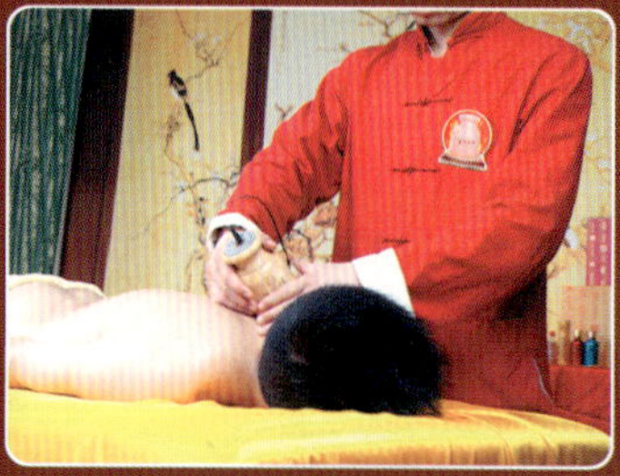

配套扶阳油：灵仙扶阳油、天益扶阳油

适应症：两胁胀满或窜痛、胸闷不舒、双目干涩、眩晕耳鸣、脘痛、呕逆、饮食不脉、周身倦怠、急躁易怒、纳差腹胀、腰背酸痛、腹部不适、肋部疼痛、全身无力易发困或脂肪肝、乙醇性肝炎、乙醇性脂肪肝等及日常保健。

## 3、扶阳罐宫寒亚健康调理技术

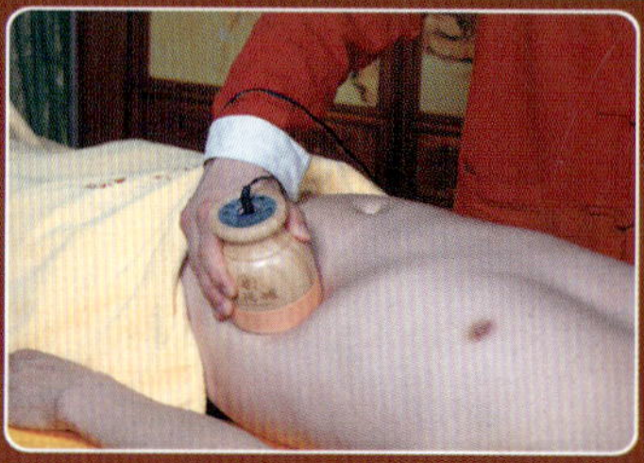

配套扶阳油：灵仙扶阳油、归春扶阳油

适应症：肾阳不足、胞宫失于温煦而出现的下腹坠胀、疼痛、白带多、痛经、月经失调、乳腺增生、性欲降低、小腹不温、四肢冰凉、眩晕、经前乳胀、月经量少且色黑、月经有血块、月经停闭不行、易流产或阴道炎,宫颈炎,子宫内膜炎,附件炎等及日常保健。

## 4、扶阳罐肩颈酸痛亚健康调理技术

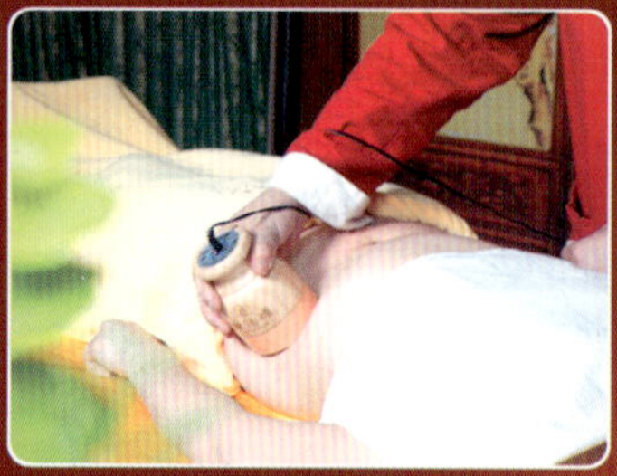

配套扶阳油：银菊扶阳油、灵仙扶阳油

适应症：经络不通，气血循环不畅所致肩颈酸痛、腰酸背痛或肩周炎、颈椎病、混合型颈椎病、肩颈背肌筋膜症候群、颈椎骨质增生、脖子僵硬等及日常保健。

## 5、扶阳罐易疲劳亚健康调理技术

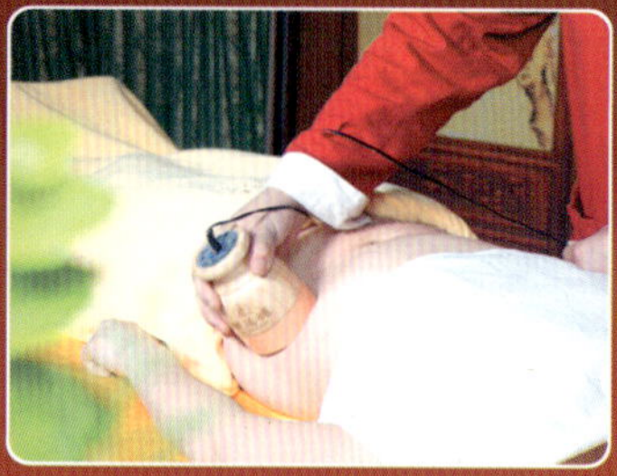

配套扶阳油：灵仙扶阳油、固仲扶阳油、金艾扶阳油

适应症：全身不适、身体疲倦、精神萎靡、手足酸软、自汗或盗汗、食欲不振、记忆力不集中、反应迟钝、工作效率低或慢性疲劳综合症、持续性疲劳、慢性疲劳等及日常保健。

## 6、扶阳罐气血虚弱亚健康调理技术

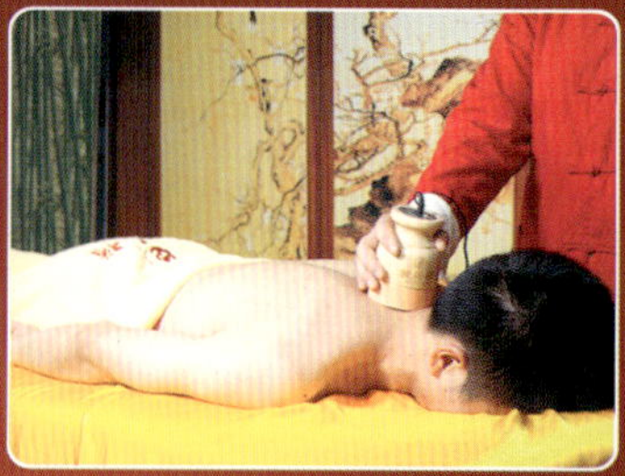

配套扶阳油：灵仙扶阳油、固仲扶阳油、朴香扶阳油、佩兰扶阳油

适应症：气血虚弱、面色憔悴、面色无华、晦白或灰暗、手脚冰凉、畏寒怕冷、肌肤粗糙、斑点增多，消瘦或植物神经功能紊乱、低血压、低血糖等及日常保健。

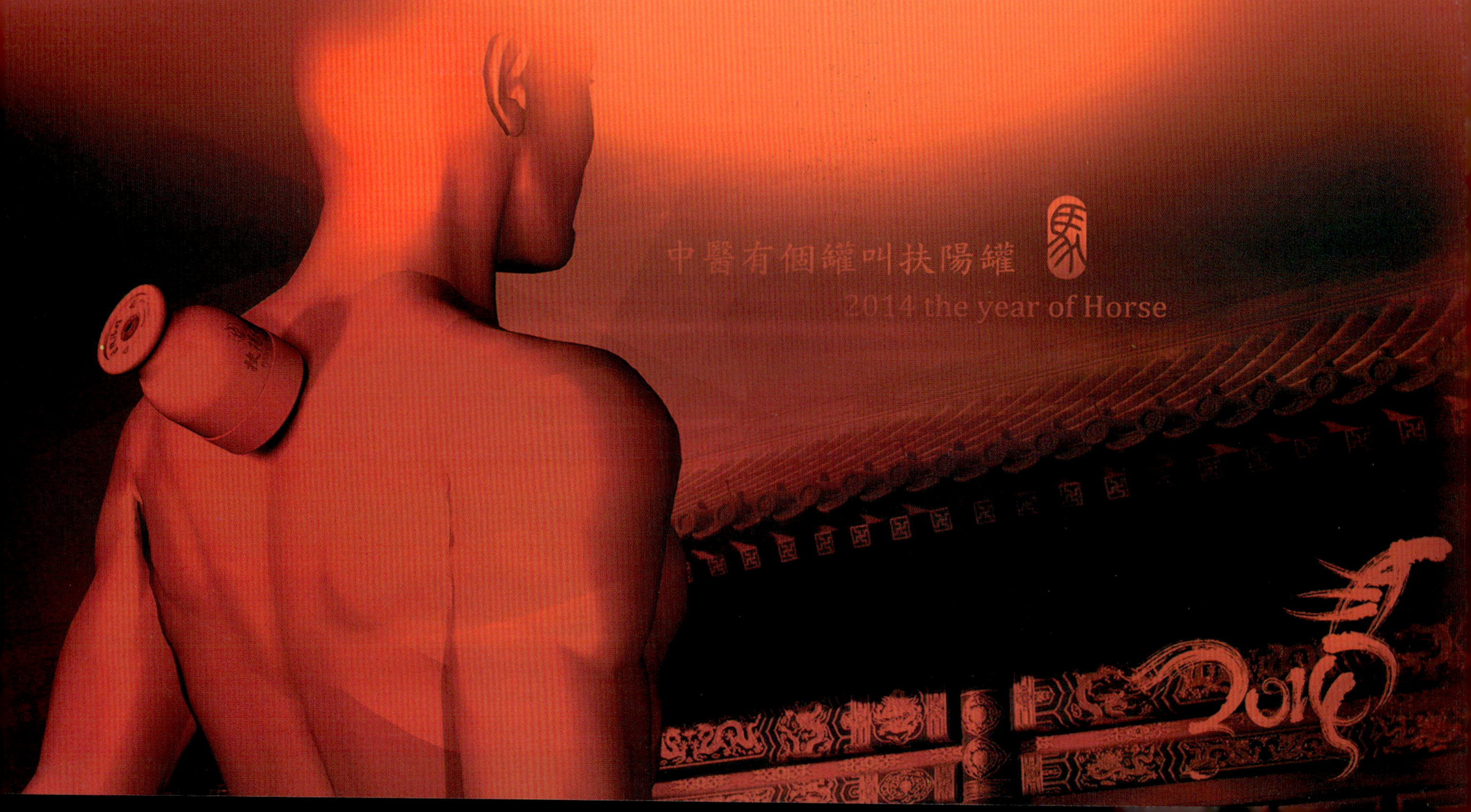

## 7、扶阳罐乳房胀痛亚健康调理技术

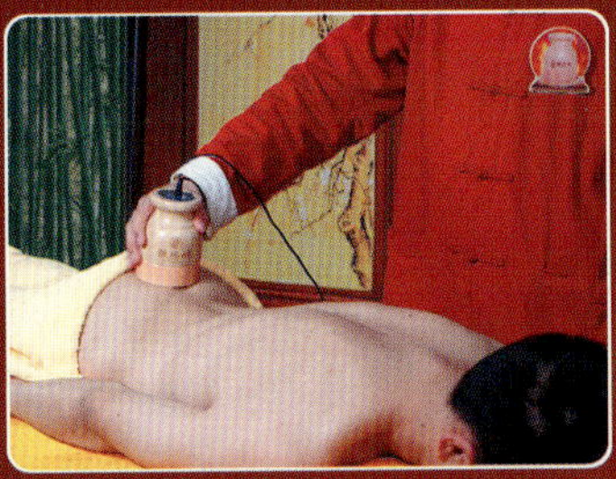

配套扶阳油：灵仙扶阳油、女贞扶阳油、丹芍扶阳油

适应症：乳房胀痛，乳房肿块，乳腺溢液，乳房下垂、弹性减弱、月经不调及乳房的日常保健。

## 8、扶阳罐肾虚亚健康调理技术

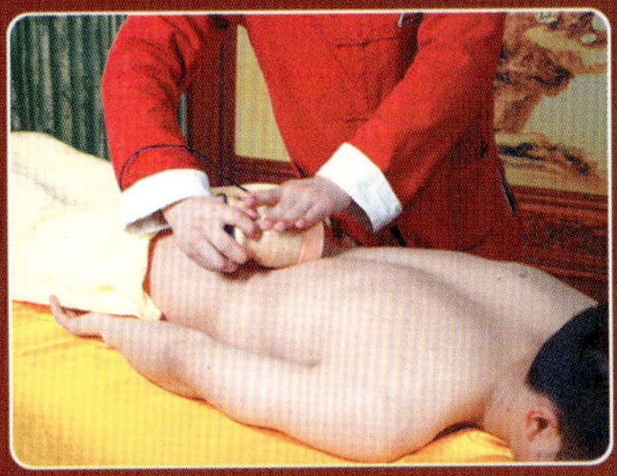

配套扶阳油：灵仙扶阳油、固仲扶阳油

适应症：男性早秃、性欲降低、性功能降低、阳痿或阳物不举、遗精、早泄、滑精；女性乳房下垂、腰腹脂肪堆积、性欲减退、白带异常、月经不调；老年人眩晕、耳聋、肾气不固等及日常保健。

## 9、扶阳罐痛经亚健康调理技术

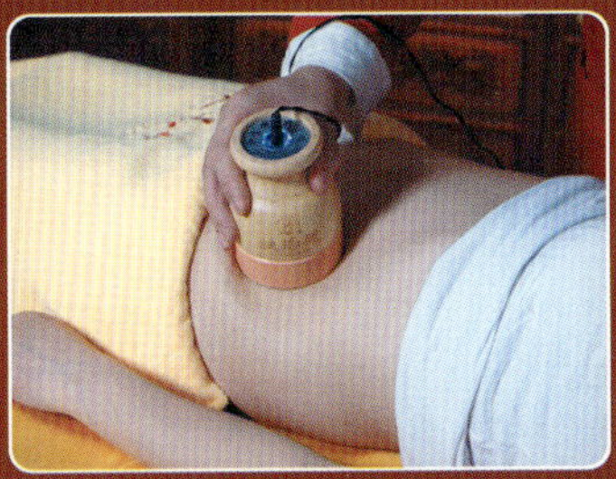

配套扶阳油：灵仙扶阳油、川羌扶阳油

适应症：痛经、原发性痛经、经前或经期伴乳房疼痛、腹痛、晕厥或盆腔淤血综合征、慢性子宫内膜炎、慢性输卵管卵巢炎、功血、月经不调、子宫脱垂等及日常保健。

## 10、扶阳罐风寒头痛亚健康调理技术

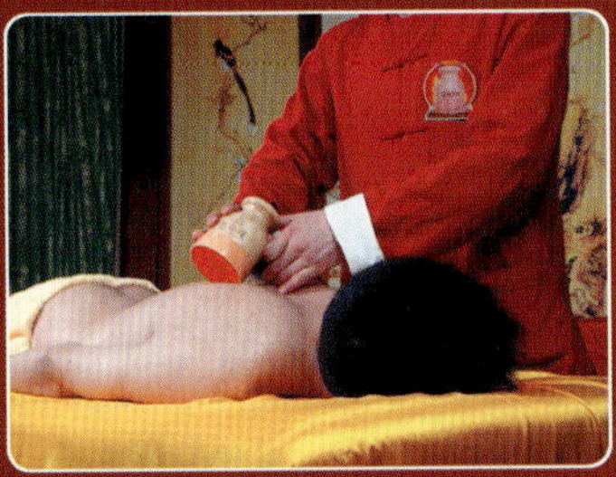

配套扶阳油：辛姜扶阳油、灵仙扶阳油

适应症：外感头痛头晕、肾精不足头晕、气血亏虚头晕、阴虚阳亢头晕或血管性头痛、头颈部神经炎性头痛、紧张性头痛神经衰弱、抑郁、神经衰弱综合征引起的头痛头晕等及日常保健。

## 11、扶阳罐膝关节疼痛亚健康调理技术

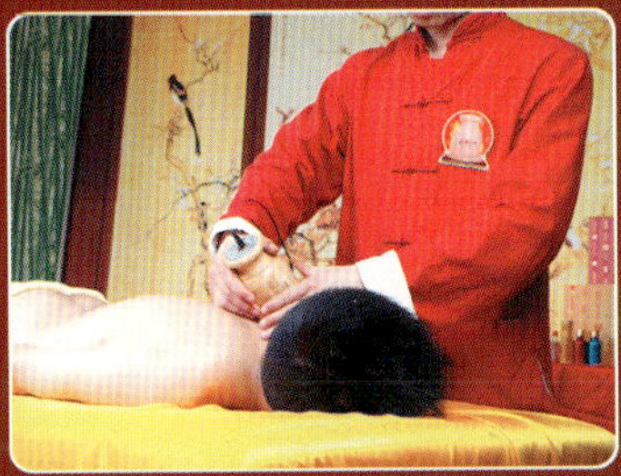

配套扶阳油：灵仙扶阳油、金艾扶阳油

适应症：膝关节疼痛、膝关节肿胀、酸麻胀痛、屈曲受限、下蹲困难或膝关节筋膜炎、劳损、老年性骨关节炎等及日常保健。

## 12、扶阳罐腰酸背痛亚健康调理技术

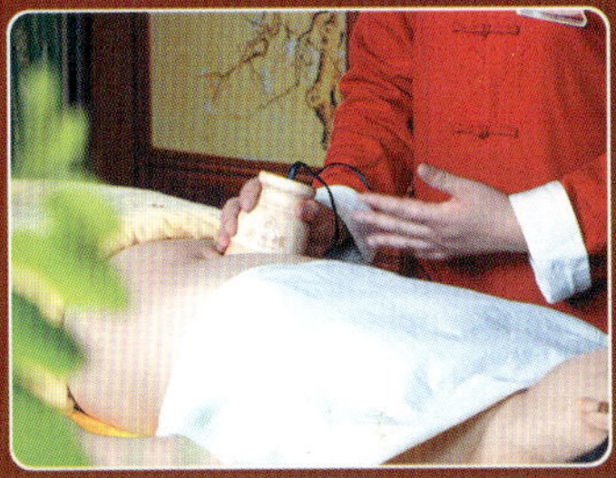

配套扶阳油：银菊扶阳油、灵仙扶阳油

适应症：腰酸背痛、肾虚腰痛、韧带劳损、肌肉劳损、腰背痛、臀部痛、腿痛、腿脚酸软、麻木、腰肌劳损、慢性腰背痛、反射性腰痛等及日常保健。

## 13、扶阳罐脊柱平衡亚健康调理技术

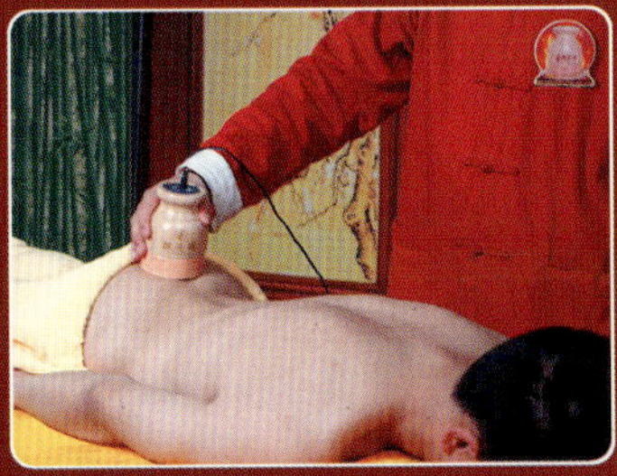

配套扶阳油：金艾扶阳油、辛姜扶阳油

适应症：阳虚湿胜、颈椎供血不畅，僵直、酸胀疼痛、落枕、胸闷气短、心悸头晕、腰椎劳损、腰酸背痛、坐骨神经麻木疼痛、月经不调等；对以上症状有预防效果。

## 14、扶阳罐足疗亚健康中医调理技术

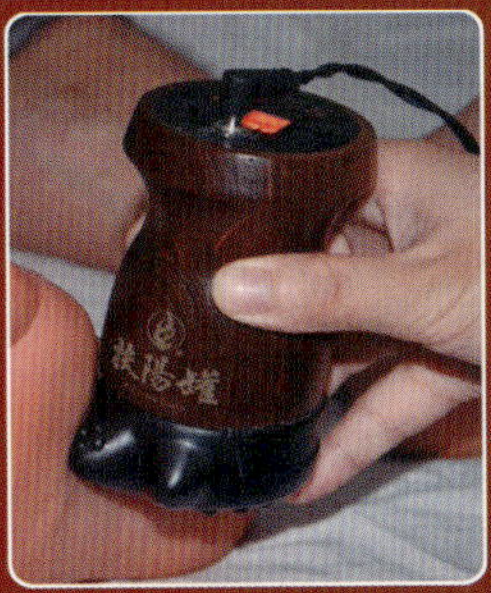

配套扶阳油：银菊扶阳油、按摩膏

适应症：神经衰弱、失眠、眩晕、头痛、心痛、胃痛、腹痛、消化不良、便秘、关节炎、腰痛、脱发、疲劳、高血压、中风偏瘫等；对以上症状同时有预防的效果。

## 15、扶阳罐对失眠多梦亚健康状态的调理技术

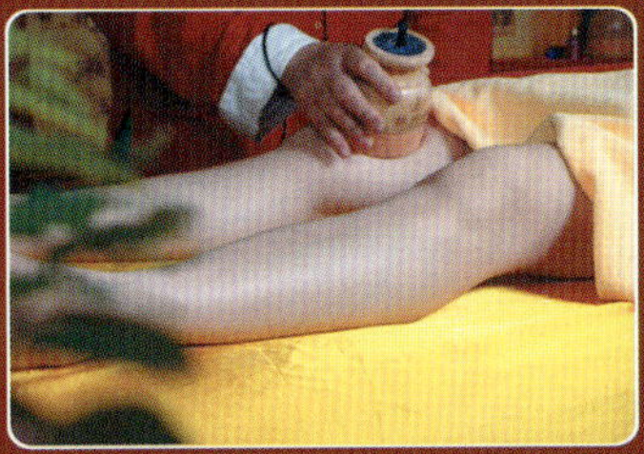

配套扶阳油：灵仙扶阳油、合柏扶阳油、朴香扶阳油

适应症：入睡困难、不易入睡、睡后易醒、时寐时醒、多梦易醒、醒后不能再寐、甚至彻夜不寐、头晕目眩、神疲乏力，面黄少华、胆怯心悸、遇事易惊、全身不适、无精打采、反应迟缓、头痛、注意力不能集中。

## 16、扶阳罐对少儿脾虚亚健康状态的调理技术

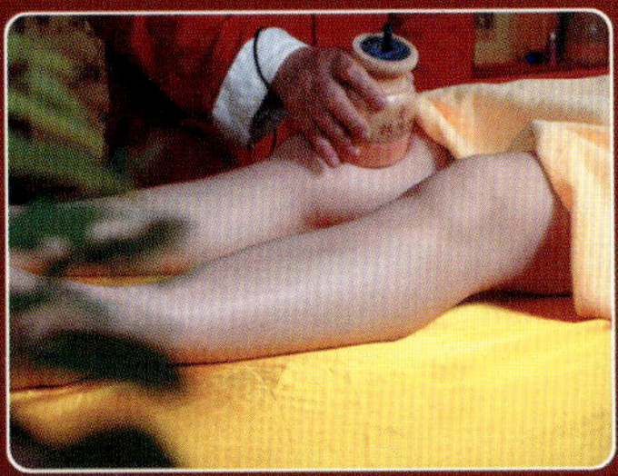

配套扶阳油：银菊扶阳油、朴香扶阳油

适应症：少儿面色萎黄无华，体倦乏力，形体偏瘦，食积、胃胀、食欲不振、厌食或拒食，或稍微多食大便中即有不消化残渣，大便多不成形、泄泻，易出汗，烦躁、睡眠不安、平时易反复感冒。

## 17、扶阳罐对少儿肺弱亚健康状态的调理技术

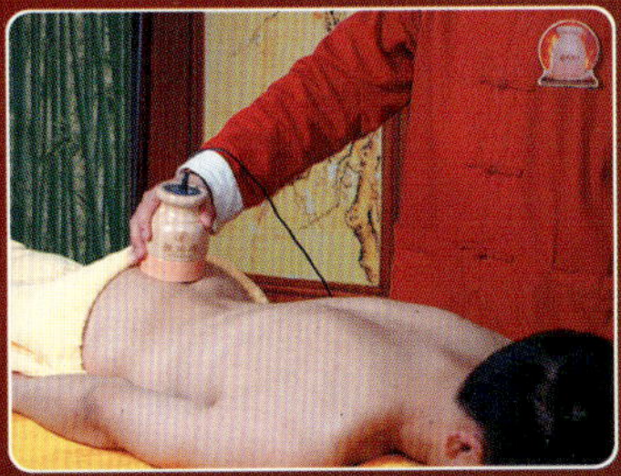

配套扶阳油：银菊扶阳油、金艾扶阳油

适应症：肺弱或肺气虚的少儿大都脸色苍白，乏力多汗，常常伴有气喘、气急，抵抗力差，易反复感冒、咳嗽。

## 18、扶阳罐对扶阳罐温刮温灸亚健康调理技术

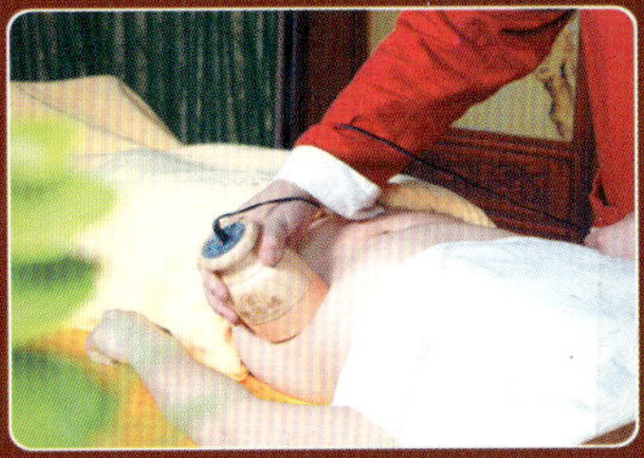

排（膀胱经）、通（中焦）、补（肾气）三合一

配套扶阳油：仙活扶阳油、朴香扶阳油、固仲扶阳油

适应症：机体气血功能紊乱，阴阳平衡失调，脏腑气机升降失常，情志不舒。或者机体相对平衡出现一定限度内的偏失、整体性的功能下降等亚健康状态。

柔嘉集团

# 远红外旋磁灸疗罐

灸安康　安康灸　中里康安灸　本韵　传美

## 获得国家39项设计专利

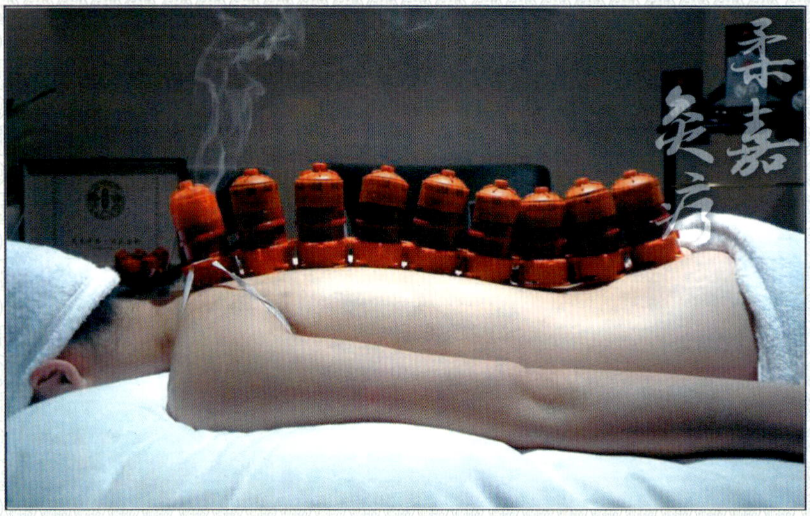

**依据传统国学国医精髓：**

灸疗罐包含了阴阳、五行、易经八卦、四象、十二经络等学术精华；经过十年的临床实践，形成现在使用的特殊塑料，具有耐高温、低温，无污染，无公害，无辐射的绿色环保健康原料。

**远红外保健磁片的作用：**

对清洁血脂、畅通血液循环、强壮筋骨、活化细胞、缓解压力、松弛肌肉、安眠镇定、止痛、消肿、消炎、降血压等具良好的效果。

**灸疗罐由7部分组成：**

底座，上盖（弹簧、中盖、上盖），内心，罐体，远红外线颗粒。

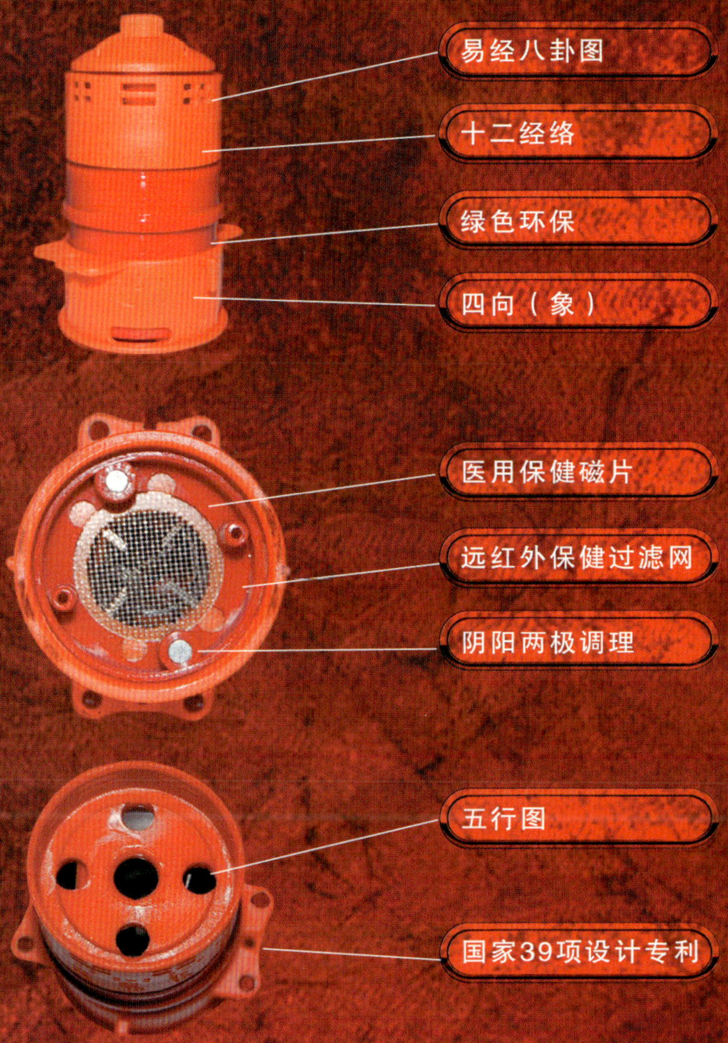


## 柔嘉集团健康调理灸养疗法简介

运用专利灸罐配合以特效中草药配方制定的五元艾元素，以针对五元艾元素火的温和热力、结合灸罐药物离子、旋磁、远近红外线、艾药烟熏的药理作用、激发人体穴位、经络、传导等七大作用。通过透皮吸收、经络的传导，直达脏腑和病灶，起到温通气血，扶正祛邪的作用。调整人体呼吸系统、免疫系统、内分泌系统等对五脏六腑的机能，发挥温通经络、活血散瘀、益气补血、回阳固本、消肿散结、除寒利湿、强化心脏、疏肝利胆、健脾补肾、通便利尿、增强免疫、解热镇静、降压、降血糖、清血脂、分解脂肪，达到祛病健身、美体美容的作用。

**柔嘉集团健康调理灸养疗法优势：**

调节人体机能，安全可靠。对增强体质大有裨益，适合任何人群，宜于长期使用。

临床实践证明发现，灸疗能够活跃脏腑功能，促进新陈代谢，使机体产生抗体及免疫力，长期艾灸能使人身心舒畅，精力充沛，祛病延年。

长期进行灸疗后，对人体的血压、呼吸、脉搏、心率；神经系统、血液系统均有调节作用。对降低胆固醇；血沉有疗效，调节内分泌等等。

长期灸疗能增强人体免疫功能。改善人体各个系统的功能；提高人体的抗病能力，从而有利于多种疾病的康复，艾灸对乙肝、肾瘤、股骨头坏死等疑难杂症辅助治疗，取得了令人叹服的效果。

**柔嘉集团健康调理灸养疗作用原理：**

通过透皮吸收、经络的传导直达脏腑和病灶，起到温通气血，扶正祛邪的作用。

调整人体呼吸系统、免疫系统、内分泌系统及对五脏六腑机能的调整，达到治病防病保健功能。

艾灸疗法最突出的特点是对人体无任何副作用，适用于任何人群：婴幼儿、孕妇、80岁老人、养生、保健、亚健康、疑难病、长期依赖药物患者、产后、术后、化疗、放疗后康复等。

尤其是服药效果微弱的患者，因为口服药物是要通过胃、肠、脾、胆、肝、肾脏的转化才能被人体吸收，对于脾胃运化功能弱者、肠、肝、胆、肾脏功能弱者，药物疗法不但效果微弱，并且增加这些脏腑的负担，而且药物不能完全转化，残留在身体中，埋下诱发其他疾病的隐患，所以此类患者选择艾灸疗法是最好的疗法。

# 柔嘉专利灸疗十八操作阵法

## 1、旋磁·长龙灸

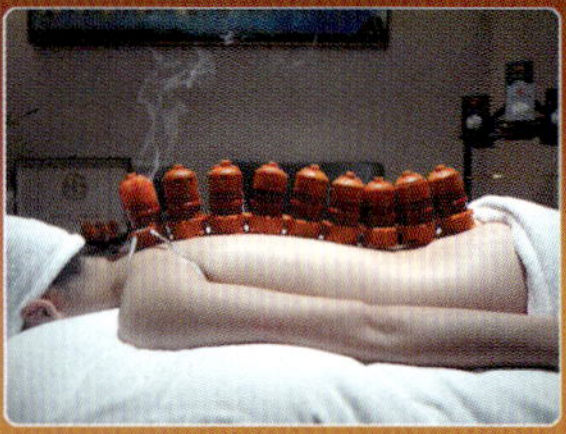

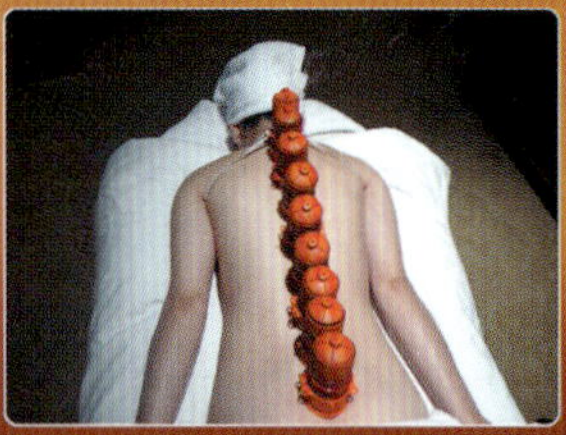

提升正气，补充元阳，调整提升中枢神经。针对怕冷，无力者，有很好的调理及治疗效果。

## 2、旋磁·丁字灸

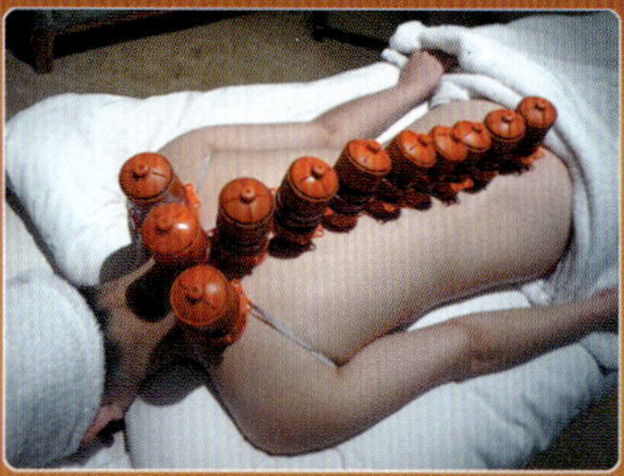

扶助正气。针对肩颈受凉，肩颈疆硬，怕冷，有很好的调理及治疗的效果。

## 3、旋磁·工子灸

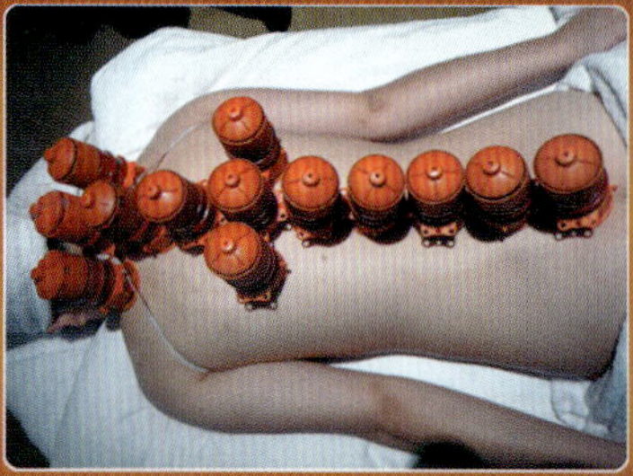

适应于阴气虚而引起的手脚冰凉，背部寒气重，血虚者，有很好的调理及治疗的效果。

## 4、旋磁·天王灸

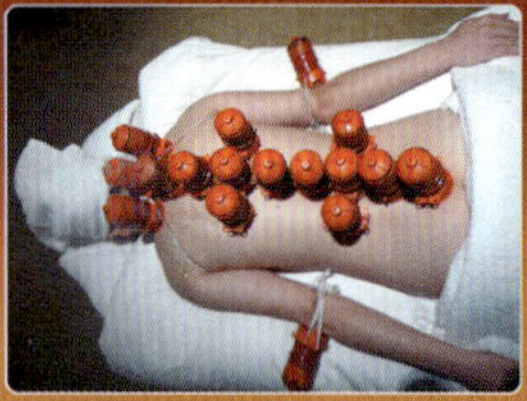

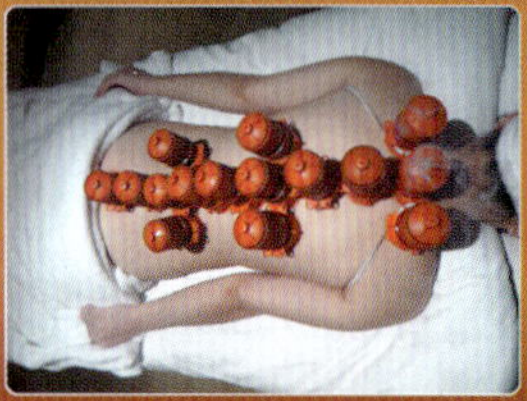

适应于因正气不足，内心压抑，无汗，肝胆代谢功能差，口苦，两肋胀痛胀满，眼干涩者，睡眠差多梦，头晕，脑供血不足，改善效果显著。

## 5、旋磁·双龙戏珠灸

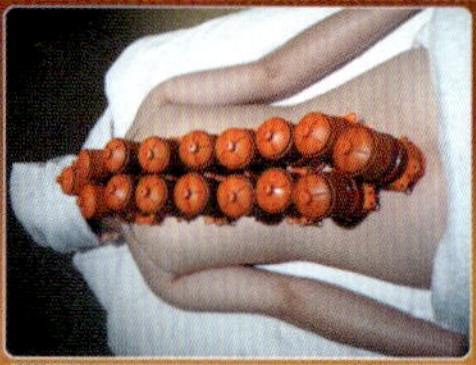

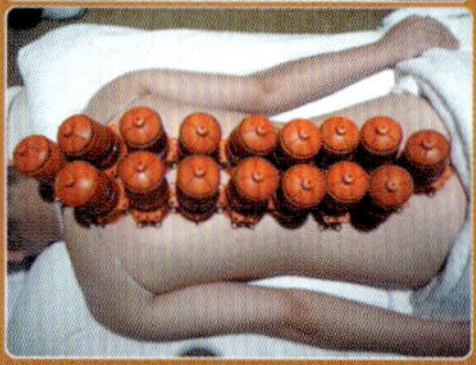

适合所有人群，主要特点是能提高人体正气（阳气），增强人体免疫力，加强气机循环，尤其对怕冷、怕风、身体发冷，四肢出汗、身体无力、面色暗黄、手脚冰凉、肾气虚弱、气血不足、身体出现无名疼痛、经脉曲张等症状最有很好的调理效果。

## 6、旋磁·肩颈飞行灸

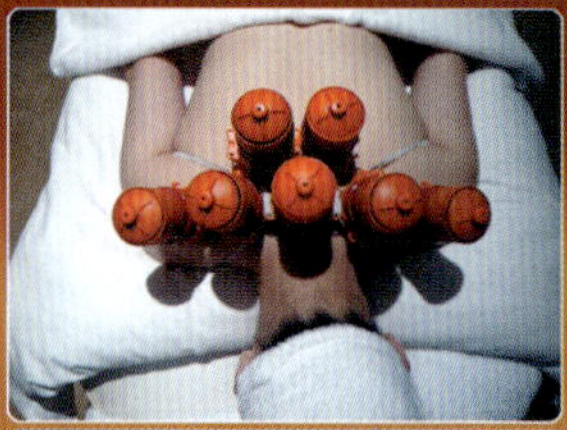

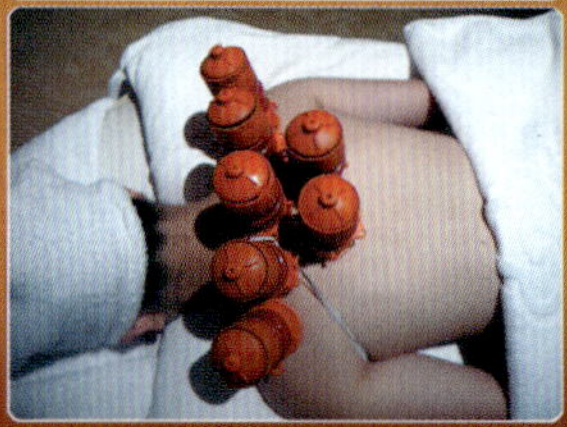

适应于因肩颈受寒引起的颈椎僵硬，肩周炎、怕冷、怕寒、肿胀手麻、头晕、头痛、失眠、烦躁等症状最有很好的调理效果。

## 7、旋磁·腰痛调理灸

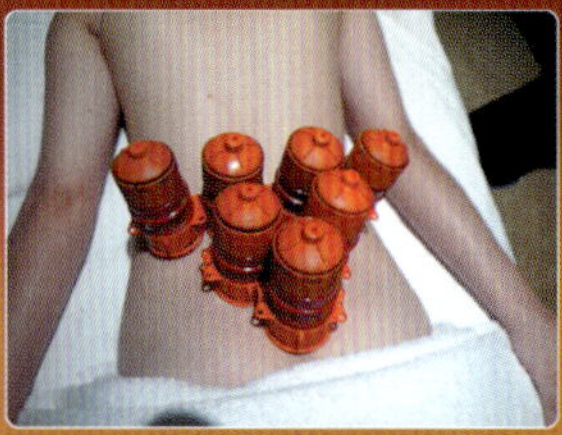

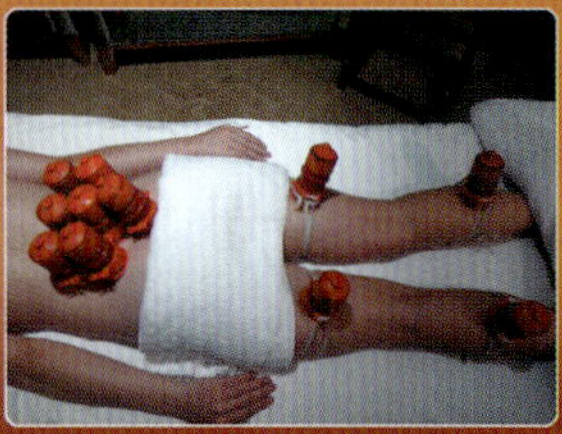

适应于长期腰酸腿痛，腰部怕凉，坐骨神经疼痛，因肾虚引起的失眠多梦，腰肩无力，口干下肢水肿，经脉曲张，有很好的调理效果。

## 8、旋磁·生理调理灸

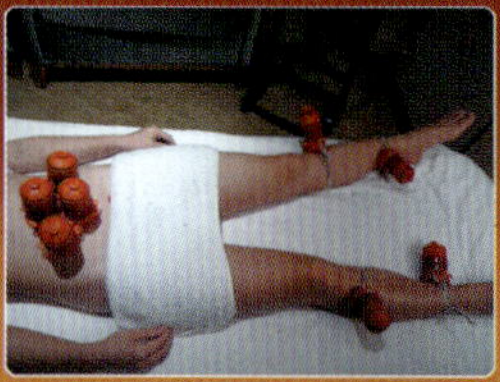

十字暖宫灸（正面）

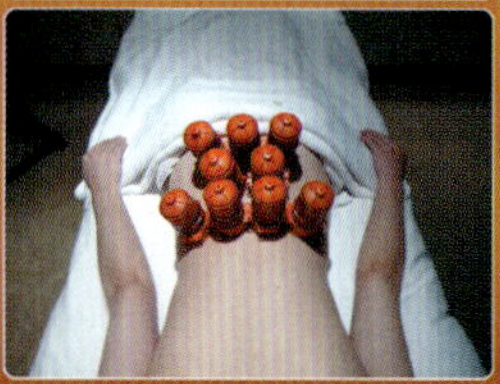

九星望月灸（背面）

适应于女性因受凉或生育受损而引起的腰底疼痛，及宫寒症而引起的经血不调，小便胀，小腹胀痛，小腹冷痛宫，寒不孕，月经不下，及男性下腹寒冷，有很好的强精暖宫的功效，对妇科疾病和不孕症有良好的调理效果。

## 9、旋磁·乾坤灸

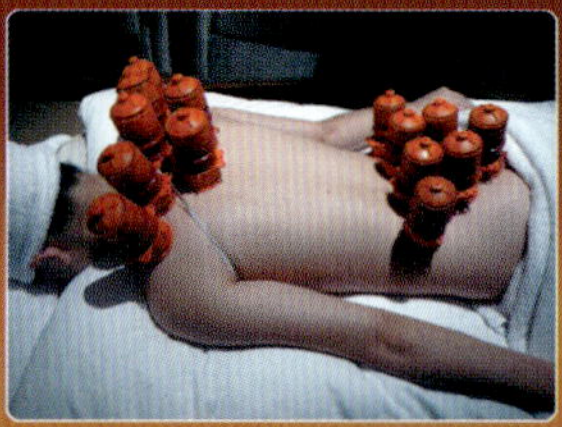

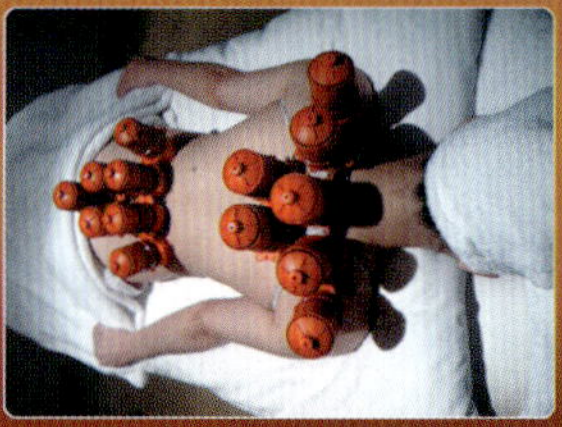

适应于腰肩，酸痛，经常吹空调，湿发，睡眠或外出，腰背经常显露在外，而引起的腰肩疼痛，用此法，可以起到明显的改善作用。

## 10、旋磁·三阳开泰灸

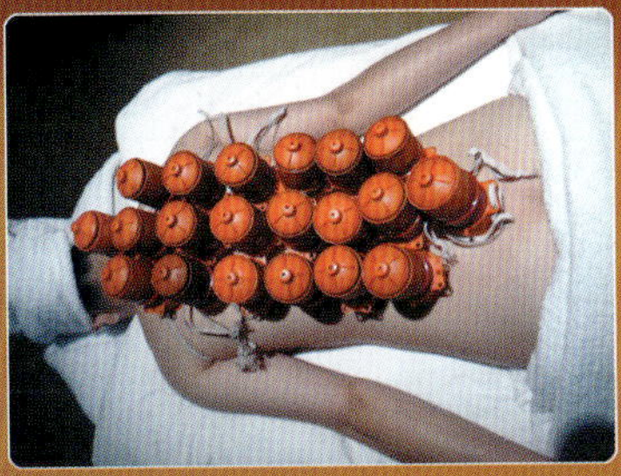

适应于多种疾病及慢性疾病，有很好的调理作用。主要针对长期熬夜，受寒，气血亏虚，元气不固者，阴经耗损者，口干舌燥，体虚多病，均可起到明显的改善。

## 11、旋磁·北斗七星肠胃调理灸

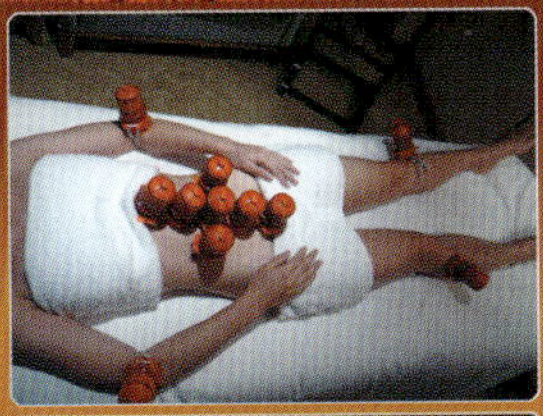

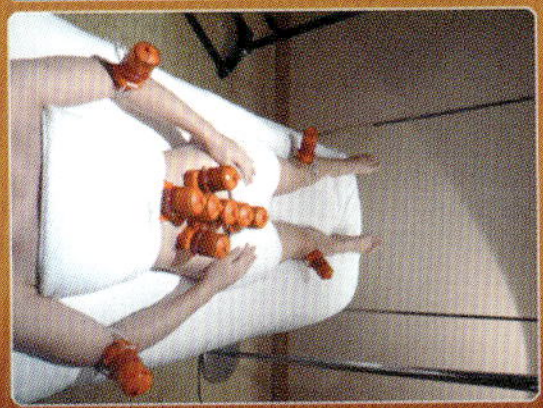

适应于因中气不足，肝火旺盛，吸收功能差，瘦弱无力，增强及改善肠胃吸收能力，有经常腹泻者，腹腔无力，便溏，都有很好的调理功能。

## 12、旋磁·除燥滋阴灸

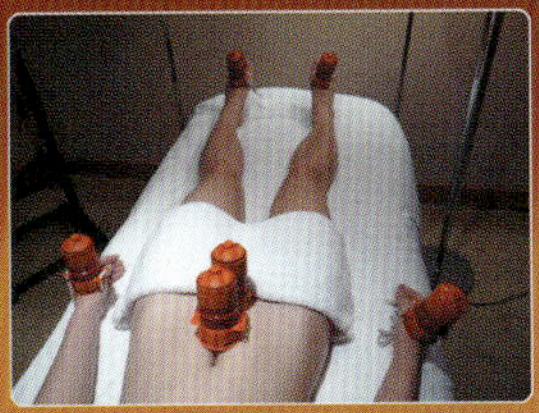

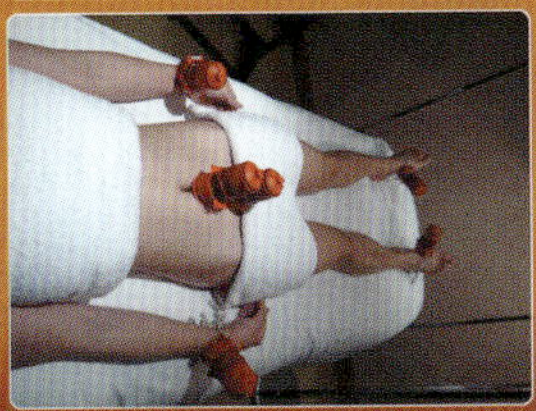

适应于因青春发育期间和长期上火的患者，有滋阴降火，安神调理的功能，主要针对因上火出现的，失眠，多梦，烦躁，易怒，都有很好的滋阴调理功能，被称为神奇的降火灸。

## 13、旋磁·暖宫调理灸

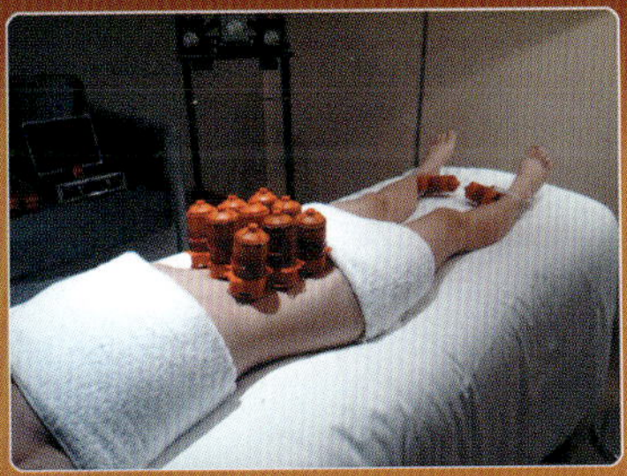

适应于经常爱吃冷食，受寒，而引起的小腹寒痛，经血疼痛不下，有很好的调理功能，同时针对男性前列腺，小腹无力，寒空及肾虚，而引起的尿频尿急，尿道感染，都有很好的治疗效果。

## 14、旋磁·五行肺气调理灸

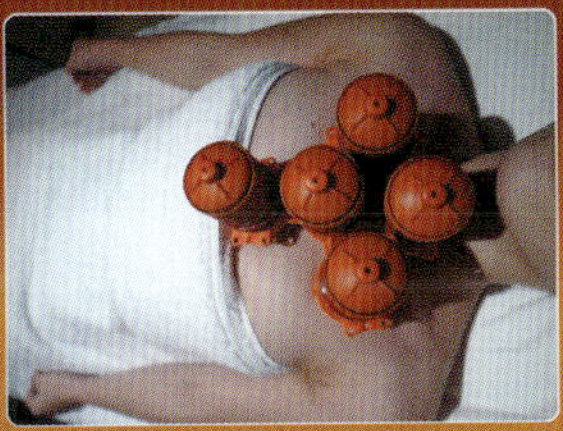

除痰

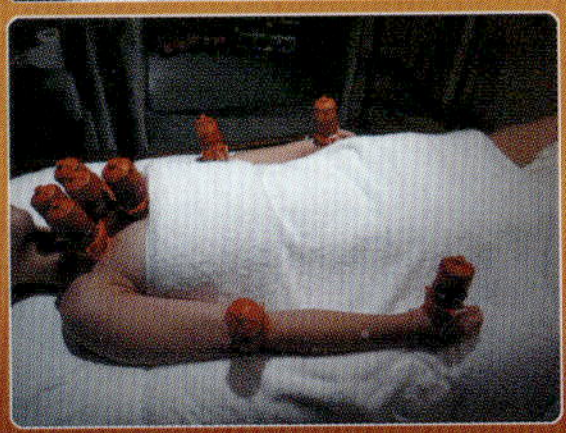

除寒

适应于肺部疾病，如咽炎，支气管咽炎，哮喘，肺胸胀痛，咽干，嗓子肺炎，因受凉引起的咳嗽，肺气虚弱，有很好的调理温养效果。

## 15、旋磁·坐骨神经灸

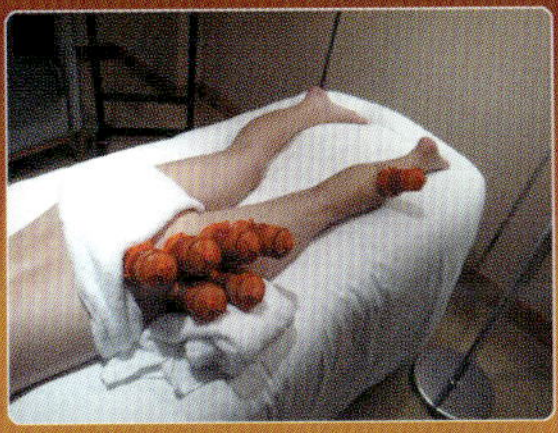

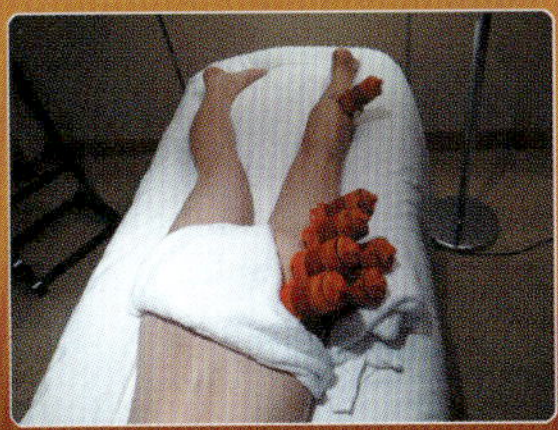

适应于因腰部扭伤，肝胆燥热，肺气虚弱而引起的坐骨神经疼痛，及腿部胀痛，都有很好的治疗效果。

## 16、旋磁·肠胃调理灸

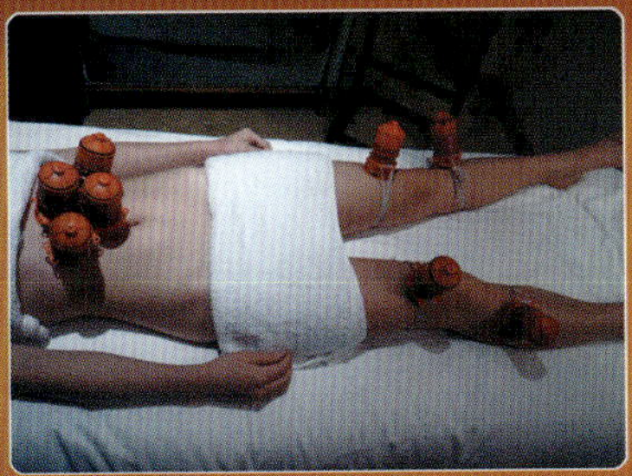

清除肠道宿便，防止毒素倒流血液循环消化功能，维持体内正常代谢，调节肠胃吸收、增强肠胃蠕动温通肠胃经络。

## 17、旋磁·淋巴灸

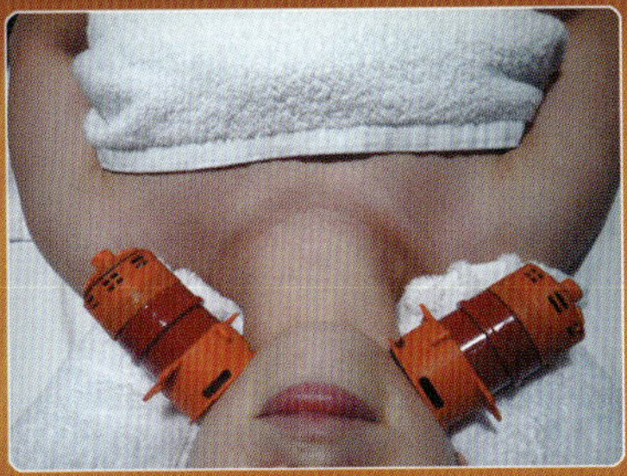

适应于因感冒引起的扁桃体发炎，牙龈肿痛等症状者。

## 18、旋磁·明目灸

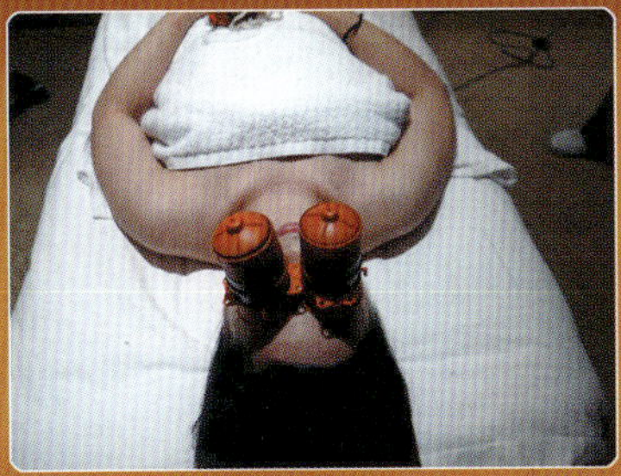

适应于角膜炎，眼角漏管引起的眼部发炎，迎风流泪，视物不清，角膜炎，麦粒肿，同时针对轻度白内障，和眼部修复，黑眼圈，眼部水肿，眼底出血都有很好的治疗效果。

**广州柔嘉生物科技有限公司**

地址：广州市白云区新市齐富路云丽酒店1012/1013室

电话：020-28637505　020-28637525　全国免费热线：**400-6685-673**

传真：020-28637583　网址：www.roujiabio.com

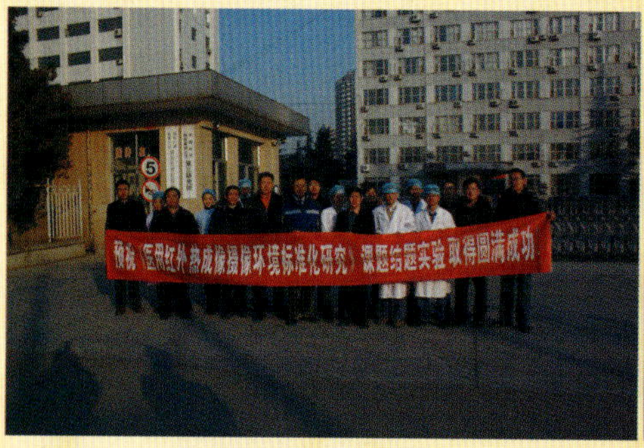


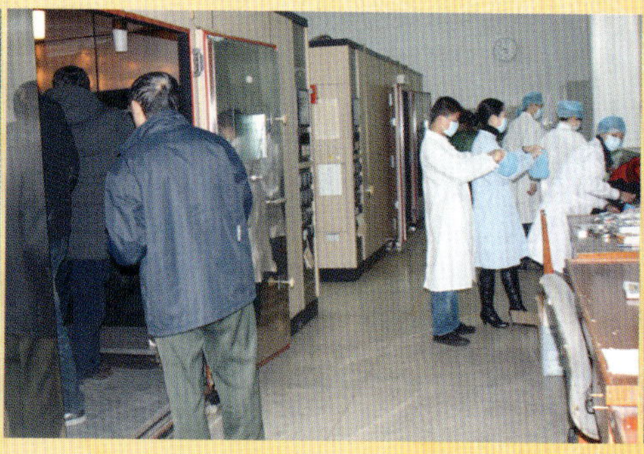

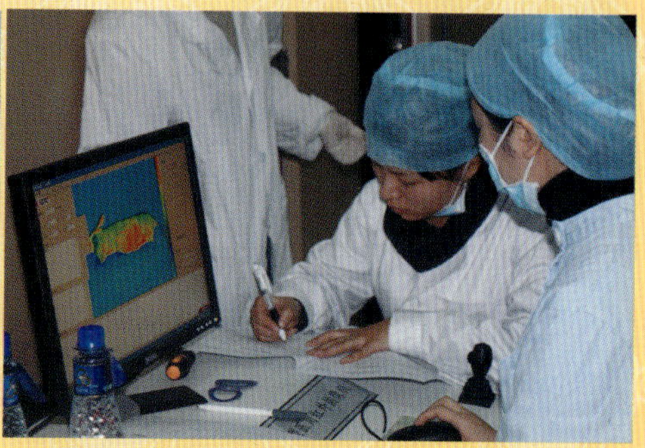

# 北京市中和亚健康科学研究院

北京市中和亚健康科学研究院是北京市民政局注册的具有独立法人资格的社会组织，业务主管单位是北京市中医管理局。目前是全国惟一从事亚健康科学研究及相关工作的科研单位。

主要工作：亚健康分型、分类与评价标准及方法的研究；亚健康中医干预效果评价及其方法学研究；亚健康人群监测方法与监测网络的研究；亚健康服务规范标准制定；亚健康干预技术整理和研发；亚健康干预产品、设备研发；亚健康干预技术和产品效果评估；亚健康评测技术、设备研发。

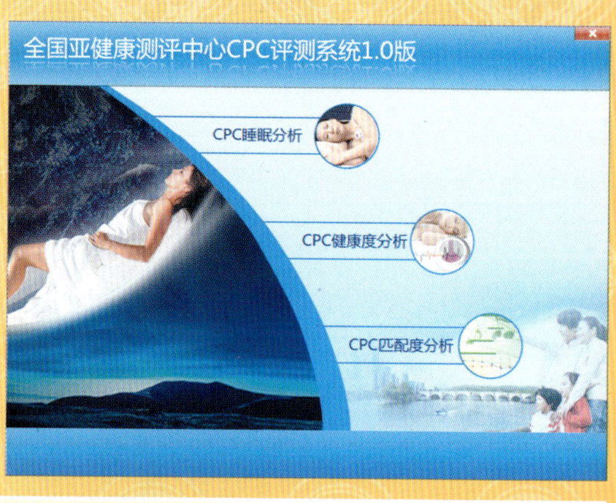


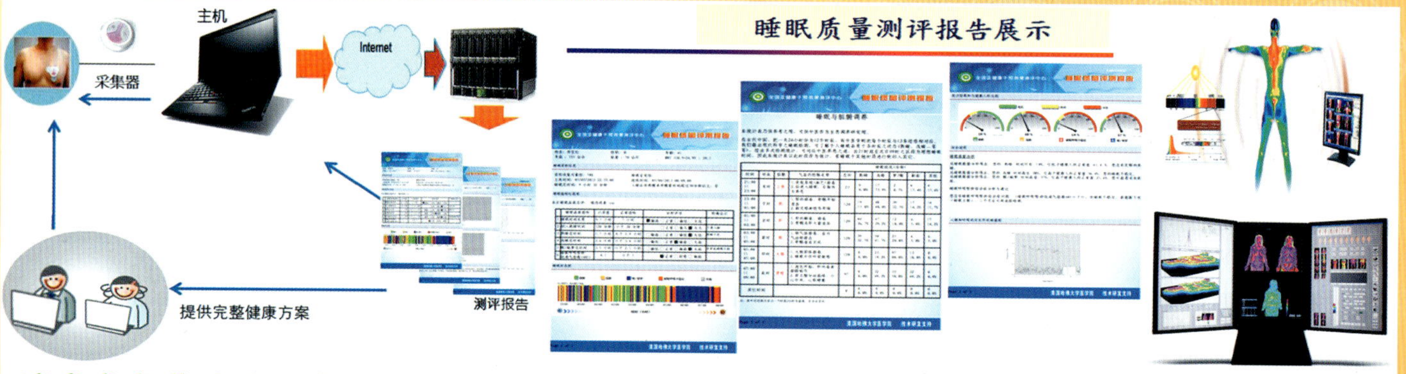


## 中和亚健康红外测评系统

**人体代谢热成像 —— 功能影像技术**

- ✓ 健康状态整体评估 Health status evaluation
- ✓ 重大疾病早期筛查 Major diseases early detection
- ✓ 新医学健康管理 Health management in Preventive Medicine
- ✓ 中医辩证可视化 TCM dialectical in objectification and visualization
- ✓ 药物与疗效评价 Efficacy evaluation for drug and treatment response

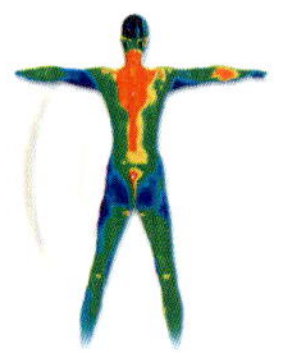

**《健康评估报告》**

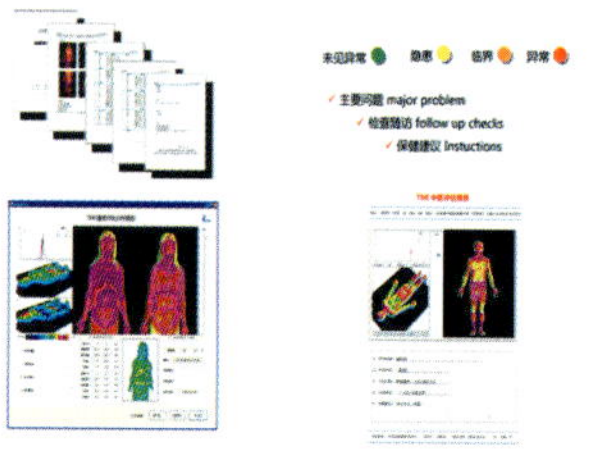


## 中和亚健康红外测评系统

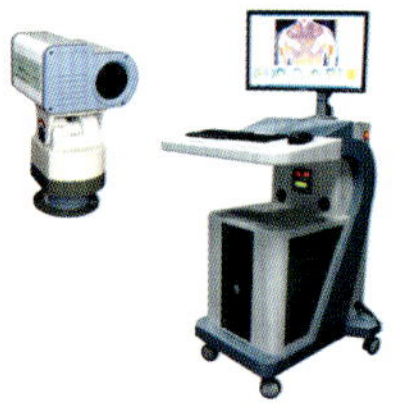

**产品特点：**

- 高敏感度、定性准确；
- 绿色检测—无创、无损伤、无辐射；
- 高效益—5分钟完成全身扫描；
- 配置功能强大的应用分析软件；
- 疾病检查快捷，简单；
- 设备操作、安装简单方便；

**技术特点：**

中和亚健康红外测评技术以中医辨证整体观为指导，根据红外热成像对人体细胞、组织或器官的新陈代谢活动差异而产生的不同热辐射信息，从而进行相应的整体辨证分型，全面、真实、动态地反映人体整体健康状况，并给予正确的亚健康中医调理技术干预方案。

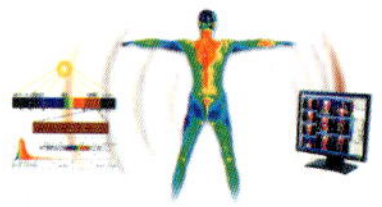

**国家科研课题研究首选设备**

- 中国/世界卫生组织合作项目—“制定干预亚健康人群的适用标准和评价方法”
- 国家中医药管理局课题 —“红外热成像技术图像采集规范研究”
- 国家中医药管理局课题 —“基于热成像技术的中西医结合病症诊断与干预的研究”
- 国家中医药管理局课题 —“乳腺癌红外热图征像与中医证型关系规律的研究”

## 中和亚健康红外测评系统技术应用

1. 亚健康整体评估：通过人体细胞代谢热强度差异与变化特征，运用中医整体辨证观等医学理论和临床经验，对人体各系统及整体亚健康状况进行综合评估。
2. 重大疾病筛查：早期发现心脑血管、肿瘤等重大疾病隐患；观测免疫系统、内分泌系统以及局部组织器官及其相应淋巴区域的异常。
3. 干预效果监测：对施用亚健康中医调理干预技术的效果进行评定分析，从而确定最佳干预方案。
4. 妇女乳腺普查：红外热成像技术是世界公认的最为安全、敏感和有效的乳腺癌隐患普查方法，乳腺普查，从图像采集到分析报告只需10分钟即可完成。
5. 亚健康专项检查：针对妇科、男科、单系统或部位疾病隐患和功能状态的专项检查。
6. 特色测评项目：对使用保健食（药）品的干预效果评价。
7. 高端健康管理：通过多视角、多层次的全面检查和动态监测分析，运用亚健康综合干预调理方法，实现对高危疾病风险的有效控制和亚健康状态的有效改善，让生命常驻于应有的最佳状态。
8. 远程专家会诊：红外热图像和数据仅占512K，非常适合网络远程传输，可通过全国亚健康红外检测协作网与中心数据库对接，实现专家联网会诊和远程指导。

附录：

# 全国亚健康专业调理机构一览表

（按拼音字母排序）

## 北 京 市

### 葆仪畅心园（北京）美容美发有限责任公司

机构编码：Zh131200104016

机构简介：褒义畅心园地处朝阳区安华西里一区，交通便利，环境宜人。自成立以来一直为客户提供经络和体制调理服务，是一家设备齐全、技术先进、人员专业的亚健康调理机构。长期以来，致力于打造社区型专业亚健康调理机构，始终如一地为改善顾客健康而奋斗，并取得了显著成效，好评如潮。

服务水平等级：★★★★

机构地址：北京市朝阳区安华西里一区13号楼

### 佳媛会美容有限公司

机构编码：Zh131200103021

机构简介：佳媛会美容有限公司自2003年成立以来，本着“做人以道为先，做事以德为先，做养生以专业为先”的服务宗旨，为广大顾客提供经络养生、体质养生、脏腑养生等亚健康专业服务。

服务水平等级：★★★

机构地址：北京市海淀区大钟寺太阳园D4座2层03号

### 静逸皙颜美容有限公司

机构编码：Zh131200103018

机构简介：静逸皙颜美容有限公司于2004年6月15日成立，10年来本着“诚实信赖，永续经营”的宗旨，在美容SPA基础上，帮助会员加强亚健康体质调理。在女性产后修护，小儿脾胃养护调理项目及小儿预防感冒发热和老年关节养护方面，一致得到会员的肯定和认可。

服务水平等级：★★★

机构地址：北京市朝阳区广渠路九龙花园5单元底商

### 靓花缘美容美体中心

机构编码：Zh131200103015

机构简介：靓花缘自2007年开业以来，积累有几百个稳定会员，一直以养生为重点服务于客户。在经营过程中以顾客为中心，以需求为导向将中医调理、高科技仪器相结合，为客户提供专业养生服务。其口号是：尊承以顾客为上，全心全意为顾客服务！

服务水平等级：★★★

机构地址：北京市丰台区角门北路首座绿洲3-105室

### 金都百合美容有限公司东城第一分公司

机构编码：0100003

机构简介：该机构主要服务对象为女性、儿童、老人。主要服务项目为：全身经络养护、面部经络养护、小儿脾胃养护、女性产后养护、头部经络养护、任督二脉养护、小儿感冒发热养护、老人关节养护等。

服务水平等级：待定

机构地址：北京市东城区崇文门外大街3号公寓12层1219

### 兰之韵美容养生会所

机构编码：Zh131200103020

机构简介：会所成立于2003年，致力于天下女性健康美丽，提供最专业、最热情、最高端的服务。以中医理念、快乐养生为主，专业性的亚健康调理项目为支撑。愿天下人健康美丽。

服务水平等级：★★★

机构地址：北京市朝阳区林萃路倚林佳园19号楼底商105室

### 丽诗情美容养生馆

机构编码：Zh131200103010

机构简介：机构成立于2000年，一直以让身边的人健康美丽为目标。主要经营贵族面部护理、女子产后养护、全身经络养护、老人关节养护、头部经络养护、面部经络养护等七种体质调理技术。全力打造房山区第一养生名店，让身边的人健康、美丽、快乐！

服务水平等级：★★★

机构地址：北京市房山区燕山富燕新村三区5号楼1单元803

### 美艺佳莹美容美发有限责任公司

机构编码：Zh131200103013

机构简介：机构自开业以来，本着调理身体、为广大顾客治未病的思维，紧随国家政策，主营中医养生和四季康美亚健康调理项目，多年来为顾客提供专业服务，得到大量的信任与支持。在经营过程中，通过不懈奋斗让更多的人身体健康、防范疾病。

服务水平等级：★★★

机构地址：北京市朝阳区惠新里226号楼5门102室

### 润桥养生会所

机构编码：Zh131200103023

机构简介：润桥养生会所位于海淀区西二旗中路，于2010年成立，主要经营美容、养生、经络、泡浴等项目，同时也进行多项亚健康调理项目，是专业的现代美容养生机构。致力为广大顾客提供专业、全面、高端的美容养生服务。

服务水平等级：★★★

机构地址：北京市海淀区西二旗中路

### 松瑞源中医研究院

机构编码：0100001

机构简介：该机构在食疗药膳调理方面很有特色，独创了“五步养生法”，通过“内养外调”有机结合，解决亚健康问题。其中，“内养”主要指通过松瑞源药膳精华调理脏腑功能，“外调”指运用经络磁疗棒、气血通拔罐、梅花香灸等中医辅助手段疏通人体经络。

服务水平等级：待定

机构地址：北京市朝阳区建国路93号院4号楼502室

### 欣汇美女子生活馆

机构编码：Zh131200103012

机构简介：欣汇美女子养生馆成立于2003年12月8日，于2010年开创连锁店，有着多年的美容、养生经验。机构以医学为本，养生、护肤为主进行经营，紧随时代发展，注重科学养生。以诚信、专业、尊重、个性化为服务宗旨，是护肤养生的美丽驿站。

服务水平等级：★★★

机构地址：北京市朝阳区北苑华贸天地1FC11

### 西子相宜商贸中心

机构编码：Zh131200105014

机构简介：机构始建于2001年，在美容养生方面有多年的服务经验，本着“美容养生、坚持原则、行善积德”的服务宗旨，打造和谐、包容、坦诚、专业、有凝聚力、有较强责任心的服务团队，为男、女、老、少提供全方位、宽领域的服务，为改善国民生活质量而努力奋斗。

服务水平等级：★★★★★

机构地址：北京市东城区安外大街6号楼

### 悦榕坊美容院

机构编码：Zh131200103019

机构简介：悦榕坊是北京亚北地区一流的养生明星会所，致力于帮助热爱生活的朋友获得健康与美丽，努力营造含放松、解压、释放心灵的第三空间。主张时尚中医，简单养生，帮助人们改善、远离各种亚健康和疾病，提升生命质量。作为中医“治未病”社区调理机构，悦榕坊关注所有亚健康人群，从儿童至老年人，成人等，所有面临亚健康困扰的人们，及需要预防亚健康和疾病的健康人群，力争帮助他们保持健康与美丽。

服务水平等级：★★★

机构地址：北京市昌平区天通苑三区5号104

### 韵秀阁美容美体有限公司

机构编码：Zh131200103022

机构简介：机构一直秉承“除了家，办公室，这是您第三个地方”的经营理念和中医养生相结合，以藏艺SPA美疗课程与四季康美亚健康调理项目结合，开发和挖掘养生的宝藏，为现代美容养生增添新的思路为我们的服务体系和宗旨，坚持质量、信誉第一，争做美容养生健康第一品牌。

服务水平等级：★★★

机构地址：北京市朝阳区仰山路万科兴园商业街

### 正妍本草养疗汇

机构编码：Zh131200103017

机构简介：正妍本草养疗汇引导帮助每一位有缘人通过核心养生工程创造健康，从美容得到智慧人生。以“诚信高效、欢喜包容、郭伦尽分、感恩祝福”为宗旨，实现员工精神（无形的德）与物质（有形的得）的双丰收，打造正妍美业养生美容与美乐教育品牌，在精神文化上引领世界美容行业。通过运用业健康调理技术来改善于各种原因所引起的身体亚健康症状。

服务水平等级：★★★

机构地址：北京市朝阳区金台北街1号楼底商

## 河北省

### 邢台雅沐美容养生会馆

机构编码：Zh131203195011

机构简介：邢台雅沐自然美容养生连锁机构成立于2009年，在全国美容养生行业享有盛誉。雅沐在邢台有四家直营店，形象店营业面积一千多平米，是邢台当地规模最大的集亚健康症状调理、美容、美体、养生于一体的大型女子俱乐部。雅沐始终秉承以顾客为中心，以需求为导向，以服务定品质，致力于打造邢台“人体健康调理4S店”。倡导自然健康养生观念，本着“自然健康、四季养生”的理念，为社会各界追求健康、追求美丽的女性带来当下最实用的健康养生理念及专业化的服务。雅沐让更多的爱美人士左手美丽右手健康，享受幸福人生！

服务水平等级：★★★★★

机构地址：邢台市桥西区中华西大街锦绣中华19号门市

### 真爱真美美容养生会所

机构编码：Zh131203163010

机构简介：真爱真美以“真诚服务，养护身心，真心对待，拥有健康美丽”为宗旨，为改善顾客的体质而努力奋斗。主要经营小儿脾胃养护项目、小儿预防感冒发热项目、老人关节养护项目、任督二脉养护技术、全身经络养护技术、女性产后修复项目等，是中医养生型美容养生馆。

服务水平等级：★★★

机构地址：河北省三河市燕郊开发区潮白人家东门5号楼底商

## 福 建 省

### 彩丽妍丰泽会所

机构编码：Zh131205953022

机构简介：香港彩丽妍美容有限公司，创建于2000年，旗下拥有彩丽妍旗舰会所、丰泽会所、泉秀会所及至尊商务会所。多年来，在专业美容美体及健康养生美颜领域取得令人注目的成绩，让更多的爱美女性在彩丽妍美丽产业的陪伴下越来越健康，越来越年轻。

服务水平等级：★★★

机构地址：福建泉州市丰泽区丰泽街东段中盛花苑彩明珠109号

### 富贵竹女子护肤美容馆兰村美客养生会所

机构编码：Zh131205923015

机构简介：富贵竹成立于2011年，是现代新兴美容养生调理机构。主张传递美容与健康，热情服务每一天，提倡诚信到永远的服务理念。以养生调理项目为主，争取把养生店开到各个城市。

服务水平等级：★★★

机构地址：厦门市思明区莲前西路广顺花园

### 金沙美容中心

机构编码：Zh131205984021

机构简介：金沙美容中心位于金沙县建国路，始建于1995年11月1日，是国内早期的美容结构。现跟随时代潮流，引入养生之法，除了进行美容之外，还经营多项亚健康调理项目。多年来形成了丰富的调理经验，一流的人才队伍，专业的技术手法，为广大顾客带去了健康优质生活。

服务水平等级：★★★★

机构地址：福建省三明市沙县建国路春晖大厦一楼

### 玫瑰美容美发店

机构编码：Zh131205944018

机构简介：玫瑰美容美发店成立于2008年，主要经营：SAP、面部养护、体质调理、脏腑调理、经络调理，在问题性皮肤调理方面具有绝对的优势。

服务水平等级：★★★★

机构地址：福建省莆田市涵江区保尾路416

### 非常灵感美容养生会所

机构编码：Zh131205933016

机构简介：非常灵感致力于让每位女性拥有健康自信人生，改变亚健康人群的身体状况，打造专业美容养生品牌，在当地定位龙头星级美容养生会所，以标准化、系统化、规范化服务每位顾客。非常灵感培训中心成立校企合作，并实现股份制分配，先富带后富，让中层干部当家做主，连锁发展，正式扬帆起航，大展宏图。

服务水平等级：★★★

机构地址：福建省福鼎市南大路一建大厦A栋106-107号

### 兰村美容养生会所

机构编码：Zh131205974011

机构简介：锦兰村成立的目的是帮助实现员工梦想，为顾客的健康和美丽而奋斗！其经营宗旨是诚信经营，服务第一！锦兰村三维完美术，即：（1）肌肤年轻化（2）形体标准化（3）身心健康化，是该机构的特色服务项目，能够帮助顾客实现领先的健康美丽“心”梦想。机构服务于中高端客户，与同行之间同品质可比价位，同价位可比专业，同专业可比服务，同服务可比环境，是一个面向全国建设连锁的亚健康调理中心。

服务水平等级：★★★★

机构地址：福建省长汀县金龙商务城A栋201-202

### 名媛淑女美容瑜伽养生馆

机构编码：Zh131205984019

机构简介：名媛淑女以支持员工实现梦想，支持顾客健康美丽为目标。多年来依照“诚信、精致、敬业”的服务理念，以“爱心、细心、专心、顾客利益至上”来进行服务，致力于广大女性的健康美丽，打造三明美容行业第一品牌。

服务水平等级：★★★★

机构地址：福建省三明市三元区新市南路142号2楼

### 女人话题抗衰养生会所

机构编码：Zh131205983010

机构简介：会所使用面积500平方米，主要有19个功能区，设计风格主要采取了中国传统文化，结合东南亚养生文化，同时也融合了部分的欧美风格。目标是打造中医养身专家型美容院，服务民众，传播健康，超越美丽。主要经营体质调理，面部抗衰保养。

服务水平等级：★★★

机构地址：福建省三明市宁化县江滨路翠景大厦

### 女人世界至尊会所

机构编码：Zh131205914012

机构简介：女人世界至尊会所成立于1996年，主要经营项目有老人关节、小儿发烧、、任督二脉经络养护、头部经络养护、全身经络养护、面部经络养护、女性产后养护、脾胃养护。

服务水平等级：★★★★

机构地址：福建省福州市平潭县平潭东大街58-2

### 濡养居美容院

机构编码：Zh131205914017

机构简介：濡养居美容院始建于2011年，主要经营项目有：全身经络养护、小儿脾胃养护、老人关节养护、小儿发烧感冒养护、头部经络养护、女性产后养护、面部经络养护。

服务水平等级：★★★★

机构地址：福州市鼓楼区东街口东方百货西塔楼1608

### 秀身坊养生会所

机构编码：Zh131205925013

机构简介：秀身坊养生会所成立于2001年，自创建12年来，是厦门唯一获得中国劳动保障部门和消协共同推荐的安全、健康、诚信称号的养生美容会所。得到了国家级政府部门的认可，并授予了“中华中医药学会首批养生型美容院示范单位”的铜牌及获得中华中医药学会社区保障服务机构——试点单位，秀身坊作为厦门最专业的养生机构早在04年开始潜心研究天地阴阳与人体之结合，总结了一套专业的养生调理手法，11项养生调理技术在2009年度”百项亚健康调理技术”首批12项技术中的入选了8项。并培养了大批有专业资质的调理师。

服务水平等级：★★★★★

机构地址：厦门市思明区湖滨中路11号

### 小天妃美容美发荔城路店

机构编码：Zh131205945014

机构简介：小天妃成立于1994年一直从事美容养生、亚健康调理，包括脏腑经络养生项目，定位高端，致力于打造一个亚健康管理机构。

服务水平等级：★★★★★

机构地址：莆田市荔城路675号

### 新浪潮美容SPA会所

机构编码：Zh131205913020

机构简介：成立于1996年，自创办历经以来始终秉承着诚信，经营信心服务的理念，不断发展壮大。以宣扬中医"治未病"和亚健康美容调理为根本，以专业、专注、坚持，超越为信念。2003年新浪潮最先进的中医特色养生美容，并陆续开辟了七家最具中华中医养生文化的美容院。2009年获奖全国养生名店。2010年成为中医药协会"治未病"社会服务示范单位。

服务水平等级：★★★

机构地址：福州市鼓楼区温泉支路23号

## 广东省

### 艾美诗美容美体SPA养生馆

机构编码：Zh131207543011

机构简介：艾美诗美容美体SPA养生馆位于广东省汕头市潮南区南阳联堤上洋工业区4路，成立于2009年，装修独特，环境优雅，是追求休闲美丽健康的最佳场所，顾客群涉及广大男女老幼。专业的精英服务团队，专业的亚健康调理师以精湛的技术、周到的服务为众多亚健康人群解决多种问题，获得店内顾客一致好评。

店内主要经营项目有：生活美容、中医养生、能量汗蒸等。我们秉承"成就健康美，创造自然美"的宗旨，和"以仁为本，以客为上，以信为业"的经营理念，以维护健康、追求自然、改善生活品质及绿色为主体思想，将现代美容技术与我国传统中医理论融为一体，重在由内养生，全心全意为顾客带来完美的服务体验！

服务水平等级：★★★

机构地址：广东省汕头市潮南区南阳联堤上洋工业区4路

### 春雨健康养生会所

机构编码：Zh131207535015

机构简介：春雨健康养生会所成立于1994年5月，位于梅州市梅江区江南嘉应东路，是现代专业美容养生机构。会所坚持以：为顾客带来美丽，为企业创造财富，为自我成就价值，为社会营造和谐为宗旨。

服务水平等级：★★★★★

机构地址：广东省梅州市梅江区江南嘉应东路（二横街）32号

### 美之秀养生馆

机构编码：Zh131207544014

机构简介：美之秀养生馆成立于2006年，本着"信誉第一，服务至上"的经营理念，让所有爱美人士得以健康美丽。本院于2009年，经营四季康美养生品牌本着坚持不懈的发扬中医养生化，利用中医治未病做一份有价值的良心事业！立志传播亚健康体质调理概念，让现代人重视健康。打造当地的养生名店！

服务水平等级：★★★★

机构地址：广东省汕头市澄海区益民路汇景花园C3栋157铺

### 茂名贵族美容院

机构编码：Zh131206683017

机构简介：茂名贵族美容院是专门为女性打造的美容养生机构，不仅通过中医之法提供非医学美容，而且扩展美发等多项服务，人员专业，设备齐全，能够为广大爱美女性提供全身心的豪华享受。

服务水平等级：★★★

机构地址：广东省茂名市文明路2号西面二楼

### 镜中缘美容中心

机构编码：Zh131207533010

机构简介：镜中缘美容中心坐落于广东省梅陇西路12号，成立于2001年，是一家集护肤、美容、问题皮肤调理、亚健康调理、泡浴等为一体的大型综合养生会馆。店内装修独特，环境优雅，是追求休闲美丽健康的最佳场所。现店内开设贵宾区、顾客休闲区、专业护理区、整体浴区等服务区。顾客群涉及广大男女老幼。

一直以来，坚持以健康为本的经营理念，以追求自然、提升美丽为主体思想，将现代美容技术与我国传统中医理论融为一体，重在由内养生，针对现代都市人群的亚健康状态，采用中医整体观经络、脏腑、体质的标本皆调方法，用科学的理念，天然的品质，纯熟的手法，独特的工具，星级的服务，最尊贵的方式奉献顾客！

服务水平等级：★★★

机构地址：广东省梅陇西路12号

### 四季康美妆园美容中心

机构编码：Zh131206623016

机构简介：四季康美妆园美容中心自成立以来，本着“让更多人健康”的服务宗旨，面向各类群体，提供专业、特色服务。中心在正式成立之前，已有十年的开店经验，对于健康、美容、养生等方面有着自身的独到见解。近年来，积极引入中医健康养生之法，以求由外到内为顾客提供全面服务，让美容养生更加科学、专业。优美的地理环境，专业的操作手法，全新的服务理念，为顾客提供的不只是外在的养护体验，更是一次身心的全面放松。

服务水平等级：★★★

机构地址：广东省阳江市西城区建设一路德信华城6栋13号

### 思妍轩生活馆

机构编码：Zh131207543018

机构简介：思妍轩生活馆位于汕头市澄海区，地理位置优越，环境宜人，交通便利，设施齐全。自2007年成立以来一直将养生作为主要的服务项目，并发展形成了“让更多的人收获健康”的服务宗旨。经营特色是面向所有人群，提供养生服务。把亚健康调理与中医养生相结合，打造专业、专一、全面的养生服务。

服务水平等级：★★★

机构地址：广东省汕头市澄海区莲下槐东莲东路直华木业斜对面

### 仙妮美容养生馆

机构编码：Zh131207545013

机构简介：仙妮美容生活馆有限公司成立于1998年。机构引进高尖端设备，打造一流的环境，配备五星级服务与国际流行的技术，成为集美容、美体、化妆、四季养生、SPA、汗蒸、生殖抗衰、教育等服务项目为一体的奢华美容养生馆。

服务水平等级：★★★★★

机构地址：广东省潮州市潮州大道汇贤居楼下31号

### 雅康妮瑜伽养生会所

机构编码：Zh131207543012

机构简介：雅康妮坐落于广东省汕头市潮南区峡山凤华路35-39号，成立于1996年，拥有悠久的历史，是首家专业瑜伽、美容护肤、亚健康理疗为一体的专业会所。现店内开设贵宾区、药膳区、顾客休闲区、专业护理区等服务区。专业的精英服务团队为顾客带来至上的服务。

服务水平等级：★★★

机构地址：广东省汕头市潮南区峡山凤华路35-39号

### 伊之韵美容养生馆

机构编码：Zh131207603019

机构简介：伊之韵美容养生馆成立的目的是传播美丽与爱。自2004年成立以来，一直坚持这一服务目标，并发展形成“关爱健康”的服务宗旨。经营特色是以养生为主，结合中医调理，达致身体平衡。服务多专注于女性，业务以美容护理为主。现在引入中医养生之法，服务群体扩展至男女老少。不仅能为顾客带来美丽容颜，还能帮助其获得一个健康的身体。

服务水平等级：★★★

机构地址：广东省中山市古镇镇海州海关路南三路22号

### 鱼美人美容有限公司广州分公司丽湾美容院

机构编码：0200025

机构简介：深圳市鱼美人美容有限公司成立于1987年，是国内首家以中医经络为导向的专业美容连锁集团。始终秉承着美容需要真才实学的专业理念，坚持兑现对客户的承诺是最大的诚信，致力于向顾客提供全方位的经络减肥、美容、美体、养生等系列专业级服务。丽湾美容院是公司旗下一所专业的亚健康调理机构。

服务水平等级：待定

机构地址：广东省广州市越秀区寺右新马路19号四楼

### 鱼美人美容有限公司广州分公司圆梦美容院

机构编码：0200026

机构简介：圆梦美容院是鱼美人美容有限公司旗下的一所美容会所，成立8年来一直从事美容、美体、中医经络调理、养生等健康工作。现拥有甲等专业人员2名，亚健康调理人员10名。以专业、高效为广大客户提供美容、养生服务。

服务水平等级：待定

机构地址：广东省广州市越秀区238号七层7016铺

### 自然美容阁

机构编码：Zh131206683020

机构简介：自然美容阁始建于2007年，有着多年的美容养生经验。成立的目的就是为了更好地服务大众，让更多的人收获健康，遵循国家中医治未病的方向，发展现代美容养生服务。在多年经营过程中，自然美容阁一直依据四季康美的亚健康调理项目模式来进行操作，同时也跟据当地情况发展出自身的特色服务，因而在美容养生方面获得了快速发展，得到了业内外的充分肯定。

服务水平等级：★★★

机构地址：广东省高州市府前北路149号

## 广西省

### 阿兰芳香美容会所

机构编码：Zh131207793011

机构简介：阿兰芳香美容会所坐落于广西省河池市新建路35号，成立于2007年。作为一家集美容护肤、化妆纹绣、祛斑减肥、芳香减压和中医养生为一体的专业美容机构，店面布置雅致、环境优美，拥有专业的精英服务团队。以帮助亚健康人群重回健康为目标，努力成为一个为顾客提供至上服务的专业中医养生调理机构。

服务水平等级：★★★

机构地址：广西省河池市新建路35号

### 汇美轩养生美容会所

机构编码：Zh131207783010

机构简介：汇美轩美容会所从创办之初一直专注于女性美容养生，在我们看来，幸福的意义首要包含健康，其次是美丽，再则是身心的和谐。因此，我们就是建设“幸福女人的港湾”。本店的经营特色为：小儿预防感冒发热项目、头部经络养护技术、小儿脾胃养护项目、面部经络养护技术、老人关节养护项目、全身经络养护技术、女性产后养护项目、任督二脉养护技术等。

服务水平等级：★★★

机构地址：广西省北海市北海大道中路翔信花园3栋

## 黑龙江省

### 郦芙蓉健康主题美容会所

机构编码：Zh131204673010

机构简介：郦芙蓉健康主题美容会所成立于1994年，至今已有20年历史。初始以直销美容诗夫农为主，自2000年起引进四季康美养生品牌并发展至今。在2013年，本店5名人员获得亚健康体质调理师、专业美容师、健康管理师等资格证书，在美容养生方面开辟了更为专业的服务。

服务水平等级：★★★

机构地址：黑龙江省鸡西市园林小区9号楼

## 湖北省

### 安丽尔SPA会所

机构编码：Zh131207124013

机构简介：丽尔SPA会所坐落于湖北省孝感市长征路保丽广场四楼，成立于2001年。本店的经营特色主要有：亚健康症状调理、美容、美体、养生、塑性、抗衰老等，服务范围十分广阔。

服务水平等级：★★★★

机构地址：湖北省孝感市长征路保丽广场四楼

### 红唇阁养生减肥连锁机构

机构编码：Zh131200273010

机构简介：红唇阁美容减肥连锁机构，成立于1999年，是国内较早成立的美容养生机构。以美容、减肥、养生等服务为特色，全方位、多角度为大众打造时尚健康生活。红唇阁加强自身服务管理，注重文化建设，不断增加亚健康调理服务项目，积极开创新的服务手法，多年来为大众提供舒适、有效、称心的服务。

服务水平等级：★★★

机构地址：湖北省武汉市中山大道利济路

### 环亚美容养生连锁机构

机构编码：Zh131207144015

机构简介：自成立以来专注于创立自己的本土养生文化，崇尚自然赋予的美丽，倡导“内调外养”的全新养生理念。拥有极高的客户口碑，并得到了社会劳动部门、物业部门的认可。秉承“学习劳动企业发展，用知识创造生产力”的理念，坚持致力于传播美丽、健康的养生理念，将机构做好、做专业。

服务水平等级：★★★★

机构地址：湖北省黄石市颐阳路医药大厦内

### 黄冈菲亚养生馆

机构编码：Zh131207133016

机构简介：菲亚养生馆，坐落于湖北省黄冈市黄州区宝塔大道，是一家以亚健康调理为主的养生会馆，拥有专业的精英服务团队，专业的亚健康咨询师、调理师以精湛的技术、执沈的服务为众多亚健康女性解决多种问题，获得店内顾客一致好评。

服务水平等级：★★★

机构地址：湖北省黄冈市黄州区宝塔大道菲亚养生馆

### 康美源养生美容机构

机构编码：Zh131200273011

机构简介：康美源养生美容会所，成立于2007年，位于湖北省武汉市洪山区民族大道，本店自成立以来，致力于与亚健康有关的中医经络调理，形成头部经络和身体经络方面的特色服务。目前店内咨询室、调理室、检测室、休息区等一应俱全，并积极引进先进技术设备，全力打造一流的环境，为顾客提供星级的服务。

服务水平等级：★★★

机构地址：湖北省武汉市洪山区民族大道江南家园5号门面

### 梦境园健康美容养生馆

机构编码：Zh131207103014

机构简介：梦境园健康美容养生会馆座落于湖北省枣阳市人民路香格城市花园，成立于2003年，是一家集护肤美容、问题皮肤调理、亚健康调理等为一体的综合养生会馆，现店内开设贵宾区、顾客休闲区、调理室、专业护理区等服务区。专业的精英服务团队以精湛的技术、热心的服务为众多亚健康人群解决多种问题，获得店内顾客一致好评。

服务水平等级：★★★

机构地址：湖北省枣阳市人民路香格城市花园

### 佑春美容养生会馆

机构编码：Zh131207133017

机构简介：佑春女子美容养生会馆，位于湖北省黄冈市黄州区宝塔大道，交通便利，周边设施齐全，是爱美女性的首选之地。自2004年成立以来，佑春注重亚健康调理项目的发展，与传统概念的美容院相区别，强调以内养外，内外兼修。涵盖的服务项目包括中医体质调理、中医五脏调理、中医脊柱调理等方面。目前佑春已在本地区建立5家连锁机构，发展前景一片光明。

服务水平等级：★★★

机构地址：湖北省黄冈市黄州区宝塔大道

### 云妥养生馆

机构编码：Zh131200274018

机构简介：云妥养生馆针对五脏分别用排、通、调、补、固来养生。通过排遣心里的不良情绪、心理垃圾和体内毒素，通宜理肺，调肝理气，补脾和胃，固肾开阳，从而达到养身的效果。通过调理心、肺、肝、脾、肾等内部脏器来使身体机能协调，养内安外。

服务水平等级：★★★★

机构地址：湖北省武汉市青山区青山广场A座1楼1288附5号

### 植美养生美容会所

机构编码：Zh131200274012

机构简介：植美养生美容会所位于武汉市武昌区水果湖中北路21号，自2003年成立以来，一直为18—25岁的女性朋友提供美容、身体调理等特色服务，手法专业，设备齐全，为广大女性朋友减轻了头痛、失眠、情绪低落等困扰，受到顾客一致好评。植美服务项目涵盖皮肤年轻化、亚健康调理、体质调理、经络调理等方面，与传统中医学理相契合，又结合顾客需求打造个性化服务。

服务水平等级：★★★★

机构地址：武汉市武昌区水果湖中北路21号安顺花园B栋1—2层3号

## 湖　南　省

### 艾尚美养生会所

机构编码：zh30507314003

机构简介：机构成立已三年。从2010年09月16日至今，艾尚美专注中医养生.从事亚健康调理的专业人员中，均受过系统的亚健康调理养生专业培训。检测、调理设备新。干预与调理方法多。因为艾尚美从2010年开业起就专与四季康美公司合作，所以干预与调理方法进入《百项亚健康中医调理技术》的多达11项。艾尚美每月有三天养生日,免费为消费者提供养生项目的服务。

服务水平等级：★★★★

机构地址：湖南省耒阳市五梅路303号

### 安妮美容健身有限公司

机构编码：0100022

机构简介：从1996年创办至今，本着“您的美丽健康，安妮的使命和责任”的经营宗旨，实现了众多女性美的梦想，成功引领了美颜时尚，提升了个人幸福指数。曾多次荣获《全国首批放心美容院》《湖南省维权示范窗口》《湖南省十佳美容院》等嘉奖。多年来受到业界同仁和广大客户的一到处好评和眷顾。安妮专业品牌，值得我们依赖的美丽家园。

服务水平等级：待定

机构地址：湖南省长沙市芙蓉区五一大道新世界百货1101室

### 安妮美容健身有限公司香熏护肤馆

机构编码：0100023

机构简介：从1996年创办至今，本着“您的美丽健康，安妮的使命和责任”的经营宗旨，实现了众多女性美的梦想，成功引领了美颜时尚，提升了个人幸福指数。曾多次荣获《全国首批放心美容院》、《湖南省维权示范窗口》、《湖南省十佳美容院》等嘉奖。多年来受到业界同仁和广大客户的一到处好评和眷顾。安妮专业品牌，值得我们依赖的美丽家园。

服务水平等级：待定

机构地址：湖南省长沙市芙蓉区韶山路19号湘农大厦二楼

### 安妮苑美容养生会所

机构编码：0100054

机构简介：安妮苑创办于2003年至今已有10年历程,一直以”诚实”经营的理念,并为客人着想,为员工有发展进出口取。

服务水平等级：待定

机构地址：湖南省长沙市雨花区高桥上河国际A8栋108号

### 八一名剪水木秀美容美发机构

机构编码：0100028

机构简介：八一名剪水木秀是集美容美发于一体，由严小辉女士独立创办于1986年5月2日正式成立。本机构从事的艾丽素、镕康、SOD项目，得到了顾客的一致好评和充分肯定，并对我们的服务非常满意，正足因为有了这些忠实的顾客的支持，我们也更有信心迎接八一名剪更加美好的明天。

服务水平等级：待定

机构地址：湖南省长沙市宁乡区一环街富豪山庄

### 藏美阁

机构编码：Zh131207313010

机构简介：藏美阁美容院位于长沙芙蓉区马王堆王家湖路，在长沙人民检查院里，环境优美，内部环境是东南亚风格，有迎宾接待区，女宾养生美容区，药浴区，员工住宿休息区，总面积300㎡，2010年，被评为当地优秀服务会所，2010年，被评为当地十大优秀杰出企业，2012年创办芙蓉区第一届养生文化节2013年，使用“四季康美”明星商品为亚健康患者作出重大贡献。

服务水平等级：★★★

机构地址：长沙市芙蓉区马王堆王家湖路东莱苑北栋西单元201

### 慈利凤妃堂养生馆

机构编码：0100037

机构简介：凤妃堂养生馆成立于2005，至今有9个年头，在这九年的风雨中帮无数顾客调理了身体亚健康状态，让更多的女性越来越自信，越来越美丽，让更多的家庭幸福和谐。

服务水平等级：待定

机构地址：湖南省张家界市慈利区慈姑街一号

### 脉道养生健康中心（洞口县）

机构编码：0100052

机构简介：脉道经络养生是集健康经络理疗、健康教育、服务于一体全面解决人体亚健康问题的运营机构，全新的管理理念和理性文化。目前拥有洪光经络专业养生、远红线能量养生、和谐炙疗、砭石理疗等多个领域的顶级产品，致力打造专业经络养生健康中心，因为我们只做最好的！

服务水平等级：待定

机构地址：湖南省邵阳市洞口县雪峰东(路)65号

### 都市丽人调理养生馆

机构编码：0100025

机构简介：本机构成立于2006年，于最初一个店100平方，发展到现在的两个店600平方；由最初的单一美容发展到现在的美容美体养生亚健康调理泡浴艾炙等全方面的服务。

服务水平等级：待定

机构地址：湖南省邵阳市隆回区六都寨镇开发区

### 都市丽人美容养生妆园

机构编码：zh130507314002

机构简介：都市丽人创立于2002年，是集高科技健康养生，亚健康调理等系列服务为一体的600平米创美机构.店内环境优雅舒适，配备前台接待厅，养生休息厅，咨询诊断室，拥有调理室单人间4间，双人间2间，普通间和能量养生房，开放式产品调配，员工休息室，沐浴室，卫生间，消毒室等，都市丽人秉承还您一个美丽的人生”的宗旨帮助了无数广大爱美人士找回健康，变得美丽。

服务水平等级：★★★★

机构地址：湖南常德石门宝峰都市丽人养生妆园

### 贵人访美容养生连锁

机构编码：0100015

机构简介：贵人访（王微美容）创办于1988年，25年来奉行于“博爱如己，思利利人”的企业精神，率先倡导“美丽必须建立大健康的基础上”的中医养生文化，凭着“诚实、诚信”的经营理念获得社会各界的一致好评，被无数消费者订可与肯定，曾先后获得“全国首批放心美容院”“中国知名美容企业”，“湖南十佳美容院”“湖南省维权示范窗口”“长沙市服务明星企业”“中国医师协会’治未病’C级服务站”等等众多荣誉。

服务水平等级：待定

机构地址：湖南省长沙市雨花区区韶山北285号

### 好养眼抗衰国际美容中心

机构编码：0100020

机构简介：好养眼抗衰国际美容中心于1997年成立，会所总面积300平米，在职6人，其中亚健康经络调理师有4人，管理人员1人，前台1人，独立房间，VIP专属物品及房间。

会所一直坚持以中医理论为基础，以爱心与诚心帮助每一个顾客为服务宗旨，深受当地市民的好评。

服务水平等级：待定

机构地址：湖南省长沙市雨花区古曲南路街(路)107号

## 衡阳六月女子会所

机构编码：Zh131207343011

机构简介：六月女子养生会所是一家以健康美容，亚健康调理养生为一体的专业女性美容，健康养生品牌。一直以来努力的为客户创造一个高品质的舒适空间，让更多的爱美女性享受健康与美丽。一直以健康、天然、安全、有效的产品服务顾客。经营特色：经络养生、泡浴养生、食疗养生、肩颈养生、胸部保养、内分泌养生等特色养生项目。六月女子养生会所创造一个让消费者可以安心及贴心的美容、健康养生品牌。

服务水平等级：★★★

机构地址：湖南省衡阳市环城北路61号

## 湖南郴州市俏丽屋专业美容院

机构编码：0100035

机构简介：俏丽屋于2000年7月开业至今，在2005年以前都是以面部美容为主导，使用活能产品，做问题性肌肤修复，使许多问题性肌肤的顾客皮肤得到了改善和恢复了健康，2003年被评为“中华医学会美容分会问题性肌肤专家修复名店”；2005年引进凤妃堂，运用中医经络学，对顾客有肩颈、腰背酸痛等进行经络推拿，对高血糖、糖料病等进行调理，解决了许多顾客的困扰，得到顾客的高度肯定，对亚健康人群进行调理收获一些心得。

服务水平等级：待定

机构地址：湖南省郴州市北湖区北湖路30号

## 怀化丽人岛美丽事业连锁有限公司

机构编码：0100019

机构简介：丽人岛成立于1992年，至今有19年的历程。由13平米的门店，发展为现在2000平米的美容会所。一群美丽的女人，在一个环境美丽、恬静而散发出淡淡香气的地方，为一群同样美丽的女人，创造着美的形象，美的心灵，美的人生！在现任董事长王兰女士的带领下，创办了三家终端连锁美容会所、美容美发学校、美容化妆品公司及一家美发店。现有员工100多人，年产值百万元，公司资产上千万元的连锁企业。

服务水平等级：待定

机构地址：湖南省怀化市鹤城区(县)富程街67号

## 怀化倾国倾城

机构编码：Zh131207453012

机构简介：倾国倾城是一家专业养生、高科技绿色整体抗衰、美胸、全球权威祛斑美肤系统为一美容养生连锁机构。机构成立的目的：为女性朋友搭建一个平台，帮助女性朋友实现美丽、年轻、健康、智慧的幸福人生。

机构纲领：帮助女性60岁依然保持有30岁的魅力，健康、型体及面部轮廓！

帮助伙伴快乐赚钱、改变生活、教敬父母、实现梦想；帮助怀化提供100个就业岗位，为怀化更美好添砖加瓦！

服务水平等级：★★★

机构地址：怀化市丰中路太平桥市场

## 金古屋养生会所

机构编码：0100024

机构简介：2002年成立至今，11年以来诚信经营，在城步县有着良好的口碑，从2008年从事亚健康调理，在全体工作人员的刻苦学习，努力专研下，本机构的亚健康调理技术达到了一定的水平，得到了客户的广大认可。

服务水平等级：待定

机构地址：湖南省邵阳市城步区人民街88号

## 晶美汎歌至尊美容会所

机构编码：0100018

机构简介：晶美·汎歌至尊美容会所创立一地2005年9月，是一家专业从事美容、美体、养生综合性美容服务会所，会所先位于长沙市星沙板仓中路晶华美地B栋4号，会所多次荣获湖南省美协授予“优秀美容机构”。晶美 汎歌一直秉承【倡导人本细想、讲究安全之美】的经营理念，以专业、专心、品质、诚信为先导，从日常的皮肤美护到高科技抗衰老及美白、保湿、平皱，从基础的美体到个性化的养生，调理亚健康，改善体质。从内到外解决健康美丽的需求。

服务水平等级：待定

机构地址：湖南省长沙市星沙县区板仓中路晶华美地街4号

### 靓妆坊

机构编码：0100056

机构简介：靓妆妆养身馆从事美容养身长达8年时间，是当地一家小有名气的美容养身会所，本店地理位置好、环境优雅、设施完善、客源稳定，顾客消费档次高，本店员工都是从事美容养身行业三年以上的老员工，有着扎实的功底，特别是对人体的经络和穴位定位准确，本店还经常参加一些关于中医养生，食疗方面的培训，来提高店员的综合素质以便更好的服务于顾客。

服务水平等级：待定

机构地址：湖南省怀化市芷江区进修学校4号门面

### 久美神话健康生活会所

机构编码：zh130307315001

机构简介：久美神话健康生活会所东塘店面积为1170㎡，其中营业面积为710㎡。营业区域分为接待区和服务区，接待区含接待大厅、咨询室、检测室、消毒室、员工休息室、多个卫生间；服务区含泡浴间、淋浴区、多个卫生间、消毒间、瑜伽室，以及豪华间、单间、双人间、三人间等调理室。接待大厅有提供养生茶、营养粥、沙发、休闲椅、服务指南、价目表、客人须知、报刊、养生书籍等，方便顾客休息和聊天。前台接待均为能流利英语具本科学历的工作人员。店面均有电梯直达，方便残疾人进出。

服务水平等级：★★★★★

机构地址：湖南省长沙市东塘北兴威名座南楼21楼C

### 丽居美容养生馆

机构编码：0100051

机构简介：丽居美容养生馆1997年由李超平女士在湖南省株洲市田心成立。16年来，企业以弘扬传统中医养生文化为己任，立志做专业的养生机构。目前有2家店，大的店有300平米，小的店有200平米。主要从事美容和亚健康调理，有员工16人，其中李超平：国家一级美容师、高级美容考评员、三级健康管理师；邓勇：国家二级营养师、三级按摩师、三级健康管理师，擅长颈、肩、腰、腿痛调理，企业还有国家三级美容师6人。

服务水平等级：待定

机构地址：湖南省株洲市石峰区田心田红路110号

### 丽人岛美丽事业连锁有限公司

机构编码：ZH130507314001

机构简介：丽人岛美丽事业连锁有限公司旗舰店面积为500㎡，其中营业面积为400㎡。营业区域分为接待区和服务区，接待区包含接待大厅、咨询室、检测室、消毒室、员工休息室、卫生间、淋浴间以及瑜伽室；服务区包含豪华间、单间、双人间调理室（每个调理室内有泡浴区、淋浴区、卫生间）、顾客休息区、消毒间、保洁间，顾客休息区有为做完调理的顾客提供营养粥。接待大厅有提供养生茶、休闲椅、价目表、报刊、养生书籍等，方便顾客休息和聊天。所有工作人员均以普通话提供接待、问询、预约、结账等服务。

服务水平等级：★★★★

机构地址：湖南省怀化市鹤城区富程路67号

### 玲惠珍美素肌美人诞生馆

机构编码：0100032

机构简介：玲惠珍美自2004年成立以来，坚持秉承以“质量求生存，以信誉促发展”的经营理念。凭借优质的品牌和模式不断的更新和完善。以提供专业而专注的服务来赢得人们的尊敬。一直追随美容真理，挑战惰性自我，不断学习新知，玲惠珍美是一家美容、美体、养生、纹绣为一体的专业美容养生馆，拥有着一支从事美容行业多年，激情好学、团结向上的精英团队。

服务水平等级：待定

机构地址：湖南省怀化市芷江区西街

### 美丽国度美容养生健康会馆

机构编码：Zh131207454015

机构简介：美丽国度创立于2001年，经营面积700平米，会员300余名，是芷江县面积最大的女士专业抗衰养生会馆。店内环境优雅舒适，配备前台接待厅，养生休息厅、咨询诊断室、调理室。美丽国度员工15人，其中高级美容师和亚健康咨询师1名、店长1名，顾问2名，调理师6名、后勤人员4名。美丽国度是以提供专业产品技术和服务的企业，常年聘请专家以诊断服务模式为广大顾客服务，给您看的见的效果。

服务水平等级：★★★★

机构地址：芷江县南街凯旋路太阳村一栋2楼

### 美莱美

机构编码：0100014

机构简介：长沙美莱美是一家大型美容企业集团公司，平均营业面积为500平方米左右，以欧式风情为格调，让您感受到温馨高雅，美莱美一直坚持“美丽与健康同在，时尚与科技并存”文化理念，秉承“让您越来越美的崇高使命，以服务专业化、管理标准化的市场运作，走国际化与民族化相结合的连锁发展道路。

服务水平等级：待定

机构地址：湖南省长沙市岳麓区金星中路美林银谷2楼

### 魅演会国际美容养生保健连锁机构

机构编码：0100033

机构简介：魅演会国际美容养生连锁，有4家直营店，总面积2500平方米，员工人数88人。其中一家明星店座落在湖南卫视旗下圣爵菲斯大酒店。已接待过全国著名明星主持1000多人次。以高科技美容养生定位，服务高端人群，被誉为“国际美容保健中国高端保健首选品牌”。

服务水平等级：待定

机构地址：湖南省长沙市芙蓉区解放中路18号

### 千禧亚健康调理中心

机构编码：0100057

机构简介：千禧亚健康调理中心始建于2011年12月18日，现有面积200㎡，主要从事男女性及儿科中医调理工作，主要项目有中医推拿、小儿推拿、女性卵巢保养及女性美容养颜护理、拔罐、刮痧、艾灸等多个调理项目，调理效果显著，调愈1000多人，已获得各位患者一致好评。

服务水平等级：待定

机构地址：湖南省长沙市雨开福区

### 清花池美容美体有限公司

机构编码：0100030

机构简介：清花池经营面积480平米，由湖南省美容协会张鸣女士创办，主要经营亚健康调理、养生美容，至今已获“文明诚信单位”、“湖南省最佳服务美容机构”、“湖南省美容理事单位”等殊荣，清花池在健康养生领域独树一帜。清花池是以技术和效果为导向的企业，以关心员工成长、让顾客健康美丽为使命，以诊断式服务模式为广大顾客服务，给您看的见的效果，在清花池企业里，感恩永远放在第一位，这是清花池人必须具备的首要品德和态度。

服务水平等级：待定

机构地址：湖南省长沙市开福区蔡锷北路411号101房

### 森蓝企业管理有限公司

机构编码：0100017

机构简介：长沙森蓝企业管理有限公司成立于2003年，目前已发展成为一家集美容院连锁、美容产品销售及服务、美容院营销管理咨询、职业教育培训于一体的多元化现代美容集团企业。

服务水平等级：待定

机构地址：湖南省长沙市开福区芙蓉中路财富中心1908号

### 邵阳市观自在养身美容会所

机构编码：0100026

机构简介：观自在养生美容会所是一家一直致力于中医养生以及中国传统文化推广的企业，诚信服务于广大客户，十年来，从一家30平米的小美容院发展成为总营业面积达1200平米的两家大型禅学养身美容连锁机构，公司旗下拥有12大品牌（魅赫蕾妮、晨霞养身、皇瑶泡浴、甜蜜樱花、魔丽姿内衣、道和堂酵素浴、魔力紫晶胸部、韩式减肥、康雅莱盆腔修复、琪钰胶原蛋白、形象设计等等），30余种特色项目，是目前邵阳地区项目最齐全，设备最先进的养身抗衰会所。

服务水平等级：待定

机构地址：湖南省邵阳市大祥区双拥路口

### 四季美诺美颜养生会所

机构编码：Zh131207313013

机构简介：四季美诺美颜养生会所成立于2013年，位于长沙井湾子商圈，地处繁华商业区，专业从事亚健康调理养生的机构。本会所以四季康美期下品牌、健康工坊、养心源、全美高科技能量系列。会所面积300平米，装修古典雅致、设有专门的调理室、咨询室、浴室、员工休息室、专业消毒柜等，环境整洁、干净、温馨，拥有浓郁的中医养生氛围。

服务水平等级：★★★

机构地址：长沙市雨花区井湾子南亚商国际3栋1443

### 天香亚健康调理中心

机构编码：0100016

机构简介：天香亚健康调理中心所于2009年成立，会所总面积300平米，在职7人，其中亚健康经络调理师有4人，管理人员1人，保洁1人，营养师1人，独立房间，VIP专属物品及房间。会所一直坚持以中医理论为基础，以爱心与诚心帮助每一个顾客为服务宗旨，深受当地市民的好评。

服务水平等级：待定

机构地址：湖南省岳阳市岳阳楼区站前西路街鑫和楼38号

### 天心区御玺堂休闲会所

机构编码：0100055

机构简介：御玺堂休闲会所是旗下有御玺堂藏式SPA养生会所是广州御玺堂生物科技有限公司和香港藏医药文化国际传播合作经营的加盟店，也是长沙市第一家旗舰店。为全民健康保健养生事业作出了卓越的贡献。全球首创藏五行能量和藏式SPA养生理念，本会所作为长沙地区唯一加盟总店，自2013年2月21日开业以来，一直到致力于养生专业的加强和养生机文化的推广，成功的将“御玺堂藏式SPA养生会所”品牌会传播到附近小区和井湾子商业区。现有员工9人，其中美容师2人，养生师5人，管理人员2人。随着会所的不断发展和监管部门的领导支持，相信御玺堂的明天会更好。

服务水平等级：待定

机构地址：湖南省长沙市天心区木莲街湘井小区1146

## 靓之丽美容养生会所（湘潭市雨湖区）

机构编码：0100034

机构简介：机构位于湘潭市最繁华的河西基建营商圈，面积约620平米，内部装修高档豪华，为本市第一流的养生美容会所；我们以中医传统阴阳五行经络理论为指导，结合国际先进的亚健康调理理念，为客户提供包括：经络推拿、艾灸药浴、辟谷禅修、内分泌腺体调理等全方位的亚健康调理服务，赢得了广泛的赞誉。

服务水平等级：待定

机构地址：湖南省湘潭市雨湖区车站路

## 妍辉美容养生

机构编码：0100031

机构简介：本机构座落于五一大道湘域中央，属高档小区，自购二套商品房用于美容养生，机构成立于1998年9月，原址大友谊商店6楼。刚创立时以美容护肤为主，2002年开始介入养生项目，由于个人兴趣爱好，逐步转入以中医美容养生为导向健康调理为主。其间以自然疗法肝排毒和肠排毒为基础，提升客人个体腹温、增强客人的免疫力和自愈能力，中医倡导“以通为补”的指导方针。是现代人养生调理的方向。

服务水平等级：待定

机构地址：湖南省长沙市芙蓉区五一路

## 爱唯美养生馆（永顺县）

机构编码：0100027

机构简介：养生馆成立于2010年，现在拥有400平方，涵盖砭石能量房，瑜伽，瑶浴泡澡，中医保健按摩等，从业人员都经过正规培训上岗，致力于改善客人亚健康状态。

服务水平等级：待定

机构地址：湖南省湘西州永顺(县)府正家园

## 于静专业美容养生会所

机构编码：0100036

机构简介：于静专业美容成立于1997年，以基因美容和经络养生调理为特色，深受广大女性朋友喜爱，被中华医学会权威认可问题性皮肤基因修复专家名店，先后开设了5家美容连锁机构，为许多广大顾客朋友解决了头痛、失眠、便秘、痛经等许多亚健康问题。

服务水平等级：待定

机构地址：湖南省常德市临澧区朝阳路83号

## 丽轩美容会馆

机构编码：0100053

机构简介：丽轩芙蓉公馆会所是集美容、美体、瑜伽为一体的专业养生美容会所，地处芙蓉中路，地理位置优越，装修豪华，宫廷欧式风格，富丽堂皇又独具创新，让顾客感到极为轻松愉悦，领略贵宾待遇。“帮助顾客实现健康和美丽的梦想”是我们的服务理念，用最顶级的产品、最独特的手法帮助顾客达到健康与美丽；让每一位进入丽轩的顾客感受尊宠与高贵。

服务水平等级：待定

机构地址：湖南省长沙市雨花区小林子冲路13号芙蓉公馆302号

### 曾小红美容养生会所

机构编码：0100029

机构简介：曾小红美容会所创办于1989年，由湖南省衡阳市美容美发协会副会长曾小红女士创办。她一直以专业，用心，负责的态度和永不言败永不放弃的精神带领整个团队，帮助了一批广大女性解决了美丽的需求。

服务水平等级：待定

机构地址：湖南省衡阳市祁东县县正电影院对面二楼

### 芷江赋养宫

机构编码：Zh131207453014

机构简介：赋养宫养生美容会所成立于2009年9月，是一家集养生、理疗、调理、美容、足浴、SPA为一体的综合养生美容会所。赋，代表“赋予”赋予对生命、健康研究的智慧。养，代表“调养、力量”，对身、心灵的调养。宫，代表“对养生事业的严肃态度及追求、向往”。

服务水平：★★★

机构地址：湖南省怀化市芷江县凯旋路

### 佐氏健康会所

机构编码：0100021

机构简介：佐氏成立于1998年，目前拥有两家上千平米的高端会所。一家位于求索东路南湖湖光三色三楼，以简欧风格为主。拥有高贵优雅的环境。另一家位于八字门旭园路，以新中式风格为主。经营项目四大系统调理：免疫系统，消化系统，血液净化系统，内分必系统。

服务水平等级：待定

机构地址：湖南省岳阳市新城区旭园街264号

## 海 南 省

### 海南绿康元健康养生有限公司

机构编码：0100012

机构简介：该机构一直贯彻以“绿色铸就健康、真诚奉献美丽”为服务宗旨，追求绿色健康和品质生活。经过不断的探索和提升，逐渐发一家综合性的专业调理机构，并独创了“全息气血调理减肥技术”，获得了广泛的好评。

服务水平等级：待定

机构地址：海南省海口市世贸东路世贸大厦E座三楼

## 江 苏 省

### 美丽心情美容生活馆

机构编码：Zh131205123011

机构简介：美丽心情本着“让我们的客户美丽、健康、尊贵”的经营宗旨，多年来一直主打美容、养生服务、亚健康调理，力争发展中高端客户，成为国内一流调理机构。

服务水平等级：★★★

机构地址：江苏省苏州市沧浪区解放西路公园天下3幢111室

### 昆山唯美伊人美容院（香榭丽）

机构编码：Zh131205113012

机构简介：唯美伊人美容院最初成立的目的是为了帮助更多的女性朋友实现无斑更美的梦想，在昆山短短几年，一直加强对养生的关注和了解，严格按照行业标准，培养出专业的亚健康调理师的技术人才，打造星级标准，成为一家真正养生馆，为更多顾客预防、改善、调理亚健康问题。

服务水平等级：★★★

机构地址：昆山柏庐路206号

### 宜兴锦绣苑抗衰老健康会所

机构编码：Zh131205103010

机构简介：成立初期以面部为主，后调整为养生为主，在短期内整体调理，从调理经络、调脏腑、调体质、身心灵排毒净化身体脏腑功能。本机构为宜兴地区首家专业的亚健康调理机构，旨在帮助更多的人远离疾病。提高品质生活。

服务水平等级：★★★

机构地址：江苏宜兴解放西路公园天下3幢111室

## 江 西 省

### 南昌颐景园实业有限公司江右分公司

机构编码：ZH131207915012

机构简介：江右会馆作为文化颐景园2013年问鼎之作，是颐景园倾力打造的集养生大成为一体的专业养生调理机构，打造成为江西首家“人体健康养护4S店”。

服务水平等级：★★★★★

机构地址：江西省南昌市八一大道356号（江西饭店后院）

### 伟珍美容养生会所

机构编码：Zh131207974010

机构简介：本机构成立的目的是服务人民，改善人民的亚健康。本店的宗旨，顾客至上，服务至上，精益求精。本会所主营，亚健康理疗、中医刮痧、艾灸拔罐、皮肤修复、抗衰、胸部保健、减肥，将中医系统养生和现代科技美容结合的多元化会所。本会所针对亚健康群体努力把连锁店发展。

服务水平等级：★★★★

机构地址：江西省瑞金市金都大道国税局正对面伟珍美容会所

### 月亮湾美容SPA会所

机构编码：Zh131207974011

机构简介：月亮湾成立于1997年，利用中医养生调理法，疏通经络、改善体质，解决人体各种亚健康，将中国千年的中医养生和现代科技相结合，拥有专业的团队，贴心的服务，齐全的调理项目，为更多的人带来健康和美丽。

服务水平等级：★★★★

机构地址：江西省石城县

## 辽 宁 省

### 本溪迷你美容养生会馆

机构编码：Zh131204144010

机构简介：让山城所有的健康美丽，以中医养生“一元整体”观为宗旨，充分发挥中医“知未病”养生特色，21世纪是健康的时代在经济腾飞之后我们不得不考虑以另外一个关系到地球是否可以持续保持健康下去的世纪，生活在这个关键时代我们有责任塑造人类健康。

服务水平等级：★★★★

机构地址：辽宁省本溪满族自治县迷你美容养生会馆

### 春荣美容亚健康调理养生会馆

机构编码：zh130304173002

机构简介：春荣美容亚健康调理养生会馆，由春荣女士创建于1983年。时至今日，经过27年的风雨历程本着诚信、高效、务实的创业理念，如今已打造出一支拥有优质服务经验和雄厚技术力量的优秀团队。春荣美容亚健康调理养生会馆秉持由内而外“健康的美才是真的美”的服务宗旨。结合国内外先进的科技，与世界同步，不断创新进取，先后推出；亚健康全面养生调理，高科技抗衰老，干细胞基因移植，韩式面部开运美人雕，HGH等集养生与美容于一体的多个项目，深受广大顾客信赖与好评。多年来一直凭着人性化，个性化的服务，过硬的专业技术，让每位渴望健康，美丽和年轻的人们如愿以偿。春荣人通过孜孜不倦的努力拼搏，先后被评为“辽宁省十佳美容院”、“3.15信用单位”、“辽宁省美容示范店”、“中国抗衰老俱乐部理事单位”等诸多荣誉。

服务水平等级：★★★

机构地址：辽宁营口经济技术开发区辽东湾大街中段（世纪广场西侧招商银行旁）

### 丹东紫良养生美容会所

机构编码：Zh131204154012

机构简介：丹东市金城美容机构是一家致力于亚健康调理及医疗整形美容、抗衰、养生为一体的综合性美容机构，经营特色是抗衰，养生及解决顾客问题，市场定位针为高端亚健康人群，宗旨是帮助更多的人实现健康美丽人生，金澄本着做丹东美容龙头企业多家连锁机构的愿景，让抗衰养生事业，在金澄更好的为所需要的人服务。

服务水平等级：★★★★

机构地址：丹东市振兴区八街王伟路21-4

### 阜新碧海青洲养生会所

机构编码：Zh131204184013

机构简介：本店成立于2006年，目的是为广大群众提供健康塑造美丽。宗旨是让全岛的人来这里，特色以养生为主。市场定位中高端。发展前景做的更专业，引领阜新养生行业，为广大群主提供更专业的服务，为疾病痛苦的人群减轻病痛。

服务水平等级：★★★★

机构地址：阜新市西州区矿总医院东门斜对面

### 亮亮亮美容会馆（瓦房店）

机构编码：Zh131204114011

机构简介：会馆成立于1998年，位于瓦房店文兰桥南，以改变周边人群及朋友家人的身体状况为目标，提供亚健康调理项目和相关养生服务。

服务水平等级：★★★★

机构地址：瓦房店文兰桥南10米

### 曼谷阳光美容养生SPA会馆

机构编码：Zh131204174014

机构简介：作为营口第一家专业的泰国SPA曼谷阳光一直致力于为每位客户提供个性化的服务。曼谷阳光的项目都是根据中医原理，为平衡和恢复可人的精神体力交心而设计。重新发现自己来曼谷阳光放松身心，缓解压力，预防疾病，真正实现身心对话，在了解自己的基础上活的真实，内省无忧，外省不惧，才是最高境界。

服务水平等级：★★★★

机构地址：营口市渤海大街东1-甲5号

### 明珠SPA会馆

机构编码：Zh131204143016

机构简介：明珠SPA会馆成立于1992年，是一家多元素发展企业。本店涉足美容行业已经有19年的历史，已获得了业界的认可和顾客的普遍好评。本会所集亚健康调理、美容、美体、美发、健康养生为一体，有员工230余个，以优质的服务、高品质的产品吸引了大量的顾客，目前为止已经累积了2000多名会员。

服务水平等级：★★★

机构地址：本溪市平山区明珠大酒店

### 盘锦逸轩商务会所

机构编码：zh130304273001

机构简介：锦逸轩商务会所，是由中国SPA协会、中国芳疗协会联合推荐的盘锦地区首家顶级新派芳香SPA养生商务会所。是集养生与休闲、尊贵与奢华、时尚与内涵为一体的五星级高端会所。将东南亚SPA文化、现代养生，营养配餐，心理疏导，特色调理，预防衰老以及中医未病先防的理念高度融合。会所内独具特色的100余种亚健康调理和美容美体养生项目，让前来逸轩的每一位贵宾都能享受到世界级明星般的尊贵护理。

服务水平等级：★★★

机构地址：辽宁省盘锦市兴隆台区兴隆大街110号

### 沈阳莱香（国际）美容美体中心泰山店

机构编码：zh130300243003

机构简介：莱香（国际）美容连锁成立于2003年，近年来，作为“中和亚健康服务中心”战略合作伙伴和“中华中医药学会亚健康分会”战略协作单位，莱香企业响应国家政府号召积极推动“中医治未病”健康工程与健康产业发展，大力开展亚健康科普知识宣传教育普及工作，莱香企业在亚健康干预方面，拥有自己独特的理念和技术，企业发展迅速，应得了众多世界同仁和广大消费者的一致好评！

服务水平等级：★★★

机构地址：沈阳市皇姑区泰山路27号

### 十美康整体美容院

机构编码：Zh131200243017

机构简介：十美康整体美容院创立于2000年。以高品质的产品、优惠的价位，广受顾客的喜爱。本店的市场定位主要针对高消费女性顾客群，始终致力于打造高端大气上档次的整体形象。本店坐落于沈阳市的繁华地带，店内装潢别致优雅，环境宁静安逸。是一家专业的亚健康调理机构。

服务水平等级：★★★

机构地址：沈阳市沈河区十三纬路92号甲

### 唐漫养生会所

机构编码：Zh131204114015

机构简介：唐漫养生会所作为现代亚健康调理机构，以传播健康理念，普及健康知识，让每个人重视健康为目标，自成立以来主打亚健康服务项目，积极为顾客提供星级标准服务。

服务水平等级：★★★★

机构地址：大连经济开发区

## 山 东 省

### 青岛澳柏圣都养生健康有限公司

机构编码：Zh131205324010

机构简介：本店成立于2004年，我们按照ISO9000经营管理模式，通过最规范的系统流程来监督管控我们的品牌，目前旗下设有两家会所，服务内容包括美容美体，SPA水疗，中医养生，抗衰老发型设计教育培训等。我们重金导入美国软水系统使顾客的美丽健康更上一层楼，我们要给予我们要回馈，要将体质调理，中医养生理念带给顾客，以及她的朋友及家人，让客户远离亚健康，常保青春。

服务水平等级：★★★★

机构地址：潍坊市福寿街新城西路北50米

### 乳山蒙妮坦美容SPA馆

机构编码：Zh131206313013

机构简介：蒙妮坦美容SPA馆成立1999年，乳山标杆式美容企业。蒙妮坦不断突破传统美容观念将高科技仪器生物工程于养生spa有机结合，凭借着高标准的用心服务，创造出一站式的亚健康症状调理及美容美体养生服务体系，坚持以高科技项目为主打，不断领导于世界同步的美容新潮流，蒙妮坦选用的均是世界顶尖的天然护肤产品，光华璀璨的世界品牌，历经市场经验证明质地温和的美容瑰宝，完全顺应身体自然生长机能。

服务水平等级：★★★

机构地址：山东省乳山市新华街中般富大丽园小区318-3

### 威海康奈尔SPA养生美容会所

机构编码：Zh131206314014

机构简介：康奈尔美容有限公司成立于1998年，有5个直营店，60多个经过严格培训的养生队伍，自成立起就秉承“诚信至上，正道经营”“经营美，传播爱”的理念。始终，坚持为客户提供最好的项目与服务，多年来积累了大量的亚健康的实际经验，拥有许多的成功案例，得到了消费者的认可，拥有非常好的口碑及品牌知名度，在市场上有很大的发展及前途。

服务水平等级：★★★★

机构地址：威海市青岛中路滨海龙城22号

### 潍坊明沙丽研境会所

机构编码：Zh131205364012

机构简介：明沙丽妍是山东省潍坊市唯一一家集专业养生专业亚健康调理的美容机构。成立初期，本机构成立初期，本机构秉承“让心灵栖息沉淀，让美有内而生”这一理念让潍坊消费者不但从传统得到面部护理，而是从身心灵，由内而外的调理。遵循这一经营理念，本会所从客人的身体的亚健康护理，直至身心灵的关注，打造潍坊至山东省第一家“亚健康”身心灵的健康护理中心。

服务水平等级：★★★★

机构地址：潍坊市福寿街新城西路北50米

### 烟台名门润秀养生会所

机构编码：Zh131205354011

机构简介：名门闺秀成立至今，一直秉承中医养生治未病，调理亚健康以及“未病先防、已病防复、病后修复”为宗旨。针对八大体质，进行针对性调理，目前是港城人首选养生品牌未来我们将养生观念带给港城的千家万户，让所有人远离疾病，走向健康。

服务水平等级：★★★★

机构地址：山东省烟台市芝罘区大马路44号名门闺秀

### 雨晴莎莎养生美容院

机构编码：Zh131206353015

机构简介：创立于1998年，以高品质的产品、优惠的价位，广受临清人民的喜爱，先后拥有六家日化直营店和几十家加盟店。2005年创立了600平方米临清最高端的莎莎养生美容院。先后在2006年开了具有韩式特色的韩王妃养生美容院，2010年开设精致典雅的燕莎养生美容院。

服务水平等级：★★★

机构地址：山东省临清市红星路大家庭对面

## 山　西　省

### 橘圣源养生美容会馆

机构编码：Zh131203515010

机构简介：橘圣源养生美容会馆，座落于太原市云路街凯旋大地底商6号，成立于1993年，是一家集护肤、着重、问题皮肤调理、亚健康调理、泡浴等为一体的大型综合养生会馆，营业面积已达500平米，装修独特，环境优雅，是追求休闲美丽健康的最佳场所。现店内开设贵宾区、药膳区、顾客休闲区、专业护理区、整体浴区等服务区。专业的精英服务团队，专业的亚健康咨询师、调理师以精湛的技术、执沈的服务为众多亚健康女性解决多种问题，获得店内顾客一致好评。

服务水平等级：★★★★★

机构地址：山西省太原市迎泽区云路街凯旋底商6号

### 美多美容美发店

机构编码：ZH131203494012

机构简介：美多美容美发店创办于1996年，18年间，在白女士的带领下，经过美多人不懈的努力和开发创新，以优质的服务，高新的设备，大爱的胸怀和高超的专业技能，立足于朔城区。现已发展成为独树一帜的具有专业化的大型综合性美容美发店。更于2013年，荣誉的通过了中和亚健康服务中心评审的亚健康专业调理机构。项目：四季康美中医调理亚健康技术，活能因子生物除皱美容项目、皙泉面部美雕项目、仿生绣眉、疏通经络瘦身、药浴养生等等。始终走在了朔州美容养生业的前列。赢得了广大顾客的信任，得到了广大顾客的赞誉。帮助数千人实现了健康的梦想，美丽的梦想。

服务水平等级：★★★★

机构地址：朔州市平朔北路路东45号

### 中梅养生会馆

机构编码：Zh131203504011

机构简介：中梅养生会馆，位于山西省忻州市代县东关吊桥绿缘小区，是一家专门为女性打造的美容养生会馆。成立于2008年，经过多年发展，已从原来的美容、美发发展到现在兼做部分身体项目。通过专业、专一、专注的经营理念，已在竞争激烈的美容行业稳步成长。目前，本店在代县已有2家店面，共计店员15名，设有调理室、消毒室等多间工作室，设备齐全，人员充足。

服务水平等级：★★★★

机构地址：山西省忻州市代县东关吊桥绿缘小区

## 陕西省

### 佳丽四季养生会所

机构编码：Zh131200293010

机构简介：佳丽四季养生会所坐落于陕西省西安市户县甘亭镇人民路国税小区门12号，成立于1987年，已有二十多年的历史。本店的服务范围包括亚健康调理、中医养生、西医抗衰、高护与纹刺等多个方面，始终秉承使用安全、有效的产品为根本，有稳定的工作团队。

服务水平等级：★★★

机构地址：陕西省西安市户县甘亭镇人民路国税小区门12号

### 梅子健康美容会所

机构编码：Zh131200293011

机构简介：梅子健康养生会所初始成立于2005年8月，通过专业、专一、专注的经营理念，已在竞争激烈的美容行业稳步成长。会所总面积达到500平方米，项目涵盖：亚健康调理、美容、美体、SPA、芳香疗法、中医养生、纤体塑身等方面，并拥有专业的高科技美容仪器，具有精湛的美容技术和规范的服务运作流程，为广大爱美女性提供保障肤质的技术服务。

服务水平等级：★★★

机构地址：陕西省榆林市神木县大柳塔镇神东购物中心四楼

### 千姿健康养生馆

机构编码：Zh131209173012

机构简介：千姿健康美容馆位于宝鸡市的繁华地段，店面布置雅致、环境优美。成立于2004年，是一家集护肤、美容、问题皮肤调理、亚健康调理等为一体的大型综合养生会馆。

服务水平等级：★★★

机构地址：陕西省宝鸡市岐山县蔡家坡人民路本段剧院二楼

### 馨泉健康养生馆

机构编码：Zh131209173014

机构简介：馨泉养生馆位于宝鸡市的繁华地段，成立于2005年，店面布置雅致、环境优美，顾客群涉及广大男女老幼。现店内开设贵宾区、调理室、顾客休闲区、专业护理区等服务区。专业的精英服务团队，专业的亚健康咨询师、调理师以精湛的技术、热忱的服务为众多亚健康人群解决多种问题，获得店内顾客一致好评。

服务水平等级：★★★

机构地址：陕西省宝鸡市渭滨区经三路50号楼1608室

### 张波美容美体养生馆

机构编码：Zh131200293013

机构简介：张波美容美体养生馆位于市中心的高档小区，成立于2005年，店面布置雅致、环境优美，设置有贵宾区、药膳区、顾客休闲区、专业护理区等服务区。服务范围广阔，主要服务：亚健康调理、及美容、美体、中医药调理、滋补养生以及慢性疾病的治疗等多方面。

服务水平等级：★★★

机构地址：陕西省西安市碑林区南二环中段15号飞天小区

## 四 川 省

### 菩提美容养生会馆

机构编码：Zh131208265012

机构简介：菩提美容养生会馆是一个集品味、温馨、舒适、静谧为一体的养生美容会所，始终秉承诚信经营的理念，致力于打造广安亚健康调理第一品牌。菩提美容养生会馆拥有“百项中医亚健康调理技术”中的十五项，并成功推出循天之序、四季养生以及“春生夏长，秋收冬藏”的养生理念。

服务水平等级：★★★★★

机构地址：四川省广安市宁南路299号

### 秀颜棠美容美体养生会所

机构编码：Zh131208253011

机构简介：秀颜棠美容美体养生会所成立于2010年7月，店内环境优美，装潢典雅舒适。本店的经营产品有四季康美百项亚健康调理技术、健康饮食指导、疏通全身经络、调整人体气血、平衡阴阳等。其中主要特色项目有：头、心肺、肝胆、肠胃、腰肾、小儿调理脾胃、老人调理脾胃、深层滋养排毒等。

服务水平等级：★★★

机构地址：四川省遂宁市盐关街64号

### 资阳莲SPA国际会所

机构编码：Zh131200285010

机构简介：莲美容养生会所，作为新晋的养生场所，成立于2012年9月，坐落于四川省资阳市娇子大道二段113号，机构环境优美，场地设置规范，专业人员、设备、技术等一应俱全，涵盖项目多元，在亚健康服务服务方面较为专业。本机构通过专业、专注的经营理念，目前已在竞争激烈的美容行业稳步成长。

服务水平等级：★★★★★

机构地址：四川省资阳市娇子大道二段113号

## 浙 江 省

### 红珊瑚亚健康专业调理中心

机构编码：zh131205735010

机构简介：红珊瑚亚健康专业调理中心坐落于浙江省嘉兴市嘉善县中心繁华地带，是在原有的美容养生店基础上改造和转型而来，是浙江省首家五星级亚健康专业调理机构。该调理中心根据专业亚健康调理机构的标准按照亚健康咨询、检测、方案制定、调理、评估、客户跟踪的服务流程，使用目前国内先进的中医可视化红外热成像检测专业设备，常年聘请来自上海、北京等地的资深专家坐诊，在女性健康养护、少儿亚健康养护、亚健康调理、亚健康检测、亚健康科普宣传、名医养生咨询等方面独具优势。

服务水平等级：★★★★★

机构地址：嘉兴市嘉善县建设路38号

## 上 海 市

### 上海俊辰儿童健康调理中心

牌匾编号：0100011

机构简介：上海俊辰儿童健康调理中心是国内第一家专为儿童提供服务的"儿童健康4S店"和"儿童亚健康专业调理连锁机构"，主要通过小儿推拿等多项中医类辅助手段为儿童的日常养生保健和亚健康状况提供专业化的咨询、指导、调理等服务。主要项目有：儿童增高、益智、减肥；针对不同体质的儿童的四季保养；儿童厌食、易感、免疫力低下等亚健康状况调理；儿童慢性病康复辅助性调理；实用儿童中医养生保健技术家长培训等。

服务水平等级：待定

机构地址：上海市宝山区大华路518号霓虹儿童广场二楼D33-34

## 重 庆 市

### 艾妮养生堂

机构编码：Zh131200233011

机构简介：艾妮养生堂位于重庆市的繁华地段，成立于2002年，店面布置雅致、环境优美，顾客群涉及广大男女老幼。本店的经营特色主要有：任督二脉养护技术、全身经络养护技术、头部经络养护技术、老人关节养护技术、小儿脾胃调理养护技术、小儿发热养护技术、女性产后恢复技术、面部经络调理技术。

服务水平等级：★★★

机构地址：重庆市开县开州大道东1227号

### 漂亮女人美容会所

机构编码：Zh131200233014

机构简介：漂亮女人美容养生会所坐落于重庆市彭水县河堡街亦君小区，成立于2000年，距今已有十多年的历史。店面布置雅致、环境优美。现店内开设贵宾区、药膳区、顾客休闲区、专业护理区、整体浴区等服务区。专业的精英服务团队，专业的亚健康咨询师、调理师以精湛的技术、热忱的服务为众多亚健康女性解决多种问题。

服务水平等级：★★★

机构地址：重庆市彭水县河堡街亦君小区

### 伍昱洁美容美体养生会所

机构编码：Zh131200233013

机构简介：伍昱洁养生会所坐落于重庆市训涂县巷口镇建设东路1号，成立于2006年，店内装潢独特、环境雅致，是追求休闲美丽健康的最佳场所。我们的经营主要以养生、美容、汗蒸等方式，服务范围广阔。

服务水平等级：★★★

机构地址：重庆市训涂县巷口镇建设东路1号

### 岩盘自然养生馆

机构编码：Zh131200233010

机构简介：岩盘养生会馆位于重庆市开昙盛苑后门二楼，成立于2009年3月，会馆成立的目的在于带给大家美丽、改善不良亚健康状态，让更多的人健康长寿。主要经营岩盘浴、美容护肤、亚健康调理等几大领域。现店内开设贵宾区、药膳区、顾客休闲区、专业护理区、整体浴区等服务区。专业的精英服务团队，专业的亚健康咨询师、调理师以精湛的技术、细致耐心的服务为众多亚健康人群性解决多种问题，获得店内顾客一致好评。

服务水平等级：★★★

机构地址：重庆市开昙盛苑后门二楼

### 亚健康调理中心

机构编码：Zh131200234012

机构简介：亚健康调理中心位于重庆市的繁华地段，经营特色主要体现在“八大项目，七大体质”。所谓“八大项目”包括：全身经络养护技术、面部经络养护技术、头部经络养护技术、任督二脉养护技术、小儿养身脾胃养护项目、小儿预防感冒发热养护项目、老人关节养护项目、女性产后养护项目。所谓“七大体质”包括：阳虚体质养护项目、阴虚体质养护项目、气虚体质养护项目、湿热体质养护项目、痰湿体质养护项目、血瘀体质养护项目、气郁体质养护项目。服务覆盖面广，服务效果卓越。

服务水平等级：★★★★

机构地址：重庆市渝北区龙山大道龙湖紫都城东南门二楼